承古贤谈中药百家争鸣
依科学定规范万贤集智

中药材质量新说（第二版）

安好义 编著

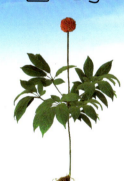

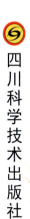
四川科学技术出版社

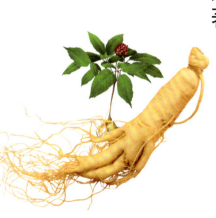

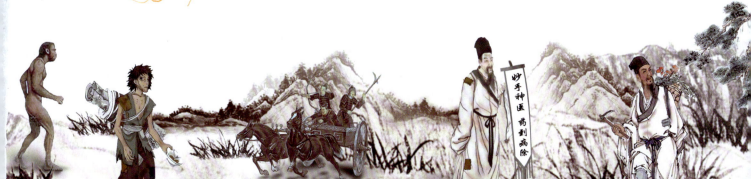

图书在版编目 (CIP) 数据

中药材质量新说 / 安好义编著. -- 2版. -- 成都:
四川科学技术出版社, 2023.6
ISBN 978-7-5727-0990-6

Ⅰ. ①中… Ⅱ. ①安… Ⅲ. ①中药材—产品质量—研
究 Ⅳ. ①R282

中国国家版本馆CIP数据核字(2023)第092777号

中药材质量新说（第二版）

ZHONGYAOCAI ZHILIANG XIN SHUO (DIERBAN)

编　著　安好义

出 品 人　程佳月
责任编辑　李迎军
封面设计　晓　叶
责任出版　欧晓春
出版发行　四川科学技术出版社
　　　　　成都市锦江区三色路238号　邮政编码 610023
　　　　　官方微博 http://weibo.com/sckjcbs
　　　　　官方微信公众号 sckjcbs
　　　　　传真 028-86361756
成品尺寸　210 mm × 285 mm
印　张　53
字　数　1400千
印　刷　成都天麦点金实业有限公司
版　次　2023年8月第1版
印　次　2023年8月第1次印刷
定　价　688.00元
ISBN 978-7-5727-0990-6
邮　购：成都市锦江区三色路238号新华之星A座25层　邮政编码：610023
电　话：028-86361770

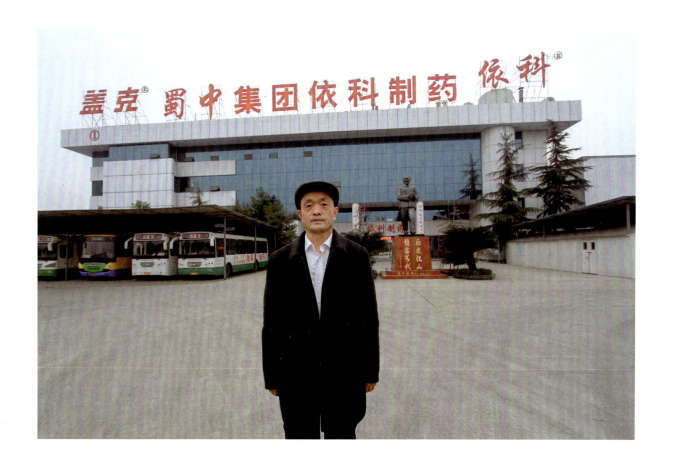

作者简介

　　安好义先生，生于1953年12月，河南省内黄县人，世医之后，四川蜀中药业集团董事长。长期从事制药生产、销售以及中药材种植、采摘、贮藏和鉴别研究工作，率先提出"天然绿色中药"的生产理论。

　　在长期的社会实践中，提出了"政治和谐理解宽容规范行仁道，经济发展诚信质好品牌入人心"的做事准则；以及做人文化：根植于内心的修养、无须提醒的自觉、以约束为前提的自由、以常人为标准的生活、工作精益求精的钻研、事业与时俱进的攀升。

　　在企业发展中提出"细精实严·学做，智己明势·求变""施政精药通医，畅言互联云计"的战略发展思想。曾有"普药大王""第三终端第一人"的美誉。

编写说明

BIANXIE SHUOMING

《中药材质量新说》（第二版），为原《中药材质量新说》的修订版。全书以现行《中华人民共和国药典一部（2020年版）》（以下简称《中国药典》）为主体，参考各地方中药材标准及《中药大辞典》《中华本草》等书籍，结合药材市场上实际的流通和使用情况，共收载药材800种，分为上、下两篇，上篇344种为原书收载的常用药材，下篇456种为新增加药材。

书中收录的药材按药用部位分类，覆盖了根及根茎类、茎类、皮类、叶类、花类、果类、种子类、全草类、菌类、动物类、矿石类、树脂类、加工品类。

每味药材按9个栏目进行编写，包括来源、性状、采收加工、贮藏、主要成分、性味归经、功能主治、用法用量、其他，并配有一至多幅药材图片。

来源：包含药材的基源、用药部位、主产地，分布区域等内容。药材基源、用药部位以《中国药典》、地方标准为依据。药材主产地、分布区域参考典籍记载，并结合市场、实地考察，对新形成的道地产区和主产区进行更新、补充。

性状：主要以《中国药典》和地方标准为准，参考《中药大辞典》《中华本草》《本草纲目》等书籍来描述，同时增加市场认可的优质药材的性状描述。配置药材精美原色彩图1 000余幅，每种药材均有一幅或多幅药材或饮片彩图、质量优劣对比彩图并附简要的特征描述。

采收加工：包括采收时间、药用部位、产地加工三大内容。采收期综合考量有效成分积累量、药材产量等因素，对最佳采收期的形态特征进行详细的描述，对药材不同部位有效成分含量及产量对比，建议中药最佳入药部位及非药用部位资源综合利用。药材加工以药材有效成分含量为指标，对比不同的产地加工方式，并结合药材实际性状特征，提出适宜的加工方法，指出部分药材在清洗过程和浸泡、闷润、蒸煮等软化过程中有效成分会损失，提出趁鲜切段，摊薄快速晒干等适宜的加工方法。

贮藏：针对贮藏中易出现的变质现象，对每药的特征（质地、颜色、气味）、有效成分性质（挥发性、稳定性）、药用价值等因素，提出相对适宜的贮藏温度和贮藏方式，如单包装密封、大垛密闭、黑色塑料布遮盖、冷藏等。

主要成分：参考《中国药典》、各地方标准和各类学术论文等，重点突出其有效成分。并列出药典和地方标准规定检测的指标成分含量，各地方标准有差异时，以最新、最高地方标准作为参考。

性味归经、功能主治、用法用量：均参考《中国药典》和各地方标准进行编写，部分新资源食品无地方标准，则以相关权威书籍作为参考。

其他：整理了药材使用禁忌、药理活性、临床应用、经方验方、易混掺杂、基源物种其他部位的药用现状等方面的信息，对药材进行了全方位的拓展。并根据药材的特点，提出了种子类药材、质量坚硬的药材宜捣碎入药，利于有效成分溶出，保证药效；有毒、大毒药材尽量不用，用他药替代等新颖观点。

本书收载品种较多，为方便检索，药材的目录按笔画排序，书后另附拼音索引，方便读者快速查阅。

中药材质量新说（第二版）
ZHONGYAOCAI ZHILIANG XINSHUO (DIERBAN)
药材

绪 论

中国的中药护佑了中华民族不断壮大。中药的发源源远流长，从现在分析生病的猩猩、大象、老虎等动物吃某种植物就能治好的情况，可能中药从类人猿开始已经有了使用，远远早于岐黄理论。岐伯和黄帝、孙思邈、李时珍等总结了先人的经验，有了对中药最早的记载和发扬光大。我们可以大胆地推测，古人类时期草药就已经开始应用，中药的起源应该是从距今数万年开始的，代代传承、代代发扬光大，才有了如今博大精深的中药文化。

中国药材上万种，从古至今，因为各种原因发现的都有，难以一一说清楚具体由来。比如在中国历史上饥荒或战争较多的时期，有很多药材是在人们饥不择食的时候吃了某些植物，偶然发现能治好某种疾病，从而总结出来的。在一次大饥荒中，人们都采野菜如小蓟、灰灰菜、麦麦多、柳叶等充饥，当时一位年逾六旬的老人由于年老体衰，只能就近采挖苦似黄连的燕子苗、蒲公英、败酱草等水煮后充饥。在野草、树皮都被吃光后，同龄人因饥饿和疾病十死其九，而这位老人却活了下来，可能与她吃的那些草药有关。中华民族从起源到逐渐发展壮大，同一历史时期使用中药的中华先民的寿命及接受治疗的效果显著优于其他区域的民族，因此中药确切的疗效是毋庸置疑的。

蔬菜和水果等都是经祖先一代代人把野生品种一步步驯化、改良，最后成为优良家种品种的。同理，个人认为很多家种药材已经明显优于野生药材。种植户依靠药材丰收、质好赚钱，田间管理、采收、晾晒、保管大多规模化，质控意识高，全面管理到位。而野生药材都是农民按照市场需求于闲暇时间采收，既不分时节，也不区分老嫩、不管品质。且野生药材由于环境限制，未达最佳生长状态或已过最佳状态。因此采收的野生药材品质较差，同时在销售过程中粗放管理、保存时间过长，也导致野生药材的品质下降。

随着家种品种的扩大，很多传统药材产区也发生了变迁。河南省在20世纪六七十年代还有栽种枸杞的，但目前连同大枣都被西北地区的产品代替了，这是人的能力的提升，也是社会的进步。道地产区也会随着社会的进步而变迁，原新疆不产大枣，但现在产量已占全国干枣的80%~90%，取代河南、山东、安徽产区。

随着改革开放及科学的深入研究，已证明牛羊吃的青贮饲料优于干饲料，春夏秋放牧，牛、羊、马所吃青草的营养远远优于冬天吃的干草，即可以推断青蒿、薄荷等草类药材，鲜品较干品入药效果好，宜鲜品入药。与此同时，检测手段也有了极大的进步，证明了很多中药材的外观都能代表其实际的药效。如叶、草、花类药材，原色药材的有效成分含量可能是变色药材的1~5倍。现在很多药材还仅仅停留在实物形象上，大宗药材比如金银花，多数种植散户都是在金银花全开花后采摘，不按时间摘，也未采用适合的、规范的科学办法晾晒、保管，导致只有其形但疗效不好或基本无疗效。

下面就针对各类药材的特性，对其适时采收、科学晾晒、炮制，合理贮藏、有效使用等方面提出个人一些浅显的见解（只是个人经验）。

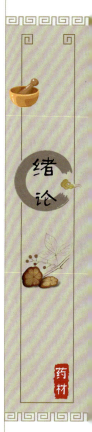

一、根及根茎类药材

根及根茎类药材占中药材的大部分，类型也很多，怎样采收、晾晒、保管，需要长时间的总结、改进和完善，更需要政策引导，种植户、收购商及医药人的共同参与和努力。

1. 切片晾晒

中药饮片在历史上有很多切片办法，但经现在实践，认为有度最好。饮片以不接触水、不二次晒烘为最好，因为任何药材只要经过加水、蒸制都会减少 10%~30% 的含量，即 10%~20% 的重量。切片也不能太薄，以最易煎出、发挥最大疗效为目的，药材一般切到 2~4 mm 即可。切制饮片的目的是为了药效更大地发挥，为饱眼福而特制的超薄饮片个人认为不妥，往往满足了眼观，减少了疗效。

本书中提倡根及根茎类药材趁鲜切制。含水量高的根、根茎类药材不切段、片不容易晒干，借鉴蔬菜的晾晒方式，全国各地都有晾晒不同蔬菜的办法，如北方的红白萝卜、冬瓜、红薯等都采取切片方式，四川的抱儿菜、大头菜、莴苣也有切段或切成条晾晒的习惯。趁鲜切段、片，既利于干燥，又保证了有效成分含量，如川芎趁鲜切片，3 天即可晒干，烘干只需几小时或一天时间，不切片鲜品在四川 10 天也晒不干。

2. 炮制方法

先人对大多数中药材饮片的炮制都提出了意见，其中大多数方法正确，如元胡，醋制后药效物质含量明显提高。但也有不足之处，如熟地，记载的"九蒸九制"就可能有问题。生地第一次经水浸泡加热蒸后，疏松柔软，可能含水量有八九成，一次性蒸煮透晒干，内灰黄而外油黑，符合古人的眼观和现在的药典标准。而古人的"九蒸九制"个人觉得有点不合情理，因第一次蒸煮不管多长时间，生地外面都已有油，隔离了再次蒸煮进入药材内部的任何物质。现在各大市场上都是一次性蒸煮，药材美观、实用、质量好。

3. 贮藏保管

（1）很多根、根茎类药材貌似坚实，但实际有效成分流失极快。如川芎个大坚实，用不密闭包装袋（麻袋或编织袋）存放，刚产新时浸出物为 20%，13 个月后即为 10%，已不符合国家标准；如元胡虽坚硬紧密，但含量下降速度如川芎，本书中建议干燥后低温密闭保管，经测定有效成分的含量基本不降。类似上述的药材大多性质相近，只有个别下降较慢，但均有下降，如三七、黄连。

（2）较松软的根及根茎类药材，如甘草、葛根、大黄，刚产新时有效成分的含量都合格，甚至有的高过药典标准一倍，原个粗放半年后，有效成分的含量基本不合格，葛根甚至已检测不出有效成分的含量。市场上类似的药材不合格率高于 70%，只要在市场上一买药，药商都会问包不包有效成分的含量，合格与不合格两种价格。像葛根这种用药极广且量大的药材，了解后再服用总有心虚的感觉。但也有个别药材有效成分的含量下降较慢，如丹参、黄连、板蓝根，按现有检测标准可能贮藏三四年有效成分的含量还合格。

个人认为，单包装密封冷藏可能使药材有效成分的含量合格的有效时间更长。

二、草类、叶类、花类药材

草类、叶类、花类入药的中药材很多，作者认为保持原色的药材质量好。按以下方式适时采收、科学晾晒，就能获得优质的药材。

1. 采收时间

（1）草类药材在开花前，或初花期采割，药效更好，因为开花后大多植物叶萎缩、茎干枯，甚至呈干柴样，有效成分的含量会显著下降。如益母草在开花至 50%~85% 时收割最好，收割过早，幼苗鲜品 5~9 kg 只能晒成 1 kg 干品。适时收割，只需 3~4 kg 鲜品即可晒成 1 kg 干品，且有效成分含量高。

（2）花类药材在花开尽后含量都会大幅降低，如菊花、夏枯草、野菊花。研究发现，花类药材含量最高时一般都是含苞待放时，花开尽将谢时的药材其有效成分的含量有可能比含苞待放时降低 50% 甚至更多（部分品种的差异会更大）。用一个简单的小试验就可以佐证：同样的药材，含苞待放花蕾与开尽待谢花朵泡水做比对，前者味重、色浓，后者味轻或无味、色轻（发霉及变色的可能也色重，但与应有色有区别）。

2. 晾晒方法

不同的晾晒方法会导致药材疗效大变。传统记载的阴干或晾干方法，在实际应用中常导致药材质量显著下降。所以，在实际生产中，阴干与晾干方法都是在一定适合的条件下应用，不能生搬硬套。晾晒办法很有讲究，如果晾晒的药材已无绿色，从直观上就能肯定已无药效。还有用同样简单的泡水小实验，有绿色的干药材味重、色浓，无绿色的干药材味轻或无味、色淡。这些经验都是在上百次买只有其形但无有效成分含量的药材，和购买科学采割、晾晒的药材经过试验比对总结出来的，代价几百万元。药材茎或藤的髓部含有大量水分，如益母草四棱茎，不切成段，晾晒时表皮干后，髓部还向外渗水，因此，药材达到完全干燥耗时长。依个人经验及试验数据，全草类药材要保持药材原色（多为绿色），保证药效，节省时间，提高效率，个人推荐使用如下干燥方法：

（1）药材采收后用铡草机及时铡成 2 cm 左右的段，摊薄晒，春末至秋末在晒棚下即可晒干，含量也高。如马齿苋，不切段半月都不易晒干，切段烘晒就很容易干。切段过短，药材容易散碎成渣，晒、烘有效成分易流失。

（2）草类药材切段，在 20~30℃ 温度下即可晒干。20℃ 以下、湿度超过 60% 的环境下晾晒，药材如有受潮、堆沤有变质现象，应及时烘干。如夏枯草，在晾晒中受潮即变暗紫色，药效显著降低。

（3）凡阴干有效成分含量高的，晒干有效成分比烘干高的，使用 25~35℃ 烘干较好，晾干很难达到保存有效成分的实际效果。

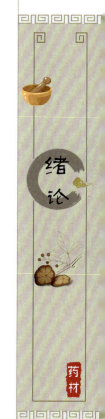

三、果实、种子类药材

薏苡仁、白扁豆、决明子等果实、种子类药材是比较容易收获且容易晾晒的，这些药材看起来与小麦、稻谷没什么区别。众所周知，小麦、玉米、稻米都是饱腹的主粮，陈粮和新粮从口感上就有很大的区别。同样药材是需要有疗效的，特别是辛香味和其他味重的药材都必须适时收割并且合理保管才能保持药材应有的疗效。此类药材大多质地坚硬，科学收贮入药才能充分发挥其疗效。

1. 晾晒、贮藏

果实、种子类药材虽然外表质地紧密，但如果包装及存储管理不好，有效成分的含量会下降，部分品种有效成分的含量会快速下降。像肉豆蔻，经过炮制粗放保管 2 个月后，味减大半。前面提到的五味子貌似坚果，外肉中壳内仁，但粗放 1 年后内仁基本已无有效成分含量。芳香类药材的如枳实等，虽然外皮坚实紧致，切成两瓣晾晒也较厚，如果晾晒方法不科学，有效成分含量会下降 1/10~1/2，可能待晾晒干后有效成分含量就不合格了。即使是有效成分含量合格的枳实，粗放存储，保管方法不科学，半年后香味变淡，有效成分的含量已不合格。

以目前的有效成分含量检测来看，几乎没有不下降的果实、种子类药材。建议此类药材密闭、干燥、低温保管，两年内使用。

2. 粉碎入药

果实、种子类药材质地坚实，不易煎出药效。凡有外壳者，必须破碎外壳并将内仁粉碎。种子较大的如草蔻、白扁豆、莲子等也应粉碎成 2~3 mm 的小颗粒，这样可以在煎药时更好地煎出药效；表面容易煎透的药材如小茴香，粉碎后煎出的药液量也会明显增多，有关人士应该注意到这一点。

果实类药材入药，从理论上来说是都有用，但现在作为单独剂型研究的中药品种，大多使用其籽而不用其皮，可见籽的功效大于表皮，如五味子。籽在结成时就有了充分保护自己的本领，表层致密，要想把药效用到极致，就要顺着药材的思路去研究发现它，在祖先发现的基础上继续深入研究。

四、动物类及其他类药材

动物类药材以前多为野生品种，现随着市场需求量增加，野生动物遭到大量捕杀，数量逐年降低，动物类药材来源逐渐由野生转变为家养，相应的产区也发生了变化。如珍珠，现主要集中在浙江诸暨；麝香主产地现为陕西、四川两地。

同种动物类药材基源有多种，经现代仪器检测，不同基源的药材有可能有效成分的含量有很大的差异。如五倍子，肚倍的鞣质有效成分的含量比角倍高 5%，没食子酸有效成分的含量高近一倍。如麝香，原麝麝香中指标成分麝香酮含量最高，林麝次之，马麝麝香酮含量最低。药材购买或入药时，应根据不同基源的药材调整用量，以达到用药目的，避免药材浪费。动物类药材有效成分的含量易受干燥方式的影响，如全蝎，冷冻制全蝎的可溶性蛋白量是传统加工方法的 20 倍左右，药材的加工方式应与时俱进，采用先进的加工方法，最大限度地保留药材的有效成分。

动物类药材富含蛋白质，极易虫蛀、生霉，过去多采用与花椒、吴茱萸等同贮的方式进行保管，这样虽能有效地避免药材虫蛀、生霉，但花椒、吴茱萸含挥发性成分，易与贮存的药材串味。随着现代科技的发展，动物类药材可以通过冷藏的方式避免虫蛀、发霉、变质现象的发生，简单易行。

动物类药材多为贵细药材，产量低，需求量大，往往不法商人为追求利益对药材进行掺杂、掺假等行为。本书中用图片对药材正品和易混品进行直观的对比，并提出了简单易行的鉴别方法，以便读者在购买药材时能够较直观地对药材进行辨别。部分动物类药材，如阿胶、蜂胶等无法直观鉴别的药材，建议购买原装、品牌产品，这样质量才有保障。

五、结语

通过观察、总结实际生产中的技巧，与现代科学技术相结合，本书中提出了一套简便且可操作性强的中药材生产模式。对传统中药生产模式弃其糟粕，取其精华，对其合理之处进行诠释，不科学之处进行改革。本书不拘泥于传统，立足于现实，以期为从事中医药生产、流通、使用、研究等中药行业的人员以及医生、药师和消费者提供参考意见，为推动人类健康和中医药事业发展略尽绵薄之力。中药知识博大精深，由于涉及内容广、研究成果多，难以面面俱到，书中遗漏或偏颇之处在所难免。敬请中医药专家和读者不吝赐教、批评指正，谨作参考。

中药材质量新说（第二版）
ZHONGYAOCAI ZHILIANG XINSHUO (DIERBAN)
药材

目录

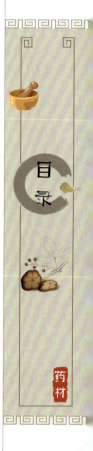

中药材质量
新说
（第二版）
ZHONGYAOCAI
ZHILIANG
XINSHUO
(DIERBAN)

药材

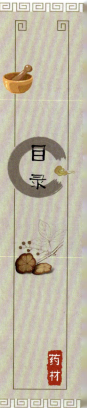

中药材质量新说（第二版）
ZHONGYAOCAI ZHILIANG XINSHUO (DIERBAN)
药材

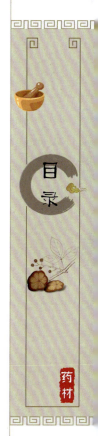

下 篇

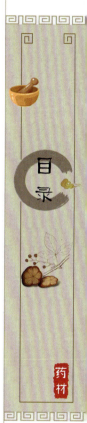

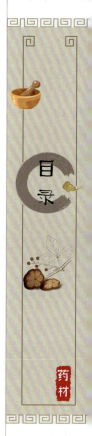

中药材质量新说（第二版）ZHONGYAOCAI ZHILIANG XINSHUO (DIERBAN) 药材

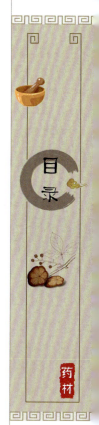

中药材质量新说（第二版）
ZHONGYAOCAI ZHILIANG XINSHUO (DIERBAN)
药材

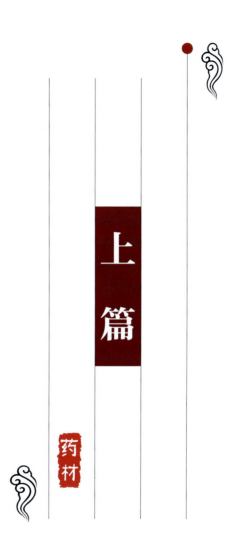

上篇

药材

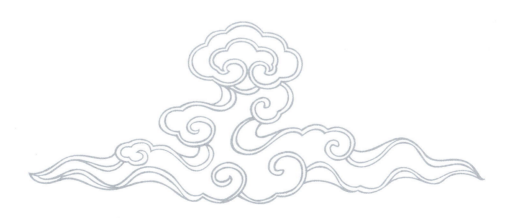

丁香、母丁香

【来源】 为桃金娘科植物丁香 *Eugenia caryophyllata* Thunb. 的干燥花蕾及近成熟果实，分别称为"丁香"和"母丁香"。产于马来西亚、印度尼西亚及东非沿岸国家。坦桑尼亚桑给巴尔岛产量大、质量佳。海南、广东、广西等地有引种栽培。

【性状】 丁香花蕾略呈研棒状，长 1~2 cm。花冠圆球形，直径 0.3~0.5 cm，花瓣 4，覆瓦状抱合，棕褐色或褐黄色，花瓣内为雄蕊和花柱，搓碎后可见众多黄色细粒状的花药。萼筒圆柱状，略扁，有的稍弯曲，长 0.7~1.4 cm，直径 0.3~0.6 cm，红棕色或棕褐色，上部有 4 枚三角状的萼片，十字状分开。质坚实，富油性（图 1-1）。气芳香浓烈，味辛辣、有麻舌感。

母丁香呈卵圆形或长椭圆形，长 1.5~3 cm，直径 0.5~1 cm。表面黄棕色或褐棕色，有细皱纹；顶端有四个宿存萼片向内弯曲成钩状；基部有果梗痕；果皮与种仁可剥离，种仁由两片子叶合抱而成，棕色或暗棕色，显油性，中央具一明显的纵沟；内有胚，呈细秆状。质较硬，难折断（图 1-2）。气香，味麻辣。

丁香以完整、个大、色深红、香气浓、油性足、入水下沉者为佳。母丁香以个大、粒实、油足、香气浓者为佳。

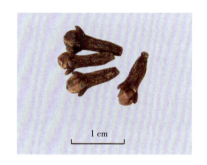

图 1-1　丁　香

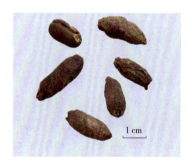

图 1-2　母丁香

【采收加工】 种植 5 年后开花，25~30 年为盛产期。每年 9 月至次年 3 月，当花蕾由淡绿色变为暗红色时采收，晾干或低温烘干为公丁香。4—6 月坐果，并逐渐长成幼果，采收未成熟果实，晾干或低温烘干，为母丁香。药材水分均不得过 12.0%。

丁香、母丁香挥发油、丁香酚含量测定，见表 1-1。

表 1-1　丁香、母丁香挥发油、丁香酚含量测定[1]（%）

样品	挥发油	丁香酚
丁香	16.2	9.26
母丁香	2.4	0.54

母丁香的功能主治、性味归经与丁香相同，但挥发油、丁香酚含量较丁香低。

【贮藏】 丁香、母丁香贮存不当，香气均易散失，无香气者基本无药效。建议在 20℃以下，单包装密封，大垛用黑色塑料布遮盖、密闭，暗室库藏。有条件的直接密封冷藏。

注： 均不能与冰片、樟脑等一起贮藏，以防止串味。

【主要成分】 丁香主要化学成分为丁香酚、乙酰丁香酚、β-石竹烯等。母丁香主要化学成分为丁香酚、母丁香酚、没食子鞣酸、丁香烯等。

[1] 赵晨曦，梁逸曾. 公丁香与母丁香挥发油化学成分的 GC/MS 研究 [J]. 现代中药研究与实践，2004，18（z1）：92-95.

药典标准：丁香，含丁香酚不得少于 11.0%。母丁香，醇浸出物不得少于 15.0%，含丁香酚不得少于 0.65%，母丁香酚不得少于 0.80%。

【性味归经】辛，温。归脾、胃、肺、肾经。

【功能主治】温中降逆，补肾助阳。用于脾胃虚寒，呃逆呕吐，食少吐泻，心腹冷痛，肾虚阳痿。

【用法用量】1~3 g，内服或研末外敷。

【其他】

1. 用时破碎，利于有效成分的渗出。

2. 丁香与郁金同用，温中降逆，理气开郁，活血化瘀。用于治疗各种癌症，均可在辨证用药的基础上加入，尤其适用于消化系统肿瘤出现胃脘痞闷，食欲下降，腹部刺痛，胁肋胀痛等症，如胰腺癌、肝胆癌、胃肠癌等[1]。

3. 丁香具有抗氧化、抑菌、抗病毒、局部麻醉、止痛、肌肉松弛、抗惊厥、清热、消炎、预防和治疗癌症等药理活性。

4. 母丁香粉可治疗小儿疝气和小儿睾丸鞘膜积液。

5. 丁香 6 g，柿蒂 9 g，人参 9 g，生姜 6 g。水煎服，具有温中益气，降逆止呃之功效，现代常用于治疗神经性呃逆、膈肌痉挛等属胃中虚寒证者。

人 参

【来源】人参是五加科植物人参 *Panax ginseng* C. A. Mey. 的干燥根和根茎。国内主产于东北吉林长白山、敦化一带。

【性状】人参主根呈纺锤形或圆柱形，长 3~15 cm，直径 1~2 cm。表面灰黄色，上部或全体有疏浅断续的粗横纹及明显的纵皱，下部有支根 2~3 条，并着生多数细长的须根，须根上有不明显的细小疣状突出。根茎（芦头）长 1~4 cm，直径 0.3~1.5 cm，多拘挛而弯曲，具不定根（芋）和稀疏的凹窝状茎痕（芦碗）。质较硬，断面淡黄白色，显粉性，形成层环纹棕黄色，皮部有黄棕色的点状树脂道及放射状裂隙。香气特异，味微苦、甘。

或主根多与根茎近等长或较短，呈圆柱形、菱角形或人字形，长 1~6 cm。表面灰黄色，具纵皱纹，上部或中下部有环纹，支根 2~3 条，须根少而细长，清晰不乱，有较明显疣状突起。根茎细长，少数粗短，中上部具稀疏或密集而深陷的茎痕。不定根较细，多下垂（图 2-1）。

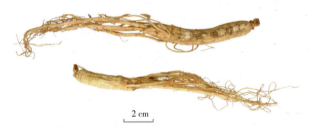

2 cm

图 2-1　人参（烘干）

红参：主根呈纺锤形、圆柱形或扁方柱形，长 3~10 cm，直径 1~2 cm。表面半透明，红棕色，偶有不透明的暗黄褐色斑块，具纵沟、皱纹及细根痕；上部有时具断续的不明显环纹；下部有 2~3 条扭曲交叉的支根，并带弯曲的须根或仅具须根残迹。根茎（芦头）长 1~2 cm，上有数个茎痕（芦碗），有的带有 1~2 条完整或折断的不定根（芋）。质硬而脆，断面平坦，角质样（图 2-2）。气微香而特异，味甘、微苦。

[1] 谢海青. 调脾胃　治杂病——谢海青急症疑难病诊疗经验专辑 [M]. 北京：中国中医药出版社，2020.

中药材质量新说（第二版）ZHONGYAOCAI ZHILIANG XINSHUO (DIERBAN) 药材

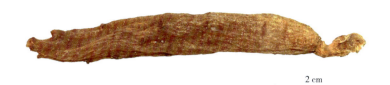

图 2-2 红 参

【采收加工】 人参栽种 4 年后，8 月末至 9 月中旬植株有半数叶片变黄时采收。栽培的俗称"园参"；播种在山林野生状态下自然生长的称"林下山参"，习称"籽海"。

注： 人参采挖时要细心，防止因创伤而影响品质。

加工：

1. 红参：选浆汁足不软、完整、无病斑的参根洗干净，蒸 2~3 小时，取出晒干或烘干。干燥过程中剪掉芦头和支根的下段。剪下的支根晒干捆成把，为红参须。捆成把的小毛须蒸后晒干也成红色，为弯须。带较长须根的称"边条红参"，主根为红参。

2. 生晒参：生晒参分下须生晒参和全须生晒参。下须生晒参，选体短有病疤；全须生晒参，选体大、形好、须全的参。下须生晒参除留主根及大的支根外，其余的全部去掉，全须生晒参只去掉小主须。去须后洗净泥土，病疤用竹刀刮净。

3. 白参：选移山参或较粗大的园参洗净刮去表面粗皮，在糖水中浸润，晒干。

4. 糖参：选个体瘦缩、浆汁不足的鲜参，扎孔、浸糖后晒干或烘干。

5. 鲜人参：完整采挖的全参根，洗刷干净，不经烘晒，直接将人参同容器（如透明塑料袋，玻璃瓶）一起消毒灭菌后真空保存。

6. 白干参和大力参

（1）白干参：鲜参剪去支根和须根，刮去外皮，晒干。

（2）大力参：鲜参剪去支根和须根，置沸水中浸煮片刻，晒干。

7. 参须

（1）皮尾参：鲜参的支根晒干。

（2）白直须：鲜参的支根，晒至七八成干，搓去外皮，晒干。

（3）白弯须：鲜参的须根晒干。

（4）红直须：鲜参的支根，蒸后晒干。

（5）红弯须：鲜参的须根，蒸后晒干。

药材水分均不得过 12.0%。

4~6 年生人参根单体皂苷含量变化，见表 2-1。

表 2-1 4~6 年生人参根单体皂苷含量变化[1]（%）

参龄	采样时间	人参皂苷 Rb_1	人参皂苷 Re	人参皂苷 Rg_1
4 年生	4 月 15 日	0.58	0.32	0.26
	5 月 15 日	0.54	0.23	0.15
	6 月 15 日	0.56	0.26	0.23
	7 月 15 日	0.35	0.24	0.12
	8 月 15 日	0.28	0.13	0.14
	9 月 15 日	0.45	0.16	0.19

[1] 刘胜群. 人参规范化生产操作技术研究（GAP）[D]. 长春: 吉林农业大学, 2003.

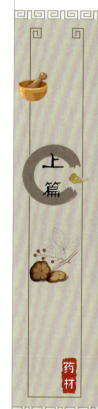

续表

参龄	采样时间	人参皂苷 Rb₁	人参皂苷 Re	人参皂苷 Rg₁
	4 月 15 日	0.86	0.23	0.18
	5 月 15 日	0.64	0.19	0.18
5 年生	6 月 15 日	0.49	0.18	0.19
	7 月 15 日	0.32	0.15	0.12
	8 月 15 日	0.41	0.09	0.10
	4 月 15 日	0.52	0.17	0.16
	5 月 15 日	0.88	0.26	0.26
6 年生	6 月 15 日	0.46	0.15	0.19
	7 月 15 日	0.42	0.12	0.19
	8 月 15 日	0.60	0.17	0.19
	9 月 15 日	0.77	0.24	0.24

4、5 年生人参在 4 月份人参皂苷 Rb_1、人参皂苷 Re 和人参皂苷 Rg_1 的总量最高，6 年生人参在 5 月份人参皂苷 Rb_1、人参皂苷 Re 和人参皂苷 Rg_1 的总量最高。变化趋势均为 4 月或 5 月达到峰值，之后逐渐降低再回升。

9 月采收的 5 年生边条人参不同部位的人参单体皂苷及总皂苷的含量，见表 2-2。

表 2-2　9 月采收的 5 年生边条人参不同部位的人参单体皂苷及总皂苷的含量[1]（%）

部位	人参皂苷 Rg₁	人参皂苷 Re	人参皂苷 Rb₁	人参皂苷 Rc	人参皂苷 Rb₂	人参皂苷 Rd	人参总皂苷
主根	0.593	0.168	0.273	0.086	0.087	0.03	1.237
须根	0.371	0.64	0.535	0.377	0.357	0.249	2.529
芦头	0.565	0.483	0.43	0.176	0.165	0.098	1.917
参皮	0.846	0.211	0.411	0.122	0.119	0.05	1.759
参心	0.352	0.057	0.104	0.018	0.017	0.009	0.557
叶	2.302	2.899	0.222	2.212	0.792	3.104	11.531
茎	0.113	0.159	0	0.047	0	0.079	0.398

人参各部位的人参皂苷组成和含量各不相同。人参叶中人参皂苷 Rg_1、人参皂苷 Re、人参皂苷 Rc、人参皂苷 Rd 含量高；芦头、须根中人参皂苷 Rb_1 含量高；参皮有效成分含量比参心高。人参总皂苷含量：人参叶＞须根＞主根＞茎。

生晒参、红参皂苷单体皂苷含量对比，见表 2-3。

表 2-3　生晒参、红参皂苷单体皂苷含量对比[2]（%）

人参皂苷 Rg₁		人参皂苷 Re		人参皂苷 Rb₁	
生晒参	红参	生晒参	红参	生晒参	红参
0.273	0.187	0.139	0.086	0.315	0.272

生晒参中人参皂苷 Rb_1、人参皂苷 Re 和人参皂苷 Rg_1 的总含量大于红参。

【贮藏】　人参贮存不当，易虫蛀、易受潮发霉，受热走油变色，香气易散失，参味变弱者药效差。建议在 20℃ 以下，单包装密封，大垛用黑色塑料布遮盖、密闭，暗室库藏。有条件的直接单包装密封冷藏。

注：鲜人参总皂苷含量高，可采用真空冷冻法贮藏。人参与细辛同贮，能有效地防虫蛀。

[1] 逄世峰，李亚丽，许世泉，等 . 人参不同部位人参皂苷类成分研究 [J]. 人参研究，2015（1）：5-8.

[2] 吴雪松，叶正良，郭巧生，等 . 东北不同产地人参及其加工品人参皂苷类成分的比较分析 [J]. 中草药，2013，44（24）：3551-3556.

【主要成分】 主要含皂苷类（如人参皂苷 Rg_1、Re、Rb_1、Rb_2、Rc、Rd），多糖类等。

药典标准：人参含人参皂苷 Rg_1 和人参皂苷 Re 总量不得少于 0.30%，含人参皂苷 Rb_1 不得少于 0.20%。

【性味归经】 甘、微苦，微温。归脾、肺、心、肾经。

【功能主治】 大补元气，复脉固脱，补脾益肺，生津养血，安神益智。用于体虚欲脱，肢冷脉微，脾虚食少，肺虚喘咳，津伤口渴，内热消渴，气血亏虚，久病虚羸，惊悸失眠，阳痿宫冷。

【用法用量】 3~9 g，另煎兑服；也可研粉吞服，一次 2 g，一日 2 次。

【其他】

1. 不宜与藜芦、五灵脂同用。

2. 重金属及有害元素、其他有机氯类农药残留量不得过限量。

3. 人参茎叶的皂苷成分基本上和根一致。参须、参芽、参叶、参花、参果等部位的总皂苷含量比根部高，可进一步利用。

4. 人参总皂苷由人参根及根茎加工制成。药典标准：含人参总皂苷以人参皂苷 Re 计，应为 65%~85%；含人参皂苷 Rg_1、人参皂苷 Re 和人参皂苷 Rd 的总量计，应为 15%~25%。

5. 人参茎叶总皂苷由干燥茎叶加工制成。药典标准：含人参总皂苷以人参皂苷 Re 计，应为 75%~95%；含人参皂苷 Rg_1、人参皂苷 Re 和人参皂苷 Rd 的总量应为 30%~45%。

6. 人参具有镇静和兴奋神经系统双向调节作用、降低应激性、双向调节血压、强心、保护心肌、抗心律失常、降血糖、促进血红素生成、保肝、抗肿瘤、免疫调节、抗衰老等多种药理活性。大量的研究表明，蒸制人参（红参和黑参）相对于生晒参具有更好的抗肿瘤作用。

7. 人参 10 g，白术 10 g，茯苓 8 g，甘草 3 g，生姜 3 片，大枣 1 枚。水煎服，对重病、久病后体力恢复卓有成效。

8. 营卫气血不足：人参 9~30 g，黄芪（蜜酒炙）9~18 g，炙甘草 3 g。水煎，空腹服。

人参叶

【来源】 人参叶是五加科植物人参 *Panax ginseng* C. A. Mey. 的干燥叶。主产于吉林、辽宁、黑龙江。

【性状】 人参叶常扎成小把，呈束状或扇状，长 12~35 cm。掌状复叶带有长柄，暗绿色，3~6 枚轮生。小叶通常 5 枚，偶有 7 或 9 枚，呈卵形或倒卵形。基部的小叶长 2~8 cm，宽 1~4 cm；上部的小叶大小相近，长 4~16 cm，宽 2~7 cm。基部楔形，先端渐尖，边缘具细锯齿及刚毛，上表面叶脉生刚毛，下表面叶脉隆起。纸质，易碎（图 3-1）。气清香，味微苦而甘。

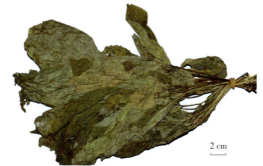

2 cm

图 3-1　人参叶

【采收加工】 传统上人参叶可与主产品人参（根）采收期同时进行，秋季茎叶刚出现变黄迹象时采收。将采收的人参叶扎成小把，运回晾干或低温烘干。药材水分不得过 12.0%。

注：

1. 采收过迟，人参根产量与折干率均下降，人参叶变黄导致商品价值下降；人参叶采收过早，会严重影响主产品人参根的皂苷积累。

2. 果后参根生长期：从果实成熟后算起，到枯萎期前结束，此时期茎叶制造的有机物运送到地

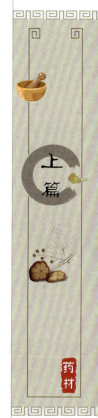

上篇

药材

下贮藏器官，供根、茎、叶及芽孢等器官的生长，是人参等多年生宿根性草本植物特有的发育阶段。

5 年生人参叶不同物候期人参皂苷 Rg_1、人参皂苷 Re 含量测定，见表 3-1。

表 3-1　5 年生人参叶不同物候期人参皂苷 Rg_1、人参皂苷 Re 含量测定[1]（%）

物候期	日期	人参皂苷 Rg_1	人参皂苷 Re	人参皂苷 Rd	人参总皂苷 Rg_1+Re+Rd
出苗期 （5月9日至5月24日）	5 月 9 日	—	—	—	—
	5 月 18 日	—	—	—	—
	5 月 21 日	0.349	1.929	2.032	4.310
展叶期 （5月24日至6月13日）	5 月 29 日	0.504	1.981	1.933	4.418
	6 月 9 日	0.873	3.362	2.282	6.517
	6 月 13 日	0.795	2.893	1.260	4.948
开花期 （6月13日至6月28日）	6 月 21 日	0.935	3.668	1.860	6.463
	6 月 28 日	1.246	4.405	2.771	8.422
绿果期 （6月28日至7月5日）	7 月 5 日	1.443	3.527	2.751	7.721
红果期 （7月5日至8月9日）	7 月 12 日	1.340	45.992	3.335	50.667
	7 月 19 日	1.539	41.230	4.271	47.04
	7 月 26 日	1.491	4.807	3.385	9.683
	8 月 2 日	1.199	3.770	3.623	8.592
	8 月 9 日	2.899	2.819	3.328	9.046
果后参根生长期 （8月9日至9月13日）	8 月 16 日	1.488	4.937	3.016	9.441
	8 月 23 日	1.828	4.912	2.983	9.723
	8 月 30 日	2.006	5.051	2.266	9.323
	9 月 6 日	1.676	4.581	2.475	8.732
	9 月 13 日	2.137	4.585	2.971	9.693
枯萎期 （9月13日至9月20日）	9 月 20 日	2.005	4.116	2.929	9.05

注：红果期指果实膨大后，由绿色变为紫色，再由紫色变为红色。

作为人参茎叶总皂苷的原料用叶时，最适宜在人参红果期的初期阶段（吉林农业大学：约为 7 月中旬）采叶，期间只有 10 天左右时间，需要把控好采收时机，并及时干燥。

【贮藏】　人参叶贮存不当，易吸潮、发霉，易破碎，见光色易变淡，有效成分流失快。无绿色者有效成分含量低。建议在 20℃以下，单包装密封，大垛用黑色塑料布遮盖、密闭，暗室库藏。

注：贮藏时不要堆积过高，注意防潮。

【主要成分】　主要含人参皂苷 Rg_1、Re、Rb_1、Rb_2、Rc、Rd、挥发油等。

药典标准：含人参皂苷 Rg_1 和人参皂苷 Re 总量不得少于 2.25%。

【性味归经】　苦、甘，寒。归肺、胃经。

【功能主治】　补气，益肺，祛暑，生津。用于气虚咳嗽，暑热烦躁，津伤口渴，头目不清，四肢倦乏。

【用法用量】　3~9 g。

【其他】

1. 不宜与藜芦、五灵脂同用。

[1]陈雨.不同生长时期人参中主要活性成分的比较研究[D].长春：长春中医药大学，2013.

2. 人参叶具有抗菌、抗病毒、抗肿瘤、抗衰老、护心护肝、抗脂质过氧化及高脂血症、促进细胞增殖、兴奋神经等药理活性。

3. 人参叶能清肺生津，可治温燥伤肺之干咳，单用力缓，常配知母、贝母、桑叶等药，共奏清燥润肺止咳之功。

4. 隐性糖尿病：人参茎叶 10 g，黄芪 5 g，桑寄生 15 g，玄参 15 g。每日 1 剂，水煎服。

5. 慢性咽喉炎而致的声嘶音哑：人参叶 9 g，青果 30 g。沸水冲泡 30 分钟即可，代茶随意频饮。

6. 口干、眼睛干涩：人参叶、枸杞子各 10 g。水煎服。

八角茴香

【来源】 八角茴香为木兰科植物八角茴香 *Illicium verum* Hook. f. 的干燥成熟果实。主产于广西、福建、广东、贵州、云南等地。

【性状】 八角茴香为聚合果，多由 8 个蓇葖果组成，放射状排列于中轴上。蓇葖果长 1~2 cm，宽 0.3~0.5 cm，高 0.6~1 cm；外表面红棕色，有不规则皱纹，顶端呈鸟喙状，上侧多开裂；内表面淡棕色，平滑，有光泽；质硬而脆。果梗长 3~4 cm，连于果实基部中央，弯曲，常脱落。每个蓇葖果含种子 1 粒，扁卵圆形，长约 6 mm，红棕色或黄棕色，光亮，尖端有种脐；胚乳白色，富油性。气芳香，味辛、甜。

肥壮肉厚，气味浓，质优（图 4-1）；身瘦肉少、味淡，质次（图 4-2）。

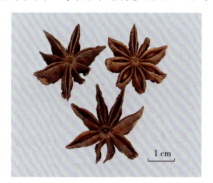

图 4-1　肥壮肉厚，气味浓，质优

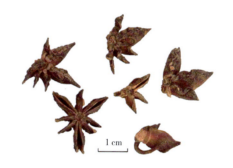

图 4-2　身瘦肉少、味淡，质次

【采收加工】 八角茴香在秋冬二季，果实由绿色变黄色时采摘。采收过早，果形瘦小，籽粒扁平，含油率低。

晴天采摘果实，直接晒干，或杀青晒干（置沸水中杀青，果实变淡黄色时取出沥干，摊薄晒干），或烘箱烘干（沸水或高温杀青前处理，调节烘箱的温度为 50~60℃，恒温烘干）。硫黄熏制八角使反式茴香脑含量降低，且硫残留超标[1]。

不同干燥方法对八角茴香理化指标的影响，见表 4-1。

表 4-1　不同干燥方法对八角茴香理化指标的影响[2]（%）

理化指标	日晒干	杀青烘干	烘箱烘干
水分	14.57	12.83	11.59
挥发油	10.32	9.18	11.37

[1]梁颖, 陶勇, 张小红, 等. 八角茴香及其硫熏干燥品挥发油成分 GC-MS 分析[J]. 今日药学, 2010, 20（8）：23-24.

[2]王琴, 区子牟, 蒋林, 等. 不同干燥方法和产地对八角果实质量的影响[J]. 中国调味品, 2010, 35（9）：48-50.

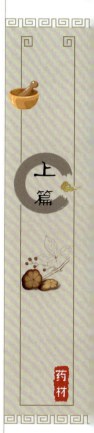

烘干的八角挥发油含量高于传统晒干和杀青晒干，含水量也低于传统方法，贮藏不易发霉变质。

【贮藏】八角茴香贮存不当，极易走味，挥发油易流失。无香气者质量差。建议在20℃以下，单包装密封，大垛用黑色塑料布遮盖、密闭，暗室库藏。有条件的直接单包装密封冷藏。

【主要成分】挥发性成分主要含萜烯类（如 α – 蒎烯、β – 蒎烯、柠檬烯）、萜烯醇类（如金合欢醇、橙花叔醇）、苯丙素类（如草蒿脑、茴香脑）等。

非挥发性成分主要含黄酮类（如槲皮素、芦丁）、苯丙素类（如丁香酚、对甲氧基肉桂酸）、萜类与甾体类（如胡萝卜苷、熊果酸）、有机酸类等。

药典标准：含挥发油不得少于4.0%，反式茴香脑含量不得少于4.0%。

【性味归经】辛，温。归肝、肾、脾、胃经。

【功能主治】温阳散寒，理气止痛。用于寒疝腹痛，肾虚腰痛，胃寒呕吐，脘腹冷痛。

【用法用量】3~6 g。

【其他】

1. 现代研究表明，八角茴香具有抗菌、镇痛、抗病毒等作用。

2. 八角茴香30 g，红橘皮60 g，白豆蔻15 g。研为粗末，煎服或兑酒服，主治血气凝寒，小腹痛；妇人室女小腹痛不可忍，内外着寒；兼治心腹痛。

3. 小肠气坠：八角茴香、小茴香各9 g，乳香少许。水（煎）服取汗。

三 画

三 七

【来源】三七为五加科植物三七 *Panax notoginseng* (Burk.) F. H. Chen 的干燥根和根茎。根茎习称"剪口"，支根习称"筋条"。主产于云南文山县。

【性状】三七主根呈类圆锥形或圆柱形，长1~6 cm，直径1~4 cm。表面灰褐色或灰黄色，有断续的纵皱纹和支根痕。顶端有茎痕，周围有瘤状突起。体重，质坚实，断面灰绿色、黄绿色或灰白色，木部微呈放射状排列。气微，味苦回甜。

筋条呈圆柱形或圆锥形，长2~6 cm，上端直径约0.8 cm，下端直径约0.3 cm。

剪口呈不规则的皱缩块状或条状，表面有数个明显的茎痕及环纹，断面中心灰绿色或白色，边缘深绿色或灰色（图5-1~图5-2）。

三七以个大、体重、质坚实、断面灰绿色者为佳。

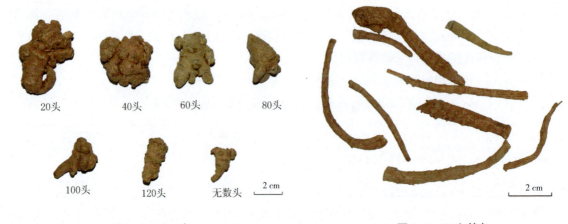

20头　40头　60头　80头

100头　120头　无数头　2 cm

2 cm

图5-1　三　七　　　　　图5-2　三七筋条

【采收加工】种植3年或3年以上，春三七多在秋季（如10月）采收，冬三七一般在12月至次年1月份采收[1]。

采挖当年摘去花薹不留红籽的称为"春七"；留三七花培育种子的称为"冬七"[2][3]。

三七皂苷对热具有不稳定性，太阳能大棚干燥方法是主根最优的产地加工方法，三七切片以50℃干燥为佳[4]。药材水分不得过14.0%。

三七不同部位的三七皂苷的含量测定，见表5-1。

表5-1 三七不同部位的三七皂苷的含量测定（％）

部位	剪口	根条	支根	细根
三七皂苷	12	7	1.5~3	2~3

三七剪口中三七皂苷含量最高。

不同头数三七皂苷的含量测定，见表5-2。

表5-2 不同头数三七皂苷的含量测定（％）

头数	20头	25头	30头	40头	60头	80头	120头	无数头
皂苷	12	11~12	10~11	9~10	8~9	7~9	5~6	3~4

20头三七皂苷的含量最高。

【贮藏】 三七贮存不当，易虫蛀，有效成分易流失。建议在20℃以下，单包装密封，大垛用黑色塑料布遮盖、密闭，暗室库藏。

【主要成分】 主要含皂苷类（如人参皂苷 Rb_1、Rg_1、Re，三七皂苷 R_1）、多糖类、黄酮类、炔类、醇类等。

药典标准：醇浸出物不得低于16.0%；含人参皂苷 Rg_1、人参皂苷 Rb_1 及三七皂苷 R_1 的总量不得少于5.0%。

【性味归经】 甘、微苦，温。归肝、胃经。

【功能主治】 散瘀止血，消肿定痛。用于咯血、吐血、衄血、便血、崩漏、外伤出血，胸腹刺痛，跌扑肿痛。

【用法用量】 3~9 g；研粉吞服，一次 1~3 g。外用适量。

【其他】

1. 孕妇慎用。

2. 三七具有止血、活血化瘀、补血、保护心肌、抗心律失常、降血脂、镇痛、增强免疫力、抗炎、保肝、抗衰老、抗病毒、抗氧化等作用。

3. 三七花：为三七的干燥未开放花序。平肝，用于肝热或肝阳上亢所致的头晕，目眩，耳鸣。

4. 三七叶：为三七的干燥茎叶。止血，消肿，定痛。用于吐血、衄血、外伤出血、痈肿毒疮。

5. 三七须根：为三七的干燥须根。散瘀止血，消肿定痛。用于咯血、吐血、衄血、便血、崩漏、外伤出血、胸腹刺痛、跌扑肿痛。

6. 胃、十二指肠溃疡出血：三七粉 1 g，白及粉 6 g。水调服。

7. 冠心病、心绞痛：三七粉、丹参粉各 5 g，水调服。

[1]刘华钢，梁秋云，赖茂祥，等.广西三七中皂苷成分的含量测定及其变化[J].中国实验方剂学杂志，2006，12（5）：5-7.

[2]郝莉雨，杨小玉，秦梦圆，等."春七"和"冬七"中17种氨基酸的比较研究[J].现代中药研究与实践，2019，33（3）：9-12.

[3]刘大会，徐娜，郭兰萍，等.三七药材质量特征和商品规格等级标准研究[J].中国中药杂志，2016，41（5）：776-785.

[4]徐娜.三七药材商品质量影响因素研究[D].昆明：昆明理工大学，2016.

三　棱

【来源】　三棱是黑三棱科植物黑三棱 *Sparganium stoloniferum* Buch. –Ham. 的干燥块茎。主产于河南、浙江、江西、湖南、安徽等地。

【性状】　三棱呈圆锥形，略扁，长 2~6 cm，厚 2~4 cm。表面黄白色或灰黄色，有刀削痕，须根痕小点状，略呈横向环状排列。体重，质坚实（图 6-1）。气微，味淡，嚼之微有麻辣感。

以个匀、体重、质坚实、去净外皮、表面黄白色者为佳。

【采收加工】　冬季至次年春季采挖，割去地上茎叶，挖出块茎，削去外皮或不去外皮，晒干或低温烘干。建议趁鲜切片，干燥。药材水分不得过 15.0%。

不同烘干温度对三棱挥发油、总黄酮含量的影响，见表 6-1。

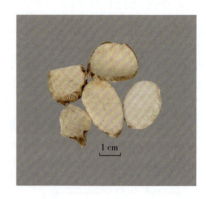

图 6-1　三　棱

表 6-1　不同烘干温度对三棱挥发油、总黄酮含量的影响[1]（%）

干燥温度	挥发油含量	总黄酮含量
40℃	0.13	0.71
50℃	0.13	0.73
60℃	0.12	0.68

60℃以内烘干对挥发油含量影响不大。

不去皮三棱总黄酮含量比去皮三棱含量高，建议三棱加工不去外皮[2]。

【贮藏】　三棱贮存不当，易虫蛀，有效成分流失快。建议在 25℃以下，单包装密封，大垛用黑色塑料布遮盖、密闭，暗室库藏。

【主要成分】　主要含挥发油（如莰烯、蒎烯）、香豆素类（如三棱内酯 B）、苯丙酸类、黄酮类、蒽醌类、生物碱类、有机酸类、甾体类等。

药典标准：醇浸出物不得少于 7.5%。

【性味归经】　辛、苦，平。归肝、脾经。

【功能主治】　破血行气，消积止痛。用于癥瘕痞块，痛经，瘀血经闭，胸痹心痛，食积胀痛。

【用法用量】　煎服，5~10 g。醋制后可加强祛瘀止痛作用。

【其他】

1. 孕妇禁用。

2. 不宜与芒硝、玄明粉同用。

3. 三棱具有活血化瘀，破血行气，消积止痛之功效，临床上常用于抗血小板聚集、保护心血管系统、抗肿瘤、抗炎与镇痛及妇科疾病的预防与治疗。

4. 三棱、莪术两药擅长破血行气，消积止痛。临床上二药常相须为用，对治疗气滞血瘀型疑难杂症，如声带小结、慢性附睾炎、子宫内膜异位症等，常获良效。

5. 荆三棱是莎草科植物荆三棱 *Scirpus fluviatilis* (Torr.) A.Gray. 的干燥块茎。功能主治、性味与三棱相似。

[1] 邓世容 . 三棱饮片炮制工艺及质量标准研究 [D]. 成都 : 成都中医药大学 , 2005.

[2] 张媛 , 崔蓉 , 杨奕 , 等 . 金华产三棱中总黄酮的含量测定 [J]. 中医药导报 , 2011, 17（1）: 89-90.

中药材质量新说（第二版）ZHONGYAOCAI ZHILIANG XINSHUO（DIERBAN）药材

6. 血瘀经闭，小腹痛：三棱 9 g，当归 9 g，红花 4.5 g，生地 12 g。水煎服。

❧ 三颗针 ❧

【来源】　三颗针是小檗科植物拟獴猪刺 *Berberis soulieana* Schneid.、小黄连刺 *Berberis wilsonae* Hemsl.、细叶小檗 *Berberis poiretii* Schneid. 或匙叶小檗 *Berberis vernae* Schneid. 等同属数种植物的干燥根。主产于甘肃、四川等地。

【性状】　三颗针呈类圆柱形，稍扭曲，有少数分枝，长 10~15 cm，直径 1~3 cm。根头粗大，向下渐细。外皮灰棕色，有细皱纹，易剥落。质坚硬，不易折断，切面不平坦，鲜黄色，切片近圆形或长圆形，稍显放射状纹理，髓部棕黄色（图 7-1）。气微，味苦。

以色黄、苦味浓者为佳。

【采收加工】　春、秋二季采挖，除去泥沙和须根，晒干，或切片晒干，或烘干。药材水分不得过 12.0%。

三颗针小檗碱含量测定，见图 7-1。

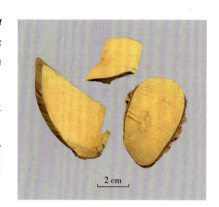

2 cm

图 7-1　三颗针

表 7-1　三颗针小檗碱含量测定[1]（%）

品种	采收时间	部位			
		茎木	根木	茎皮	根皮
直穗小檗	6 月	0.036	0.265	0.635	1.466
	7 月	0.542	1.696	5.265	7.935
	8 月	0.098	0.526	0.963	3.239
	9 月	0.069	0.322	0.878	3.036
	10 月	0.187	0.763	2.179	3.498
甘肃小檗	6 月	0.261	0.610	0.211	1.005
	7 月	0.214	0.179	2.295	2.412
	8 月	0.209	1.538	3.376	5.002
	9 月	0.141	0.046	3.376	3.376
	10 月	0.183	0.378	1.726	4.119
小檗	6 月	0.114	0.755	2.477	0.863
	7 月	0.079	0.472	0.880	5.662
	8 月	0.114	0.788	0.314	3.128
	9 月	0.029	0.122	1.324	1.408
	10 月	0.049	0.411	1.790	4.211

直穗小檗 7 月份有效成分含量高；甘肃小檗根木 8 月份采收有效成分含量高，茎皮 8—9 月份有效成分含量高；小檗根木 8 月份有效成分含量高，茎皮 6 月含量高。三颗针来源广泛，7—10 月有效成分含量高，建议 7—10 月采收。

【贮藏】　三颗针贮存不当，色易变暗，色黯淡者质量差。建议在 25℃以下，单包装密封，大

[1] 马志刚, 张建民, 王芳, 等. 优良资源植物——三颗针的质量考查研究之一[J]. 中国医学生物技术应用, 2002（4）：47-51.

埂用黑色塑料布遮盖、密闭，暗室库藏。

【主要成分】主要含小檗碱、药根碱、巴马汀、小檗胺等。

药典标准：醇浸出物不得少于 9.0%；含盐酸小檗碱不得少于 0.60%。

【性味归经】苦，寒；有毒。归肝、胃、大肠经。

【功能主治】清热燥湿，泻火解毒。用于湿热泻痢，黄疸，湿疹，咽痛目赤，聤耳流脓，痈肿疮毒。

【用法用量】9~15 g。

【其他】

1. 三颗针具有抗菌消炎、抗肿瘤、抗心智失常、降血脂、治疗糖尿病等药理活性。

2. 暴发火眼肿痛：三颗针 30 g，车前子、光明草、菊花各 9 g，龙胆 12 g。水煎服。

3. 喉痛：三颗针 30 g，山慈菇、雪胆各 9 g。水煎服。

干 姜

【来源】干姜是姜科植物姜 *Zingiber officinale* Rosc. 的干燥根茎。主产于四川犍为，贵州长顺、兴仁，云南等地。

【性状】干姜，呈扁平块状，具指状分枝，长 3~7 cm，厚 1~2 cm。外皮灰黄色或浅黄棕色，粗糙，具纵皱纹及明显的环节。分枝处常有鳞叶残存，分枝顶端有茎痕或芽。质坚实，断面黄白色或灰白色，粉性或颗粒性，内皮层环纹明显，维管束及黄色油点散在（图 8-1）。气香、特异，味辛辣。

干姜片，呈不规则纵切片或斜切片，具指状分枝，长 1~6 cm，宽 1~2 cm，厚 0.2~0.4 cm。外皮灰黄色或浅黄棕色，粗糙，具纵皱纹及明显的环节。切面灰黄色或灰白色，略显粉性，可见较多的纵向纤维，有的呈毛状。质坚实，断面纤维性（图 8-2）。气香、特异，味辛辣。

以质地坚实、断面色黄白、粉性足、气味浓者为佳。

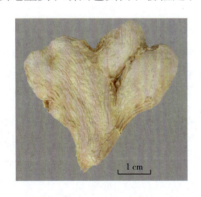

图 8-1 干姜

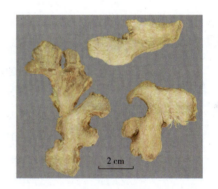

图 8-2 干姜片

【采收加工】11 月末至 12 月下旬采挖。除去泥沙和须根，趁鲜切厚片或块，晒干或 55℃ 左右烘干。药材水分不得过 19.0%。

注：

1. 干姜冬季采收，晒干时间长，晒干过程中鲜姜易霉变、腐烂，建议低温烘干。

2. 干姜去皮会造成有效成分损失，建议干姜加工不去皮。

3. 药用干姜有"黄口"（芽尖齐呈樱桃嘴）、"铁白口"和"白口"之分，药用以黄口姜最好。黄口姜的优点：块大而结实，粉性大，味辣，水分较少，炮制干姜成品率高。它与一般食用鲜姜不同。食用鲜姜的老姜干燥后，体形瘦瘪、纤维多、无粉性，一般不作药用。

干姜采收期研究，见表 8-1。

表 8-1 干姜采收期研究[1]

采收时间	亩产干姜 /kg		6- 姜辣素含量 /%		挥发油含量 /%	
	黄口姜	白口姜	黄口姜	白口姜	黄口姜	白口姜
10 月 30 日	287.3	310.2	0.79	1.23	1.66	1.41
11 月 9 日	315.5	354.2	0.64	1.06	1.42	1.12
11 月 20 日	315.9	389.5	0.63	1.14	1.35	1.31
11 月 30 日	365.0	428.2	0.55	1.31	1.42	1.20
12 月 9 日	400.2	402.3	0.57	1.10	1.30	1.25
12 月 20 日	443.2	386.4	0.65	0.97	1.22	1.12
12 月 30 日	417.3	369.4	0.67	1.05	1.32	1.13

白口姜 11 月 30 日前后采收产量高、药效好，黄口姜 12 月 20 日左右采收产量高、药效好。黄口姜挥发油含量高，白口姜 6- 姜辣素含量高。

干燥温度对干姜质量的影响，见表 8-2。

表 8-2 干燥温度对干姜质量的影响[2]（%）

干燥温度 /℃	黄口姜			白口姜		
	6- 姜辣素	挥发油	浸出物	6- 姜辣素	挥发油	浸出物
100	0.20	1.24	21.34	0.19	1.28	22.34
75	0.30	1.32	19.47	0.35	1.45	27.39
55	0.74	1.61	20.12	1.01	1.71	26.33
45	0.45	1.46	23.56	0.37	1.51	25.16

55℃烘干 6- 姜辣素、挥发油含量最高，浸出物含也较高。故建议 55℃烘干。

【贮藏】 干姜贮存不当，易虫蛀，香气易散失，有效成分易挥发。无香气者基本无药效。建议在 20℃以下，单包装密封，大垛用黑色塑料布遮盖、密闭，暗室库藏。

【主要成分】 主要含挥发油（如 α- 姜烯、反式 -β- 金合欢烯）、姜辣素类（如 6- 姜辣素、8- 姜酚、10- 姜酚、甲基姜酚、甲基姜烯酚）、甾醇类等。

药典标准：水浸出物不得少于 22.0%；含挥发油不得少于 0.80%；含 6- 姜辣素不得少于 0.60%。

【性味归经】 辛，热。归脾、胃、肾、心、肺经。

【功能主治】 温中散寒，回阳通脉，温肺化饮。用于脘腹冷痛，呕吐泄泻，肢冷脉微，寒饮喘咳。

【用法用量】 3~10 g。

【其他】

1. 干姜多为发过两次芽、生长了 3 年的母姜，生姜多为 1 年生的仔姜。

2. 干姜大辛大热，善于温中而祛里寒。生姜性味辛温，长于发汗而散外寒。

3. 干姜在干燥和储存过程中，姜辣素会转化为姜烯酚。干姜每天 60℃低温烘烤 4 小时，可促进姜辣素转化为姜烯酚，60 小时后姜烯酚含量可在 0.6% 以上，且挥发油、6- 姜辣素含量依然高于药典标准。可满足一些药企姜烯酚含量高的要求。

4. 干姜具有镇痛抗炎、抗肿瘤、抗胃溃疡、抗缺氧、改善血液循环等多种药理活性。

5. 虚寒腹泻：干姜 9 g，党参 15 g，白术 9 g，茯苓 9 g，炙甘草 6 g，豆蔻 6 g。水煎服。

[1][2]汪晓辉，周元雳，卫莹芳，等. 犍为干姜适宜加工方法的研究[J]. 时珍国医国药，2007, 18（10）：2416-2418.

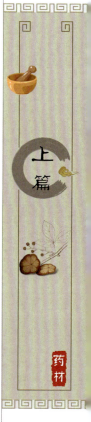

6. 虚寒性胃、腹痛：干姜、甘草各 15 g。水煎服，每日 1 剂。

土荆皮

【来源】 土荆皮是松科植物金钱松 *Pseudolarix amabilis*（Nelson）Rehd. 的干燥根皮或近根树皮。主产于江苏、安徽、浙江、江西、福建、湖北、湖南等地。

【性状】 根皮：呈不规则的长条状，扭曲而稍卷，大小不一，厚 2~5 mm。外表面灰黄色，粗糙，有皱纹和灰白色横向皮孔样突起，粗皮常呈鳞片状剥落，剥落处红棕色；内表面黄棕色至红棕色，平坦，有细致的纵向纹理。质韧，折断面呈裂片状，可层层剥离。气微，味苦而涩。

树皮：呈板片状，厚约至 8 mm，粗皮较厚。外表面龟裂状，内表面较粗糙（图 9-1）。

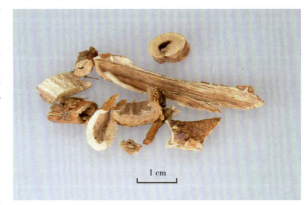

图 9-1　土荆皮

【采收加工】 初夏前后，盛花期时采收，剥取根皮及近根树皮，除去外粗皮，建议趁鲜切片，晒干。药材水分不得过 15.0%。

【贮藏】 土荆皮贮存不当，易虫蛀，有效成分流失。建议在 25℃ 以下，单包装密封，大垛用黑色塑料布遮盖、密闭，暗室库藏。

【主要成分】 主要含二萜类（如土荆皮甲酸、土荆皮乙酸、土荆皮丙酸）、倍半萜类、苯丙素类、黄酮类、甾类等。

药典标准：醇浸出物不得少于 15.0%；含土荆皮乙酸不得少于 0.25%。

【性味归经】 辛，温；有毒。归肺、脾经。

【功能主治】 杀虫，疗癣，止痒。用于疥癣瘙痒。

【用法用量】 外用适量，醋或酒浸涂擦，或研末调涂患处。

【其他】

1. 土荆皮的有机酸对常见的 10 种致病真菌均有一定的抗菌作用，对许兰黄癣菌、絮状表皮癣菌、铁锈色小芽孢癣菌、石膏样小孢子菌和白色念珠菌有杀菌作用[1]。

2. 土荆皮具有抗真菌、抗肿瘤、抗生育、抗血管生成等药理作用。

3. 洗癣酊：土荆皮 3 g，百部 3 g，槟榔 3 g，川椒 3 g，斑蝥 4 个，醋 200 ml。主治灰指甲。

4. 湿疹作痒：土荆皮适量，煎浓汁，温洗患处。

土鳖虫

【来源】 土鳖虫为鳖蠊科昆虫地鳖 *Eupolyphaga sinensis* Walker 或冀地鳖 *Steleophaga plancyi*（Boleny）的雌虫干燥体。现多为家养，主产于江苏、山东、河南；河北、山西、安徽、浙江、湖北、湖南、四川、贵州等地也有分布。以江苏、浙江所产者个小、体轻、腹中无泥，品质最优，称为"苏土元"；其他地区所产个大体重，腹中含泥，品质较次，称"大土元"或"汉土元"。

【性状】 地鳖：呈扁平卵形，长 1.3~3 cm，宽 1.2~2.4 cm。前端较窄，后端较宽，背部紫褐

[1]徐鸿华,楼步青,黄海波.中草药识别应用图谱[M].广州:广东科技出版社,2006.

色，具光泽，无翅。前胸背板较发达，盖住头部；腹背板9节，呈覆瓦状排列。腹面红棕色，头部较小，有丝状触角1对，常脱落，胸部有足3对，具细毛和刺。腹部有横环节。质松脆，易碎（图10-1）。气腥臭，味微咸。

冀地鳖：长 2.2~3.7 cm，宽 1.4~2.5 cm。背部黑棕色，通常在边缘带有淡黄褐色斑块及黑色小点。

以个大、完整、有光泽、洁净者为佳。

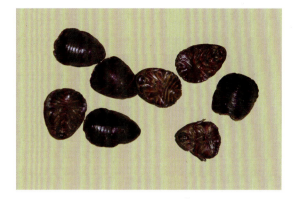

图 10-1　土鳖虫

【采收加工】 捕捉后，置沸水中烫死，晒干或烘干。药材水分不得过 10.0%。

【贮藏】 土鳖虫贮存不当，极易虫蛀，易受潮发霉。建议单包装密封，放纸箱、木箱或其他硬质容器中（内衬防潮纸，每件不宜超过 50 kg），冷藏。

【主要成分】 主要含生物碱类（如 2，5- 二甲基吡嗪、川芎嗪）、纤溶活性成分类（如 EPA、EFF-2、EFF-3）、黄酮类、核苷类等。

药典标准：水浸出物不得少于 22.0%。

【性味归经】 咸，寒；有小毒。归肝经。

【功能主治】 破血逐瘀，续筋接骨。用于跌打损伤，筋伤骨折，血瘀经闭，产后瘀阻腹痛，癥瘕痞块。

【用法用量】 3~10 g。

【其他】

1. 孕妇禁用。年老体弱及月经期者慎服。

2. 黄曲霉毒素不得过限量。

3. 土鳖虫具有抗凝血、抗肿瘤、调节血脂、促进成骨分化、抗氧化、镇痛、抗缺血、抗菌等药理活性。临床用于治疗冠心病、骨折、坐骨神经痛、劳伤性胸痛及晚期肿瘤等。

4. 折伤，接骨：土鳖焙存性，为末，每服 6~9 g。

5. 市售品有一种"金边土鳖"，为姬蠊科昆虫赤边水䗪 *Opisthoplatia orientalis* Burmister 的干燥体，雌雄皆入药。主要是在南方沿海一带，比土鳖虫稍长，紫黑色而有光泽，背部下半圈有红边，上半圈有黄色金边。功能主治、性味归经和土鳖虫一样。价贵，大量出口，畅销于香港和东南亚各国，华侨更喜用金边土鳖。

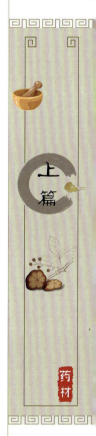

上篇

药材

❧ 大血藤 ❧

【来源】 大血藤是木通科植物大血藤 *Sargentodoxa cuneata* (Oliv.) Rehd. et Wils. 的干燥藤茎。主产于湖北、贵州、云南、重庆、江西、四川等地。

【性状】 大血藤呈圆柱形，略弯曲，长 30~60 cm，直径 1~3 cm。表面灰棕色，粗糙，外皮呈鳞片状剥落，剥落处显暗红棕色，有的可见膨大的节和稍凹陷的枝痕或叶痕。质硬，断面皮部红棕色，有数处内嵌入木部，木部黄白色，有多数细孔状导管，射线呈放射状排列（图11-1）。气微，味微涩。

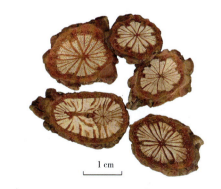

1 cm

图 11-1　大血藤

以条粗、色红者佳。

【采收加工】 秋、冬二季采收。砍下茎藤，除去侧枝，截段。建议直接趁鲜切片，晒干或烘干。药材水分不得过 12.0%。

HPLC 法对不同生长年限大血藤药材中 7 种成分的含量测定，见表 11-1。

表 11-1　HPLC 法对不同生长年限大血藤药材中 7 种成分的含量测定[1]（%）

编号	生长年限	产地	没食子酸	原儿茶酸	绿原酸	咖啡酸	香草酸	红景天苷	大黄素
YS-1	1 年	安顺市普定县	0.039	0.027	0.075	0.008	0.027	0.005	0.003
YS-2	2 年	安顺市普定县	0.046	0.041	0.152	0.056	0.033	0.025	0.01
YS-3	3 年	安顺市普定县	0.084	0.12	0.456	0.152	0.126	0.052	0.026
YS-4	4 年	安顺市普定县	0.102	0.152	0.593	0.221	0.205	0.087	0.04
YS-5	5 年	安顺市普定县	0.103	0.154	0.62	0.226	0.215	0.088	0.04
ZP-1	1 年	青场镇火冲村	0.039	0.027	0.081	0.009	0.028	0.005	0.002
ZP-2	2 年	永胜松坪	0.042	0.029	0.135	0.062	0.034	0.026	0.01
ZP-3	3 年	青场镇火冲村	0.081	0.096	0.396	0.126	0.102	0.05	0.025
ZP-4	4 年	青场镇火冲村	0.106	0.177	0.623	0.242	0.204	0.09	0.042
ZP-5	5 年	青场镇火冲村	0.115	0.177	0.638	0.244	0.209	0.09	0.042

大血藤药材中 7 种活性成分的含量自 4 年以上达到稳定，因此，人工种植大血藤 4 年采收为宜。

【贮藏】 大血藤贮存不当，色变黯淡，有效成分流失快。贮藏时间不宜超过 2 年。建议在 25℃以下，单包装密封，大垛用黑色塑料布遮盖、密闭，暗室库藏。

【主要成分】 主要含酚酸类（绿原酸、原花青素、红景天苷、没食子酸）、三萜类（如野蔷薇苷）、苯丙素类、蒽醌类、挥发油等。

药典标准：醇浸出物不得少于 8.0%；含总酚以没食子酸计不得少于 6.8%，含红景天苷不得少于 0.040%，含绿原酸不得少于 0.20%。

【性味归经】 苦、平。归大肠、肝经。

【功能主治】 清热解毒，活血，祛风止痛。用于肠痈腹痛，热毒疮疡，经闭，痛经，跌扑肿痛，风湿痹痛。

【用法用量】 9~15 g。

【其他】

1. 大血藤具有抗菌、抗病毒、抗炎、抗肿瘤、免疫抑制等药理活性。

2. 大血藤临床用于治疗胆道蛔虫病、瘤型麻风结节反应、风湿性关节炎、灼伤等。

3. 风湿性关节炎：大血藤、透骨香、香樟根各 30 g，水煎，两次分服，每日 1 剂。

4. 肠胃炎腹痛：大血藤 9~15 g。水煎服。

[1]计楚君，郑群飞.不同生长年限大血藤药材中 7 种成分的含量比较[J].华西药学杂志，2020，35（5）：561.

中药材质量新说（第二版）
ZHONGYAOCAI ZHILIANG XINSHUO (DIERBAN)
药材

大青叶

【来源】 大青叶为十字花科植物菘蓝 *Isatis indigotica* Fort. 的干燥叶。主产于黑龙江、甘肃等地。

【性状】 大青叶多皱缩卷曲，有的破碎。完整叶片展平后呈长椭圆形至长圆状倒披针形，长5~20 cm，宽2~6 cm；上表面暗灰绿色，有的可见色较深稍突起的小点；先端钝，全缘或微波状，基部狭窄下延至叶柄呈翼状；叶柄长4~10 cm，淡棕黄色。质脆。气微，味微酸、苦、涩。

色绿，完整，质量较好（图12-1）；枯黄，破碎，杂质多，质量较次（图12-2）。

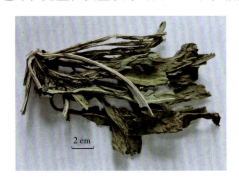

图12-1 色绿，完整，质量较好

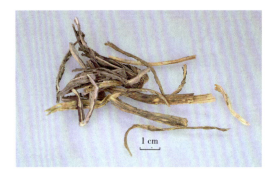

图12-2 枯黄，破碎，杂质多，质量较次

【采收加工】 夏、秋二季分2~3次采收，除去杂质，晒干；或先杀青后，再阴干或晒干。药材水分不得过13.0%。

不同采收时期大青叶中靛玉红含量，见表12-1。

表12-1 不同采收时期大青叶中靛玉红含量[1]（%）

采收时间	6月20日	7月20日	8月20日	9月20日	10月20日
靛玉红含量	0.106	0.132	0.226	0.163	0.161

大青叶中靛玉红在6—8月含量逐渐增加，9—10月有所下降，因此，以靛玉红含量来看，大青叶最适宜的采收时间为8月份。

不同加工工艺处理后的靛玉红、靛蓝含量，见表12-2。

表12-2 不同加工工艺处理后的靛玉红、靛蓝含量[2]（mg/g）

干燥方式	晒干	阴干	杀青晒干	杀青阴干	杀青（105℃，5分钟）后烘干				不杀青直接烘干			
					50℃	60℃	70℃	80℃	50℃	60℃	70℃	80℃
靛玉红	0.850	0.960	0.958	1.036	0.832	0.842	0.829	0.517	0.817	0.811	0.878	0.381
靛蓝	0.271	0.324	0.542	0.514	0.900	0.894	0.922	0.854	0.763	0.760	0.903	0.694

70℃烘干，靛蓝含量较高；杀青阴干，靛玉红含量较高。

【贮藏】 大青叶贮藏不当，易发霉，颜色易变淡，有效成分下降快，浸出物含量一年下降一半，两年不合格。无颜色时基本无有效成分。建议在20℃以下，单包装密封，大垛用黑色塑料布遮盖、密闭，暗室库藏。

【主要成分】 主要含生物碱类（如靛玉红）、木脂素类（如落叶松脂素）、黄酮类（如异牡荆素）、芳香酸类等。

[1]阮洪生，曹玲.大青叶不同生长时期靛玉红含量动态变化研究[J].安徽农业科学，2010（38）：2328–2329.

[2]唐晓清，王康才，张利霞.不同加工工艺对大青叶中靛蓝、靛玉红含量的影响[J].中药材，2008，31（7）：968–969.

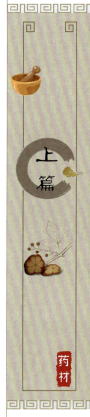

药典标准：醇浸出物不得少于 16.0%，含靛玉红不得少于 0.020%。

【性味归经】 苦，寒。归心、胃经。

【功能主治】 清热解毒，凉血消斑。用于温病高热，神昏，发斑发疹，痄腮，喉痹，丹毒，痈肿。

【用法用量】 9~15 g。

【其他】

1. 大青叶具有抗菌、抗癌、解热、利胆、抗炎等药理活性，临床用于治疗一般感冒、流行性感冒、麻疹肺炎、慢性支气管炎、钩端螺旋体病、细菌性痢疾等。

2. 流行性感冒：大青叶、贯众各 15 g，紫苏叶 10 g，水煎服。

3. 上呼吸道感染：大青叶、板蓝根各 18 g，草河车、连翘各 9 g。水煎服，每 4~8 小时服 1 次。

4. 疮痈、丹毒：大青叶、野菊花各 15 g。水煎服。

大 枣

【来源】 大枣是鼠李科植物枣 *Ziziphus jujuba* Mill. 的干燥成熟果实。主产于新疆和田、阿克苏、哈密等地，甘肃、青海、陕西、河南、河北、山西、山东等地产量也大，以新疆大枣质量最好。

【性状】 大枣呈椭圆形或球形，长 2~3.5 cm，直径 1.5~2.5 cm。表面暗红色，略带光泽，有不规则皱纹。基部凹陷，有短果梗。外果皮薄，中果皮棕黄色或淡褐色，肉质，柔软，富糖性而油润。果核纺锤形，两端锐尖，质坚硬。气微香，味甜。

以色红、肉厚、饱满、核小、味甜者为佳（图 13-1）。皮厚、核大、肉少、变质，质次（图 13-2）。

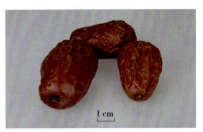
图 13-1　色红、核小、肉厚，质好

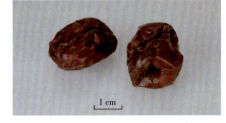
图 13-2　皮厚、核大、肉少、变质，质次

【采收加工】 秋季果实成熟时采收，除去杂质，晒干或烘干。

【贮藏】 大枣贮存不当，易受潮、发霉、虫蛀，颜色变暗、口感变差，有效成分流失快。建议在 20℃以下，单包装密封，大垛用黑色塑料布遮盖、密闭，暗室库藏。有条件的可单包装密封冷藏。

鲜大枣半红期带柄采收，做防腐处理后，密封冷藏或气调贮藏。

【主要成分】 主要含有机酸及三萜类（如白桦脂酸、苹果酸、酒石酸）、生物碱类（如光千金藤碱、巴婆碱、环磷酸腺苷）、黄酮类、香豆素类等。

【性味归经】 甘，温。归脾、胃、心经。

【功能主治】 补中益气，养血安神。用于脾虚食少，乏力便溏，妇人脏躁。

【用法用量】 6~15 g。

【其他】

1. 大枣用时破开，或去核。

2. 黄曲霉毒素不得过限量。

3. 大枣具有增强免疫、抑制癌细胞增殖、抗氧化、保护肝脏、抗 I 型变态反应、抗疲劳、抗缺氧、改善高血脂等药理活性。

4. 大枣甘茶：大枣 5 枚，甘草 3 g，绿茶 3 g，冰糖 10 g。用大枣、甘草的煎煮液泡茶饮用。益胃生津，解毒；用于气阴不足，营卫不和，心悸怔忡，口干渴及妇女脏躁者宜饮。

5. 新疆大枣主要有以下三种。

和田枣个大肉厚，味甜，维生素含量高。

若羌枣个小瓷实，味道清甜、纯正；不裂果、耐储存、不生虫，干枣含糖量高。

哈密枣微有药香，滋补最强，属药补枣，个大，久煮不破皮。

大 黄

【来源】 大黄是蓼科植物掌叶大黄 *Rheum palmatum* L.、唐古特大黄 *Rheum tanguticum* Maxim. ex Balf. 或药用大黄 *Rheum officinale* Baill. 的干燥根和根茎。主产于甘肃、青海、西藏、四川等地。

【性状】 本品呈类圆柱形、圆锥形、卵圆形或不规则块状，长 3~17 cm，直径 3~10 cm。去外皮的大黄表面黄棕色至红棕色，较平滑，有类白色网状纹理，未去外皮的，表面棕褐色，有横皱纹和纵沟；质坚实，有的中心稍松软，不易折断，断面淡红棕色或黄棕色，呈颗粒性。根茎横切面有髓，星点排列成环或分散存在；根横切面无星点，具放射状纹理，形成明显层环（图14-1~图14-2）。气清香，味苦、微涩，嚼之粘牙，有砂粒感，嚼之唾液染成黄色。

以外表黄棕色、锦纹及星点明显、体重、质坚实、有油性、气清香、味苦而不涩、嚼之发黏者为佳。

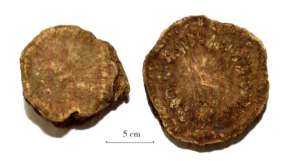

图 14-1 大 黄

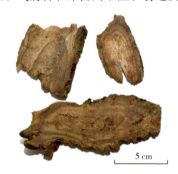

图 14-2 大黄片

【采收加工】 秋末茎叶枯萎或次春发芽前采挖，除去细根，切瓣或段，绳穿成串干燥或直接干燥。药材水分不得过 15.0%。

最大限度保留结合型蒽醌：最适宜干燥条件为根茎切 5 cm 厚、40℃干燥，根切 5 cm 厚、70℃干燥[1]。

注：大黄切片忌用铁器，建议用不锈钢刀。

不同栽培年限、不同采收期唐古特大黄中蒽醌类化合物含量（青海省湟中县），见表14-1。

表 14-1 不同栽培年限、不同采收期唐古特大黄中蒽醌类化合物含量（青海省湟中县）[2]（%）

生长年限	采收时间	芦荟大黄素	大黄酸	大黄素	大黄酚	大黄素甲醚	总蒽醌
3 年	5 月	0.34	0.89	0.52	0.11	0.12	1.98
	6 月	0.54	0.94	0.79	0.12	0.14	2.53
	7 月	0.33	0.68	0.78	0.15	0.16	2.10
	8 月	0.23	0.58	0.30	0.06	0.08	1.25
	9 月	0.24	0.39	0.14	0.01	0.06	0.84
	10 月	0.16	0.55	0.23	-	0.02	0.96

[1] 丁一明, 商彤, 石玥, 等. 不同干燥工艺对药用大黄功效组分的影响[J]. 中国现代中药, 2020, 22（4）: 591-595.

[2] 车国冬, 李玉林, 王凌云, 等. 栽培唐古特大黄蒽醌含量的季节动态变化[J]. 西北植物学报, 2006, 26（11）: 2378-2382.

上篇

药材

续表

生长年限	采收时间	芦荟大黄素	大黄酸	大黄素	大黄酚	大黄素甲醚	总蒽醌
4 年	5 月	0.35	0.72	0.36	0.11	0.08	1.62
	6 月	0.41	0.94	0.49	0.13	0.12	2.09
	7 月	0.40	0.75	0.53	0.13	0.16	1.97
	8 月	0.35	0.74	0.37	0.07	0.07	1.60
	9 月	0.24	0.70	0.30	0.03	0.06	1.33
	10 月	0.23	0.76	0.31	0.03	0.05	1.38

大黄中总蒽醌含量于种子成熟前逐渐增加，种子成熟后显著下降。不需留种的大黄在花后结果时收获，含量高，药效好。

【贮藏】 大黄贮存不当，易虫蛀、吸潮发霉。建议在 25℃ 以下，单包装密封，大垛用黑色塑料布遮盖、密闭，暗室库藏。

【主要成分】 主要含蒽醌类（如芦荟大黄素、大黄酸、大黄素、大黄酚、大黄素甲醚）、蒽酮类、二苯乙烯类、苯丁酮类、黄酮类及鞣质类等。

药典标准：水浸出物不得少于 25.0%；含总蒽醌以芦荟大黄素、大黄酸、大黄素、大黄酚和大黄素甲醚的总量计，不得少于 1.5%；含游离蒽醌以芦荟大黄素、大黄酸、大黄素、大黄酚和大黄素甲醚的总量计，不得少于 0.20%。土大黄苷不得检出。

【性味归经】 苦，寒。归脾、胃、大肠、肝、心包经。

【功能主治】 泻下攻积，清热泻火，凉血解毒，逐瘀通经，利湿退黄。用于实热积滞便秘，血热吐衄，目赤咽肿，痈肿疔疮，肠痈腹痛，瘀血经闭，产后瘀阻，跌打损伤，湿热痢疾，黄疸尿赤，淋证，水肿；外治烧烫伤。

酒大黄善清上焦血分热毒，用于目赤咽肿，齿龈肿痛。

熟大黄泻下力缓，泻火解毒，用于火毒疮疡。

大黄炭凉血化瘀止血，用于血热有瘀出血症。

【用法用量】 3~15 g；用于泻下不宜久煎。外用适量，研末敷于患处。

【其他】

1. 孕妇及月经期、哺乳期慎用。

2. 大黄有调节胃肠功能、抗炎和抗病原微生物、保护心脑血管、抗肿瘤、保肝利胆及抗衰老等药理作用。

3. 便秘：生大黄 10 g，草决明 15 g，生地黄 30 g，大枣 5 个。水煎服。

4. 跌打损伤：生大黄粉、白芷粉、栀子粉各适量。酒、水各半，调敷患处。

大 蓟

【来源】 大蓟为菊科植物蓟 Cirsium japonicum Fisch.ex DC. 的干燥地上部分。主产于安徽、河北、四川、陕西、山东等地。

【性状】 大蓟茎呈圆柱形，基部直径可达 1.2 cm；表面绿褐色或棕褐色，有数条纵棱，被丝状毛；断面灰白色，髓部疏松或中空。叶皱缩，多破碎，完整叶片展平后呈倒披针形或倒卵状椭圆形，羽状深裂，边缘具不等长的针刺；上表面灰绿色或黄棕色，下表面色较浅，两面均具灰白色丝状毛。头状花序顶生，球形或椭圆形，总苞黄褐色，羽状冠毛灰白色。气微，味淡。

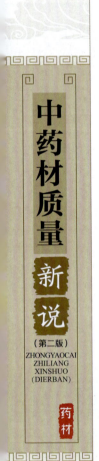
中药材质量新说（第二版）
ZHONGYAOCAI ZHILIANG XINSHUO (DIERBAN)
药材

以色绿、叶多者为佳（图 15-1），色淡，叶少质次（图 15-2）。

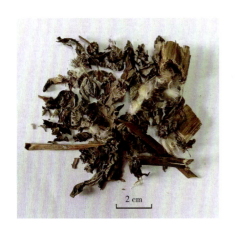

图 15-1 色绿，质优

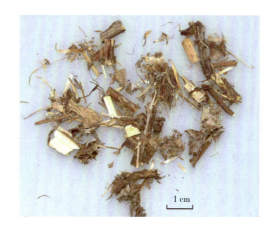

图 15-2 色淡，质次

【采收加工】夏、秋二季，茎叶茂盛，花蕾期至初花期时，采收地上部分，除去杂质，鲜用或晒干。药材水分不得过 13.0%。

大蓟不同药用部位的蒙花苷和柳穿鱼叶苷含量测定，见表 15-1。

表 15-1 大蓟不同药用部位的蒙花苷和柳穿鱼叶苷含量测定[1]（mg/g）

部位	蒙花苷	柳穿鱼叶苷
根	0.28	0.56
茎	1.94	3.89
叶	2.78	10.83

大蓟叶部中有效成分最高，根部有效成分含量较低。

【贮藏】大蓟贮存不当易变色，有效成分易流失。贮藏时间不宜超过 1 年。建议在 25℃ 以下，单包装密封，大垛用黑色塑料布遮盖、密闭，暗室库藏。

【主要成分】主要含黄酮类（如柳穿鱼叶苷）、甾醇类、挥发油等。

药典标准：醇浸出物不得少于 15.0%，含柳穿鱼叶苷不得少于 0.20%。

【性味归经】甘、苦，凉。归心、肝经。

【功能主治】凉血止血，散瘀解毒消痈。用于衄血、吐血、尿血、便血、崩漏、外伤出血，痈肿疮毒。

【用法用量】9~15 g。

【其他】

1. 大蓟炒炭后鞣质含量增加，止血作用增强。

2. 大蓟具有抗菌、降压、止血、抗肿瘤等药理作用。

3. 十灰散：大蓟、小蓟、荷叶、侧柏叶、白茅根、茜草根、栀子、大黄、丹皮、棕榈皮各 9 g，具有凉血止血之功效，现代常用于治疗上消化道出血、支气管扩张及肺结核咯血等属气火上逆者。

4. 血尿：鲜大蓟、小蓟各 30 g。清水洗净捣烂，挤出液汁，慢火炖开，加糖服下。若用干品，每次各 15 g，水煎服。轻症 1 日 2 次，重症 1 日 3 次。

5. 荨麻疹：鲜大蓟（洗净，去皮、抽心，留中层肉质部分）100 g（干品减半）。水煎服。

[1]伍敏生,曹维生,周启仲.大蓟药用部位成分分析[J].中医学报,2016,31(12)：1947-1949.

大腹皮

【来源】 大腹皮为棕榈科植物槟榔 *Areca catechu* L. 的干燥果皮。主产于海南、台湾、云南等地。

【性状】 大腹皮：略呈椭圆形或长卵形瓢状，长 4~7 cm，宽 2~3.5 cm，厚 0.2~0.5 cm。外果皮深棕色至近黑色，具不规则的纵皱纹及隆起的横纹，顶端有花柱残痕，基部有果梗及残存萼片。内果皮凹陷，褐色或深棕色，光滑呈硬壳状。体轻，质硬，纵向撕裂后可见中果皮纤维（图16-1）。气微，味微涩。

大腹毛：略呈椭圆形或瓢状。外果皮多已脱落或残存。中果皮棕毛状，黄白色或淡棕色，疏松质柔。内果皮硬壳状，黄棕色或棕色，内表面光滑，有时纵向破裂（图16-2）。气微，味淡。

以色黄白、质柔韧、无杂质者为佳。

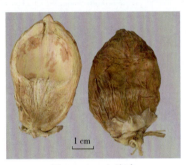

图 16-1　大腹皮

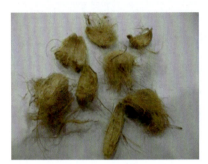

图 16-2　大腹毛

【采收加工】 冬季至次春采收未成熟的果实，煮后干燥，切成两瓣，剥取果皮，习称"大腹皮"；春末至秋初采收成熟果实，煮后干燥，剥取果皮，习称"大腹毛"。

【贮藏】 大腹皮贮存不当，易吸潮发霉，有效成分易流失。建议在 25℃ 以下，单包装密封，大垛用黑色塑料布遮盖、密闭，暗室库藏。

【主要成分】 主要含生物碱类（如槟榔次碱、去甲基槟榔次碱）、酚类、脂肪酸类、黄酮类、萜类及甾类等。

药典标准：醇溶性浸出物不得少于 9.0%。

【性味归经】 辛，微温。归脾、胃、大肠、小肠经。

【功能主治】 行气宽中，行水消肿。用于湿阻气滞，脘腹胀闷，大便不爽，水肿胀满，脚气浮肿，小便不利。

【用法用量】 5~10 g。

【其他】

1. 大腹皮具有驱虫、杀菌、促胃肠运动、抗血栓形成、降血糖、抗抑郁、抗动脉粥样硬化等药理活性。

2. 大腹皮对消化系统疾病有显著疗效，如胃肠动力紊乱、萎缩性胃炎、胃轻瘫、癌性腹腔积液等。

3. 脚气冲心，胸膈烦闷：大腹皮 3 g，紫苏、干木瓜、甘草、木香、羌活各 0.3 g。水煎服。

小叶榕

【来源】 小叶榕是桑科植物小叶榕 *Ficus microcarpa* Linnaeus f. 的新鲜叶或干燥叶。主产于福建、广东、广西、云南、贵州、四川等地。

【性状】 鲜小叶榕：呈椭圆形、卵状椭圆形或倒卵形，长 3~5 cm，宽 2~5.5 cm，绿色或黄绿色；

先端钝，短渐尖，基部钝圆或楔尖，全缘。两面光滑；主脉腹面微突，背面突起，近叶柄的一对羽状脉较明显，侧脉纤细，在背面较明显。叶柄长 0.5~1 cm。革质，韧（图 17-1）。气微，味苦、涩。

小叶榕：卷缩成筒状或不规则状，有的破碎。黄褐色或褐绿色。革质，体轻，稍韧（图 17-2）。

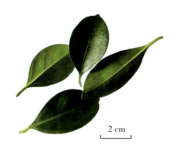

2 cm

图 17-1　小叶榕（鲜叶）

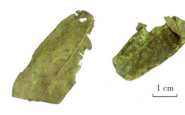

1 cm

图 17-2　小叶榕（干叶）

【采收加工】小叶榕叶，全年可采，除去树枝，取净叶片，鲜用或杀青后干燥备用。

小叶榕不同部位中 3 个黄酮类成分的含量测定，见表 17-1。

表 17-1　小叶榕不同部位中 3 个黄酮类成分的含量测定[1]（mg/g）

部位	表阿夫儿茶精	牡荆素	异牡荆苷
叶	0.177	0.374	0.508
茎	—	0.509	—
气生根	—	0.137	—
果实	—	0.081	0.026

小叶榕茎中牡荆素含量高，其次为叶部，叶中异牡荆素含量高，表阿夫儿茶精仅叶中含有。叶为小叶榕止咳化痰的最佳入药部位。

鲜小叶榕和干小叶榕使用情况对比，见表 17-2。

表 17-2　鲜小叶榕和干小叶榕使用情况对比[2]

测试项目	鲜小叶榕	干小叶榕
牡荆苷和异牡荆苷的总量（以干品计）/（mg/g）	1.65~2.30	0.05~1.14
浸膏收率 /%	40~50	31~36
浸膏含量 /%	1.36~2.20	0.35~0.50

小叶榕鲜叶有效成分含量高，建议有条件的地方小叶榕鲜叶入药。

不同月份小叶榕叶中异牡荆苷的含量（广州），见表 17-3。

表 17-3　不同月份小叶榕叶中异牡荆苷的含量（广州）[3]

月份	异牡荆苷 /%	月份	异牡荆苷 /%	月份	异牡荆苷 /%
1 月	0.25	5 月	0.43	9 月	0.67
2 月	0.48	6 月	0.27	10 月	0.69
3 月	0.18	7 月	0.61	11 月	0.54
4 月	0.36	8 月	0.57	12 月	0.69

[1] 黄华花, 陈景海. UPLC 法测定小叶榕不同部位样品中 3 个黄酮类成分的含量[J]. 药物分析杂志, 2017, 37（1）: 161-165.

[2] 李彦文. 小叶榕化学成分和质量标准研究[D]. 北京: 北京中医药大学, 2008.

[3] 戴臻, 李书渊, 房志坚. HPLC 法测定不同采收期小叶榕叶中异牡荆苷的含量[J]. 广东药学院学报, 2008, 24（3）: 231-235.

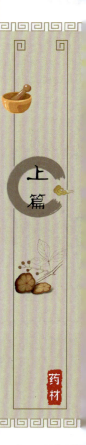

上篇

药材

广州产小叶榕叶中异牡荆苷成分的含量，各月份均远超过标准要求，但在1—6月份较低，在7—12月份较高。

注： 广州的梅雨季节，一般是4—6月，天气一般都是阴雨连连，几乎每天都下雨。

【贮藏】 小叶榕贮藏不当，见光色易变淡，有效成分流失快。建议在25℃以下，单包装密封，大垛用黑色塑料布遮盖、密闭，暗室库藏。

【主要成分】 主要含三萜类（如表木栓醇、马斯里酸、羽扇豆醇）、黄酮类（如牡荆素、荭草苷、异牡荆苷）、木脂素类、生物碱类等。

广东省中药材标准（第3册）（2019年版）：醇浸出物不得少于15%，含牡荆苷和异牡荆苷的总量不得少于1.3 mg/g。

【性味归经】 微苦、涩，微寒。归肝、肺、大肠经。

【功能主治】 清热祛湿，止咳化痰，活血散瘀，祛风止痒。用于感冒高热，湿热泻痢，痰多咳嗽。外用治跌打瘀肿，湿疹，痔疮。

【用法用量】 9~15 g。鲜品加倍。外用适量。

【其他】

1. 小叶榕具有镇咳平喘、抗炎抑菌等药理活性。

2. 小叶榕的水提取物、乙酸乙酯萃取物有明显的镇咳、祛痰、抗炎作用，乙酸乙酯萃取物作用稍强于水提取物。

3. 防治流行性感冒：榕树叶、大叶桉叶各30 g。水煎服。

小茴香

【来源】 小茴香为伞形科植物茴香 *Foeniculum vulgare* Mill. 的干燥成熟果实。主产于西北、华北、东北等地，全国大部分地区均有栽培。

【性状】 小茴香为双悬果，呈圆柱形，有的稍弯曲，长4~8 mm，直径1.5~2.5 mm。表面黄绿色或淡黄色，两端略尖，顶端残留有黄棕色突起的柱基，基部有时有细小的果梗。分果呈长椭圆形，背面有纵棱5条，接合面平坦而较宽。横切面略呈五边形，背面的四边约等长（图18-1）。有特异香气，味微甜、辛。

【采收加工】 8—10月果实初熟，果实呈黄绿色，并有淡黑色纵棱时，收割地上部分，晒干，打下果实，摊薄、快速晒干。

【贮藏】 小茴香贮藏不当，易挥发，香气极易散失，无香气者药效低。建议在20℃以下，单包装密封，大垛用黑色塑料布遮盖、密闭，暗室库藏。

注： 小茴香放置两年后挥发油总量减少29.19%，且挥发油的化学组分及相对含量均有较显著的变化[1]。

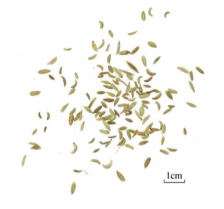

1cm

图18-1 小茴香

【主要成分】 主要含挥发油（如茴香脑）、黄酮类（如槲皮素、山柰酚、芹菜素）、酚酸类、脂肪酸类、生物碱类等。

药典标准：含挥发油不得少于1.5%；含反式茴香脑不得少于1.4%。

【性味归经】 辛，温。归肝、肾、脾、胃经。

【功能主治】 散寒止痛，理气和胃。用于寒疝腹痛，睾丸偏坠，痛经，少腹冷痛，脘腹胀痛，食少吐泻。盐小茴香暖肾散寒止痛。用于寒疝腹痛，睾丸偏坠，经寒腹痛。

[1]帕提古丽·马合木提,高莉,王强,等.时间对小茴香挥发油成分的影响[J].食品科学,2005,26(11):190-191.

【用法用量】 3~6 g。

【其他】

1. 小茴香具有抗氧化、抗炎、镇痛、抑菌、促进胃肠蠕动、保肝、抗肝纤维化等药理活性。

2. 疝气，小腹冷痛、胀满：小茴香 16 g，胡椒 10 g。研末，酒糊为丸，每次服 3~6 g，温酒送下。

3. 肝胃气滞，脘腹胁下胀痛：小茴香 30 g，枳壳 15 g。微炒研末，每次服 6 g，温开水送下。

小通草

【来源】 小通草是旌节花科植物喜马山旌节花 *Stachyurus himalaicus* Hook. f. et Thoms.、中国旌节花 *Stachyurus chinensis* Franch. 或山茱萸科植物青荚叶 *Helwingia japonica* (Thunb.) Dietr. 的干燥茎髓。主产于四川、湖南、湖北、陕西等地。

【性状】 旌节花：呈圆柱形，长 30~50 cm，直径 0.5~1 cm。表面白色或淡黄色，无纹理。体轻，质松软，捏之能变形，有弹性，易折断，断面平坦，无空心，显银白色光泽。水浸后有黏滑感（图 19-1）。气微，味淡。

青荚叶：表面有浅纵条纹。质较硬，捏之不易变形。水浸后无黏滑感。

均以条匀、色洁白者为佳。

不同基原小通草性状特征比较，见表 19-1。

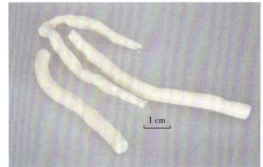

图 19-1 小通草

表 19-1 不同基原小通草性状特征比较[1]

基原	表面形状	质地
中国旌节花	无纵纹	体轻，质软，易变形，水浸后有黏滑感
喜马山旌节花	无纵纹	体轻，质软，易变形，水浸后有黏滑感
青荚叶	有浅纵条纹	体轻，质硬，不易变形，水浸后无黏滑感

【采收加工】 秋季采收，将嫩枝砍下，剪去过细或过粗的枝，截成段，趁鲜取出髓部，理直，晒干。药材水分不得过 12.0%。

不同基原小通草多糖含量测定，见表 19-2。

表 19-2 不同基原小通草多糖含量测定[2]（%）

基原	总糖含量	单糖含量	多糖含量
中国旌节花	5.87	1.54	4.33
喜马山旌节花	5.53	2.09	3.44
青荚叶	3.50	2.52	0.98

青荚叶中多糖含量相对另两种药材较少，多糖组成也与另两种药材明显不同，只含有半乳糖。中国旌节花和喜马山旌节花茎髓中多糖含量相近，多糖组成相同。

【贮藏】 小通草贮藏不当，色易变黄，有效成分流失快。建议单包装密封，大垛用黑色塑料布

[1] 张纯, 薛磊冰, 金佩芬, 等. 市售小通草质量现状调查及评价 [J]. 中国现代应用药学, 2017, 34 (6): 854-857.

[2] 江海霞, 张丽萍, 赵海, 等. 不同品种小通草多糖的含量及单糖组成研究 [J]. 中药材, 2010, 33 (3): 347-348.

上篇

药材

遮盖、密闭，暗室库藏；或大货冷藏。

【主要成分】 主要含多糖类（如戊聚糖）、氨基酸类（如天冬氨酸、苯丙氨酸）、无机元素等。

【性味归经】 甘、淡，寒。归肺、胃经。

【功能主治】 清热，利尿，下乳。用于小便不利，淋证，乳汁不下。

【用法用量】 3~6 g。

【其他】

1. 小通草具有抗炎、解热、利尿、抗衰老、免疫调节、抑制蛋白酪氨酸磷酸酯酶（PTP1B）活性等药理作用。

2. 产后乳汁不通：小通草 6 g，王不留行 9 g，黄蜀葵根 12 g。煎茶饮。

❦ 小 蓟 ❧

【来源】 小蓟为菊科植物刺儿菜 *Cirsium setosum*（Willd.）MB. 的干燥地上部分。主产于广东、山东、江苏、四川、甘肃等地。

【性状】 小蓟茎呈圆柱形，有的上部分枝，长 5~30 cm，直径 0.2~0.5 cm；表面灰绿色或带紫色，具纵棱及白色柔毛；质脆，易折断，断面中空。叶互生，无柄或有短柄；叶片皱缩或破碎，完整者展平后呈长椭圆形或长圆状披针形，长 3~12 cm，宽 0.5~3 cm；全缘或微齿裂至羽状深裂，齿尖具针刺；上表面绿褐色，下表面灰绿色，两面均具白色柔毛。头状花序单个或数个顶生；总苞钟状，苞片 5~8 层，黄绿色；花紫红色。气微，味微苦。

以色绿、叶多者为佳（图 20-1）。色淡，质次（图 20-2）。

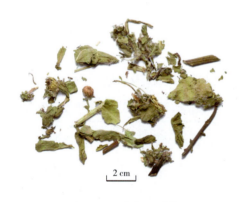

图 20-1 色绿，质优

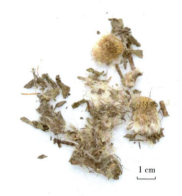

图 20-2 色淡，质次

【采收加工】 夏、秋二季花蕾期采收。割取全草，除去杂质，鲜用或晒干。药材水分不得过 12.0%。

【贮藏】 小蓟贮存不当，易吸潮发霉，引起变色，质量下降。建议在 25℃以下，单包装密封，大垛用黑色塑料布遮盖、密闭，暗室库藏。

【主要成分】 主要含黄酮类（如蒙花苷）、生物碱类、三萜类等。

药典标准：醇浸出物不得少于 19.0%；含蒙花苷不得少于 0.70%。

【性味归经】 甘、苦，凉。归心、肝经。

【功能主治】 凉血止血，散瘀解毒消痈。用于衄血、吐血、尿血、血淋、便血、崩漏、外伤出血，痈肿疮毒。

【用法用量】 5~12 g。

1. 炒炭更有利于发挥小蓟凝血和止血作用。

2. 小蓟具有止血凝血、抗菌抗炎、抑癌、抗衰老、抗疲劳、镇静等药理作用。

3. 吐血：小蓟、大蓟、侧柏叶各 9 g，仙鹤草、焦栀子各 12 g，水煎服。

❧ 山豆根 ❧

【来源】 山豆根为豆科植物越南槐 *Sophora tonkinensis* Gagnep. 的干燥根和根茎。主产于广西、贵州、云南等地。

【性状】 山豆根根茎呈不规则的结节状，顶端常残存茎基，其下着生根数条。根呈长圆柱形，常有分枝，长短不等，直径 0.7~1.5 cm。表面棕色至棕褐色，有不规则的纵皱纹及横长皮孔样突起。质坚硬，难折断，断面皮部浅棕色，木部淡黄色（图 21-1）。有豆腥气，味极苦。

【采收加工】 秋季采挖，除去杂质，洗净，晒干或烘干。建议趁鲜切片。药材水分不得过 10.0%。

不同生长年限山豆根药材苦参碱和氧化苦参碱的含量，见表 21-1。

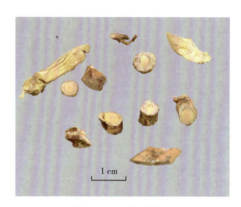

1 cm

图 21-1 山豆根

表 21-1 不同生长年限山豆根药材苦参碱和氧化苦参碱的含量[1]（mg/g）

生长年限	1 年生	2 年生	3 年生	4 年生	5 年生	6 年生
苦参碱	0.15	0.26	0.45	0.48	0.51	0.36
氧化苦参碱	1.9	3.9	9.2	9.8	9.6	7.5

3~5 年生山豆根药材中苦参碱和氧化苦参碱含量变化不大，6 年生药材含量开始出现下降。因此，山豆根药材最适宜采收的生长年限为 3~5 年。

【贮藏】 山豆根贮存不当，易虫蛀，有效成分流失快。建议在 20℃以下，单包装密封，大垛用黑色塑料布遮盖、密闭，暗室库藏。

【主要成分】 主要含生物碱类（如苦参碱、氧化苦参碱、槐定碱）、黄酮类、三萜类等。

药典标准：醇浸出物不得少于 15.0%，含苦参碱和氧化苦参碱的总量不得少于 0.70%。

【性味归经】 苦，寒；有毒。归肺、胃经。

【功能主治】 清热解毒，消肿利咽。用于火毒蕴结，乳蛾喉痹，咽喉肿痛，齿龈肿痛，口舌生疮。

【用法用量】 3~6 g。

【其他】

1. 虚火喉痹及脾胃虚寒泄泻者禁服。

2. 山豆根具有抗肿瘤、抗病毒、抑菌、镇痛抗炎、抗肝损伤、抗氧化及增强免疫等多种药理作用，但同时也会导致肝、神经、胃肠道及呼吸中枢等毒性反应。山豆根产生的药效及引起的毒性反应与提取工艺、使用剂量、给药时间有关[2]。

[1] 彭红华，蒋娥月，林昊，等．不同生长年限山豆根中苦参碱和氧化苦参碱的含量比较[J]．中国实验方剂学杂志，2014，20（8）：72-75.

[2] 陈影，陈两绵，仝燕，等．山豆根药理毒理研究进展[J]．中国中药杂志，2017，42（13）：2439-2442.

3. 山豆根主要用于治疗急、慢性咽炎，扁桃体炎及慢性肝炎，个别用于肿瘤术后脱发等。

4. 痘疹，血热咽痛者：紫草、连翘、鼠粘子各 3 g，荆芥 2.1 g，甘草、山豆根各 1.5 g。水煎服，清热解毒，宣肺利咽。

山 奈

【来源】 山奈为姜科植物山奈 *Kaempferia galanga* L. 的干燥根茎。主产于广东、广西、海南等地。

【性状】 山奈多为圆形或近圆形的横切片，直径 1~2 cm，厚 0.3~0.5 cm。外皮浅褐色或黄褐色，皱缩，有的有根痕或残存须根；切面类白色，粉性，常鼓凸。质脆，易折断（图 22-1）。气香特异，味辛辣。

以色白、粉性足、饱满、气浓厚而辣味强者为佳。

【采收加工】 冬季，地上叶片枯萎时采挖，除去须根，趁鲜切片，晒干。药材水分不得过 15.0%。

【贮藏】 山奈贮存不当，香气易散失，有效成分易流失。无香辣气味者质量差。建议在 20℃以下，单包装密封，大埗用黑色塑料布遮盖、密闭，暗室库藏。

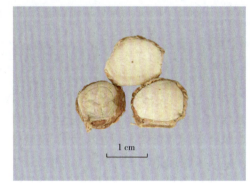

图 22-1 山奈

【主要成分】 主要含挥发油，油中含有龙脑、桂皮酸乙酯、对甲氧基桂皮酸乙酯、莰烯、对甲氧基苏合香烯等。尚含黄酮类等成分。

药典标准：醇溶性浸出物不得少于 6.0%；含挥发油不得少于 4.5%，含对甲氧基桂皮酸乙酯不得少于 3.0%。

【性味归经】 辛，温。归胃经。

【功能主治】 行气温中，消食，止痛。用于胸膈胀满，脘腹冷痛，饮食不消。

【用法用量】 6~9 g。

【其他】

1. 山奈具有抗菌、抗炎、镇痛、抗肿瘤、抗氧化等药理作用。

2. 虚证水肿：山奈 9 g，肉桂 9 g，野艾蒿 4.5 g，杜松实 4.5 g，大黄 3 g。水煎服。

山茱萸

【来源】 山茱萸为山茱萸科植物山茱萸 *Cornus officinalis* Sieb. et Zucc. 的干燥成熟果肉。主产于河南、浙江、山西、陕西等地，以河南产量最大。

【性状】 山茱萸呈不规则片状或囊状，表面紫红色或紫黑色，皱缩，有光泽。质柔软（图 23-1）。气微，味酸、涩、微苦。

以无核、皮肉肥厚、色红油润者佳。

【采收加工】 果实完全成熟，自然脱落前及时采收。不宜采摘过早，过早果肉干瘪，颜色不鲜，影响产量和质量，且不易捏皮，雨天、雨刚过后或露水未干时不宜采收。将采收的山茱萸置于沸水中略烫后，除去果核，80℃烘干，至手

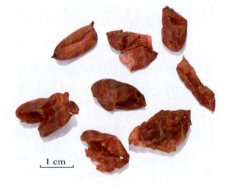

图 23-1 山茱萸

抓不粘手，翻动时有沙沙响声时取出放冷。药材水分不得过 16.0%。

山茱萸不同部位 4 种环烯醚萜苷成分含量比较，见表 23-1。

表 23-1　山茱萸不同部位 4 种环烯醚萜苷成分含量比较[1]

部位	样品批号	莫诺苷 /%	当药苷 /%	马钱苷 /%	山茱萸新苷Ⅰ/%
果肉	20160505	1.272	0.083	0.739	0.154
	20170314	1.152	0.090	0.849	0.146
	20170415	0.845	0.086	0.403	0.107
	20170501	1.179	0.078	0.782	0.148
	20170505	0.969	0.074	0.706	0.128
	20170801	1.015	0.130	0.741	0.090
果梗	20160505	0.419	0.135	0.277	0.470
	20170314	0.539	0.100	0.274	0.569
	20170415	0.427	0.159	0.174	0.475
	20170501	0.329	0.119	0.206	0.469
	20170505	0.532	0.157	0.257	0.535
	20170801	0.474	0.131	0.258	0.403
果核	20160505	0.180	0.332	0.220	0.374
	20170314	0.203	0.290	0.308	0.315
	20170415	0.211	0.389	0.404	0.260
	20170501	0.193	0.398	0.329	0.315
	20170505	0.216	0.275	0.492	0.287
	20170801	0.276	0.351	0.512	0.378

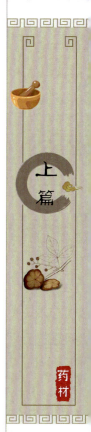

4 种成分在山茱萸果肉、果梗和果核中的含量存在显著差别。果肉中莫诺苷和马钱苷的含量显著高于果梗及果核，当药苷在果核中含量最高，山茱萸新苷Ⅰ在果梗中含量最高，但各自含量峰值并不同时出现。

【贮藏】　山茱萸贮存不当，易虫蛀、易吸潮霉变，有效成分易流失。建议在 20℃以下，单包装密封，大垛用黑色塑料布遮盖、密闭，暗室库藏。

【主要成分】　主要药效成分为环烯醚萜类（如莫诺苷、马钱苷、7- 去氢马钱苷、山茱萸新苷）、三萜类、黄酮类等。

药典标准：水浸出物不得少于 50.0%；含莫诺苷和马钱苷总量不得少于 1.2%。

【性味归经】　酸、涩，微温。归肝、肾经。

【功能主治】　补益肝肾，收涩固脱。用于眩晕耳鸣，腰膝酸痛，阳痿遗精，遗尿尿频，崩漏带下，大汗虚脱，内热消渴。

【用法用量】　6~12 g。

【其他】

1. 山茱萸具有抗肿瘤、保护心肌、降血糖、调节骨代谢、保护神经元、抗氧化、保护肝脏、调控视黄醇、抗衰老、抗炎等多种药理作用。

2. 山茱萸、补骨脂、菟丝子、金樱子各 12 g，当归 9 g。水煎服，有补肾壮腰，固精止遗之功。

3. 糖尿病：山茱萸 15 g，乌梅 10 g，五味子 15 g，苍术 10 g。水煎服。

[1]王雪纯, 高陆, 姜文月, 等. 山茱萸不同部位 4 种环烯醚萜苷成分含量比较研究[J]. 现代中药研究与实践, 2019, v.33; No.166（1）: 16-19.

4.肩关节周围炎：山茱萸（去核）35 g，水煎 2 次分服，每日 1 剂，症状好转后可减量至 10~15 g，煎汤或代茶泡服。

山 药

【来源】 山药是薯蓣科植物薯蓣 *Dioscorea opposita* Thunb. 的干燥根茎。主产于河南、河北、山西、广东、广西等地。

【性状】 毛山药略呈圆柱形，弯曲而稍扁，长 15~30 cm，直径 1.5~6 cm。表面黄白色或淡黄色，有纵沟、纵皱纹及须根痕，偶有浅棕色外皮残留。体重，质坚实，不易折断，断面白色，粉性。气微，味淡、微酸，嚼之发黏。

山药片为不规则厚片，皱缩不平，切面白色或黄白色，质坚脆，粉性（图 24-1）。气微，味淡、微酸。光山药呈圆柱形，两端平齐，长 9~18 cm，直径 1.5~3 cm。表面光滑，白色或黄白色。

均以条干均匀，质坚实，粉性足，色洁白者为佳（图 24-2）。

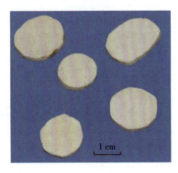

图 24-1 山药片

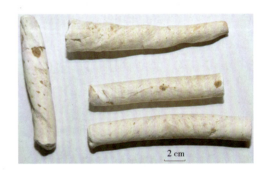

图 24-2 怀山药

【采收加工】 冬季茎叶枯萎后采挖。切去根头，洗净，除去外皮和须根，干燥，习称"毛山药"。或除去外皮，趁鲜切厚片，干燥，称为"山药片"。也有选择肥大顺直的干燥山药，置清水中，浸至无干心，闷透，切齐两端，用木板搓成圆柱状，晒干，打光，习称"光山药"。毛山药和光山药水分不得过 16.0%；山药片水分不得过 12.0%。

不同采收期山药产量测定，见表 24-1。

表 24-1 不同采收期山药产量测定[1]

采收月份	7月	8月	9月	10月	11月	12月
鲜重 /（g/ 株）	15.9	69.1	276.3	295.8	338.7	336.1
干重 /（g/ 株）	1.6	12.2	55.2	76.3	84.7	83.9
折干率 /%	10.1	17.6	19.9	25.7	25.0	24.9

11 月份山药产量高。

不同采收期的多糖含量和多糖量测定，见表 24-2。

表 24-2 不同采收期的多糖含量和多糖量测定[2]

采收月份	7月	8月	9月	10月	11月	12月
多糖含量 /%	1.2	11.3	27.3	38.3	37.6	37.3
多糖量 /（g/ 株）	1.0	6.1	15.9	30.0	29.5	25.5

[1] [2] 袁菊丽 . 不同生长期山药中多糖含量的研究 [J]. 应用化工，2011，40（9）：1575-1576.

山药10月份多糖量高，10月以后山药地上部分枯萎，为了维持根系新陈代谢，消耗了部分多糖，有效成分含量不断降低。

【贮藏】 山药贮存不当，极易吸潮、发霉、变色，极易虫蛀，有效成分流失快。建议在20℃以下，单包装密封，大垛用黑色塑料布遮盖、密闭，暗室库藏。

注：山药与牡丹皮同贮防虫保色。

【主要成分】 主要含皂苷类（如纤细薯蓣皂苷、延龄草皂苷、薯蓣皂苷）、黏液蛋白类、多糖类等。

药典标准：毛山药和光山药水浸出物不得少于7.0%，山药片水浸出物不得少于10.0%。

【性味归经】 甘，平。归脾、肺、肾经。

【功能主治】 补脾养胃，生津益肺，补肾涩精。用于脾虚食少，久泻不止，肺虚喘咳，肾虚遗精，带下，尿频，虚热消渴。麸炒山药补脾健胃。用于脾虚食少，泄泻便溏，白带过多。

【用法用量】 15~30 g。

【其他】

1. 二氧化硫残留不得过限量。

2. 福建邵武产山药的腺苷含量最高可达0.216 3%[1]。

3. 山药具有抗炎、免疫调节、降尿酸、降血糖、降血脂、保肝护肝、抗氧化、抗衰老、抗肿瘤等药理作用。

4. 肾虚遗精：山药30 g，枸杞子24 g，白果10 g，煮粥服。

山银花

【来源】 山银花为忍冬科植物灰毡毛忍冬 *Lonicera macranthoides* Hand.-Mazz.、红腺忍冬 *Lonicera hypoglauca* Miq.、华南忍冬 *Lonicera confusa* DC. 或黄褐毛忍冬 *Lonicera fulvotomentosa* Hsu et S.C.Cheng 的干燥花蕾或带初开的花。主产于广东、广西、山东、河南、河北、四川等地。

【性状】 灰毡毛忍冬：呈棒状而稍弯曲，长3~4.5 cm，上部直径约2 mm，下部直径约1 mm。表面黄色或黄绿色。总花梗集结成簇，开放者花冠裂片不及全长之半。质稍硬，手捏之稍有弹性。气清香，味微苦甘。

红腺忍冬：长2.5~4.5 cm，直径0.8~2 mm。表面黄白至黄棕色，无毛或疏被毛，萼筒无毛，先端5裂，裂片长三角形，被毛，开放者花冠下唇反转，花柱无毛。

华南忍冬：长1.6~3.5 cm，直径0.5~2 mm。萼筒和花冠密被灰白色毛。

黄褐毛忍冬：长1~3.4 cm，直径1.5~2 mm。花冠表面淡黄棕色或黄棕色，密被黄色茸毛。

色绿、质好，有顶手感，含量高（图25-1）。花开，色黯淡，含量低或无（图25-2）。

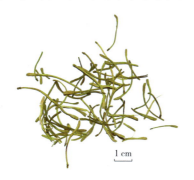

1 cm

图25-1 色绿、质好，有顶手感，含量高

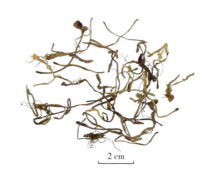

2 cm

图25-2 花开，色黯淡，含量低或无

【采收加工】 夏季花开放前采收，选择早上采摘。以三青期（花蕾上部膨大略带乳白色、下部

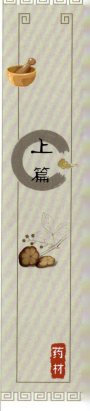

[1]黄玉仙.山药(Rhizoma Dioscorea)种质资源研究[D].福州：福建农林大学，2012.

青绿时）采收最佳。采收后及时晒干或低温烘干。药材水分不超过 15.0%。

灰毡毛忍冬不同发育期花蕾中 3 种成分含量的变化研究，见表 25-1。

表 25-1　灰毡毛忍冬不同发育期花蕾中 3 种成分含量的变化研究[1]（%）

发育期	绿原酸	灰毡毛忍冬皂苷乙	川续断皂苷乙
幼蕾期	5.929	9.351	1.791
三青期	6.934	9.124	1.800
大白期	5.239	8.317	0.867
银花期	4.579	6.870	0.643
金花期	2.806	4.718	0.424
凋花期	2.036	3.919	0.371

通过对灰毡毛忍冬花蕾不同发育期的含量比较可见，最佳采收期为三青期，此时绿原酸、灰毡毛忍冬皂苷乙和川续断皂苷乙含量高。

山银花不同部位绿原酸和木犀草苷的含量测定，见表 25-2。

表 25-2　山银花不同部位绿原酸和木犀草苷的含量测定[2]（%）

部位	绿原酸	木犀草苷
枝	0.420	0.008
叶	2.508	0.294
花	3.882	0.051

山银花中枝、叶也含有绿原酸和木犀草苷，枝的含量较低，而叶的含量较高，且叶中木犀草苷的含量远大于花。

【贮藏】 山银花贮存不当，易受潮、虫蛀，香气易散失，有效成分易流失。建议在 20℃以下，单包装密封，大垛用黑色塑料布遮盖、密闭，暗室库藏，或冷藏。

【主要成分】 主要含皂苷类（如灰毡毛忍冬皂苷乙、川续断皂苷乙）、有机酸类（如绿原酸）等。

药典标准：含绿原酸不得少于 2.0%，含灰毡毛忍冬皂苷乙和川续断皂苷乙的总量不得少于 5.0%。

【性味归经】 甘，寒。归肺、心、胃经。

【功能主治】 清热解毒，疏散风热。用于痈肿疔疮，喉痹，丹毒，热毒血痢，风热感冒，温病发热。

【用法用量】 6~15 g。

【其他】

1. 山银花与金银花功能主治相同，外观上也较难分辨，但价格差异巨大。两者主要化学成分不同：山银花中绿原酸含量高于金银花；金银花中木犀草苷含量较高，而山银花中几乎不含木犀草苷。故多以木犀草苷含量来区分金银花和山银花。

2. 乳汁不通，结成痈肿，疼痛不可忍者：山银花、当归、黄芪(蜜炙)、甘草各 7.5 g。水煎服。

3. 痈疽发背初起：山银花 240 g，水 10 碗，煎至 2 碗，入当归 60 g，同煎至 1 碗，顿服。

[1]丁辉, 邱国玉, 朱仁厚, 等. 灰毡毛忍冬不同发育期花蕾中 3 种成分含量的变化研究 [J]. 中国现代应用药学, 2019（2）：205-208.

[2]吴飞燕, 卿志星, 曾建国. HPLC 测定灰毡毛忍冬不同部位中绿原酸和木犀草苷的含量 [J]. 中国现代中药, 2014, 16（8）：614-617.

山 楂

【来源】 山楂为蔷薇科植物山里红 *Crataegus pinnatifida* Bge. var. *major* N.E.Br. 或山楂 *Crataegus pinnatifida* Bge. 的干燥成熟果实。主产于山东、河南、陕西等地。

【性状】 山楂为圆形片，皱缩不平，直径 1~2.5 cm，厚 0.2~0.4 cm。外皮红色，具皱纹，有灰白色小斑点。果肉深黄色至浅棕色。中部横切片具 5 粒浅黄色果核，但核多脱落而中空。有的片上可见短而细的果梗或花萼残迹。气微清香，味酸、微甜。

以个大、皮红、肉厚者为佳（图 26-1）。个小、暗淡者，质量较次（图 26-2）。

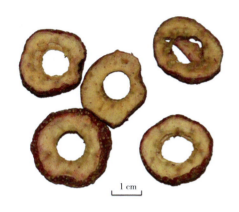
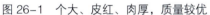

图 26-1　个大、皮红、肉厚，质量较优

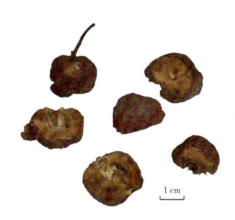

图 26-2　个小、暗淡，质量较次

【采收加工】 秋季果实成熟时采收，切片，干燥。药材水分不得过 12.0%。

【贮藏】 山楂贮藏不当，易虫蛀、易霉变，有效成分流失快。建议在 20℃以下，单包装密封，大垛用黑色塑料布遮盖、密闭，暗室库藏。有条件可直接冷藏。

【主要成分】 主要含三萜类（如熊果酸、山楂酸）、黄酮类（如牡荆素、芦丁、金丝桃苷）等。

药典标准：醇浸出物不得少于 21.0%；含有机酸以枸橼酸计，不得少于 5.0%。

【性味归经】 酸、甘、微温。归脾、胃、肝经。

【功能主治】 消食健胃，行气散瘀，化浊降脂。用于肉食积滞，胃脘胀满，泻痢腹痛，瘀血经闭，产后瘀阻，心腹刺痛，胸痹心痛，疝气疼痛，高脂血症。焦山楂消食导滞作用增强，用于肉食积滞，泻痢不爽。

【用法用量】 9~12 g。

【其他】

1. 重金属及有害元素不得过限量。

2. 山楂会损伤牙齿，处在换牙期的儿童不宜多食。山楂有促进妇女子宫收缩的作用，孕妇不宜多食，多食会引发流产。

3. 山楂具有促进消化、降血压、增加冠脉血流量、强心、降血脂、抗心律不齐、正性肌力作用、抗菌、抗肿瘤等多种药理活性。

4. 消化不良：焦山楂、麦芽各 10 g。研末加适量红糖，温开水冲服，每日 3 次。

5. 冠心病：取生山楂片、桃仁、红花、郁金各 15 g。用开水冲泡，加盖闷 30 分钟后服用，每日数次。

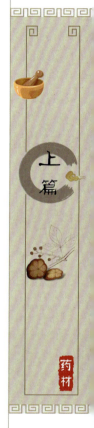

千年健

【来源】 千年健为天南星科多年生植物千年健 *Homalomena occulta*（Lour.）Schott 的干燥根茎。主产于广西、广东、云南等地。

【性状】 千年健呈圆柱形，稍弯曲，有的略扁，长 15~40 cm，直径 0.8~1.5 cm。表面黄棕色至红棕色，粗糙，可见多数扭曲的纵沟纹、圆形根痕及黄色针状纤维束。质硬而脆，断面红褐色，黄色针状纤维束多而明显，相对另一断面呈多数针眼状小孔及有少数黄色针状纤维束，可见深褐色具光泽的油点（图 27-1）。气香，味辛、微苦。

以棕红色、条粗、香浓者为佳。

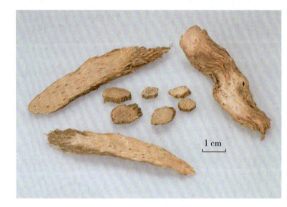

图 27-1　千年健

【采收加工】 种植 3 年后采收，全年可采，但以秋、冬采收品质较佳。挖出鲜根后，除去茎叶、不定根、外皮及泥沙，切成长 15~40 cm 的段，低温干燥。建议趁鲜切片，快速低温干燥，后立即密封保存。药材水分不超过 13.0%。

千年健切片或纵切细条忌晒干，否则其挥发油大多散失，药效降低[1]。

【贮藏】 千年健贮存不当，香气极易散失，易虫蛀、易发霉，有效成分流失快。无香气者质量差。建议在 20℃以下，单包装密封，大垛用黑色塑料布遮盖、密闭，暗室库藏。

【主要成分】 主要含挥发油（如 α-蒎烯、β-蒎烯、芳樟醇）、倍半萜类（如日本刺参二醇、千年健醇）、酚酸类、生物碱类等。

药典标准：醇浸出物不得少于 15.0%，含芳樟醇不得少于 0.20%。

【性味归经】 苦、辛，温。归肝、肾经。

【功能主治】 祛风湿，壮筋骨。用于风寒湿痹，腰膝冷痛，拘挛麻木，筋骨痿软。

【用法用量】 5~10 g。

【其他】

1. 千年健具有抗炎、镇痛、抑菌、杀虫、抗肿瘤等药理活性，临床上用于风湿骨痛、风湿及类风湿关节炎、跌打损伤等。

2. 风寒筋骨疼痛、拘挛麻木：千年健、地风各 30 g，老鹳草 90 g。共研细粉，每服 3 g。

3. 肩周炎：千年健 15 g，白茄根 15 g，穿山龙 24 g，忍冬藤 24 g。水煎服。

川木香

【来源】 川木香是菊科植物川木香 *Vladimiria souliei*（Franch.）Ling 或灰毛川木香 *Vladimiria souliei*（Franch.）Ling var. *cinerea* Ling 的干燥根。主产于四川。

【性状】 川木香呈圆柱形或有纵槽的半圆柱形，稍弯曲，长 10~30 cm，直径 1~3 cm。表面棕褐色或黄褐色，有纵皱纹，外皮脱落处可见丝瓜络状细筋脉；根头偶有黑色发黏的胶状物，习称

[1]谢丽莎, 蒙田秀, 欧阳炜, 等. GC 法测定广西产千年健芳樟醇含量[J]. 中国药师, 2012, 15（5）：607-608.

中药材质量新说（第二版）

ZHONGYAOCAI ZHILIANG XINSHUO （DIERBAN）

药材

"油头"。体较轻，质硬脆，易折断，断面黄白色或黄色，有深黄色稀疏油点和裂隙，木部宽广，有放射状纹理；有的中心呈枯朽状（图28-1~图28-2）。气微香，味苦，嚼之粘牙。

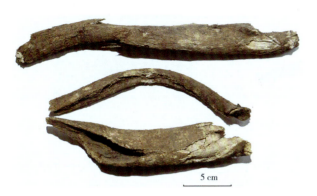

图28-1 川木香

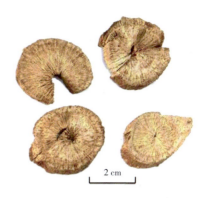

图28-2 川木香片

【采收加工】 栽种2~3年，9—10月茎叶枯黄后采收，割去茎秆，挖出全根，除去须根、泥沙及根头上的胶状物（忌水洗），干燥。药材水分不得过12.0%。

【贮藏】 川木香质松软，贮存不当，香气易散失，易走油，有效成分流失快，贮存时间不宜超过一年半。建议在20℃以下，单包装密封，大垛用黑色塑料布遮盖、密闭，暗室库藏。

【主要成分】 主要含倍半萜类（如木香烃内酯、去氢木香内酯）、木脂素类（如松脂素、丁香脂素、罗汉松脂素）、挥发油（如香附子烯）等。

药典标准：含木香烃内酯和去氢木香内酯的总量不得少于3.2%。

【性味归经】 辛、苦，温。归脾、胃、大肠、胆经。

【功能主治】 行气止痛。用于胸胁、脘腹胀痛，肠鸣腹泻，里急后重。

【用法用量】 3~9 g。

【其他】

1. 川木香具有增加肠管紧张性、促进肠蠕动、促进胃液分泌、抗肿瘤、免疫活性、抗真菌等作用。

2. 川木香生用理气止痛，煨用涩肠止泻。川木香有效成分随着煨制温度的升高含量降低。煨制温度太低（80~100℃），药材表面未变色，断面用手指掐可感受到油迹；温度过高（140℃），药材表皮焦煳，无香气，有效成分损失大。综合考虑，建议川木香煨制温度控制在120℃左右[1]。

3. 胃痛：川木香6 g，川楝子9 g，制香附9 g，娑罗子9 g，神曲15 g，蒲公英15 g。水煎服。

川木通

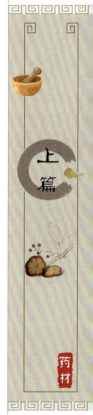

【来源】 川木通为毛茛科植物小木通 *Clematis armandii* Franch. 或绣球藤 *Clematis montana* Buch.-Ham. 的干燥藤茎。主产于四川、贵州、湖南等地。

【性状】 川木通呈长圆柱形，略扭曲，长50~100 cm，直径2~3.5 cm。表面黄棕色或黄褐色，有纵向凹沟及棱线；节处多膨大，有叶痕及侧枝痕。残存皮部易撕裂。质坚硬，不易折断（图29-1）。切片厚2~4 mm，边缘不整齐，残存皮部黄棕色，木部浅黄棕色或浅黄色，有黄白色放射状纹理及裂隙，其间布满导管孔。髓部较小，类白色或黄棕色，偶有空腔（图29-2）。气微，味淡。

以条粗，断面色黄白者为佳。

---

[1]贾东艳.川木香煨制工艺及质量标准的研究[D].成都:成都中医药大学,2009.

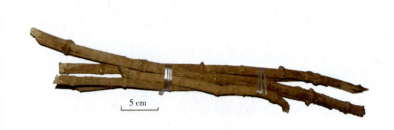

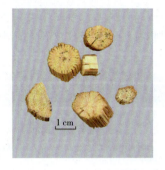

图 29-1　川木通藤茎　　　　　　　　　　　图 29-2　川木通片

【采收加工】　春秋二季采收，或秋季落叶之后至初春出叶之前采收，除去粗皮，晒干。或趁鲜切厚片，晒干。药材水分不得过 12.0%。

【贮藏】　川木通贮存不当，易受潮，有效成分易流失。建议在 25℃以下，单包装密封，大垛用黑色塑料布遮盖、密闭，暗室库藏。

【主要成分】　主要含三萜皂苷类（如绣球藤皂苷 A、B、C）、黄酮类、木脂素等。

药典标准：醇浸出物不得少于 4.0%。

【性味归经】　苦，寒。归心、小肠、膀胱经。

【功能主治】　利尿通淋，清心除烦，通经下乳。用于淋证，水肿，心烦尿赤，口舌生疮，经闭乳少，湿热痹痛。

【用法用量】　3~6 g。

【其他】

1. 川木通具有利尿、抗菌、镇痛等药理作用。

2. 肾炎水肿：川木通 9 g，薏苡根 30 g，车前草 15 g，泽泻 15 g，赤小豆 30 g。水煎服。

3. 乳汁缺少：川木通 9 g，王不留行 10 g，路路通 10 g。同猪脚炖服。

川贝母

【来源】　川贝母是百合科植物川贝母 *Fritillaria cirrhosa* D. Don、暗紫贝母 *Fritillaria unibracteata* Hsiao et K. C. Hsia、甘肃贝母 *Fritillaria przewalskii* Maxim.、梭砂贝母 *Fritillaria delavayi* Franch.、太白贝母 *Fritillaria taipaiensis* P. Y. Li 或瓦布贝母 *Fritillaria unibracteata* Hsiao et K. C. Hsia var. *wabuensis* (S. Y. Tang et S. C. Yue) Z. D. Liu, S. Wang et S. C. Chen 的干燥鳞茎，按性状不同分别习称"松贝""青贝""炉贝"和"栽培品"。主产于四川，重庆、云南、青海、甘肃、西藏等地亦产。

【性状】　松贝：呈类圆锥形或近球形，高 0.3~0.8 cm，直径 0.2~0.9 cm。表面类白色。外层鳞叶 2 瓣，大小悬殊，大瓣紧抱小瓣，未抱部分呈新月形，习称"怀中抱月"。顶部闭合，内有类圆柱形、顶端稍尖的心芽和小鳞叶 1~2 枚；顶部钝圆或稍尖，底部平，微凹入，中心有灰褐色的鳞茎盘，偶有残存须根。质硬而脆，断面白色，富粉性（图 30-1）。气微，味微苦。以质坚实、颗粒均匀整齐、顶端不开裂、色洁白、粉性足者为佳。

青贝：呈类扁球形，高 0.4~1.4 cm，直径 0.4~1.6 cm。外层鳞叶 2 瓣，大小相近，相对抱合，顶部开裂，内有心芽和小鳞叶 2~3 枚及细圆柱形的残茎（图 30-2）。以粒小均匀、色洁白、粉性足者为佳。

炉贝：呈长圆锥形，高 0.7~2.5 cm，直径 0.5~2.5 cm。表面类白色或浅棕黄色，有的具棕色斑点。外层鳞叶 2 瓣，大小相近，顶部开裂而略尖，基部稍尖或较钝（图 30-3）。以质坚实、色白者为佳。

栽培品：呈类扁球形或短圆柱形，高 0.5~2 cm，直径 1~2.5 cm。表面类白色或浅棕黄色，稍粗糙，有的具浅黄色斑点。外层鳞叶 2 瓣，大小相近，顶部多开裂而较平。

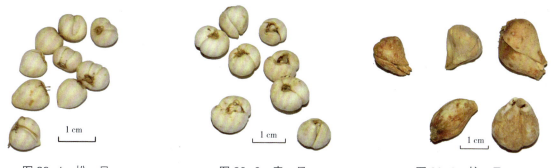

图 30-1 松贝　　　　　　图 30-2 青贝　　　　　　图 30-3 炉贝

【采收加工】 夏、秋二季或积雪融化后采挖，除去须根，粗皮及泥沙，晒干或低温干燥。药材水分不得过 15.0%。

野生川贝母采收季节因地而异：西北地区雪融化后采挖；青海 7 月左右采收；四川、云南、甘肃 5 月间采收；种植川贝母栽种后 3~5 年，地上部分枯萎时采收。挖起鳞茎，清除残茎、泥土，晒干或低温烘干。

在 40℃ 下，小、中、大规格的川贝母分别经过 68 小时、72 小时、85 小时干燥，其水分含量约为 8%，色泽最佳[1]。

注：①忌用水洗；②勿在石坝、三合土、铁器上晾晒；③贝母堆沤易泛油变黄，天气不好时，及时烘干；④干燥过程中，贝母外皮未呈粉白色时，不宜翻动，以防变黄；⑤翻动用竹、木器而不用手，以免变成"油子"或"黄子"。

不同生长年限川贝母产量及总生物碱含量测定，见表 30-1。

表 30-1　不同生长年限川贝母产量及总生物碱含量测定[2]

生长年限	产量 /（kg/ 亩*）	总生物碱 /%
3 年	30.68	0.166
4 年	50.03	0.216
5 年	112.56	0.339

5 年生川贝母产量大，总生物碱含量高。

川贝母不同生育期产量及总生物碱含量，见表 30-2。

表 30-2　川贝母不同生育期产量及总生物碱含量[3]

生育期	产量 /（g/ 株）	总生物碱 /%
萌芽期	3.83	0.088
初花期	3.10	0.201
花末期	3.30	0.217
幼果期	3.67	0.124
果熟期	3.95	0.135
枯萎期	5.29	0.140

[1] 江云，柳莹，王曙，等 . 川贝母的产地加工技术和干燥条件的优化 [J]. 华西药学杂志，2011，26（1）：65-66.

[2] 张大永，王曙 . 栽培川贝母采收年限的研究 [J]. 华西药学杂志，2008，25（6）：725-726.

[3] 马靖 . 栽培川贝母品质调控技术的初步研究 [D]. 成都：成都中医药大学，2012.

*1 亩 =1/15 公顷。

花末期采收总生物碱含量高；枯萎期产量大，西贝母碱含量高。建议川贝母枯萎期采收。

不同性状川贝母中总生物碱含量，见表 30-3。

表 30-3　不同性状川贝母中总生物碱含量[1]

性状	总生物碱 /%
原色贝（鳞茎闭合）	0.215
开花贝（鳞茎张开）	0.148

鳞茎闭合的川贝母西贝母碱及总生物碱含量高，鳞茎张开时，有效成分含量降低。川贝母在鳞茎闭合时采挖。

【贮藏】　川贝母贮存不当，易受潮、发霉、变色，极易虫蛀，有效成分流失快。贮藏时间不宜超过 2 年。建议单包装密封，冷藏。

【主要成分】　主要含生物碱类（如西贝母碱、贝母素甲、贝母素乙、贝母辛）、有机酸及其酯类、核苷类、甾醇及其苷类、挥发油等。

药典标准：醇浸出物不得少于 9.0%；含总生物碱以西贝母碱计不得少于 0.050%。鉴别项中贝母素乙、聚合酶链式反应—限制性内切酶长度多态性方法（PCR-RFLP 反应、电泳检测）检测应符合药典规定。

【性味归经】　苦、甘，微寒。归肺、心经。

【功能主治】　清热润肺，化痰止咳，散结消痈。用于肺热燥咳，干咳少痰，阴虚劳嗽，痰中带血，瘰疬，乳痈，肺痈。

【用法用量】　3~10 g；研粉冲服，一次 1~2 g。

【其他】

1. 川贝母具有镇咳、祛痰、平喘、镇静镇痛、抗炎抗菌、抗氧化、抗肿瘤等作用。

2. 不宜与川乌、制川乌、草乌、制草乌、附子同用。

3. 久咳肺燥：川贝母 10 g，梨 1 个，冰糖适量。炖服。

4. 肺燥咯血：川贝母 10 g，山茶花 10 g，藕节 10 g，生地黄 15 g。水煎服。

川牛膝

【来源】　川牛膝为苋科植物川牛膝 Cyathula officinalis Kuan 的干燥根。主产于四川、云南、贵州等地。

【性状】　川牛膝呈近圆柱形，微扭曲，向下略细或有少数分枝，长 30~60 cm，直径 0.5~3 cm。表面黄棕色或灰褐色，具纵皱纹、支根痕和多数横长的皮孔样突起。质韧，不易折断，断面浅黄色或棕黄色，维管束点状，排列成数轮同心环（图 31-1~图 31-2）。气微，味甜。

以条粗壮、质柔韧、分枝少、断面浅黄色者为佳。

[1]蓝日盛，辛宁，樊泽华. 不同采收期及加工方法的川贝母有效成分含量测定[J]. 广东中医学院学报，2000，17（3）：93-94.

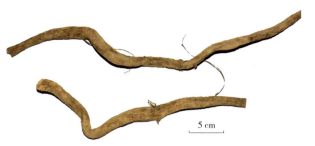

图31-1 川牛膝

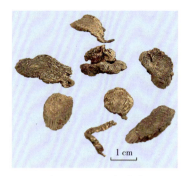

图31-2 川牛膝片

【采收加工】 秋、冬二季采挖，除去芦头、须根及泥沙，烘或晒至半干，堆放回润，再烘干或晒干。川牛膝肉质厚，不易一次晒干，堆放回润，反复几次，才可达到内外干燥。建议稍晒后即趁鲜切片，60℃以下烘干。药材水分不得过16.0%。

不同生长期川牛膝中川牛膝多糖的含量，见表31-1。

表31-1 不同生长期川牛膝中川牛膝多糖的含量[1]（%）

采收时间	8月	9月	10月	11月	12月
多糖含量	44.64	45.12	48.47	51.93	50.47

川牛膝在11月植株枯萎后，其有效成分含量最高。

不同年限川牛膝中杯苋甾酮的含量测定，见表31-2。

表31-2 不同年限川牛膝中杯苋甾酮的含量测定[2]（%）

生长年限	1年	2年	3年
杯苋甾酮	0.454	0.717	0.879

3年生的川牛膝杯苋甾酮含量最高。

【贮藏】 川牛膝贮存不当，易受潮变色、发霉，有效成分易流失。建议在20℃以下，单包装密封，大垛用黑色塑料布遮盖、密闭，暗室库藏。

【主要成分】 主要含蜕皮甾酮类（如杯苋甾酮、苋菜甾酮A）、异黄酮类（如大豆苷、葛根素）、皂苷类、脂肪酸类等[3]。

药典标准：水浸出物不得少于65%；含杯苋甾酮不得少于0.030%。

【性味归经】 甘、微苦，平。归肝、肾经。

【功能主治】 逐瘀通经，通利关节，利尿通淋。用于经闭癥瘕，胞衣不下，跌扑损伤，风湿痹痛，足痿筋挛，尿血血淋。

【用法用量】 5~10 g。

【其他】

1. 孕妇慎用。

2. 川牛膝具有抗生育、抗蛋白同化、降血糖、活血、抗氧化等药理作用。

3. 川牛膝偏于逐瘀血；怀牛膝偏于补肝；土牛膝偏于解毒。临床使用时，处方应注明川牛膝，若单写"牛膝"时，应付给怀牛膝。

4. 治膝关节肿痛：川牛膝10 g，千年健10 g，鸡血藤24 g，木瓜10 g，桑寄生15 g。水煎服。

5. 痛经和瘀滞经闭：川牛膝10 g，当归12 g，红花6 g，香附10 g，益母草30 g。水煎服。

[1]王书林，叶冰，唐庆华，等.川牛膝最佳采收期的实验研究[J].中国现代中药，2006，8（3）：15-16.

[2]王奎鹏，余海滨.不同生长年限川牛膝中葛根素和杯苋甾酮含量比较与分析研究[J].食品与药品，2017，19（2）：84-87.

[3]田会萍，董亚琳.川牛膝的药学研究进展[J].国际中医中药杂志，2013，35（3）：270-273.

川 乌

【来源】 川乌是毛茛科植物乌头 *Aconitum carmichaelii* Debx. 的干燥母根。主产于四川江油、陕西巩固等地。

【性状】 川乌呈不规则的圆锥形，稍弯曲，顶端常有残茎，中部多向一侧膨大，长 2.5~7.5 cm，直径 1.2~2.5 cm。表面棕褐色或灰棕色，皱缩，有小瘤状侧根和子根脱离后的痕迹。质坚实，断面类白色或浅灰黄色，形成多角形层环纹（图 32-1）。气微，味辛辣、麻舌。

以个匀、肥满、坚实、无空心者为佳。

【采收加工】 川乌于 6 月下旬至 8 月初采收，割去地上部分，挖出根部，除去子根、须根和泥沙，晒干或烘干。药材水分不得过 12.0%。

三种浸润方法所得制川乌有效成分含量测定，见表 32-1。

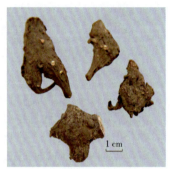

图 32-1　川　乌

表 32-1　三种浸润方法所得制川乌有效成分含量测定[1]（%）

样品	新乌头碱	次乌头碱	乌头碱	双酯型生物碱总量	苯甲酰新乌头原碱	苯甲酰乌头原碱	苯甲酰次乌头原碱	单酯型生物碱总量
生川乌	0.036 0	0.012 7	0.004 2	0.059 2	0.033 0	0.002 0	0.001 5	0.036 5
浸透蒸制品	0.000 6	0.000 4	—	0.001 0	0.070 8	0.010 2	0.015 8	0.096 8
浸透切片蒸制品	0.000 4	0.000 4	—	0.000 8	0.049 1	0.007 7	0.011 6	0.068 4
浸湿蒸制品	0.000 6	0.000 3	—	0.000 9	0.058 3	0.008 5	0.016 4	0.083 2

浸透蒸制川乌单酯型生物碱总量最高，浸透切片蒸制川乌生物碱总量最低。故蒸制后再切片利于川乌有效成分的保留，降低药材炮制过程中药效流失。

不同热压蒸制时间所得制川乌有效成分含量测定，见表 32-2。

表 32-2　不同热压蒸制时间所得制川乌有效成分含量测定[1]（%）

样品	新乌头碱	次乌头碱	乌头碱	双酯型生物碱总量	苯甲酰新乌头原碱	苯甲酰乌头原碱	苯甲酰次乌头原碱	单酯型生物碱总量
生川乌	0.036 0	0.012 7	0.004 2	0.052 9	0.033 0	0.002 0	0.001 5	0.036 5
热压 0.5 小时	0.002 4	0.001 2	—	0.003 6	0.067 7	0.007 7	0.009 6	0.085 0
热压 1 小时	0.000 7	—	—	0.002 2	0.078 3	0.008 8	0.014 9	0.102 0
热压 1.5 小时	0.002 3	0.001 1	—	0.003 4	0.071 5	0.007 9	0.013 3	0.092 8

生川乌经过热压蒸制，双酯型生物碱总量明显降低，单酯型生物碱总量显著增加，热压 1 小时制川乌样品单酯型生物碱总量最高。

综合所述，确定热压蒸川乌制法：净制，浸泡至内无干心后，加压 0.15 MPa（127℃），蒸制 1 小时，晾至六成干，切片，60℃干燥。此法加工，制川乌外形符合传统要求，药效好。

【贮藏】 川乌贮存不当，极易虫蛀，有效成分易流失。建议在 20℃以下，单包装密封，大垛用黑色塑料布遮盖、密闭，暗室库藏。

川乌有大毒，需单独存放，专人双锁保管。

---

[1] 费淑琳 . 川乌热压蒸制工艺规范化研究 [D]. 北京：北京中医药大学，2015.

中药材质量新说（第二版）ZHONGYAOCAI ZHILIANG XINSHUO（DIERBAN） 药材

【主要成分】 主要含生物碱类（如乌头碱、次乌头碱、新乌头碱、苯甲酰新乌头原碱、苯甲酰次乌头原碱、苯甲酰乌头原碱）等。

药典标准：含乌头碱、次乌头碱和新乌头碱的总量应为 0.050%~0.17%。

【性味归经】 辛、苦，热；有大毒。归心、肝、肾、脾经。

【功能主治】 祛风除湿，温经止痛。用于风寒湿痹，关节疼痛，心腹冷痛，寒疝作痛及麻醉止痛。

【用法用量】 一般炮制后用。制川乌 1.5~3 g，先煎、久煎。

【其他】

1. 生品内服宜慎；孕妇禁用；不宜与半夏、瓜蒌、瓜蒌子、瓜蒌皮、天花粉、川贝母、浙贝母、平贝母、伊贝母、湖北贝母、白蔹、白及同用。

2. 川乌炮制不好，尝之麻味重，久服易中毒。

3. 川乌具有抗炎、镇痛、抗肿瘤、免疫调节、强心、扩血管、降血糖、杀虫、抗血小板凝集、保护神经等药理作用。

4. 川乌有大毒，弊大于利，随时代进步已尽量不用，或选其他药物替代。

❧ 川 芎 ❧

【来源】 川芎是伞形科植物川芎 *Ligusticum chuanxiong* Hort. 的干燥根茎。主产于彭州及周边县，都江堰、崇州等地道产区川芎品质较优。

【性状】 川芎为不规则结节状拳形团块，直径 2~7 cm。表面灰褐色或褐色，粗糙皱缩，有多数平行隆起的轮节，顶端有凹陷的类圆形茎痕，下侧及轮节上有多数小瘤状根痕。质坚实，不易折断，断面黄白色或灰黄色，散有黄棕色的油室，形成层环呈波状（图 33-1~ 图 33-2）。气浓香，味苦、辛，稍有麻舌感，微回甜。

以个大饱满、质坚实、断面色黄白、油性大、香气浓者为佳。

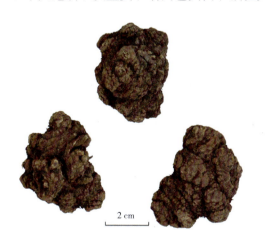

图 33-1 川 芎

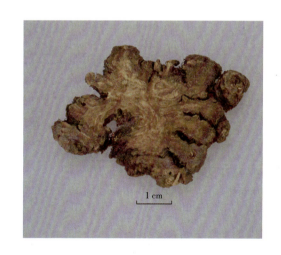

图 33-2 川芎片

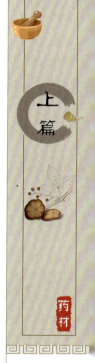

【采收加工】 夏季当茎上的节盘显著突出，并略带紫色时采挖，除去泥沙，低温干燥或自然干燥两天再低温干燥。川芎片建议趁鲜切片，低温烘干后立即密封保管。若晒干后加工成片，晒干时间长，挥发油损失大。药材水分不得过 12.0%。

注：川芎不宜日光暴晒。

川芎不同部位中蒿本内酯、阿魏酸含量测定，见表33-1。

表33-1　川芎不同部位中蒿本内酯、阿魏酸含量测定[1]（%）

川芎部位		蒿本内酯含量	阿魏酸含量
地下部分	根茎	1.61	0.16
	须根	1.07	0.163
地上部分	茎	0.58	0.025
	叶	0.24	0.014

川芎根茎和须根中阿魏酸含量几乎相同。建议使用时不去须根。

【贮藏】　川芎贮存不当，易受潮霉变、受热走油，易虫蛀、易散味。建议在15℃以下，单包装密封，大垛用黑色塑料布遮盖、密闭，暗室库藏。或直接冷藏。

经检测：当药材样品于5℃和15℃条件下贮藏时，无明显变质现象，但在室温条件下贮藏时，药材样品发生虫蛀或霉变。在贮藏过程中，各有效成分的含量均呈下降趋势，且贮藏温度越高，下降越快；不同贮藏温度下降速率为5℃＜15℃＜室温，样品虫蛀及霉变后，各成分含量下降速率明显加快。不同包装材料下降速率为聚乙烯塑料袋＜聚丙烯编织袋[2]。

【主要成分】　主要含挥发油类（如藁本内酯、香桧烯、阿魏酸、川芎内酯）、生物碱类（如川芎嗪）等。

药典标准：醇浸出物不得少于12.0%；含阿魏酸不得少于0.10%。

【性味归经】　辛，温。归肝、胆、心包经。

【功能主治】　活血行气，祛风止痛。用于胸痹心痛，胸胁刺痛，跌扑肿痛，月经不调，经闭痛经，癥瘕腹痛，头痛，风湿痹痛。

【用法用量】　3~10 g。

【其他】

1. 川芎具有镇静、降压、抗血栓、解痉、改善脑循环、改善心肌血氧供应、降低心肌耗氧量等作用。

2. 冠心病心绞痛：川芎10 g，丹参10 g，三七6 g，薤白10 g，瓜蒌15 g，郁金9 g。水煎服。

3. 闪腰岔气：川芎、木香各等量，共研细末和匀，6 g/次，2次/日，黄酒或白开水冲服。

4. 骨质增生及非细菌性炎症：川芎末加醋及少许凡士林调匀，外敷局部，隔日换药1次。

川射干

【来源】　川射干是鸢尾科植物鸢尾 *Iris tectorum* Maxim. 的干燥根茎。主产于四川、重庆、贵州、云南、广西、广东等地。

【性状】　川射干呈不规则条状或圆锥形，略扁，有分枝，长3~10 cm，直径1~2.5 cm。表面灰黄褐色或棕色，有环纹和纵沟。常有残存的须根及凹陷或圆点状突起的须根痕。质松脆，易折断，断面黄白色或黄棕色（图34-1~图34-2）。气微，味甘、苦。

[1]易进海，刘云华，陈燕，等．RP-HPLC测定川芎不同部位藁本内酯和阿魏酸含量[J].中成药，2009，31（5）：811-813.

[2]鄢玉芬，徐双美，梁乙川，等．HPLC法测定不同贮藏条件下川芎中10种化学成分的含量[J].中国药房，2019，30（6）：807-812.

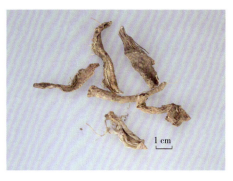

图 34-1　川射干

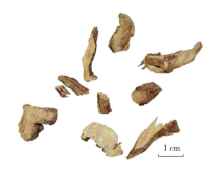

图 34-2　川射干片

【采收加工】　全年均可采挖，或地上茎叶枯萎时采收，挖出全根，除去须根和泥沙，晒干或烘干。建议趁鲜切片。药材水分不得过 15.0%。

川射干与射干中异黄酮类化学成分的含量比较，见表 34-1。

表 34-1　川射干与射干中异黄酮类化学成分的含量比较[1]（%）

样品	射干苷	鸢尾苷元	鸢尾新苷 B	三羟基异黄酮
川射干	4.29	0.34	1.44	0.23
射干（河北）	0.62	0.11	0.03	0.02
射干（湖南）	2.17	0.17	0.23	0.03

川射干中 4 种异黄酮类化学成分含量较射干高，具有和射干相似的功效，疗效更好。

【贮藏】　川射干贮存不当，有效成分易流失。建议在 20℃以下，单包装密封，大垛用黑色塑料布遮盖、密闭，暗室库藏。

【主要成分】　主要含黄酮类（如射干苷、野鸢尾苷、鸢尾甲苷）等。

药典标准：醇浸出物不得少于 24.0%；含射干苷不得少于 3.6%。

【性味归经】　苦，寒。归肺经。

【功能主治】　清热解毒，祛痰，利咽。用于热毒痰火郁结，咽喉肿痛，痰涎壅盛，咳嗽气喘。

【用法用量】　6~10 g。

【其他】

1. 脾虚便溏及孕妇禁服。

2. 川射干总黄酮具有镇咳祛痰、解热止痛、抗炎、抗菌、抗病毒等作用，是川射干的有效部位。川射干乙醇提取物具有抗炎、抗肿瘤、抗氧化、降血脂，清除自由基和雌激素样作用。

3. 川射干临床用于治疗咽喉肿痛，牙龈红肿疼痛，痈疮疖肿，关节炎，食积饱胀，食积、气积、血积，胃热口臭，腹胀便秘，蛔虫腹痛，痞块，肝硬化腹水，肝炎黄疸，肾炎水肿，便秘，疟疾等病症。

4. 食积饱胀：土知母 (川射干)3 g。研细，用白开水或兑酒吞服。

5. 胃热口臭：川射干根茎、栀子各 9 g，鱼腥草 12 g。水煎服。

川楝子

【来源】　川楝子为楝科植物川楝 *Melia toosendan* Sieb.et Zucc. 的干燥成熟果实。主产于四川。

[1]张志国,吕泰省,邱庆浩,等.川射干与射干中异黄酮类化学成分的含量比较[J].中国药师,2013,16（10）：1452-1454.

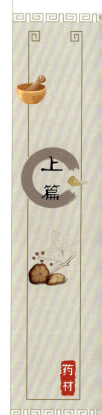

【性状】 川楝子呈类球形，直径 2~3.2 cm。表面金黄色至棕黄色，微有光泽，少数凹陷或皱缩，具深棕色小点。顶端有花柱残痕，基部凹陷，有果梗痕。外果皮革质，与果肉间常成空隙，果肉松软，淡黄色，遇水润湿显黏性。果核球形或卵圆形，质坚硬，两端平截，有 6~8 条纵棱，内分 6~8 室，每室含黑棕色长圆形的种子 1 粒（图 35-1）。气特异，味酸、苦。

以表面金黄色，肉黄白色，厚而松软者为佳。

【采收加工】 冬季果实成熟时采收，除去杂质，晒干或烘干。药材水分不得过 12.0%。

不同采收期、不同部位川楝子中川楝素的含量，见表 35-1。

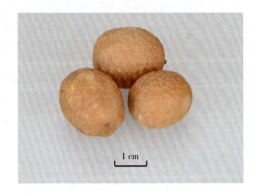

图 35-1 川楝子

表 35-1 不同采收期、不同部位川楝子中川楝素的含量[1]（%）

采收时间	部位			
	外果皮	果肉	果核	果实
11 月 15 日	0.097	0.063	0.052	0.059
12 月 18 日	0.048	0.064	0.061	0.069
1 月 16 日	0.027	0.049	0.097	0.084
2 月 14 日	0.018	0.046	0.108	0.088
3 月 16 日	0.008	0.019	0.092	0.019

川楝素总量在 1—2 月最高，但 2 月份果实已基本脱落，不利于药材的收集和保证质量，故川楝子的最适宜采收时间为果实脱落前。

【贮藏】 川楝子贮存不当，易受潮生霉、易生虫，有效成分流失快。建议在 25℃ 以下，单包装密封，大垛用黑色塑料布遮盖、密闭，暗室库藏。

【主要成分】 川楝子主要含萜类（如川楝素）、挥发油、黄酮类、酚酸类等。川楝素为川楝子的毒性成分和驱虫的有效成分。

药典标准：水浸出物不得少于 32.0%；川楝素的含量应为 0.060%~0.20%。

【性味归经】 苦，寒；有小毒。归肝、小肠、膀胱经。

【功能主治】 疏肝泄热，行气止痛，杀虫。用于肝郁化火，胸胁、脘腹胀痛，疝气疼痛，虫积腹痛。

【用法用量】 5~10 g，外用适量，研末调涂。

【其他】

1. 入煎剂前捣碎，提取前轧裂，或碾碎。

2. 川楝子具有驱蛔杀虫、抗肿瘤、抗病毒、呼吸抑制、抗氧化、抑制破骨细胞、镇痛等作用。

3. 川楝子、延胡索各 30 g，研为细末，每服 6~9 g，酒调下；苦寒降泄，能清肝火，泄郁热，行气止痛；用于肝郁气滞或肝郁化火所致的胸腹诸痛。

4. 川楝子 9 g，小茴香 1.5 g，木香、吴茱萸各 3 g，水煎服；具有行气疏肝，散寒止痛之功效；主治寒疝疼痛，苔薄白，脉弦。

[1] 陈强,周浓,王荣繁. HPLC 测定川楝子不同采收期及不同部位中川楝素的含量[J]. 资源开发与市场, 2012, 28（9）：777-778.

广金钱草

【来源】 广金钱草为豆科植物广金钱草 *Desmodium styracifolium* (Osb.) Merr. 的干燥地上部分。主产于海南、广西、广东等地；钼矿区附近产广金钱草质量好。

【性状】 广金钱草茎呈圆柱形，长可达 1 m；密被黄色伸展的短柔毛；质稍脆，断面中部有髓。叶互生，小叶 1 或 3，圆形或矩圆形，直径 2~4 cm；先端微凹，基部心形或钝圆，全缘；上表面黄绿色或灰绿色，无毛，下表面具灰白色紧贴的绒毛，侧脉羽状；叶柄长 1~2 cm，托叶 1 对，披针形，长约 0.8 cm。气微香，味微甘。

以叶多、色绿者为佳（图 36-1）。有黄叶者，质量较次（图 36-2）。

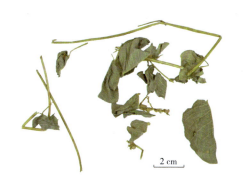
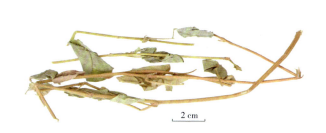

图 36-1　色绿，质量较好　　　　　　　　图 36-2　有黄叶，质量较次

【采收加工】 夏、秋二季（如始蕾期）叶茂盛、茎粗壮时采收。收割时割大留小，距茎基部 10 cm 处割取，地下部分还能再发出新枝，一年可收割多茬。将割下的茎叶除去杂质，趁鲜切短段，快速干燥。药材水分不得过 12.0%。

注：广金钱草有效成分主要在叶中，暴晒叶易脱落，有效成分大量流失。建议强风风干或烘干等方式快速干燥，叶片保存完好，有效成分不易流失。

不同采收期广金钱草总黄酮的含量（广东南台药业有限公司 GAP 种植基地），见表 36-1。

表 36-1　不同采收期广金钱草总黄酮的含量（广东南台药业有限公司 GAP 种植基地）[1]

采收时间	7 月中旬	8 月中旬	9 月中旬	10 月中旬
总黄酮 /%	2.59	1.98	1.89	1.64
干重 /g（3 株）	100	250	250	210

7 月份广金钱草中总黄酮含量最高、产量低，8—9 月其含量稳定、产量较高。

广金钱草不同部位总黄酮的含量，见表 36-2。

表 36-2　广金钱草不同部位总黄酮的含量[2]

部位	全草	叶	茎
总黄酮 /%	1.64	2.40	1.32

广金钱草中总黄酮含量：叶＞全草＞茎。

[1][2]陈丰连, 张文进, 徐鸿华. 广金钱草适宜采收期研究[J]. 中药材, 2010, 33（2）: 178-180.

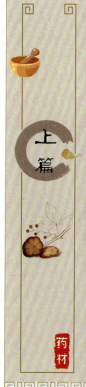

【贮藏】　广金钱草贮存不当，易变棕黄色，有效成分易流失，半年后药材有效成分含量不符合药典规定。茎叶无绿色者药效差。建议在 25℃ 以下，单包装密封，大垛用黑色塑料布遮盖、密闭，暗室库藏。

【主要成分】　主要含黄酮类（如夏佛塔苷）、生物碱类、挥发油等。

药典标准：水浸出物不得少于 5.0%；含夏佛塔苷不得少于 0.13%。

【性味归经】　甘、淡，凉。归肝、肾、膀胱经。

【功能主治】　利湿退黄，利尿通淋。用于黄疸尿赤，热淋，石淋，小便涩痛，水肿尿少。

【用法用量】　15~30 g。

【其他】

1. 广金钱草具有抑制泌尿系结石和胆结石形成、利尿、保肝利胆、抗炎、抗氧化、影响心脑血管系统、改善记忆、免疫调节等药理活性。

2. 膀胱结石：广金钱草 60 g，海金沙 15 g，水煎服。

3. 尿路感染：广金钱草 24 g，车前草、海金沙、金银花各 15 g，水煎服。

4. 胆囊炎：广金钱草 30 g，鸡内金 9 g。水煎服。

5. 口腔炎及喉头炎：广金钱草 15~30 g，煎水冲蜂蜜服。

❀ 广藿香 ❀

【来源】　广藿香为唇形科植物广藿香 *Pogostemon cablin* (Blanco) Benth. 的干燥地上部分。主产于广东、海南、广西等地。

【性状】　广藿香茎略呈方柱形，多分枝，枝条稍曲折，长 30~60 cm，直径 0.2~0.7 cm；表面被柔毛；质脆，易折断，断面中部有髓；老茎类圆柱形，直径 1~1.2 cm，被灰褐色栓皮。叶对生，皱缩成团，展平后叶片呈卵形或椭圆形，长 4~9 cm，宽 3~7 cm；两面均被灰白色绒毛；先端短尖或钝圆，基部楔形或钝圆，边缘具大小不规则的钝齿；叶柄细，长 2~5 cm，被柔毛。气香特异，味微苦。

以叶多、色绿、香气浓厚者为佳（图 37-1）；叶少，枯黄者质次（图 37-2）。

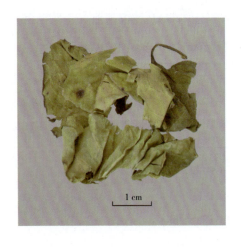

图 37-1　质优：茎叶青绿

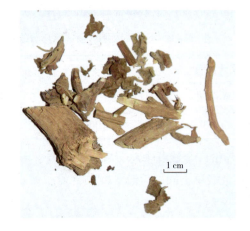

图 37-2　质次：叶少，枯黄

【采收加工】　枝叶茂盛时采收。广东湛江及化州产区 6—9 月采收；阳春 10—12 月采收。割取地上部分，日晒夜闷，反复至干。药材水分不得过 14.0%。

广藿香不同部位挥发油含量，见表 37-1。

中药材质量新说（第二版）ZHONGYAOCAI ZHILIANG XINSHUO (DIERBAN)　药材

表 37-1　广藿香不同部位挥发油含量[1]

部位	茎	叶
挥发油 /%	0.10	1.90

广藿香叶中挥发油含量均显著高于茎中。

【贮藏】　广藿香贮存不当，易受潮、易变棕黄色、易走味、挥发油易散失。茎叶棕黄色者药效差。建议在 20℃以下，单包装密封，大垛用黑色塑料布遮盖、密闭，暗室库藏。

【主要成分】　主要含挥发油类（如百秋李醇、α–愈创木烯、α–广藿香烯、β–广藿香烯、广藿香酮）、黄酮类、苯丙素类、三萜类、生物碱类等。

药典标准：叶不得少于 20%；醇浸出物不得少于 2.5%；含百秋李醇不得少于 0.10%。

【性味归经】　辛，微温。归脾、胃、肺经。

【功能主治】　芳香化浊，和中止呕，发表解暑。用于湿浊中阻，脘痞呕吐，暑湿表证，湿温初起，发热倦怠，胸闷不舒，寒湿闭暑，腹痛吐泻，鼻渊头痛。

【用法用量】　3~10 g。

【其他】

1. 历史上按照产地不同分为牌香（石牌）、枝香（肇庆）、南香（湛江和海南）。根据挥发油成分差异，牌香和枝香为广藿香酮型，用于制药；南香为广藿香醇型，用于提取挥发油。现市场上主流广藿香为南香。

2. 广藿香具有抗菌、抗病毒、杀寄生虫，调节肠胃功能，止咳、平喘、止呕，抗炎、镇痛，抗过敏，调节免疫，抗肿瘤，抗血小板凝集等药理活性。

3. 手、足癣：广藿香 30 g，黄精、大黄、皂矾各 12 g，将上药在 1 kg 米醋中浸泡 7 日后，取药液浸泡患处，每次 30 分钟，每日 3 次，浸后忌用肥皂洗。

女贞子

【来源】　女贞子为木犀科植物女贞 *Ligustrum lucidum* Ait. 的干燥成熟果实。主产于山东、江苏、湖南、河南、四川等地。

【性状】　女贞子呈卵形、椭圆形或肾形，长 6~8.5 mm，直径 3.5~5.5 mm。表面黄褐色至黑色，皱缩不平，基部有果梗痕或具宿萼及短梗。体轻。外果皮薄，中果皮较松软，易剥离，内果皮木质，黄棕色，具纵棱，破开后种子通常为 1 粒，肾形（图 38-1）。气微，味甘、微苦涩。

【采收加工】　果实将近成熟，稍带黄时采收。采收时间因各地自然条件不同而有所差异，陕西、河北 8 月中旬至 9 月中旬，浙江、安徽 10 月，山东 11 月采收较适宜。

采摘女贞子，稍蒸或置沸水中略烫，阴干或低温烘干。药材水分不得过 8.0%。

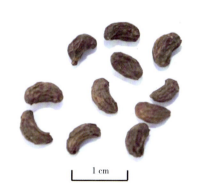

图 38-1　女贞子

注：特女贞苷及红景天苷含量随着果实生长至成熟先上升后逐渐下降，在果实呈绿色，稍带黄色时采收，有效成分含量高[2]，因而药材成品的色泽方面会比传统药材色泽偏浅。

[1] 罗集鹏，冯毅凡，郭晓玲. 广藿香根与根茎挥发油成分研究[J]. 天然产物研究与开发，2000，12（4）：66-70.

[2] 韩月芝，马振嗣，史冬霞，等. 女贞子最佳采收期研究[J]. 中国药业，2010，19（20）：24-25.

山东省济南市不同采收期女贞子中 4 种成分的动态变化，见表 38-1。

表 38-1　山东省济南市不同采收期女贞子中 4 种成分的动态变化[1]（%）

采收月份	红景天苷	特女贞苷	齐墩果酸	木犀草苷
9 月	1.301	8.799	1.282	0.0835
10 月	1.683	4.964	1.233	0.0735
11 月	2.521	2.715	1.376	0.1147
12 月	1.413	1.725	1.124	0.1343

山东省济南市产女贞子红景天苷和齐墩果酸 11 月份含量最高，特女贞苷 9 月份含量最高，木犀草苷 12 月份含量最高。

不同干燥条件对女贞子有效成分影响，见表 38-2。

表 38-2　不同干燥条件对女贞子有效成分影响[2]（mg/g）

干燥方式	红景天苷	木犀草苷	特女贞苷	橄榄苦苷
晒干	0.99	0.07	12.14	6.32
阴干	1.15	0.09	14.53	6.03
40℃烘干	1.76	0.12	18.00	8.04
60℃烘干	0.28	0.02	10.35	0.22
90℃烘干	1.43	0.10	16.73	6.82

从药材成分含量上来看，不同干燥条件对女贞子中 4 个成分含量表现为：40℃＞90℃＞阴干＞晒干＞60℃。

【贮藏】 女贞子贮存不当，易虫蛀，受潮易霉变，有效成分易流失。建议在 20℃以下，单包装密封，大垛用黑色塑料布遮盖、密闭，暗室库藏。

【主要成分】 主要含三萜类（如齐墩果酸、熊果酸）、黄酮类（如芹菜素、木犀草素）、环烯醚萜类（如女贞苷、特女贞苷、新女贞子苷、橄榄苦苷）、苯乙醇苷类（如红景天苷、毛蕊花苷）、挥发油等。

药典标准：醇浸出物不得少于 25.0%，女贞子含特女贞苷不得少于 0.70%。酒女贞子含红景天苷不少 0.20%。

【性味归经】 甘、苦，凉。归肝、肾经。

【功能主治】 滋补肝肾，明目乌发。用于肝肾阴虚，眩晕耳鸣，腰膝酸软，须发早白，目暗不明，内热消渴，骨蒸潮热。

【用法用量】 6~12 g。

【其他】

1. 女贞子入药前捣碎，提取前粉碎，以利于有效成分溶出。

2. 女贞子具有保肝、免疫调节、强心、降脂、抗炎、抗衰老、抗菌、抗病毒、降血糖、抗肿瘤等药理活性。

3. 肾阴亏损，腰痛遗精：女贞子、金樱子、芡实各 15 g，旱莲草 12 g。水煎服。

4. 化疗引起的白细胞减少：女贞子、枸杞、大枣各 15 g。水煎服。

马齿苋

【来源】 马齿苋为马齿苋科植物马齿苋 *Portulaca oleracea* L. 的干燥地上部分。主产于山东、

[1]谭会颖, 陈文华, 郑晓文, 等.不同采收期女贞子中 4 种成分的动态变化[J].时珍国医国药, 2019, 30（3）: 191–193.

[2]冯素香, 李柯, 冯志毅, 等. 不同干燥条件对女贞子有效成分影响的初步研究[J].沈阳药科大学学报, 2019（6）: 492–496.

河北、江苏、四川等地。

【性状】 马齿苋多皱缩卷曲，常结成团。茎圆柱形，长可达 30 cm，直径 0.1~0.2 cm，表面黄褐色，有明显纵沟纹。叶对生或互生，易破碎，完整叶片倒卵形，长 1~2.5 cm，宽 0.5~1.5 cm；绿褐色，先端钝平或微缺，全缘。花小，3~5 朵生于枝端，花瓣 5，黄色。蒴果圆锥形，长约 5 mm，内含多数细小种子（图 39-1）。气微，味微酸。

以株小、质嫩、整齐少碎、叶多、青绿色、无杂质者为佳；颜色淡，叶少，质次（图 39-2）。

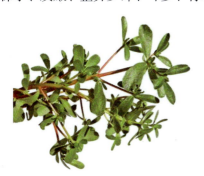

图 39-1 鲜马齿苋

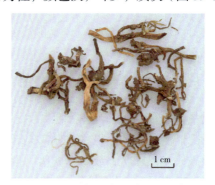

图 39-2 颜色淡，叶少，质次

【采收加工】 夏、秋二季，盛花期采收，除去残根和杂质，洗净，趁鲜切段后晒干。药材水分不得过 12.0%。

不同生长期的马齿苋总黄酮含量，见表 39-1。

表 39-1 不同生长期的马齿苋总黄酮含量[1]（%）

生长期	蕾前期	花蕾期	盛花期
总黄酮含量	5.04	4.48	4.86

蕾前期总黄酮含量高达 5.04%，植株幼嫩，适宜作脱水蔬菜原料的采收；盛花期总黄酮含量为 4.86%，但植株产量增加，适宜作药材原料的采收。

不同加工方法马齿苋多糖、总黄酮含量，见表 39-2。

表 39-2 不同加工方法马齿苋多糖、总黄酮含量[2]（%）

加工方法	多糖含量	总黄酮含量
晒干	4.89	0.46
蒸制	8.06	3.38
烫制	5.87	0.54

不同加工方法中，蒸后切段晒干多糖、总黄酮含量最高。

【贮藏】 马齿苋贮藏不当，易吸潮发霉，颜色易变淡，有效成分流失快。建议在 20℃以下，单包装密封，大垛用黑色塑料布遮盖、密闭，暗室库藏。

【主要成分】 主要含生物碱类（如去甲肾上腺素、腺苷）、萜类（如马齿苋单萜 A、蒲公英萜醇）、香豆素类、黄酮类、有机酸类、挥发油等。

【性味归经】 酸，寒。归肝、大肠经。

【功能主治】 清热解毒，凉血止血，止痢。用于热毒血痢，痈肿疔疮，湿疹，丹毒，蛇虫咬伤，便血，痔血，崩漏下血。

【用法用量】 9~15 g。外用适量，捣敷患处。

【其他】

1. 马齿苋具有抗菌、抗病毒、降血糖、抗肿瘤、抗衰老、增强免疫、抗过敏等药理活性，临床

[1]陈封政，吴三林. 马齿苋不同生长期黄酮含量的动态变化[J].乐山师范学院学报，2006，21（5）：54-55.
[2]扈本荃，申亚丽，张彦，等. 不同炮制方法马齿苋的质量分析[J].化工科技，2015，23（2）：24-26.

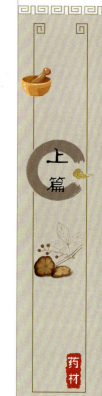

051

上主要用于带状疱疹、银屑病、荨麻疹、扁平疣、白癜风、手足癣、泌尿系统感染、钩虫病、百日咳、糖尿病、病毒性肝炎等。

2. 扁平疣：马齿苋60g，紫草、败酱草、大青叶各15g。每日1剂，水煎分2次服，2周为1个疗程。

3. 带状疱疹：马齿苋适量，洗净。切碎，捣烂成糊状，涂敷于患处，每日换药2次。

马　勃

【来源】　马勃是灰包科真菌脱皮马勃 *Lasiosphaera fenzlii* Reich.、大马勃 *Calvatia gigantea*（Batsch ex Pers.）Lloyd 或紫色马勃 *Calvatia lilacina*（Mont.et Berk.）Lloyd 的干燥子实体。主产于四川、内蒙古、黑龙江、吉林等地。

【性状】　脱皮马勃：呈扁球形或类球形，无不孕基部，直径15～20cm。纸质包被灰棕色至黄褐色，常破碎呈块片状，或全部脱落。孢体灰褐色或浅褐色，紧密，有弹性，手撕开，内有灰褐色絮状物。触碰孢子尘土样飞扬，手捻有细腻感。气似尘土，无味。

大马勃：不孕基部小或无，包被由黄棕色的膜状外包被和较厚的灰黄色的内包被组成，光滑，质硬而脆，成块脱落。孢体浅青褐色，手捻有润滑感。

紫色马勃：呈陀螺形或压扁呈扁圆形，直径5～12cm，不孕基部发达。包被薄，两层，紫褐色，粗皱，有外翻的圆形凹陷，上部裂成小块或已部分脱落。孢体紫色。

以个大、饱满、松泡有弹性者为佳（图40-1）。

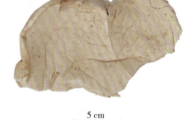

5 cm

图40-1　马　勃

【采收加工】　夏、秋二季子实体成熟时及时采收。摘下马勃，除去假根和泥沙，晒干或烘干。药材水分不得过15.0%。

马勃不同部位甘露醇含量测定，见表40-1。

表 40-1　马勃不同部位甘露醇含量测定[1]

部位	甘露醇 /%
菌丝体	8.87
孢子	0.50

甘露醇主要贮藏在马勃菌丝体中。

【贮藏】　马勃贮存不当，易受潮、破碎，有效成分流失快。建议在25℃以下单包装密封、大垛用黑色熟料布遮盖、密闭库藏。此贮存条件下，药材不易变质，有效成分不易流失。

注：马勃外皮膜薄，易破碎，破碎后内含孢子易飞散损失，不宜高垛，注意防压；同时马勃受潮易吸潮黏结，贮藏时注意防潮、防尘。

【主要成分】　主要化学成分为甘露醇、麦角甾醇、马勃素等。

药典标准：醇溶性浸出物不得少于8.0%。

【性味归经】　辛，平。归肺经。

【功能主治】　清肺利咽，止血。用于风热郁肺咽痛，喑哑，咳嗽；外治鼻衄，创伤出血。

【用法用量】　内服：2～6g，包煎，或入丸、散。外用：适量，研末撒，或调敷，或做吹药。

【其他】

1. 马勃具有抗炎、止咳、止血，抑菌，抗肿瘤，清除氧自由基，抑制癌细胞转移、抗癌细胞

[1]李爱欣,周贤,翁丽丽,等.星裂硬皮马勃不同部位甘露醇含量的高效液相色谱—示差折光检测[J].时珍国医国药, 2014, 25（9）: 2067-2068.

增殖和抗变态反应，杀虫等药理作用。临床用于治疗咽喉肿痛，咳嗽，前列腺摘除术后出血，鼻出血，疖肿，冻疮等。

2. 治急性咽喉炎：马勃 10 g，大青叶 15 g，金银花 15 g，穿心莲 15 g。水煎服。

3. 治疗鼻出血：取马勃絮垫放于鼻出血点上，轻轻加压约 30 秒钟，即可止血。

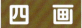

王不留行

【来源】 王不留行为石竹科植物麦蓝菜 *Vaccaria segetalis*（Neck.）Garcke 的干燥成熟种子。主产于江苏、河北、河南、陕西等地。

【性状】 王不留行呈球形，直径约 2 mm。表面黑色，少数红棕色，略有光泽，有细密颗粒状突起，一侧有 1 凹陷的纵沟。质硬。胚乳白色，胚弯曲成环，子叶 2（图 41-1~图 41-2）。气微，味微涩、苦。

以干燥、籽粒均匀、充实饱满、色乌黑、无杂质者为佳。

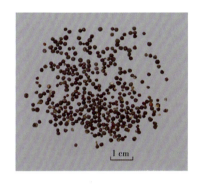

图 41-1　王不留行

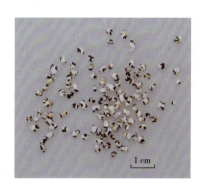

图 41-2　炒王不留行

【采收加工】 夏季果实成熟、果皮尚未开裂时采割植株，晒干，打下种子，除去杂质，再晒干。药材水分不得过 12.0%。

不同采收期王不留行黄酮苷的含量测定，见表 41-1。

表 41-1　不同采收期王不留行黄酮苷的含量测定[1]（%）

采收时间	4 月 16 日	4 月 27 日	5 月 4 日	5 月 11 日	5 月 18 日	5 月 25 日
黄酮苷	—	—	0.083	0.095	0.165	0.410

王不留行在 5 月 25 日种子成熟时，黄酮苷含量达到最高。

王不留行不同部位黄酮苷的含量测定，见表 41-2。

表 41-2　王不留行不同部位黄酮苷的含量测定[2]（%）

部位	茎	叶	种子
黄酮苷含量	0.011	0.038	0.410

种子所含黄酮苷最高，其茎、叶也含有少量黄酮苷成分。

【贮藏】 王不留行贮存不当，受潮易霉变，有效成分易流失。建议在 25℃以下，单包装密封，大垛用黑色塑料布遮盖、密闭，暗室库藏。

【主要成分】 主要含三萜皂苷类（如王不留行皂苷 A、B、C、D）、环肽类（如王不留行环肽

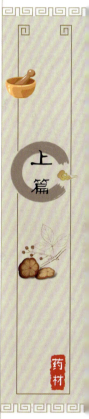

[1][2]刘晓清，杨太新，高钦．王不留行不同生育期干物质积累和黄酮苷的动态研究[J]．时珍国医国药，2016，7（9）：2256-2258.

A~H)、黄酮类（如王不留行黄酮苷）等。

药典标准：醇浸出物不得少于 6.0%；含王不留行黄酮苷不得少于 0.40%。

【性味归经】苦，平。归肝、胃经。

【功能主治】活血通经，下乳消肿，利尿通淋。用于经闭，痛经，乳汁不下，乳痈肿痛，淋证涩痛。

【用法用量】5~10 g。

【其他】

1. 孕妇慎用。

2. 入药前需捣碎，多炮制入药。

3. 王不留行有抗癌、催乳、抑制新生血管、抗氧化、抗凝血等药理作用。

4. 经行不畅，痛经：王不留行、当归、川芎各 9 g。水煎服。

5. 乳痈初起：王不留行、蒲公英、瓜蒌各 15 g。水煎服。

6. 月经不调：王不留行 20 g，桃仁 10 g，红花 5 g。水煎服。每日 2 次。

天 冬

【来源】天冬是百合科植物天冬 *Asparagus cochinchinensis* (Lour.) Merr. 的干燥块根。主产于广西、贵州、云南、四川等地。

【性状】天冬呈长纺锤形，略弯曲，长 5~18 cm，直径 0.5~2 cm。表面黄白色至淡黄棕色，半透明，光滑或具深浅不等的纵皱纹，偶有残存的灰棕色外皮。质硬或柔润，有黏性，断面角质样，中柱黄白色（图 42-1）。气微，味甜、微苦。

以肥满、条大、致密、色黄白有光泽，半透明为佳。

【采收加工】天冬每年 9—10 月果实由绿色变成红色，到第二年 2 月块茎休眠期均可采收，割去藤蔓，挖出全株，抖掉泥土，将中部茎粗 0.8 cm 以上的块根加工，根头和小块根留作繁殖材料用。

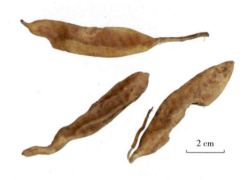

图 42-1 天 冬

鲜天冬洗净，除去茎基和须根，置沸水中煮或蒸至透心，趁热除去外皮，洗净，干燥。建议新鲜天冬不蒸不煮，不去皮，直接趁鲜剖切成片或段，变温干燥（先 80℃干燥 3 小时，再 50℃干燥）[1]。药材水分不得过 16.0%。

内江产天冬不同生长期、不同药用部位总皂苷含量测定，见表 42-1。

表 42-1 内江产天冬不同生长期、不同药用部位总皂苷含量测定[2]（%）

生长期	一年生	一年半生	一年半生	二年半生	三年生
药用部位	去皮药材	带皮药材	天冬皮	去皮药材	去皮药材
总皂苷	1.28	2.05	1.98	3.71	3.83

天冬中总皂苷含量随生长期的增长而增加，天冬皮中总皂苷含量也较高，建议天冬加工中不去皮。

【贮藏】天冬贮存不当，极易虫蛀，极易受热走油、吸潮糖化发黏霉烂变质，有效成分流失快。建议单包装密封，冷藏。

[1] 刘梦迪. 天冬饮片产地加工与炮制一体化工艺研究 [D]. 合肥: 安徽中医药大学, 2017.

[2] 费曜. 天冬规范化种植（GAP）研究——部分 SOP 的研究 [D]. 成都: 成都中医药大学, 2003.

【主要成分】 主要化学成分为天冬多糖、天冬总皂苷等。

药典标准：醇浸出物不得少于 80.0%。

【性味归经】 甘、苦，寒。归肺、肾经。

【功能主治】 养阴润燥，清肺生津。用于肺燥干咳，顿咳痰黏，腰膝酸痛，骨蒸潮热，内热消渴，热病津伤，咽干口渴，肠燥便秘。

【用法用量】 6~12 g。

【其他】

1. 二氧化硫残留不得过限量。

2. 天冬具有抗肿瘤、镇咳平喘、抗衰老、抗炎、免疫调节、增强记忆、抑菌等药理活性。

3. 肺热咳嗽：天冬 10 g，麦冬 10 g，藕片 1.5 g。水煎服。

4. 肺结核咳嗽：天冬 15 g，生地黄、沙参各 12 g。水煎服。

5. 百日咳：天冬、麦冬、百部、瓜蒌各 6 g，陈皮、贝母各 3 g。水煎服。

❦ 天花粉 ❧

【来源】 天花粉为葫芦科植物栝楼 *Trichosanthes kirilowii* Maxim. 或双边栝楼 *Trichosanthes rosthornii* Harms 的干燥根。主产于河北、安徽、四川、江苏等地。

【性状】 天花粉呈不规则圆柱形、纺锤形或瓣块状，长 8~16 cm，直径 1.5~5.5 cm。表面黄白色或淡棕黄色，有纵皱纹、细根痕及略凹陷的横长皮孔，有的有黄棕色外皮残留。质坚实，断面白色或淡黄色，富粉性，横切面可见黄色木质部，略呈放射状排列，纵切面可见黄色条纹状木质部（图 43-1）。气微，味微苦。

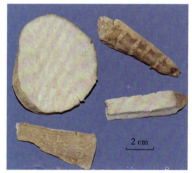

以色洁白、粉性足、质细嫩、体肥满者为佳。

【采收加工】 通常在秋、冬二季采挖，10 月采收的天花粉中多糖和蛋白质含量较高。挖出地下根，除去泥沙，刮去栓皮，根据直径粗细，横截为 3~5 cm 的小段或厚片，或顺条纵切为厚度为 1~2 cm 的块片或瓣片，晒干。药材水分不得过 15.0%。

不同采收时间天花粉中多糖和蛋白质的含量，见表 43-1。

图 43-1　天花粉

表 43-1　不同采收时间天花粉中多糖和蛋白质的含量[1]（%）

采收时间	8 月 13 日	9 月 3 日	9 月 23 日	10 月 13 日	11 月 3 日
多糖	0.12	2.20	2.72	4.58	2.40
蛋白质	0.019	0.031	0.076	0.081	0.059

天花粉的主要活性成分是多糖和蛋白质，其含量在秋、冬季呈增高趋势，10 月中旬含量较高，11 月份茎叶枯黄，生长停滞，多糖和蛋白质含量下降。

雌雄株天花粉有效成分的含量，见表 43-2。

表 43-2　雌雄株天花粉有效成分的含量[2]（%）

	浸出物	多糖	蛋白质
雄株	4.94	3.24	0.28
雌株	6.21	2.62	0.19

[1][2]张波. 栝楼根部形态发育及其药用品质形成研究[D]. 济南：山东中医药大学，2013.

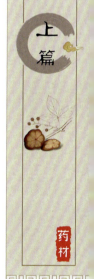

栝楼雄株浸出物含量低于雌株，而多糖和蛋白质含量较雌株高，符合市场偏好雄株的传统。

【贮藏】 天花粉贮存不当，易受潮、易虫蛀，有效成分易流失。建议在 25℃以下，单包装密封，大垛用黑色塑料布遮盖、密闭，暗室库藏。有条件的直接单包装密封冷藏。

【主要成分】 主要含天花粉蛋白、天花粉凝血素、皂苷类等。

药典标准：水浸出物不得少于 15.0%。

【性味归经】 甘、微苦，微寒。归肺、胃经。

【功能主治】 清热泻火，生津止渴，消肿排脓。用于热病烦渴，肺热燥咳，内热消渴，疮疡肿毒。

【用法用量】 10~15 g。

【其他】

1. 孕妇慎用。不宜与川乌、制川乌、草乌、制草乌、附子同用。

2. 二氧化硫残留不得过限量。

3. 天花粉具有抗早孕、免疫调节、抗炎、抗病毒、降血压等功效。

4. 天花粉 30 g，杏仁、桑皮、贝母各 9 g，桔梗、甘草各 3 g。水煎服。治内热痰多咳嗽。

❧ 天竺黄 ❧

【来源】 天竺黄为禾本科植物青皮竹 *Bambusa textilis* McClure 或华思劳竹 *Schizostachyum chinense* Rendle 等秆内的分泌液干燥后的块状物。主产于云南、广东、广西等地。

【性状】 天竺黄为不规则的片块或颗粒，大小不一。表面灰蓝色、灰黄色或灰白色，有的洁白色，半透明，略带光泽。体轻，质硬而脆，易破碎，吸湿性强（图 44-1）。气微，味淡。

人工合成天竺黄见图 44-2。

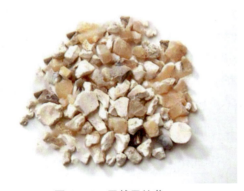

图 44-1 天然天竺黄

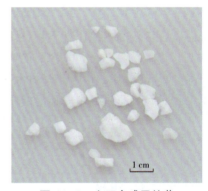

图 44-2 人工合成天竺黄

【采收加工】 天然天竺黄为竹子被寄生的竹黄蜂咬伤后，创口流溢出的液汁贮积于竹腔节间，经自然干涸凝结而成的块状物。现天竺黄大多采用火烧竹林的方法，使竹暴热后，竹沥溢在节间凝固而成。

秋、冬二季采收，破开竹子，取出晾干。

【贮藏】 天竺黄贮藏不当，易受潮，有效成分流失快。建议单包装用棕色玻璃瓶密封，冷藏。

【主要成分】 主要含硅酸盐，Na、Mg、Al、K、Ca 等 14 种无机元素及少量氨基酸。

药典标准：体积比不得少于 24 ml/10 g 中粉。吸水量不得少于 6 ml/5 g。

【性味归经】 味甘，性寒。归心、肝经。

【功能主治】 清热豁痰，凉心定惊。用于热病神昏，中风痰迷，小儿痰热惊痫、抽搐、夜啼。

【用法用量】 3~9 g。

1.天竺黄具有保护心血管及神经、镇咳、祛痰、解热、抗炎、镇静和抗惊厥作用,临床主要用于治疗小儿惊风、高热惊厥、癫痫、中风、咳嗽和支气管炎等。

2.人工合成天竺黄为硅胶盐凝胶体制备而成,带有少量钠、钾、钙等离子,同时伴有吸附的鲜竹沥,多产自于上海市。市场上多见人工合成天竺黄,目前不可替代天然天竺黄使用。

天南星

【来源】 天南星是天南星科植物天南星 *Arisaema erubescens* (Wall.) Schott、异叶天南星 *Arisaema heterophyllum* Bl. 或东北天南星 *Arisaema amurense* Maxim. 的干燥块茎。主产于河北、云南、江西等地。

【性状】 天南星呈扁球形,高 1~2 cm,直径 1.5~6.5 cm。表面类白色或淡棕色,较光滑,顶端有凹陷的茎痕,周围有麻点状根痕,有的块茎周边有小扁球状侧芽。质坚硬,不易破碎,断面不平坦,白色,粉性。气微辛,味麻辣。

以个大、色白、粉性足者为佳(图 45-1)。图 45-2 为霉变天南星。

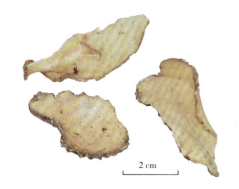

图 45-1 天南星(较好)

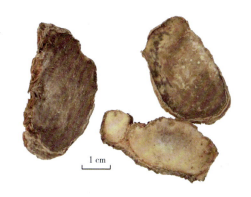

图 45-2 天南星(已霉变)

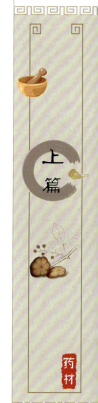

【采收加工】 秋、冬二季茎叶枯萎时采挖。挖出块茎,除去泥土、残茎和须根,洗净,晒干或烘干。建议趁鲜切片。药材水分不得过 15.0%。

天南星不同采收时间重量及总黄酮含量测定,见表 45-1。

表 45-1 天南星不同采收时间重量及总黄酮含量测定[1]

采收时间	4 月 22 日	5 月 26 日	6 月 30 日	7 月 21 日	8 月 29 日	9 月 28 日	10 月 30 日
重量 /(g/ 个)	0.59	1.78	2.81	4.75	6.66	6.35	6.18
总黄酮 /%	0.12	0.13	0.14	0.08	0.05	0.04	0.03

6 月末天南星中总黄酮含量高,8 月末(抽穗见红)产量最大,9 月后含量、产量均下降。建议天南星 6 月底至 8 月采收。

制天南星为天南星的炮制加工品。取净天南星,按大小分别用水浸泡,每日换水 2~3 次,如起白沫时,换水后加白矾(每 100 kg 天南星,加白矾 2 kg),泡一日后,再进行换水,至切开口尝微

057

[1]居羚,张瑜,池玉梅,等.异叶天南星黄酮成分与生长期的相关性[J].时珍国医国药,2012,23(6):1410-1411.

有麻舌感时取出。将生姜片、白矾置锅内加适量水煮沸后，倒入天南星共煮至无干心时取出，除去姜片，晾至四至六成干，切薄片，干燥。

每 100 kg 天南星，用生姜、白矾各 12.5 kg。

【贮藏】 天南星贮存不当，易受潮发霉、易虫蛀，有效成分流失快。建议在 25℃ 以下，单包密封，大垛用黑色塑料布遮盖、密闭库藏。

注：天南星有毒，需单独存放，专人保管。

【主要成分】 主要含黄酮类（如夏佛托苷、异夏佛托苷、芹菜素 –6– 阿拉伯糖 –8–C– 半乳糖苷）、生物碱类（如胡芦巴碱、秋水仙碱、胆碱）等。

药典标准：醇浸出物不得少于 9.0%；含总黄酮以芹菜素计，不得少于 0.050%。

【性味归经】 苦、辛、温；有毒。归肺、肝、脾经。

【功能主治】 天南星：散结消肿。外用治痈肿，蛇虫咬伤。

制天南星：燥湿化痰，祛风止痉，散结消肿。用于顽痰咳嗽，风痰眩晕，中风痰壅，口眼㖞斜，半身不遂，癫痫，惊风，破伤风；外用治痈肿，蛇虫咬伤。

【用法用量】 外用生品适量，研末以醋或酒调敷患处。制天南星内服，3~9 g。

【其他】

1. 孕妇慎用；生品内服宜慎。

2. 天南星具有抗肿瘤、抑菌抗炎、灭螺、杀虫和抗凝血等药理作用。

3. 天南星临床用于宫颈癌、食管癌、胃癌、肺癌、冠心病、癫痫及内耳眩晕等病症的治疗。

4. 咳嗽痰多：制天南星 10 g，浙贝母 10 g，桔梗 10 g，鱼腥草 15 g。水煎服。

天 麻

【来源】 天麻是兰科植物天麻 *Gastrodia elata* Bl. 的干燥块茎。全国各地都有种植，主产于云南、贵州、陕西、安徽等地。

【性状】 天麻呈椭圆形或长条形，略扁，皱缩而稍弯曲，长 3~15 cm，宽 1.5~6 cm，厚 0.5~2 cm。表面黄白色至黄棕色，有纵皱纹及由潜伏芽排列而成的横环纹多轮，有时可见棕褐色菌索。顶端有红棕色至深棕色鹦嘴状的芽或残留茎基；另端有圆脐形疤痕。质坚硬，不易折断，断面较平坦，黄白色至淡棕色，角质样（图 46-1~图 46-2）。气微，味甘。

以色黄白、半透明、肥大坚实者为佳。

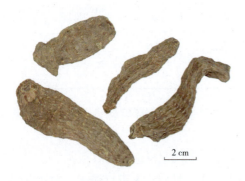

图 46-1 天 麻

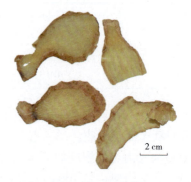

图 46-2 天麻片

【采收加工】 立冬后至次年清明前采挖，不同产地天麻采收时间不同，分为"冬麻"和"春麻"。采收时，挖起菌棒，取出成熟天麻，轻拿、轻放、轻装运，避免人为机械损伤，防止采后烂麻。

鲜天麻气调冷藏 2 周，天麻素等成分下降 20% 以上[1]。室温下药材采挖后 24 小时蒸制或保存 3 天后蒸制时，天麻素、对羟基苯甲醇总含量相对于 24 小时内加工下降 38%[2]。故不提倡贮藏鲜天麻，或冷贮天麻。

天麻采后宜当天尽快、趁早、及时加工，鲜天麻块，或鲜天麻切制片（2~3 mm），70~80℃干燥[3]。有监测条件时可使用 100℃干燥。药材水分不得过 15.0%。

昭通市彝良县钟鸣镇乌天麻不同采收期天麻重量、折干率，见表 46-1。

表 46-1 昭通市彝良县钟鸣镇乌天麻不同采收期天麻重量、折干率[4]

采收时间	8 月	9 月	10 月	11 月	12 月	1 月	2 月	3 月
鲜重 /g	75.0	135.0	154.8	149.2	139.6	151.8	153.9	148.6
干重 /g	10.7	32.5	39.7	45.3	39.5	41.7	40.5	30.3
折干率 /%	14.2	24.1	25.6	30.3	28.2	27.5	26.3	20.4

昭通乌天麻在 11 月左右完全成熟，重量和有效成分达到最高。低海拔产区采收时间适当提前。

【贮藏】 天麻贮存不当，易受潮霉变、易虫蛀，有效成分流失快。建议在 20℃以下，单包装密封，大垛密闭库藏。

【主要成分】 主要含酚类及其苷类（如天麻素、对羟基苯甲醇）、甾醇类等。

药典标准：醇浸出物不得少于 15.0%；含天麻素和对羟基苯甲醇的总量不得少于 0.25%；特征图谱中应具有相应的 6 个峰（天麻素、对羟基苯甲醇、巴利森苷 E、巴利森苷 B、巴利森苷 C、巴利森苷 A）。

【性味归经】 甘，平。归肝经。

【功能主治】 息风止痉，平抑肝阳，祛风通络。用于小儿惊风，癫痫抽搐，破伤风，头痛眩晕，手足不遂，肢体麻木，风湿痹痛。

【用法用量】 3~10 g。

【其他】

1. 二氧化硫残留不得过限量。

2. 天麻具有镇痛、镇静催眠、抗惊厥、改善学习记忆、神经保护、抗抑郁、抗凝血和抗血栓等药理作用。

3. 天麻对大脑神经系统具有明显的保护和调节作用，能增强视神经的分辨能力，已用作高空飞行人员的脑保健食品或脑保健药物。日本用天麻注射液治疗阿尔茨海默病，有效率达 81%。

4. 高血压：天麻 5 g，杜仲、野菊花各 10 g，川芎 9 g。水煎服，1 日 1 剂。

5. 肝阳上亢所致的眩晕（天麻绿茶）：天麻 3~5 g，绿茶 1 g。沸水冲泡，代茶饮用。

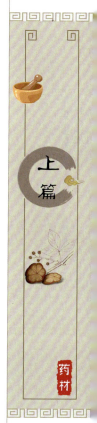

木 瓜

【来源】 木瓜为蔷薇科灌木植物贴梗海棠 *Chaenomeles speciosa* (Sweet) Nakai 的干燥近成熟果

[1]陈娜,李永强,李瑞平,等.不同包装条件下冷藏天麻的保鲜效果[J].食品与发酵工业,2020,46(1):251-255.

[2]周娜,王进,王蕾,等.金寨天麻蒸制,干燥工艺的优化[J].中成药,2021,43(7):1858-1862.

[3]卢琪,薛淑静,杨德,等.乌红天麻干燥工艺研究[J].食品工业科技,2021(5):166-169,176.

[4]刘金美,田治蛟,戴堃,等.昭通乌天麻最佳采收期研究[J].中国现代中药,2015,17(12):1151-1154.

实。主产于安徽、湖北及重庆等地。

【性状】 木瓜呈长圆形，多纵剖成两半，长 4~9 cm，宽 2~5 cm，厚 1~2.5 cm。外表面紫红色或红棕色，有不规则的深皱纹；剖面边缘向内卷曲，果肉红棕色，中心部分凹陷，棕黄色；种子扁长三角形，多脱落。质坚硬（图 47-1）。气微清香，味酸。

以个大、皮皱、紫红色者为佳。

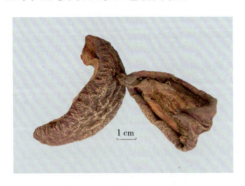 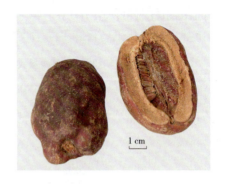

图 47-1 皱皮木瓜（正品）　　　　　　图 47-2 光木瓜（伪品）

【采收加工】 夏秋季节果实绿黄时采收，至沸水中烫至外皮灰白色，对半纵剖，晒干。建议趁鲜切片，晒干。药材水分不得过 15.0%。

【贮藏】 木瓜贮存不当，色易变深，质变脆，气味变淡，易虫蛀，有效成分易流失。建议在 20℃以下，单包装密封，大垛用黑色塑料布遮盖、密闭，暗室库藏。

【主要成分】 主要含三萜类（如齐墩果酸、熊果酸、桦木酸）、苯丙素类（如肉桂酸、咖啡酸）、黄酮类等。

药典标准：醇浸出物不得少于 15.0%，含齐墩果酸和熊果酸的总量不得少于 0.50%。

【性味归经】 酸、温。归肝、脾经。

【功能主治】 舒筋活络，化湿和胃。用于湿痹拘挛，腰膝关节酸重疼痛，暑湿吐泻，转筋挛痛，脚气水肿。

【用法用量】 6~9 g。

【其他】

1. 光木瓜为蔷薇科植物榠楂 *C. sinensis* (Thouin) Koehne. 的干燥果实。外表红棕色，光滑无皱或稍粗糙有细纹理。剖面较饱满，果肉颗粒性，种子多数，密集。气微，味涩微酸，嚼之有沙粒感。光木瓜不可替代木瓜使用。光木瓜（伪品）见图 47-2。

2. 野木瓜为木通科植物野木瓜 *Stauntonia chinensis* DC. 的干燥带叶茎枝。祛风止痛，舒筋活络。用于风湿痹痛，腰腿疼痛，头痛，牙痛，痛经，跌打伤痛。

3. 木瓜具有抗肿瘤、保肝、抗炎镇痛、祛风湿和抗菌等药理作用。临床用于治疗肝炎，可以起一定程度的护肝、降酶，改善肝功能等疗效。

4. 脚气湿热：木瓜、薏苡仁各 15 g，白术、茯苓各 9 g，黄柏 6 g。水煎服。

5. 小腿疼痛、抽搐：木瓜与伸筋草、全归各 15 g。水煎服。

木　香

【来源】 木香为菊科植物木香 *Aucklandia lappa* Decne. 的干燥根。主产于云南、四川、重庆、湖北等地。

【性状】 木香呈圆柱形或半圆柱形，长 5~10 cm，直径 0.5~5 cm。表面黄棕色至灰褐色，有明

中药材质量
新说
（第二版）
ZHONGYAOCAI
ZHILIANG
XINSHUO
(DIERBAN)
药材

显的皱纹、纵沟及侧根痕。质坚，不易折断，断面灰褐色至暗褐色，周边灰黄色或浅棕黄色，形成层环棕色，有放射状纹理及散在的褐色点状油室（图48-1～图48-2）。气香特异，味微苦。

以根匀大、色褐黄、质坚实、体嫩、香味浓厚者为佳。

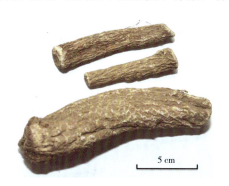

图48-1 木　香

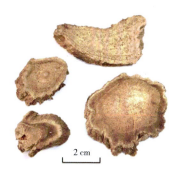

图48-2 木香片

【采收加工】秋、冬二季采挖，除去泥沙及须根，切段或大的先趁鲜纵切成瓣，干燥后撞去粗皮。药材水分不得过14.0%。

木香各地具体采收期差异大，如：①甘肃省定西市，于霜降以后木香地上部分开始枯萎、地温低于10℃时开始采挖。②云南玉龙县鲁甸乡，宜于小雪前后采挖木香。

2年生不同采收期云木香的成分（丽江市玉龙县鲁甸乡），见表48-1。

表48-1　2年生不同采收期云木香的成分（丽江市玉龙县鲁甸乡）[1]（%）

采收时间	8月20日	9月20日	10月20日	11月20日
木香烃内酯＋去氢木香内酯	3.3	3.7	3.9	4.9
折干率	31.60	33.86	34.08	34.74

木香种植年限一般为1～3年，随着栽培年限的增加，产量和有效成分含量不断增加，但栽培超过3年，药材根部会出现乱根，主根开始空心，药材品质下降，所以2年生木香经济效益最高。2年生云木香中木香烃内酯和去氢木香内酯的总含量随着时间明显增加，在11月下旬达到最高。

【贮藏】木香贮藏不当，易吸潮，香气易散失。无香气者质量差。建议在25℃以下，单包密封，大垛用黑色塑料布遮盖、密闭，暗室库藏。

【主要成分】主要含萜类（木香烃内酯、去氢木香内酯、白桦脂酸、菜蓟苦素）、蒽醌类、黄酮类等。

药典标准：含木香烃内酯和去氢木香内酯的总量不得少于1.8%。

【性味归经】辛、苦，温。归脾、胃、大肠、三焦、胆经。

【功能主治】行气止痛，健脾消食。用于胸胁、脘腹胀痛，泻痢后重，食积不消，不思饮食。煨木香实肠止泻，用于泄泻腹痛。

【用法用量】3～6 g。

【其他】

1. 木香具有调节胃肠运动、抗消化性溃疡、抗腹泻、抗炎、促进胆囊收缩、扩张血管等药理活性，广泛用于治疗消化系统疾病和心血管系统疾病。

2. 扭挫伤：木香3 g，郁金10 g。水煎服，每日1剂，分2次服。

[1]康平德，吕丽芬，陈翠，等．云木香不同采收期产量性状及成分分析[J]．云南中医学院学报，2009，32（2）：39-41．

3. 内灼腹痛：木香、乳香、没药各 1.5 g。水煎服之。

木 通

【来源】 木通为木通科植物木通（又称五叶木通）
Akebia quinata（Thunb.）Decne.、三叶木通 *Akebia trifoliata*
（Thunb.）Koidz. 或白木通 *Akebia trifoliata*（Thunb.）Koidz.
var. *australis*（Diels）Rehd. 的干燥藤茎。主产于四川、湖
北、湖南、广西等地。

【性状】 木通呈圆柱形，常稍扭曲，长 30~70 cm，直
径 0.5~2 cm。表面灰棕色至灰褐色，外皮粗糙而有许多不
规则的裂纹或纵沟纹，具突起的皮孔。节部膨大或不明显，
具侧枝断痕。体轻，质坚实，不易折断，断面不整齐，皮部
较厚，黄棕色，可见淡黄色颗粒状小点，木部黄白色，射线
呈放射状排列，髓小或有时中空，黄白色或黄棕色（图 49-
1）。气微，味微苦而涩。

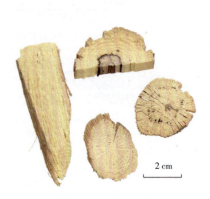

图 49-1 木 通

【采收加工】 秋季采收，截取茎部，除去细枝，趁鲜切片，阴干或 50℃烘干。药材水分不得
过 10.0%。

不同采收期白木通齐墩果酸含量测定，见表 49-1。

表 49-1 不同采收期白木通齐墩果酸含量测定[1]（%）

采收时间	齐墩果酸含量
11 月 20 日	1.03
1 月 20 日	1.02
3 月 20 日	0.54

白木通在 11 月至翌年 1 月间齐墩果酸含量较高。

不同干燥方法对白木通中齐墩果酸的含量测定，见表 49-2。

表 49-2 不同干燥方法对白木通中齐墩果酸的含量测定[2]

干燥方法	耗时 / 小时	齐墩果酸含量 /%
阴干	276.0	1.02
晒干	122.0	0.95
50℃烘干	10.2	1.22
70℃烘干	4.5	0.82
100℃烘干	1.5	0.16

从干燥时间和有效成分来考虑，最佳干燥方法是 50℃烘干。

【贮藏】 木通贮存不当，受潮易霉变，有效成分易流失。建议在 25℃以下，单包装密封，大
垛用黑色塑料布遮盖、密闭，暗室库藏。

[1][2]杨志品,刘梅影,戴星照.白木通规范化采收与加工技术研究[J].现代农业科技,2016(19)：70-72.

【主要成分】 主要含三萜类（如 β - 谷甾醇、胡萝卜苷、齐墩果酸、常春藤皂苷元、木通酸）、苯丙素类（如木通苯乙醇苷 B、秦皮乙素）等。

药典标准：含木通苯乙醇苷 B 不得少于 0.15%。

【性味归经】 苦，寒。归心、小肠、膀胱经。

【功能主治】 利尿通淋，清心除烦，通经下乳。用于淋证，水肿，心烦尿赤，口舌生疮，经闭乳少，湿热痹痛。

【用法用量】 3~6 g。

【其他】

1. 木通具有抗癌、抗肿瘤、抗炎、利尿、止痛、抗风湿等作用。

2. 导赤散：生地黄、木通、生甘草梢、竹叶各 6 g。具有清脏腑热，清心养阴，利水通淋之功效，临床常用于治疗口腔炎，鹅口疮，小儿夜啼等心经有热者。

3. 痹证：木通 50~75 g，水煎 50~100 ml，每次 25~30 ml。每日服 2~3 次。

木鳖子

【来源】 木鳖子为葫芦科植物木鳖 *Momordica cochinensis*（Lour.）Spreng. 的干燥成熟种子。主产于云南、广西、湖南、湖北、四川等地。

【性状】 木鳖子呈扁平圆板状，中间稍隆起或微凹陷，直径 2~4 cm，厚约 0.5 cm。表面灰棕色至黑褐色，有网状花纹，在边缘较大的一个齿状突起上有浅黄色种脐。外种皮质硬而脆，内种皮灰绿色，绒毛样。子叶 2，黄白色，富油性（图 50-1）。有特殊的油腻气，味苦。

以籽粒饱满、不破裂、体重、内仁黄白色、不泛油者为佳。

【采收加工】 冬季采收成熟果实，剖开，晒至半干，除去果肉，取出种子，干燥。

【贮藏】 木鳖子贮存不当，易走油，有效成分易流失。建议在 20℃以下，单包装密封，大垛用黑色塑料布遮盖、密闭，暗室库藏。

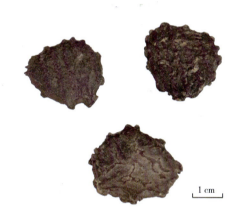

图 50-1 木鳖子

【主要成分】 主要含萜类（如丝石竹皂苷元 3-*O*-β-D- 葡萄糖醛酸甲酯、齐墩果酸）、脂肪酸类、甾醇类、挥发油等。

药典标准：木鳖子仁含丝石竹皂苷元 3-*O*-β-D- 葡萄糖醛酸甲酯不得少于 0.25%。

【性味归经】 苦、微甘，凉；有毒。归肝、脾、胃经。

【功能主治】 散结消肿，攻毒疗疮。用于疮疡肿毒，乳痈，瘰疬，痔瘘，干癣，秃疮。

【用法用量】 0.9~1.2 g。外用适量，研末，用油或醋调涂患处。

【其他】

1. 用时去壳取仁，捣碎；或去油制霜。

2. 本品有毒，体质虚弱者忌用，孕妇慎用，儿童忌用。

3. 木鳖子具有抗癌、抗炎、抗菌、免疫调节、抗溃疡、抗氧化、降血糖、神经保护等多种药理活性。

4. 木鳖叶用于跌打肿痛，痈疮肿毒，木鳖嫩叶可作蔬菜。木鳖子果实榨汁作饮料已有应用。

5. 木鳖子适量，研末调敷患处，治疗痈肿毒。

五加皮

【来源】 五加皮为五加科植物细柱五加 *Acanthopanax gracilistylus* W. W. Smith. 的干燥根皮。主产于湖北、湖南、浙江、四川等地。

【性状】 五加皮呈不规则卷筒状，长 5~15 cm，直径 0.4~1.4 cm，厚约 0.2 cm。外表面灰褐色，有稍扭曲的纵皱纹和横长皮孔样斑痕；内表面淡黄色或灰黄色，有细纵纹。体轻，质脆，易折断，断面不整齐，灰白色（图 51-1）。气微香，味微辣而苦。

以粗长、皮厚、气香、无木心者为佳。

【采收加工】 夏、秋二季采挖根部，洗净，剥取根皮，晒干或 60℃以下烘干，药材水分不得过 12.0%。

【贮藏】 五加皮贮存不当，易虫蛀、发霉、香气散失，有效成分易流失。建议在 25℃以下，单包装密封，大垛用黑色塑料布遮盖、密闭，暗室库藏。

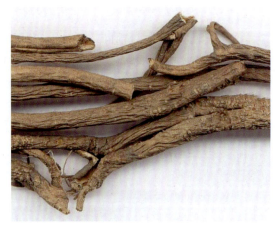

图 51-1　五加皮

【主要成分】 主要含苯丙素类（如紫丁香苷、刺五加苷 B_1、刺五加苷 D）、萜类、挥发油类等。

药典标准：醇浸出物不得少于 10.5%。

【性味归经】 辛、苦，温。归肝、肾经。

【功能主治】 祛风除湿，补益肝肾，强筋壮骨，利水消肿。用于风湿痹病，筋骨痿软，小儿行迟，体虚乏力，水肿，脚气。

【用法用量】 5~10 g。

【其他】

1. 五加皮具有抑制肿瘤细胞增殖、抗衰老、保肝、减肥、抗炎镇痛、抑制环氧化酶等药理活性。

2. 现市场、药店多把五加皮、香加皮混用，虽两者相似，但科属不同，功效也有不同，药理作用也不相同，购买或使用时需注意。凡用五加皮配置药酒，只可使用五加皮（南五加皮），不可使用香加皮（北五加皮）。

3. 风湿性关节炎：五加皮 15 g，威灵仙 9 g，络石藤 15 g，忍冬藤 24 g。水煎服。

4. 水肿：五加皮 15 g，茯苓皮 15 g。水煎服。每日 2 次。

五味子

【来源】 五味子为木兰科植物五味子 *Schisandra chinensis*（Turcz.）Baill. 的干燥成熟果实。习称"北五味子"。主产于辽宁、吉林、黑龙江。

【性状】 五味子呈不规则的球形或扁球形，直径 5~8 mm。表面红色、紫红色或暗红色，皱缩，显油润；有的表面呈黑红色或出现"白霜"。果肉柔软，种子 1~2，肾形，表面棕黄色，有光泽，种皮薄而脆。果肉气微，味酸；种子破碎后，有香气，味辛、微苦。

中药材质量新说（第二版）
ZHONGYAOCAI ZHILIANG XINSHUO (DIERBAN)
药材

以粒大、紫红、饱满、油性足者为优（图52-1）；干瘪、无油性者质劣（图52-2）。

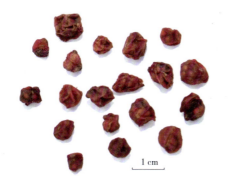

图 52-1　五味子（饱满、油性足，质优）

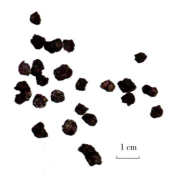

图 52-2　五味子（干瘪、无油性，质劣）

【采收加工】秋季果实成熟时采摘，晒干或蒸后晒干，除去果梗及杂质。药材水分不得过 16.0%。不同采收期五味子种子和果肉中木脂素的含量，见表 52-1。

表 52-1　不同采收期五味子种子和果肉中木脂素的含量[1]（%）

采收时间		8 月 26 日	9 月 6 日	9 月 16 日	9 月 26 日
种子	五味子醇甲	1.14	1.19	1.18	1.13
	五味子酯甲	0.60	0.66	0.72	0.65
	五味子甲素	0.30	0.33	0.25	0.25
	五味子乙素	0.69	0.77	0.67	0.67
果肉	五味子醇甲	0.25	0.29	0.26	0.26
	五味子酯甲	0.33	0.35	0.34	0.34
	五味子甲素	0.04	0.15	0.04	0.04
	五味子乙素	0.14	0.15	0.14	0.14

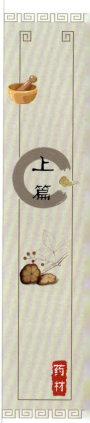

　　种子中五味子醇甲和五味子乙素在 9 月上旬达到最高值，五味子酯甲和甲素在 9 月中旬达到最高值。4 种木脂素主要分布在五味子果实的种子中，果肉中的含量少于《中国药典》规定。

　　【贮藏】五味子贮存不当，易发霉，有效成分易流失。建议在 2~10℃，聚乙烯密封袋单包装密封，暗室库藏[2]。

　　【主要成分】主要含木脂素类（如五味子醇甲、五味子乙素），挥发油类（如 α - 依兰烯、β - 月桂烯、γ - 姜黄烯、β - 雪松烯），多糖类，有机酸类，萜类，黄酮类等。

　　药典标准：含五味子醇甲不得少于 0.40%。

　　【性味归经】酸、甘、温。归肺、心、肾经。

　　【功能主治】收敛固涩，益气生津，补肾宁心。用于久嗽虚喘，梦遗滑精，遗尿尿频，久泻不止，自汗盗汗，津伤口渴，内热消渴，心悸失眠。

　　【用法用量】2~6 g。

　　【其他】

　　1. 五味子入药时需将内仁粉碎。

　　2. 五味子具有镇静、催眠、抗惊厥、保护脑神经细胞、保肝、免疫兴奋、降压、抗心肌缺血、抗氧化、抗肿瘤、抗菌、促进性功能、抗溃疡、降血糖等多种药理活性。

065

　　[1]潘丕克, 王品, 孔祥文, 等. 不同采收期对北五味子木脂素含量的影响[J]. 林业实用技术, 2012（1）: 8-10.
　　[2]陈舒妤, 石婧婧, 邹立思, 等. 不同贮藏条件对五味子质量的影响[J]. 天然产物研究与开发, 2019, 31（4）: 655-662.

3. 慢性支气管炎：五味子 3 g，苦杏仁 3 g，甘草 3 g，麻黄 3 g。水煎服。

4. 神经衰弱：五味子 9~15 g。水煎服。

5. 肾虚型慢性支气管炎：五味子、麻黄、当归、补骨脂、半夏各 9 g。水煎服。

五倍子

【来源】 五倍子为漆树科植物盐肤木 *Rhus chinensis* Mill.、青麸杨 *Rhus potaninii* Maxim. 或红麸杨 *Rhus punjabensis* Stew. var. *sinica*（Diels）Rehd. et Wils. 叶上的虫瘿，主要由五倍子蚜 *Melaphis chinensis*（Bell）Baker 寄生而形成。角倍类五倍子主产于贵州、四川、湖北、湖南、云南、广西等地；肚倍类五倍子主产于湖北、四川、陕西、江西等地。

【性状】 肚倍：呈长圆形或纺锤形囊状，长 2.5~9 cm，直径 1.5~4 cm。表面灰褐色或灰棕色，微有柔毛。质硬而脆，易破碎，断面角质样，有光泽，壁厚 0.2~0.3 cm，内壁平滑，有黑褐色死蚜虫及灰色粉状排泄物（图 53-1）。气特异，味涩。

角倍：呈菱形，具不规则的钝角状分枝，柔毛较明显，壁较薄（图 53-2）。

注： 以个大，完整，色灰褐，纯净者为优。

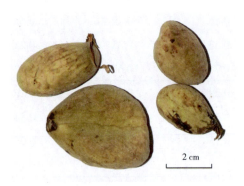

图 53-1 肚倍

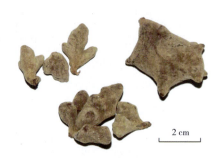

图 53-2 角倍

【采收加工】 肚倍一般 5—6 月采收，角倍一般在 9—10 月采收。五倍子由青绿色逐渐变为葱绿色或葱白色，向阳的倍面呈鲜红色或微红色即可采收，此时五倍子已长成而里面的蚜虫尚未穿过瘿壁或极少数穿过。采下的鲜倍及时用沸水浸烫，杀死蚜虫，待五倍子表面由黄褐色转为灰色时，立即捞出，晒干或微火烘干。倍壳质硬声脆，手压能破成碎片，即可。药材水分不得过 12.0%。

【贮藏】 五倍子贮存不当，易吸潮、霉变，易虫蛀，受重压易碎，有效成分流失快。建议在 20℃以下，用深色塑料包装袋单包装密封，大垛用黑色塑料布遮盖、密闭，暗室库藏；或大货单包装密封冷藏。

注： 五倍子易碎，搬运时应防止破垛，堆码防止重压，减少包装损失。

【主要成分】 主要含鞣质类成分（如双没食子酸、二 –*O*– 没食子酰基葡萄糖、三 –*O*– 没食子酰基葡萄糖等）。

药典标准：含鞣质不得少于 50.0%。含鞣质以没食子酸计，不得少于 50.0%。

【性味归经】 酸、涩，寒。归肺、大肠、肾经。

【功能主治】 敛肺降火，涩肠止泻，敛汗，止血，收湿敛疮。用于肺虚久咳，肺热咳嗽，久泻久痢，自汗盗汗，消渴，便血痔血，外伤出血，痈肿疮毒，皮肤湿烂。

【用法用量】 3~6 g。外用适量。

【其他】

1. 五倍子有收敛、抑菌、止泻等药理作用，临床用于防治皮炎，治疗盗汗、宫颈糜烂、枕部疖肿、睫毛倒卷、拔牙创口止血等。

2. 五倍子醋蒸后，没食子酸和鞣花酸含量均大量提升；发酵制后，没食子酸提升 12 倍多，鞣花酸含量下降。传统认为醋蒸五倍子收敛性增强，发酵制五倍子抗菌作用增强。现代研究表明，没食子酸、鞣花酸具有显著的抗菌、抗炎、抗氧化作用，五倍子醋蒸、发酵制均取得了炮制增效的作用。

3. 肺虚久咳：五倍子 6 g，五味子 6 g。水煎服。

4. 糖尿病：五倍子 500 g，龙骨 62 g，茯苓 124 g。研细，水泛成蜜丸。每服 3~6 g，每日 3 次，治疗期 3 个月。

❧ 太子参 ❧

【来源】 太子参为石竹科植物孩儿参 *Pseudostellaria heterophylla* (Miq.) Pax ex Pax et Hoffm. 的干燥块根。主产于贵州、福建、安徽等地。

【性状】 太子参呈细长纺锤形或细长条形，稍弯曲，长 3~10 cm，直径 0.2~0.6 cm。表面灰黄色至黄棕色，较光滑，微有纵皱纹，凹陷处有须根痕。顶端有茎痕。质硬而脆，断面较平坦，周边淡黄棕色，中心淡黄白色，角质样（图 54-1）。气微，味微甘。

以肥润、黄白色者为佳。

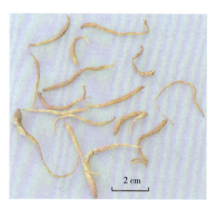

图 54-1　太子参

【采收加工】 夏季茎叶大部分枯萎时采挖。挖出太子参地下部分，除去地上部分及泥沙，保留须根，置沸水中略烫后晒干或直接晒干。药材水分不得过 14.0%。

不同采收期太子参的有效成分含量，见表 54-1。

表 54-1　不同采收期太子参的有效成分含量[1]（%）

采收月份	5 月	6 月	7 月	8 月	9 月	10 月
太子参环肽 B	0.024 6	0.025 6	0.029 0	0.028 4	0.026 5	0.025 3
多糖	15.87	14.93	16.69	16.33	17.34	16.13
皂苷	0.40	0.56	0.14	0.56	0.78	0.74

贵州产太子参在 7 月太子参环肽 B 含量较高。9 月多糖、皂苷含量较高，结合药材的有效成分含量和产量，建议贵州产太子参 7 月左右采收。

太子参块根不同部位总皂苷的含量，见表 54-2。

表 54-2　太子参块根不同部位总皂苷的含量[2]（%）

部位	皮部	木质部	块根	根头	根中	根尾
总皂苷含量	0.46	0.11	0.34	0.58	0.22	0.54

太子参皮部（周皮和韧皮部）皂苷含量显著高于木质部。块根中部直径最大，木质部所占比例

[1] 闫亮, 秦民坚, 贺定翔, 等. 太子参多糖及皂苷的积累动态研究 [J]. 现代中药研究与实践, 2005, 19 (6)：10-13.

[2] 彭华胜, 刘文哲, 胡正海, 等. 栽培太子参块根中皂苷的组织化学定位及其含量变化 [J]. 分子细胞生物学报, 2009, 42 (1)：1-10.

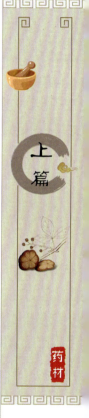

大，皂苷含量较低。块根根头部和根尾部总皂苷含量较高。

太子参不同部位有效成分的含量，见表54-3。

表54-3 太子参不同部位有效成分的含量[1]（%）

部位	太子参环肽B	多糖	总皂苷
须根	0.049 7	18.79	0.25
块根	0.035 9	34.97	0.22

太子参须根中太子参环肽B含量显著高于块根，总皂苷含量也与块根相当，建议保留须根。

注：样品不论来源于何产地，药材及须根中太子参环肽B含量在不同加工方法之间均呈现规律性差异，即生晒品＞蒸晒品＞煮晒品[2]。

【贮藏】 太子参贮存不当，易受潮、易虫蛀，有效成分易流失。建议在20℃以下，单包装密封，大垛用黑色塑料布遮盖、密闭，暗室库藏。

【主要成分】 主要含环肽类（如太子参环肽A、B、C、D）、糖苷类（如太子参皂苷A、尖叶丝石竹皂苷D）等。

药典标准：水浸出物不得少于25.0%。

【性味归经】 甘、微苦，平。归脾、肺经。

【功能主治】 益气健脾，生津润肺。用于脾虚体倦，食欲不振，病后虚弱，气阴不足，自汗口渴，肺燥干咳。

【用法用量】 9~30 g。

【其他】

1. 太子参质地坚实，入煎剂成分难以充分溶出，建议入药前轧扁或切段。
2. 太子参具有抗应激、抗疲劳、增强免疫、抗氧化、延长寿命、抗菌、抗病毒等作用。
3. 神经衰弱（神经症），失眠：太子参15 g，当归、酸枣仁、远志、炙甘草各9 g。水煎服。
4. 肺虚咳嗽：太子参15 g，麦冬12 g，甘草6 g。水煎服。
5. 病后虚弱，伤津口干：太子参、生地、白芍、生玉竹各9 g。水煎服。

车前子

【来源】 车前子为车前科植物车前 *Plantago asiatica* L. 或平车前 *Plantago depressa* Willd. 的干燥成熟种子。全国大部分地区均产，主产于江西、河南、黑龙江、辽宁等地。

【性状】 车前子呈椭圆形、不规则长圆形或三角状长圆形，略扁，长约2 mm，宽约1 mm。表面黄棕色至黑褐色，有细皱纹，一面有灰白色凹点状种脐。质硬（图55-1）。气微，味淡。

以粒大、色黑、饱满者为佳。

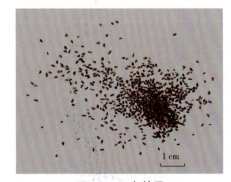

图55-1 车前子

[1]丁春花, 林培玲, 曾建伟, 等. 太子参块根和参须中多糖及总皂苷含量的测定[J]. 福建中医药大学学报, 2012, 22（3）：40-42.

[2]王晓阁, 龙全江, 赵悦, 等. 产地不同加工方法对太子参药材中太子参环肽B含量的影响[J]. 甘肃中医学院学报, 2016（3）：45-49.

【采收加工】 夏、秋二季种子成熟时采收果穗，暴晒，干燥后用手揉搓，除去杂质，将种子筛出，再去壳。药材水分不得过 12.0%。

不同采收时期车前子中有效成分的含量测定，见表 55-1。

表 55-1　不同采收时期车前子中有效成分的含量测定[1]（%）

有效成分	车前素	毛蕊花糖苷	异毛蕊花糖苷
6 月	1.751	11.251	0.893
7 月	1.722	7.679	0.855
8 月	1.862	6.953	0.625

车前子中毛蕊花糖苷和异毛蕊花糖苷在 6 月含量最高，车前素在 8 月含量最高。

【贮藏】 车前子贮存不当，易受潮，有效成分易流失。建议在 25℃ 以下，单包装密封，大垛用黑色塑料布遮盖、密闭，暗室库藏。

【主要成分】 主要含苯乙醇苷类（如车前草苷、毛蕊花糖苷、咖啡酸）、环烯醚萜类（如桃叶珊瑚苷）、黄酮类、生物碱类、三萜类、甾醇类等。

药典标准：含京尼平苷酸不得少于 0.50%，毛蕊花糖苷不得少于 0.40%。

【性味归经】 甘，寒。归肝、肾、肺、小肠经。

【功能主治】 清热利尿通淋，渗湿止泻，明目，祛痰。用于热淋涩痛，水肿胀满，暑湿泄泻，目赤肿痛，痰热咳嗽。

【用法用量】 9~15 g，包煎。

【其他】

1. 车前子具有抗炎、降低眼压、抗衰老、降低胆固醇等药理作用，临床上用于治疗老年性高血压、痛风、咳喘等。

2. 小便热秘不通：车前子 30 g，川黄柏 15 g，芍药 6 g，甘草 3 g。水煎徐徐服。

3. 小便血淋作痛：车前子晒干为末，每服 6 g。车前叶煎汤下。

4. 腹泻：炒车前子、生车前子、炒山楂、生山楂各 30 g。水煎服，每日 1 剂。

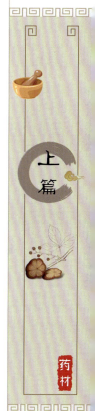

❧ 车前草 ❧

【来源】 车前草为车前科植物车前 *Plantago asiatica* L. 或平车前 *Plantago depressa* Willd. 的干燥全草。全国大部分地区均产，主产于江西、河南、黑龙江、辽宁等地。

【性状】 车前：根丛生，须状。叶基生，具长柄；叶片皱缩，展平后呈卵状椭圆形或宽卵形，长 6~13 cm，宽 2.5~8 cm；表面灰绿色或污绿色，具明显弧形脉 5~7 条；先端钝或短尖，基部宽楔形，全缘或有不规则波状浅齿。穗状花序数条，花茎长。蒴果盖裂，萼宿存。气微香，味微苦。

平车前：主根直而长。叶片较狭，长椭圆形或椭圆状披针形，长 5~14 cm，宽 2~3 cm。

均以叶片完整、色灰绿者为佳（图 56-1）；色枯黄者质次（图 56-2）。

069

[1] 俞燕, 钟瑞建, 丁剑虹, 等. HPLC 法同时测定不同产地车前子生品及盐炙品中 3 个主要活性成分的含量 [J]. 药物分析杂志, 2015, (5)：889-892.

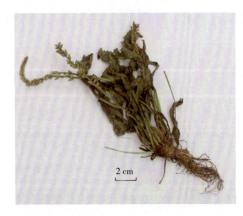

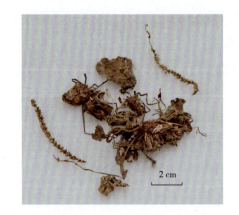

图 56-1　色灰绿，质优　　　　　　　　图 56-2　色枯黄，质次

【采收加工】　夏季抽出的车前草穗与叶片等长，还未开花时采收。将全草连根拔起，洗净根部泥沙和叶部污物，晒干。药材水分不超过 13.0%。

车前草不同部位中 3 种成分含量测定，见表 56-1。

表 56-1　车前草不同部位中 3 种成分含量测定[1]

部位	大车前苷 /%				木犀草苷 /%				车前草苷 D/%			
	江苏	江西	四川	安徽	江苏	江西	四川	安徽	江苏	江西	四川	安徽
全草	0.65	0.70	0.37	0.47	0.15	0.19	0.06	0.14	0.05	0.06	0.05	0.06
茎	0.40	0.27	0.24	0.36	0.07	0.08	0.04	0.06	0.05	0.04	0.03	0.06
叶	1.31	1.29	0.57	0.56	0.36	0.36	0.09	0.22	0.06	0.08	0.07	0.08
穗	0.51	0.40	0.16	0.48	0.07	0.09	0.04	0.06	0.05	0.05	0.03	0.06

车前草不同部位 3 种成分的含量在江苏、江西产地样品中总体较高；车前草样品叶中的大车前苷、木犀草苷、车前草苷 D 含量均高于全草、穗、茎。

【贮藏】　车前草贮存不当，香气易散失，颜色变黄，有效成分流失快，无绿色者药效低。建议在 25℃以下，单包装密封，大垛用黑色塑料布遮盖、密闭，暗室库藏。

【主要成分】　主要含木脂素类（如大车前苷）、黄酮类（如芹菜素、木犀草素）、环烯醚萜类（如桃叶珊瑚苷）、三萜类、挥发油类等。

药典标准：水浸出物不得少于 14.0%；含大车前苷不得少于 0.10%。

【性味归经】　甘，寒。归肝、肾、肺、小肠经。

【功能主治】　清热利尿通淋，祛痰，凉血，解毒。用于热淋涩痛，水肿尿少，暑湿泄泻，痰热咳嗽，吐血衄血，痈肿疮毒。

【用法用量】　入汤剂 9~30 g。亦可用鲜品捣汁服。外用鲜品适量，捣敷患处；或捣汁涂，或煎水洗。

【其他】

1. 车前子具有利尿、免疫调节、抗氧化、抗衰老、降血脂、抗炎、抗病毒、促进排便、抗痛风、保护肾脏、雌激素样作用等多种生物活性。

2. 临床用于治疗小便不利、水肿、尿路感染、痰多咳嗽、轻度痛风等病症。

3. 小儿遗尿症：车前草、当归各 60 g，麻黄 10 g。水煎服。

---

[1]纪玉华, 魏梅, 李国卫, 等 . 不同部位车前草 HPLC 特征图谱的建立及多指标成分含量测定[J]. 2020（3）：660-664.

中药材质量新说（第二版）ZHONGYAOCAI ZHILIANG XINSHUO（DIERBAN）药材

水牛角

【来源】 水牛角为牛科动物水牛 *Bubablus bubalis* Linnaeus 的角。全国各地均产，主产于华南、华东地区。

【性状】 水牛角呈稍扁平而弯曲的锥形，长短不一。表面棕黑色或灰黑色，一侧有数条横向的沟槽，另一侧有密集的横向凹陷条纹。上部渐尖，有纵纹，基部略呈三角形，中空（图57-1）。角质，坚硬。气微腥，味淡。

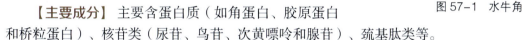

图 57-1 水牛角

【采收加工】 杀牛取角，取角后，洗净，水煮，除去角塞，干燥。

【贮藏】 建议在25℃以下，单包装密封，大垛用黑色塑料布遮盖、密闭库藏。

【主要成分】 主要含蛋白质（如角蛋白、胶原蛋白和桥粒蛋白）、核苷类（尿苷、鸟苷、次黄嘌呤和腺苷）、巯基肽类等。

【性味归经】 苦，寒。归心、肝经。

【功能主治】 清热凉血，解毒，定惊。用于温病高热，神昏谵语，发斑发疹，吐血衄血，惊风，癫狂。

【用法用量】 15~30 g，宜先煎 3 小时以上。

【其他】

1. 孕妇慎用，非实热证不宜用。中虚胃寒者慎服。

2. 水牛角具有抗内毒素、抗凝血、促睡眠、抗惊厥等药理活性。

3. 水牛角临床用于紫癜、新生儿出血症、自体免疫性溶血性贫血、慢性胃炎出血、白血病高热及出血、痤疮、顽固性皮肤瘙痒、带状疱疹等。

4. 喉痛灵片：水牛角浓缩粉、野菊花、荆芥穗、南板蓝根。清热，解毒，消炎，清咽喉。用于咽喉炎，感冒发热，上呼吸道炎，疔疮等。

水 蛭

【来源】 水蛭为水蛭科动物蚂蟥 *Whitmania pigra* Whitman、水蛭 *Hirudo nipponica* Whitman 或柳叶蚂蟥 *Whitmania acranulata* Whitman 的干燥全体。主产于江苏、浙江、山东、安徽、湖北等地。

【性状】 蚂蟥：呈扁平纺锤形，有多数环节，长4~10 cm，宽 0.5~2 cm。背部黑褐色或黑棕色，稍隆起，用水浸后，可见黑色斑点排成 5 条纵纹；腹面平坦，棕黄色。两侧棕黄色，前端略尖，后端钝圆，两端各具 1 吸盘，前吸盘不显著，后吸盘较大。质脆，易折断，断面胶质状。气微腥。

水蛭：扁长圆柱形，体多弯曲扭转，长 2~5 cm，宽 0.2~0.3 cm（图58-1）。

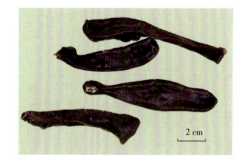

图 58-1 水 蛭

柳叶蚂蟥：狭长而扁，长 5~12 cm，宽 0.1~0.5 cm。

以色黑褐者为佳。

【采收加工】一般 4—6 月放养幼蛭，当年 10—11 月长成，当气温降至 15℃时即可进行采收。将采收的水蛭放入盆中，倒入开水，以淹没水蛭体 2~3 cm 为宜，20 分钟左右水蛭死后，捞出洗净，晒干或低温烘干。药材水分不得过 18.0%。

建议有条件的地方将鲜水蛭直接冻杀，冷冻干燥，药材酶活性高，药效好。

江浙地区不同月龄蚂蟥体重、折干率及酶活性测定，见表 58-1。

表 58-1　江浙地区不同月龄蚂蟥体重、折干率及酶活性测定[1]

采集月份	月龄 / 月	鲜重 /(g/ 条)	干重 /(g/ 条)	折干率 /%	浸出物 /%	抗凝血酶活性 /（U/g）
9 月	4	8.65	1.00	8.65	19.01	23.33
10 月	5	17.70	2.73	6.47	22.69	23.35
11 月	6	20.0	3.00	6.67	24.32	28.67
12 月	7	17.71	2.80	6.32	21.47	27.32
2 月	9	12.53	2.12	5.91	27.67	27.32
3 月	10	11.71	2.31	5.07	22.07	28.66
4 月	11	11.82	2.42	4.89	19.85	27.32

江浙一带 11 月份采集的蚂蟥样品产量及酶活性最高。气温低于 15℃，蚂蟥摄食减弱，生长缓慢。产地可根据当地气候，采收时间适当提前或延后。

蚂蟥不同部位抗凝血酶活性测定，见表 58-2。

表 58-2　蚂蟥不同部位抗凝血酶活性测定[2]

部位	头部	尾部	分泌物	全身
抗凝血酶活性 /（U/g）	226.42	67.26	99.30	102.12

蚂蟥头部抗凝血酶活性高。头部重量占全身重量比例高，则质量较好。

加工方法对水蛭抗凝血酶活性的影响，见表 58-3。

表 58-3　加工方法对水蛭抗凝血酶活性的影响[3]

加工方法	温度 /℃	抗凝血酶活性 /（U/g）
冷冻干燥	-80	1 303.56
鲜品匀浆	—	662.05
晒干	—	499.48
冷冻	-18	438.02
烫死晒干	—	369.14
烘干	40	79.89
	50	66.94
	60	63.17
	70	20.51
	80	20.86
	90	15.44

[1][2] 史红专，郭巧生，陆树松，等 . 不同月龄蚂蟥内在品质及最佳采收期研究［J］. 中国中药杂志，2009，34（23）：3060-3063.

[3] 勾玲，程博幸，郭巧生，等 . 采收及加工方法对金边蚂蟥抗凝血酶活性影响的研究［J］. 中国中药杂志，2016，41（11）：2087-2092.

中药材质量
新说
（第二版）
ZHONGYAOCAI
ZHILIANG
XINSHUO
(DIERBAN)
药材

水蛭冷冻干燥抗凝血酶活性高，烘干抗凝血酶活性低，温度越高，抗凝血酶活性越低。建议有条件的地方直接冻杀水蛭，冷冻干燥，利于药材药效保留。

【贮藏】 水蛭贮存不当，易吸潮发霉，极易虫蛀，有效成分流失快。建议单包装密封，冷藏。

【主要成分】 主要含氨基酸与多肽类（如水蛭素、苯丙氨酸）、糖脂类（如肝素）、生物碱类（如腺嘌呤、2-哌啶酮）、苷类、甾类等。

药典标准：每 1 g 含抗凝血酶活性水蛭应不低于 16.0 U；蚂蟥、柳叶蚂蟥应不低于 3.0 U。

【性味归经】 咸、苦，平；有小毒。归肝经。

【功能主治】 破血通经，逐瘀消癥。用于血瘀经闭，癥瘕痞块，中风偏瘫，跌扑损伤。

【用法用量】 1~3 g。

【其他】

1. 黄曲霉毒素、重金属及有害元素不得过限量。

2. 孕妇禁用。

3. 水蛭有抑制血小板聚集、抗血栓形成、扩张毛细血管、改善微循环、增加肾脏血流量、扩张外周血管、增加血流量、减少血管阻力、防止早产，降低胆固醇和甘油三酯等药理作用，临床主要用于治疗结膜炎、角膜云翳等病症。

4. 血管性头痛：水蛭、白芷、藁本、红花各 10 g，赤芍、川芎各 30 g，细辛 10 g，白附子 5 g。水煎 2 次分服，每日 1 剂。头痛消失后继续服用 4 剂以上，以巩固疗效。

5. 高脂血症：水蛭粉 3~5 g，每晚开水冲服。30 天为 1 个疗程。

6. 下肢静脉栓塞：生水蛭 4 份，地龙 1 份，共研细备用。每次 3~5 g，每日 3 次，饭后温开水送服。

7. 水蛭价贵，极易掺杂、掺假，以下为常见掺伪增重方式，购买时应注意鉴别。

（1）加明矾淹渍：外观色泽发乌，失去水蛭干品的自然黑色光泽；折断时干、脆，口尝之则先涩后麻而有刺舌感。

（2）用盐淹渍：因表面泛有白色的结晶盐，因此不法商贩将其放入墨汁中浸过后晒干。这种掺伪品只要用拇指和食指搓擦即可见墨色染手。

（3）在鲜水蛭中掺入异物：趁鲜在水蛭腹腔中充填石膏、水泥、砂石等，或插入小段焊条、铁丝等增重。

（4）提取后的药渣：将已提炼出有效成分但外形完整的水蛭再晒干后出售，这种水蛭已没有药效，外观也失去自然黑色光泽，断面参差不齐如糟糠，体质轻泡。

牛　黄

【来源】 牛黄为牛科动物牛 *Bos taurus domesticus* Gmelin 的干燥胆结石。主产于西北、华北、东北、西南等地区。

【性状】 牛黄多呈卵形、类球形、三角形或四方形，大小不一，直径 0.6~3（或 4.5）cm，少数呈管状或碎片。表面黄红色至棕黄色，有的表面挂有一层黑色光亮的薄膜，习称"乌金衣"，有的粗糙，具疣状突起，有的具龟裂纹。体轻，质酥脆，易分层剥落，断面金黄色，可见细密的同心层纹，有的夹有白心。气清香，味苦而后甘，有清凉感，嚼之易碎，不粘牙。

图 59-1、图 59-2 为天然牛黄，图 59-3 为体外培育牛黄，图 59-4 为人工牛黄。

注：鲜牛黄以个体完整、色泽棕黄、质地轻脆、表面光泽细腻、断面层纹清晰者为佳。

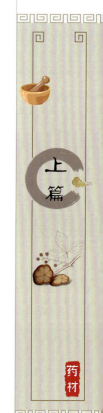

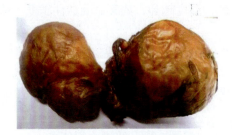

图 59-1　天然牛黄（蛋黄）

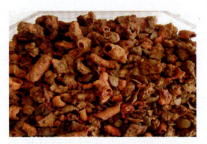

图 59-2　天然牛黄（管黄）

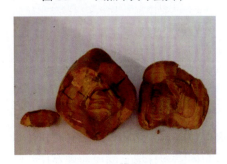

图 59-3　体外培育牛黄

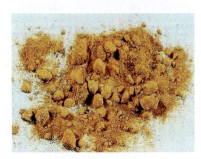

图 59-4　人工牛黄

【采收加工】　体内有牛黄的牛多表现为吃草少、喝水多、久养不肥、行走乏力、经常鸣叫、卧不安宁，伴有眼睛发红、体毛秃斑、体温升高等。屠杀这种病牛时检查其胆囊、胆管或肝管等部位，如发现有结石立即取出。取石时先去净附着在牛黄外的薄膜，用通草丝或灯心草包裹，自然阴干；或将其用几层纸包裹后置于石灰缸内使其慢慢干燥。药材水分不得过 13.0%。

注：牛黄极易破裂或变色，忌用风吹、日晒、火烘、电烤。

【贮藏】　牛黄贮存不当，见光易变为褐色，受压极易破碎，易受潮发霉。建议将其装入垫有棉花、软纸或灯心草的铁盒或木盒内密封，置阴凉干燥处贮存。

注：牛黄不宜冷藏，受冻易变黑失去药效。

【主要成分】　主要含胆酸、去氧胆酸、鹅去氧胆酸、胆红素、胆甾醇、麦角甾醇、卵磷脂、脂肪酸、维生素 D、水溶性肽类成分 SMC。

药典标准：含胆酸不得少于 4.0%，含胆红素不得少于 25.0%。

【性味归经】　甘，凉。归心、肝经。

【功能主治】　清心，豁痰，开窍，凉肝，息风，解毒。用于热病神昏，中风痰迷，惊痫抽搐，癫痫发狂，咽喉肿痛，口舌生疮，痈肿疔疮。

【用法用量】　0.15~0.35 g，多入丸散用。外用适量，研末敷患处。

【其他】

1. 孕妇慎用。

2. 牛黄具有镇静、抗惊厥、解热、抗炎、强心、利胆、保肝等药理作用。

3. 现收录入《中国药典》的牛黄品种有牛黄（天然牛黄）、人工牛黄、体外培育牛黄三种。

4. 2004 年国家食品药品监督管理局发布了《关于牛黄及其代用品使用问题的通知》，规定国家药品标准处方中含牛黄的临床急重病症用药品种（42 种）和国家药品监督管理部门批准的含牛黄的新药，可以将处方中的牛黄以培育牛黄、体外培育牛黄代替牛黄等量投料使用，但不得以人工牛黄替代。

5. 此物极易掺假，销量远大于产量，使用时应尽量先化验或鉴别确定。以下为几种简单易行的鉴别牛黄的方法。

（1）眼看：真牛黄在商品规格上分为蛋黄、印黄和管黄三种，蛋黄呈球形或卵圆形，印黄呈类方形、类三角形或多角形，这两种均为胆囊结石；管黄呈管状，空心或实心，为胆管结石。鲜牛黄质软帛重，干后变硬变轻。

（2）手感：质轻松脆，易碎，不易碎则为伪品。牛黄的水液可以染黄指甲，称为"挂甲"，且经久不褪。

（3）口感：入口清凉，不粘牙。味道先苦，而后转甜，没有膻味。细腻且无渣滓，能将唾液染成黄色。

（4）水试：真牛黄不溶于水，在水中沉淀后，不膨胀，不变色。即使将水加热沸腾，也不会改变。

（5）火试：将烧红的针刺入牛黄，真品会呈层状破裂，内有白点，并伴有香气。

牛蒡子

【来源】 牛蒡子为菊科植物牛蒡 *Arctium lappa* L.的干燥成熟果实。主产于东北、甘肃、浙江、山东、四川等地。

【性状】 牛蒡子呈长倒卵形，略扁，微弯曲，长5~7 mm，宽2~3 mm。表面灰褐色，带紫黑色斑点，有数条纵棱，通常中间1~2条较明显。顶端钝圆，稍宽，顶面有圆环，中间具点状花柱残迹；基部略窄，着生面色较淡。果皮较硬，子叶2，淡黄白色，富油性（图60-1）。气微，味苦后微辛而稍麻舌。

以粒大、饱满、外皮灰褐色者佳。

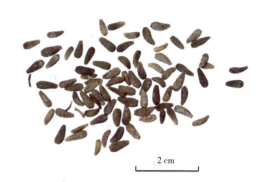

2 cm

图60-1 牛蒡子

【采收加工】 秋季果实成熟、种子表面呈黄里透黑，及时分批采收果序，晒干，打下果实，除去杂质，再晒干。药材水分不得过9.0%。

牛蒡子必须及时采收，过早对产量品质影响大，过于成熟种子易脱落。牛蒡子各地具体采收期有差异，如，①甘肃省渭源县：牛蒡种子成熟一般在第二年9月下旬至10月上旬。②山东泰安：夏、秋播种后，第2年立秋前后采收。

牛蒡不同部位有效成分的含量，见表60-1。

表60-1 牛蒡不同部位有效成分的含量[1]（%）

部位	根	茎	叶	绒毛	花序	子
牛蒡苷	0.038	0.061	0	0.371	0.049	7.12
牛蒡苷元	0	0	0	0.045	0.057	0.12

牛蒡苷和牛蒡苷元在根、茎和花序中有少量分布，在叶中没有分布，主要分布于牛蒡子中。

不同饱满程度的牛蒡子有效成分的含量，见表60-2。

表60-2 不同饱满程度的牛蒡子有效成分的含量[2]（%）

饱满程度	饱满	干瘪
牛蒡苷	9.6	7.26

干瘪牛蒡子中牛蒡苷含量低于饱满牛蒡子。

075

---

[1][2]袁媛,窦德强,康廷国.高效液相色谱法测定牛蒡药材不同部位牛蒡子苷和苷元的含量[J].中华中医药学刊,2008,26（10）：2160-2161.

牛蒡子不同部位有效成分的含量，见表60-3。

表60-3　牛蒡子不同部位有效成分的含量[1]（％）

部位	果皮	种仁
牛蒡苷	0.41	13.17
牛蒡苷元	0.06	0.10

牛蒡果实包括果皮和种仁，种仁中的牛蒡苷含量远大于果皮中。

【贮藏】　牛蒡子贮存不当，易走油，有效成分易流失。建议在25℃以下，单包装密封，大垛用黑色塑料布遮盖、密闭，暗室库藏。

【主要成分】　主要含木脂素类（牛蒡苷、牛蒡苷元、异牛蒡苷元、新牛蒡苷）、油脂类、倍半萜类、三萜类、挥发油等。

药典标准：含牛蒡苷不得少于5.0%。

【性味归经】　辛、苦，寒。归肺、胃经。

【功能主治】　疏散风热，宣肺透疹，解毒利咽。用于风热感冒，咳嗽痰多，麻疹，风疹，咽喉肿痛，痄腮，丹毒，痈肿疮毒。

【用法用量】　6~12 g。

【其他】

1. 牛蒡子入药前捣碎，提取前粉碎，以利于有效成分溶出。

2. 牛蒡子具有抑菌、抗炎、抗病毒、抗肿瘤、治疗肾病、降血糖、扩张血管、止咳、保肝、保护神经等药理活性。

3. 感冒头痛发热，咽喉肿痛：牛蒡子9 g，板蓝根15 g，薄荷、甘草各3 g。水煎服。

4. 慢性咽炎：牛蒡子、桔梗各10 g，赤芍、山豆根、草河车各15 g，甘草3 g。随证加减。水煎服。

牛　膝

【来源】　牛膝为苋科植物牛膝 Achyranthes bidentata Bl. 的干燥根。主产于河南、河北、内蒙古等地。

【性状】　牛膝呈细长圆柱形，挺直或稍弯曲，长15~70 cm，直径0.4~1 cm。表面灰黄色或淡棕色，有微扭曲的细纵皱纹、排列稀疏的侧根痕和横长皮孔样的突起。质硬脆，易折断，受潮后变软，断面平坦，淡棕色，略呈角质样而油润，中心维管束木质部较大，黄白色，其外周散有多数黄白色点状维管束，断续排列成2~4轮（图61-1~图61-2）。气微，味微甜而稍苦涩。

以根粗长，皮细坚实，色淡黄者为佳。

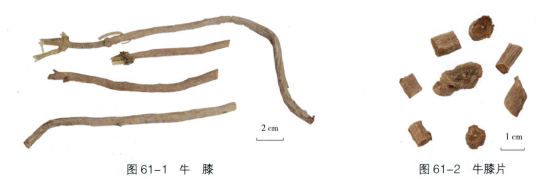

图61-1　牛　膝　　　　　　　　　　图61-2　牛膝片

[1]陈思有，杨燕云，许亮，等 . 牛蒡子果皮与种仁中牛蒡苷及牛蒡苷元的含量测定及比较[J]. 亚太传统医药，2017，（14）：37-40.

【采收加工】 南方在 11 月下旬至 12 月中旬，北方在 10 月中旬至 11 月上旬[1]，茎叶枯萎时采收，割去地上茎秆，顺行深挖出全根（不要将根刨断），除去须根和泥沙，捆成小把，晒至干瘪后，将顶端切齐，晒干。建议晒至干瘪后即切片，晒干或者烘干。药材水分不得过 15.0%。

不同发育时期牛膝各器官中蜕皮甾酮的含量（西北大学），见表 61-1。

表 61-1　不同发育时期牛膝各器官中蜕皮甾酮的含量（西北大学）[2]（mg/g）

采收月份	根	茎	叶	种子
8 月	0.222	0.352	0.555	—
9 月	0.172	0.443	0.443	—
10 月	0.150	0.145	0.362	—
11 月	0.237	0.193	0.455	3.914
12 月	0.214	0.098	—	—

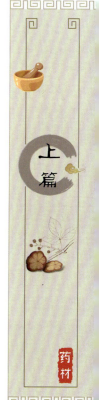

幼嫩的器官中蜕皮甾酮的含量较高，随着营养器官发育成熟，其蜕皮甾酮的含量随物候期的变化差异显著。至采收期 (11 月) 时，牛膝营养器官中蜕皮甾酮的含量为：叶＞根＞茎。

牛膝根中蜕皮甾酮的含量高峰与其产量高峰一致，都在 11 月初地上部分枯萎时，此时叶和茎中也含有较高含量的蜕皮甾酮，可加以利用。

【贮藏】 牛膝贮存不当，易吸潮，发生"泛糖"、发霉等变质现象，色泽从淡黄色加深到黑色，质地变硬，并产生酸败气味，有效成分快速流失。

不论是在常温还是冷藏条件下，牛膝贮藏时间超 27 个月时，牛膝中 β - 蜕皮甾酮含量均不符合药典标准[3]。

建议在 20℃以下，单包装密封，大垛用黑色塑料布遮盖、密闭，暗室库藏，或者冷藏。贮藏时间不宜超过 2 年。

【主要成分】 主要含甾酮类（如 β - 蜕皮甾酮、牛膝甾酮）、皂苷类等。

药典标准：醇浸出物不得少于 6.5%；含 β - 蜕皮甾酮不得少于 0.030%。

【性味归经】 苦、甘、酸，平。归肝、肾经。

【功能主治】 逐瘀通经，补肝肾，强筋骨，利尿通淋，引血下行。用于经闭，痛经，腰膝酸痛，筋骨无力，淋证，水肿，头痛，眩晕，牙痛，口疮，吐血，衄血。

【用法用量】 5~12 g。

【其他】

1. 孕妇慎用。

2. 牛膝具有免疫调节，子宫兴奋与抗生育，肿瘤抑制，抗炎、抗菌、镇痛，改善记忆障碍、提高耐力和抗衰老，抗动脉粥样硬化、抗实验性胃溃疡，抗骨质疏松等药理作用；临床用于人工流产、治疗膝关节炎、预防肿瘤化疗所致的白细胞减少等。

3. 闭经：牛膝 10 g，桃仁 10 g，红花 6 g，鸡血藤 24 g，王不留行 10 g。水煎服。

4. 尿道结石：牛膝 30 g，乳香 10 g。水煎服。病情轻者每日 1~2 剂，严重者 6 小时 1 剂。

[1] 李峰. 中药鉴定学 [M]. 北京: 中国医药科技出版社, 2019.

[2] 李金亭, 滕红梅, 胡正海. 牛膝营养器官中蜕皮甾酮的积累动态研究 [J]. 中草药, 2007, 38 (10): 1570-1573.

[3] 吴翠, 马玉翠, 晋文慧, 等. 简易库和冷藏库贮藏中牛膝理化指标的月动态变化研究 [J]. 2017 (24): 2151-2156.

毛诃子

【来源】 毛诃子系藏族习用药材，为使君子科植物毗黎勒 *Terminalia bellirica* (Gaertn.) Roxb. 的干燥成熟果实。主产于云南南部。

【性状】 毛诃子呈卵形或椭圆形，长 2~3.8 cm，直径 1.5~3 cm。表面棕褐色，被细密绒毛，基部有残留果柄或果柄痕。具 5 棱脊，棱脊间平滑或有不规则皱纹。质坚硬。果肉厚 2~5 mm，暗棕色或浅绿黄色，果核淡棕黄色。种子 1，种皮棕黄色，种仁黄白色，有油性（图 62-1）。气微，味涩、苦。

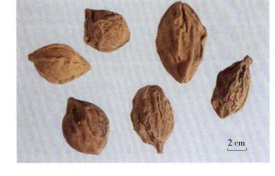

2 cm

图 62-1　毛诃子

【采收加工】 冬季至次年春季果实成熟时采收，除去杂质，干燥。药材水分不得过 12.0%。

【贮藏】 毛诃子贮藏不当，易虫蛀，有效成分易流失。建议在 20℃以下，单包装密封，大垛用黑色塑料布遮盖、密闭，暗室库藏。

【主要成分】 主要含木脂素类（如榄仁木脂素、赞尼木脂素）、三萜皂苷类、强心苷类、鞣质类等。

药典标准：水浸出物不得少于 20.0%。

【性味归经】 甘、涩，平。

【功能主治】 清热解毒，收敛养血，调和诸药。用于各种热证，泻痢，黄水病，肝胆病，病后虚弱。

【用法用量】 3~9 g。多入丸散服。

【其他】

1. 用时捣碎。

2. 毛诃子具有抗氧化、治疗四氯化碳引起的肝损伤、抗菌、降低胆固醇等药理活性。

3. 肛门脱出：取适量毛诃子，用水煎汤，待凉后外洗肛门。

升　麻

【来源】 升麻为毛茛科植物大三叶升麻 *Cimicifuga heracleifolia* Kom.、兴安升麻 *Cimicifuga dahurica*（Turcz.）Maxim. 或升麻 *Cimicifuga foetida* L. 的干燥根茎。主产于甘肃、黑龙江、吉林、辽宁、四川等地。

【性状】 升麻为不规则的长形块状，多分枝，呈结节状，长 10~20 cm，直径 2~4 cm。表面黑褐色或棕褐色，粗糙不平，有坚硬的细须根残留，上面有数个圆形空洞的茎基痕，洞内壁显网状沟纹；下面凹凸不平，具须根痕。体轻，质坚硬，不易折断，断面不平坦，有裂隙，纤维性，黄绿色或淡黄白色（图 63-1~ 图 63-2）。气微，味微苦而涩。

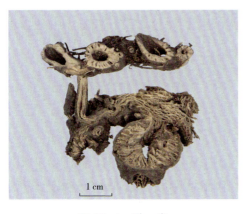

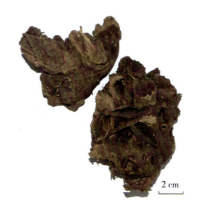

图 63-1　升　麻　　　　　　　　　　　图 63-2　升麻片

【采收加工】　秋季，采挖后除去泥沙，晒至须根干时，燎去或除去须根，晒干。建议趁鲜切片，低温烘干，干燥后立即密封保存。药材水分不得过 13.0%。

不同采收期兴安升麻中咖啡酸、阿魏酸和异阿魏酸的含量，见表 63-1。

表 63-1　不同采收期兴安升麻中咖啡酸、阿魏酸和异阿魏酸的含量[1]（%）

时间	咖啡酸		阿魏酸		异阿魏酸	
	须根	根茎	须根	根茎	须根	根茎
6 月 25 日	0.015	0.029	0.036	0.019	0.741	0.187
7 月 20 日	—	0.024	0.024	0.015	0.558	0.206
8 月 10 日	0.026	0.034	0.141	0.066	0.268	0.079
8 月 30 日	—	0.036	0.056	0.039	0.785	0.151
9 月 15 日	0.035	0.054	0.123	0.048	0.167	0.069
10 月 1 日	0.012	0.036	0.015	0.018	0.242	0.156
10 月 20 日	0.013	0.018	0.013	0.014	0.245	0.124

以异阿魏酸含量为标准，兴安升麻最适宜的采收期为 7 月 20 日左右。须根中异阿魏酸含量均高于根茎中的含量。

【贮藏】　升麻贮存不当，有效成分易流失。建议在 25℃以下，单包装密封，大垛用黑色塑料布遮盖、密闭，暗室库藏。

【主要成分】　主要含酚酸类（如升麻酸、异阿魏酸）、色原酮（如升麻素、升麻苷）、挥发油（如 4- 乙烯基愈创木酚）、三萜皂苷类等。

药典标准：醇浸出物不得少于 17.0%，含异阿魏酸不得少于 0.10%。

【性味归经】　辛、微甘，微寒。归肺、脾、胃、大肠经。

【功能主治】　发表透疹，清热解毒，升举阳气。用于风热头痛，齿痛，口疮，咽喉肿痛，麻疹不透，阳毒发斑；脱肛，子宫脱垂。

【用法用量】　3~10 g。

【其他】

1. 升麻具有抑制核酸转运、抗病毒、抗肿瘤、调节神经分泌功能、抗骨质疏松、消炎等多种生理活性。

[1]邓一平, 李乔, 秦汝兰, 等 . 不同采收期兴安升麻中 3 种酚酸类成分和总酚酸的含量测定[J]. 沈阳药科大学学报, 2016（1）: 87-92.

2. 升麻须根所含的主要成分与根茎基本相同，须根的成分含量高于根茎[1]。

3. 麻疹初起：升麻 10 g，葛根 15 g，赤芍 10 g，炙甘草 10 g。水煎服。具有解肌透疹之功效。

4. 子宫脱垂：益母草 15 g，升麻 10 g，黄芪 60 g。水煎服。每天 2 次。

化橘红

【来源】 化橘红为芸香科植物化州柚 Citrus grandis 'Tomentosa' 或柚 Citrus grandis (L.) Osbeck 的未成熟或近成熟的干燥外层果皮。前者习称"毛橘红"，后者习称"光橘红"。广东化州是毛橘红道地产区；光橘红主产于广东、广西、四川等地。

【性状】 化州柚：呈对折的七角或展平的五角星状，单片呈柳叶形。完整者展平后直径 15~28 cm，厚 0.2~0.5 cm。外表面黄绿色，密布茸毛，有皱纹及小油室；内表面黄白色或淡黄棕色，有脉络纹。质脆，易折断，断面不整齐，外缘有 1 列不整齐的下凹的油室，内侧稍柔而有弹性（图 64-1~ 图 64-2）。气芳香，味苦、微辛。

柚：外表面黄绿色至黄棕色，无毛。

均以片大而薄，色橙红，质油润者为佳。

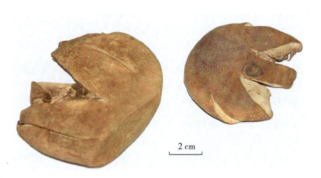

图 64-1　光橘红

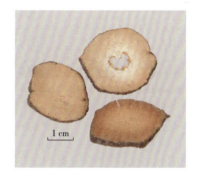

图 64-2　化橘红片

【采收加工】 通常在夏季果实未成熟时采收，采收后，置于 80℃ 水中略烫，取出稍晾，剥取果皮，除去果瓤和中果皮，置于 70℃ 烘箱中烘干。药材水分不得过 11.0%。

化橘红有效成分含量与果龄的关系，见表 64-1。

表 64-1　化橘红有效成分含量与果龄的关系[2]

果龄 / 天	20	34	48	55	69	90
柚皮苷 /%	46.0	24.6	11.5	9.2	7.3	5.9
总黄酮 /%	50.0	31.3	13.9	12.4	9.2	7.1
直径 /cm	0.74~1.08	3.44~3.92	7.20~7.41	8.15~8.34	9.24~9.56	9.16~9.48
鲜重 / (g/ 个)	11.74	28.68	143.74	185.58	235.04	248.07

化橘红中总黄酮和柚皮苷含量均随果龄和果径的增长而下降。采收期早，柚皮苷含量高，但果径小，产量低；采收期迟，果径大，产量高，但柚皮苷含量偏低。综合产量和质量考虑，建议在果

[1]关颖丽.单穗升麻与大三叶升麻成分的比较研究[J].通化师范学院学报，2001（5）：56-58.

[2]林励，黄兰珍，欧剑峰，等.化橘红原植物化州柚生长过程中黄酮类成分的变化规律研究[J].广州中医药大学学报，2006，23（3）：256-261.

中药材质量新说（第二版）ZHONGYAOCAI ZHILIANG XINSHUO (DIERBAN) 药材

龄 55 天左右，果径 8 cm 左右时采收，柚皮苷累积量较高。

化橘红不同部位有效成分的含量，见表 64-2。

表 64-2　化橘红不同部位有效成分的含量[1]（%）

不同部位	果皮	叶
总黄酮	12.4	7.3
柚皮苷	9.2	1.0

化州柚叶含有相当数量的总黄酮，主要成分为柚皮苷和野漆树苷，可综合利用。

不同加工方法的化橘红有效成分的含量，见表 64-3。

表 64-3　不同加工方法的化橘红有效成分的含量[2]（%）

加工方法	总黄酮	柚皮苷
烫煮后烘干	14.0	10.8
直接烘干	11.8	10.1

化橘红鲜果烫煮具有杀酶保苷的作用，能破坏分解酶，减少加工过程中有效成分的分解。

【贮藏】 化橘红贮存不当，易发霉、易虫蛀，香气易散失，有效成分易流失。建议在 20℃ 以下，单包装密封，大垛黑色胶布遮盖、密闭库藏。

【主要成分】 主要含黄酮类（如柚皮苷、野漆树苷、柚皮素）、香豆素类、挥发油等。

药典标准：含柚皮苷不得少于 3.5%。

【性味归经】 辛、苦，温。归肺、脾经。

【功能主治】 理气宽中，燥湿化痰。用于咳嗽痰多，食积伤酒，呕恶痞闷。

【用法用量】 3~6 g。

【其他】

1. 化橘红具有免疫调节、抗氧化、抗炎、防治糖尿病心肌功能损伤等药理作用。
2. 痰喘：化橘红、半夏各 15 g，川贝母 9 g。共研细末。每服 6 g，开水送下。

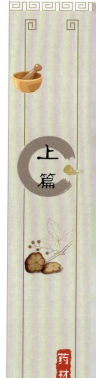

丹 参

【来源】 丹参是唇形科植物丹参 *Salvia miltiorrhiza* Bge. 的干燥根和根茎。主产于四川、山东、河南、河北、陕西、甘肃等地。

【性状】 丹参根茎短粗，顶端有时残留茎基。根数条，长圆柱形，略弯曲，有的分枝及须根长 10~20 cm，直径 0.3~1 cm。表面棕红色或暗棕红色，粗糙，具纵皱纹。老根外皮疏松，多显紫棕色，常呈鳞片状剥落。质硬而脆，断面疏松，有裂隙或略平整而致密，皮部棕红色，木部灰黄色或紫褐色，导管束黄白色，呈放射状排列（图 65-1~图 65-2）。气微，味微苦涩。

栽培品较粗壮，直径 0.5~1.5 cm。表面红棕色，具纵皱纹，外皮紧贴不易剥落。质坚实，断面

[1] 林励，黄兰珍，欧剑峰，等. 化橘红原植物化州柚生长过程中黄酮类成分的变化规律研究 [J]. 广州中医药大学学报，2006，23（3）：256-261.

[2] 伍柏坚，陈康，林励，等. 毛橘红传统产地加工工艺的探讨及优化 [J]. 广州中医药大学学报，2014，31（2）：280-283.

较平整，略呈角质样。

以表面紫红色为佳；丹参表皮颜色越红有效成分含量越高。色变浅就差。

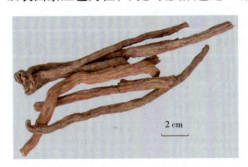

图 65-1　丹　参

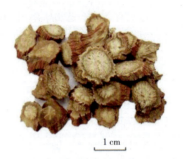

图 65-2　丹参片

【采收加工】　10—11 月底地上茎叶枯萎时采挖，南方可以在 11 月至次年 2 月底前采挖。选晴天，地较干燥时采挖，挖出全根，抖去泥土，运回晒干或烘干。建议晒或烘至二三成干时，切片或段，晒干或低温烘干。药材水分不得过 15.0%。

产地趁鲜加工丹参优势为：避免了二次加工过程中由于水洗浸润造成的水溶性有效成分的损失；干燥时间缩短很多，节省了人力；加工成饮片后运输比整个根条运输成本低，运输更加方便[1]。

注：丹参水洗后含量显著降低，忌用水洗。

不同采收时间丹参重量及丹参酮ⅡA、丹酚酸 B 含量对比，见表 65-1。

表 65-1　不同采收时间丹参重量及丹参酮ⅡA、丹酚酸 B 含量对比[2]

采收时间	干重 /g	丹参酮ⅡA /%	丹酚酸 B /%
8 月 13 日	21.57	0.569	4.427
9 月 15 日	43.91	0.600	7.464
10 月 11 日	64.29	0.627	7.426
11 月 12 日	73.32	0.598	7.196
12 月 18 日	71.58	0.586	7.063
次年 1 月 13 日	70.15	0.529	6.200
次年 2 月 13 日	70.37	0.528	6.071

10—11 月采收产量高，有效成分含量高。

丹参根部丹参酮和丹酚酸 B 含量分布，见表 65-2。

表 65-2　丹参根部丹参酮和丹酚酸 B 含量分布[3]

部位	丹酚酸 B /%	隐丹参酮 /%	丹参酮Ⅰ /%	丹参酮ⅡA /%
外皮	3.319	0.993	0.125	0.799
皮层	2.773	0.025	0.004	0.023
维管束	2.116	0.020	0.003	0.017

外皮部丹酚酸 B、丹参酮含量高。

[1] 张雪梅，张刘伟，左小容，等 . 丹参趁鲜加工关键技术与质量影响研究［J］. 保鲜与加工，2021，21（7）：45-51.

[2] 邓乔华，潘永存，彭云，等 . 丹参生长期产量与质量的动态变化及最佳采收期研究［J］. 现代中药研究与实践，2009（4）：3-5.

[3] 尉广飞，刘谦，李佳，等 . 丹参根部活性成分分布规律研究［J］. 山东科学，2015，28（5）：7-13.

水洗对丹参中丹参酮和丹酚酸 B 含量影响，见表 65-3。

表 65-3　水洗对丹参中丹参酮和丹酚酸 B 含量影响[1]

处理方式	丹酚酸 B /%	隐丹参酮 /%	丹参酮 Ⅰ /%	丹参酮 Ⅱ A/%
不洗	4.583	0.119	0.021	0.209
冲洗	4.088	0.110	0.023	0.176
浸洗	4.091	0.112	0.017	0.153
搓洗	3.315	0.087	0.014	0.126

丹参水洗后有效成分含量降低。

不同含水量鲜切及传统切制丹参片中丹酚酸 B、丹参酮的含量对比，见表 65-4。

表 65-4　不同含水量鲜切及传统切制丹参片中丹酚酸 B、丹参酮的含量对比[2]

加工方式	含水量 /%	丹酚酸 B /%	隐丹参酮 /%	丹参酮 Ⅱ A /%
鲜切	69.16	5.402	0.343	0.256
鲜切	44.13	5.025	0.315	0.282
鲜切	35.66	4.703	0.379	0.337
鲜切	23.23	6.149	0.358	0.321
传统方法	26.99	4.089	0.371	0.270

丹参采收后，晒至二三成干后切制方便，有效成分高。传统先干燥再水润切片费工费时，有效成分低。

【贮藏】　丹参贮存不当，易受潮变色、易虫蛀，有效成分流失快。贮藏时间不宜超过 2 年。建议在 25℃以下，单包装密封，大垛用黑色塑料布遮盖、密闭，暗室库藏。

【主要成分】　主要含二萜醌类（如隐丹参酮、丹参酮 Ⅰ、丹参酮 Ⅱ A）、酚酸类（如丹酚酸 B、丹参素、迷迭香酸、紫草酸）、酯类等。

药典标准：水浸出物不得少于 35.0%，醇浸出物不得少于 15.0%；含隐丹参酮、丹参酮 Ⅰ 和丹参酮 Ⅱ A 总量不得少于 0.25%，含丹酚酸 B 不得少于 3.0%。

【性味归经】　苦，微寒。归心、肝经。

【功能主治】　活血祛瘀，通经止痛，清心除烦，凉血消痈。用于胸痹心痛，脘腹胁痛，癥瘕积聚，热痹疼痛，心烦不眠，月经不调，痛经经闭，疮疡肿痛。

【用法用量】　10~15 g。

【其他】

1. 不宜与藜芦同用。

2. 重金属及有害元素不得过限量。

3. 丹参具有心肌保护、抗凝血及抗血小板聚集、抗动脉粥样硬化、调血脂、降血压、改善脑损伤、抗炎、抗肿瘤、抗氧化、免疫调节、抗纤维化、肾保护、抗糖尿病、镇痛、抗 HIV、抗溃疡等药理活性。

4. 痛经：丹参 15 g，郁金 6 g。水煎，每日 1 剂，分 2 次服。

乌　药

083

【来源】　乌药为樟科植物乌药 *Lindera aggregata*（Sims）Kos-term. 的干燥块根。主产于浙江、

[1]尉广飞,李翠,刘谦,等.干燥前水洗对丹参活性成分的影响[J].中草药,2015,46(16)：2467-2470.
[2]赵志刚,郜舒蕊,闫滨滨,等.丹参药材产地趁鲜切制可行性初探[J].中华中医药杂志,2017(2)：797-800.

湖南、安徽、湖北、江苏、福建、广东、广西等地。

【性状】 乌药多呈纺锤状，略弯曲，有的中部收缩成连珠状，长 6~15 cm，直径 1~3 cm。表面黄棕色或黄褐色，有纵皱纹及稀疏的细根痕。质坚硬。切片厚 0.2~2 mm，切面黄白色或淡黄棕色，射线放射状，可见年轮环纹，中心颜色较深（图 66-1）。气香，味微苦、辛，有清凉感。

以连珠状、质嫩、粉性大、横断面浅棕色者为佳。

质老、不呈纺锤状的直根，不可供药用。

【采收加工】 全年均可采挖，但以秋冬两季植物地上部分枯萎时采挖为宜。除去细根，洗净，趁鲜切片晒干，或直接晒干，或60℃以下烘干[1]。药材水分不得过 11.0%。

不同采收时期乌药中去甲异波尔定和乌药醚内酯的含量测定，见表 66-1。

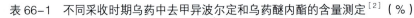

1 cm

图 66-1 乌 药

表 66-1 不同采收时期乌药中去甲异波尔定和乌药醚内酯的含量测定[2]（%）

采收时间	去甲异波尔定	乌药醚内酯
7 月 6 日	1.09	0.05
8 月 10 日	1.45	0.20
9 月 10 日	1.51	0.09
10 月 13 日	1.32	0.17
11 月 12 日	1.29	0.11

在 9 月时乌药中去甲异波尔定含量最高，8 月时乌药醚内酯含量最高。

【贮藏】 乌药贮存不当，易虫蛀，香气易散失，有效成分易流失。建议在 20℃ 以下，单包装密封，大垛用黑色塑料布遮盖、密闭，暗室库藏。

【主要成分】 主要含挥发油（如蒎烯）、生物碱类（如新木姜子碱、牛心果碱、去甲异波尔定）、倍半萜类（如乌药醚内酯）、酚苷类等。

药典标准：醇溶性浸出物不得少于 12.0%；含去甲异波尔定不得少于 0.40%，含乌药醚内酯不得少于 0.030%。

【性味归经】 辛，温。归肺、脾、肾、膀胱经。

【功能主治】 行气止痛，温肾散寒。用于寒凝气滞，胸腹胀痛，气逆喘急，膀胱虚冷，遗尿尿频，疝气疼痛，经寒腹痛。

【用法用量】 6~10 g。

【其他】

1. 现代药理研究表明，乌药具有抗菌、抗病毒、抗炎、兴奋心肌、促进凝血等作用。

2. 气滞胃痛：乌药 9 g，制香附 9 g，川木香 3 g。水煎服。

乌梢蛇

【来源】 乌梢蛇为游蛇科动物乌梢蛇 Zaocys dhumnades（Cantor）的干燥体。主产于贵州、四川、重庆，湖北、湖南、浙江、江苏、安徽等地亦产。

[1] 应泽茜，杜伟锋，康显杰，等. 乌药产地鲜切加工热风干燥特性及其动力学研究 [J]. 中华中医药杂志，2019（12）：5933-5937.

[2] 余志华，文晓柯，吴雅莉. 不同产地和采收时间乌药药材中有效成分的含量测定 [J]. 中南药学，2013，（7）：541-544.

【性状】 乌梢蛇呈圆盘状，盘径约 16 cm。表面黑褐色或绿黑色，密被菱形鳞片；背鳞行数成双，背中央 2~4 行鳞片强烈起棱，形成两条纵贯全体的黑线。头盘在中间，扁圆形，眼大而下凹陷，有光泽。上唇鳞 8 枚，第 4、5 枚入眶，颊鳞 1 枚，眼前下鳞 1 枚，较小，眼后鳞 2 枚。脊部高耸成屋脊状。腹部剖开边缘向内卷曲，脊肌肉厚，黄白色或淡棕色，可见排列整齐的肋骨。尾部渐细而长，尾下鳞双行。剥皮者仅留头尾之皮鳞，中段较光滑（图 67-1）。气腥，味淡。

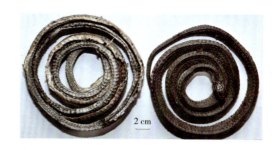

图 67-1 乌梢蛇

【采收加工】 每年的 7—9 月为乌梢蛇的活动高峰期，约 10 月下旬入蛰冬眠，气温偏低的区域冬眠时间提前。养殖乌梢蛇一般在其活动高峰期至秋季未冬眠前采收，此时蛇体重，质好。剖开蛇腹或先剥去蛇皮留头尾，除去内脏，盘成圆盘状，用柴火熏，熏时频频翻动，至表面略呈黑色为度，再晒干或烘干。药材水分不得过 13.0%。

【贮藏】 乌梢蛇贮藏不当，易受潮发霉、易虫蛀。建议单包装密封，限压控湿冷藏。

【主要成分】 主要含胶原蛋白（如乌梢蛇 II 型胶原）、核苷类（如尿嘧啶、胞苷、次黄嘌呤、腺嘌呤、肌苷、鸟苷）、脂肪酸类等。

药典标准：醇浸出物不得少于 12.0%。

【性味归经】 甘，平。归肝经。

【功能主治】 祛风，通络，止痉。用于风湿顽痹，麻木拘挛，中风口眼㖞斜，半身不遂，抽搐痉挛，破伤风，麻风，疥癣。

【用法用量】 6~12 g。

【其他】

1. 乌梢蛇忌铁器。

2. 野生乌梢蛇为国家三级保护动物，禁捕捉。现市售药材多为人工养殖。

3. 乌梢蛇水煎液和醇提取液有抗炎、镇静、镇痛作用，其血清有对抗五步蛇毒作用。临床用于风寒湿所致关节、肌肉疼痛，荨麻疹、湿疹、皮炎、皮肤瘙痒症、结节性痒疹、多形性红斑等。

4. 中风：黄芪 60 g，党参、赤芍、桃仁各 12 g，当归、川芎、红花、地龙、乌梢蛇各 10 g，丹参 30 g，胆南星 6 g，川牛膝 15 g。水煎两次取 500 ml，分 2 次温服，每日 1 剂。

5. 乌梢蛇易掺假，常见的伪品有灰鼠蛇、滑鼠蛇、王锦蛇、赤链蛇、红点锦蛇、黑眉锦蛇、玉斑锦蛇，购买时应注意辨认。

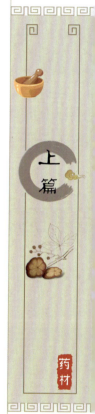

乌　梅

【来源】 乌梅是蔷薇科植物梅 *Prunus mume* (Sieb.) Sieb. et Zucc. 的干燥近成熟果实。主产于四川、云南、福建等地。

【性状】 乌梅呈类球形或扁球形，直径 1.5~3 cm。表面乌黑色或棕黑色，皱缩不平，基部有圆形果梗痕。果核坚硬，椭圆形，棕黄色，表面有凹点；种子扁卵形，淡黄色（图 68-1）。气微，味极酸。

以个大、肉厚、核小、不破裂露核、柔润、味极酸者为佳。

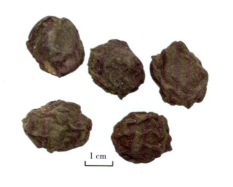

图 68-1 乌　梅

【采收加工】5—7月果实变为紫红色或紫黑色，接近成熟时采收。选晴天，摘下果实，运回晒干或低温烘干，后闷至色变黑。药材水分不得过16.0%。

不同采收期乌梅中枸橼酸含量，见表68-1。

表68-1 不同采收期乌梅中枸橼酸含量[1]（%）

采收时间	果实主要特征	枸橼酸
5月10日	核仁未长成，核表面黄白色，果肉绿色，未成熟	18.1
5月20日	核仁长成，核表面黄色，果肉绿色，未成熟	23.5
5月30日	核仁成熟，核表面黄棕色，果肉绿色，未成熟	46.9
6月10日	核仁成熟，核表面黄棕色，果肉多数绿色，少数泛黄，成熟	54.7
6月15日	核仁成熟，核表面黄棕色，果肉多数黄色，少数绿色，多数过熟	54.9

6月乌梅成熟后，枸橼酸含量高。

乌梅不同部位有效成分含量测定，见表68-2。

表68-2 乌梅不同部位有效成分含量测定[2]（%）

部位	枸橼酸	脂肪油
果肉	39.5	1.2
核壳	11.6	3.1
种子	1.7	27.7

乌梅果肉中枸橼酸含量高，种子中脂肪油含量高。

乌梅不同加工品中有效成分含量测定，见表68-3。

表68-3 乌梅不同加工品中有效成分含量测定[3]（%）

加工方式	有机酸	枸橼酸
原药材	43.5	18.3
水润品	40.2	16.7
蒸制品	35.7	15.2

乌梅中主要含有机酸，低分子的有机酸大多溶于水，加热也会使有机酸受到破坏。因此乌梅加工过程中应少泡多闷，降低干燥时间。乌梅水润品有效成分含量较蒸制品高。乌梅以原色有效成分含量高，黑色的为蒸制品，颜色漂亮，但有效成分含量低。

【贮藏】乌梅贮存不当，易受潮发霉，有效成分流失快。建议20℃以下，单包装密封，大垛用黑色塑料布遮盖、密闭，暗室库藏。

注：乌梅贮藏时不要堆积过高，保持干燥。

【主要成分】主要含有机酸及氨基酸类（如枸橼酸、苹果酸、天冬氨酸）、黄酮类、萜类等。

药典标准：水浸出物不得少于24.0%；含枸橼酸不得少于12.0%。

【性味归经】酸、涩，凉。归肝、脾、肺、大肠经。

【功能主治】敛肺，涩肠，生津，安蛔。用于肺虚久咳，久泻久痢，虚热消渴，蛔厥呕吐腹疼。

【用法用量】6~12 g。

[1]沈红梅，乔传卓，苏中武，等.乌梅中主要有机酸的定量动态分析[J].中国药学杂志，1995，30（3）：133-136.

[2]陈鸿平.乌梅质量标准规范化研究[D].成都：成都中医药大学，2005.

[3]袁会武，李景丽.乌梅肉剥制前炮制方法对化学成分的影响[J].中医药导报，2012，18（3）：63-64.

【其他】

1. 大便溏溏者禁用，胃寒者慎用。

2. 乌梅具有抑菌、镇咳、镇静催眠及抗惊厥、抗病毒、抗变态反应、抗肿瘤、抗氧化、抗纤维化、降低血脂、抑制黑色素、抗生育等多种药理作用。

3. 乌梅具有保护胃肠、消除便秘、增进食欲、防老化、孕妇止吐、解酒等药用价值。

4. 乌梅镇咳的有效入药部位为核壳和种仁；涩肠的有效入药部位为果肉；止泻的有效入药部位为果肉和核壳。

5. 小儿慢性腹泻：乌梅肉（炒炭）、神曲各 10 g，研末，每次 3~5 g，炖服。

火麻仁

【来源】 火麻仁是桑科植物大麻 *Cannabis sativa* L. 的干燥成熟果实。主产于山西、河南、陕西、甘肃等地。

【性状】 火麻仁呈卵圆形，长 4~5.5 mm，直径 2.5~4 mm。表面灰绿色或灰黄色，有微细的白色或棕色网纹，两边有棱，顶端略尖，基部有 1 圆形果梗痕。果皮薄而脆，易破碎。种皮绿色，子叶 2，乳白色，富油性（图 69-1）。气微，味淡。

【采收加工】 秋季果实大部分成熟时采收，割取果株，脱粒，除去杂质，晒干。

【贮藏】 火麻仁贮存不当，易泛油、发霉、虫蛀，堆积过高易受热腐烂，有效成分流失快。建议在 20℃以下，单包装密封，大垛用黑色塑料布遮盖、密闭，暗室库藏。

【主要成分】 主要含不饱和脂肪酸类（如油酸、亚油酸、亚麻酸）、大麻酚类（如大麻二酚）、黄酮类、甾醇类、肽类、苯丙酰胺类等。

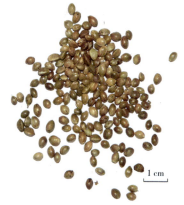

图 69-1 火麻仁

【性味归经】甘，平。归脾、胃、大肠经。

【功能主治】润肠通便。用于血虚津亏，肠燥便秘。

【用法用量】10~15 g。

【其他】

1. 脾肾不足之便溏、阳痿、遗精、带下慎服。

2. 火麻仁入药前需捣碎。压裂提取，利于有效成分溶出。

3. 火麻仁具有抗炎、抗菌、抗氧化、抗衰老的功效。

4. 临床用于治疗各种原因引起的便秘、肺气肿、胆石症、胆道蛔虫、高血压、口歪斜等病症。

5. 老人、产妇体虚，津血不足，肠燥便秘：火麻仁 15 g，水煎服；或火麻仁 10 g，当归、生地黄、肉苁蓉各 12 g，水煎服。

巴 豆

【来源】 巴豆是大戟科植物巴豆 *Croton tiglium* L. 的干燥成熟果实。主产于四川、云南、河南等地。

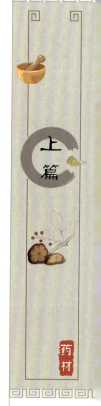

药材

【性状】 巴豆呈卵圆形，一般具三棱，长 1.8~2.2 cm，直径 1.4~2 cm。表面灰黄色或稍深，粗糙，有纵线 6 条，顶端平截，基部有果梗痕。破开果壳，可见 3 室，每室含种子 1 粒。种子呈略扁的椭圆形，长 1.2~1.5 cm，直径 0.7~0.9 cm，表面棕色或灰棕色，一端有小点状的种脐和种阜的疤痕，另端有微凹的合点，其间有隆起的种脊；外种皮薄而脆，内种皮呈白色薄膜；种仁黄白色，油质（图 70-1）。气微，味辛辣。

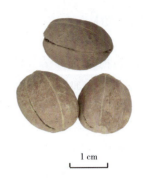

1 cm

图 70-1 巴 豆

以个大、饱满、种仁色黄白者为佳。

【采收加工】 8 月中旬至 11 月初种子成熟，种皮未开裂时采收，阴干或堆积 2 天后，摊开晒干。药材水分不得过 12.0%。

不同烘制温度巴豆中脂肪油、巴豆苷、毒蛋白含量测定，见表 70-1。

表 70-1 不同烘制温度巴豆中脂肪油、巴豆苷、毒蛋白含量测定[1]

温度 /℃	60	90	120	150	180	210	240
脂肪油 /%	41.40	37.33	40.98	37.74	39.60	37.77	40.11
巴豆苷 /%	0.66	0.76	0.77	0.70	0.68	0.42	0.01
毒蛋白 /%	4.08	3.91	3.73	2.41	1.30	1.10	0.00

巴豆毒蛋白为巴豆中的主要毒性成分，受热易分解，通过烘制可有效降低巴豆毒蛋白含量。建议巴豆在 180℃烘制，降低毒性，保留有效成分。

【贮藏】 巴豆贮存不当，易受热泛油、受潮发霉，有效成分流失快。建议在 20℃以下，单包装密封，大垛用黑色塑料布遮盖、密闭，暗室库藏。

注：巴豆有毒，需单独存放，专人保管。

【主要成分】 主要含生物碱类（如巴豆苷、异鸟嘌呤和木兰花碱）、二萜类、甾醇类、挥发油类、脂肪油类等。

药典标准：含脂肪油不得少于 22.0%；含巴豆苷不得少于 0.80%。

【性味归经】 辛，热；有大毒。归胃、大肠经。

【功能主治】 外用蚀疮。用于恶疮疥癣，疣痣。

【用法用量】 生品外用适量，研末涂患处，或捣烂以纱布包擦患处。

【其他】

1. 一般研末制霜后使用，多入丸散剂。不宜与牵牛子同用。孕妇禁用。

2. 临床用于白喉、喉梗阻、支气管哮喘和哮喘性支气管炎、痢疾、神经性皮炎。

3. 巴豆霜 0.1 g，冷开水送服，治寒积便秘急症。

4. 巴豆有大毒，弊大于利，随时代进步已尽量不用，或选其他药物替代。

巴戟天

【来源】 巴戟天为茜草科植物巴戟天 *Morinda officinalis* How 的干燥根。主产于广东、广西、福建，以广东德庆、郁南县所产品质最优。

【性状】 巴戟天为扁圆柱形，略弯曲，长短不等，直径 0.5~2 cm。表面灰黄色或暗灰色，具纵纹和横裂纹，有的皮部横向断离露出木部；质韧，断面皮部厚，紫色或淡紫色，易与木部剥

[1]黄孟秋.巴豆烘制工艺研究[D].广州：广州中医药大学，2012.

离；木部坚硬，黄棕色或黄白色，直径 1~5 mm（图 71-1）。气微，味甘而微涩。

以条大、肥壮、连珠状、肉厚、色紫者为佳。

【采收加工】全年均可采挖，以秋、冬二季采收为宜，挖出根部，除去须根，晒至六七成干，轻轻捶扁，晒干或低温烘干。建议采用低温鼓风烘干，最佳适宜温度为 60℃[1]。药材水分不得过 15.0%。

注：从根头到根中、根尖，耐斯糖、蔗果三糖、蔗果五糖含量逐渐升高，其中根尖比根头中的耐斯糖含量增加了 42%，主根和侧根均呈现上述规律；须根和木心均含有较高的耐斯糖等寡糖类成分。巴戟天须根和木心可考虑作为提取的原料[2]。

不同生长年限巴戟天肉质根糖含量，见表 71-1。

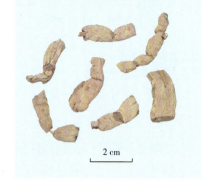

图 71-1 巴戟天

表 71-1 不同生长年限巴戟天肉质根糖含量[3]（%）

生长年限	醇溶性糖	多糖
3 年生	37.19	14.95
4 年生	36.33	13.46
5 年生	42.81	13.87
7 年生	30.61	24.37

5 年生巴戟天醇溶性糖含量较高；7 年生多糖含量较高，醇溶性糖含量低。建议巴戟天 5 年生时采收。

【贮藏】巴戟天贮存不当，易虫蛀、发霉，有效成分易流失。建议在 25℃ 以下，单包装密封，大垛用黑色塑料布遮盖、密闭，暗室库藏。

注：-18℃ 冻藏会导致巴戟天肉质根变色软化，多糖含量和总抗氧化能力显著下降，冻藏方式并不适用于生鲜巴戟天的有效保藏。

【主要成分】主要含环烯醚萜类（如水晶兰苷、车叶草苷酸）、蒽醌类（如 2- 羟基 -1- 甲氧基蒽醌）、糖类（如耐斯糖、菊粉六糖）、挥发油等。

药典标准：水浸出物不得少于 50%；含耐斯糖不得少于 2.0%。

【性味归经】甘、辛，微温。归肾、肝经。

【功能主治】补肾阳，强筋骨，祛风湿。用于阳痿遗精，宫冷不孕，月经不调，少腹冷痛，风湿痹痛，筋骨痿软。

【用法用量】3~10 g。

【其他】

1. 甘草制巴戟天有利于多糖的溶出。

2. 巴戟天盐制后水晶兰苷含量与生品比较降低 15%[4]。

3. 巴戟天叶中所含水晶兰苷的含量比根含量高，水晶兰苷具有明显的抗炎镇痛作用。建议用巴戟天叶提取水晶兰苷[5]。

[1] 孙恬, 刘凤松, 冯冲, 等. 不同干燥方法对巴戟天寡糖化学成分的影响[J]. 江苏农业科学, 2020, 48（6）: 180-183.

[2] 杨丽, 孙恬, 冯冲, 等. 巴戟天不同部位中 6 种寡糖分布规律[J]. 中成药, 2020, 42（4）: 151-155.

[3] 林励, 徐鸿华, 王素英, 等. 不同年龄巴戟天微量元素、氨基酸及糖含量测定[J]. 广州中医药大学学报, 1992（3）: 160-163.

[4] 陈红, 裴占柱, 程再兴, 等. 盐巴戟天与生巴戟天中水晶兰苷含量对比研究[J]. 中医学报, 2013, 28（10）: 1504-1505.

[5] 冯鸿耀, 曾令杰, 黄涵, 等. 巴戟天根、茎、叶中甲基异茜草素、水晶兰苷、多糖的分布与积累研究[J]. 华西药学杂志, 2017, 32（2）: 208-210.

上篇

药材

4. 现代药理研究表明巴戟天具有调节免疫功能、调节甲状腺功能、抗衰老、抗疲劳等作用。

5. 阳痿早泄：巴戟天 15 g，枸杞子 15 g，补骨脂 9 g，桑椹 15 g。水煎服。

五 画

玉 竹

【来源】 玉竹为百合科植物玉竹 *Polygonatum odoratum*（Mill.）Druce 的干燥根茎。主产于湖南、浙江、广东、河南、江苏等地。

【性状】 玉竹呈长圆柱形，略扁，少有分枝，长 4~18 cm，直径 0.3~1.6 cm。表面黄白色或淡黄棕色，半透明，具纵皱纹和微隆起的环节，有白色圆点状的须根痕和圆盘状茎痕。质硬而脆或稍软，易折断，断面角质样或显颗粒性（图 72-1~图 72-2）。气微，味甘，嚼之发黏。

以条长、肉肥、黄白色，光泽柔润者为佳。

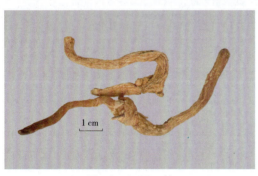

图 72-1 玉 竹

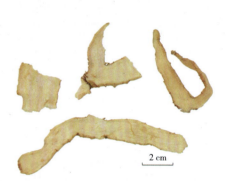

图 72-2 玉竹片

【采收加工】 在栽种后的第 2~3 年收获，秋季地上部分枯萎后，土壤较干燥时采收。除去杂质，晒至柔软后，反复揉搓至无硬心，色泽金黄，呈半透明，或蒸透后，揉至半透明，晒干或 60℃ 以下烘干。建议趁鲜或蒸透心后切片，干燥。药材水分不得过 16.0%。

注：加工时要防止揉搓过度，否则颜色深红，甚至变黑，影响药材质量。

8 月 30 日采收不同生长年限玉竹折干率、水浸物和多糖含量测定（吉林左家山区），见表 72-1。

表 72-1 8 月 30 日采收不同生长年限玉竹折干率、水浸物和多糖含量测定（吉林左家山区）[1]（%）

生长年限	折干率	水浸出物	多糖含量
1 年	31.23	51.15	2.56
2 年	43.34	61.72	5.39
3 年	46.74	62.45	6.73

东北地区 2 年生玉竹不同采收时间折干率、水浸物和多糖含量测定，见表 72-2。

表 72-2 东北地区 2 年生玉竹不同采收时间折干率、水浸物和多糖含量测定（%）

采收时间	5 月 30 日	6 月 10 日	7 月 10 日	8 月 20 日	8 月 30 日	9 月 10 日	9 月 20 日
折干率	32.31	36.78	38.41	42.32	43.93	42.12	40.87
水浸出物	54.18	53.70	52.78	56.76	55.28	61.73	60.86
多糖含量	5.21	4.79	4.81	5.47	5.68	6.07	6.21

东北地区玉竹种植 2~3 年即可采收，且适宜采收期为 9 月以后，在这期间采收的玉竹质量好，折干率和多糖含量均较高。

[1] 王春兰，杨丽娟. 不同采收时期对玉竹产量和质量影响的研究 [J]. 安徽农业科学，2009，37（5）：2032.

【贮藏】 玉竹贮存不当，易虫蛀、霉变，有效成分易流失。建议在 25℃以下，单包装密封，大垛用黑色塑料布遮盖、密闭，暗室库藏，有条件的直接冷藏。

【主要成分】 主要含甾体皂苷类（如无刺枣苷Ⅰ）、黄酮类、生物碱类、多糖类等。

药典标准：醇浸出物不得少于 50.0%；含玉竹多糖以葡萄糖计，不得少于 6.0%。

【性味归经】 甘，微寒。归肺、胃经。

【功能主治】 养阴润燥，生津止渴。用于肺胃阴伤，燥热咳嗽，咽干口渴，内热消渴。

【用法用量】 6~12 g。

【其他】

1. 现代药理研究表明，玉竹具有扩张冠脉、降血脂、降血糖和增强免疫力等作用。

2. 慢性咽炎：玉竹 10 g，玄参 10 g，胖大海 3 g。水煎服。

甘 松

【来源】 甘松是败酱科植物甘松 *Nardostachys jatamansi* DC. 的干燥根茎及根。主产于四川甘孜藏族自治州、阿坝藏族羌族自治州。

【性状】 甘松略呈圆锥形，多弯曲，长 5~18 cm。根茎短小，上端有茎、叶残基，呈狭长的膜质片状或纤维状。外层黑棕色，内层棕色或黄色。根单一或数条交结、分枝或并列，直径 0.3~1 cm。表面棕褐色，皱缩，有细根和须根。质松脆，易折断，断面粗糙，皮部深棕色，常成裂片状，木部黄白色（图 73-1）。气特异，味苦而辛，有清凉感。

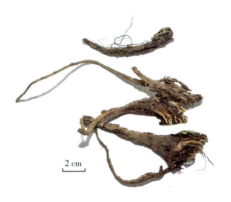

图 73-1 甘 松

以主根肥壮、条长、芳香味浓、无碎片泥沙者为佳。

【采收加工】 春、秋二季采挖，除去泥沙和杂质，晒干或阴干。药材水分不得过 12.0%。

3 年生甘松不同采收时间产量及有效成分含量测定，见表 73-1。

表 73-1　3 年生甘松不同采收时间产量及有效成分含量测定[1]

采收时间	5 月 17 日	6 月 15 日	7 月 17 日	8 月 15 日	9 月 13 日
单株鲜重 /g	2.80	3.40	6.70	7.38	11.57
挥发油 /%	1.99	3.30	4.98	2.98	3.64
甘松新酮 /%	1.67	1.61	1.49	1.52	1.93

3 年生甘松 7 月中旬挥发油含量高；9 月中旬甘松新酮含量高、产量高。结合甘松产量和有效成分总量，甘松栽种 3 年后，9 月中旬采收最优。

【贮藏】 甘松贮存不当，易受潮、虫蛀，见光色易变淡，有效成分流失快。建议在 20℃以下，单包装密封，大垛用黑色塑料布遮盖、密闭，暗室库藏；大货密封冷藏。

【主要成分】 主要含倍半萜类（如广藿香醇、甘松新酮）、环烯醚萜类（如甘松二酯）、三萜类、黄酮类、香豆素类、挥发油等。

药典标准：含挥发油不得少于 2.0%；含甘松新酮不得少于 0.10%。

【性味归经】 辛、甘，温。归脾、胃经。

[1] 冯海生，张宇霞，王文义，等. 不同来源和不同生长发育时期甘松成分的动态变化[J]. 中药材，2015，33（11）：2266-2268.

【功能主治】 理气止痛，开郁醒脾；外用祛湿消肿。用于脘腹胀满，食欲不振，呕吐；外用治牙痛，脚气肿毒。

【用法用量】 3~6 g。外用适量，泡汤漱口或煎汤洗脚或研末敷患处。

【其他】

1.《中国药典》规定甘松根及根茎入药，市面上流通的甘松多为全草。甘松地上部分与地下部分挥发油主要成分基本相同，但种类和含量略有差异。甘松全草是否能代替根及根茎入药需进一步研究。

2.现代药理研究表明甘松有抗癫痫、抗惊厥、抗抑郁、抗疟、抑菌、抗炎、抗心律失常、抗氧化、抗焦虑、改善血糖代谢等药理作用。

3.足癣：甘松 30 g，鬼针草 30 g，艾叶 30 g，一枝黄花 30 g。水煎液浸患处。

甘 草

【来源】 甘草是豆科植物甘草 *Glycyrrhiza uralensis* Fisch.、胀果甘草 *Glycyrrhiza inflata* Bat. 或光果甘草 *Glycyrrhiza glabra* L. 的干燥根和根茎。主产于内蒙古、新疆、甘肃、宁夏等地。

【性状】 甘草：根呈圆柱形，长 25~100 cm，直径 0.6~3.5 cm。外皮松紧不一。表面红棕色或灰棕色，具显著的纵皱纹、沟纹、皮孔及稀疏的细根痕。质坚实，断面略显纤维性，黄白色，粉性，形成层环明显，射线放射状，有的有裂隙。根茎呈圆柱形，表面有芽痕，断面中部有髓（图74-1~图74-2）。气微，味甜而特殊。

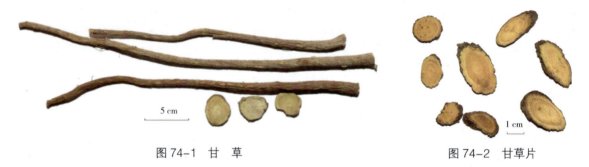

图 74-1 甘 草　　　　　　　　　　　　图 74-2 甘草片

胀果甘草：根和根茎木质粗壮，有的分枝，外皮粗糙，多灰棕色或灰褐色。质坚硬，木质纤维多，粉性小。根茎不定芽多而粗大。

光果甘草：根和根茎质地较坚实，有的分枝，外皮不粗糙，多灰棕色，皮孔细而不明显。

甘草以外皮细紧、红棕色、质坚实、粉性足、断面黄白色为佳；黑芯的质量不好。

【采收加工】 春、秋二季采挖，除去须根，晒干。甘草根深，需深挖，不可铲断或伤根皮。将挖取的甘草去掉泥土，阴干或40℃低温烘干。建议稍晾或烘至半干后趁鲜切片，干燥。药材水分不得过 12.0%。

注：甘草禁用水洗。

不同年限、采收期甘草中甘草酸、甘草苷含量测定，见表74-1。

表 74-1　不同年限、采收期甘草中甘草酸、甘草苷含量测定[1]（%）

采收时间	1 年生		2 年生		3 年生		4 年生	
	甘草酸	甘草苷	甘草酸	甘草苷	甘草酸	甘草苷	甘草酸	甘草苷
5月5日	—	—	0.7	0.3	1.15	0.55	2.5	1.13
6月8日			0.95	0.55	1.45	0.8	2.75	1.4

[1] 范铭.不同年限甘草生长动态与产量品质研究 [D].兰州：甘肃农业大学，2016.

中药材质量
新说
（第二版）
ZHONGYAOCAI
ZHILIANG
XINSHUO
(DIERBAN)
药材

采收时间	1年生		2年生		3年生		4年生	
	甘草酸	甘草苷	甘草酸	甘草苷	甘草酸	甘草苷	甘草酸	甘草苷
7月6日	—	—	1.08	0.64	1.7	0.95	3.15	1.95
8月6日	—	—	1.35	0.7	2.2	1.15	3.38	2.19
9月6日	0.55	0.24	1.15	0.65	2.15	0.9	3.4	1.75
10月25日	0.54	0.28	0.95	0.6	2.24	1.12	3.11	2.15

随着甘草生长年限的增加，甘草中甘草酸、甘草苷含量均增加。甘草种植第3年8月甘草酸、甘草苷含量即可达到较高水平，即可采收。

【贮藏】 甘草贮存不当，易受潮发霉、生虫，有效成分流失快。建议在25℃以下，单包装密封，大垛用黑色塑料布遮盖、密闭，暗室库藏。

【主要成分】 主要含三萜皂苷类（如甘草酸）、黄酮类、香豆素类等。

药典标准：含甘草苷不得少于0.50%，含甘草酸不得少于2.0%。

【性味归经】 甘、平。归心、肺、脾、胃经。

【功能主治】 补脾益气，清热解毒，祛痰止咳，缓急止痛，调和诸药。用于脾胃虚弱，倦怠乏力，心悸气短，咳嗽痰多，脘腹、四肢挛急疼痛，痈肿疮毒，缓解药物毒性、烈性。

【用法用量】 2~10 g。

【其他】

1. 不宜与海藻、京大戟、红大戟、甘遂、芫花同用。

2. 重金属及有害元素不得过限量；其他有机氯类农药残留量不得过限量。

3. 甘草具有抗氧化、抗炎、调节免疫、抗溃疡、解毒、抗癌、抗肝纤维化、抗动脉粥样硬化等多方面药理作用。

4. 甘草不可过量久服。甘草中所含甘草次酸有明显的抗利尿作用，过量的甘草会引起水肿、高血压、低血钾等症。

5. 光果甘草中含有的光甘草定，是目前疗效好、功能全面的美白成分，被誉为"美白黄金"，广泛用于化妆品中。

6. 口腔溃疡：甘草15 g，积雪草15 g，马兰15 g。水煎服。

7. 心烦失眠：炙甘草12 g，石菖蒲9 g，首乌藤6 g。水煎服。

﹝甘 遂﹞

【来源】 甘遂是大戟科植物甘遂 *Euphorbia kansui* T.N.Liou ex T.P.Wang 的干燥块根。主产于山西。

【性状】 甘遂呈椭圆形、长圆柱形或连珠形，长1~5 cm，直径0.5~2.5 cm。表面类白色或黄白色，凹陷处有棕色外皮残留。质脆，易折断，断面粉性或略带纤维性，白色，木部微显放射状纹理。长圆柱状者纤维性较强（图75-1）。气微，味微甘、辛。

以肥大饱满、表面白色或黄白色、细腻、断面粉性足，无纤维者为佳。

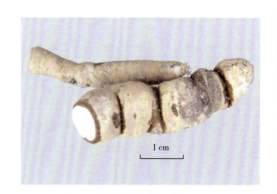

图75-1 甘 遂

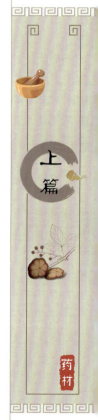

【采收加工】 春季开花前或秋末茎叶枯萎后采挖，挖出甘遂，除去杂质，撞去外皮，晒干或烘干。建议趁鲜切片，干燥。药材水分不得过 12.0%。

【贮藏】 甘遂贮存不当，易虫蛀。建议在 20℃以下，单包装密封，大垛用黑色塑料布遮盖、密闭，暗室库藏，有条件的直接密封冷藏。

甘遂有毒，需单独存放，专人保管。

【主要成分】 主要含三萜类（如大戟二烯醇、甘遂甾醇）、二萜类等。

药典标准：醇浸出物不得少于 15.0%；含大戟二烯醇不得少于 0.12%。

【性味归经】 苦，寒，有毒。归肺、肾、大肠经。

【功能主治】 泻水逐饮，消肿散结。用于水肿胀满，胸腹积水，痰饮积聚，气逆喘咳，二便不利，风痰癫痫，痈肿疮毒。

【用法用量】 0.5~1.5 g，炮制后多入丸散用。外用适量，生用。

【其他】

1. 孕妇禁用。不宜与甘草同用。

2. 甘遂具有抗肿瘤、抗病毒、抗生育、抑制细胞分裂、杀虫、抗氧化、抑制免疫系统、影响肠道等药理活性。

3. 甘遂炮制后毒性减弱，利尿作用有所缓和，祛痰作用增强。

4. 睑腺炎：甘遂适量，水煎，取水煎液浸纱布敷患处。

艾 叶

【来源】 艾叶为菊科植物艾 *Artemisia argyi* Lévl. et Vant. 的干燥叶。主产于湖北、四川、河南、山东等地。湖北蕲春产质优，习称"蕲艾"。

【性状】 艾叶多皱缩、破碎，有短柄。完整叶片展平后呈卵状椭圆形，羽状深裂，裂片椭圆状披针形，边缘有不规则的粗锯齿；上表面灰绿色或深黄绿色，有稀疏的柔毛和腺点；下表面密生灰白色绒毛。质柔软。气清香，味苦。

以叶厚，下表面灰白色、绒毛多、香气浓郁者为佳（图 76-1）。枯黄，绒毛少，质次（图 76-2）。

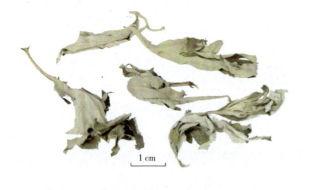

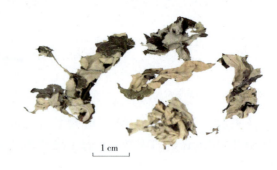

图 76-1 下表面灰白色、绒毛多，质优　　　　　图 76-2 枯黄，绒毛少，质次

【采收加工】 夏季中午，叶繁茂，花未开时采收，或端午节前后 3 天，正午 12—14 时采收[1]，阴干，或快速晒干，或烘干。药材水分不得过 15.0%。

不同采收时间蕲艾有效成分的含量，见表 76-1。

[1]梅全喜.艾叶的研究与应用[M].北京:中国中医药出版社,2017.

中药材质量新说（第二版）ZHONGYAOCAI ZHILIANG XINSHUO (DIERBAN) 药材

表 76-1　不同采收时间蕲艾有效成分的含量[1]（%）

采收月份	5月	6月	7月	8月	9月	10月
桉油精	0.073	0.160	0.085	0.061	0.068	0.042

蕲艾 6 月采收，其桉油精含量较高。

不同部位艾叶有效成分的含量，见表 76-2。

表 76-2　不同部位艾叶有效成分的含量[2]（%）

不同部位	叶	花	茎
桉油精	0.119	0.067	0.028

艾叶中桉油精含量显著高于茎和花。

【贮藏】建议在 20℃以下，单包装密封，大垛用黑色塑料布遮盖、密闭，暗室库藏。

注：艾叶贮存时间延长，艾绒比例增高，有毒物质侧柏酮含量降低，易挥发成分含量降低，产生大量酮、酸、酯等氧化产物。密闭存放 3 年，桉油精含量最高[3]。

【**主要成分**】主要含挥发油类（如桉油精、樟脑、龙脑、松油醇、石竹烯）、黄酮类（如泽兰黄酮、棕矢车菊素）、三萜类等。

药典标准：含桉油精不得少于 0.050%，含龙脑不得少于 0.020%。

【**性味归经**】辛、苦，温；有小毒。归肝、脾、肾经。

【**功能主治**】温经止血，散寒止痛；外用祛湿止痒。用于吐血，衄血，崩漏，月经过多，胎漏下血，少腹冷痛，经寒不调，宫冷不孕；外治皮肤瘙痒。

【**用法用量**】3~9 g。外用适量，供灸治或熏洗用。

【**其他**】

1. 艾叶与茎的指纹图谱相似度低，不可混用。

2. 艾叶具有抗菌、抗病毒、平喘、镇咳、祛痰、止血等作用，临床用于治疗支气管炎、肺气肿、小儿咳嗽、哮喘等呼吸系统疾病、消化系统疾病及皮肤科疾病等。

3. 衄血：茜草根、艾叶各 30 g，乌梅肉（焙干）15 g。水煎服。

4. 癣：醋煎艾叶涂之。

5. 顽固性呃逆：艾条点燃放于床头熏 10 分钟。

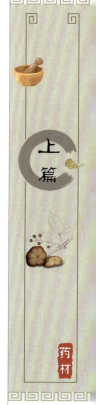

❀ 石决明 ❀

【**来源**】石决明为鲍科动物杂色鲍 *Haliotis diversicolor* Reeve、皱纹盘鲍 *Haliotis discus hannai* Ino、羊鲍 *Haliotis ovina* Gmelin、澳洲鲍 *Haliotis ruber*（Leach）、耳鲍 *Haliotis asinina* Linnaeus 或白鲍 *Haliotis laevigata*（Donovan）的贝壳。主产于广东、海南、山东、福建、辽宁等沿海地区。

【**性状**】石决明呈长卵圆形、卵圆形或长椭圆形，内面观略呈耳形。表面砖红色至灰棕色，有多数不规则的螺肋、细密生长线或斑纹，从螺旋部顶处开始向右排列有 20~30 个疣状突起，末端 4~9 个开孔，孔口与壳面平。内面光滑，具珍珠样彩色光泽。壳较厚，质坚硬，不易破碎。气微，

[1][2]许俊洁，卢金清，郭胜男，等. 不同部位与不同采收期蕲艾精油化学成分的 GC-MS 分析[J]. 中国实验方剂学，2015，21（21）：51-57.

[3]杨天寿，张宇欣，严华，等. 艾叶的质量检测方法改进及桉油精含量变化分析[J]. 宁夏医科大学学报，2015，37（2）：138-141.

味微咸。

杂色鲍：呈长卵圆形，内面观略呈耳形，长 7~9 cm，宽 5~6 cm，高约 2 cm。表面暗红色，有多数不规则的螺肋和细密生长线，螺旋部小，体螺部大，从螺旋部顶处开始向右排列有 20 余个疣状突起，末端 6~9 个开孔，孔口与壳面平。内面光滑，具珍珠样彩色光泽。壳较厚，质坚硬，不易破碎。气微，味微咸。

皱纹盘鲍：呈长椭圆形，长 8~12 cm，宽 6~8 cm，高 2~3 cm。表面灰棕色，有多数粗糙而不规则的皱纹，生长线明显，常有苔藓类或石灰虫等附着物，末端 4~5 个开孔，孔口突出壳面，壳较薄。

羊鲍：近圆形，长 4~8 cm，宽 2.5~6 cm，高 0.8~2 cm。壳顶位于近中部而高于壳面，螺旋部与体螺部各占 1/2，从螺旋部边缘有 2 行整齐的突起，尤以上部较为明显，末端 4~5 个开孔，呈管状。

澳洲鲍：呈扁平卵圆形，长 13~17 cm，宽 11~14 cm，高 3.5~6 cm。表面砖红色，螺旋部约为壳面的 1/2，螺肋和生长线呈波状隆起，疣状突起 30 余个，末端 7~9 个开孔，孔口突出壳面。

耳鲍：狭长，略扭曲，呈耳状，长 5~8 cm，宽 2.5~3.5 cm，高约 1 cm。表面光滑，具翠绿色、紫色及褐色等多种颜色形成的斑纹，螺旋部小，体螺部大，末端 5~7 个开孔，孔口与壳平，多为椭圆形，壳薄，质较脆。

白鲍：呈卵圆形，长 11~14 cm，宽 8.5~11 cm，高 3~6.5 cm。表面砖红色，光滑，壳顶高于壳面，生长线颇为明显，螺旋部约为壳面的 1/3，疣状突起 30 余个，末端 9 个开孔，孔口与壳平。

以个大、壳厚、外表洁净、内表面有彩色光泽者为佳（图 77-1）。

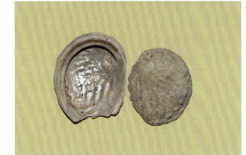

图 77-1　石决明

【采收加工】 一般夏、秋二季捕捞，此时发育生长旺盛，钙质充足，药效最佳。去肉，洗去黏附的杂质，洗净，晒干。

【贮藏】 建议在 25℃ 以下，单包装密封，大垛用黑色塑料布遮盖、密闭，暗室库藏。煅石决明，炮制后贮干燥容器内，密封，置干燥处保存。

【主要成分】 主要含碳酸钙、胆素及壳角质等。

药典标准：含碳酸钙不得少于 95.0%。

【性味归经】 咸，寒。归肝经。

【功能主治】 平肝潜阳，清肝明目。用于头痛眩晕，目赤翳障，视物昏花，青盲雀目。

【用法用量】 6~20 g，先煎。

【其他】

1. 石决明具有清热、镇静、降压、抗菌、抗氧化、中和胃酸等药理作用，临床主要用于治疗角膜炎、白内障等眼科疾病。

2. 高血压：生石决明 30 g，生牡蛎 30 g，生地黄 15 g，菊花 9 g。水煎服。每日 3 次。

3. 血管性头痛：川芎 20 g，生白芍 25 g，白芷 15 g，全蝎末 2 g，钩藤 30 g，石决明 50 g，香附 6 g。每日 1 剂，水煎分 2 次服。

石菖蒲

【来源】 石菖蒲为天南星科多年生植物石菖蒲 *Acorus tatarinowii* Schott 的干燥根茎。主产于湖南、湖北、江西、江苏、浙江、四川等地。

【性状】 石菖蒲呈扁圆柱形，多弯曲，常有分枝，长 3~20 cm，直径 0.3~1 cm。表面棕褐色或灰棕色，粗糙，有疏密不匀的环节，节间长 0.2~0.8 cm，具细纵纹，一面残留须根或圆点状根痕；叶痕呈三角形，左右交互排列，有的其上有毛鳞状的叶基残余。质硬，断面纤维性，类白色或微红色，内皮层环明显，可见多数维管束小点及棕色油细胞（图 78-1~图 78-2）。气芳香，味苦、微辛。

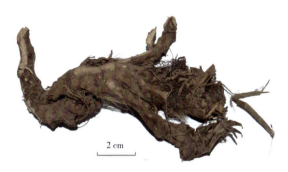

图 78-1　石菖蒲

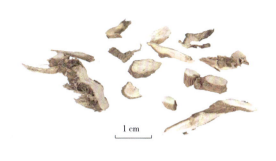

图 78-2　石菖蒲片

【采收加工】　种植 3 年后采收，全年均可采收。冬季挥发油含量高于夏季，宜冬季采挖，除去须根和泥沙，晒干，或低温烘干，干燥后立即密封保存。药材水分不得过 13.0%。

江西石菖蒲鲜、干药材不同部位挥发油及有效成分含量比较，见表 78-1。

表 78-1　江西石菖蒲鲜、干药材不同部位挥发油及有效成分含量比较[1]（ml/g）

样品	部位	挥发油	α- 细辛醚	β- 细辛醚
鲜品	根茎	2.36	0.03	2.81
	叶	1.42	0.05	0.90
干品	根茎	1.40	0.02	1.70
	叶	1.00	0.04	0.75

石菖蒲经干燥处理后，挥发油及 α - 细辛醚、β - 细辛醚含量均有降低。

【贮藏】　石菖蒲贮藏不当，易发霉，香气易散失，挥发油类成分易挥发，有效成分流失快。建议在 20℃以下，单包装密封，大垛用黑色塑料布遮盖、密闭，暗室库藏。

【主要成分】　主要含挥发油类（如 α - 细辛醚、β - 细辛醚、甲基异丁香酚、β - 石竹烯）、三萜类、倍半萜类、黄酮类、木脂素类等。

药典标准：醇浸出物不得少于 12.0%；含挥发油不得少于 1.0%（ml/g）。

【性味归经】　辛、苦，温。归心、胃经。

【功能主治】　开窍豁痰，醒神益智，化湿开胃。用于神昏癫痫，健忘失眠，耳聋耳鸣，脘痞不饥，噤口下痢。

【用法用量】　3~10 g。

【其他】

1. 水菖蒲为天南星科植物水菖蒲 Acorus calamus L. 的干燥根茎；九节菖蒲为毛茛科植物阿尔泰银莲花 Anemone altaica Fisch 的干燥根茎。二者均未被《中国药典》收录，功效亦与石菖蒲不同，不可替代石菖蒲入药。

2. 石菖蒲具有镇静、抗惊厥癫痫、保护脑神经元、抗抑郁、抗血栓、抗动脉硬化、抗菌、抗肿瘤等药理活性，临床上用于癫痫、痰厥、热病神昏、健忘、中风失语、耳鸣、老年性痴呆等。

3. 健忘：石菖蒲 30 g，远志、人参各 12 g，茯苓 60 g，共为末，每次 2~3 g，饮服，每日 3 次。

[1]唐怡,李健康,刘校妃,等.石菖蒲鲜、干药材及其不同部位中挥发油，α- 细辛醚和 β- 细辛醚的含量比较[J].中国实验方剂学杂志,2016,22(05)：36-39.

石 斛

【来源】 石斛为兰科植物金钗石斛 *Dendrobium nobile* Lindl.、霍山石斛 *Dendrobium huoshanense* C.Z.Tang et S.J.Cheng、鼓槌石斛 *Dendrobium chrysotoxum* Lindl. 或流苏石斛 *Dendrobium fimbriatum* Hook. 的栽培品及其同属植物近似种的新鲜或干燥茎。主产于贵州、云南、广西、安徽等地。

【性状】 鲜石斛：呈圆柱形或扁圆柱形，长约 30 cm，直径 0.4~1.2 cm。表面黄绿色，光滑或有纵纹，节明显，色较深，节上有膜质叶鞘。肉质多汁，易折断（图 79-1）。气微，味微苦而回甜，嚼之有黏性。

金钗石斛：呈扁圆柱形，长 20~40 cm，直径 0.4~0.6 cm，节间长 2.5~3 cm。表面金黄色或黄中带绿色，有深纵沟。质硬而脆，断面较平坦而疏松。气微，味苦。

霍山石斛：干条呈直条状或不规则弯曲形，长 2~8 cm，直径 1~4 mm。表面淡黄绿色至黄绿色，偶有黄褐色斑块，有细纵纹，节明显，节上有的可见残留的灰白色膜质叶鞘；一端可见茎基部残留的短须根或须根痕，另一端为茎尖，较细。质硬而脆，易折断，断面平坦，灰黄色至灰绿色，略角质状。气微，味淡，嚼之有黏性。鲜品稍肥大。肉质，易折断，断面淡黄绿色至深绿色。气微，味淡，嚼之有黏性且少有渣。枫斗呈螺旋形或弹簧状，通常为 2~5 个旋纹，茎拉直后性状同干条。

鼓槌石斛：呈粗纺锤形，中部直径 1~3 cm，具 3~7 节。表面光滑，金黄色，有明显凸起的棱。质轻而松脆，断面海绵状。气微，味淡，嚼之有黏性。

流苏石斛等：呈长圆柱形，长 20~150 cm，直径 0.4~1.2 cm，节明显，节间长 2~6 cm。表面黄色至暗黄色，有深纵槽。质疏松，断面平坦或呈纤维性。味淡或微苦，嚼之有黏性。

鲜石斛以青绿色或黄绿色、肥满多汁、嚼之发黏者为佳。干石斛均以身长、色金黄、质致密、有光泽者为佳。石斛饮片（黄草石斛）（图 79-2）。

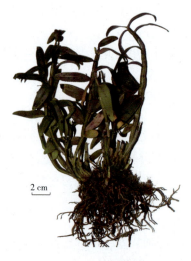

图 79-1 鲜石斛苗

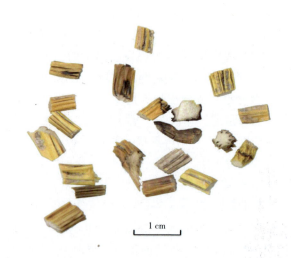

图 79-2 石斛饮片（黄草石斛）

【采收加工】 全年均可采收，鲜用者除去根和泥沙；干用者采收后，除去杂质，用开水略烫或烘软，再边搓边烘晒，至叶鞘搓净，干燥。药材干石斛水分不得过 12.0%。

霍山石斛 11 月至翌年 3 月采收，除去叶、根须及泥沙等杂质，洗净，鲜用，或加热除去叶鞘制成干条；或边加热边扭成螺旋状或弹簧状，干燥，称霍山石斛枫斗。

不同采收时间石斛中有效成分含量，见表79-1。

表79-1　不同采收时间石斛中有效成分含量[1]（%）

采收月份	1月	3月	5月	7月	8月	9月	10月	11月
多糖	5.88	4.73	5.18	6.77	9.46	9.84	13.20	11.00
总生物碱	0.29	0.33	0.24	0.21	0.21	0.38	0.32	0.37
折干率	11.98	11.01	11.02	10.93	12.55	12.89	13.42	14.18

贵州赤水产金钗石斛在10—11月采收，其生物碱、石斛碱含量和产量均较高。

金钗石斛不同部位有效成分含量，见表79-2。

表79-2　金钗石斛不同部位有效成分含量[2]（%）

部位	叶	茎上	茎中	茎下	根
总生物碱	0.5023	0.4915	0.4667	0.4321	0.4415
石斛碱	未测	0.19	0.10	0.06	未测

金钗石斛中总生物碱和石斛碱含量呈现"茎上＞茎中＞茎下"的分布状态，根和叶中也有一定量总生物碱，可以进一步开发利用。

【贮藏】　石斛干品，贮藏不当，易受潮、易虫蛀，有效成分流失快，建议在20℃以下，单包装密封，大垛用黑色塑料布遮盖、密闭，暗室库藏。

鲜品，置阴凉潮湿处，防冻。

【主要成分】　主要含生物碱类（如石斛碱、石斛氨碱、石斛酮碱、石斛醚碱）、黄酮类、菲类、联苄类、挥发油类、多糖类等。

药典标准：霍山石斛，TLC鉴别中应有夏佛塔苷显色反应；电泳检测中应有相应的单一DNA条带；特征图谱中应呈现5个相应的特征峰；醇浸出物不得少于8.0%；含多糖以无水葡萄糖计不得少于17.0%。金钗石斛，含石斛碱不得少于0.40%。鼓槌石斛，含毛兰素不得少于0.030%。

【性味归经】　甘，微寒。归胃、肾经。

【功能主治】　益胃生津，滋阴清热。用于热病津伤，口干烦渴，胃阴不足，食少干呕，病后虚热不退，阴虚火旺，骨蒸劳热，目暗不明，筋骨痿软。

【用法用量】　6~12 g；鲜品15~30 g。

【其他】

1. 现代研究表明，石斛具有调节机体免疫力、抗衰老、降血糖、抗氧化等活性。

2. 肺燥咳嗽：石斛10 g，北沙参15 g，玄参10 g，生地黄15 g，百合15 g，藕节15 g。水煎服。

3. 石斛瓜蒌茶：石斛5 g，瓜蒌3 g，绿茶3 g。开水冲泡后饮用，可加冰糖。生津润肺，宣肺止咳；用于肺燥咳嗽咯干痰，慢性支气管炎。

石　膏

【来源】　石膏为硫酸盐类矿物硬石膏族石膏，主要含含水硫酸钙（$CaSO_4 \cdot 2H_2O$）。全国23个省都有石膏矿产出，以山东省石膏矿最多，主要石膏矿区有山东枣庄底阁镇、内蒙古鄂托克旗、

[1]刘宁.金钗石斛质量控制方法研究[D].北京：北京中医药大学，2009.

[2]陈蕤，崔盛，陶宗娅.三种川产石斛有效成分的测定及其分布规律研究[J].西南农业学报，2010，23（3）：986-988.

湖北应城、吉林浑江、江苏南京、山东大汶口、广西钦州、山西太原、宁夏中卫石膏矿等；优质石膏资源主要分布于湖北应城和荆门、湖南衡山、广东三水、山东枣庄、山西平陆等地区。

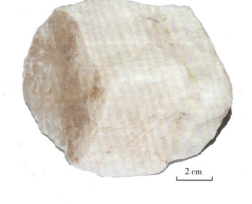

图 80-1 石　膏

【性状】 石膏为纤维状的集合体，呈长块状、板块状或不规则块状。白色、灰白色或淡黄色，有的半透明。体重，质软，纵断面具绢丝样光泽（图 80-1）。气微，味淡。

以块大色白、质松、纤维状、无杂石者为佳。

【采收加工】 全年均可采收，多于冬季采挖。于矿中挖出石膏后，去净泥土杂石。

【贮藏】 石膏贮存不当，受阳光直接照射或与干燥空气接触易失去结晶水变成粉末状，受潮易变黄。建议在 25℃以下，单包装密封，大垛用黑色塑料布遮盖、密闭库藏。

【主要成分】 主要成分是含水硫酸钙（$CaSO_4 \cdot 2H_2O$）。

药典标准：含水硫酸钙不得少于 95.0%。

【性味归经】 甘、辛，大寒。归肺、胃经。

【功能主治】 清热泻火，除烦止渴。用于外感热病，高热烦渴，肺热喘咳，胃火亢盛，头痛，牙痛。

【用法用量】 15~60 g，先煎。

【其他】

1. 重金属及有害元素不得过限量。

2. 凡阳虚寒证，脾胃虚弱及血虚、阴虚发热者慎用。

3. 石膏具有解热、解渴、消炎、镇痛、抗病毒、治疗烧伤等药理作用，临床用于治疗小儿暑热泄泻、慢性溃疡性结肠炎、烧伤、大骨节病、流行性腮腺炎等病症。

4. 生石膏 15~30 g，知母、粳米各 9 g。水煎服。治流行性感冒、乙型脑炎等热性病出现高热、大汗、烦渴、脉洪大者。

5. 退热：石膏 120 g，麻黄、桂枝各 3 g。此为 1 日量，研末水煎，多次分服。

龙　胆

【来源】 龙胆为龙胆科植物条叶龙胆 Gentiana manshurica Kitag.、龙胆 Gentiana scabra Bge.、三花龙胆 Gentiana triflora Pall. 或坚龙胆 Gentiana rigescens Franch. 的干燥根和根茎。前三种习称"龙胆"，后一种习称"坚龙胆"。主产于辽宁、云南等地。

【性状】 龙胆：根茎呈不规则的块状，长 1~3 cm，直径 0.3~1 cm。表面暗灰棕色或深棕色，上端有茎痕或残留茎基，周围和下端着生多数细长的根。根圆柱形，略扭曲，长 10~20 cm，直径 0.2~0.5 cm。表面淡黄色或黄棕色，上部多有显著的横皱纹，下部较细，有纵皱纹及支根痕。质脆，易折断，断面略平坦，皮部黄白色或淡黄棕色，木部色较浅，呈点状环列（图 81-1）。气微，味甚苦。

坚龙胆：表面无横皱纹，外皮膜质，易脱落，木部黄白色，易与皮部分离（图 81-2）。

皆以根条粗长、黄色或黄棕色、无碎断者为佳。

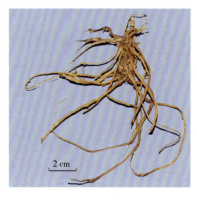

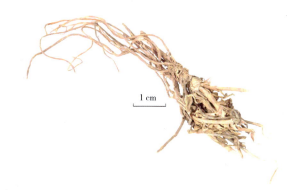

图81-1　龙　胆　　　　　　　　　　　　图81-2　坚龙胆

【采收加工】传统上多在春、秋二季采挖。

但条叶龙胆（即东北龙胆）、坚龙胆宜在霜降地上部分枯萎时采挖。龙胆宜在夏季开花初期、秋末植株枯萎时采挖。三花龙胆宜在夏季孕蕾初期，或秋末植株枯萎时采挖。采挖后洗净，晒干或50℃烘干。药材水分不得过9.0%。

不同产地不同采收期坚龙胆中龙胆苦苷的含量，见表81-1。

表81-1　不同产地不同采收期坚龙胆中龙胆苦苷的含量[1]（%）

产地	采收时间	龙胆苦苷		产地	采收时间	龙胆苦苷	
		根	茎叶			根	茎叶
龙里	9月	6.87	2.34	乌当	9月	6.68	2.19
	10月	6.45	3.68		10月	6.83	2.95
	11月	6.11	2.19		11月	5.30	1.34
	12月	6.82	1.70		12月	6.48	1.48

龙里坚龙胆含量在9—11月缓慢下降，乌当坚龙胆含量上升后又下降，两地11月含量均最低，12月又有所回升，因此坚龙胆的最适宜采收期应为9—10月和12月。

【贮藏】龙胆贮存不当，易发霉，有效成分流失快。建议在25℃以下，单包装密封，大垛用黑色塑料布遮盖、密闭，暗室库藏。

【主要成分】主要含环烯醚萜苷类（如龙胆苦苷、獐牙菜苦苷、当药苷）、黄酮类、三萜类等。

药典标准：水浸出物不得少于36.0%；龙胆含龙胆苦苷不得少于3.0%，坚龙胆含龙胆苦苷不得少于1.5%。

【性味归经】苦，寒。归肝、胆经。

【功能主治】清热燥湿，泻肝胆火。用于湿热黄疸，阴肿阴痒，带下，湿疹瘙痒，肝火目赤，耳鸣耳聋，胁痛口苦，强中，惊风抽搐。

【用法用量】3~6 g。

【其他】

1.龙胆具有保肝、健胃、抗炎、抗甲亢、升血糖等药理作用，临床上用于肝胆疾病、高血压、肾盂肾炎、病毒性角膜炎、皮肤病、咽炎、慢性支气管炎、结膜炎等。

2.风火牙痛：龙胆10 g，芦根30 g，知母9 g。水煎服。

[1]蒋品,高言明,杨玉琴,等.龙胆不同采收期龙胆苦苷和多糖含量变化研究[J].江西中医药,2011,42（2）：55-57.

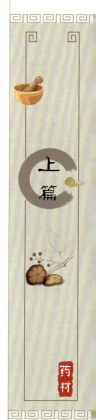

龙眼肉

【来源】 龙眼肉为无患子科植物龙眼 *Dimocarpus longan* Lour. 的假种皮。主产于广东、广西、福建、台湾等地；福建所产品质好，广西产药用为多。

【性状】 龙眼肉为纵向破裂的不规则薄片，或呈囊状，长约 1.5 cm，宽 2~4 cm，厚约 0.1 cm。棕黄色至棕褐色，半透明。外表面皱缩不平，内表面光亮而有细纵皱纹。薄片者质柔润，囊状者质稍硬（图 82-1）。气微香，味甜。

以片大、肉厚、质细软、色棕黄、半透明、味浓甜者为佳。

【采收加工】 夏、秋二季采收成熟果实，晒或 60℃ 以下烘至七八成干时剥去果壳、果核，继续晒干或烘干（至干爽不黏）。药材水分不得过 15.0%。

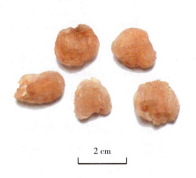

图 82-1 龙眼肉

注：采果宜在早晨露水干后、傍晚或阴天进行，避免中午高温或烈日暴晒，雨天不能采果。

【贮藏】 龙眼肉贮存不当，易受潮、虫蛀，易粘连，有效成分易流失。建议在 20℃ 以下，单包装密封，大垛用黑色塑料布遮盖、密闭，暗室库藏。

【主要成分】 主要含糖类（如葡萄糖、果糖、蔗糖）、脂类（如磷脂酰胆碱、磷脂酰肌醇）、核苷类（如尿嘧啶、胞苷、鸟苷）等。

药典标准：水浸出物不得少于 70.0%。

【性味归经】 甘，温。归心、脾经。

【功能主治】 补益心脾，养血安神。用于气血不足，心悸怔忡，健忘失眠，血虚萎黄。

【用法用量】 9~15 g。

【其他】

1. 龙眼肉具有抗氧化、降血糖、抗菌、增强免疫、调节内分泌等药理作用。

2. 失眠症：龙眼肉 10 g，酸枣仁 9 g，芡实 15 g。煮水服。

3. 失血性贫血：莲子 15 g，龙眼肉 10 g，糯米 30 g。煮粥。

平贝母

【来源】 平贝母是百合科植物平贝母 *Fritillaria ussuriensis* Maxim. 的干燥鳞茎。主产于黑龙江、吉林、辽宁。

【性状】 平贝母呈扁球形，高 0.5~1 cm，直径 0.6~2 cm。表面黄白色至浅棕色，外层鳞叶 2 瓣，肥厚，大小相近或一片稍大抱合，顶端略平或微凹入，常稍开裂；中央鳞片小。质坚实而脆，断面粉性（图 83-1）。气微，味苦。

【采收加工】 春季采挖，除去外皮、须根及泥沙，晒干或低温（如 55℃）干燥。药材水分不得过 15.0%。

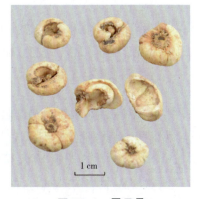

图 83-1 平贝母

不同产地、生长年限平贝母中贝母素乙含量，见表83-1。

表83-1 不同产地、生长年限平贝母中贝母素乙含量[1]

产地	生长年限 / 年	贝母素乙 /%
吉林	1	0.0218
	2	0.0232
	3	0.0318
辽宁	1	0.0145
	2	0.0191
	3	0.0282

贝母素乙含量随着生长年限增加而增加，3年生平贝母药材质量较优。

平贝母不同生长发育期贝母素乙、总生物碱含量，见表83-2。

表83-2 平贝母不同生长发育期贝母素乙、总生物碱含量[2]

生长发育期	萌芽期	展叶期	开花期	枯萎期	更新期
采收时间	3月20日	4月10日	5月10日	6月4日	10月7日
贝母素乙 /%	0.053 8	0.046 2	0.048 0	0.022 2	0.029 4
总生物碱 /%	0.119 8	0.126 2	0.148 7	0.128 4	0.141 0

平贝母一般枯萎期采挖，产量大，但开花期贝母素乙、总生物碱含量最高，可根据市场需求进行采挖。

不同加工方法对平贝母总共生物碱含量的影响，见表83-3。

表83-3 不同加工方法对平贝母总共生物碱含量的影响[3]

加工方法	总生物碱 /%
45℃烘干	0.265 7
50℃烘干	0.295 4
55℃烘干	0.255 6
水洗晒干	0.236 7
不洗晒干	0.245 4

50℃烘干样，总生物碱含量高。

【贮藏】平贝母贮存不当，易虫蛀霉变，有效成分流失快。建议单包装密封，冷藏。

【主要成分】主要化学成分为贝母素乙、贝母素甲、贝母辛等。

药典标准：醇浸出物不得少于8.0%；含总生物碱以贝母素乙计，不得少于0.050%。

【性味归经】苦、甘，微寒。归肺、心经。

【功能主治】清热润肺，化痰止咳。用于肺热燥咳，干咳少痰，阴虚劳嗽，痰中带血。

【用法用量】3~9 g；研粉冲服，一次 1~2 g。

【其他】

1. 平贝母中主要含有生物碱类、生物碱苷类以及多糖、挥发油等化学成分。具有镇咳、祛痰、平喘、降压、抗溃疡和抗血小板聚集及抗氧化等药理作用。

2. 不宜与川乌、制川乌、草乌、制草乌、附子同用。

3. 平贝母碾碎入药，利于药效煎出。

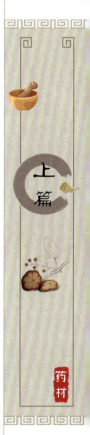

103

[1]李慧婷，王冰，韩荣春．不同生长年限平贝母中贝母素甲和贝母素乙的含量测定[J]．辽宁中医杂志，2010，37（9）：1785-1786．

[2]王艳红，吴晓民，郑友兰．不同产地和采收期的平贝母总生物碱含量[J]．中药材，2006，29（1）：8-10．

[3]魏云洁，胥学峰，王晓杰，等．平贝母适宜加工方法研究[J]．特产研究，2006，28（3）：27-31．

北沙参

【来源】 北沙参为伞形科植物珊瑚菜 *Glehnia littoralis* Fr. Schmidt ex Miq. 的干燥根。主产于内蒙古、河北、河南、山东等地。

【性状】 北沙参呈细长圆柱形，偶有分枝，长 15~45 cm，直径 0.4~1.2 cm。表面淡黄白色，略粗糙，偶有残存外皮，不去外皮的表面黄棕色。全体有细纵皱纹和纵沟，并有棕黄色点状细根痕；顶端常留有黄棕色根茎残基；上端稍细，中部略粗，下部渐细。质脆，易折断，断面皮部浅黄白色（图 84-1~图 84-2），木部黄色。气特异，味微甘。

以根条细长、均匀色白、质坚实者佳。

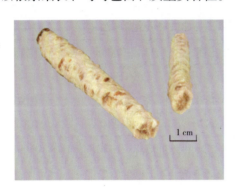

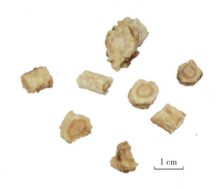

图 84-1　北沙参　　　　　　　　　　　　图 84-2　北沙参片

【采收加工】 夏、秋二季采挖，除去须根，洗净，稍晾，置沸水中烫后，除去外皮，干燥。或洗净直接干燥。

北沙参的产地加工以水洗带皮（切片）晒干或 45℃烘干为宜[1]。

不同采收期北沙参中欧前胡素含量测定，见表 84-1。

表 84-1　不同采收期北沙参中欧前胡素含量测定[2]（mg/g）

采收时间	7月6日	8月4日	8月15日	8月26日	9月5日	9月14日	9月25日
欧前胡素	0.10	0.14	0.15	0.17	0.18	0.19	0.21
采收时间	10月6日	10月16日	10月24日	11月5日	11月17日	11月27日	
欧前胡素	0.20	0.19	0.19	0.18	0.18	0.17	

欧前胡素含量以 9 月下旬最高，其次为 9 月中旬、10 月上旬、10 月中旬等。

不同北沙参表皮加工工艺欧前胡素含量比较，见表 84-2。

表 84-2　不同北沙参表皮加工工艺欧前胡素含量比较[3]（mg/g）

加工方式	未洗带皮切片	水洗带皮切片	水洗刮皮切片	沸水烫去皮切片
欧前胡素	0.189	0.181	0.018	0.014

北沙参除去外皮后，欧前胡素将大量损失。未洗带皮北沙参欧前胡素含量最高，其次为水洗带

[1]黄贤荣，宋健，石俊英．北沙参不同加工方法对多糖及浸出物含量的影响[J]．山东中医杂志，2012，31（2）：134-136.

[2][3]成文娜，邢树礼，狄宁宁，等．山东道地药材北沙参产地加工方法优选研究[J]．滨州医学院学报，2014（6）：441-443.

中药材质量新说（第二版）
ZHONGYAOCAI ZHILIANG XINSHUO（DIERBAN）
药材

皮北沙参，尤其带皮北沙参欧前胡素的含量约是去皮北沙参的 10 倍。

【贮藏】 北沙参贮存不当，极易虫蛀，有效成分易流失。建议在 25℃ 以下，单包装密封，大垛用黑色塑料布遮盖、密闭，暗室库藏。

【主要成分】 主要含香豆素类（如补骨脂素、花椒毒酚）、木脂素类（如橙皮素 A）、糖苷类、萜类及甾体类等。

【性味归经】 甘、微苦，微寒。归肺、胃经。

【功能主治】 养阴清肺，益胃生津。用于肺热燥咳，劳嗽痰血，胃阴不足，热病津伤，咽干口渴。

【用法用量】 5~12 g。

【其他】

1. 北沙参不宜与藜芦同用。

2. 北沙参具有增强免疫、镇咳、祛痰、解热、镇痛、抗氧化等药理作用。

3. 慢性胃炎、慢性萎缩性胃炎：北沙参 12 g，玉竹、石斛、天花粉、党参各 9 g。每日 1 剂，水煎服。

生 姜

【来源】 生姜是姜科植物姜 *Zingiber officinale* Rose. 的新鲜根茎。我国中部、东南部、西南部各省均有栽培。主产于山东、四川、浙江。

【性状】 生姜呈不规则块状，有指状分枝，略扁，长 4~18 cm，直径 1~3 cm。表面黄褐色或灰棕色，有环节，分枝顶端有茎痕或芽。质脆，易折断，断面浅黄色，内皮层环纹明显，维管束散在（图 85-1）。气香特异，味辛辣。

以块大、丰满、质嫩者为佳。

【采收加工】 秋末冬初，茎叶枯黄时采挖，挖起根茎，除去茎叶、须根和泥沙。

【贮藏】 生姜置阴凉潮湿处，或埋入湿沙内贮存。温度过高，易发芽、干瘪、腐烂；温度过低，易冻伤、腐烂。

建议用保鲜袋单包装密封放架上库存，库温控制在 12~13℃；每袋容量不宜过大，一般在 10~15 kg。此贮藏条件下，贮藏 3 个月左右，鲜姜表皮颜色基本不变。鲜生姜不宜长期贮存，表皮易由黄色变为浅褐色，降低外观品质。

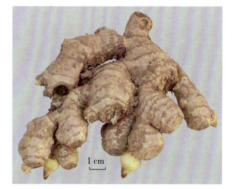

图 85-1 生 姜

【主要成分】 主要含挥发油（如姜烯、α-柠檬醛、α-姜黄烯）、姜辣素（如姜酚、姜烯酚、姜酮酚、姜油酮）、二苯基庚烷类、黄酮类等。

药典标准：挥发油不得少于 0.12%，含 6- 姜辣素不得少于 0.050%，含 8- 姜酚与 10- 姜酚总量不得少于 0.040%。

【性味归经】 辛，微温。归肺、脾、胃经。

【功能主治】 解表散寒，温中止呕，化痰止咳，解鱼蟹毒。用于风寒感冒，胃寒呕吐，寒痰咳嗽，鱼蟹中毒。

【用法用量】 3~10 g。

【其他】

1. 生姜具有杀菌抗炎、抗氧化、抗肿瘤、降血糖、改善心脑血管系统、保肝利胆等药理作用。

2. 生姜皮为姜科植物姜的新鲜根茎的外皮，具有行水消肿的功效，常用于治疗水肿初起，小便

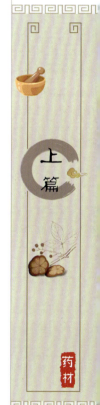

不利。

3.脂溢性皮炎：鲜生姜 250 g，捣碎取汁。10%盐水洗净患处后用棉签蘸姜汁反复涂搽。

4.生姜适量，切碎，加红糖煮汤服，治风寒感冒轻症。

5.生姜可解半夏、天南星毒，用于制姜半夏、姜南星。

仙 茅

【来源】 仙茅为石蒜科植物仙茅 *Curculigo orchioides* Gaertn. 的干燥根茎。主产于四川、云南、广西、贵州等地。

【性状】 仙茅呈圆柱形，略弯曲，长 3~10 cm，直径 0.4~1.2 cm。表面棕色至褐色，粗糙，有细孔状的须根痕和横皱纹。质硬而脆，易折断，断面不平坦，灰白色至棕褐色，近中心处色较深（图86-1）。气微香，味微苦、辛。

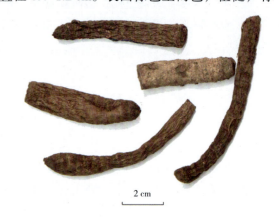

2 cm

图86-1 仙茅

【采收加工】 仙茅，喜温暖湿润，不耐寒，遇寒易枯萎，导致各地采收期不一致，但基本上是在秋、冬二季，苗枯萎后，至次年发芽前采挖，除去须根和根头，晒干，或蒸后晒干，或烘干。药材水分不得过 13.0%。

【贮藏】 仙茅贮存不当，受潮易霉变、易虫蛀，有效成分易流失。建议在 20℃以下，单包装密封，大垛用黑色塑料布遮盖、密闭，暗室库藏。

【主要成分】 主要含酚类及酚苷类（如仙茅苷、仙茅苷乙、仙茅素 B）、皂苷元及皂苷类、木脂素类、黄酮类、生物碱类等成分。

药典标准：醇浸出物不得少于 7.0%；含仙茅苷不得少于 0.10%。

【性味归经】 辛，热；有毒。归肾、肝、脾经。

【功能主治】 补肾阳，强筋骨，祛寒湿。用于阳痿精冷，筋骨痿软，腰膝冷痛，阳虚冷泻。

【用法用量】 3~10 g。

【其他】

1.仙茅生品有毒，酒制可降低毒性。

2.仙茅具有抗骨质疏松、增强免疫功能、抗衰老、抗炎、延缓生殖系统老化等药理作用。

3.妇女更年期综合征：仙茅、淫羊藿各 15 g，巴戟天、当归、黄柏、知母各 9 g，水煎服。

4.肾虚腰痛：仙茅 15 g，薏苡仁 30 g，桂枝 9 g，细辛 3 g，木瓜 9 g，菱瓜蒌 60 g。水煎，冲鸡蛋 2 个服用。

仙鹤草

【来源】 仙鹤草为蔷薇科植物龙芽草 *Agrimonia pilosa* Ledeb. 的干燥地上部分。主产于浙江、江苏、湖北、湖南、江西等地。

【性状】 仙鹤草长 50~100 cm，全体被白色柔毛。茎下部圆柱形，直径 4~6 mm，红棕色，上部方柱形，四面略凹陷，绿褐色，有纵沟和棱线，有节；体轻，质硬，易折断，断面中空。单数羽状复叶互生，暗绿色，皱缩卷曲；质脆，易碎；叶片有大小 2 种，相间生于叶轴上，顶端小叶较

中药材质量新说（第二版）
ZHONGYAOCAI ZHILIANG XINSHUO (DIERBAN)
药材

大，完整小叶片展平后呈卵形或长椭圆形，先端尖，基部楔形，边缘有锯齿；托叶2，抱茎，斜卵形。总状花序细长，花萼下部呈筒状，萼筒上部有钩刺，先端5裂，花瓣黄色。气微，味微苦。

以梗紫红色、枝嫩、叶完整者为佳。色青绿，质优（图87-1）；色枯黄，质次（图87-2）。

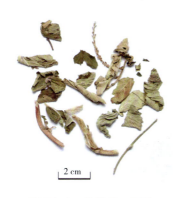

图87-1　色青绿，质优

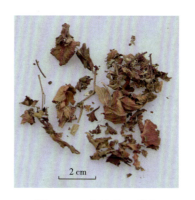

图87-2　色枯黄，质次

【采收加工】　夏、秋二季茎叶茂盛时采割，除去杂质，晒干。药材水分不得过12.0%。

不同采收时期仙鹤草总黄酮的含量测定（泸州），见表87-1。

表87-1　不同采收时期仙鹤草总黄酮的含量测定（泸州）[1]（%）

采收月份	4月	5月	6月	7月	8月	9月	10月
总黄酮含量	9.18	5.40	10.77	12.38	7.63	8.68	9.07

仙鹤草在7月时总黄酮含量达到最高。

【贮藏】　仙鹤草贮存不当，易变色，有效成分易流失。色无绿色者质量差。建议在25℃以下，单包装密封，大垛用黑色塑料布遮盖、密闭，暗室库藏。

【主要成分】　主要含酚类（如仙鹤草酚A、B、C、D、E）、黄酮类（如花旗松素葡萄糖苷、金丝桃苷）、三萜类、鞣质类、挥发油等。

【性味归经】　苦、涩，平。归心、肝经。

【功能主治】　收敛止血，截疟，止痢，解毒，补虚。用于咯血，吐血，崩漏下血，疟疾，血痢，痈肿疮毒，阴痒带下，脱力劳伤。

【用法用量】　6~12 g。外用适量。

【其他】

1. 仙鹤草具有杀虫、止血、止汗、镇咳、抗肿瘤的药理作用。

2. 椎间盘突出：仙鹤草60 g，怀牛膝15 g，生地、熟地各8 g，泽泻6 g。水煎服。

3. 肺结核咯血：海螵蛸、仙鹤草各10 g。水煎服。

4. 消渴症：仙鹤草35 g。水煎服。

白　及

【来源】　白及为兰科植物白及 *Bletilla striata*（Thunb.）Reichb. f. 的干燥块茎。主产于贵州、四川、河南等地。

【性状】　白及呈不规则扁圆形，多有2~3个爪状分枝，少数具4~5个爪状分枝，长1.5~6 cm，厚

[1]余昕,朱烨,李春红,等. 泸州仙鹤草不同采收期总黄酮含量的测定[J]. 泸州医学院学报, 2012, 35（1）：41-44.

0.5~3 cm。表面灰白色至灰棕色，或黄白色，有数圈同心环节和棕色点状须根痕，上面有突起的茎痕，下面有连接另一块茎的痕迹。质坚硬，不易折断，断面类白色，角质样（图88-1~图88-2）。气微，味苦，嚼之有黏性。

以根茎肥厚，色白明亮，个大坚实，无须根者为佳。内有白心者质差。

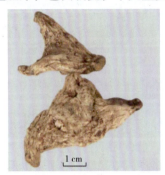

图88-1　白　及

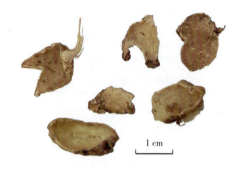

图88-2　白及片

【采收加工】　夏、秋二季采挖，除去须根，洗净，置沸水中煮或蒸至无白心，晒至半干，除去外皮，再晒干或低温烘干。建议新鲜块茎蒸透立即切片，60℃烘干。药材水分不得过 15.0%。

不同加工方法白及饮片中 militarine 和浸出物的含量测定，见表88-1。

表88-1　不同加工方法白及饮片中 militarine 和浸出物的含量测定[1]（%）

切片方式	militarine 含量	浸出物含量
润透切片	1.18	19.07
煮透切片	1.64	19.30
蒸透切片	3.35	19.37

蒸透切片的加工方法 militarine 和浸出物的含量最高。建议采用蒸透切片法加工。

不同处理方法的白及质量，见表88-2。

表88-2　不同处理方法的白及质量[2]

处理	干燥方法	折干率/%	乙醇提取率/%	白及多糖含量/%
1	鲜茎切片 30℃烘干	23.06	23.65	19.81
2	鲜茎切片 40℃烘干	24.61	24.86	12.92
3	鲜茎切片 50℃烘干	24.00	24.65	21.74
4	鲜茎切片 60℃烘干	23.82	25.33	27.82
5	鲜茎切片晒干	24.82	21.58	19.87
6	鲜茎切片阴干	25.83	18.29	19.53
7	煮透切片 60℃烘干	25.44	17.27	28.26
8	蒸透切片 60℃烘干	24.56	18.40	37.43
9	新鲜块茎皮 60℃烘干	30.63	22.99	31.56

新鲜白及蒸透切片 60℃烘干的多糖含量最高，折干率也较高；新鲜块茎皮折干率也较高，且提取率和白及多糖含量表现较好，因此在产地加工时可考虑不必特意除掉。

【贮藏】　白及贮存不当，易生霉，乙醇提取率与白及多糖含量下降。建议贮存时以干燥块茎，在暗室中直接堆放（于通风干燥处）最佳。

［1］唐修静，张羽斌，文运，等．不同炮制方法对白及中 militarine 及浸出物含量的影响［J］．中国实验方剂学杂志，2014，20（07）：67-69．

［2］宋智琴，杨平飞，刘海，等．白及适宜加工贮藏方法［J］．贵州农业科学，2019，47（4）：121-124．

不同包装贮存白及的质量，见表88-3。

表88-3　不同包装贮存白及的质量[1]

处理	包装贮存	乙醇提取率/%	白及多糖含量/%	乙醇提取率×白及多糖含量
1	直接堆放	19.54	21.44	0.042
2	网袋包装	21.71	14.58	0.032
3	塑料袋包装	18.02	20.04	0.036
4	编织袋包装	21.46	14.03	0.030

综合评定以提取率和多糖含量的乘积计，不同包装贮存的白及质量依次为直接堆放＞塑料袋包装＞网袋包装＞编织袋包装。

【主要成分】　主要含糖苷类（如 BletillosideA）、蒽醌类（如 7- 羟基 -2- 甲氧基菲 -3，4- 二酮）、菲类、二氢菲呋喃类、螺环烷甾类皂苷、联苄类等。

药典标准：含 1，4- 二［4-（葡萄糖氧）苄基］-2- 异丁基苹果酸酯不得少于 2.0%。

【性味归经】　苦、甘、涩，微寒。归肺、肝、胃经。

【功能主治】　收敛止血，消肿生肌。用于咯血，吐血，外伤出血，疮疡肿毒，皮肤皲裂。

【用法用量】　6~15 g；研末吞服 3~6 g。外用适量。

【其他】

1. 不宜与川乌、制川乌、草乌、制草乌、附子同用。

2. 二氧化硫残留不得过限量。

3. 白及胶质具有较好的黏性，工业上常作为精密仪器的黏合剂。

4. 白及具有抗菌、止血、抗肿瘤、抗溃疡、抗纤维化、抗氧化、促进伤口愈合等药理作用，是云南白药的主要成分之一。

5. 肠胃出血：白及、地榆等量，炒焦，研末，每服 3 g，温开水送服，每日 2~3 次。

❦ 白　术 ❧

【来源】　白术为菊科植物白术 *Atractylodes macrocephala* Koidz. 的干燥根茎。主产于浙江、河北、山西等地。

【性状】　白术为不规则的肥厚团块，长 3~13 cm，直径 1.5~7 cm，表面灰黄色或灰棕色，有瘤状突起及断续的纵皱和沟纹，并有须根痕，顶端有残留茎基和芽痕。质坚硬不易折断，断面不平坦，黄白色至淡棕色，有棕黄色的点状油室散在；烘干者断面角质样，色较深或有裂隙（图89-1~图89-2）。气清香，味甘、微辛，嚼之略带黏性。

以个大、质坚实、断面黄白色、香气浓者为佳。

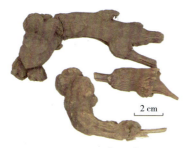

图89-1　白　术

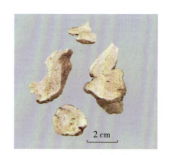

图89-2　白术片

[1]宋智琴,杨平飞,刘海,等.白及适宜加工贮藏方法［J］.贵州农业科学,2019,47（4）:121-124.

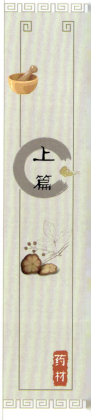

【采收加工】 冬季茎秆由绿色转黄褐色，下部叶片枯黄、上部叶片变脆时采收，晒干或低温烘干，再除去须根。药材水分不得过 15.0%。

产地加工最优方案：将白术平铺堆放 2 层，在 50℃ 下进行烘烤至八成干，切成厚度约 0.4 cm，再继续烘至完全干燥[1]，冷后立即密封保存。

不同时期白术中白术内酯和苍术酮的测定，见表 89-1。

表 89-1 不同时期白术中白术内酯和苍术酮的测定[2]（mg/g）

采收时间	白术内酯Ⅰ含量	白术内酯Ⅱ含量	苍术酮Ⅲ含量
10 月中旬	0.19	0.25	1.89
10 月下旬	0.36	0.43	2.38
11 月上旬	0.98	0.67	3.46
11 月中旬	0.24	0.20	2.09

白术在 10 月下旬至 11 月上旬采收苍术酮成分含量较高。

【贮藏】 白术贮存不当，易虫蛀、易走油，有效成分易流失。建议在 20℃ 以下，单包装密封，大垛用黑色塑料布遮盖、密闭，暗室库藏。

【主要成分】 主要含挥发油类（如苍术酮和苍术醇）、内酯类（如白术内酯Ⅰ、白术内酯Ⅱ、白术内酯Ⅲ以及双白术内酯）等。

药典标准：醇浸出物不得少于 35.0%。

【功能主治】 健脾益气，燥湿利水，止汗，安胎。用于脾虚食少，腹胀泄泻，痰饮眩悸，水肿，自汗，胎动不安。

【性味归经】 苦、甘，温。归脾、胃经。

【用法用量】 6~12 g。

【其他】

1. 白术具有抗衰老、抗肿瘤、免疫调节、降血糖等药理作用。
2. 脾虚腹泻：白术 10 g，党参 10 g，茯苓 10 g，山鸡椒果实 6 g。水煎服。
3. 湿泻暑泻：白术、车前子等量，炒为末，每次 9 g。

白头翁

【来源】 白头翁为毛茛科植物白头翁 *Pulsatilla chinensis* (Bge.) Regel 的干燥根。主产于辽宁、河北、河南、湖北等地。

【性状】 白头翁呈类圆柱形或圆锥形，稍扭曲，长 6~20 cm，直径 0.5~2 cm。表面黄棕色或棕褐色，具不规则纵皱纹或纵沟，皮部易脱落，露出黄色的木部，有的有网状裂纹或裂隙，近根头处常有朽状凹洞。根头部稍膨大，有白色绒毛，有的可见鞘状叶柄残基。质硬而脆，断面皮部黄白色或淡黄棕色，木部淡黄色（图 90-1）。气微，味微苦涩。

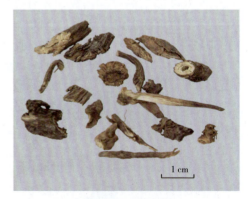

图 90-1 白头翁

[1] 吴蜀瑶，谌瑞林，吴志瑰，等. 基于正交设计的白术产地加工工艺研究 [J]. 光明中医，2019（14）：2143-2146.
[2] 林家寿. 不同采收时期白术的质量测定 [J]. 中国当代医药，2011，18（2）：42-43.

以条粗长、整齐、外表灰黄色、根头部有白色毛茸者为佳。

【采收加工】 白头翁在春季花蕾期至盛花期，或秋末地上部分完全枯萎时采挖[1]，除去泥沙和残留茎叶，低温烘干。药材水分不得过 13.0%。

白头翁不同部位总皂苷的含量，见表 90-1。

表 90-1 白头翁不同部位总皂苷的含量[2]（%）

不同部位	根	茎叶
总皂苷	8.39	3.52

白头翁根中皂苷含量高于地上茎叶，茎叶中皂苷含量较高，可进一步开发。

不同采收时间白头翁有效成分的含量，见表 90-2。

表 90-2 不同采收时间白头翁有效成分的含量[3]（%）

采收月份	4 月	5 月	7 月	10 月
白头翁皂苷 B_4	5.218	4.267	4.821	5.066
醇浸出物	26.9	17.9	17.2	18.5

白头翁花期和枯苗期白头翁皂苷 B_4 含量较高。枯苗期皂苷绝对产量最高。

不同干燥方式白头翁有效成分的含量，见 90-3。

表 90-3 不同干燥方式白头翁有效成分的含量[4]（%）

干燥方式	晒干	50℃烘干	105℃杀青烘干	沸水杀青烘干	放置 2 天烘干
白头翁皂苷 B_4	5.153	7.405	8.097	5.951	1.773

105℃杀青后烘干有效成分含量高，其次 50℃烘干有效成分含量高。

【贮藏】 白头翁贮存不当，易受潮发霉，有效成分易流失。建议在 25℃以下，单包装密封，大垛用黑色塑料布遮盖、密闭，暗室库藏。或直接冷藏。

【主要成分】 主要含三萜皂苷类（如白头翁皂苷 B_4、白头翁皂苷 A）、三萜酸类（如白头翁酸、白桦酸）、香豆素类、木脂素类、黄酮类等。

药典标准：醇浸出物不得少于 17.0%；含白头翁皂苷 B_4 不得少于 4.6%。

【性味归经】 苦，寒。归胃、大肠经。

【功能主治】 清热解毒，凉血止痢。用于热毒血痢，阴痒带下。

【用法用量】 9~15 g。

【其他】

1. 现代药理研究证实，白头翁的提取物具有抗菌、抗病毒、抗氧化、抗血吸虫和增强免疫功能等功效。临床常用于治疗溃疡性结肠炎、慢性结肠炎、慢性腹泻、前列腺病、胃肠炎、痢疾等。

2. 黄柏白头翁汤：白头翁 15 g，黄连 6 g，黄柏 12 g，秦皮 12 g。具有清热解毒，凉血止痢之功效，现常用于治疗细菌性痢疾、阿米巴痢疾等属热毒血痢者。

3. 痢疾：取白头翁干品 15 g 或鲜品 30 g，水煎调冰糖服，治热痢，小儿酌减，以愈为度。

4. 白带：白头翁干品 30 g，或鲜品 60 g，同猪肾煮服 3 次或 4 次即愈。

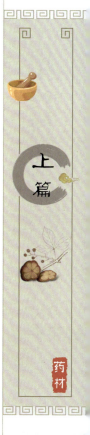

[1] [2] 周素娣，王旭敏 . 不同采收期对白头翁中总皂苷含量的影响 [J]. 中药新药与临床药理，1998，9（1）：45.

[3] 代震，陈随清 . 河南白头翁生物学特性的初步研究 [J]. 中医学报，2012，27（1）：70-72.

[4] 时维静，周其应，王海侠，等 . 产地加工对白头翁皂苷 B4 含量的影响 [J]. 中药材，2008，31（8）：1124-1125.

白 芍

【来源】 白芍是毛茛科植物芍药 *Paeonia lactiflora* Pall. 的干燥根。产于安徽、四川、浙江等地，主产于安徽亳州。

【性状】 白芍呈圆柱形，平直或稍弯曲，两端平截，长 5~18 cm，直径 1~2.5 cm。表面棕红色、淡棕红色或类白色，光洁或有纵皱纹及细根痕。断面微带棕红色或类白色，形成明显层环，射线放射状（图 91-1~ 图 91-2）。

以根粗长、匀直、质坚实、粉性足、表面洁净者为佳。

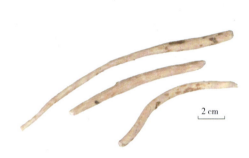

图 91-1 白 芍

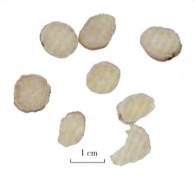

图 91-2 白芍片（煮后切片）

【采收加工】 栽种后第 4 年 9—10 月地上部分叶片枯萎时采收，割去茎叶，挖出全根，除留芽头做种外，切下芍根，置沸水中煮后除去外皮或去皮后再煮，晒干或 50℃[1] 烘干。建议不去皮，煮或蒸后切片干燥。药材水分不得过 14.0%。

不同月份白芍质量分析，见表 91-1。

表 91-1 不同月份白芍质量分析[2]

采收时间	1月19日	3月23日	4月18日	5月15日	6月1日	7月20日	8月19日	9月8日	9月27日	10月30日	12月5日
折干率 /%	41.1	41.8	42.2	42.4	42.7	43.5	43.2	45	46.4	44.8	43.4
亩产量 /kg	795	802	820	833	850	921	944	1125	1195	960	867
芍药苷含量 /%	3.13	4.04	5.6	5.55	2.75	1.87	2.76	2.03	3	3.59	3.26

不同生长年限白芍质量分析，见表 91-2。

表 91-2 不同生长年限白芍质量分析[3]

采收年限	白芍苷含量 /%	折干率 /%	亩产量 /kg	芍药苷亩产总量 /kg
3 年生	3.31	41.9	811	26.8
4 年生	3.59	44.8	959.6	34.4
5 年生	3.10	46.2	1083.3	33.6

白芍 4 月中旬花期芍药苷含量最高，5 月中旬芍药苷总量最高，9 月下旬产量最高。一般选择

[1] [3] 俞叶飞，王盼，陈子林，等．不同干燥方法对白芍药材初加工过程中品质的影响 [J]．浙江中医杂志，2020，55（12）：922-923．

[2] 金传山，蔡一杰，吴德玲，等．不同采收期亳白芍中芍药苷与白芍总苷的含量变化 [J]．中药材，2010，33（10）：1548-1550．

4年生白芍在9—10月采收，此时白芍多种成分较为稳定。

【贮藏】 白芍贮存不当，易受潮霉变、易虫蛀，有效成分流失快。建议在20℃以下单包装密封，大垛用黑色塑料布遮盖、密闭，暗室库藏。

注：白芍在药材加工过程中不易干燥，含水量较高，原药材较饮片易霉变。白芍以饮片贮藏为佳。

【主要成分】 主要含单萜类（如芍药苷、氧化芍药苷）、黄酮类（如山柰酚）、挥发油（如丹皮酚）、三萜类等。

药典标准：水浸出物不得少于22.0%；含芍药苷不得少于1.6%。

【性味归经】 苦、酸，微寒。归肝、脾经。

【功能主治】 养血调经，敛阴止汗，柔肝止痛，平抑肝阳。用于血虚萎黄，月经不调，自汗，盗汗，胁痛，腹痛，四肢挛痛，头痛眩晕。

【用法用量】 6~15 g。

【其他】

1. 不宜与藜芦同用。

2. 重金属及有害元素、二氧化硫残留不得过限量。

3. 据检验，白芍皮部含量高，古人以靓为佳，剥皮可能是以貌取药。市场上也多见未经煮制、且未除去外皮的白芍生切片。故建议白芍不去皮用，符合现代科学。

4. 白芍具有扩张冠状动脉、降血压、护肝、解痉、镇痛等药理作用。

5. 白芍、白术和白茯苓是传统的润泽皮肤、美白的药物，它们与甘草配伍可延缓衰老。

6. 白芍30~40 g，陈皮、炒白术各10 g，防风、生甘草各6 g。主治肠道激惹综合征。

❧ 白 芷 ❧

【来源】 白芷为伞形科植物白芷 *Angelica dahurica* (Fisch. ex Hoffm.) Benth. et Hook. f. 或杭白芷 *Angelica dahurica* (Fisch. ex Hoffm.) Benth. et Hook. f. var. *formosana* (Boiss.) Shan et Yuan 的干燥根。主产于四川、安徽等地。

【性状】 白芷呈长圆锥形，长10~25 cm，直径1.5~2.5 cm。表面灰棕色或黄棕色，根头部钝四棱形或近圆形，具纵皱纹、支根痕及皮孔样的横向突起，有的排列成四纵行。顶端有凹陷的茎痕。质坚实，断面白色或灰白色，粉性，形成层环棕色，近方形或近圆形，皮部散有多数棕色油点（图92-1~图92-2）。气芳香，味辛、微苦。

以皮细，外表土黄色、坚硬、光滑、香气浓者为佳。

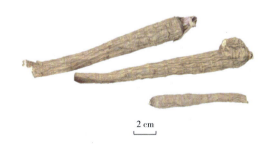

图92-1 白芷（川白芷）

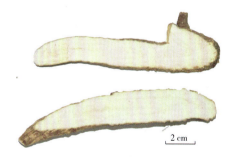

图92-2 白芷片（斜片）

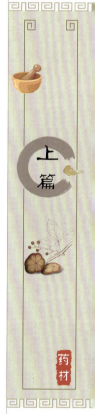

【采收加工】 夏、秋间叶黄时采挖，除去杂质，晒干或低温干燥。药材水分不得过14.0%。

注：川白芷在次年小暑至大暑之间采收，亳白芷在三伏天采收。产地加工宜低温烘或晾至半干后切厚片，再低温干燥。

白芷不同部位中有效成分含量，见表 92-1。

表 92-1　白芷不同部位中有效成分含量[1]（％）

部位	韧皮部	木质部	根头	根体	根尾	侧根
欧前胡素	0.643	0.031	0.360	0.289	0.385	0.537
异欧前胡素	0.078	0.007 1	0.067	0.055	0.077	0.122

白芷韧皮部中欧前胡素、异欧前胡素含量远高于木质部。侧根韧皮部所占比例大，欧前胡素含量：侧根＞主根，尾根＞根头。故建议不去须根入药。

【贮藏】　白芷贮存不当，易虫蛀、易走味，有效成分易流失。香气淡者质量差。建议在 20℃以下单包装密封，大垛用黑色塑料布遮盖、密闭，暗室库藏，或直接冷藏。

【主要成分】　主要含香豆素类（如欧前胡素、异欧前胡素、佛手柑内酯、氧化前胡素）、生物碱类（如白芷 A~F、广金钱草碱）、挥发油等。

药典标准：醇浸出物不得少于 15.0%，含欧前胡素不得少于 0.080%。

【性味归经】　辛，温。归胃、大肠、肺经。

【功能主治】　解表散寒，祛风止痛，宣通鼻窍，燥湿止带，消肿排脓。用于感冒头痛，眉棱骨痛，鼻塞流涕，鼻衄，鼻渊，牙痛，带下，疮疡肿痛。

【用法用量】　3~10 g。

【其他】

1. 重金属及有害元素不得超出标准规定。

2. 烘干温度升高，欧前胡素含量显著下降。

3. 白芷具有抗高血压、中枢兴奋、保肝、抗炎、镇痛、美白等作用，临床用于治疗头痛、炎症、灰指甲、皮肤病、妇科疾病等。

4. 头痛，三叉神经痛：白芷、菊花各 9 g，开水冲泡，代茶多饮。

5. 痈疽赤肿：白芷、大黄等量，研为末，每次以米汤送服 10 g。

白花蛇舌草

【来源】　白花蛇舌草是茜草科植物白花蛇舌草 *Hedyotis diffusa* Willd. 的干燥全草。主产于河南、江西，分布于河南、江西、湖南、湖北、广东、广西等地。

【性状】　白花蛇舌草全草扭缠成团状，有分枝；须根纤细。茎圆柱形、略扁，具纵棱，基部多分支，表面灰绿色、灰褐色或灰棕色，粗糙。质脆，易折断，断面有白色髓或中空。叶多破碎，极皱缩，易脱落；有托叶，长 0.1~0.2 cm。花腋生。气微，味微苦。

以全株叶多、色灰绿、无杂质、不霉变者为佳（图 93-1）；叶少、色淡者，质次（图 93-2）。

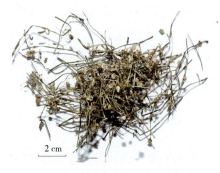

图 93-1　叶多、色灰绿，质好

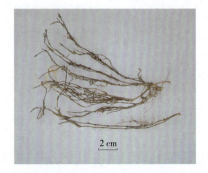

图 93-2　叶少、色淡，质次

[1]兰志琼.白芷香豆素类成分与分泌组织的相关性研究[D].成都:成都中医药大学,2012.

【采收加工】 夏、秋二季花果期采收。长江以南地区，白花蛇舌草1年可收割2次，第1次收割在8月中、下旬，第2次收割在11月上、中旬。选晴天，割取地上部分，除去杂质，晒干。药材水分不得过12.0%。

白花蛇舌草不同采收期及不同部位中异高山黄芩素含量，见表93-1。

表93-1 白花蛇舌草不同采收期及不同部位中异高山黄芩素含量[1]（mg/g）

采收时间	6月15日	7月5日	7月26日	8月10日	8月20日	9月6日	9月20日	10月9日	10月25日	11月16日
叶	1.11	1.45	1.98	2.44	2.68	2.72	2.38	1.86	1.63	1.37
茎	0.35	0.49	0.70	0.78	0.84	0.94	0.76	0.62	0.43	0.36

异高山黄芩素具有良好的抗肿瘤活性，主要分布在白花蛇舌草叶中，茎部含量较少。8月中旬至9月上旬异高山黄芩素含量高，此时植物处于开花和结果期。建议白花蛇舌草8月中旬至9月上旬花果期采收，药效好。

【贮藏】 白花蛇舌草贮存不当，色易变淡，有效成分流失快。无绿色者已基本无药效。建议在20℃以下，单包装密封，大垛用黑色塑料布遮盖、密闭，暗室库藏。

【主要成分】 主要含黄酮类（如山奈酚和槲皮素）、萜类（如齐墩果酸、熊果酸、车叶草苷、鸡屎藤次苷甲酯）、蒽醌类、强心苷类等。

江苏省中药材标准（2016年版）：醇浸出物不得少于12.5%。含齐墩果酸和熊果酸的总量不得少于0.25%。

【性味归经】 微苦、微甘，微寒。归心、肝、脾经。

【功能主治】 清热解毒，消痈散结，利水消肿。用于咽喉肿痛，肺热喘咳，热淋涩痛，湿热黄疸，毒蛇咬伤，疮肿热痛。

【用法用量】 15~30g。外用适量。

【其他】

1. 白花蛇舌草具有增强免疫功能和抗肿瘤活性作用；临床用于呼吸、消化及泌尿系统炎症，盆腔炎、痈、疖、脓肿，手术后感染及癌症的辅助治疗等。

2. 泌尿系感染：白花蛇舌草30g，野菊花30g，金银花30g，石韦15g。水煎服。

3. 浅表性胃炎：白花蛇舌草50g，延胡索10g。水煎服。

白茅根

【来源】 白茅根为禾本科植物白茅 *Imperata cylindrica* Beauv. var. *major* (Nees) C. E. Hubb. 的干燥根茎。主产于山东、湖南、河南、河北、湖北等地。

【性状】 白茅根呈长圆柱形，长30~60cm，直径0.2~0.4cm。表面黄白色或淡黄色，微有光泽，具纵皱纹，节明显，稍突起，节间长短不等，通常长1.5~3cm。体轻，质略脆，断面皮部白色，多有裂隙，放射状排列，中柱淡黄色，易与皮部剥离（图94-1）。气微，味微甜。

【采收加工】 春、秋二季，或10月末至11月初采收，挖出全根，洗净，除去须根及膜质叶鞘，鲜用或晒干。建议趁鲜切短段。药材水分不得过12.0%。

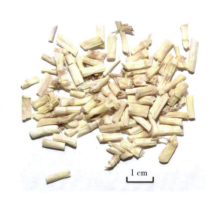

1 cm

图94-1 白茅根

[1]曹广尚，杨培民，王新凤，等.HPLC测定白花蛇舌草不同采收期及不同部位中异高山黄芩素含量[J].中国实验方剂学杂志，2014，20（17）：49-51.

不同采收月份白茅根多糖含量，见表94-1。

表94-1 不同采收月份白茅根多糖含量[1]（mg/g）

采收月份	3月	4月	5月	6月	7月	8月	9月	10月	11月
四川安岳	358.39	396.00	399.61	427.81	441.92	419.98	424.68	459.15	490.50
安徽砀山	374.53	401.17	415.28	412.14	443.48	399.61	435.65	561.01	534.37

两地产白茅根多糖含量变化规律一致。3—7月份多糖含量逐渐增加，在7月份达到峰值，随后有所下降，在10月、11月再次达到峰值，因此白茅根最适宜的采收期为10月末至11月初。

【贮藏】 白茅根贮藏不当，色易变灰，甜味易变淡，有效成分流失快。无甜味者已基本无药效。建议在25℃以下，单包装密封，大垛用黑色塑料布遮盖、密闭，暗室库藏。

【主要成分】 主要含三萜类（如芦竹素、白茅素、羊齿烯醇）、苯丙素类（如4，7-二甲氧基-5-甲基香豆素）、有机酸类、黄酮类、内酯类等。

药典标准：水浸出物不得少于24.0%。

【性味归经】 甘，寒。归肺、胃、膀胱经。

【功能主治】 凉血止血，清热利尿。用于血热吐血，衄血，尿血，热病烦渴，湿热黄疸，水肿尿少，热淋涩痛。

【用法用量】 9~30 g。

【其他】

1. 白茅根及其主要活性成分具有抗氧化、抗炎、抗肿瘤、免疫调节、止血、调节脂质代谢等药理作用。目前，白茅根广泛用于治疗恶性肿瘤、慢性肝炎、脂肪肝、慢性肾小球肾炎、心力衰竭、过敏性皮炎等疾病。

2. 肺热咯血：鲜白茅根90 g，仙鹤草15 g。水煎服。

3. 血尿：鲜白茅根60 g，小蓟30 g，车前草30 g。水煎服。

白 果

【来源】 白果为银杏科植物银杏 *Ginkgo biloba* L. 的干燥成熟种子。主产于江苏、安徽、湖南、陕西、四川等地。

【性状】 白果略呈椭圆形，一端稍尖，另端钝，长1.5~2.5 cm，宽1~2 cm，厚约1 cm。表面黄白色或淡棕黄色，平滑，具2~3条棱线。中种皮（壳）骨质，坚硬。内种皮膜质，种仁宽卵球形或椭圆形，一端淡棕色，另一端金黄色，横断面外层黄色，胶质样，内层淡黄色或淡绿色，粉性，中间有空隙（图95-1~图95-2）。气微，味甘、微苦。

以外壳白色、种仁饱满、断面色淡黄者为佳。

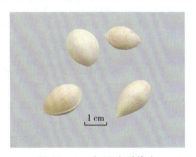

图95-1 白果（质优）

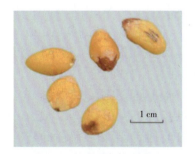

图95-2 白果仁（质优）

[1]刘荣华,熊科元,马志林,等.不同生长期白茅根多糖含量的变化[J].中国医药指南,2012,10（5）：66-68.

【采收加工】 秋季银杏果实成熟，外果皮由青转为青褐色，表面覆生一层白霜，用手按之有松软感，且有果实自然脱落，即为最佳采收时期。采收果实，除去外种皮，漂白至骨质种皮基本变白，冲洗干净，稍蒸或略煮后，烘干。药材水分不超过 10.0%。

【贮藏】 白果贮藏不当，易发霉、易变色、易虫蛀。建议在 20℃ 以下，单包装密封，大垛用黑色塑料布遮盖、密闭，暗室库藏。

【主要成分】 主要含黄酮类（如银杏双黄酮、异银杏黄素、金松双黄酮）、萜类、内酯类（如银杏内酯 A、B、C、M、J，白果内酯）、酚酸类（如白果酸、白果酚、白果二酚、漆树酸和原儿茶酸）等。

药典标准：醇浸出物不得少于 13.0%。

【性味归经】 甘、苦、涩、平；有小毒。归肺、肾经。

【功能主治】 敛肺平喘，止带缩尿。用于痰多咳喘，带下白浊，遗尿尿频。

【用法用量】 5~10 g。

【其他】

1. 白果用时去壳，果仁捣碎。

2. 白果生食有毒。

3. 白果有抗菌、祛痰、清除自由基、解痉、降压、抗肿瘤、调节免疫功能、抗脂质过氧化等药理活性。

4. 慢性支气管炎，虚喘：白果、黄芩、地龙各 9 g，水煎服。

❧ 白扁豆 ❧

【来源】 白扁豆为豆科植物扁豆 *Dolichos lablab* L. 的干燥成熟种子。主产于辽宁、河北、河南、山东、湖南、四川等地。

【性状】 白扁豆呈扁椭圆形或扁卵圆形，长 8~13 mm，宽 6~9 mm，厚约 7 mm。表面淡黄白色或淡黄色，平滑，略有光泽，一侧边缘有隆起的白色眉状种阜。质坚硬。种皮薄而脆，子叶 2，肥厚，黄白色（图 96-1）。气微，味淡，嚼之有豆腥气。

【采收加工】 秋、冬二季采收成熟果实，晒干，取出种子，再晒干。药材水分不得过 14.0%。

【贮藏】 白扁豆贮存不当，易虫蛀。建议在 25℃ 以下，单包装密封，大垛用黑色塑料布遮盖、密闭，暗室库藏。

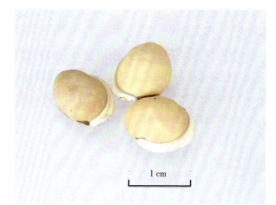

图 96-1 白扁豆

【主要成分】 主要含糖类（如水苏糖、果糖）、生物碱类（如胡芦巴碱）、蛋白质类（如蛋白酶抑制剂复合物 FBPI）、甾体类等。

【性味归经】 甘，微温。归脾、胃经。

【功能主治】 健脾化湿，和中消暑。用于脾胃虚弱，食欲不振，大便溏泻，白带过多，暑湿吐泻，胸闷腹胀。炒白扁豆健脾化湿。用于脾虚泄泻，白带过多。

【用法用量】 9~15 g。

【其他】

1. 白扁豆内含毒性蛋白，生用剂量过大可能出现中毒反应。

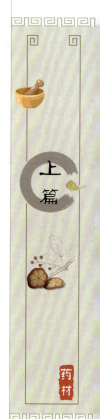

2. 入药前需捣碎。

3. 白扁豆具有抗菌、抗病毒、抗肿瘤等药理作用。

4. 慢性肾炎，贫血：白扁豆 30 g，红枣 20 粒。水煎服。

5. 疖肿：鲜白扁豆适量，加冬蜜少许，同捣烂敷患处。

6. 本植物的种皮（扁豆衣）亦可药用。具有消暑化湿，健脾和胃的功效；主治暑湿内蕴，呕吐泄泻，胸闷纳呆，脚气浮肿，妇女带下。

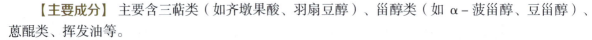

白 蔹

【来源】 白蔹为葡萄科植物白蔹 *Ampelopsis japonica*（Thunb.）Makino 的干燥块根。主产于河南、湖北、江西、安徽等地。

【性状】 白蔹纵瓣呈长圆形或近纺锤形，长 4~10 cm，直径 1~2 cm。切面周边常向内卷曲，中部有 1 突起的棱线。外皮红棕色或红褐色，有纵皱纹、细横纹及横长皮孔，易层层脱落，脱落处呈淡红棕色。斜片呈卵圆形，长 2.5~5 cm，宽 2~3 cm。切面类白色或浅红棕色，可见放射状纹理，周边较厚，微翘起或略弯曲。体轻，质硬脆，易折断，折断时，有粉尘飞出（图 97-1）。气微，味甘。

以肥大、断面粉红色，粉性足者为佳。

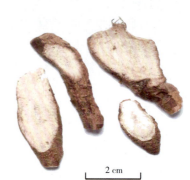

图 97-1 白 蔹

【采收加工】 春、秋二季采挖，除去泥沙和须根，趁鲜切纵瓣斜片，晒干或 60℃ 以下烘干。药材水分不得过 15.0%。

【贮藏】 白蔹贮存不当，易虫蛀，有效成分易流失。建议在 25℃ 以下，单包装密封，大垛用黑色塑料布遮盖、密闭，暗室库藏。

【主要成分】 主要含三萜类（如齐墩果酸、羽扇豆醇）、甾醇类（如 α-菠甾醇、豆甾醇）、蒽醌类、挥发油等。

药典标准：醇浸出物不得少于 18.0%。

【性味归经】 苦，微寒。归心、胃经。

【功能主治】 清热解毒，消痈散结，敛疮生肌。用于痈疽发背，疔疮，瘰疬，烧烫伤。

【用法用量】 5~10 g。外用适量，煎汤洗或研成极细粉敷患处。

【其他】

1. 不宜与川乌、制川乌、草乌、制草乌、附子同用。

2. 白蔹具有抗肿瘤、抑菌、免疫调节、促进伤口愈合、兴奋、保护多巴胺神经元等药理作用。

3. 白蔹经炒制后其体外抗菌作用比生白蔹强，且炒焦效果最佳[1]。

4. 痔疮：白蔹适量研末，调蜜敷患处。

5. 扭挫伤：白蔹 2 个，食盐适量，捣烂外敷。

6. 耳疮：白蔹、黄柏各 6 g。研末，先洗疮，后用香油调涂。

白鲜皮

【来源】 白鲜皮为芸香科植物白鲜 *Dictamnus dasycarpus* Turcz. 的干燥根皮。主产于东北三省、

[1] 闵凡印，周一鸿. 白蔹炒制前后的体外抗菌作用 [J]. 中国中药杂志，1995, 20（12）：728-729.

中药材质量新说（第二版）ZHONGYAOCAI ZHILIANG XINSHUO (DIERBAN) 药材

内蒙古等地。

【性状】 白鲜皮呈卷筒状，长 5~15 cm，直径 1~2 cm，厚 0.2~0.5 cm。外表面灰白色或淡灰黄色，具细纵皱纹和细根痕，常有突起的颗粒状小点；内表面类白色，有细纵纹。质脆，折断时有粉尘飞扬，断面不平坦，略呈层片状，剥去外层，迎光可见闪烁的小亮点（图 98-1~图 98-2）。有羊膻气，味微苦。

以无木心、皮厚、块大者佳。

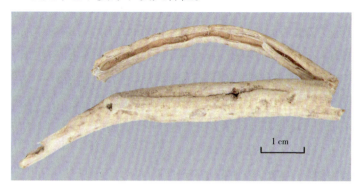

图 98-1 白鲜皮

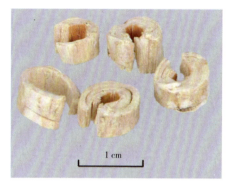

图 98-2 白鲜皮饮片

【采收加工】 多在夏、秋二季采收。果实成熟前（6 月下旬）采收白鲜皮，其黄柏酮和梣酮含量均较高。

采挖新鲜白鲜根，除去地上茎叶和泥沙，趁鲜纵向剖开，抽去木心，晒干或烘干。药材水分不得过 14.0%。

白鲜皮不同部位有效成分的含量，见表 98-1。

表 98-1 白鲜皮不同部位有效成分的含量[1]（%）

部位	根皮	木质部	叶	茎
黄柏酮	0.87	0.26	0.69	0.39
梣酮	0.30	—	< 0.05	—

白鲜以根皮入药，非药用部位根木质部、茎和叶中梣酮含量均低于药典标准，且根木质部指纹图谱和根皮部不同，故不可同根混合入药。根木质部、茎和叶中具有一定量黄柏酮，可以作为黄柏酮的来源。

白鲜皮不同生长阶段有效成分的含量，见表 98-2。

表 98-2 白鲜皮不同生长阶段有效成分的含量[2]（%）

生长期	营养生长期	盛花期	成熟前期	成熟期 I	成熟期 II
黄柏酮	0.36	0.67	0.87	0.77	0.61
梣酮	0.21	0.15	0.30	0.13	0.19

白鲜皮在果实成熟前期指标成分含量较高。

【贮藏】 白鲜皮贮存不当，易发霉，有效成分易流失。建议在 20℃ 以下，单包装密封，大垛用黑色塑料布遮盖、密闭，暗室库藏。

【主要成分】 主要含生物碱类（如白鲜碱、茵芋碱）、柠檬苦素类（如柠檬苦素、白鲜内酯、梣酮、黄柏酮）、黄酮类等。

[1]［2]周亚福, 毛少利, 石新卫, 等. 白鲜营养器官黄柏酮和梣酮的组化定位及含量的动态变化[J]. 西北林学院学报, 2017, 32（1）: 239-243.

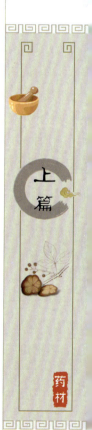

药典标准：水浸出物不得少于 20.0%；含梣酮不得少于 0.050%，黄柏酮不得少于 0.15%。

【性味归经】 苦，寒。归脾、胃、膀胱经。

【功能主治】 清热燥湿，祛风解毒。用于湿热疮毒，黄水淋漓，湿疹，风疹，疥癣疮癞，风湿热痹，黄疸尿赤。

【用法用量】 5~10 g。外用适量，煎汤洗或研粉敷。

【其他】

1. 白鲜皮具有抗菌、抗肿瘤、抗炎与抗变态反应、抗溃疡、抗冠状动脉粥样硬化、保护肝脏和神经等药理作用。

2. 肺藏风热，毒气攻皮肤瘙痒，胸膈不利，时发烦躁：白鲜皮、防风、人参、知母（焙）、沙参各 50 g，黄芩 1.5 g。水煎服。

3. 胃与十二指肠溃疡病：白鲜皮粉，每服 5 g，口服，每日 2 次。

瓜 蒌

【来源】 瓜蒌为葫芦科植物栝楼 *Trichosanthes kirilowii* Maxim. 或双边栝楼 *Trichosanthes rosthornii* Harms 的干燥成熟果实、果皮及种子，分别称为"瓜蒌""瓜蒌皮""瓜蒌子"。主产于山东、江苏、河北、四川等地。

【性状】 瓜蒌：呈类球形或宽椭圆形，长 7~15 cm，直径 6~10 cm。表面橙红色或橙黄色，皱缩或较光滑，顶端有圆形的花柱残基，基部略尖，具残存的果梗。轻重不一。质脆，易破开，内表面黄白色，有红黄色丝络，果瓤橙黄色，黏稠，与多数种子黏结成团（图 99-1~ 图 99-2）。具焦糖气，味微酸、甜。

瓜蒌皮：常切成 2 至数瓣，边缘向内卷曲，长 6~12 cm。外表面橙红色或橙黄色，皱缩，有的有残存果梗；内表面黄白色。质较脆，易折断（图 99-3~ 图 99-4）。具焦糖气，味淡、微酸。

瓜蒌子：栝楼呈扁平椭圆形，长 12~15 mm，宽 6~10 mm，厚约 3.5 mm。表面浅棕色至棕褐色，平滑，沿边缘有 1 圈沟纹。顶端较尖，有种脐，基部钝圆或较狭。种皮坚硬；内种皮膜质，灰绿色，子叶 2，黄白色，富油性。气微，味淡。双边栝楼较大而扁，长 15~19 mm，宽 8~10 mm，厚约 2.5 mm。表面棕褐色，沟纹明显而环边较宽。顶端平截（图 99-5）。

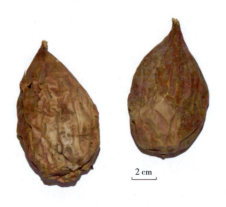

图 99-1 瓜蒌个

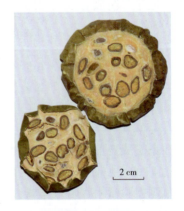

图 99-2 瓜蒌块

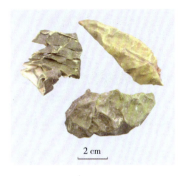

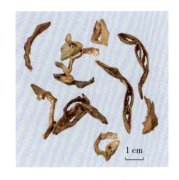

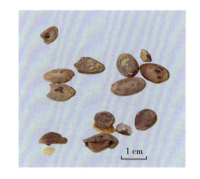

图 99-3　瓜蒌皮（青黄皮）　　　　　图 99-4　瓜蒌皮丝　　　　　图 99-5　瓜蒌子

【采收加工】　通常在 9—11 月果实成熟时采收，为全瓜蒌。剖开，取出种子，为瓜蒌子。除去瓤，收集皮，为瓜蒌皮。建议趁鲜切条或切块，分别 60℃烘干。瓜蒌水分不得过 16.0%；瓜蒌子水分不得过 10.0%。

注：瓜蒌果实大、果皮厚、糖分和水分含量高，传统阴干耗时长，易霉烂。稍晾后趁鲜切条或切块烘干耗时短，含水量较低，且减少霉变和腐烂，易于储藏。

若只采收瓜蒌皮，通常于 10 月初，果实尚未完全成熟时、果皮表面颜色基本为黄色仅维管束凸起处为绿色时采收，其有效成分含量和果皮产量均较高。

不同成熟度瓜蒌子中 3，29- 二苯甲酰基栝楼仁三醇（3，29-DR）的含量，见表 99-1。

表 99-1　不同成熟度瓜蒌子中 3，29-DR 的含量[1]（μg/ml）

编号	名称	成熟度	果皮颜色	3，29-DR 含量
1	青果	尚未成熟	青绿色	82.789 81
2	中果	中度成熟	微黄色	95.886 50
3	熟果	完全成熟	黄色	131.625 51

不同加工方式下瓜蒌子中 3，29-DR 的含量，见表 99-2。

表 99-2　不同加工方式下瓜蒌子中 3，29-DR 的含量（μg/ml）

编号	加工方式	3，29-DR 含量	编号	加工方式	3，29-DR 含量
1	40℃烘干	103.271 4	6	50℃烘 18 小时 +60℃烘 6 小时	108.374 7
2	50℃烘干	116.448 5	7	60℃烘 18 小时 +70℃烘 6 小时	116.168 6
3	60℃烘干	131.625 5	8	70℃烘 18 小时 +80℃烘 6 小时	76.719 2
4	70℃烘干	113.428 2	9	炒制	97.926 9
5	80℃烘干	103.331 2	10	蒸制之后 60℃烘干	105.190 8
			11	传统工艺（烘蒸烘）	104.636 4

完全成熟的瓜蒌子质量优于未成熟的瓜蒌子；60℃下烘干的瓜蒌子质量最优，3，29-DR 含量高达 131.63 μg/ml。

【贮藏】　瓜蒌贮存不当，易发霉、易虫蛀，有效成分易流失。建议在 20℃以下，单包装密封，大垛用黑色塑料布遮盖、密闭，暗室库藏，或直接冷藏。

不同贮藏期瓜蒌主要成分的含量，见表 99-3。

表 99-3　不同贮藏期瓜蒌主要成分的含量[2]（%）

	性状	水浸出物	可溶性糖	粗多糖
原药材	红棕色，皱缩	55.96	28.21	2.42
贮藏 1 年	红棕色，皱缩	52.34	25.49	2.41
生虫	生虫，仅剩种子和薄的果皮	44.17	8.85	4.04

[1] 刘金娜，谢晓亮，杨太新. 果实熟度及加工方式对瓜蒌子中 3,29- 二苯甲酰基栝楼仁三醇的影响 [J]. 中药材，2014（4），581-583.

[2] 段崇英. 山东道地药材仁瓜蒌的质量考察 [D]. 济南：山东中医药大学，2000.

上篇

药材

虫蛀瓜蒌红外指纹图谱和正常瓜蒌差异显著，油脂类、淀粉类和糖类显著变化，虫蛀瓜蒌质量发生改变，不可再作瓜蒌药用。

【主要成分】 主要含三萜类（如 3，29- 二苯甲酰基栝楼仁三醇）、有机酸类（如棕榈酸）、甾醇类、苷类、脂肪油类、树脂及色素类、挥发油等。

药典标准：瓜蒌水浸出物不得少于 31.0%。瓜蒌子醚溶性浸出物不得少于 4.0%；瓜蒌子含 3，29- 二苯甲酰基栝楼仁三醇不得少于 0.080%。

【性味归经】 瓜蒌：甘、微苦，寒。归肺、胃、大肠经。

瓜蒌皮：甘，寒。归肺、胃经。

瓜蒌子：甘，寒。归肺、胃、大肠经。

【功能主治】 瓜蒌：清热涤痰，宽胸散结，润燥滑肠。用于肺热咳嗽，痰浊黄稠，胸痹心痛，结胸痞满，乳痈，肺痈，肠痈，大便秘结。

瓜蒌皮：清热化痰，利气宽胸。用于痰热咳嗽，胸闷胁痛。

瓜蒌子：润肺化痰，滑肠通便。用于燥咳痰黏，肠燥便秘。

【用法用量】 瓜蒌 9~15 g；瓜蒌皮 6~10 g；瓜蒌子 9~15 g。

【其他】

1. 瓜蒌、瓜蒌皮、瓜蒌子均不宜与川乌、制川乌、草乌、制草乌、附子同用。

2. 全瓜蒌、瓜蒌皮、瓜蒌瓤和瓜蒌子的红外光谱不同，表明瓜蒌不同部位的化学成分及含量有差异，需分别入药。

3. 瓜蒌子质硬，入药前需捣碎，提取前轧扁、粉碎，利于有效成分溶出。

4. 瓜蒌具有改善心脑缺血、抗凝血、保护血管细胞、改善心肌纤维化、抗氧化、抗衰老、促免疫、抗癌等多种药理活性。

5. 瓜蒌子对心脑血管系统疾病及消化系统疾病具有良好作用，可开发应用于降血脂、降血糖、润肠通便等。

6. 痰热咳喘，咳痰黄稠：瓜蒌、浙贝母、桑白皮各 10 g，胆南星 6 g，鱼腥草 15 g。水煎服。

冬虫夏草

【来源】 冬虫夏草是麦角菌科真菌冬虫夏草菌 *Cordyceps sinensis*（Berk.）Sacc. 寄生在蝙蝠蛾科昆虫幼虫上的子座及幼虫尸体的干燥复合体。主产于西藏、青海、四川、云南、甘肃，以青海玉树虫草和西藏那曲虫草品质最好。

【性状】 冬虫夏草由虫体与从虫头部长出的真菌子座相连而成。虫体似蚕，长 3~5 cm，直径 0.3~0.8 cm；表面深黄色至黄棕色，有环纹 20~30 个，近头部的环纹较细；头部红棕色；足 8 对，中部 4 对较明显；质脆，易折断，断面略平坦，淡黄白色。子座细长圆柱形，长 4~7 cm，直径约 0.3 cm；表面深棕色至棕褐色，有细纵皱纹，上部稍膨大；质柔韧，断面类白色（图 100-1~ 图 100-2）。气微腥，味微苦。

以虫体色泽黄亮、丰满肥大、断面黄白色、菌座短小者为佳。

中药材质量新说（第二版）ZHONGYAOCAI ZHILIANG XINSHUO (DIERBAN) 药材

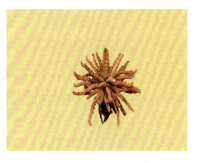
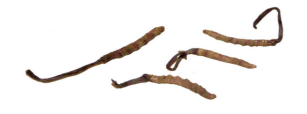

图 100-1　冬虫夏草　　　　　　　　　　　　图 100-2　冬虫夏草

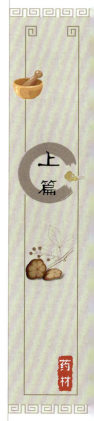

【采收加工】　夏初，山上的冬雪开始融化，子座出土、孢子未发散时挖取，刷去泥土，晒至六七成干，除去似纤维状的附着物及杂质，晒干或低温干燥。

菌孢一天之内即可长至虫体的长度，这时的虫草称为"头草"，质量最好；第二天菌孢长至虫体的两倍左右，称为"二草"，质量次之；3 天以上的菌孢疯长，采之无用。

冬虫夏草不同部位腺苷含量比较，见表 100-1。

表 100-1　冬虫夏草不同部位腺苷含量比较[1]（%）

购买地	部位	腺苷	购买地	部位	腺苷
四川成都	子座	0.093	云南昆明	子座	0.076
	全草	0.056		全草	0.046
	虫体	0.036		虫体	0.036
四川灌县	子座	0.092	甘肃漳县	子座	0.079
	全草	0.050		全草	0.056
	虫体	0.032		虫体	0.048
青海玉树	子座	0.076	西藏拉萨	子座	0.091
	全草	0.046		全草	0.058
	虫体	0.033		虫体	0.048

不同地区冬虫夏草不同部位腺苷含量均为子座＞全草＞虫体。

青海不同产区冬虫夏草中腺苷含量比较，见表 100-2。

表 100-2　青海不同产区冬虫夏草中腺苷含量比较[2]（%）

产地	玉树	果洛	兴海县	同德县	贵德县	同仁县	河南县	化隆县	互助县	民和县
腺苷	0.065	0.041	0.039	0.032	0.033	0.034	0.028	0.011	0.015	0.012

青海不同产地冬虫夏草中腺苷含量均能达到药典标准，其中玉树产冬虫夏草中腺苷含量最高，化隆县产冬虫夏草中腺苷含量最低。

【贮藏】　冬虫夏草贮藏不当，易发霉、易虫蛀，有效成分流失快。建议单包装密封，冷藏。

【主要成分】　主要含核苷酸和核苷类（如腺苷、鸟苷）、甾醇类（如麦角甾醇）、糖类和糖衍生品类、脂肪酸及其衍生物、环二肽类等。

药典标准：含腺苷不得少于 0.010%。

【性味归经】　甘，平。归肺、肾经。

【功能主治】　补肾益肺，止血化痰。用于肾虚精亏，阳痿遗精，腰膝酸痛，久咳虚喘，劳嗽咳血。

123

　　[1]陈玉婷，朱曼萍，王丹红，等.HPLC 测定冬虫夏草不同药用部位腺苷的含量[J].中国中药杂志，2007（09）：857-858.

　　[2]尚林，李建菊，尚军.LPC 法测定青海不同产区冬虫夏草腺苷含量[J].亚太传统医药，2015，11（15）：29-31.

【用法用量】3~9 g。

【其他】

1. 重金属及有害元素不得过限量。

2. 冬虫夏草，久服宜慎。

3. 冬虫夏草有提高人体免疫力、抗疲劳、抗氧化、抗纤维化等药理活性，对呼吸道、肾脏、肝脏、神经系统、心血管系统有很好的保健作用。

4. 肾虚阳痿：冬虫夏草 10 g，淫羊藿 15 g，熟地黄 15 g，肉苁蓉 15 g，党参 15 g，桑椹 15 g。水煎服。

5. 阻塞性肺气肿：人参、冬虫夏草各 10 g，蛤蚧（去头足烘干）1 对，共研细末装胶囊。每次 0.5~1.5 g，每日 2~3 次，口服。

6. 晚期恶性肿瘤：冬虫夏草 10 g，麦冬 15 g，石斛 15 g，生地 15 g。泡水当茶饮。

7. 慢性肾衰竭：冬虫夏草 4.5~6 g。煎汤连渣服。

玄 参

【来源】 玄参为玄参科植物玄参 *Scrophularia ningpoensis* Hemsl. 的干燥根。主产于浙江、湖北、河南等地。

【性状】 玄参呈类圆柱形，中间略粗或上粗下细，有的微弯曲，长 6~20 cm，直径 1~3 cm。表面灰黄色或灰褐色，有不规则的纵沟、横长皮孔样突起和稀疏的横裂纹和须根痕。质坚实，不易折断，断面黑色，微有光泽（图 101-1~ 图 101-2）。气特异似焦糖，味甘、微苦。

以条粗壮、质坚实、断面色乌黑者为佳。

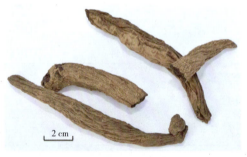

图 101-1 玄 参

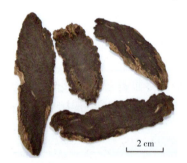

图 101-2 玄参片

【采收加工】 通常 11 月中下旬，地上部分开始枯萎时采收。挖出块根，去除残留茎叶及泥沙，可以保留根茎、子芽和须根，晒或烘至半干，堆放 3~6 天，反复数次至干燥。建议不经发汗趁鲜切片，50℃左右烘干。药材水分不得过 16.0%。

不同加工方法对有效成分含量的影响，见表 101-1。

表 101-1 不同加工方法对有效成分含量的影响[1]（%）

加工方法	药典方法加工	新鲜切片晒干	新鲜切片烘干 /50℃	新鲜蒸 48 小时后晒干
哈巴俄苷	0.17	0.44	0.54	0.14

哈巴苷、哈巴俄苷等环烯醚萜苷类易发生氧化和水解，传统发汗过程使之发生降解。趁鲜切片后烘干能缩短干燥时间，减少环烯醚萜苷类的损失。

---

[1] 王建华，谢丽华 . 玄参不同加工品中哈巴俄苷与肉桂酸的 HPLC 含量测定［J］. 中国药学杂志，2000，35（6）：375-378.

玄参不同部位有效成分含量，见表 101-2。

表 101-2　玄参不同部位有效成分含量[1]

部位	主根	须根	根茎	子芽	地上部分
哈巴俄苷 /%	0.44	0.42	0.35	0.71	—

玄参子芽中哈巴俄苷含量最高，根茎、须根和主根一样含有较多的哈巴俄苷。

【贮藏】　玄参贮存不当，易发霉、易虫蛀，有效成分易流失。建议在 25℃以下，单包装密封，大垛用黑色塑料布遮盖、密闭，暗室库藏。

【主要成分】　主要含环烯醚萜类（如哈巴俄苷、哈巴苷）、倍半萜类（如柳杉酚）、三萜类（如乌索酸）、苯丙素类、黄酮类、生物碱类等。

药典标准：水浸出物不得少于 60.0%；含哈巴苷和哈巴俄苷总量不得少于 0.45%。

【性味归经】　甘、苦、咸，微寒。归肺、胃、肾经。

【功能主治】　清热凉血，滋阴降火，解毒散结。用于热入营血，温毒发斑，热病伤阴，舌绛烦渴，津伤便秘，骨蒸劳嗽，目赤，咽痛，白喉，瘰疬，痈肿疮毒。

【用法用量】　9~15 g。

【其他】

1. 不宜与藜芦同用。

2. 哈巴苷与哈巴俄苷的总含量有一个从靠近芦头部的上段向下部逐渐积累的过程；玄参根自表皮至初生木质部分层质量比较，各部位质量明显不一致。

玄参根不同加工部位的质量评价结果，见表 101-3。

表 101-3　玄参根不同加工部位的质量评价结果[2]（%）

部位	总灰分	酸不溶性灰分	浸出物	哈巴苷	哈巴俄苷	总含量
上段	3.30	0.87	79.17	0.74	0.55	1.29
中段	3.19	0.74	77.05	1.00	0.55	1.55
下段	3.35	0.91	78.19	1.19	0.50	1.69
外层	3.35	0.92	77.93	0.94	0.66	1.60
中层	2.83	0.69	80.39	0.57	0.43	1.00
内层	4.03	0.89	82.39	1.62	0.48	2.10

3. 玄参具有抗炎、增强免疫、抗疲劳、降血糖、保肝、降血压、扩张冠状动脉等药理作用。

4. 口腔溃疡：玄参 10 g，桔梗 9 g，牛蒡子 9 g，积雪草 15 g，甘草 3 g。水煎服。

5. 热病伤津，口干便秘：玄参、麦冬、生地黄各 15 g。水煎服。

6. 慢性咽炎：玄参 9 g，桔梗 4.5 g，甘草 3 g。水煎服。

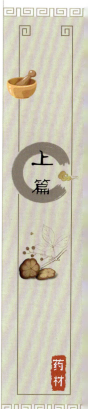

❀ 半枝莲 ❀

【来源】　半枝莲为唇形科植物半枝莲 *Scutellaria barbata* D. Don 的干燥全草。主产于河南、湖

[1] 王建华，谢丽华 . 玄参不同加工品中哈巴俄苷与肉桂酸的 HPLC 含量测定 [J]. 中国药学杂志，2000，35（6）：375-378.

[2] 谭秋生，罗敏，章文伟，等 . 玄参根不同加工部位的质量研究 [J]. 中国现代中药，2015（8）：805-807.

南、贵州、四川等地。

【性状】半枝莲长 15~35 cm，无毛或花轴上疏被毛。根纤细。茎丛生，较细，方柱形；表面暗紫色或棕绿色。叶对生，有短柄；叶片多皱缩，展平后呈三角状卵形或披针形，长 1.5~3 cm，宽 0.5~1 cm；先端钝，基部宽楔形，全缘或有少数不明显的钝齿；上表面暗绿色，下表面灰绿色。花单生于茎枝上部叶腋，花萼裂片钝或较圆；花冠二唇形，棕黄色或浅蓝紫色，长约 1.2 cm，被毛。果实扁球形，浅棕色（图 102-1）。气微，味微苦。

以色绿、味苦者为佳。

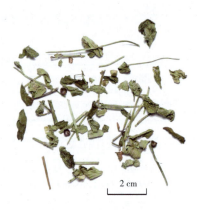

图 102-1 半枝莲

【采收加工】夏、秋二季茎叶茂盛时采挖，以开花期采收有效成分含量高。除去杂质，晒干。药材水分不得过 12.0%。

不同采收时间半枝莲中总黄酮、野黄芩苷的含量，见表 102-1。

表 102-1 不同采收时间半枝莲中总黄酮、野黄芩苷的含量[1]（mg/g）

采收时间	4月11日	5月1日	6月1日	6月11日	7月20日	8月11日	9月1日	9月21日	10月21日	11月1日
生长期	开花前期	开花期	果实期	果实成熟第一茬	开花期	果实成熟第二茬	开花前期	开花期	果实期	果实成熟第三茬
总黄酮	42.49	46.78	30.00	26.00	39.42	35.11	45.00	44.50	34.50	32.00
野黄芩苷	3.76	4.16	4.02	3.24	6.73	5.02	6.44	6.60	3.36	3.25

半枝莲药材总黄酮和野黄芩苷含量的大小顺序为：开花期＞开花前期＞果实期＞果实成熟期。开花期总黄酮和野黄芩苷含量最高，第二茬总黄酮含量稍低。因此，半枝莲最适宜的采收期为枝叶繁茂的开花期。

【贮藏】半枝莲贮存不当，易变色，有效成分流失快，无绿色者质量差。建议在 25℃ 以下，单包装密封，大垛用黑色塑料布遮盖、密闭，暗室库藏。

【主要成分】半枝莲主要含黄酮类（如野黄芩苷）、二萜类、甾体类等。

药典标准：水浸出物不得少于 18.0%；含总黄酮以野黄芩苷计不得少于 1.5%；含野黄芩苷不得少于 0.20%。

【性味归经】辛、苦，寒。归肺、肝、肾经。

【功能主治】清热解毒，化瘀利尿。用于疔疮肿毒，咽喉肿痛，跌扑伤痛，水肿，黄疸，蛇虫咬伤。

【用法用量】15~30 g。

【其他】

1. 半枝莲具有解热、抑菌、抗肿瘤、利尿保肝等药理活性，临床用于肝病、胃病、前列腺炎等，对肝癌、肺癌、胃癌、直肠癌、鼻咽癌等也有一定疗效。

2. 咽喉肿痛：半枝莲、鹿茸草、一枝黄花各 9 g。水煎服。

3. 带状疱疹：半枝莲加米泔水适量捣烂，取汁外涂，每日数次。

4. 疔疮、痈肿、蜂蜇伤、外伤出血：鲜半枝莲适量，捣烂敷患处。

半　夏

【来源】半夏是天南星科植物半夏 *Pinellia ternata*（Thunb.）Breit. 的干燥块茎。主产于甘肃、四川、山西等地，甘肃西河县、清水县产量大。

[1] 范菊娣，覃容贵，李相陵，等 . 不同采收期半枝莲中黄酮含量比较 [J]. 医药导报，2016，35（9）：987–990.

【性状】 半夏：呈类球形，有的稍偏斜，直径 0.7~1.6 cm。表面白色或浅黄色，顶端有凹陷的茎痕，周围密布麻点状根痕；下面钝圆，较光滑。质坚实，断面洁白，富粉性（图 103-1）。气微，味辛辣、麻舌而刺喉。以个大、皮净、色白、质坚实、粉性足者为佳。

法半夏：呈类球形或破碎成不规则颗粒状。表面淡黄白色、黄色或棕黄色。质较松脆或硬脆，断面黄色或淡黄色，颗粒者质稍硬脆（图 103-2）。气微，味淡略甘、微有麻舌感。

姜半夏：呈片状、不规则颗粒状或类球形。表面棕色至棕褐色。质硬脆，断面淡黄棕色，常具角质样光泽（图 103-3）。气微香，味淡、微有麻舌感，嚼之略粘牙。

清半夏：呈椭圆形、类圆形或不规则的片。切面淡灰色至灰白色，或黄白色至黄棕色，可见灰白色点状或短线状维管束迹，有的残留栓皮处下方显淡紫红色斑纹。质脆，易折断，断面略呈角质样。气微，味微涩、微有麻舌感。

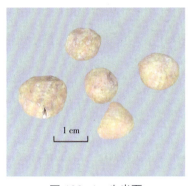 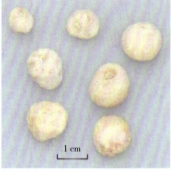 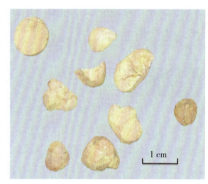

图 103-1　生半夏　　　　　　　图 103-2　法半夏　　　　　　　图 103-3　姜半夏

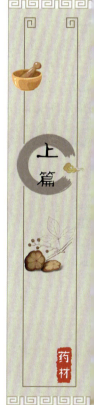

【采收加工】 夏、秋二季采挖，洗净，除去外皮和须根，晒干。药材水分不得过 13.0%。也可在地上部分枯萎时采收，个大的做药或留种，个小的留于土中，继续培植，次年再收。

半夏采收后适当采用高温处理（例如 70℃，2 小时），再低温充分干燥，有利于半夏中甾醇类成分的保存和稳定[1]。

半夏不同采收期产量、总酸、麻黄碱含量，见表 103-1。

表 103-1　半夏不同采收期产量、总酸、麻黄碱含量[2]

采收时间	7月14日	7月21日	7月28日	8月4日	8月11日	8月18日	8月25日	9月1日	9月8日	9月15日
产量 /（kg/m²）	0.26	0.29	0.36	0.41	0.42	0.53	0.62	0.57	0.49	0.45
总酸含量 /%	0.18	0.23	0.24	0.27	0.30	0.34	0.41	0.43	0.35	0.32
麻黄碱含量 /%	0.008	0.010	0.012	0.015	0.017	0.020	0.021	0.022	0.025	0.026

8月下旬半夏产量最大，9月初半夏总酸含量高。

【贮藏】 半夏贮存不当，易虫蛀，有效成分流失快。建议在 25℃ 以下，单包装密封，大垛用黑色塑料布遮盖、密闭，暗室库藏。

注：半夏有毒，需双人保管，定期检查，忌与乌头混放。

【主要成分】 主要含生物碱类（如鸟苷、胸苷、左旋麻黄碱）、芳香酸类（如尿黑酸、姜烯酚、大黄酚）、脂肪酸及酯类、甾醇类、挥发油等。

药典标准：水浸出物，半夏不得少于 7.5%、法半夏不得少于 5.0%、姜半夏不得少于 10.0%、清半夏不得少于 7.0%；白矾限量，姜半夏不得过 8.5%、清半夏不得过 10.0%。

【性味归经】 辛、温；有毒。归脾、胃、肺经。

【功能主治】 半夏：燥湿化痰，降逆止呕，消痞散结。用于湿痰寒痰，咳喘痰多，痰饮眩悸，风痰眩晕，痰厥头痛，呕吐反胃，胸脘痞闷，梅核气；外治痈肿痰核。

[1] 陈倩. 半夏产地加工方法对甾醇类成分的影响 [J]. 中药材, 2010 (11): 1701-1703.
[2] 贾君君. 半夏规范化生产部分关键技术研究 [D]. 成都: 成都中医药大学, 2009.

法半夏：燥湿化痰。用于痰多咳喘，痰饮眩悸，风痰眩晕，痰厥头痛。

姜半夏：温中化痰，降逆止呕。用于痰饮呕吐，胃脘痞满。

清半夏：燥湿化痰。用于湿痰咳嗽，胃脘痞满，痰涎凝聚，咯吐不出。

【用法用量】 内服一般炮制后使用，3~9 g。外用适量，磨汁涂或研末以酒调敷患处。

【其他】

1. 半夏具有祛痰镇咳、抗肿瘤、抗炎、抗溃疡及抗早孕等药理作用。临床上主要用于治疗呕吐、咳嗽、肿瘤等，其不良反应常见报道。毒理学研究表明半夏能导致机体主要靶器官毒性。

2. 不宜与川乌、制川乌、草乌、制草乌、附子同用；生品内服宜慎。

3. 半夏入药时须捣碎，提取前须压裂，以利于有效成分溶出。

4. 温胆汤：法半夏 10 g，竹茹 10 g，枳实 10 g，陈皮 10 g，茯苓 15 g，炙甘草 10 g，生姜 3 片，大枣 5 枚。具有理气化痰，清胆和胃之功效，主治胆胃不和，痰热内扰之证，为治疗湿痰而有化热之象的常用方剂。

六画

地 龙

【来源】 地龙为钜蚓科动物参环毛蚓 *Pheretima aspergillum*（E. Perrier）、通俗环毛蚓 *Pheretima vulgaris* Chen、威廉环毛蚓 *Pheretima guillelmi*（Michaelsen）或栉盲环毛蚓 *Pheretima pectinifera* Michaelsen 的干燥体。前一种习称"广地龙"，后三种习称"沪地龙"。广地龙主产于广东，广西，海南文昌、琼海；沪地龙主产于上海、浙江、江苏等地。

【性状】 广地龙：呈长条状薄片，弯曲，边缘略卷，长 15~20 cm，宽 1~2 cm。全体具环节，背部棕褐色至紫灰色，腹部浅黄棕色；第 14~16 环节为生殖带，习称"白颈"，较光亮。体前端稍尖，尾端钝圆，刚毛圈粗糙而硬，色稍浅。雄生殖孔在第 18 环节腹侧刚毛圈一小孔突上，外缘有数环绕的浅皮褶，内侧刚毛圈隆起，前面两边有横排（一排或二排）小乳突，每边 10~20 个不等。受精囊孔 2 对，位于 7/8 至 8/9 环节间一椭圆形突起上，约占节周 5/11。体轻，略呈革质，不易折断。气腥，味微咸。

沪地龙：长 8~15 cm，宽 0.5~1.5 cm。全体具环节，背部棕褐色至黄褐色，腹部浅黄棕色；第 14~16 环节为生殖带，较光亮。第 18 环节有一对雄生殖孔。通俗环毛蚓的雄交配腔能全部翻出，呈花菜状或阴茎状；威廉环毛蚓的雄交配腔孔呈纵向裂缝状；栉盲环毛蚓的雄生殖孔内侧有 1 或多个小乳突。受精囊孔 3 对，在 6/7 至 8/9 环节间。

地龙常见加工方式：半开（图 104-1）；全开（图 104-2）。

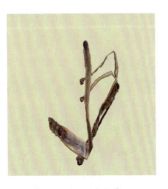

图 104-1 地龙半开

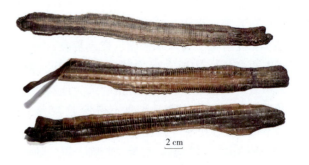

图 104-2 地龙全开

【采收加工】 广地龙春季至秋季捕捉，沪地龙夏季捕捉，及时剖开腹部，除去内脏和泥沙，洗净，晒干或低温干燥。药材水分不得过 12.0%。

【贮藏】地龙储存不当，易虫蛀、易发霉变质。建议单包装密封，冷藏。

【主要成分】主要含蛋白质（如溶血和凝血兼具的蛋白）、酶（如纤溶酶、纤溶酶激活剂）、及其他活性物质（如蚯蚓解热碱、蚯蚓素）等。

药典标准：水浸出物不得少于 16.0%。

【性味归经】咸，寒。归肝、脾、膀胱经。

【功能主治】清热定惊，通络，平喘，利尿。用于高热神昏，惊痫抽搐，关节痹痛，肢体麻木，半身不遂，肺热喘咳，水肿尿少。

【用法用量】5~10 g。

【其他】

1. 重金属、黄曲霉毒素不得过限量。

2. 土地龙是缟蚯蚓、背暗异唇蚓等蚯蚓的干燥体，全国各地均产，多自产自销。

3. 地龙具有抗血栓、降低血液黏度、抗肿瘤、增强免疫、解热、镇痛、平喘、降血压、促进伤口愈合等药理作用，临床上可用于脑血栓、心血管疾病、支气管哮喘、辅助治疗阿尔茨海默病等。

4. 中风（气虚血瘀型）：地龙 20 g，丹参 30 g，赤芍 15 g，红花 15 g，生地 20 g，没药 10 g。水煎服。每日 1 剂，配合针灸[1]。

地肤子

【来源】地肤子为藜科植物地肤 *Kochia scoparia* (L.) Schrad. 的干燥成熟果实。主产于河北、山东、河南等地。

【性状】地肤子呈扁球状五角星形，直径 1~3 mm。外被宿存花被，表面灰绿色或浅棕色，周围具膜质小翅 5 枚，背面中心有微突起的点状果梗痕及放射状脉纹 5~10 条；剥离花被，可见膜质果皮，半透明。种子扁卵形，长约 1 mm，黑色（图 105-1）。气微，味微苦。

以色灰绿、饱满、无枝叶杂质者为佳。

【采收加工】秋季果实刚成熟时采收植株，晒干，打下果实，除去杂质。药材水分不得过 14.0%。

不同采收期地肤子中单体皂苷和总皂苷的含量，见表 105-1。

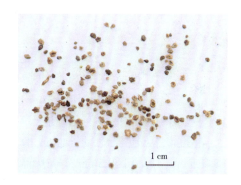

1 cm

图 105-1 地肤子

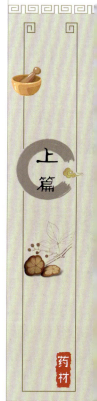

表 105-1 不同采收期地肤子中单体皂苷和总皂苷的含量[2]（%）

采收时间	性状	地肤子皂苷 Ic
8 月 24 日	果实绿色残存黄色花被、无膜质小翅	0.03
8 月 24 日	果实灰绿色有少量膜质小翅	0.56
9 月 13 日	果实灰绿色有少量膜质小翅	0.91
9 月 24 日	果实灰绿色有膜质小翅	2.96
10 月 8 日	果实棕褐色有膜质小翅	3.70

129

[1] 高光震，南征. 难病中医治验[M]. 北京：中国中医药出版社，1993.

[2] 夏玉凤，王强，戴岳. 不同采收期地肤子中皂苷含量的变化[J]. 植物资源与环境学报，2002，11（4）：54-55.

采收时间	性状	地肤子皂苷 Ic
10 月 15 日	果实褐色有膜质小翅	3.35
10 月 29 日	果实黑褐色有膜质小翅	3.37

地肤子刚成熟时（10 月 8 日）其地肤子皂苷 Ic 的含量最高，成熟后随着时间的推移，其含量又有所下降。

【贮藏】 地肤子储存不当，易变色、易虫蛀，药效流失快。建议在 25℃以下，单包装密封，大垛用黑色塑料布遮盖、密闭，暗室库藏。

【主要成分】 主要含三萜类（如地肤子皂苷 Ic、齐墩果酸）、黄酮类、挥发油等。

药典标准：含地肤子皂苷 Ic 含量不得少于 1.8%。

【性味归经】 辛、苦，寒。归肾、膀胱经。

【功能主治】 清热利湿，祛风止痒。用于小便涩痛，阴痒带下，风疹，湿疹，皮肤瘙痒。

【用法用量】 9~15 g。外用适量，煎汤熏洗。

【其他】

1. 地肤子具有抗病原微生物、降血糖、抗炎、抗过敏、抗胃黏膜损伤等药理活性，临床用于尿路感染、扁平疣、荨麻疹、乳腺炎、前列腺炎等。

2. 尿急、尿痛、小便不利：地肤子、车前子、滑石各 15 g，木通 6 g，甘草 3 g。水煎服。

3. 外阴瘙痒：地肤子、黄柏各 20 g，地丁、白鲜皮各 30 g，白矾 10 g。水煎，温洗患处，早晚各 1 次。

地骨皮

【来源】 地骨皮为茄科植物枸杞 *Lycium chinense* Mill. 或宁夏枸杞 *Lycium barbarum* L. 的干燥根皮。主产于宁夏、新疆、青海、河北等地。

【性状】 地骨皮呈筒状或槽状，长 3~10 cm，宽 0.5~1.5 cm，厚 0.1~0.3 cm。外表面灰黄色至棕黄色，粗糙，有不规则纵裂纹，易成鳞片状剥落。内表面黄白色至灰黄色，较平坦，有细纵纹。体轻，质脆，易折断，断面不平坦，外层黄棕色，内层灰白色（图 106-1）。气微，味微甘而后苦。

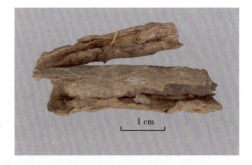

图 106-1 地骨皮

以筒粗肉厚、整齐、无木心及碎片者为佳。

【采收加工】 春初或秋后采挖根部，除去泥土，剥取根皮，快速晒干。建议趁鲜切成小段，晒干或 60℃以下低温烘干。药材水分不得过 11.0%。

不同采收时期地骨皮中地骨皮乙素的含量测定，见表 106-1。

表 106-1 不同采收时期地骨皮中地骨皮乙素的含量测定[1]（mg/g）

采收月份	3 月	4 月	5 月	6 月	7 月	8 月
地骨皮乙素含量	15.012	10.298	10.183	10.287	10.887	15.347

3 月和 8 月采收的地骨皮中地骨皮乙素含量最高。

【贮藏】 地骨皮贮藏不当，易虫蛀，有效成分流失快。建议在 25℃以下，单包装密封，大垛

[1]张晓玲，张鑫瑶，何春年，等. 不同来源地骨皮药材中地骨皮甲素和乙素及阿魏酸的含量测定分析[J]. 中国药业，2014（12）：58-61.

用黑色塑料布遮盖、密闭，暗室库藏，此贮存条件下，药材质量保存良好，且有效成分不易流失。

【主要成分】 主要含生物碱类（如地骨皮甲素、地骨皮乙素）、苯丙素类、有机酸及其酯类、蒽醌类、黄酮类、萜类、甾醇类等。

【性味归经】 甘，寒。归肺、肝、肾经。

【功能主治】 凉血除蒸，清肺降火。用于阴虚潮热，骨蒸盗汗，肺热咳嗽，咯血，衄血，内热消渴。

【用法用量】 9~15 g。

【其他】

1. 地骨皮具有降血糖、降血压、降血脂、抗菌、抗病毒、解热镇痛、免疫调节、保护肝脏等多种药理活性。

2. 泻白散：地骨皮 15 g，桑白皮 15 g，甘草 3 g，粳米 6 g。具有清泻肺热，止咳平喘之功效，现代常用于治疗小儿麻疹初期、肺炎、支气管炎等属肺有伏火郁热者。

3. 牙髓炎疼痛：取地骨皮 30 g，加水 500 ml，煎至 50 ml，过滤后以小棉球蘸药液填入已清洁之窝洞内即可。

4. 麦冬地骨茶：麦冬 5 g，地骨皮 3 g，绿茶 3 g。开水冲泡后饮用，可加冰糖。养肺阴，清虚热；用于骨蒸肺痿，四肢烦热，不能食，口干渴。

❀ 地 黄 ❀

【来源】 地黄是玄参科植物地黄 *Rehmannia glutinosa* Libosch 的新鲜或干燥块根。主产于河南、山西、辽宁、河北、河南、山东、山西、陕西、甘肃、内蒙古、江苏、湖北等地也产。

【性状】 鲜地黄：呈纺锤形或条状，长 8~24 cm，直径 2~9 cm。外皮薄，表面浅红黄色，具弯曲的纵皱纹、芽痕、横长皮孔样突起及不规则疤痕。肉质，易断，断面皮部淡黄白色，可见橘红色油点，木部黄白色，导管呈放射状排列。气微，味微甜、微苦。以条粗长直者为佳。

生地黄：多呈不规则的团块状或长圆形，中间膨大，两端稍细，有的细小，长条状，稍扁而扭曲，长 6~12 cm，直径 2~6 cm。表面棕黑色或棕灰色，极皱缩，具不规则的横曲纹。体重，质较软而韧，不易折断，断面棕黑色或乌黑色，有光泽，具黏性。气微，味微甜。以块大，体重，断面乌黑色者为佳（图 107-1~ 图 107-2）。

熟地黄：为不规则的块片、碎块，大小、厚薄不一。表面乌黑色，有光泽，黏性大。质柔软而带韧性，不易折断，断面乌黑色，有光泽。气微，味甜。以个大，体重，质柔软油润，断面乌黑，味甜者为佳（图 107-3）。

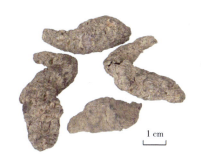
图 107-1　生地黄

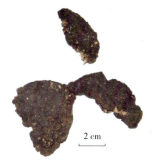
图 107-2　生地黄片

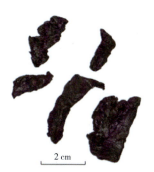
图 107-3　熟地黄

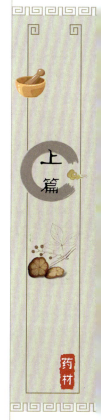

【采收加工】 秋季采挖，除去芦头、须根及泥沙，鲜用；或将采收后的鲜地黄缓缓烘焙至

约八成干。前者习称"鲜地黄"，后者习称"生地黄"。生地黄再用酒炖法或蒸法炮制的加工品者，称为熟地黄。

干燥温度 45~56℃，风速 1.6~3.5 m/s，生地的切片厚度 2~5.2 mm，梓醇损失率可控制在 20% 以下[1]。

注：①挖鲜地黄时要注意防止破皮。②梓醇受 pH 值影响较大，所以在生地黄的加工和鲜地黄的保存过程中应维持 pH 值中性。

鲜地黄和生地黄中梓醇含量分析，见表 107-1。

表 107-1　鲜地黄和生地黄中梓醇含量分析[2]（mg/g）

样品	部位	梓醇含量	
		鲜重计算	干重计算
鲜地黄	中间部分	1.61	9.20
	皮层	1.24	4.50
生地黄（大个）	皮层	3.24	3.76
	黑色部分	3.36	4.07
	白色部分	3.75	4.54
生地黄（小个）	皮层	3.54	4.11
	黑色部分	3.54	4.28
	白色部分	3.44	4.16

鲜地黄中间部分梓醇含量比皮层高，生地黄白色部位（菊花芯中）梓醇含量高。

地黄鲜品、加工品中梓醇的含量，见表 107-2。

表 107-2　地黄鲜品、加工品中梓醇的含量[3]（%）

鲜地黄	生地黄	熟地黄（清蒸）	熟地黄（酒蒸）
3.78	0.61	0.22	0.18

梓醇是一种不稳定的化合物，在加工过程中含量大量流失。

生地黄、熟地黄中毛蕊花糖苷含量测定，见表 107-3。

表 107-3　生地黄、熟地黄中毛蕊花糖苷含量测定[4]（mg/g）

生地黄	熟地黄
0.41	0.26

地黄在加工过程中毛蕊花糖苷含量降低。有的甚至低于药典标准。

【贮藏】　地黄贮存不当，易受潮发霉、受热走油、易虫蛀，有效成分流失快。建议在 25℃ 以下，单包装密封，大垛用黑色塑料布遮盖、密闭，暗室库藏。

鲜地黄中梓醇和毛蕊花糖苷的含量明显高于其他炮制品，治病疗效好。在条件允许下可采用冻干法对鲜地黄进行干燥，能最大限度地保留药效。

【主要成分】　主要含环烯醚萜类（如地黄苷 A、地黄苷 D、地黄素 A、梓醇）、紫罗兰酮类（如地黄紫罗兰苷 A）、苯乙醇类（如毛蕊花糖苷）等。

[1] 许丹. 生地干燥工艺的优化[D]. 洛阳：河南科技大学, 2017.

[2] 张科, 郭建华, 田成旺, 等. 不同处理方法及影响因素对地黄中梓醇量的影响[J]. 中草药, 2013, 44（7）：896-899.

[3] 李先恩, 杨世林, 杨峻山. 地黄不同品种及不同块根部位中梓醇含量分析[J]. 中国药学杂志, 2002, 37（11）：850-853.

[4] 尚伟庆, 贺清辉, 张建军. 地黄炮制过程中毛蕊花糖苷变化的研究[J]. 新中医, 2014, 46（5）：209-211.

药典标准：水浸出物不得少于 65.0%；生地黄含梓醇不得少于 0.20%，地黄苷 D 不得少于 0.10%；熟地黄含地黄苷 D 不得少于 0.050%。

【性味归经】鲜地黄：甘、苦，寒，归心、肝、肾经。

生地黄：甘、寒，归心、肝、肾经。

熟地黄：甘，微温；归肝、肾经。

【功能主治】鲜地黄：清热生津，凉血，止血。用于热风伤阴，舌绛烦渴，温毒发斑，吐血，衄血，咽喉肿痛。

生地黄：清热凉血，养阴生津。用于热入营血，温毒发斑，吐血衄血，热病伤阴，舌绛烦渴，津伤便秘，阴虚发热，骨蒸热劳，内热消渴。

熟地黄：补血滋阴，益精填髓。用于血虚萎黄，心悸怔忡，月经不调，崩漏下血，肝肾阴虚，腰膝酸软，骨蒸潮热，盗汗遗精，内热消渴，眩晕，耳鸣，须发早白。

【用法用量】鲜地黄，12~30 g；生地黄，10~15 g；熟地黄，9~15 g。

【其他】

1. 地黄具有促进骨骼造血功能、改善记忆、增强免疫、抗衰老、抗肿瘤、调节血糖和血脂等药理作用。

2. 地黄茎、叶中梓醇和毛蕊花糖苷含量高于地黄块根，可作为梓醇和毛蕊花糖苷的重要来源。

3. 传统本草记载熟地黄需由生地黄经"九蒸九制"而制成。但实践中发现，生地第一次经水浸泡加热蒸后，疏松柔软，可能含水量有八九成，一次性蒸煮透晒干，内灰黄而外油黑，符合古人的眼观和现在的药典标准。而古人的"九蒸九制"编者觉得有点不合情理。因为第一次蒸煮不管多长时间，生地外面都已有油，隔离了再次蒸煮进入药材内部的任何物质。现在各大市场上都是一次性蒸煮，药材美观、实用、质量好。

4. 原发性血小板减少性紫癜：生地 30~60 g。随证加味，水煎服。

5. 红斑狼疮性肢痛：生地 120 g，黄芩 60 g，苦参 30 g。水煎服。

6. 肺虚气喘：熟地黄 15 g，五味子 9 g。水煎服。

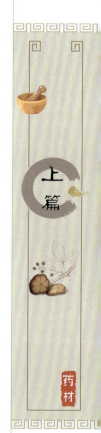

地 榆

【来源】 地榆为蔷薇科植物地榆 *Sanguisorba officinalis* L. 或长叶地榆 *Sanguisorba officinalis* L. var. *longifolia*（Bert.）Yü et Li 的干燥根。后者习称"绵地榆"。主产于甘肃、山东、云南等地。

【性状】 地榆：呈不规则纺锤形或圆柱形，稍弯曲，长 5~25 cm，直径 0.5~2 cm。表面灰褐色至暗棕色，粗糙，有纵纹。质硬，断面较平坦，粉红色或淡黄色，木部略呈放射状排列（图 108-1）。气微，味微苦涩。

绵地榆：呈长圆柱形，稍弯曲，着生于短粗的根茎上。表面红棕色或棕紫色，有细纵纹。质坚韧，断面黄棕色或红棕色，皮部有多数黄白色或黄棕色绵状纤维。气微，味微苦涩。

均以条粗、质坚、断面粉红色者为佳。

【采收加工】 春季将发芽时或秋季植株枯萎后采挖，除去地上残茎及须根，洗净，干燥，或趁鲜切片，干燥。

最优加工炮制工艺为地榆鲜品切厚片，干燥温度为 70℃，

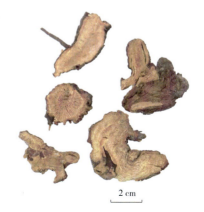

2 cm

图 108-1 地 榆

干燥时间9小时[1]。

地榆不同部位没食子酸的含量，见表108-1。

表108-1　地榆不同部位没食子酸的含量[2]（%）

部位	根	茎	叶	花
没食子酸含量	4.64	3.19	0.78	0.15

地榆根中没食子酸含量最高，其次是茎，花和叶中没食子酸含量较低。建议将地榆茎作为没食子酸的提取原料，增强利用。

不同干燥温度的地榆中有效成分的含量，见表108-2。

表108-2　不同干燥温度的地榆中有效成分的含量[3]（%）

温度	50℃	60℃	70℃	80℃	100℃
鞣质	16.5	16.7	17.2	14.7	11.9
没食子酸	3.2	3.0	3.2	2.8	2.4

地榆烘干温度低于70℃，鞣质含量基本不变，随着温度升高，鞣质含量减少。建议地榆产地趁鲜切厚片，70℃以下烘干。

【贮藏】　地榆常规贮存，易虫蛀，有效成分易流失。建议在25℃以下，单包装密封，大垛用黑色塑料布遮盖、密闭，暗室库藏。

【主要成分】　主要含鞣质及酚类（如没食子酸、鞣花酸）、黄酮类（如山柰酚、槲皮素、矢车菊苷）、皂苷类等。

药典标准：醇浸出物不得少于23.0%；含鞣质不得少于8.0%；含没食子酸不得少于1.0%。

【性味归经】　苦、酸、涩，微寒。归肝、大肠经。

【功能主治】　凉血止血，解毒敛疮。用于便血，痔血，血痢，崩漏，水火烫伤，痈肿疮毒。

【用法用量】　9~15 g。外用适量，研末涂敷患处。

【其他】

1. 地榆具有止血、抗肿瘤、抗过敏、免疫调节、抗氧化、修复受损皮肤、抗炎消肿、广谱抗菌、抑制 α - 葡萄糖苷酶活性、止泻、抗溃疡等药理活性。

2. 地榆是中药中常用的止血药，药用价值较高。临床上用于治疗炎症、痤疮、压疮、白细胞减少症、子宫肌瘤等，用于生产地榆升白片、地榆槐角丸等。

3. 脾经受湿，痢疾下血：苍术 60 g，地榆 30 g。研末，水煎服，每服 30 g，健脾燥湿，凉血止血。

4. 肠伤寒：地榆 30 g，白花蛇舌草 15 g，加水 3 碗，煎至 50 ml。内服，4 岁以下减半。

5. 烫伤方：生地榆 30 g，冰片 20 g，硼砂 10 g。分别粉碎过筛，混合均匀，撒敷创面。

西红花

【来源】　西红花是鸢尾科植物番红花 *Crocus sativus* L. 的干燥柱头。主产于伊朗的马什哈德、

[1]王玉，刘怀伟，张帅杰 . 基于过程控制的地榆产地加工与炮制一体化关键技术研究［J］. 亚太传统医药，2017，13（10）：14-17.

[2]史伟国，王丽敏，刘翠娟，等 . 地榆不同部位没食子酸的含量测定［J］. 黑龙江医药科学，2011，34（1）：14-15.

[3]王玉，刘怀伟，张帅杰 . 基于过程控制的地榆产地加工与炮制一体化关键技术研究［J］. 亚太传统医药，2017，13（10）：14-17.

克什米尔的斯利那加；浙江省有少量栽培。

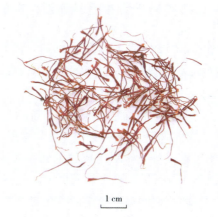

【性状】 西红花呈线形，三分枝，长约 3 cm。暗红色，上部较宽而略扁平，顶端边缘显不整齐的齿状，内侧有一短裂隙，下端有时残留一小段黄色花柱。体轻，质松软，无油润光泽，干燥后质脆易断（图 109–1）。气特异，微有刺激性，味微苦。

以柱头暗红色、花柱少、无杂质者为优。

图 109–1　西红花

【采收加工】 花期时采收，每朵花开放时间可持续两天，第一天花开得鲜艳，此时采收最佳，采晚了，花柱容易沾染花粉。上午 9 点以前，花朵上的花柱刚露出头就采摘。摘下完整的花朵，轻轻地将花瓣剥开，取下三根红色的花柱，要求三根花柱不相连，不带黄根。

西红花采后进行 4℃冷藏处理及室温处理，对西红花苷的含量影响差异不显著，均呈下降趋势；西红花采后在 8 小时以内应及时在 80~85℃烘干[1][2]。干燥失重不得过 12.0%。

【贮藏】 西红花贮存不当，花柱头容易受潮发生霉变，遇光易发生化学变化，香味极易散失，无香味者药效低。建议置深色玻璃瓶中，用蜡密封，冷藏。

【主要成分】 主要含四萜类（如六氢番茄红素、玉米黄素、β–胡萝卜素）、二萜类（如西红花酸、红花苷 – Ⅰ、西红花苷 – Ⅱ）、单萜类（如苦番红花素）、黄酮类、挥发油等。

药典标准：醇浸出物不得少于 55.0%；含西红花苷 – Ⅰ 和西红花苷 – Ⅱ 的总量不得少于 10.0%，含苦番红花素不得少于 5.0%。

【性味归经】 甘，平。归心、肝经。

【功能主治】 活血化瘀，凉血解毒，解郁安神。用于经闭癥瘕，产后瘀阻，温毒发斑，忧郁痞闷，惊悸发狂。

【用法用量】 1~3 g，煎服或沸水泡服。

【其他】

1. 孕妇慎用。

2. 西红花具有抗精神失常、治疗经前期综合征、治疗神经退行性疾病、治疗脑血管疾病、改善学习记忆障碍、治疗心血管疾病、抗动脉粥样硬化、调血脂、抗糖尿病等药理活性。

3. 西红花泡酒可用于治疗封闭抗体缺乏复发性流产。

4. 经闭、经痛、产后腰痛：番红花 2 g，丹参 15 g，益母草 30 g，香附 12 g。水煎服。

5. 产后瘀血：丹皮、当归各 6 g，大黄 4.5 g，番红花 2 g，干荷叶 6 g，研末。调服，每日 3 次，每次 6 g，开水送下。

6. 月经不调：番红花 3 g，黑豆 150 g，红糖 90 g。水煎服。

西青果

【来源】 西青果为使君子科植物诃子 *Terminalia chebula* Retz. 的干燥幼果。主产于云南西南部，广东南部有栽培，印度、缅甸和马来西亚有产。

135

[1]高凯娜，陈虹，沈威，等．西红花采后加工关键技术［J］．浙江农业科学，2019，60（6）：1008–1010.
[2]王根法，饶君凤，吕伟德．西红花的产地加工与贮藏［J］．内蒙古中医药，2012，31（8）：40–41.

【性状】 西青果呈长卵形，略扁，长 1.5~3 cm，直径 0.5~1.2 cm。表面黑褐色，具有明显的纵皱纹，一端较大，另一端略小，钝尖，下部有果梗痕。质坚硬。断面褐色，有胶质样光泽，果核不明显，常有空心，小者黑褐色，无空心（图110-1）。气微，味苦涩，微甘。

以身干、个均匀、质坚实、断面无空心者为佳。

【采收加工】 播种种植 5~8 年结果，嫁接树 3~5 年结果。夏秋二季，分批摘取未成熟的幼果或采收被风吹落者，入沸水烫煮 2~3 分钟，晒干，或烘干。药材水分不得过 12.0%。

不同产地西青果中没食子酸的含量测定，见表110-1。

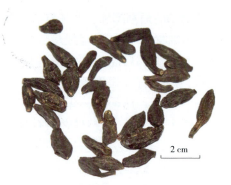

图 110-1　西青果

表 110-1　不同产地西青果中没食子酸的含量测定[1]（%）

产地	尼泊尔	昆明	贵阳	桂林
含量	0.20	0.12	0.11	0.10

尼泊尔进口的西青果中所含没食子酸含量较高，我国各个产地的西青果没食子酸含量基本无差距。

【贮藏】 西青果贮存不当，易虫蛀、发霉，有效成分易流失。建议在 20℃ 以下，单包装密封，大垛用塑料布遮盖、密闭库藏。

【主要成分】 主要含没食子酸、安石榴苷 A、安石榴苷 B、诃子鞣酸、诃子次酸、柯里拉京、诃子酸等。

药典标准：水浸出物不得少于 48.5%。进口药材标准：含没食子酸不得少于 8.0%。

【性味归经】 苦、酸、涩，平。归肺、大肠经。

【功能主治】 清热生津，解毒。用于阴虚白喉。

【用法用量】 1.5~3 g。

【其他】

1. 风火喉痛及中寒者忌用。

2. 西青果被证实亦有抗菌、抗氧化活性，可清除自由基、抗 DNA 氧化损伤，此外还有抑制 α-葡萄糖苷酶的活性，预防 2 型糖尿病的药理作用。

3. 咽喉肿痛：①西青果 2~3 枚，以冷开水磨汁慢慢咽下，或捣碎泡汤服。②西青果 6 g，金银花 10 g，甘草 3 g。水煎服，每日服 1 剂。

4. 肺炎、喉炎、扁桃体炎：西青果配薄荷、蛇莓、白芍、甘草、丹皮、川贝母。水煎服。

西洋参

【来源】 西洋参是五加科植物西洋参 *Panax quinquefolium* L. 的干燥根。分布于吉林、黑龙江、山东和北京等地，国外主产于美国、加拿大。

西洋参新引种地区较多，如四川古蔺、青海湟中、陕西留坝等地。

【性状】 西洋参呈纺锤形、圆柱形或圆锥形，长 3~12 cm，直径 0.8~2 cm。表面浅黄褐色或黄白色，可见横向环纹和线形皮孔状突起，并有细密浅纵皱纹和须根痕。主根中下部有一至数条侧根，多已折断。有的上端有根茎（芦头），环节明显，茎痕（芦碗）圆形或半圆形，具不定根（芋）或已折

[1]严劲松.反相高效液相色谱法测定不同产地西青果中没食子酸的含量[J].国际中医中药杂志,2013,35（2）：140-142.

断。体重，质坚实，不易折断，断面平坦，浅黄白色，略显粉性，皮部可见黄棕色点状树脂道，形成层环纹棕黄色，木部略呈放射状纹理（图111-1~图111-2）。气微而特异，味微苦、甘。

以条匀、质硬、体轻、表面横纹紧密、气清香、味浓者为佳。

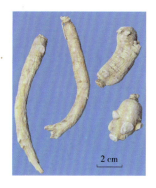

图 111-1　西洋参

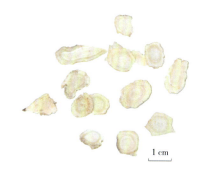

图 111-2　西洋参片

【采收加工】　西洋参具体引种地区的无霜期不一致，并且相差很大，导致采收年限也不一定相同，采收期也有差异，但均宜在秋季果熟期，或地上部分枯死前后采挖，洗净，晒干或低温烘干。

西洋参部分引种地区的无霜期统计（天），见表111-1。

表 111-1　西洋参部分引种地区的无霜期统计（天）[1][2]

地区	古蔺	汉中	威海	左家	抚松	桓仁	五常	戴云山	留坝	百山祖
无霜期天数	260	216	200	137	125	131	135	220~240	216	187

烘干的温度要求：起始温度为25~26℃，持续2~3天，然后逐渐升至35~36℃；参体变软后，温度升至38~40℃，2~3天逐步降至30~32℃，直到烘干为止。烘干的湿度要求：初期控制相对湿度在60%左右；中期50%；后期40%以下。整个烘干时间为2周左右。药材水分不得过12%。

西洋参在加工中常出现3个问题：①烘干温度低，排潮不合理，干燥室湿度大，易造成青支；②烘干时温度偏高，特别是后期温度高，易产生红支；③干燥温度过高或过低造成西洋参挥发油散失，失去了西洋参特有的香气。

西洋参不同参发育期产量及有效成分含量测定，见表111-2。

表 111-2　西洋参不同参发育期产量及有效成分含量测定[3]

发育期	样品采集时间	人参皂苷 Rg₁/（mg/g）	人参皂苷 Re/（mg/g）	人参皂苷 Rb₁/（mg/g）	平均单株干重/g	平均单株总皂苷量/mg
萌芽期	5月17日	0.82	12.84	11.43	5.80	318.97
抽茎展叶期	6月29日	1.57	11.90	11.30	5.78	361.68
开花期	7月21日	1.35	13.72	12.05	6.85	415.33
绿果期	8月14日	1.52	11.82	12.63	8.39	455.80
果熟期	9月4日	0.70	13.49	13.94	12.95	740.60
落果期	9月15日	0.81	13.16	13.81	11.99	704.79

137

［1］吴晨，钱佳奇，张亚玉．四川古蔺县西洋参引种栽培研究［J］．特产研究，2021，43（4）：5-9.

［2］吴善兴．西洋参引种试验初报［J］．浙江林学院学报，1989（4）：37-43.

［3］刘艳艳．西洋参栽培、采收及皂苷动态分布的研究［D］．哈尔滨：黑龙江中医药大学，2005.

续表

发育期	样品采集时间	人参皂苷 Rg$_1$ /（mg/g）	人参皂苷 Re /（mg/g）	人参皂苷 Rb$_1$ /（mg/g）	平均单株干重 /g	平均单株总皂苷量 /mg
黄叶期	9 月 27 日	0.79	11.58	10.05	11.01	542.46
落叶期	10 月 11 日	1.42	12.92	11.25	9.35	504.10
休眠期	10 月 24 日	0.75	13.45	13.14	9.72	557.51

西洋参果熟期单株干重及总皂苷量皆达到最大值，为最佳采收期。

4 年生西洋参不同组织中总皂苷含量测定，见表 111-3。

表 111-3　4 年生西洋参不同组织中总皂苷含量测定[1]（mg/g）

部位	主根	侧根	须根	茎	叶	果
总皂苷	51.3	95.3	112.7	10.4	81.1	19.3

西洋参须根中总皂苷含量高，其次为侧根，叶部含量较主根高，可充分利用其资源。

青支、红支与正品西洋参有效成分对比，见表 111-4。

表 111-4　青支、红支与正品西洋参有效成分对比[2]（%）

样品	总皂苷	挥发油
青支	2.78	0.052
红支	4.07	0.043
正品	5.03	0.089

西洋参加工过程中如果出现红支和青支，有效成分大量流失。

【贮藏】　西洋参贮存不当，易虫蛀，色易变暗，气味易散失，味道易变淡，有效成分流失快。建议低密度聚乙烯（LDPE）膜单包装密封，冷藏[3]。

【主要成分】　主要含人参皂苷 Rg$_1$、人参皂苷 Re、人参皂苷 Rb$_1$、人参皂苷 Rc、人参皂苷 Rb$_2$、人参皂苷 Rb$_3$ 等。

药典标准：醇浸出物不得少于 30.0%；人参皂苷 Rg$_1$、人参皂苷 Re 和人参皂苷 Rb$_1$ 的总量不得少于 2.0%。

【性味归经】　甘、微苦，凉。归心、肺、肾经。

【功能主治】　补气养阴，清热生津。用于气虚阴亏，虚热烦倦，咳喘痰血，内热消渴，口燥咽干。

【用法用量】　3~6 g，另煎兑服。

【其他】

1. 不宜与藜芦同用。

2. 重金属及有害元素不得过限量；其他有机氯类农药残留量不得过限量。

3. 西洋参具有抗疲劳、抗利尿、耐缺氧、抗惊厥、促凝血、降低血浆比黏度等药理作用；临床用于强化心肌及增强心脏的活动能力，治疗阿尔茨海默病，调血压，调整胰岛素分泌，调节肝脏排毒功能，促进新陈代谢。

4. 西洋参还具有增强中枢神经系统功能，保护心血管系统，提高免疫力，治疗糖尿病，补肺降火、养胃生津等保健作用。

［1］刘艳艳.西洋参栽培、采收及皂苷动态分布的研究［D］.哈尔滨：黑龙江中医药大学，2005.

［2］马红婷，李永欣，罗维莹，等.西洋参加工中出现的青支与红支质量研究—Ⅰ.西洋参皂苷的分析［J］.人参研究，1999（1）：32-33.

［3］朱丹实，张懋.不同温湿度和包装条件对脱水西洋参贮藏的影响［J］.干燥技术与设备，2004（4）：28-31.

5. 西洋参 15 g，五味子 9 g，麦冬 10 g。水煎服，治病后疲劳。

6. 春天和夏天气候偏干，适合服用西洋参，不宜服用人参或红参；而秋、冬季节更适宜服用人参。

百　合

【来源】　百合是百合科植物卷丹 *Lilium lancifolium* Thunb.、百合 *Lilium brownii* F.E.Brown var. *viridulum* Baker 或细叶百合 *Lilium pumilum* DC. 的干燥肉质鳞叶。主产于湖南龙山、甘肃兰州等地。

【性状】　百合呈长椭圆形，长 2~5 cm，宽 1~2 cm，中部厚 1.3~4 mm。表面黄白色至淡棕黄色，有的微带紫色，有数条纵直平行的白色维管束。顶端稍尖，基部较宽，边缘薄，微波状，略向内弯曲。质硬而脆，断面较平坦，角质样（图 112-1）。气微，味微苦。

以瓣匀肉厚、色黄白、质坚、筋少者为佳。

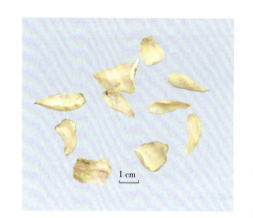

图 112-1　百　合

【采收加工】　秋季地上部分枯萎时采收，挖出鳞茎，洗净，剥取鳞叶，置沸水中略烫，干燥。药材水分不得过 13.0%。

百合防褐变加工工艺为烫片时间 3.5 分钟，干燥温度 90℃，干燥时间 3.0 小时[1]。

百合不同采收时间总皂苷元、产量测定，见表 112-1。

表 112-1　百合不同采收时间总皂苷元、产量测定[2]

采收时间	总皂苷元 /（mg/10 g）	小区产量 /kg
7 月 21 日	2.35	14.8
8 月 11 日	2.82	15.5
8 月 21 日	2.32	15.3
9 月 1 日	2.85	15.6
9 月 11 日	2.30	16.0
9 月 21 日	2.98	16.4
10 月 1 日	3.33	16.0

百合 9 月下旬产量高，10 月初总皂苷元含量高。

【贮藏】　百合贮存不当，会发霉、变色、虫蛀，有效成分流失快。贮藏时间不宜超过 1 年。建议在 25℃以下，单包装密封，大垛用黑色塑料布遮盖、密闭，暗室库藏。

鲜百合单包装密封，置 0~5℃冷库中贮藏，贮藏时间不宜超过半年。

【主要成分】　主要化学成分为百合皂苷、多糖、总黄酮、氨基酸等。

药典标准：水浸出物不得少于 18.0%。含百合多糖以无水葡萄糖计，不得少于 21.0%。

【性味归经】　甘，寒。归心、肺经。

【功能主治】　养阴润肺，清心安神。用于阴虚燥咳，劳嗽咳血，虚烦惊悸，失眠多梦，精神

[1]万丹,沈冰冰,陈林,等. Box-Behnken 设计—效应面法优选百合防褐变加工工艺研究[J].湖南中医杂志,2020,36（8）:167-170.

[2]高彦宁.百合 GAP 几项关键技术及有效成分含量的研究[D].长沙:湖南中医药大学,2007.

139

恍惚。

【用法用量】 6~12 g。

【其他】

1. 现代药理学研究表明，百合具有抗肿瘤、抗炎、抗氧化、增强免疫、降血糖、抗真菌及抗抑郁等作用，与这些功能相关的活性成分主要是甾体皂苷、酚酸和多糖。

2. 神志恍惚、精神不定为主要表现的情志病：百合 12 g，生地 15 g，甘草 6 g，淮小麦 15 g，大枣 5 枚，每日 1 剂，水煎早晚服。

3. 神经衰弱、心烦失眠：百合、酸枣仁各 15 g，远志 9 g。水煎服。

4. 心口痛：百合 30 g，乌药 9 g。水煎服。

5. 慢性支气管炎咳吐黄痰：款冬花 12 g，百合 10 g。水煎服。

百 部

【来源】 百部为百部科植物直立百部 *Stemona sessilifolia*（Miq.）Miq.、蔓生百部 *Stemona japonica*（Bl.）Miq. 或对叶百部 *Stemona tuberosa* Lour. 的干燥块根。主产于广西、四川、重庆、湖北等地。

【性状】 直立百部：呈纺锤形，上端较细长，皱缩弯曲，长 5~12 cm，直径 0.5~1 cm。表面黄白色或淡棕黄色，有不规则深纵沟，间或有横皱纹。质脆，易折断，断面平坦，角质样，淡黄棕色或黄白色，皮部较宽，中柱扁缩。气微，味甘、苦。

蔓生百部：两端稍狭细，表面多不规则皱褶和横皱纹。

对叶百部：呈长纺锤形或长条形，长 8~24 cm，直径 0.8~2 cm。表面浅黄棕色至灰棕色，具浅纵皱纹或不规则纵槽。质坚实，断面黄白色至暗棕色，中柱较大，髓部类白色。

以粗壮、肥润、坚实、色白者为佳（图 113-1~ 图 113-2）。

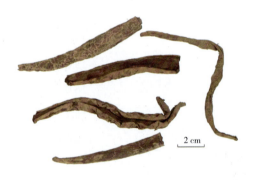

图 113-1 百 部

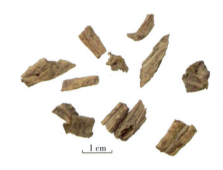

图 113-2 百部片

【采收加工】 春、秋二季采挖。以秋季地上部分枯萎时采收为宜，挖出块茎，除去须根，洗净，置沸水中略烫或蒸至无白心，晒干或烘干。药材水分不得过 15.0%。

注：对叶百部产地加工时宜蒸制 40 分钟，切厚片后 60℃烘干[1]。

【贮藏】 百部贮存不当，易受潮，有效成分易流失。建议在 25℃以下，单包装密封，大垛用黑色塑料布遮盖、密闭，暗室库藏。

【主要成分】 主要含生物碱类（如对叶百部碱、蔓生百部碱、蔓生百部叶碱、百部定碱）、甾

---

[1] 杜洪志，杨波，孙兴利，等.综合评分法优选对叶百部产地加工方法[J].贵州中医药大学学报，2021，43（1）：38-43.

醇类、木脂类、三萜类、苄类、有机酸及酯类等。

药典标准：水浸出物不得少于 50.0%。

【性味归经】甘、苦，微温。归肺经。

【功能主治】润肺下气止咳，杀虫灭虱。用于新久咳嗽，肺痨咳嗽，顿咳；外用于头虱，体虱，蛲虫病，阴痒。蜜百部润肺止咳，用于阴虚劳嗽。

【用法用量】3~9 g。外用适量，水煎或酒浸。

【其他】

1. 肾水不足、心火旺盛者忌服。

2. 百部具有镇咳、祛痰、杀虫、抗菌等药理作用。临床上内服主要用于治疗咳嗽和脑膜炎；外用主要用于治疗头虱、阴虱、螨虫病、疥疮、痤疮、酒糟鼻和真菌感染等。

3. 三种百部的总生物碱均有较强的镇咳作用，其中，对叶百部＞直立百部＞蔓生百部。

4. 三种百部的水煎剂止咳效果：对叶百部＞直立百部＞蔓生百部。

5. 咳嗽：百部 10 g，连钱草 15 g，积雪草 15 g，枇杷叶 15 g，甘草 5 g。水煎服。

6. 慢性咽喉炎：百部 500 g，蜂蜜适量。将百部加水煎 3 次，取汁浓缩，加蜂蜜收膏。每日 2~3 次，每次 1 汤匙，热水送服。

7. 皮肤瘙痒症：百部 30 g，用 75% 的酒精 100 ml 浸泡，1 周后去渣备用。外涂患处。

❁ 当 归 ❁

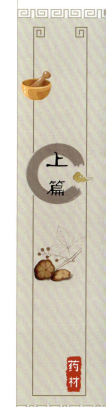

【来源】当归是伞形科植物当归 Angelica sinensis（Oliv.）Diels 的干燥根。产于甘肃、云南、四川、陕西等地，主产于甘肃岷县、宕昌。

【性状】当归略呈圆柱形，下部有支根 3~5 条，或更多，长 15~25 cm。表面浅棕色至棕褐色，具纵皱纹和横长皮孔样突起。根头（归头）直径 1.5~4 cm，具环纹，上端圆钝，或具数个明显突出的根茎痕，有紫色或黄绿色的茎和叶鞘的残基；主根（归身）表面凹凸不平；支根（归尾）直径 0.3~1 cm，上粗下细，多扭曲，有少数须根痕。质柔韧，断面黄白色或淡黄棕色，皮部厚，有裂隙和多数棕色点状分泌腔，木部色较淡，形成层环黄棕色（图 114-1~ 图 114-2）。有浓郁的香气，味甘、辛、微苦。

柴性大、干枯无油或断面呈绿褐色者不可供药用。

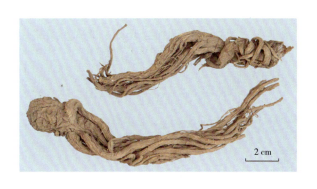

图 114-1 当 归

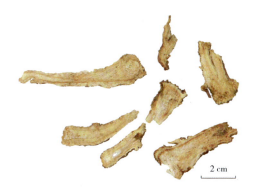

图 114-2 当归片

141

【采收加工】秋末，植株枯黄时采挖，割去地上部分，地面晾晒 3~5 天挖出全根，除去泥沙，待水分稍微蒸发后，慢慢阴干或 40℃低温烘干。药材水分不得过 15.0%。

不同干燥方法当归中挥发油含量，见表114-1。

表114-1　不同干燥方法当归中挥发油含量[1]（%）

干燥方法	阴干	晒干	40℃烘干	60℃烘干
干燥时间	60天	45天	61小时	36小时
挥发油含量	1.17	0.89	1.07	0.54

阴干和40℃烘干挥发油含量高。

不同切制方法当归饮片的有效成分含量比较，见表114-2。

表114-2　不同切制方法当归饮片的有效成分含量比较[2]（%）

产地	岷县			漳县			宕昌县		
样品	药材	趁鲜切制	传统切制	药材	趁鲜切制	传统切制	药材	趁鲜切制	传统切制
蒿本内酯	4.77	1.71	3.12	5.03	1.77	3.93	6.51	2.01	5.10
阿魏酸	0.21	0.08	0.10	0.20	0.12	0.10	0.25	0.12	0.16

阿魏酸和蒿本内酯具有对光热不稳定的性质，当归趁鲜切制后，在干燥和贮藏过程中，暴露面积大，药效成分大量损失，故当归不宜鲜切。

【贮藏】当归贮存不当，易虫蛀、受潮霉变，见光、受热有效成分易下降。建议在20℃以下，单包装密封，大垛用黑色塑料布遮盖、密闭，暗室库藏。有条件也可单包装密封冷藏。

【主要成分】主要含有机酸类（如阿魏酸）、挥发油、黄酮类等。

药典标准：醇浸出物不得少于45.0%，含挥发油不得少于0.40%，含阿魏酸不得少于0.050%。

【性味归经】甘、辛，温。归肝、心、脾经。

【功能主治】补血活血，调经止痛，润肠通便。用于血虚萎黄，眩晕心悸，月经不调，经闭痛经，虚寒腹痛，风湿痹痛，跌扑损伤，痈疽疮疡，肠燥便秘。

【用法用量】6~12 g。

【其他】

1. 重金属及有害元素不得过限量。

2. 当归具有造血、抗血小板聚集、抗心律失常、抗辐射、抗肿瘤、镇痛、调节平滑肌以及对脏器的保护作用等药理活性。

3. 当归头、身、尾主要成分和含量有所差异，当归身、当归尾的主要成分差异相对较小，当归头的组成成分差异较大。当归头以补血破血为主，当归身也补血，但是药效相比当归头要平和些，当归尾以活血为主。传统中医理论中当归分不同药用部位用药也符合现代药理学研究。因此在当归的加工炮制和临床应用上，应将当归头、身、尾分开销售和入药。

4. 当归10 g，川芎8 g，白芍10 g，熟地12 g。水煎服，具有补血调血之功效，现代用于治疗月经不调、胎产疾病、荨麻疹、骨伤科疾病、过敏性紫癜、神经性头痛等属营血虚滞者。

5. 白细胞减少症：当归6 g，黄芪30 g，三棱10 g。水煎服。

6. 贫血所致的气血两虚、头晕乏力、面色萎黄：当归、黄芪、党参各15 g。水煎服。

肉苁蓉

【来源】肉苁蓉为列当科植物肉苁蓉 Cistanche deserticola Y. C. Ma 或管花肉苁蓉 Cistanche

[1]唐文文，李国琴，晋小军，等.不同干燥方法对当归挥发油成分的影响[J].中国实验方剂学杂志，2014，20（3）：9-12.

[2]唐力英，王祝举，宋秉生，等.当归饮片趁鲜切制的可行性探讨[J].中国中药杂志，2010，35（23）：3147-3150.

tubulosa（Schenk）Wight 的干燥带鳞叶的肉质茎。主产于内蒙古、新疆、甘肃等地。

【性状】 肉苁蓉：呈扁圆柱形，稍弯曲，长 3~15 cm，直径 2~8 cm。表面棕褐色或灰棕色，密被覆瓦状排列的肉质鳞叶，通常鳞叶先端已断。体重，质硬，微有柔性，不易折断，断面棕褐色，有淡棕色点状维管束，排列成波状环纹（图 115-1、图 115-4、图 115-5）。气微，味甜、微苦。

管花肉苁蓉：呈类纺锤形、扁纺锤形或扁柱形，稍弯曲，长 5~25 cm，直径 2.5~9 cm。表面棕褐色至黑褐色。断面颗粒状，灰棕色至灰褐色，散生点状维管束（图 115-2~ 图 115-3）。

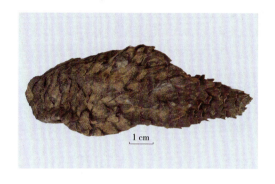
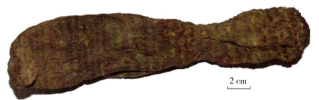

图 115-1　肉苁蓉（内蒙古，生晒）　　　　图 115-2　管花肉苁蓉（新疆，生晒）

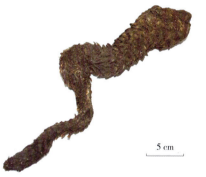
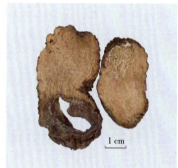
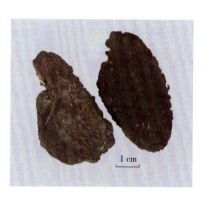

图 115-3　管花肉苁蓉（新疆，蒸）　　图 115-4　肉苁蓉片（生晒）　　图 115-5　肉苁蓉片（蒸）

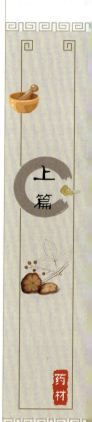

【采收加工】 3 年生以上肉苁蓉，春季花序未长出地面，或秋季冻土之前采挖，其有效成分苯乙醇苷含量较高。采挖出肉苁蓉肉质茎，除去茎尖及杂质，趁鲜切段，晒干。建议蒸制数分钟，晒干，药材水分不得过 10.0%。

注：蒸制后晒干可以提高苯乙醇苷类成分和醇溶性浸出物含量，降低含水量，且药材质地柔软，颜色黑亮，并利于储藏。

不同生长年限肉苁蓉有效成分的含量，见表 115-1。

表 115-1　不同生长年限肉苁蓉有效成分的含量[1]（mg/g）

生长年限	半年生	1 年生	2 年生	3 年生	多年生
松果菊苷	2.01	4.52	9.65	12.08	12.46
毛蕊花糖苷	4.63	8.80	13.75	19.24	19.32

生长 3 年及以上的肉苁蓉的有效成分含量显著高于 2 年生以下肉苁蓉，建议肉苁蓉的采收年限为 3 年及以上。

［1］李彪. 肉苁蓉有效成分含量的研究［D］. 呼和浩特：内蒙古农业大学，2012.

开花与未开花肉苁蓉中主要有效成分的含量，见表 115-2。

表 115-2　开花与未开花肉苁蓉中主要有效成分的含量[1]（mg/g）

有效成分	开花肉苁蓉	未开花肉苁蓉	花
松果菊苷	12.83	15.91	0.28
毛蕊花糖苷	5.95	17.54	3.22

肉苁蓉开花会耗损有效成分，春季采收应在花序未长出地面前。

不同直径肉苁蓉有效成分的含量，见表 115-3。

表 115-3　不同直径肉苁蓉有效成分的含量[2]（mg/g）

有效成分	不同直径		
	粗	中	细
松果菊苷	7.62	14.06	24.53
毛蕊花糖苷	5.53	9.98	20.74

相同生长周期的肉苁蓉，细的肉苁蓉松果菊苷和毛蕊花糖苷含量显著高于粗的。

【贮藏】　肉苁蓉贮存不当，易虫蛀，有效成分流失快。建议在 20℃ 以下，单包装密封，大垛用黑色塑料布遮盖、密闭，暗室库藏。有条件的直接冷藏。

【主要成分】　主要含苯乙醇苷类：松果菊苷、毛蕊花糖苷、肉苁蓉苷 A、异毛蕊花糖苷等，及环烯醚萜及其苷类、木脂素及其苷类、挥发油等。

药典标准：肉苁蓉，醇浸出物不得少于 35.0%，含松果菊苷和毛蕊花糖苷总量不得少于 0.3%；管花肉苁蓉醇浸出物不得少于 25.0%，含松果菊苷和毛蕊花糖苷总量不得少于 1.5%。

【性味归经】　甘、咸，温。归肾、大肠经。

【功能主治】　补肾阳，益精血，润肠通便。用于肾阳不足，精血亏虚，阳痿不孕，腰膝酸软，筋骨无力，肠燥便秘。

【用法用量】　6~10 g。

【其他】

1. 入煎剂前捣碎，压裂、粉碎提取，利于有效成分溶出。

2. 肉苁蓉具有抗衰老、抗氧化、免疫调节、补肾壮阳、神经保护、通便、保护肝脏等药理活性。

3. 冬天日服 1~2 g 肉苁蓉有御寒作用。

4. 肾虚阳痿：肉苁蓉 15 g，熟地黄 15 g，山茱萸 10 g，桑椹 15 g，金樱子 15 g，菟丝子 15 g。水煎服。

5. 肠燥便秘：肉苁蓉、当归各 15 g，白芍 24 g。水煎服，以愈为度。

6. 高血压病：肉苁蓉、怀牛膝各 18 g。水煎，分 2 次早晚服。

❦ 肉豆蔻 ❧

【来源】　肉豆蔻为肉豆蔻科植物肉豆蔻 *Myristica fragrans* Houtt. 的干燥种仁。主产于马来西亚及印度尼西亚，我国广东、广西、云南等地也有栽培。

[1][2] 李彪. 肉苁蓉有效成分含量的研究 [D]. 呼和浩特：内蒙古农业大学，2012.

【性状】 肉豆蔻呈卵圆形或椭圆形，长 2~3 cm，直径 1.5~2.5 cm。表面灰棕色或灰黄色，有时外被白粉（石灰粉末）。全体有浅色纵行沟纹和不规则网状沟纹。种脐位于宽端，呈浅色圆形突起，合点呈暗凹陷。种脊呈纵沟状，连接两端。质坚，断面显棕黄色相杂的大理石花纹，宽端可见干燥皱缩的胚，富油性（图 116-1）。气香浓烈，味辛。

以个大、体重、坚实、香浓者为佳。

【采收加工】 定植后 6~7 年开花结果，10 年后产量增多，25 年达盛果期。每年采收 2 次，一次在 11—12 月，一次在 4—6 月。采摘成熟果实，除去果皮，剥去假种皮，45℃以下低温烘干。药材水分不得过 10.0%。

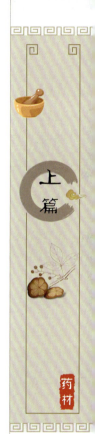

图 116-1　肉豆蔻

【贮藏】 肉豆蔻贮存不当，易虫蛀，香气易散失，有效成分易流失，无香气者药效低。建议在 20℃ 以下，单包装密封，大垛用黑色塑料布遮盖、密闭，暗室库藏。有条件的可直接密封冷藏。

【主要成分】 主要含挥发油（如肉豆蔻醚、黄樟醚、香桧烯、柠檬烯、去氢二异丁香酚）、脂肪油类、木脂素类、三萜皂苷类等。

药典标准：含挥发油不得少于 6.0%；含去氢二异丁香酚不得少于 0.10%。

【性味归经】 辛，温。归脾、胃、大肠经。

【功能主治】 温中行气，涩肠止泻。用于脾胃虚寒，久泻不止，脘腹胀痛，食少呕吐。

【用法用量】 3~10 g。

【其他】

1. 黄曲霉毒素不得过限量。

2. 入药前需捣碎。

3. 肉豆蔻中肉豆蔻醚和黄樟醚既是有效成分，又是毒性成分，对正常人有致幻作用。肉豆蔻服用过量可导致中毒，发生昏迷，瞳孔散大及惊厥。故肉豆蔻用量不宜过大。一般炮制后入药。

4. 肉豆蔻有抗菌、抗炎、抗氧化、抗癌、降血糖、保肝等药理作用。

5. 肉豆蔻还是一种重要的香料，还可做调味品、工业用油原料等。

6. 肉豆蔻叶中有效成分含量和种仁相似。

7. 四神丸：肉豆蔻、补骨脂、五味子、吴茱萸。温补脾肾，涩肠止泻，主治脾肾虚寒，五更泻泄，不思饮食，或久泻不愈，腹痛腰酸肢冷，神疲乏力等。

肉　桂

【来源】 肉桂为樟科植物肉桂 *Cinnamomum cassia* Presl 的干燥树皮。主产于广西、广东、越南等地。

【性状】 肉桂呈槽状或卷筒状，长 30~40 cm，宽或直径 3~10 cm，厚 0.2~0.8 cm。外表面灰棕色，稍粗糙，有不规则的细皱纹和横向突起的皮孔，有的可见灰白色的斑纹；内表面红棕色，略平坦，有细纵纹，划之显油痕。质硬而脆，易折断，断面不平坦，外层棕色而较粗糙，内层红棕色而油润，两层间有 1 条黄棕色的线纹（图 117-1~ 图 117-2）。气香浓烈，味甜、辣。

以皮细肉厚，断面紫红色，油性大，香气浓，味甜微辛，嚼之无渣者为佳。

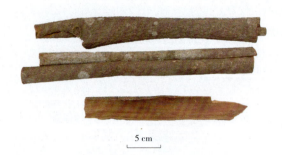

图 117-1　肉　桂

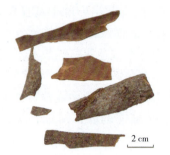

图 117-2　肉桂（碎片）

【采收加工】通常于春季 4—5 月，秋季 9—10 月采收。秋季采收的肉桂药材产量大、香气浓、品质佳。剥取肉桂树皮，置于阴凉通风处晾干。药材水分不得少于 15.0%。

5 种商品规格肉桂桂皮醛的含量，见表 117-1。

表 117-1　5 种商品规格肉桂桂皮醛的含量[1]（%）

规格	企边桂	板桂	桂通	桂心	桂碎
桂皮醛	4.211	4.068	3.036	4.106	2.797

企边桂中桂皮醛含量最高，桂心、板桂次之，桂碎中桂皮醛含量最低。

不同干燥方法肉桂的有效成分的含量，见表 117-2。

表 117-2　不同干燥方法肉桂的有效成分的含量[2]（%）

方法	40℃烘干	晒干	晾干
挥发油	3.56	3.43	5.01
桂皮醛	2.835	2.588	3.556

晒干肉桂的内表面为红棕色，色泽较好，但其香气淡，肉桂油和桂皮醛含量也较低。晾干肉桂的香气最浓，肉桂油和桂皮醛含量最高。

【贮藏】肉桂贮存不当，极易走味，挥发油极易流失，香气淡者质量差。建议在 20℃ 以下，单包装密封，大垛用黑色塑料布遮盖、密闭，暗室库藏。

不同贮藏年限肉桂的有效成分的含量，见表 117-3。

表 117-3　不同贮藏年限肉桂的有效成分的含量[3]（%）

贮藏年份	当年	1 年	2 年
桂皮醛	5.098	3.585	2.395
香豆素	1.552	0.096	—

桂皮醛和香豆素均易氧化，且桂皮醛易挥发，肉桂药材贮存时间越长，桂皮醛和香豆素含量显著下降。建议肉桂药材密封、隔绝空气贮藏。

【主要成分】主要含挥发油（如桂皮醛、肉桂酸、香豆素）、黄酮类（如芹菜素、槲皮素、芫花素）、二萜类、多酚类、木脂素等。

药典标准：含挥发油不得少于 1.2%；含桂皮醛不得少于 1.5%。

[1] 徐洋洋，王添敏，初正云，等．HPLC-DAD 测定 5 种商品规格肉桂及两种伪品中桂皮醛的含量[J]．中国实验方剂学杂志，2014，20（1）：90-93．

[2] 李嘉，陈锋，张颖，等．广西道地药材肉桂的加工炮制[J]．广西林业科学，2016，45（1）：93-96．

[3] 尹亮亮，刘子琛．不同产地肉桂及桂枝中有效成分量的分析[J]．中草药，2007，38（7）：1094-1096．

【性味归经】 辛、甘，大热。归肾、脾、心、肝经。

【功能主治】 补火助阳，引火归元，散寒止痛，温通经脉。用于阳痿宫冷，腰膝冷痛，肾虚作喘，虚阳上浮，眩晕目赤，心腹冷痛，虚寒吐泻，寒疝腹痛，痛经经闭。

【用法用量】 1~5 g。

【其他】

1. 有出血倾向者及孕妇慎用；不宜与赤石脂同用。

2. 肉桂入药前捣碎，提取前粉碎，利于有效成分溶出。

3. 生长年份越长，肉桂中桂皮醛含量越高。

4. 肉桂具有抗氧化、抗菌、抗肿瘤、抗溃疡、降血糖、降血脂、刺激消化系统、镇痛、驱虫、壮阳、解痉、解热、治疗痛经、止咳、调节中枢神经系统等药理作用。

5. 胃寒疼痛：肉桂 2 g，山鸡椒果实 6 g。水煎服。

6. 小儿泄泻：丁香 5~10 g，肉桂 4~6 g，木香 5~10 g。研细末置纱布袋内，用绷带缚小儿脐上 1 夜，一般 1~3 次即可见效。

❧ 朱 砂 ❧

【来源】 朱砂为硫化物类矿物辰砂族辰砂，主要含硫化汞（HgS）。主产于湖北、湖南、四川等地。

【性状】 朱砂为粒状或块状集合体，呈颗粒状或块片状。鲜红色或暗红色，条痕红色至褐红色，具光泽。体重，质脆，片状者易破碎，粉末状者有闪烁的光泽（图 118-1、图 118-2）。气微，味淡。

以色鲜红、有光泽、半透明、体重、质脆、无杂质者为佳。

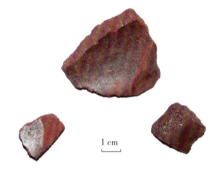

图 118-1 朱砂（辰砂）

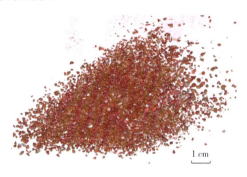

图 118-2 朱砂（米砂）

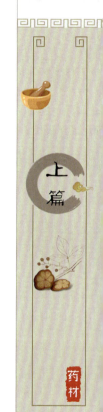

上篇

药材

【采收加工】 全年可采。采挖辰砂矿石后，凿成小块，用磁铁吸去含铁杂质，于水中淘去杂石和泥沙。

【贮藏】 建议在 25℃以下，单包装密封，专人保管。

【主要成分】 朱砂的化学成分除主要为硫化汞（HgS），还含有铅、钡、镁、铁、锌等多种元素及雄黄、磷灰石、沥青质、氧化铁等[1]。

药典标准：含硫化汞不得少于 96.0%；含二价汞以汞（Hg）计，不得多于 0.10%。

【性味归经】 甘，微寒；有毒。归心经。

【功能主治】 清心镇惊，安神，明目，解毒。用于心悸易惊，失眠多梦，癫痫发狂，小儿惊风，视物昏花，口疮，喉痹，疮疡肿毒。

【用法用量】 0.1~0.5 g，多入丸散服，不宜入煎剂。外用适量。

【其他】

1. 朱砂有毒，不宜大量服用和久服；孕妇及肝肾功能不全者禁用。

147

[1]苏琼华,李国峰,袁琳,等.中国药典中含有毒性成分朱砂、雄黄的中药使用安全性探讨[J].河南教育学院学报(自然科学版),2014,23(4):59-63.

2. 朱砂用时需照"水飞法"研磨成极细粉，以手指撮之无粒状物，以磁铁吸之，无铁末。

3. 朱砂具有镇静、催眠、抗惊厥、抑制生育等药理作用，常用于失眠、神经性呕吐、口腔炎、皮肤病等。

竹 茹

【来源】 竹茹是禾本科植物青秆竹 *Bambusa tuldoides* Munro、大头典竹 *Sinocalamus beecheyanus*（Munro）McClure var. *pubescens* P.F.Li 或淡竹 *Phyllostachys nigra*（Lodd.）Munro var. *henonis*（Mitf.）Stapf ex Rendle 的茎秆的干燥中间层。主产于四川、安徽、广西等地。

【性状】 竹茹为卷曲成团的不规则丝条或呈长条形薄片状。宽窄厚薄不等，浅绿色、黄绿色或黄白色。纤维性，体轻松，质柔韧，有弹性（图119-1）。气微，味淡。

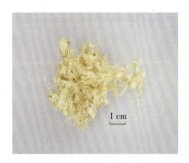

图119-1 竹 茹

【采收加工】 全年均可采制，取新鲜茎，除去外皮，将稍带绿色的中间层刮成丝条，或削成薄片，捆扎成束，阴干。前者称"散竹茹"，后者称"齐竹茹"。药材水分不得过 7.0%。

【贮藏】 竹茹贮存不当，易虫蛀，有效成分流失快。建议在 25℃以下，单包装密封，大垛用黑色塑料布遮盖、密闭，暗室库藏。

【主要成分】 主要含核苷类（如尿苷、鸟苷、腺苷）、有机酸类（如对香豆酸、对羟基苯甲酸）、黄酮类、内酯类、多糖类等。

药典标准：水溶性浸出物不得少于4.0%。

【性味归经】 甘，微寒。归肺、胃、心、胆经。

【功能主治】 清热化痰，除烦，止呕。用于痰热咳嗽，胆火挟痰，惊悸不宁，心烦失眠，中风痰迷，舌强不语，胃热呕吐，妊娠恶阻，胎动不安。

【用法用量】 5~10 g。

【其他】

1. 寒痰咳嗽、胃寒呕逆及脾虚泄泻者禁服。

2. 竹茹具有抗氧化、延缓皮肤衰老，调节免疫，抑菌等药理作用。

3. 生竹茹长于清肺化痰，鲜竹茹长于清热化痰，姜竹茹长于化痰止呕。

4. 肺热痰咳：竹茹、枇杷叶、苦杏仁各 9 g，黄芩 4.5 g，桑白皮 12 g。水煎服。每日 1 剂。

延胡索

【来源】 延胡索为罂粟科植物延胡索 *Corydalis yanhusuo* W. T. Wang 的干燥块茎。主产于浙江、陕西、安徽等地。

【性状】 延胡索呈不规则扁球形，直径 0.5~1.5 cm。表面黄色或黄褐色，有不规则网状皱纹，顶端有略凹陷的茎痕，底部常有疙瘩状突起。质硬而脆，断面黄色，角质样，有蜡样光泽（图120-1）。气微，味苦。

以个大、饱满、质坚、色黄、内色黄亮者为佳。

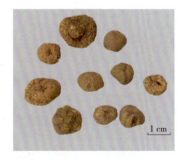

图120-1 延胡索

中药材质量新说（第二版）ZHONGYAOCAI ZHILIANG XINSHUO（DIERBAN）药材

【采收加工】夏初茎叶枯萎时采挖，除去须根，洗净，置沸水中煮或蒸至恰无白心时，取出，晒干。建议大小分档，分开蒸制 4~8 分钟，至横切面四周呈黄色，中心米粒大小白心即可，晒干或 70℃ 左右热风干燥。药材水分不得过 15.0%。

延胡索不同部位延胡索乙素含量，见表 120-1。

表 120-1　延胡索不同部位延胡索乙素含量[1]（mg/g）

部位	去皮	表皮	大个	小个
延胡索乙素	1.76	5.96	0.80	2.30

延胡索表皮中生物碱含量远高于去皮部位，小延胡索的表皮比重大于大延胡索，故小延胡索生物碱含量高于大延胡索。

不同加工方法的延胡索有效成分的含量，见表 120-2。

表 120-2　不同加工方法的延胡索有效成分的含量[2]

加工方法	延胡索乙素 /（mg/g）	折干率 /%	稀醇浸提物 /%
蒸制	0.842	32.32	14.96
煮制	0.785	32.00	11.58

蒸制法、水煮法的延胡索乙素及稀醇浸提物含量相差较大，蒸制法稀醇浸提物含量比煮法高 29%。

不同干燥方法对元胡品质的影响，见表 120-3。

表 120-3　不同干燥方法对元胡品质的影响[3]（%）

处理	折干率	总灰分	醇溶性浸出物	延胡索乙素
100℃杀青 15 分钟后烘干	33.40	2.70	19.60	0.118
水煮 9 分钟后晒干	32.67	3.60	19.60	0.116
水煮 12 分钟后晒干	31.89	3.70	19.70	0.116
水煮 6 分钟后晒干	33.41	3.40	19.40	0.115
100℃杀青 20 分钟后烘干	33.37	2.60	19.80	0.115
120℃杀青 10 分钟后烘干	33.26	2.70	19.80	0.114
水煮 3 分钟后晒干	33.55	3.50	19.20	0.113
120℃杀青 15 分钟后烘干	33.20	2.80	19.60	0.112
120℃杀青 20 分钟后烘干	32.95	2.70	19.70	0.108
100℃杀青 10 分钟后烘干	33.42	2.80	19.50	0.105
80℃杀青 20 分钟后烘干	33.45	2.60	15.30	0.102
洗净直接晒干	33.60	3.60	13.70	0.098
80℃杀青 15 分钟后烘干	33.48	2.80	14.20	0.098
洗净直接阴干	33.61	3.80	13.70	0.096
80℃杀青 10 分钟后烘干	33.53	2.70	14.00	0.096
50~60℃直接烘干	33.58	2.80	14.40	0.095

[1] 余平，岳显可，顾超，等.延胡索不同部位化学成分及指纹图谱比较分析[J].中华中医药学刊，2017，35（6）：1435-1438.

[2] 孙乙铭，俞旭平，徐建中，等.延胡索产地加工的工艺研究[J].中国现代应用药学，2011，28（10）：923-926.

[3] 汤琰成，陈利斌，向晓强，等.不同干燥方法对延胡索初加工品质的影响[J].西北园艺：综合，2022（1）：53-54.

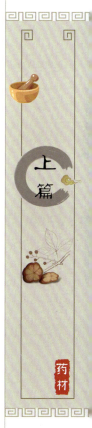

149

【贮藏】延胡索贮存不当，易虫蛀，有效成分流失快。建议25℃以下，单包装密封，大垛用黑色塑料布遮盖、密闭，暗室库藏，或直接冷藏。

室温贮藏中，不同延胡索样品中延胡索含量下降率的考查，见表120-4。

表120-4 室温贮藏中，不同延胡索样品中延胡索含量下降率的考查[1]（%）

编号	样品	3个月	6个月	9个月	12个月	18个月
S1	烘干小片	26	8	35	41	43
S2	烘干大个	37	34	34	36	40
S3	晒干小个	3	8	21	26	39
S4	晒干小片	10	12	27	29	39
S5	水煮大个	21	13	26	35	29
S6	水煮小个	22	16	21	31	28
S7	晒干大个	14	20	21	24	27
S8	水蒸小个	23	13	23	30	23
S9	水蒸大个	15	7	18	23	21
S10	烘干小个	14	19	15	17	20
S11	醋煮大个	19	9	16	18	19
S12	醋煮小个	10	8	17	19	19
S13	醋蒸大个	8	4	9	13	15
S14	醋蒸小个	3	7	8	11	12

烘干、晒干法处理药材、饮片成分在储藏过程中下降率大，稳定性差。醋制和蒸煮处理有利于增加延胡索药材贮藏的稳定性。醋蒸法样品稳定性好，干燥时间短、效率高，有利于长期贮藏。制备延胡索药材时宜选用水蒸后烘干，制备醋延胡索饮片时选用鲜品切片后醋蒸法。

【主要成分】主要含生物碱类（如紫堇碱、延胡索乙素、原小檗碱、左旋四氢非洲防己胺、黄连碱）、甾体类、有机酸类等。

药典标准：醇浸出物不得少于13.0%，含延胡索乙素不得少于0.05%。

【性味归经】辛、苦，温。归肝、脾经。

【功能主治】活血，行气，止痛。用于胸胁、脘腹疼痛，胸痹心痛，经闭痛经，产后瘀阻，跌扑肿痛。

【用法用量】3~10 g；研末吞服，一次1.5~3 g。

【其他】

1. 黄曲霉毒素不得超出药典规定限量。

2. 延胡索质坚，入药前捣碎，提取前轧扁、粉碎，利于有效成分溶出。

3. 延胡索具有镇痛、镇静、催眠、抗冠心病、抗溃疡等作用，临床用于治疗冠心病、心绞痛、心律失常、头痛、月经痛、胃肠道肝胆疼痛等。常作为生产元胡止痛片的原料。

4. 腹痛：延胡索10 g，川楝子9 g，娑罗子9 g，乌药9 g。水煎服。

5. 痛经：延胡索、当归各30 g，橘红60 g。研末，酒煮米糊为丸，每次20~30 g，空腹米汤送服。

[1]范天慈,窦志英,宋洪伟,等.基于多成分含量测定结合化学计量学考察延胡索不同加工方法对成分稳定性的影响[J].2021(13)：4047-4054.

中药材质量新说（第二版）ZHONGYAOCAI ZHILIANG XINSHUO（DIERBAN）药材

伊贝母

【来源】 伊贝母是百合科植物新疆贝母 *Fritillaria walujewii* Regel 或伊犁贝母 *Fritillaria pallidiflora* Schrenk 的干燥鳞茎。主产于新疆伊犁地区。

【性状】 新疆贝母：呈扁球形，高 0.5~1.5 cm。表面类白色，光滑。外层鳞叶 2 瓣，月牙形，肥厚，大小相近而紧靠。顶端平展而开裂，基部圆钝，内有较大的鳞片和残茎、心芽各 1 枚。质硬而脆，断面白色，富粉性（图 121-1）。气微，味微苦。

伊犁贝母：呈圆锥形，较大。表面稍粗糙，淡黄白色。外层鳞叶两瓣，心脏形，肥大，一片较大或近等大，抱合。顶端稍尖，少有开裂，基部微凹陷（图 121-2）。

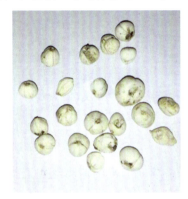

图 121-1　新疆贝母

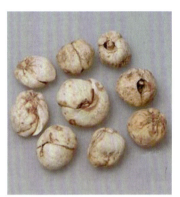

图 121-2　伊犁贝母

【采收加工】 5—7 月间采挖，除去泥沙，晒干，再去须根和外皮。药材水分不得过 15.0%。伊贝母不同生长年限干重及总生物碱含量测定，见表 121-1。

表 121-1　伊贝母不同生长年限干重及总生物碱含量测定[1]

栽培年限	3 年	4 年	5 年	6 年
鳞茎干重 /g	1.70	3.38	5.22	3.61
总生物碱 /%	0.22	0.12	0.12	0.10

伊贝母产量在第五年达到峰值，总生物碱含量随着栽培年限的增加不断降低。

成龄伊贝母不同物候期鲜重、干重及总生物碱含量测定，见表 121-2。

表 121-2　成龄伊贝母不同物候期鲜重、干重及总生物碱含量测定[2]

物候期	鲜重 /（g/ 株）	干重 /（g/ 株）	总生物碱含量 /%	总生物碱量 /mg
展叶期	6.13	0.74	0.048	0.3552
开花期	5.5	1.29	0.125	1.6125
结果中期	12.8	3.13	0.299	9.3587
枯萎期	16.8	3.93	0.291	11.4363

枯萎期产量高，总生物碱总量也高。

[1] 何心亮 . 伊贝母生物碱含量与种植年限的关系 [J]. 中药材，1988, 11（4）：14-15.

[2] 魏云洁, 刘兴权, 孔详义, 等 . 成龄伊贝母不同物候期总生物碱含量及折干率测定 [J]. 中国林副特产，1998, 1（44）：12-12.

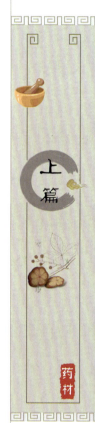

【贮藏】 伊贝母贮存不当，易虫蛀霉变，有效成分流失快。建议单包装密封，冷藏。

【主要成分】 主要含西贝母碱、西贝母碱苷等生物碱成分，还含有蛇床子素、佛手柑内酯等非生物碱成分。

药典标准：醇浸出物不得少于9.0%；含西贝母碱苷和西贝母碱总量不得少于0.070%。

【性味归经】 苦、甘，微寒。归肺、心经。

【功能主治】 清热润肺，化痰止咳。用于肺热燥咳，干咳少痰，阴虚劳嗽，咳痰带血。

【用法用量】 3~9 g。

【其他】

1. 伊贝母具有降低血压、解痉的药理作用。

2. 4年生的伊贝母总生物碱含量比3年生和5年生的含量高，地上部位中总生物碱含量为地下鳞茎中的1.258~2.870倍，新疆伊犁州新源县中的伊贝母总生物碱含量均比其他产地的总生物碱含量低[1]。

3. 不宜与川乌、制川乌、草乌、制草乌、附子同用。

4. 伊贝母碾碎入药，利于药效煎出。

5. 肺虚咳嗽：伊贝母9 g，北沙参15 g，百合10 g，太子参15 g，罗汉果15 g。水煎服。

血　竭

【来源】 血竭为棕榈科植物麒麟竭 *Daemonorops draco* Bl. 果实渗出的树脂经加工制成。主产于印度尼西亚爪哇、苏门答腊、婆罗洲等地。

【性状】 血竭略呈类圆四方形或方砖形，表面暗红，有光泽，附有因摩擦而成的红粉。质硬而脆，破碎面红色，研粉为砖红色（图122-1~图122-2）。气微，味淡。在水中不溶，在热水中软化。以外表色黑如铁，研末红如血，燃之其烟呛鼻者佳。

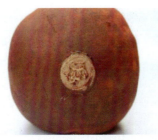

图 122-1　进口麒麟血竭

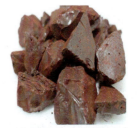

图 122-2　国产龙血竭

【采收加工】 秋季采收成熟果实，晒干，粉碎，置蒸笼内煮，使树脂渗出，凝固而成；或取果实捣烂，置布袋内，榨取树脂，熬至糖浆状，冷却成块状。亦有将树干砍破或钻以若干小孔，使树脂自然渗出，凝固而成。

不同粉碎粒度血竭中血竭素含量测定比较，见表122-1。

表 122-1　不同粉碎粒度血竭中血竭素含量测定比较[2]

目数	编号	血竭素含量/%	目数	编号	血竭素含量/%
24目	1	0.925 4	100目	7	1.143 6
	2	0.928 6		8	1.124 4

[1]张鹏葛, 盛萍, 任慧梅. 不同产地和生长年限伊贝母地上部位与鳞茎生物碱含量研究[J]. 安徽农业科学, 2015, 43 (19)：82-83, 140.

[2]谭周飞. 不同粉碎粒度对血竭中血竭素含量测定的影响[J]. 中国药事, 2013, 27 (12)：1298-1300.

目数	编号	血竭素含量 /%	目数	编号	血竭素含量 /%
40 目	3	1.026 7	160 目	9	1.097 4
	4	1.031 4		10	1.074 4
60 目	5	1.091 6	200 目	11	0.997 4
	6	1.091 1		12	0.995 9

粉碎颗粒过粗（小于 40 目）或者过细（大于 200 目）均会导致血竭素含量测定不达标。在粉碎度为过 100 目筛时，血竭素的溶出度最大。

【贮藏】 血竭贮存不当，潮湿条件下会吸潮，有效成分流失快。建议在 20℃以下，单包装密封，暗室库藏。

【主要成分】 主要含黄酮类（如 2，4- 二羟基 -5- 甲基 -6- 甲氧基查尔酮、血竭素、去甲基血竭素）、三萜类（如齐墩果酸）等。

药典标准：含血竭素不得少于 1.0%。

【性味归经】 甘、咸，平。归心、肝经。

【功能主治】 活血定痛，化瘀止血，生肌敛疮。用于跌打损伤，心腹瘀痛，外伤出血，疮疡不敛。

【用法用量】 研末，1~2 g，或入丸剂。外用研末撒或入膏药用。

【其他】

1. 国产血竭，即龙血竭，为龙舌兰科植物剑叶龙血树 Dracaena cochinchinensis S.C.Chen、海南龙血树 Dracaena cambodiana Pierre ex Gagn. 含脂木材提取得到的树脂。主产于云南、海南，与进口麒麟血竭成分差异大，但功效相似。现已收入地方标准。

2. 血竭具有活血、止血、抗炎、镇痛、抗菌等药理活性，临床上用于冠心病、消化道出血、结肠炎、2 型糖尿病、大面积压疮、体表创伤、烧伤、子宫肌瘤、四肢骨折、软组织肿胀等。

3. 皮骨破折：血竭 120 g，大黄 36 g，自然铜（醋煅）6 g。为末，姜汁调涂。

4. 上消化道出血：血竭粉，每次 1 g，日服 4 次，治疗期间适当补液。

全 蝎

【来源】 全蝎为钳蝎科动物东亚钳蝎 Buthus martensii Karsch 的干燥体。主产于河南、山东，甘肃、陕西、山西、河北等地也有分布。

【性状】 全蝎头胸部与前腹部呈扁平长椭圆形，后腹部呈尾状，皱缩弯曲，完整者体长约 6 cm。头胸部呈绿褐色，前面有 1 对短小的螯肢和 1 对较长大的钳状脚须，形似蟹螯，背面覆有梯形背甲，腹面有足 4 对，均为 7 节，末端各具 2 爪钩；前腹部由 7 节组成，第 7 节色深，背甲上有 5 条隆脊线。背面绿褐色，后腹部棕黄色，6 节，节上均有纵沟，末节有锐钩状毒刺，毒刺下方无距（图 123-1）。气微腥，味咸。

以色黄、完整、腹中少杂物者为佳。

【采收加工】 采收：野生全蝎春、夏、秋季都可以采收。清明至谷雨之间捕获者，为"春蝎"，因其未食泥土，质较佳；夏末秋初捕获者，为"伏蝎"，因已食泥

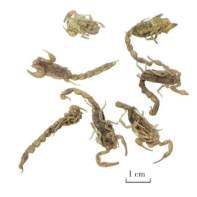

图 123-1 全 蝎

土，质较次。将全蝎捕捉后，运回加工。

家养全蝎从出生到成年需 8~10 个月。直接将蝎用竹筷或镊子夹住放在收集容器中；或向窝内喷白酒或乙醇，蝎因受乙醇刺激跑出，进行捕收。

加工：置沸水或沸盐水中，煮至全身僵硬，捞出，放通风处，阴干。现建议将捕获的全蝎直接冷冻干燥。药材水分不得过 20.0%。

不同加工工艺对全蝎折干率、醇浸出物和水溶性蛋白量的影响，见表 123-1。

表 123-1 不同加工工艺对全蝎折干率、醇浸出物和水溶性蛋白量的影响[1]（%）

加工工艺	折干率	醇浸出物	水溶性蛋白
清水制	33.57	10.43	0.46
盐水制	44.39	23.32	0.43
冻杀制	39.92	15.43	8.84

盐水制全蝎醇浸出物得率最高，是由于盐溶于稀醇所致。冻杀制全蝎的醇浸出物明显高于清水制，说明冻杀制可以增加全蝎的醇浸出物得率。传统加工方法的煮制过程造成全蝎的蛋白成分损失殆尽，冷冻制全蝎的可溶性蛋白量是传统加工方法的 20 倍左右，冻杀是全蝎药材的加工方向。

冻杀且冷冻干燥最大限度地保留了全蝎的药效，建议有条件的地方采用。

【贮藏】 全蝎贮存不当，易虫蛀、受潮霉变，爪尾脱落，有效成分流失快。建议单包装密封，冷藏。

【主要成分】 主要含蝎毒（已发现数十种蝎毒素）、甾体衍生物（如 2-羟基-3-乙酰基-20-烯强心甾醇）、生物碱（如胡芦巴碱）等。

药典标准：醇浸出物不得少于 18.0%。

【性味归经】 辛，平；有毒。归肝经。

【功能主治】 息风镇痉，通络止痛，攻毒散结。用于肝风内动，痉挛抽搐，小儿惊风，中风口喝，半身不遂，破伤风，风湿顽痹，偏正头痛，疮疡，瘰疬。

【用法用量】 3~6 g。

【其他】

1. 黄曲霉毒素不得过限量。

2. 全蝎有毒，孕妇禁用。用药时，要注意是否经过炮制。

3. 全蝎的药用精华主要在于蝎毒，蝎毒对神经系统、消化系统、心脑血管系统疾病，癌症、皮肤病等多种疾病有预防和抑制作用，临床用于镇痛、抗血栓、白血病、扁桃体炎、支气管哮喘、乳房纤维瘤、慢性肾小球肾炎等。

合欢皮

【来源】 合欢皮为豆科植物合欢 *Albizia julibrissin* Durazz. 的干燥树皮。主产于江苏、浙江、安徽、湖北等地。

【性状】 合欢皮呈卷曲筒状或半筒状，长 40~80 cm，厚 0.1~0.3 cm。外表面灰棕色至灰褐色，稍有纵皱纹，有的成浅裂纹，密生明显的椭圆形横向皮孔，棕色或棕红色，偶有突起的横棱或较大的圆形枝痕，常附有地衣斑；内表面淡黄棕色或黄白色，平滑，有细密纵纹。质硬而

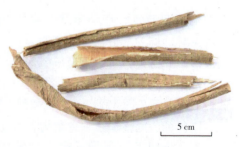

图 124-1 合欢皮

[1]王集会,高世杰,曲仕明.不同产地全蝎可溶性蛋白质含量比较研究[J].山东中医杂志,2010(8)：564-565.

脆，易折断，断面呈纤维性片状，淡黄棕色或黄白色（图124-1）。气微香，味淡、微涩、稍刺舌，而后喉头有不适感。

【采收加工】 夏、秋二季剥取，除去杂质，晒干。药材水分不得过10.0%。

不同采收期合欢皮中木脂素苷I的含量测定，见表124-1。

表124-1 不同采收期合欢皮中木脂素苷I的含量测定[1]（%）

采收时期	物候期	木脂素苷I含量
4月7日	出芽期	0.056
5月9日	开花始期	0.078
6月5日	开花盛期	0.098
7月5日	开花末期	0.111
8月4日	幼果期	0.087
9月4日	果期	0.113
10月8日	果期	0.088
11月5日	成熟期	0.132
12月5日	落叶期	0.119
1月5日	休眠期	0.151
2月3日	休眠期	0.109
3月4日	休眠期	0.083

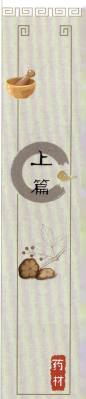

合欢皮在11月至翌年1月初时木脂素苷I含量高，建议合欢皮在11月至翌年1月采收。

不同年限合欢皮中总皂苷的含量测定，见表124-2。

表124-2 不同年限合欢皮中总皂苷的含量测定[2]（%）

年限	总皂苷含量
1年生	0.715
2年生	1.391
3年生	1.529

合欢皮中总皂苷含量随生长年限的增加而不断升高。

【贮藏】 合欢皮贮存不当，香气易散失，有效成分易流失。建议在25℃以下，单包装密封，大垛用黑色塑料布遮盖、密闭，暗室库藏。

【主要成分】 主要含金合欢酸内酯、剑叶莎酸甲酯、合欢皂苷、秃毛冬青甲素及其多种糖苷、木脂体糖苷等。

药典标准：醇溶性浸出物不得少于12.0%；含（-）-丁香树脂酚-4-O-β-D-呋喃芹糖基-（1→2）-β-D-吡喃葡萄糖苷不得少于0.030%。

【性味归经】 甘，平。归心、肝、肺经。

【功能主治】 解郁安神，活血消肿。用于心神不安，忧郁失眠，肺痈，疮肿，跌扑伤痛。

【用法用量】 6~12 g。外用适量，研末调敷。

【其他】

1.合欢皮具有抗肿瘤、抗菌、抗焦虑、抗抑郁、抗炎、抗生育、增强免疫、抗氧化等多种药理作用。

2.心神不安、失眠：合欢皮12 g，柏子仁、白芍、龙齿各9 g，水煎服。

155

[1]吴婉琴，俞雨，梁睿，等.不同采收期合欢皮中木脂素苷I含量的动态变化[J].中国药师，2017，20（4）：736-738.

[2]李洁.不同采收期合欢皮与山合欢皮中总皂苷含量比较[J].中国中医药信息杂志，2008，15（6）：45-45.

决明子

【来源】 决明子为豆科植物钝叶决明 *Cassia obtusifolia* L. 或小决明 *Cassia tora* L. 的干燥成熟种子。主产于河北，河南。

【性状】 决明：略呈菱方形或短圆柱形，两端平行倾斜，长 3~7 mm，宽 2~4 mm。表面绿棕色或暗棕色，平滑有光泽。一端较平坦，另端斜尖，背腹面各有1 条突起的棱线，棱线两侧各有 1 条斜向对称而色较浅的线形凹纹。质坚硬，不易破碎。种皮薄，子叶 2，黄色，呈 "S" 形折曲并重叠（图 125-1）。气微，味微苦。

小决明：呈短圆柱形，较小，长 3~5 mm，宽 2~3 mm。表面棱线两侧各有 1 片宽广的浅黄棕色带。

均以颗粒均匀、饱满者为佳。

【采收加工】 秋季荚果由青转黄，果实成熟时采收。选晴天早晨露水未干时收割全株，晒干，打下种子，除去杂质，再晒干。药材水分不得过 15.0%。

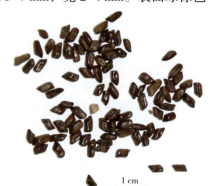

图 125-1　决明子

决明不同组织中大黄酚和橙黄决明素含量测定，见表 125-1。

表 125-1　决明不同组织中大黄酚和橙黄决明素含量测定[1]（mg/g）

组织	花	叶	果荚	根	种子	茎
大黄酚	1.30	0.00	0.00	6.60	20.0	0.00
橙黄决明素	1.00	0.00	0.00	0.00	17.0	0.00

大黄酚和橙黄决明素主要存在于决明子中，其他部位含量极低或没有含量。决明子加工过程中应完全除去果荚等杂质。

【贮藏】 建议在 25℃以下，单包装密封，大垛用黑色塑料布遮盖、密闭，暗室库藏。

不同贮藏时间决明子中大黄酚含量测定，见表 125-2。

表 125-2　不同贮藏时间决明子中大黄酚含量测定[2]（μg/g）

贮藏时间	0 年	1 年	2 年	3 年	4 年
大黄酚	61.20	135.49	240.24	291.27	312.59

决明子中游离蒽醌类成分大黄酚的含量随着贮存时间的延长而增加。

【主要成分】 主要含蒽醌类（如大黄素、大黄酚、橙黄决明素）、萘并吡喃酮类（如红镰玫素、决明子苷）、黄酮类、苯丙素类、生物碱类等。

药典标准：含大黄酚不得少于 0.20%，含橙黄决明素不得少于 0.080%。

【性味归经】 甘、苦、咸，微寒。归肝、大肠经。

【功能主治】 清热明目，润肠通便。用于目赤涩痛，羞明多泪，头痛眩晕，目暗不明，大便秘结。

【用法用量】 9~15 g。

【其他】

1. 黄曲霉毒素不得过限量。

[1] 邓银, 靳学, 张娴, 等. HPLC 测定决明不同组织中大黄酚和橙黄决明素含量[J]. 天然产物研究与开发, 2017, 29 (11)：1900-1904, 1881.

[2] 王贤英. 决明子在贮存过程中的含量测定[J]. 重庆中草药研究, 2008 (1)：11-13.

2. 决明子捣碎入药，利于药效煎出；制药时压裂提取，增加提取率。

3. 决明子药性寒凉，有泄泻和降血压的作用，不适合脾胃虚寒、脾虚泄泻及低血压等患者服用。此外，决明子主要含有大黄酚、大黄素等化合物，长期服用可能引起肠道病变。

4. 决明子有降血脂、降血压、保肝、增强免疫、抑菌、抗血小板凝集、促进胃液分泌、利尿、抗癌、明目等药理作用，临床用于治疗高血脂、高血压、糖尿病、中老年人便秘、口腔溃疡、鼻衄等病症。

5. 高血压：决明子 15 g，夏枯草 9 g。水煎，连续服用一个月。

关黄柏

【来源】 关黄柏为芸香科植物黄檗 *Phellodendron amurense* Rupr. 的干燥树皮。主产于东北、河北等地。

【性状】 关黄柏呈板片状或浅槽状，长宽不一，厚 2~4 mm。外表面黄绿色或淡棕黄色，较平坦，有不规则的纵裂纹，皮孔痕小而少见，偶有灰白色的粗皮残留；内表面黄色或黄棕色。体轻，质较硬，断面纤维性，有的呈裂片状分层，鲜黄色或黄绿色（图 126-1）。气微，味极苦，嚼之有黏性。

以片张厚大、鲜黄色、无栓皮者为佳。

【采收加工】 夏、秋季采收干皮及多年生枝皮。纵向剥取树皮，严禁环绕树干横切，晒干或低温烘干。建议趁鲜切丝后干燥，药材水分不得过 11.0%。

关黄柏不同部位小檗碱含量测定，见表 126-1。

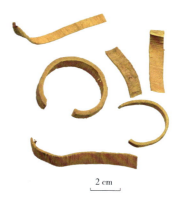

2 cm

图 126-1 关黄柏

表 126-1 关黄柏不同部位小檗碱含量测定[1]

部位	关黄柏叶	关黄柏果	关黄柏皮
小檗碱 /%	0.323	0.0021	0.484

关黄柏皮中小檗碱含量最高，叶中小檗碱含量较皮中略低，可进一步开发利用。

黄檗粗皮中盐酸小檗碱的含量，见表 126-2。

表 126-2 黄檗粗皮中盐酸小檗碱的含量[2]

有效成分	部位		
	粗皮	去粗皮	未去粗皮
盐酸小檗碱 /%	0.50	1.06	0.99

粗皮中盐酸小檗碱含量较低，但粗皮所占皮中的份额不大，去粗皮与未去粗皮的盐酸小檗碱的含量差异不大，因此，黄檗加工时可以保留粗皮。

[1]回瑞华，侯冬岩，李铁纯，等.HPLC测定关黄柏不同部位的盐酸小檗碱含量[J].鞍山师范学院学报，2017，06（v.19；No.106）：49-51.

[2]赵狲.粗皮对黄柏、关黄柏质量的影响[J].首都食品与医药，2015，22（12）：78-79.

【贮藏】　关黄柏贮存不当，易受潮，见光颜色易变深，有效成分易流失。建议在20℃以下，深色包装袋单包装密封，大垛用黑色塑料布遮盖、密闭，暗室库藏。

【主要成分】　主要含生物碱类（如小檗碱、巴马汀、药根碱、黄柏碱）、内酯类（如黄柏内酯、白鲜交酯、诺米林、黄柏酮）、酚酸类，苯丙素类等。

药典标准：醇浸出物不得少于17.0%；含盐酸小檗碱不得少于0.60%，含盐酸巴马汀不得少于0.30%。

【性味归经】　苦，寒。归肾、膀胱经。

【功能主治】　清热燥湿，泻火除蒸，解毒疗疮。用于湿热泻痢，黄疸尿赤，带下阴痒，热淋涩痛，脚气痿躄，骨蒸劳热，盗汗，遗精，疮疡肿毒，湿疹湿疮。盐关黄柏滋阴降火。用于阴虚火旺，盗汗骨蒸。

【用法用量】　3~12 g。外用适量。

【其他】

1. 关黄柏与黄柏性状相似，所含活性成分种类及含量不同。黄柏中小檗碱的含量远高于关黄柏。关黄柏中的巴马汀的含量远高于黄柏。

2. 关黄柏具有抗炎、抗菌、抗癌、降血糖、降血压、免疫调节等药理活性。

3. 湿热泻痢腹痛，细菌性痢疾：关黄柏、秦皮各 12 g，白头翁 15 g，黄连 6 g。水煎服。

4. 湿热下注，带下腥臭：关黄柏 6 g，山药、芡实各 30 g，车前子 3 g，白果 12 g。水煎服。

5. 胆道感染：关黄柏、龙胆各 9 g，茵陈蒿 30 g。水煎服。

灯心草

【来源】　灯心草为灯心草科植物灯心草 *Juncus effusus* L. 的干燥茎髓。主产江苏、四川、贵州、云南等地。

【性状】　灯心草呈细圆柱形，长达 90 cm，直径 0.1~0.3 cm。表面白色或淡黄白色，有细纵纹。体轻，质软，略有弹性，易拉断，断面白色（图 127-1~ 图 127-2）。气微，味淡。

以色白、条长、粗细均匀、有弹性者为佳。

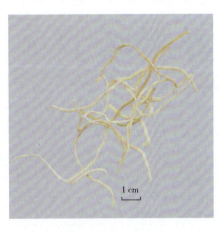

图 127-1　灯心草

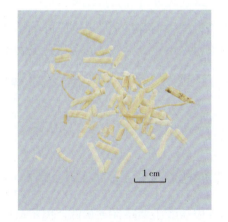

图 127-2　灯心草段

【采收加工】　夏末至秋季，割取茎，晒干，取出茎髓，理直，扎成小把。药材水分不得过11.0%。

不同采收时期灯心草皮部和髓部去氢厄弗酚（DHE）含量，见表127-1。

表127-1　不同采收时期灯心草皮部和髓部去氢厄弗酚（DHE）含量[1]（%）

采收日期	5月23日	6月7日	6月22日	7月7日	7月22日	9月20日	10月5日
髓部	0.509	0.881	1.770	2.429	3.570	1.870	2.890
皮部	0.274	0.186	0.334	0.181	0.287	0.365	0.588

灯心草去氢厄弗酚含量在7月22日时达到最高。髓部菲类物质含量远高于皮部。

【贮藏】　灯心草贮存不当，易变黄、有效成分易流失。建议在25℃以下，单包装密封，大垛用黑色塑料布遮盖、密闭，暗室库藏。

【主要成分】　主要含菲类（如去氢厄弗酚、灯心草酚）、黄酮类、酚类、萜类、甾体类、糖类及挥发油等。

药典标准：醇浸出物不得少于5.0%。

【性味归经】　甘、淡，微寒。归心、肺、小肠经。

【功能主治】　清心火，利小便。用于心烦失眠，尿少涩痛，口舌生疮。

【用法用量】　1~3 g。

【其他】

1. 灯心草具有镇定安神、缓解兴奋、抗氧化、抗菌抑菌、利尿等多种药理活性。
2. 膀胱炎、尿道炎、肾炎水肿：鲜灯心草60 g，鲜车前60 g，薏苡仁30 g，海金沙50g。水煎服。

❀ 安息香 ❀

【来源】　安息香为安息香科植物白花树 *Styrax tonkinensis*（Pierre）Craib ex Hart. 的干燥树脂。主产于老挝、泰国、越南等地，我国云南、广西亦产。

【性状】　安息香为不规则的小块，稍扁平，常黏结成团块。表面橙黄色，具蜡样光泽（自然出脂）；或为不规则的圆柱状、扁平块状。表面灰白色至淡黄白色（人工割脂）。质脆，易碎，断面平坦，白色，放置后逐渐变为淡黄棕色至红棕色（图128-1）。加热则软化熔融。气芳香，味微辛，嚼之有沙粒感。

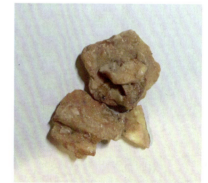

图128-1　安息香

【采收加工】　多在4月至秋末，选择生长5~10年的树木，在距离地面40 cm处，用利刀在树干四周割三角形伤口多处，经1周后，伤口开始流出黄色液汁，将黄色汁液除去后，渐流白色香树脂，待其稍干后采收。此后每隔40天左右在伤口以上4 cm处，再割新伤口，再次采集树脂，阴干。最先流出的香树脂品质最佳，其后采得者较次。干燥失重不得过2.0%

【贮藏】　安息香贮存不当，香气极易散失，受热易融化、发黏，有效成分易流失。无香气者药效低。建议单包装密封，冷藏。

【主要成分】　主要含香脂酸类（如3-桂皮酰苏门树脂酸、松柏醇桂皮酸酯、苏合香素）、三

159

[1] 郭珍玉, 李贵云, 孙雪, 等. 不同生长期灯心草皮部和髓部中去氢厄弗酚含量比较 [J]. 中国实验方剂学杂志, 2014, 20（7）：104-106.

萜类（如齐墩果酸）、木脂素类等。

药典标准：含乙醇中不溶物，不得过 2.0%；含总香脂酸以苯甲酸计，不得少于 27.0%。

【性味归经】 辛、苦，平。归心、脾经。

【功能主治】 开窍醒神，行气活血，止痛。用于中风痰厥，气郁暴厥，中恶昏迷，心腹疼痛，产后血晕，小儿惊风。

【用法用量】 0.6~1.5 g，多入丸散用。

【其他】

1. 阴虚火旺者慎服。

2. 安息香是一种很脆的树脂，在运输途中不可避免地会碎，购买应尽量选大块些的比较好，但不要买特别大块的或是看上去层层堆积黏结在一起的。在印度尼西亚或新加坡，将碎安息香用 dammar 树脂融合黏结在一起是一种惯常做法。

3. 安息香具有抗炎解热、保护脑缺血缺氧作用、增加血脑屏障通透性、抗肿瘤、促进雌性激素合成、止痛等药理作用。

4. 此物易掺杂、掺假，使用时应尽量先化验或鉴别确定。

防 己

【来源】 防己为防己科植物粉防己 *Stephania tetrandra* S. Moore 的干燥根。主产于浙江、安徽、江西、湖北等地。

【性状】 防己呈不规则圆柱形、半圆柱形或块状，多弯曲，长 5~10 cm，直径 1~5 cm。表面淡灰黄色，在弯曲处常有深陷横沟而成结节状的瘤块样。体重，质坚实，断面平坦，灰白色，富粉性，有排列较稀疏的放射状纹理（图 129-1~ 图 129-2）。气微，味苦。

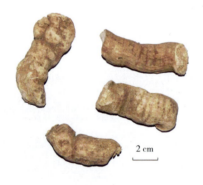

图 129-1　防己个

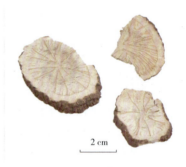

图 129-2　防己片

【采收加工】 秋季采挖，洗净，除去粗皮，晒至半干，切段，个大者再纵切，干燥。建议直接趁鲜切片，干燥。药材水分不得过 12.0%。

防己不同采收时间有效成分的含量，见表 129-1。

表 129-1　防己不同采收时间有效成分的含量[1]（%）

采收时间	9月18日	10月18日	11月18日	12月18日	次年1月18日	次年2月18日
粉防己碱	0.63	0.71	0.67	0.72	0.70	0.68
粉防己诺林碱	1.22	1.20	1.25	1.29	1.21	1.29

---

[1] 数据来源于百度文库, 江西祥云药业有限公司防己 GAP 基地数据.

江西粉防己在 11~12 月有效成分含量最高。

【贮藏】 防己贮存不当，易虫蛀、易发霉，有效成分易流失。建议在 25℃以下，单包装密封，大垛用黑色塑料布遮盖、密闭，暗室库藏。

【主要成分】 主要含生物碱类（如汉防己甲素、汉防己乙素、轮环藤酚碱）、黄酮类、酚类、有机酸类、挥发油等。

药典标准：醇浸出物不得少于 5.0%；含粉防己碱和防己诺林碱的总量不得少于 1.6%。

【性味归经】 苦，寒。归膀胱、肺经。

【功能主治】 祛风止痛，利水消肿。用于风湿痹痛，水肿脚气，小便不利，湿疹疮毒。

【用法用量】 5~10 g。

【其他】

1. 传统上防己分为粉防己和广防己。广防己为马兜铃科植物，因其中马兜铃酸含量较高，2004 年国家已注销了广防己药用标准，凡国家药品标准中含有广防己的中成药全部替换成粉防己。

2. 防己具有抗炎、抗病原微生物、抗肿瘤、抗高血压、抗心律失常、抗心肌缺血、抗纤维化、抗矽肺（现称硅肺）、抑制瘢痕等药理作用。

3. 防己 12 g，黄芪 15 g，甘草（炒）6 g，白术 9 g。临床用于治疗慢性肾小球肾炎、心源性水肿、风湿性关节炎等属风水、风湿而兼表虚证者。

❀ 防 风 ❀

【来源】 防风为伞形科植物防风 *Saposhnikovia divaricata*（Turcz.）Schischk. 的干燥根。主产于河北、陕西、内蒙古等地。

【性状】 防风呈长圆锥形或长圆柱形，下部渐细，有的略弯曲，长 15~30 cm，直径 0.5~2 cm。表面灰棕色或棕褐色，粗糙，有纵皱纹、多数横长皮孔样突起及点状的细根痕。根头部有明显密集的环纹，有的环纹上残存棕褐色毛状叶基。体轻，质松，易折断，断面不平坦，皮部棕黄色至棕色，有裂隙，木部黄色（图 130-1~图 130-2）。气特异，味微甘。

以条粗壮、皮细而紧、无毛头、断面有棕色环、中心色淡黄者为佳。

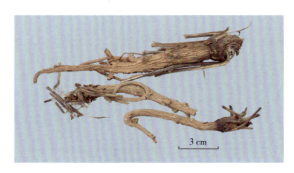

图 130-1 防 风

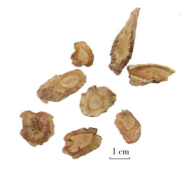

图 130-2 防风片

【采收加工】 防风一般在栽种后的第 2 年秋天或第 3 年春季采收。采挖未抽花茎植株的根，除去须根及泥沙，摊薄晒干。药材水分不得过 10.0%。

防风产地最佳加工工艺为将药材鲜品晾晒 3~4 天，至五六成干（含水量 25%）时，放入烘房以 40℃烘 12 小时[1]。

3 年生防风不同采收期成分含量，表 130-1。

[1] 王浩，田壮，郭凌阁，等. 防风产地加工工艺研究 [J]. 新疆中医药，2019，37（1）：42-45.

表 130-1　3年生防风不同采收期成分含量[1]（%）

采收时间	9月6日	9月11日	9月16日	9月21日	9月26日	10月1日	10月6日	10月11日	10月16日	10月21日
升麻素苷	0.16	0.17	0.23	0.20	0.21	0.21	0.26	0.26	0.34	0.40
5-O-甲基维斯阿米醇苷	0.13	0.13	0.14	0.17	0.17	0.15	0.18	0.22	0.29	0.40
折干率	18.7	30.4	27.5	18.5	30.5	33.2	33.5	33.4	33.5	58.3

防风10月前含量增加缓慢，进入10月后其含量明显增加，折干率10月16日后大幅度上升。综合有效成分含量及折干率等因素，防风最适宜采收期为10月下旬。

【贮藏】　防风贮存不当，易生虫变质，有效成分流失快。建议在20℃以下，单包装密封，大垛用黑色塑料布遮盖、密闭，暗室库藏。

【主要成分】　主要含色原酮类（如升麻素苷、5-O-甲基维斯阿米醇苷）、香豆素类（东莨菪素、异欧前胡素）、挥发油等。

药典标准：醇浸出物不得少于13.0%；含升麻素苷和5-O-甲基维斯阿米醇苷的总量不得少于0.24%。

【性味归经】　辛、甘，温。归膀胱、肝、脾经。

【功能主治】　祛风解表，胜湿止痛，止痉。用于感冒头痛，风湿痹痛，风疹瘙痒，破伤风。

【用法用量】　5~10 g。

【其他】

1. 防风具有解热、镇痛、抗炎、抗肿瘤、抗过敏、抗菌、抗病毒、止血等药理活性，临床上主要用于感冒头痛、脑震荡、慢性肠炎、面神经炎、皮肤瘙痒等。

2. 玉屏风散：防风6 g，黄芪12 g，白术12 g。水煎服。具有益气固表止汗之功效，现代用于治疗或预防小儿及成年人反复上呼吸道感染、过敏性鼻炎、慢性荨麻疹、支气管哮喘等。

3. 湿热腰腿疼痛：防风、黄柏各3 g，柴胡6 g，苍术9 g。水煎，空腹服。

红　花

【来源】　红花为菊科植物红花 *Carthamus tinctorius* L. 的干燥花。主产于新疆、云南，四川、河南、甘肃等地亦有栽培。

【性状】　红花为不带子房的管状花，长1~2 cm。表面红黄色或红色。花冠筒细长，先端5裂，裂片呈狭条形，长5~8 mm；雄蕊5，花药聚合成筒状，黄白色；柱头长圆柱形，顶端微分叉。质柔软。气微香，味微苦。

以花瓣长、色鲜红、质柔软者为佳（图131-1）；花瓣短，脆硬，色暗淡，质次（图131-2）。

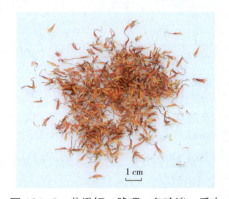

图 131-1　花瓣长，柔软，色鲜艳，质优　　　　图 131-2　花瓣短，脆硬，色暗淡，质次

[1]刘双利,张春红,张连学,等.三年生栽培关防风最佳采收期的研究[J].特产研究,2007,29（1）:36-38.

中药材质量新说（第二版）
ZHONGYAOCAI ZHILIANG XINSHUO (DIERBAN)
药材

【采收加工】 新疆 7—10 月、云南 4—5 月，花由黄变红时采摘。每个花序可连续开放 2~3 次，每隔 2~3 天可采收一次，到不再开花为止。

选晴天中午 12 点之前采摘。下午不宜采摘红花。当日内快速晒干或阴干，干燥后立即密封保管。手握能成团，松手即全部散开，即为干燥完全。药材水分不得过 13.0%。

注：红花以由黄变红时质量最佳。开花后遭雨会造成有效成分迅速流失，颜色变为暗红色，基本失去药效。

不同采收时间和加工方法对红花中羟基红花黄色素和山柰素的影响，见表 131-1。

表 131-1　不同采收时间和加工方法对红花中羟基红花黄色素和山柰素的影响[1]（%）

颜色	阴干		晒干		45℃烘干		60℃烘干	
	羟基红花黄色素	山柰素	羟基红花黄色素	山柰素	羟基红花黄色素	山柰素	羟基红花黄色素	山柰素
黄色	2.67	0.082	2.60	0.080	2.92	0.065	2.46	0.070
黄红色	2.74	0.067	2.64	0.064	2.90	0.068	2.60	0.062
大红色	2.56	0.065	2.66	0.062	2.78	0.068	2.52	0.063

红花黄色至黄红色采摘两种指标性成分含量较高，大红色再采摘，含量降低很多；45℃烘干两种成分含量较高。

【贮藏】 红花贮存不当，易受潮变色，易虫蛀，香气易散失，有效成分易流失。建议在 20℃以下，单包装密封，大垛用黑色塑料布遮盖、密闭，暗室库藏；或冷藏。

【主要成分】 主要含红花黄色素（A、B、C）、红花苷、新红花苷、红花醌苷等黄酮类及木脂素类、脂肪酸等。

药典标准：水浸出物不得少于 30%；含羟基红花黄色素 A 不得少于 1.0%，含山柰素不得少于 0.050%。

【功能主治】 活血通经，散瘀止痛。用于经闭，痛经，恶露不行，癥瘕痞块，胸痹心痛，瘀滞腹痛，胸胁刺痛，跌扑损伤，疮疡肿痛。

【性味归经】 辛，温。归心、肝经。

【用法用量】 3~10 g。

【其他】

1. 孕妇慎用。

2. 红花极易掺入叶片、枝刺、苞片和萼片等非入药部位；及掺入西红柿皮、辣椒皮、细沙、红砖粉末等杂质冒充。

3. 红花具轻度兴奋心脏、降低冠脉阻力、增加冠脉流量，保护和改善心肌缺血、对抗心律失常、降低血压、抑制血小板聚集，提高耐缺氧能力，镇静、镇痛、抗炎、免疫抑制等药理活性；临床上已广泛应用于神经系统、肿瘤、糖尿病、白癜风等领域。

4. 由红花中提取制备的羟基红花黄色素 A 注射液为心血管临床常用中药注射液。

5. 痛经：红花 6 g，鸡血藤 24 g。水煎调酒服用。

红景天

【来源】 红景天是景天科植物大花红景天 *Rhodiola crenulata* （Hook. f. et Thoms.） H. Ohba 的干燥根和根茎。主产于西藏、四川、甘肃等地。

[1] 张彦, 张砾岩, 李玲. 不同采收时间和加工方法对红花中羟基红花黄色素和山柰素的影响[J]. 新疆中医药. 2019, 37（1）47-49.

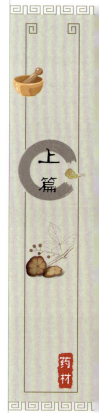

【性状】 红景天根茎呈圆柱形，粗短，略弯曲，少数有分枝，长 5~20 cm，直径 2.9~4.5 cm。表面棕色或褐色，粗糙有褶皱，剥开外表皮有一层膜质黄色表皮且具粉红色花纹；宿存部分老花茎，花茎基部被三角形或卵形膜质鳞片；节间不规则，断面粉红色至紫红色，有一环纹，质轻，疏松。主根呈圆柱形，粗短，长约 20 cm，上部直径约 1.5 cm，侧根长 10~30 cm；断面橙红色或紫红色，有时具裂隙（图 132-1~图 132-2）。气芳香，味微苦涩、后甜。

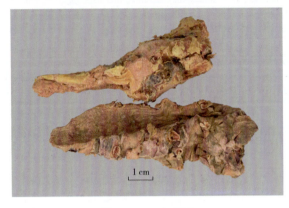

图 132-1　红景天

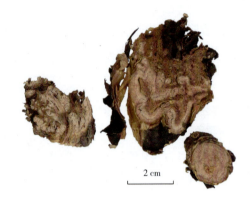

图 132-2　红景天片

【采收加工】 人工种植红景天栽种 2~3 年，秋季花茎凋枯后采挖，挖出根和根茎，晒干。建议趁鲜切片，干燥。药材水分不得过 18.0%。

大花红景天不同器官中红景天苷含量测定，见表 132-1。

表 132-1　大花红景天不同器官中红景天苷含量测定[1]

部位	根	根茎	茎	叶	花
红景天苷 /%	1.281	1.529	0.131	0.000	3.500

不同部位中的红景天苷含量从高到低依次为花瓣、根茎、根，其中花瓣中含量高达 3.5%，由于野生红景天多数只是根部入药，采集大量的根部不仅加剧资源枯竭，而且破坏高寒植被，人工种植大花红景天具有两次开花时期，可以通过采集花瓣来提取红景天苷。因此，红景天花瓣有望成为今后替代红景天根的主要有效部位。

大花红景天根和根茎中红景天含量比较，见表 132-2。

表 132-2　大花红景天根和根茎中红景天含量比较[2]

部位	根尖部	根上部	主根茎	丛生状分枝根茎
红景天苷 /%	1.643	0.919	1.330	1.828

红景天丛生状分枝根茎中有效成分红景天苷含量高，建议采收野生红景天时采收丛生状分枝根茎，保留根茎及根系，利于红景天再生长，保护野生资源。

注：红景天花瓣、红景天地上丛生状分枝根茎是红景天苷极其重要的资源部位。

【贮藏】 红景天贮存不当，易受潮发霉、虫蛀，香气易散失，有效成分流失快。建议在 20℃以下，单包装密封，大垛用黑色塑料布遮盖、密闭，暗室库藏，有条件的直接冷藏，且在 2 年内使用。

164

[1]次仁巴姆，赵晓玲，马兴斌，等.人工种植红景天不同药用部位中红景天苷的含量测定[J].中国实验方剂学杂志，2014，(8)：79-82.

[2]赵文吉，何正军，贾国夫，等.四川阿坝产野生大花红景天不同器官中红景天苷含量的比较[J].植物资源与环境学报，2013，22(04)：111-112.

红景天不同贮藏方式、贮藏年限红景天苷含量测定，见表 132-3。

表 132-3　红景天不同贮藏方式、贮藏年限红景天苷含量测定[1]

贮藏方式	当年采收统货	通风阴凉处贮藏	通风阴凉处贮藏	任意堆放
贮藏年限 / 年	0	1	2	2
红景天苷 /%	1.4	0.95	0.52	0.38

红景天任意堆放和阴凉通风处贮藏超过 2 年红景天苷损失大。

【主要成分】　主要含黄酮类（如山柰酚、槲皮素）、苯烷基苷类（如红景天苷、酪醇、络塞维）、有机酸类等。

药典标准：醇浸出物不得少于 22.0%；含红景天苷不得少于 0.50%。

【性味归经】　甘、苦，平。归肺、心经。

【功能主治】　益气活血，通脉平喘。用于气虚血瘀，胸痹心痛，中风偏瘫，倦怠气喘。

【用法用量】　3~6 g。

【其他】

1. 红景天属其他植物也含有较高的红景天苷，可进一步开发利用。

2. 红景天具有增强运动耐力、抗氧化、抗糖尿病、抗肺炎、抗癌等药理活性，临床用于治疗冠心病、支气管扩张咯血、慢性肾炎、慢性疲劳综合征等。

3. 红景天能改善运动员的心肺功能，显著提高运动时的最大耗氧量和分钟通气量，增加血红蛋白含量，提高比赛成绩，是国家运动员及航天员常用保健品。

4. 红景天可延缓细胞衰老，提高体内 SOD 的活性，抑制细胞内脂褐素和活性氧的形成，在化妆品行业也有广泛应用。

5. 抗疲劳：红景天 4~5 g，泡茶或泡酒服。

七画

麦　冬

【来源】　麦冬是百合科植物麦冬 *Ophiopogon japonicus*（L. f.）Ker-Gawl. 的干燥块根。主产于四川绵阳三台。

【性状】　麦冬呈纺锤形，两端略尖，长 1.5~3 cm，直径 0.3~0.6 cm。表面淡黄色或灰黄色，有细纵纹。质柔韧，断面黄白色，半透明，中柱细小（图 133-1）。气微香，味甘、微苦。

以表面色淡黄白、半透明、体肥大、质柔、气香、味甜、嚼之发黏者为佳。

【采收加工】　次年绵雨，或水涝天气前采挖，洗净，反复暴晒、堆置，至七八成干，除去须根，干燥。药材水分不得过 18.0%。

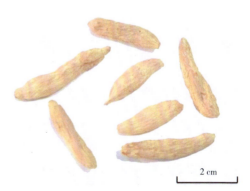

2 cm

图 133-1　麦　冬

165

　　[1]刘显福，胡敏燕，杨杰.HPLC 法测定不同药用部位及不同贮藏年限的大花红景天中红景天苷的含量[J]. 亚太传统医药，2006（4）：65-67.

麦冬不同月份总皂苷含量，见表 133-1。

表 133-1　麦冬不同月份总皂苷含量[1]（%）

月份	12 月	1 月	2 月	3 月	4 月	5 月	6 月	7 月	8 月	9 月	10 月	11 月
总皂苷	0.93	0.56	0.84	1.21	1.47	0.49	0.45	0.50	0.88	0.65	1.07	0.79

麦冬采收季节总皂苷含量，见表 133-2。

表 133-2　麦冬采收季节总皂苷含量[2]（%）

采收时间	3 月 23 日	3 月 28 日	4 月 2 日	4 月 8 日	4 月 13 日	4 月 19 日	4 月 24 日
总皂苷	1.17	1.25	1.27	1.24	1.28	1.25	1.27

3—4 月总皂苷含量高，为麦冬的最佳采收季节。

【贮藏】　麦冬贮存不当，极易受热泛油、受潮发霉，味道易变淡，有效成分流失快。建议单包装密封，冷藏。

大量麦冬在重压下易结成坨，贮藏时不要堆积过高，需定时翻垛。

【主要成分】　主要含甾体皂苷类（如麦冬皂苷 A、B、C、D）、高异黄酮类（如麦冬高异黄酮 A、麦冬甲基黄烷酮 A）、多糖类、挥发油等。

药典标准：水浸出物不得少于 60%；含麦冬总皂苷以鲁斯可皂苷元计，不得少于 0.12%。

【性味归经】　甘，微苦，微寒。归心、肺、胃经。

【功能主治】　养阴生津，润肺清心。用于肺燥干咳。阴虚痨咳，喉痹咽痛，津伤口渴，内热消渴，心烦失眠，肠燥便秘。

【用法用量】　6~12 g。

【其他】

1. 麦冬具有保护心血管、降糖降血脂、抗炎、抗氧化、抗肿瘤、抗衰老和免疫调节等药理学作用。

2. 麦冬入药时需压扁或切碎，保证有效成分煎出。

3. 麦冬须根与块根所含化学成分的种类及含量类似，须根占块根总重量的 50%~70%，具有开发利用价值。

4. 急、慢性支气管炎表现为阴虚燥咳：麦冬、天冬、知母、川贝母、百部各 9 g，沙参 12 g，水煎服，每日 1 剂。

5. 麦冬熟地汤：熟地 60 g，麦冬 30 g。水煎服。主治劳伤虚损肾水而嗽血者。

麦　芽

【来源】　麦芽为禾本科植物大麦 *Hordeum vulgare* L. 的成熟果实经发芽干燥的炮制加工品。全国大部分地区均产。

【性状】　麦芽呈梭形，长 8~12 mm，直径 3~4 mm。表面淡黄色，背面为外稃包围，具 5 脉；腹面为内稃包围。除去内外稃后，腹面有 1 条纵沟；基部胚根处生出幼芽和须根，幼芽长披针状条形，长约 5 mm。须根数条，纤细而弯曲。质硬，断面白色，粉性。气微，味微甘。

[1][2]蒋畅, 王远, 秦民坚, 等. 不同采收期及加工条件对川麦冬总黄酮和总皂苷含量的影响[J]. 中国中药杂志, 2010, 35（07）: 821-824.

以色黄、粒大、饱满、芽完整者为佳。

图 134-1 为生麦芽，图 134-2 为炒麦芽。

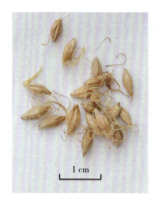

图 134-1　生麦芽

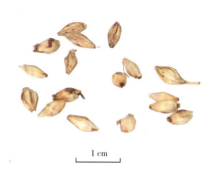

图 134-2　炒麦芽

【制法】　将大麦粒用水浸泡至六七成透后，置于能排水的适宜容器内，用湿物盖严，保持适宜温度、湿度，5~7 天，待幼芽长至约 5 mm 时捞出，晒干或低温干燥。出芽率不得少于 85%。药材水分不得过 13.0%。

【贮藏】　麦芽贮藏不当，易虫蛀，受潮易霉变，有效成分极易流失。建议在 20℃以下，单包装密封，大垛用黑色塑料布遮盖、密闭，暗室库藏。

【主要成分】　主要含多糖类（如麦芽糖）、酶类（如 α 及 β - 淀粉酶、蛋白水解酶）、生物碱类（如大麦芽碱）等。

【性味归经】　甘，平。归脾、胃经。

【功能主治】　行气消食，健脾开胃，回乳消胀。用于食积不消，脘腹胀痛，脾虚食少，乳汁郁积，乳房胀痛，妇女断乳，肝郁胁痛，肝胃气痛。生麦芽健脾和胃，疏肝行气。用于脾虚食少，乳汁郁积。炒麦芽行气消食回乳。用于食积不消，妇女断乳。焦麦芽消食化滞。用于食积不消，脘腹胀痛。

【用法用量】　10~15 g，回乳炒用 60 g。

【其他】

1. 本品出芽率不得少于 85%，黄曲霉毒素含量不得过限量。

2. 麦芽具有助消化、促进性激素分泌、调节泌乳素、调节肠道菌群、抗血小板凝集、保护肝脏等药理作用，临床上主要用于乳腺增生、催乳与回乳、急慢性肝炎、小儿消化不良等。

3. 回乳：生麦芽 125 g，微火炒黄，置锅内，加水 800 ml，煎至 400 ml，滤汁，复加水 600 ml，煎至 400 ml，将 2 次药液混合为 1 日量，分 3 次温服。

4. 婴幼儿腹泻：麦芽（炒焦）9 g，带壳高粱（炒成炭）15 g，鸡内金 6 g，红糖 3 g。水煎服。

远　志

【来源】　远志是远志科植物远志 *Polygala tenuifolia* Willd. 和卵叶远志 *Polygala sibirica* L. 的干燥根。主产于陕西、山西、甘肃等地。

【性状】　远志呈圆柱形，略弯曲，长 2~30 cm，直径 0.2~1 cm。表面灰黄色至灰棕色，有较密并深陷的横皱纹、纵皱纹及裂纹，老根的横皱纹较密更深陷，略呈结节状。质硬而脆，易折断，断面皮部棕黄色，木部黄白色，皮部易与木部剥离，抽取木心者中空（图 135-1）。气微，味苦微辛，嚼之有刺喉感。

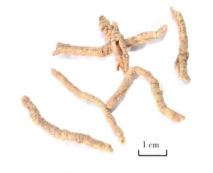

图 135-1　远志

以筒粗、肉厚、去净木心者为佳。

【采收加工】 传统上栽种后第三年春季萌芽前或秋季回苗后采收。去掉地上部分，深挖出根部，用木棒捶松软，抽出木心，晒干，或60℃热风干燥[1]；细根直接晒干，或烘干，切段。药材水分不得过12.0%。

注：西安地区，夏至或立秋时采收远志，远志根皮部皂苷元含量高。

远志中不同季节，不同器官中皂苷元含量的变化（西北大学生物园），见表135-1。

表135-1 远志中不同季节，不同器官中皂苷元含量的变化（西北大学生物园）[2]（%）

时间	3月10日	4月10日	4月25日	5月10日	6月10日	6月25日	7月10日	8月13日	9月10日
根皮部	0.564 7	0.834 5	0.929 3	0.950 9	1.093 3	1.447 5	0.957 5	1.354 2	1.120 8
根木质部	0.001 8	—	0.004 2	—	0.002 9	—	0.002 7	0.005 9	0.004 1
地上部分	—	0.001 1	0.003 1	0.003 9	0.003 8	0.001 8	0.001 8	0.002 4	0.002 6

皮部皂苷元苗期后升高，6月末达峰值（约夏至后4天），7月份急剧下降，之后又呈上升至次峰值（约立秋后一周），9月以后逐渐下降。

细叶远志根的生长动态，见表135-2。

表135-2 细叶远志根的生长动态[3]

生长年限	开花前期/g	花果期/g	果后期/g	枯萎期/g	年均增重率/%
1年生	0.77	1.21	1.87	2.86	–
2年生	0.77	1.82	2.92	2.86	85.3
3年生	0.77	7.61	9.09	11.41	208.5
4年生	9.89	9.89	11.57	11.41	29.0

3—4月萌芽前远志中细叶远志皂苷含量高，11月枯萎期总产量高。根的积累及细叶远志皂苷含量也在第三年最大。

【贮藏】 温度20℃以上湿度85%左右是远志药材黄曲霉病发生与流行的最适环境条件[4]。建议在20℃以下，单包装密封，大垛用黑色塑料布遮盖、密闭，暗室库藏。

【主要成分】 主要化学成分为细叶远志皂苷，远志叫酮Ⅲ，3，6′-二芥子酰基蔗糖等。

药典标准：醇浸出物不得少于30.0%；含细叶远志皂苷不得少于2.0%，含远志叫酮Ⅲ不得少于0.15%，含3，6′-二芥子酰基蔗糖不得少于0.50%。

【性味归经】 苦、辛，温。归心、肾、肺经。

【功能主治】 安神益智，交通心肾，祛痰，消肿。用于心肾不交引起的失眠多梦、健忘惊悸、神志恍惚，咳痰不爽，疮疡肿毒，乳房肿痛。

【用法用量】 3~10 g。

【其他】

1. 黄曲霉毒素不得过限量。

2. 远志具有抗抑郁，抗炎，改善学习记忆、减轻认知障碍，抗肿瘤，抗肝癌、抑制乙肝病毒及

[1]彭亮，杨冰月，程虎印，等.不同干燥方法对远志简及根中主要化学成分的影响[J].中草药，2018，49（21）：5010-5017.

[2]高玲玲，刘文哲，张兴旺.皂苷元在远志不同部位的含量分布及其动态变化研究[J].分子植物育种，2019，17（15）：5131-5135.

[3]滕红梅.药用远志的结构发育与主要药用成分积累关系的研究[D].西安：西北大学，2009.

[4]张玮玮，张志鹏，董雪，等.远志产地初加工过程中黄曲霉污染调查及病发规律研究[J].时珍国医国药，2021，32（3）：603-606.

保肝等药理作用。

3. 失眠：远志 9 g，茯神 10 g，柏子仁 10 g，蜜枣仁 10 g。水煎服。

4. 神经衰弱：远志（研粉），每次 3 g，每日 2 次，米汤冲服。

赤小豆

【来源】 赤小豆为豆科植物赤小豆 *Vigna umbellata* Ohwi et Ohashi 或赤豆 *Vigna angularis* Ohwi et Ohashi 的干燥成熟种子。赤小豆主产于广东、广西等地，赤豆全国大部分地区均产。

【性状】 赤小豆：呈长圆形而稍扁，长 5~8 mm，直径 3~5 mm。表面紫红色，无光泽或微有光泽；一侧有线形突起的种脐，偏向一端，白色，约为全长 2/3，中间凹陷成纵沟；另侧有 1 条不明显的棱脊。质硬，不易破碎。子叶 2，乳白色（图 136-1）。气微，味微甘。

赤豆：呈短圆柱形，两端较平截或钝圆，直径 4~6 mm。表面暗棕红色，有光泽，种脐不突起（图 136-2）。

以身干，颗粒饱满，色赤红发暗者为佳。

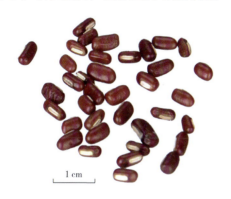

图 136-1 赤小豆

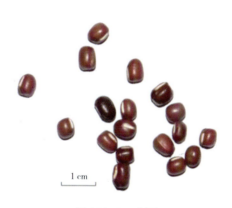

图 136-2 赤豆

【采收加工】 秋季果实成熟而未开裂时拔取全株，或分批采摘成熟荚果，晒干，打下种子，除去杂质，再晒干。药材水分不得过 14.0%。

【贮藏】 赤小豆储存不当，易变色、易虫蛀。建议在 25℃以下，单包装密封，大垛用黑色塑料布遮盖、密闭，暗室库藏。

【主要成分】 主要含黄酮类（如槲皮素）、酚酸类、三萜类等。

药典标准：醇浸出物不得少于 7.0%。

【性味归经】 甘、酸，平。归心、小肠经。

【功能主治】 利水消肿，解毒，排脓。用于水肿胀满，脚气浮肿，黄疸尿赤，风湿热痹，痈肿疮毒，肠痈腹痛。

【用法用量】 9~30 g。外用适量，研末调敷。

【其他】

1. 入煎剂前捣碎，提取前轧扁。

2. 赤小豆具有抗氧化、增强免疫、抗菌、雌激素样作用等药理作用，单方可用于治疗流行性腮腺炎、肝硬化腹水。

3. 预防中暑：赤小豆 500 g，食盐 30 g，加水 500 ml，煮至豆烂，冷后饮用。

4. 疮痈初起：赤小豆、蒲公英根各等份，和少许白矾捣为泥，敷患处。

赤 芍

【来源】 赤芍是毛茛科植物芍药 *Paeonia lactiflora* Pall. 或川赤芍 *Paeonia veitchii* Lynch 的干燥根。京赤芍主产于内蒙古、河北、黑龙江、吉林、辽宁等地；川赤芍主产于四川。

【性状】 赤芍呈圆柱形，稍弯曲，长 5~40 cm，直径 0.5~3 cm。表面棕褐色，粗糙，有纵沟和皱纹，并有须根痕和横长的皮孔样突起，有的外皮易脱落。质硬而脆，易折断，断面粉白色或粉红色，皮部窄，木部放射状纹理明显，有的有裂隙（图 137-1~ 图 137-2）。

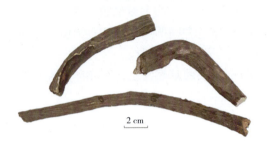

图 137-1 赤 芍

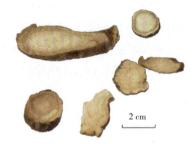

图 137-2 赤芍片

【采收加工】 赤芍播种 4~5 年，春、秋二季采挖，除去根茎、须根及泥沙，晒干或烘干。建议趁鲜切片，干燥。

注：采挖时，可将根茎部分带芽切下，再分成小块作为栽植用种苗。

赤芍不同部位芍药苷含量，见表 137-1。

表 137-1 赤芍不同部位芍药苷含量[1]（%）

采收月份	8 月	8 月	11 月	11 月	9 月	9 月
部位	叶	茎	干茎	种子	根茎	根
芍药苷	0.92	1.85	0.16	0.16	3.59	6.88

芍药根部芍药苷含量最高。

赤芍不同栽培年限芍药苷含量，见表 137-2。

表 137-2 赤芍不同栽培年限芍药苷含量[2]（%）

栽培年限	1 年	2 年	4 年	6 年
芍药苷	2.82	3.88	6.86	6.91

赤芍不同采收时间芍药苷含量，见表 137-3。

表 137-3 赤芍不同采收时间芍药苷含量[3]（%）

采收时间	3 月 20 日	5 月 15 日	6 月 14 日	8 月 20 日
芍药苷	6.64	5.52	6.26	6.88

　　[1][3]胡世林, 付桂兰, 王文全. 不同产地和部位赤芍中芍药苷的含量测定[J]. 中国中药杂志, 2000, 25（12）：416-714.

　　[2]简在友, 俞敬波, 王文全. 芍药不同部位和不同采收期 6 个化学活性成分含量的比较[J]. 药学学报, 2010, 45（4）：489-493.

中药材质量新说（第二版）ZHONGYAOCAI ZHILIANG XINSHUO (DIERBAN) 药材

赤芍栽培 1 年后芍药苷含量已超过药典标准，4~5 年根才能达到采收大小，秋季芍药苷含量高，为药材的最优采收季节。

【贮藏】 赤芍贮存不当，易虫蛀，有效成分流失快。建议在 20℃ 以下，单包装密封，大垛用黑色塑料布遮盖、密闭，暗室库藏。

注：赤芍整货在药材加工过程中不易干燥，含水量较高，整货较饮片易霉变，赤芍以饮片贮藏为佳。

【主要成分】 主要含黄酮类（如二氢芹菜素）、单萜类（如芍药苷、羟基芍药苷、苯甲酰芍药苷）、倍半萜类、三萜类等。

药典标准：含芍药苷不得少于 1.8%。

【性味归经】 苦，微寒。归肝经。

【功能主治】 清热凉血，散瘀止痛。用于热入营血，温毒发斑，吐血衄血，目赤肿痛，肝郁胁痛，经闭痛经，癥瘕腹痛，跌扑损伤，痈肿疮疡。

【用法用量】 6~12 g。

【其他】

1. 不宜与藜芦同用。

2. 赤芍具有镇静镇痛、升血糖、降血脂、抗血栓、保肝、抑菌、抗肿瘤等作用。

3. 痛经：赤芍、乌药、香附各 9 g，当归 12 g，延胡索 6 g。水煎服。

4. 冠心病：赤芍煎汤内服，每日 3 次，每次用量 40 ml（相当于生药 40 g），5 周为 1 疗程。

花 椒

【来源】 花椒为芸香科植物青椒 *Zanthoxylum schinifolium* Sieb. et Zucc. 或花椒 *Zanthoxylum bungeanum* Maxim. 的干燥成熟果皮。主产于辽宁、河北、四川等地。

【性状】 青椒：多为 2~3 个上部离生的小蓇葖果，集生于小果梗上，蓇葖果球形，沿腹缝线开裂，直径 3~4 mm。外表面灰绿色或暗绿色，散有多数油点和细密的网状隆起皱纹；内表面类白色，光滑。内果皮常由基部与外果皮分离。残存种子呈卵形，长 3~4 mm，直径 2~3 mm，表面黑色，有光泽（图 138-1）。气香，味微甜而辛。

花椒：蓇葖果多单生，直径 4~5 mm。外表面紫红色或棕红色，散有多数疣状突起的油点，直径 0.5~1 mm，对光观察半透明；内表面淡黄色（图 138-2）。香气浓，味麻辣而持久。

以鲜红、光艳、皮细、均匀、无杂质者为佳。

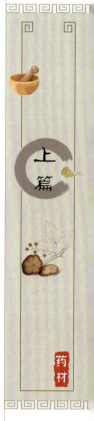

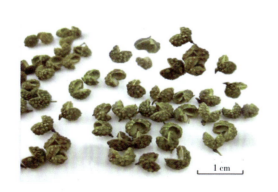

图 138-1 青 椒

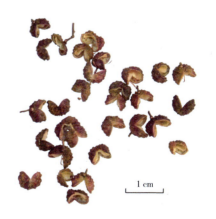

图 138-2 花 椒

【采收加工】花椒：秋季采收成熟果实，晒干，除去种子和杂质。

青椒：花椒表皮呈深绿色，油胞明显突起，有浓郁的麻香味，此时为花椒成熟期，应及时采收。一般在5—6月，选择晴天，用专用花椒采摘机、剪刀或用手轻轻采下果穗放入篮中。采收后选择晴天晾晒，待果皮完全爆开后，将种子、果梗、果皮分离，再用筛子或风车等工具将三者分开，即得到干燥果皮。

注意：

1. 选晴天上午露水干后采收，不能在雨天或有露水时采收，否则花椒颜色暗淡，品质低劣甚至变黑发霉。

2. 在采收的全过程都要注意轻拿轻放，避免碰破油胞。

3. 采收用于保鲜的花椒必须做到一步到位，采收标准为无枝杆、无刺、无叶、无油椒、无病和色变椒，采收当天必须送至冻库进行处理。

4. 如采收后遇雨，应摊放在干净、通风的地方，不宜过厚，待天晴后进行摊晒，如有条件，也可采用低温烘干。

不同采收时期重庆江津鲜花椒麻味物质及挥发油的含量测定，见表138-1。

表138-1　不同采收时期重庆江津鲜花椒麻味物质及挥发油的含量测定[1]

采收时间	5月10日	5月24日	6月8日	6月22日	7月6日
麻味物质含量/（mg/g）	10.25	10.42	13.65	11.42	11.05
挥发油含量/（μl/g）	45.6	43.5	42.2	41.8	41.2

6月上旬花椒含麻味物质较高；5月上旬花椒含挥发油最高。

【贮藏】花椒贮存不当，麻味易下降，芳香气减少，色泽变淡，有效成分流失快，无浓郁香气者质量差。建议采用0.20~0.24 mm厚的聚乙烯塑料薄膜袋密封包装，贮藏在1~5℃的低温库房内，贮库的相对湿度保持在60%~90%，大垛用黑色塑料布遮盖、密闭，暗室库藏。

【主要成分】主要含挥发油（如桉树脑、水芹烯）、黄酮类（如金丝桃苷、槲皮素、橙皮苷）、苯丙素类（如赫尼亚林、桉脂素）、生物碱类等。

药典标准：含挥发油不得少于1.5%。

【性味归经】辛，温。归脾、胃、肾经。

【功能主治】温中止痛，杀虫止痒。用于脘腹冷痛，呕吐泄泻，虫积腹痛；外治湿疹，阴痒。

【用法用量】3~6 g。外用适量，煎汤熏洗。

【其他】

1. 花椒的精油主要集中在花椒的果皮上。

2. 花椒具有抗肿瘤、麻醉、镇痛、抗菌、杀虫、抗动脉粥样硬化、抗消化道溃疡、抗腹泻、保肝利胆、抗氧化等多种药理作用。

3. 寒性痛经：生姜24 g，大枣30 g，花椒9 g。水煎服，温中止痛。

4. 齿痛：花椒6 g，醋煎含漱。

5. 皮肤瘙痒：花椒适量，外洗患处。

6. 椒目是花椒成熟的种子，味苦，性寒，归脾、膀胱经。具有行水、平喘的功效，用于治疗水肿胀满、痰饮咳喘。

7. 花椒叶也可药用，防止干裂、利于止痛、减少局部炎性刺激。也是我国的传统蔬菜和香料。

[1]余晓琴,吴素蕊,阚建全,等.重庆江津青花椒不同采收时期的品质变化[J].食品与发酵工业,2009,（11）：164-167.

苍 术

【来源】 苍术为菊科植物茅苍术 *Atractylodes lancea*（Thunb.）DC. 或北苍术 *Atractylodes chinensis*（DC.）Koidz. 的干燥根茎。北苍术主产于河北、内蒙古、山西、河南、辽宁等地，茅苍术主产于江苏、安徽、四川、湖北等地。

【性状】 茅苍术：呈不规则连珠状或结节状圆柱形，略弯曲，偶有分枝，长 3~10 cm，直径 1~2 cm。表面灰棕色，有皱纹、横曲纹及残留须根，顶端具茎痕或残留茎基。质坚实，断面黄白色或灰白色，散有多数橙黄色或棕红色油室，暴露稍久，可析出白色细针状结晶。气香特异，味微甘、辛、苦。

北苍术：呈疙瘩块状或结节状圆柱形，长 4~9 cm，直径 1~4 cm。表面黑棕色，除去外皮者黄棕色。质较疏松，断面散有黄棕色油室。香气较淡，味辛、苦。

以个大、坚实、无毛须、内有朱砂点，切开后断面起白霜者佳（图 139-1~图 139-2）。

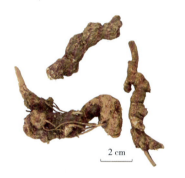

图 139-1　苍　术

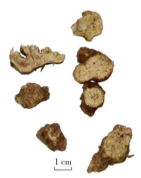

图 139-2　苍术片（生片）

【采收加工】 家种的苍术需生长两年后起收。春、秋二季采挖，除去泥沙、残茎，晒干或 45℃[1]烘干，撞去须根。药材水分不得过 13.0%。

不同月份茅苍术有效成分的含量测定，见表 139-1。

表 139-1　不同月份茅苍术有效成分的含量测定[2]（%）

采收月份	4 月	5 月	6 月	7 月	8 月	9 月	10 月	11 月	12 月
苍术素	0.81	1.02	0.91	0.80	0.53	0.82	1.35	1.32	0.72
β－桉叶醇	3.31	3.27	2.86	4.05	4.38	4.16	4.55	5.36	3.75

茅苍术在 10~11 月时有效成分含量最高。

苍术素不同存在状态下的试验结果，见表 139-2。

表 139-2　苍术素不同存在状态下的试验结果[3]（%）

状态	初始第 0 天	光照第 3 天	光照第 5 天	光照第 10 天	40℃第 3 天	40℃第 5 天	40℃第 10 天	60℃第 3 天	60℃第 5 天	60℃第 10 天
药材细粉	100	78.42	78.11	68.19	96.69	93.66	91.90	87.68	87.37	85.28

[1]刘迪,卢昊,冯团圆,等.不同采收期和干燥方法对茅苍术药材品质的影响研究[J].时珍国医国药,2021,32（3）：606-609.

[2]陈佳,刘欣,刘合刚.湖北英山茅苍术药材最佳采收期的研究[J].湖北中医药大学学报,2012,14（4）：32-33.

[3]谢晓玲,郭锦禧,叶炳皇,等.苍术素在不同存在状态下稳定性影响因素研究[J].今日药学,2013（9）：596-599.

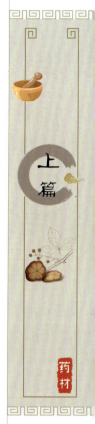

状态	初始第0天	光照第3天	光照第5天	光照第10天	40℃第3天	40℃第5天	40℃第10天	60℃第3天	60℃第5天	60℃第10天
挥发油	100	75.55	74.98	74.06	95.32	94.29	93.26	92.74	92.86	91.42
膏剂	100	71.52	59.60	34.41	92.22	72.06	69.33	71.88	71.21	69.22
包和物	100	8.16	6.82	5.12	27.07	24.73	24.72	27.15	25.02	22.10
混合物	100	6.80	3.21	0.92	22.32	16.44	14.83	21.02	20.12	17.87

苍术素的光、热不稳定性与强光，高温有关，而其不稳定性也与存在状态相关，药材细粉与挥发油中苍术素的稳定性高于挥发油溶于脂溶性基质、β-CD包合物、β-CD混合物。

【贮藏】 苍术贮存不当，易走油、易起霜，香气易散失，有效成分流失快。建议在20℃以下，单包装密封，大垛用黑色塑料布遮盖、密闭，暗室库藏。贮藏时间不宜超过半年。

【主要成分】 主要含挥发油（如苍术醇、苍术酮、苍术素）、黄酮类（如汉黄芩素）、多糖类等。

药典标准：含苍术素不得少于0.30%。

【功能主治】 燥湿健脾，祛风散寒，明目。用于湿阻中焦，脘腹胀满，泄泻，水肿，脚气痿躄，风湿痹痛，风寒感冒，夜盲，眼目昏涩。

【性味归经】 辛、苦，温。归脾、胃、肝经。

【用法用量】 3~9 g。

【其他】

1. 苍术具有保肝、抗缺氧、降血糖、抗炎抗肿瘤、抗心律失常等作用。

2. 脚气：苍术10 g，生薏苡仁30 g，紫苏叶9 g，泽泻10 g，川牛膝10 g，木瓜9 g。水煎服。

3. 四肢关节酸痛：炒苍术10 g，桂枝6 g，骨碎补10 g，狗脊10 g，川牛膝9 g。水煎服。

苍耳子

【来源】 苍耳子为菊科植物苍耳 *Xanthium sibiricum* Patr. 的干燥成熟带总苞的果实。主产于内蒙古、河南、安徽等地。

【性状】 苍耳子呈纺锤形或卵圆形，长1~1.5 cm，直径0.4~0.7 cm。表面黄棕色或黄绿色，全体有钩刺，顶端有2枚较粗的刺，分离或相连，基部有果梗痕。质硬而韧，横切面中央有纵隔膜，2室，各有1枚瘦果。瘦果略呈纺锤形，一面较平坦，顶端具1突起的花柱基，果皮薄，灰黑色，具纵纹。种皮膜质，浅灰色，子叶2，有油性（图140-1）。气微，味微苦。

以粒大、饱满、色黄绿者为佳。

【采收加工】 通常在10月份，果实完全成熟时采收。除去枝梗、叶等杂质，晒干。药材水分不得过12.0%。

苍耳子不同部位活性成分的含量，见表140-1。

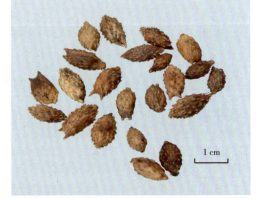

图140-1 苍耳子

表 140-1 苍耳子不同部位活性成分的含量[1]（mg/g）

部位	苍耳子刺	去刺苍耳子	苍耳子
绿原酸	1.01	9.38	8.64
1，5- 二咖啡酰奎宁酸	1.87	7.48	6.38

有效成分绿原酸和1，5- 二咖啡酰奎宁酸主要集中在苍耳子果仁中，苍耳子刺中含量较小。苍耳子烘制前后绿原酸含量的测定，见表 140-2。

表 140-2 苍耳子烘制前后绿原酸含量的测定[2]（mg/g）

生品	烘制品（200℃，烘制 15 分钟）
12.01	24.05

苍耳子，高温变温烘干品比生品（即晒干品），含量高近 1 倍。

【贮藏】 苍耳子贮存不当，易受潮，有效成分较易流失。建议在 25℃以下，单包装密封，大垛用黑色塑料布遮盖、密闭，暗室库藏。

【主要成分】 主要含挥发油（如石竹烯、伞花烃）、水溶性苷类（如苍术苷、羧基苍术苷）、酚酸类、黄酮类、倍半萜内酯类经、噻嗪双酮杂环类等。

药典标准：含绿原酸不得少于 0.25%。

【性味归经】 辛、苦，温；有毒。归肺经。

【功能主治】 散风寒，通鼻窍，祛风湿。用于风寒头痛，鼻塞流涕，鼻鼽，鼻渊，风疹瘙痒，湿痹拘挛。

【用法用量】 3~10 g。

【其他】

1. 入煎剂前捣碎，提取前轧扁、粉碎。

2. 苍耳子具有抗炎镇痛、抗菌、抗病毒、降血糖、降血脂、抗肿瘤等药理作用。

3. 泌尿系感染：苍耳子 250 g（炒焦），加水 600 ml，煎取药汁 400 ml，再加红糖 100 g。1 次服用，小儿用量酌减。

4. 脚癣：苍耳子 30 g，微捣，明矾、苦参、蛇床子、黄柏各 15 g。加水 600 ml，煎至 500 ml。过滤去渣，再加入沸后约 40℃的温水 10 倍，于临睡前洗脚 20 分钟，连洗 3 次为 1 个疗程。

芡 实

【来源】 芡实为睡莲科植物芡 *Euryale ferox* Salisb. 的干燥成熟种仁。主产于江苏、浙江、安徽、江西、广东等地。

【性状】 芡实呈类球形，多为破粒，完整者直径 5~8 mm。表面有棕红色或红褐色内种皮，一端黄白色，约占全体 1/3，有凹点状的种脐痕，除去内种皮显白色。质较硬，断面白色，粉性（图 141-1）。气微，味淡。

以颗粒饱满均匀、粉性足、无碎末及皮壳者为佳。

【采收加工】 秋末冬初采收成熟果实，除去果皮，取出种

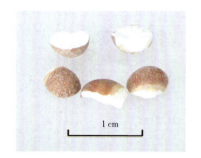
图 141-1 芡 实

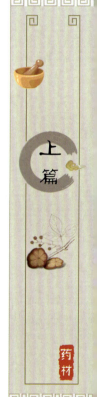

175

[1]沈佳瑜,盛昌翠,宋世伟,等.苍耳子不同部位中绿原酸和1,5-二咖啡酰奎宁酸的含量测定[J].中国药师,2015,18（7）:1213-1215.

[2]姜爽,李明达,刘成琳,等.苍耳子烘制前后绿原酸含量的变化[J].人参研究,2022,34（2）:42-43.

子，洗净，再除去硬壳（外种皮），晒干或烘干。药材水分不得过 14.0%。

【贮藏】 芡实贮存不当，易虫蛀，受潮易霉变。建议在 20℃以下，单包装密封，大垛用黑色塑料布遮盖、密闭，暗室库藏。

【主要成分】 主要含酚酸类（如阿魏酸、咖啡酸），黄酮类，木脂素类，环肽类，脑苷脂类等。药典标准：水溶性浸出物不得少于 8.0%。

【性味归经】 甘、涩，平。归脾、肾经。

【功能主治】 益肾固精，补脾止泻，除湿止带。用于遗精滑精，遗尿尿频，脾虚久泻，白浊，带下。

【用法用量】 9~15 g。

【其他】

1.芡实具有抗氧化、延缓衰老、抗疲劳、抗心肌缺血等活性，临床上对肾脏疾病、乳糜、血尿、慢性肠炎等病的治疗有显著效果。

2.遗精、小便不禁：芡实、金樱子各 15 g，莲须 10 g，水煎服。

3.脾虚泄泻：芡实、山药各 15 g，白术 20 g。共为末，煮食，每日 2 次。

4.肝肾虚：芡实 50 g，猪肝 1 个。共煮食之，每日 1 次。忌盐酱。

芦 荟

【来源】 芦荟为百合科植物库拉索芦荟 *Aloe barbadensis* Miller、好望角芦荟 *Aloe ferox* Miller 或其他同属近缘植物叶的汁液浓缩干燥物。前者习称"老芦荟"，主产南美洲及西印度群岛；后者习称"新芦荟"，主产于非洲南部地区。

注：斑纹芦荟 *Aloe vera* L. var. *chinesis*（Haw.）是库拉索芦荟的变种，习称中国芦荟。主产于我国广西、广东、云南、四川等地，我国民间普遍栽培。

【性状】 库拉索芦荟：呈不规则块状，常破裂为多角形，大小不一。表面呈暗红褐色或深褐色，无光泽。体轻，质硬，不易破碎，断面粗糙或显麻纹。富吸湿性。有特殊臭气，味极苦（图 142-1）。

好望角芦荟：表面呈暗褐色，略显绿色，有光泽。体轻，质松，易碎，断面玻璃样而有层纹。

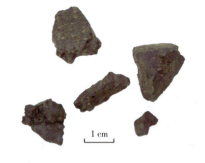

图 142-1 芦 荟

【采收加工】 种植 2~3 年后，下部和中部生长良好的叶片分批采收。将采收的鲜叶片切口向下直放于盛器中取流出的液汁干燥即可；也可将叶片趁鲜切片，加入与叶片同等量的水，煎煮，过滤，将过滤浓缩成黏稠状，倒入模型内烘干或暴晒干。药材水分不得过 12.0%。

不同采收期库拉索芦荟多糖与芦荟苷的含量测定，见表 142-1。

表 142-1 不同采收期库拉索芦荟多糖与芦荟苷的含量测定[1]（%）

采收期	12 个月	18 个月	24 个月	30 个月	36 个月	42 个月
多糖	6.09	6.23	7.09	6.83	6.55	6.47
芦荟苷	25	28	34	34	38	36

生长 24 个月时库拉索芦荟所含多糖含量较高。生长 36 个月时芦荟苷含量较高。

[1]蒋林, 杨岗, 王琴, 等. 不同产地和采收期对库拉索芦荟中芦荟多糖和芦荟苷的影响[J]. 中国中药杂志, 2007, 32（21）：2311-2313.

中药材质量新说（第二版）
ZHONGYAOCAI ZHILIANG XINSHUO (DIERBAN)
药材

【贮藏】 芦荟贮存不当，易霉烂，有效成分流失快。建议在20℃以下，单包装密封，大垛用黑色塑料布遮盖、密闭，暗室库藏。

【主要成分】 主要含蒽醌类（如芦荟苷、芦荟大黄素苷）、黄酮类（如槲皮素、芦丁）、有机酸类（如琥珀酸、乳酸）、固醇类、多糖类等。

药典标准：库拉索芦荟含芦荟苷不得少于16.0%，好望角芦荟含芦荟苷不得少于6.0%。

【性味归经】 苦，寒。归肝、胃、大肠经。

【功能主治】 泻下通便，清肝泻火，杀虫疗疳。用于热结便秘，惊痫抽搐，小儿疳积；外治癣疮。

【用法用量】 2~5 g，宜入丸散。外用适量，研末敷患处。

【其他】

1. 孕妇慎用。

2. 芦荟中含有大量的生物活性成分，有提高人体免疫力、改善肠胃功能、有效控制血糖、减少氧化应激、促进心血管健康、促进肝脏健康、减少皮肤皱纹、增加皮肤弹性、滋润皮肤、抗菌消炎、抗紫外线、抗衰老等多种生物功效。

3. 便秘：芦荟鲜叶5 g，蜂蜜30 ml。每晚睡前开水冲服。

4. 蚊虫叮咬：新鲜芦荟叶片适量。洗净，从中间分开，剪去边上的刺，直接涂在被叮咬处。

❀ 芦　根 ❀

【来源】 芦根为禾本科植物芦苇 *Phragmites communis* Trin. 的新鲜或干燥根茎。主产于江苏、浙江、安徽、湖北、湖南等地。

【性状】 鲜芦根：呈长圆柱形，有的略扁，长短不一，直径1~2 cm。表面黄白色，有光泽，外皮疏松可剥离，节呈环状，有残根和芽痕。体轻，质韧，不易折断。切断面黄白色，中空，壁厚1~2 mm，有小孔排列成环。气微，味甘。

芦根：呈扁圆柱形。节处较硬，节间有纵皱纹（图143-1）。

均以条粗壮、黄白色、有光泽、无须根、质嫩者为佳。

【采收加工】 全年均可采挖，除去芽、须根、膜状叶和其他杂质，洗净，切段。鲜用或晒干。干芦根药材水分不得过12.0%。

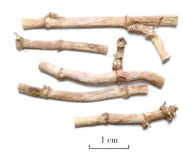

1 cm

图143-1 芦　根

【贮藏】 芦根贮存不当，有效成分易流失。建议干芦根在25℃以下，单包装密封，大垛用黑色塑料布遮盖、密闭，暗室库藏。

鲜芦根埋于湿沙中。

【主要成分】 主要含黄酮类（如小麦黄素）、蒽醌类（如大黄素甲醚）、酚类、甾体类、酚酸类、多糖类等。

药典标准：水浸出物不得少于12.0%。

【性味归经】 甘，寒。归肺、胃经。

【功能主治】 清热泻火，生津止渴，除烦，止呕，利尿。用于热病烦渴，肺热咳嗽，肺痈吐脓，胃热呕哕，热淋涩痛。

【用法用量】 15~30 g；鲜品用量加倍，或捣汁服用。

【其他】

1. 芦根具有抗菌、抗氧化、抗肿瘤、改善脂代谢、保护肝肾等药理活性。

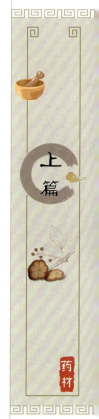

上篇

药材

2. 大叶性肺炎，高热烦渴，喘咳：芦根 30 g，麻黄 3 g，甘草 6 g，杏仁 9 g，石膏 15 g。水煎服。

3. 肺痈咳嗽，吐腥臭脓痰：芦根 30 g，薏米、冬瓜子各 15 g，桃仁、桔梗各 9 g。水煎服。

苏 木

【来源】 苏木是豆科植物苏木 *Caesalpinia sappan* L. 的干燥心材。主产于广西、云南、广东、海南等地。

【性状】 苏木呈长圆柱形或对剖半圆柱形，长 10~100 cm，直径 3~12 cm，表面黄红色至棕红色，有刀削痕，常见纵向裂缝。质坚硬。断面略具光泽，年轮明显，有的可见暗棕色、质松、带亮星的髓部（图 144-1）。气微，味微涩。

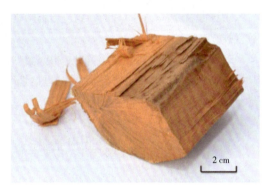

图 144-1 苏 木

以粗大、坚实、色红黄者为佳。

【采收加工】 多于秋季采伐。种植 5 年后可采入药，从茎基部高 15~20 cm 处砍下树干，除去外皮和白色边材，截成 60~100 cm 长的段，粗者对半剖开，阴干。建议趁鲜劈成小块，阴干，干燥后立即密封保存。药材水分不得过 12.0%。

苏木越近基部心材质量越佳，上部的心材和枝干的心材质量较差，也可做药用。采收时不要连根挖取，留下伐桩，以便苏木重新萌芽。

【贮藏】 苏木贮存不当，易受潮，见光色变暗，有效成分流失快。建议在 25℃以下，单包装密封，大垛用黑色塑料布遮盖、密闭，暗室库藏。

【主要成分】 主要含原苏木素类（如原苏木素 A、E2）、巴西苏木素类（如巴西苏木素、苏木精）、高异黄酮类（如苏木酮 A）、苏木查尔酮类等。

药典标准：醇浸出物不得少于 7.0%。

【性味归经】 甘、咸，平，归心、肝、脾经。

【功能主治】 活血祛瘀，消肿止痛。用于跌打损伤，骨折筋伤，瘀滞肿痛，经闭痛经，产后瘀阻，胸腹刺痛，痈疽肿痛。

【用法用量】 3~9 g。

【其他】

1. 孕妇慎用。

2. 苏木具有抗炎、免疫抑制、抗肿瘤、保护血管、抗心脏移植排斥反应、抗氧化、抗病毒等药理活性。

3. 苏木具有明显的免疫抑制作用，包括细胞免疫、体液免疫、非特异性免疫等，在防治免疫功能紊乱性疾病的临床应用方面有广阔的前景。

4. 痛经：苏木 6 g，黑豆 125 g，加红糖适量，炖服。

杜 仲

【来源】 杜仲为杜仲科植物杜仲 *Eucommia ulmoides* Oliv. 的干燥树皮。主产于贵州、湖南、湖北、四川、陕西等地。

【性状】 杜仲呈板片状或两边稍向内卷，大小不一，厚 3~7 mm。外表面淡棕色或灰褐色，有明显的皱纹或纵裂槽纹，有的树皮较薄，未去粗皮，可见明显的皮孔。内表面暗紫色，光滑。质脆，易折断，断面有细密、银白色、富弹性的橡胶丝相连（图 145-1）。气微，味稍苦。

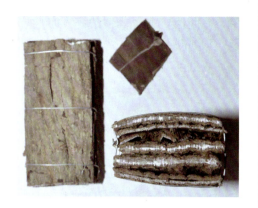

图 145-1 杜 仲

以皮厚而大、糙皮刮净、外面黄棕色、内面黑褐色而光，折断时白丝多者为佳。

【采收加工】 杜仲定植后至少 5 年才能剥皮，一般在 10 年以上。4—6 月进行剥皮，剥皮应选多云或阴天，不宜在雨天及炎热的晴天进行。采用半环剥法或环剥法剥取树皮，每次剥取树干的一半或 1/3，来年割取其他部位，注意割取时不伤形成层。经 2~3 年树皮可重新长成。

运回刮去粗皮，堆置"发汗"至内皮呈紫褐色，晒干。建议"发汗"结束后立即切块或丝，晒干或 80℃以下烘干。药材水分不得过 13.0%。

不同采收月份杜仲皮中绿原酸与松脂醇二葡萄糖苷的含量测定，见表 145-1。

表 145-1 不同采收月份杜仲皮中绿原酸与松脂醇二葡萄糖苷的含量测定[1]

采收月份	4 月	5 月	6 月	7 月	8 月	9 月
绿原酸 /%	0.140	0.284	0.320	0.219	0.191	0.254
松脂醇二葡萄糖苷 /%	0.221	0.250	0.213	0.207	0.133	0.206

5—6 月份为杜仲最佳采收时期，绿原酸和松脂醇二葡萄糖苷含量都较高。

【贮藏】 杜仲贮存不当，易虫蛀，有效成分流失快。建议在 25℃以下，单包装密封，大垛用黑色塑料布遮盖、密闭，暗室库藏。

【主要成分】 主要含木脂素类（如松脂醇二葡萄糖苷、松脂素）、苯丙素类（如松柏酸、松柏苷）、环烯醚萜类、黄酮类等。

药典标准：醇浸出物不得少于 11.0%；含松脂醇二葡萄糖苷不得少于 0.10%。

【功能主治】 补肝肾，强筋骨，安胎。用于肝肾不足，腰膝酸痛，筋骨无力，头晕目眩，妊娠漏血，胎动不安。

【性味归经】 甘，温。归肝、肾经。

【用法用量】 6~10 g。

【其他】

1. 杜仲有降血压、降血脂、抗氧化、调节骨密度等药理作用。

2. 慢性腰痛：杜仲（炒焦）12 g，白术 12 g，焙干研末，热黄酒 120 ml 共调，内服。

3. 坐骨神经痛：杜仲 30 g，猪腰一对，加水适量共煮。待水煮沸后再煮半小时，然后去杜仲，吃猪腰并喝汤。每日 1 剂，一般用 7~10 剂。

杜仲叶

【来源】 杜仲叶为杜仲科植物杜仲 *Eucommia ulmoides* Oliv. 的干燥叶。主产于贵州、湖南、湖北、四川、陕西等地。

[1]王丽楠, 李伟, 谭洁萍, 等. 不同采收期杜仲不同部位主要有效成分的动态研究［J］. 中国药业, 2009, 18（18）: 29-31.

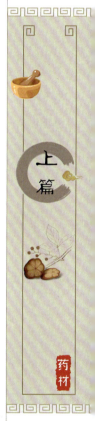

【性状】 杜仲叶多破碎，完整叶片展平后呈椭圆形或卵形，长 7~15 cm，宽 3.5~7 cm。表面黄绿色或黄褐色，微有光泽，先端渐尖，基部圆形或广楔形，边缘有锯齿，具短叶柄。质脆，搓之易碎，折断面有少量银白色橡胶丝相连。气微，味微苦。

以完整、色黄绿、无杂质者为佳（图 146-1）；枯黄，质次（图 146-2）。

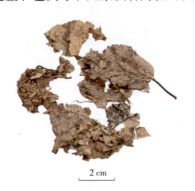

图 146-1　色黄绿，质优

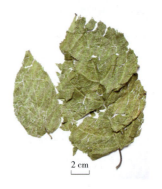

图 146-2　枯黄，质次

【采收加工】 夏、秋二季枝叶茂盛时采收，以 7—8 月为最佳采收时期。除去杂质，晒干或 60℃以下烘干。药材水分不得过 15.0%。

不同采收时期杜仲叶中绿原酸的含量，表 146-1。

表 146-1　不同采收时期杜仲叶中绿原酸的含量[1]（%）

采收月份	4 月	5 月	6 月	7 月	8 月	9 月	10 月
绿原酸/%	2.0	1.627	2.171	3.178	2.867	2.137	1.719

杜仲叶中绿原酸的含量随着叶子的生长而增高，到 7 月时含量最高；然后又随着生长的延续而逐渐下降。

【贮藏】 杜仲叶贮藏不当易变色，有效成分易流失，无绿色者质量差。建议在 25℃以下，单包装密封，大垛用黑色塑料布遮盖、密闭，暗室库藏。

【主要成分】 主要含环烯醚萜类（如车叶草苷、桃叶珊瑚苷）、木脂素类（如松脂素、橄榄脂素）、酚酸类（如绿原酸）、黄酮类、杜仲胶类等。

药典标准：醇浸出物不得少于 16.0%；含绿原酸不得少于 0.080%。

【功能主治】 补肝肾，强筋骨。用于肝肾不足，头晕目眩，腰膝酸痛，筋骨痿软。

【性味归经】 微辛，温。归肝、肾经。

【用法用量】 10~15 g。

【其他】

1. 杜仲叶具有镇静、镇痛、降压、增强免疫力、抗炎、延缓衰老、改善糖代谢、影响子宫功能等药理学作用。

2. 高血压：杜仲叶、枸杞叶适量，泡茶，早晚饮用。具体剂量和饮用频次根据个体进行调整。

豆 蔻

【来源】 豆蔻为姜科植物白豆蔻 *Amomurn kravanh* Pierre ex Gagnep. 或爪哇白豆蔻 *Amomum*

[1] 茹建永，乔孝伟. HPLC 法测定不同采收时期杜仲叶中绿原酸的含量[J]. 中国药房，2008，19（27）：2112-2114.

compactum Soland ex Maton 的干燥成熟果实。按产地不同分为"原豆蔻"和"印尼白蔻"。原豆蔻主产于泰国、柬埔寨，印尼白蔻主产印度尼西亚、爪哇；我国云南、广东、广西、海南等地有引种栽培。

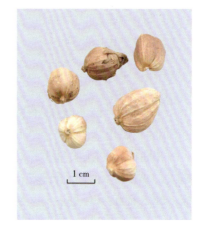

图 147-1　豆蔻

【性状】　原豆蔻：呈类球形，直径 1.2~1.8 cm。表面黄白色至淡黄棕色，有 3 条较深的纵向槽纹，顶端有突起的柱基，基部有凹下的果柄痕，两端均具浅棕色绒毛。果皮体轻，质脆，易纵向裂开，内分 3 室，每室含种子约 10 粒；种子呈不规则多面体，背面略隆起，直径 3~4 mm，表面暗棕色，有皱纹，并被有残留的假种皮。气芳香，味辛凉略似樟脑。

印尼白蔻：个略小。表面黄白色，有的微显紫棕色。果皮较薄，种子瘦瘪。气味较弱。

以个大，粒饱满，果壳薄而完整，皮色白，气味浓者为佳（图 147-1）。

【采收加工】　7—8 月果实即将成熟呈淡黄色，但未开裂时采收。剪取果穗，除去杂质，快速干燥或低温烘干。原豆蔻水分不超过 11.0%；印尼白蔻水分不超过 12.0%。

引种爪哇白豆蔻挥发油的含量测定，见表 147-1。

表 147-1　引种爪哇白豆蔻挥发油的含量测定[1]（%）

产地	挥发油含量
海南	6.26
云南	6.64
进口	4.94

产自云南的白豆蔻挥发油含量较高。

【贮藏】　豆蔻贮存不当，易虫蛀，香气易散失，挥发油含量易降低，无香气者药效低。建议在 20℃以下，单包装密封，大垛用黑色塑料布遮盖、密闭，暗室库藏。

【主要成分】　主要含挥发油，油中主要成分为右旋龙脑、右旋樟脑及桉叶素、松油醇等。

药典标准：原豆蔻仁含挥发油不得少于 5.0%，印尼白蔻仁含挥发油不得少于 4.0%；豆蔻仁含桉油精不得少于 3.0%。

【性味归经】　辛，温。归肺、脾、胃经。

【功能主治】　化湿行气，温中止呕，开胃消食。用于湿浊中阻，不思饮食，湿温初起，胸闷不饥，寒湿呕逆，胸腹胀痛，食积不消。

【用法用量】　3~6 g，后下。

【其他】

1. 入药前需捣碎。

2. 豆蔻具有平喘、抑菌、促进胃液分泌、增进胃肠蠕动、制止肠内异常发酵、祛除胃肠积气等药理作用。

3. 胃腹胀满，呕吐：白豆蔻 3 g，藿香 6 g，半夏、陈皮各 4.5 g，生姜 6 g。水煎服。

4. 白豆蔻嚼碎含咽，用于治疗呕恶欲吐。

5. 妊娠呕吐：白豆蔻 3 g，竹茹 10 g，苏叶 6 g，生姜 3 g。水煎糖调服。

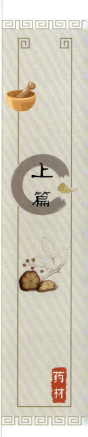

181

　　[1] 冯旭, 梁臣艳, 牛晋英, 等. 不同产地白豆蔻挥发油成分的 GC-MS 分析 [J]. 中国实验方剂学杂志, 2013, 19 (16)：107-110.

两头尖

【来源】 两头尖是毛茛科植物多被银莲花 *Anemone raddeana* Regel 的干燥根茎。主产于吉林、黑龙江、山东等地，主产于吉林省。

【性状】 两头尖呈类长纺锤形，两端尖细，微弯曲，其中一端较膨大，长 1~3 cm，直径 2~7 mm。表面棕褐色至棕黑色，有微细纵皱纹，膨大部位常有 1~3 个支根呈鱼鳍状突起支起，偶见不明显的 3~5 个环节。质硬而脆，易折断，断面略平坦，类白色或灰褐色，略角质样（图 148-1）。气微，味先淡后微苦而麻辣。

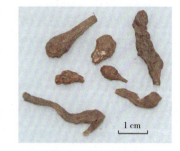

图 148-1　两头尖

【采收加工】 夏季，枯萎、倒苗前后，挖出全根，除去须根，洗净，晒干或烘干。药材水分不得过 12.0%。

两头尖不同部位竹节香附素 A 含量测定，见表 148-1。

表 148-1　两头尖不同部位竹节香附素 A 含量测定[1]（%）

部位	茎	叶	果实	根茎
竹节香附素 A	0.185	0.274	0.127	0.324

两头尖根茎部竹节香附素 A 含量高，叶、茎和果实竹节香附素 A 含量较根茎部低，可进一步研发利用。

【贮藏】 两头尖贮存不当，易虫蛀，受潮易霉变，有效成分流失快。建议在 20℃ 以下，单包装密封，大垛用黑色塑料布遮盖、密闭，暗室库藏。或大货密封冷藏。

【主要成分】 主要含皂苷类（如竹节香附素 A、常春藤皂苷 B 和竹节香附皂苷 R8）、内酯类（如原白头翁、毛茛苷）、生物碱类、挥发油等。

药典标准：醇浸出物不得少于 12.0%；含竹节香附素 A 不得少于 0.20%。

【性味归经】 辛，热；有毒。归脾经。

【功能主治】 祛风湿，消痈肿。用于风寒湿痹，四肢拘挛，骨节疼痛，痈肿溃烂。

【用法用量】 1~3 g。外用适量。

【其他】

1. 孕妇禁用。

2. 两头尖具有抗肿瘤、抑菌、抗炎、镇痛、解热、镇静、抗惊厥、抗组胺等药理活性。

3. 两头尖炮制品中，酒制品和醋制品中竹节香附素 A 的含量明显升高，由两头尖原药材的 0.223% 升至酒制品的 0.349% 和醋制品的 0.657%[2]。

4. 慢性关节疼痛：两头尖 3 g，防风 9 g，牛膝 12 g，威灵仙 12 g，松节 6 g，鸡血藤 15 g。水煎服。

连　翘

【来源】 连翘为木犀科植物连翘 *Forsythia suspensa*（Thunb.） Vahl 的干燥果实。主产于山西

[1] 刘大有，李勇，赵博，等．两头尖地上部分化学成分及其含量测定分析 [J]．长春中医药大学学报，2005，21（1）：43-44.

[2] 周兴卓，刘洪玲，丁媛媛．两头尖不同炮制品中竹节香附素 A 含量的比较 [J]．广州化工，2020，48（21）：94-95.

晋南、陕西、河南豫西等地。

【**性状**】 连翘呈长卵形至卵形，稍扁，长 1.5~2.5 cm，直径 0.5~1.3 cm。表面有不规则的纵皱纹和多数突起的小斑点，两面各有 1 条明显的纵沟。顶端锐尖，基部有小果梗或已脱落。青翘多不开裂，表面绿褐色，突起的灰白色小斑点较少；质硬，种子多数，黄绿色，细长，一侧有翘。老翘自顶端开裂或裂成两瓣，表面黄棕色或红棕色，内表面多为浅黄棕色，平滑，具一纵隔；质脆；种子棕色，多已脱落。气微香，味苦。

青翘以色青绿、无枝梗者为佳（图 149-1）；老翘以色黄、壳厚、无种子、纯净者为佳（图 149-2）。

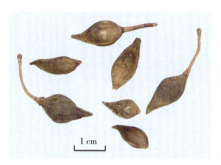

图 149-1 青 翘

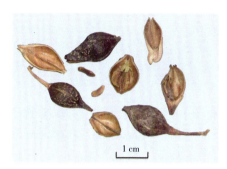

图 149-2 老 翘

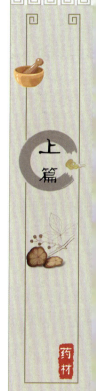

【**采收加工**】 青翘在秋季果实初熟尚带绿色时采收，除去杂质，蒸熟，晒干。老翘在果实熟透时采收，晒干，除去杂质。药材水分不得过 10.0%。

不同采收期连翘果实中连翘苷和连翘酯苷 A 的含量（河南省栾川县野生连翘基地），见表 149-1。

表 149-1 不同采收期连翘果实中连翘苷和连翘酯苷 A 的含量（河南省栾川县野生连翘基地）[1]

采收时间	7月17日	8月9日	9月5日	9月15日	9月23日	10月7日	10月20日	11月7日
连翘苷 /%	0.97	0.86	0.61	0.62	0.62	0.40	0.83	0.34
连翘酯苷 A/%	10.22	8.70	9.06	9.07	9.32	4.57	0.95	0.46
浸出物 /%	50.30	49.25	44.85	48.00	48.12	33.97	29.24	17.28
每百个干果重量 /g	9.97	11.88	12.27	12.65	13.06	11.36	9.13	7.67

7—9 月连翘初熟尚带绿色，为"青翘"，含量在 7 月 17 日最高，此时采收，产量较低；9 月 23 日干果重量最大、产量较高，故认为"青翘"最佳采收时间为 9 月中下旬。10 月后连翘熟透，为"老翘"，10 月 20 日连翘苷含量最高、10 月 7 日连翘酯苷 A 含量最高，11 月份"老翘"各项指标均最低，故"老翘"应该在 11 月份之前采收。

【**贮藏**】 连翘贮藏不当，易受潮发霉。建议在 25℃ 以下，单包装密封，大垛用黑色塑料布遮盖、密闭，暗室库藏。

【**主要成分**】 主要化学成分为连翘酯苷 A、连翘苷、熊果酸等。

药典标准：醇浸出物，青翘不得少于 30.0%，老翘不得少于 16.0%；连翘苷的含量（青翘、老翘）均不得少于 0.15%；青翘含挥发油不得少于 2.0%（ml/g）；连翘酯苷 A 含量，青翘不得少于 3.5%，老翘不得少于 0.25%。

【**性味归经**】 苦，微寒。归肺、心、小肠经。

【**功能主治**】 清热解毒，消肿散结，疏散风热。用于痈疽，瘰疬，乳痈，丹毒，风热感冒，温病初起，温热入营，高热烦渴，神昏发斑，热淋涩痛。

183

[1]雷敬卫, 张强, 谢彩侠, 等. 不同采收期连翘的含量测定及 HPLC 指纹图谱[J]. 中国医药工业杂志, 2014, 45（12）: 1181-1185.

【用法用量】 6~15 g。

【其他】

1.连翘叶中连翘苷的含量远高于果实，连翘酯苷的含量低于果实，可进行进一步研发利用。

2.连翘被誉为"疮家圣药"。现代研究表明，连翘具有抗菌、抗病毒、抗炎、抗氧化、保肝等药理活性，临床上常用于风热感冒、痈肿疮毒、淋巴结核、尿路感染等。

3.热毒疮痈，红肿热痛：连翘、金银花各 10 g，紫花地丁 15 g。水煎服。

4.呃逆：连翘 60 g，炒焦煎水服，或服药末，每次 10 g，1 日 3 次。

5.便秘：连翘 15~30 g，沏水或煎沸当茶饮，持续 1~2 周，亦可便下停服。

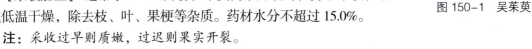

吴茱萸

【来源】 吴茱萸为芸香科植物吴茱萸 *Euodia rutaecarpa*（Juss.）Benth.、石虎 *Euodia rutaecarpa*（Juss.）Benth. var. *officinalis*（Dode）Huang 或疏毛吴茱萸 *Euodia rutaecarpa*（Juss.）Benth. var. *bodinieri*（Dode）Huang 的干燥近成熟果实。主产于湖南、广西、贵州等地。按来源分，吴茱萸称为大花吴茱萸，石虎和疏毛吴茱萸称小花吴茱萸。

【性状】 吴茱萸呈球形或略呈五角状扁球形，直径 2~5 mm。表面暗黄绿色至褐色，粗糙，有多数点状突起或凹下的油点。顶端有五角星状的裂隙，基部残留被有黄色茸毛的果梗。质硬而脆，横切面可见子房 5 室，每室有淡黄色种子 1 粒（图 150-1）。气芳香浓郁，味辛辣而苦。

以小花、饱满、色绿、香气浓郁、未开裂者为质优。

1 cm

图 150-1 吴茱萸

【采收加工】 通常于 8—11 月份，果实尚未开裂时，剪下果枝，晒干或低温干燥，除去枝、叶、果梗等杂质。药材水分不超过 15.0%。

注：采收过早则质嫩，过迟则果实开裂。

不同采收时间吴茱萸 3 种成分的含量（江西遂川），见表 150-1。

表 150-1 不同采收时间吴茱萸 3 种成分的含量（江西遂川）[1]（%）

采收时间	7月31日（绿色）	8月7日（黄绿色）	8月14日（黄绿色）	8月21日（黄色）	8月28日（黄色）	9月4日（黄褐色，少许开裂）
吴茱萸碱	0.20	0.22	0.25	0.31	0.27	0.28
吴茱萸次碱	0.11	0.12	0.12	0.18	0.15	0.15
柠檬苦素	1.00	0.93	1.11	0.95	0.96	0.97

8 月中下旬吴茱萸碱和吴茱萸次碱含量最高。吴茱萸果实在 8 月中旬开始变色，9 月初逐渐变为黄褐色并有少许开裂。吴茱萸的最佳采收期为 8 月中下旬。

不同加工方法吴茱萸药材含量测定，见表 150-2。

表 150-2 不同加工方法吴茱萸药材含量测定[2]

加工方法	品种	吴茱萸碱 /%	吴茱萸次碱 /%
阴干	疏毛吴茱萸	0.45	0.26

[1]罗习珍，喻理德，张敏，等.吴茱萸最佳采收期的研究[J].安徽农业科学，2012，40（9）：5175-5176.

[2]罗君，张丽艳，杨玉琴，等.贵州余庆栽培吴茱萸的质量对比研究[J].时珍国医国药，2008，19（12）：3001-3002.

中药材质量 新说（第二版）ZHONGYAOCAI ZHILIANG XINSHUO（DIERBAN）药材

加工方法	品种	吴茱萸碱 /%	吴茱萸次碱 /%
晒干	疏毛吴茱萸	0.34	0.19
50℃烘干	疏毛吴茱萸	0.85	0.32
57℃烘干	疏毛吴茱萸	0.49	0.35
59℃烘干	疏毛吴茱萸	0.35	0.22
62℃烘干	疏毛吴茱萸	0.33	0.21
阴干	吴茱萸	0.54	0.20
晒干	吴茱萸	0.51	0.27
50℃烘干	吴茱萸	1.47	0.73
55℃烘干	吴茱萸	0.79	0.31

疏毛吴茱萸和吴茱萸药材 50℃烘干有效成分含量最高，药材质量最好。

【贮藏】 吴茱萸贮存不当，香气极易散失，无香气者有效成分含量低。建议在 20℃以下，单包装密封，大垛用黑色塑料布遮盖、密闭，暗室库藏。

【主要成分】 主要含生物碱类（如吴茱萸碱、吴茱萸次碱）、黄酮类（如香叶木苷）、萜类（如柠檬苦素、石竹苦素）、醌类、挥发油类等。

药典标准：醇浸出物不得少于 30.0%；含吴茱萸碱和吴茱萸次碱的总量不得少于 0.15%，含柠檬苦素不得少于 0.20%。

【性味归经】 辛、苦、热；有小毒。归肝、脾、胃、肾经。

【功能主治】 散寒止痛，降逆止呕，助阳止泻。用于厥阴头痛，寒疝腹痛，寒湿脚气，经行腹痛，脘腹胀痛，呕吐吞酸，五更泄泻。

【用法用量】 2~5 g。外用适量。

【其他】

1. 吴茱萸具有止呕、止泻、抗胃溃疡、镇痛、体温上升、保护心血管系统、抑菌、利尿、抗肿瘤等药理活性。

2. 吴茱萸内服可用于高血压、心绞痛、胆心综合征、风湿性关节炎、药物性肝损害等，外用可用于口腔病、高血压、阳痿早泄、慢性前列腺炎、喉喘鸣、癫痫、虚寒性胃痛、泄泻、麻痹性肠梗阻、腮腺炎、小儿消化不良等。

3. 吴茱萸汤：吴茱萸 9 g，人参 9 g，大枣 4 枚，生姜 18 g。具有温肝暖胃，降逆止呕之功效。现代常用于治疗慢性胃炎、妊娠呕吐、神经性头痛、耳源性眩晕等属中焦虚寒者。

4. 呃逆：吴茱萸 20 g、苍耳子 20 g、肉桂 5 g，共研末。每次取 10 g，用醋调敷双足涌泉穴。

牡丹皮

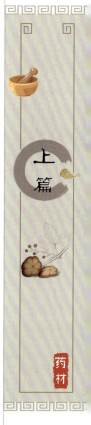

【来源】 牡丹皮是毛茛科植物牡丹 *Paeonia suffruticosa* Andr. 的干燥根皮。产于安徽、山西、重庆、湖北等地，主产于安徽亳州。

【性状】 连丹皮：呈筒状或半筒状，有纵剖开的裂缝，略向内卷曲或张开，长 5~20 cm，直径 0.5~1.2 cm，厚 0.1~0.4 cm。外表面灰褐色或黄褐色，有多数横长皮孔样突起和细根痕，栓皮脱落处粉红色；内表面淡灰黄色或浅棕色，有明显的细纵纹，常见发亮的结晶。质硬而脆，易折断，断面较平坦，淡粉红色，粉性。气芳香，味微苦而涩。

刮丹皮：外表面有刮刀削痕，外表面红棕色或淡灰黄色，有时可见灰褐色斑点状残存外皮。

以皮厚、无木心、断面粉白色、粉性足、香气浓者为佳（图 151-1~ 图 151-2）。

185

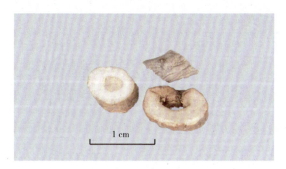

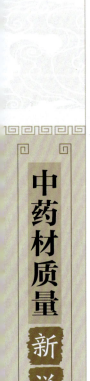

| 图 151-1　牡丹皮 | 图 151-2　牡丹皮片 |

【采收加工】 栽种后第 3 年或第 4 年，9 月初到 10 月上旬叶枯萎时采收，将距茎茬 10~15 cm 以上的枝叶砍去，挖出全根，剥取根皮，或刮去粗皮，除去木心，晒干或低温烘干。未刮粗皮者称"连丹皮"，刮去粗皮者称"刮丹皮"。药材水分不得过 13.0%。

不同采收期牡丹皮中丹皮酚含量，见表 151-1。

表 151-1　不同采收期牡丹皮中丹皮酚含量[1]（%）

采收月份	7 月	8 月	9 月	10 月	11 月	12 月
3 年生	2.26	1.98	2.50	2.66	2.05	2.33
4 年生	1.96	1.79	2.17	2.13	1.96	1.89
5 年生	2.42	1.83	2.37	1.68	2.29	1.75

3 年生 10 月采收的牡丹皮丹皮酚含量最高。

牡丹皮不同部位丹皮酚含量，见表 151-2。

表 151-2　牡丹皮不同部位丹皮酚含量[2]（%）

部位	栓皮部	韧皮部	木心部（细）	木心部（中）	木心部（粗）
丹皮酚	4.63	2.33	1.15	1.11	1.02

牡丹皮的栓皮部丹皮酚含量最高，木心部也有含量。故建议牡丹皮带粗皮使用。

不同洗涤牡丹皮中丹皮酚含量，见表 151-3。

表 151-3　不同洗涤牡丹皮中丹皮酚含量[3]（%）

洗涤方法	水淘洗	水冲淋	未洗涤
丹皮酚	1.837	2.312	2.526

抖去泥土直接加工的牡丹皮中丹皮酚含量高。

【贮藏】 牡丹皮贮存不当，易虫蛀、变色，香气易散失。无香味者基本无药效。建议在 20℃以下，单包装密封，大垛用黑色塑料布遮盖、密闭，暗室库藏。

注： 牡丹皮与泽泻、山药对抗同贮，防虫保色。

【主要成分】 主要含酚及酚苷类（如丹皮酚、丹皮酚原苷、丹皮酚苷、丹皮酚新苷）、单萜及其苷类、三萜及甾醇类、多糖类、挥发油等。

药典标准：醇浸出物不得少于 15.0%；含丹皮酚不得少于 1.2%。

【性味归经】 苦、辛，微寒。归心、肝、肾经。

【功能主治】 清热凉血，活血化瘀。用于热入营血，温毒发斑，吐血衄血，夜热早凉，无汗骨

[1] 杨晨，方成武，韩燕全，等. HPLC 测定不同产地不同采收期牡丹皮中丹皮酚的含量[J]. 中国当代医药，2010，17（5）：5-7.

[2][3] 周立艳，王淑美，梁生旺，等. 牡丹皮产地加工方法的研究[J]. 时珍国医国药，2008，19（4）：842-843.

蒸，经闭痛经，跌扑伤痛，痈肿疮毒。

【用法用量】 6~12 g。

【其他】

1. 孕妇慎用。

2. 牡丹皮具有抗菌消炎、抗肿瘤、保护血管、治疗糖尿病、抗心律失常、增强免疫、抗胃溃疡、护肝保肝、抗惊厥、抗氧化等多种药理作用。

3. 鼻出血：牡丹皮 10 g，侧柏叶 10 g，旱莲草 15 g，仙鹤草 15 g。水煎服。

4. 高血压：牡丹皮初次用量每日 15~18 g，如无不良反应，增至每日 50 g，水煎分 3 次服。

5. 疥疮：丹皮、地骨皮、白鲜皮、苦参、地肤子、百部、银花各 15 g，黄柏、蝉衣、甘草各 10 g。水煎服。

牡 蛎

【来源】 牡蛎为牡蛎科动物长牡蛎 *Ostrea gigas* Thunberg、大连湾牡蛎 *Ostrea talienwhanensis* Crosse 或近江牡蛎 *Ostrea rivularis* Gould 的贝壳。主产于福建、江苏、广东、浙江、辽宁及山东沿海。

【性状】 长牡蛎：呈长片状，背腹缘几平行，长 10~50 cm，高 4~15 cm。右壳较小，鳞片坚厚，层状或层纹状排列。壳外面平坦或具数个凹陷，淡紫色、灰白色或黄褐色；内面瓷白色，壳顶二侧无小齿。左壳凹陷深，鳞片较右壳粗大，壳顶附着面小。质硬，断面层状，洁白。气微，味微咸。

大连湾牡蛎：呈类三角形，背腹缘呈八字形。右壳外面淡黄色，具疏松的同心鳞片，鳞片起伏成波浪状，内面白色。左壳同心鳞片坚厚，自壳顶部放射肋数个，明显，内面凹下呈盒状，铰合面小。

近江牡蛎：呈圆形、卵圆形或三角形等。右壳外面稍不平，有灰、紫、棕、黄等色，环生同心鳞片，幼体者鳞片薄而脆，多年生长后鳞片层层相叠，内面白色，边缘有的淡紫色。

以个大、整齐、里面光洁者为佳（图 152-1~ 图 152-2）。

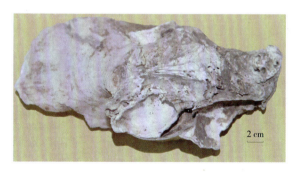

图 152-1 牡蛎（一）

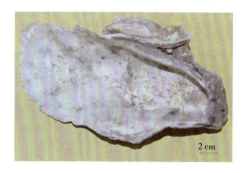

图 152-2 牡蛎（二）

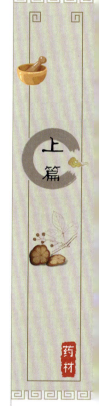

【采收加工】 全年均可捕捞，以冬季、春季产量大。去肉，洗净，晒干。

【贮藏】 建议在 25℃以下，单包装密封。

【主要成分】 主要含碳酸钙、磷酸钙，并含镁、铝、硅及氧化铁等。

药典标准：含碳酸钙不得少于 94.0%。

【性味归经】 咸，微寒。归肝、胆、肾经。

【功能主治】 重镇安神，潜阳补阴，软坚散结。用于惊悸失眠，眩晕耳鸣，瘰疬痰核，癥瘕痞块。煅牡蛎收敛固涩，制酸止痛。用于自汗盗汗，遗精滑精，崩漏带下，胃痛吞酸。

【用法用量】 9~30 g，先煎。

【其他】

1. 重金属及有害元素含量不得过限量。

2. 牡蛎壳具有抗氧化、抗肿瘤、降血糖、免疫调节等药理作用，临床治疗心神不宁、头晕、心悸、目眩、失眠、遗精、盗汗等多种病症。

3. 煅制牡蛎壳中和胃酸效果较生品强。

4. 自汗盗汗：煅牡蛎、黄芪、浮小麦各 16 g，生白芍 9 g。水煎服。

何首乌

【来源】 何首乌是蓼科植物何首乌 *Polygonum multiflorum* Thunb. 的干燥块根。主产于广东、四川、云南、贵州、重庆等地。

【性状】 何首乌呈团块状或不规则纺锤形，长 6~15 cm，直径 4~12 cm。表面红棕色或红褐色，皱缩不平，有浅沟，并有横长皮孔样突起和细根痕。体重，质坚实，不易折断，断面浅黄棕色或浅红棕色，显粉性，皮部有 4~11 个类圆形维管束环列，形成云锦状花纹，中央木部较大，有的呈木心（图 153-1~ 图 153-2）。气微，味微苦而甘涩。

以质坚体实，粉性足者为佳。图 153-3 为制何首乌片。

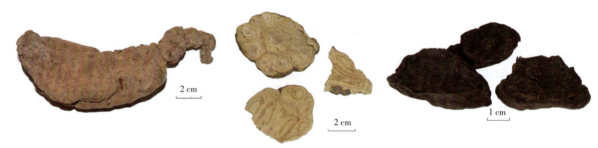

图 153-1　何首乌个　　　　图 153-2　生何首乌片　　　　图 153-3　制何首乌片

【采收加工】 栽种后第二年秋季霜降后，茎叶枯萎时采收。割去地上藤蔓，挖出块茎，洗净，晒干或烘干。建议趁鲜切厚片或块，干燥。药材水分不得过 10.0%。

何首乌切片忌用铁器，铁器会降低药效。

1~3 年生何首乌不同采收期产量，见表 153-1。

表 153-1　1~3 年生何首乌不同采收期产量[1]（kg/ 亩）

采收时间	1 年生		2 年生		3 年生	
	鲜重	干重	鲜重	干重	鲜重	干重
9 月 17 日	397.3	139.0	760.0	326.8	1149.7	517.3
10 月 16 日	425.7	148.9	852.3	366.4	995.8	448.1
10 月 29 日	490.0	171.5	1132.6	487.0	1319.4	593.7
11 月 14 日	549.0	192.1	1271.6	546.8	1576.3	709.3
12 月 1 日	604.3	211.2	1533.6	659.4	1452.6	653.6
12 月 18 日	575.5	201.4	1705.5	733.3	1660.5	747.2
1 月 4 日	667.3	233.5	1433.2	616.2	1713.7	771.1
1 月 19 日	570.6	199.7	1198.8	515.4	1661.6	747.7

3 年生何首乌产量高，但较 2 年生何首乌无明显优势。

1~3 年生何首乌不同采收期结合蒽醌类的含量，见表 153-2。

[1]罗春丽，陆翔恩，赵致，等 . 综合评分法优选何首乌的合理采收期[J]. 贵州农业科学，2013，41（9）：66-70.

表 153-2　1~3 年生何首乌不同采收期结合蒽醌类的含量[1]（%）

采收时间	9月17日	10月16日	10月29日	11月14日	12月1日	12月18日	1月4日	1月19日
1年生	0.07	0.16	0.07	0.06	0.10	0.16	0.14	0.13
2年生	0.17	0.30	0.20	0.21	0.20	0.36	0.27	0.23
3年生	0.24	0.33	0.15	0.17	0.15	0.26	0.19	0.16

2 年生 12 月中旬何首乌结合蒽醌类的含量高。

2 年生不同采收期何首乌药用成分含量，见表 153-3。

表 153-3　2 年生不同采收期何首乌药用成分含量[2]（%）

采收时间	9月17日	10月16日	10月29日	11月14日	12月1日	12月18日	1月4日	1月19日
二苯乙烯苷	3.68	3.78	3.76	4.27	4.32	3.59	3.89	3.37
结合蒽醌	0.16	0.30	0.20	0.21	0.19	0.36	0.27	0.23

何首乌最优采收期为 2 年生 12 月中下旬产量大，结合蒽醌含量高。

【贮藏】　何首乌贮存不当，易吸潮、霉变、虫蛀，有效成分流失快。建议在 25℃ 以下，单包装密封，大垛用黑色塑料布遮盖、密闭，暗室库藏。贮藏时间不宜超过 2 年。

【主要成分】　主要含磷脂类（如磷脂酰胆碱）、蒽醌类（如大黄酚、大黄素、大黄素甲醚、大黄酸）、二苯乙烯苷类（如 2，3，5，4′ – 四羟基二苯乙烯 –2–O–β–D– 葡萄糖苷）、黄酮类、酚类等。

药典标准：含 2，3，5，4′ – 四羟基二苯乙烯 –2–O–β–D– 葡萄糖苷不得少于 1.0%；含结合蒽醌以大黄素和大黄素甲醚的总量计，不得少于 0.10%。

【性味归经】　苦、甘、涩，微温。归肝、心、肾经。

【功能主治】　解毒，消痈，截疟，润肠通便。用于疮痈，瘰疬，风疹瘙痒，久疟体虚，肠燥便秘。

【用法用量】　3~6 g。

【其他】

1. 何首乌游离蒽醌类成分具有肝毒性，可引起的肝损伤和线粒体异常。入药时可采用高压清蒸法和高压黑豆汁蒸法降低毒性。

2. 何首乌具有促进造血功能、增强免疫功能、降血脂、抗动脉粥样硬化、保肝、延缓衰老、调节内分泌、润肠通便等药理作用，临床用于疟疾、百日咳、降低血清胆汁醇、疖肿。

3. 青少年白发：制首乌 30 g，生地黄 30 g，旱莲草 15 g。水煎服。

伸筋草

【来源】　伸筋草为石松科植物石松 *Lycopodium japonicum* Thunb. 的干燥全草。主产于湖北、浙江、贵州、四川、福建、江苏、山东等地。

【性状】　伸筋草匍匐茎呈细圆柱形，略弯曲，长可达 2 m，直径 1~3 mm，其下有黄白色细根；直立茎作二叉状分枝。叶密生茎上，螺旋状排列，皱缩弯曲，线形或针形，长 3~5 mm，黄绿色至淡黄棕色，无毛，先端芒状，全缘，易碎断。质柔软，断面皮部浅黄色，木部类白色（图 154-1）。气微，味淡。

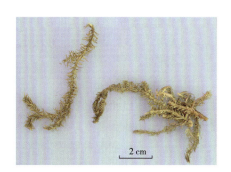

图 154-1　伸筋草

[1][2]罗春丽, 陆翔恩, 赵致, 等.综合评分法优选何首乌的合理采收期[J].贵州农业科学, 2013, 41（9）：66-70.

以茎长、黄绿色者为佳。

【采收加工】 夏秋二季茎叶茂盛时采收，除去杂质，摊薄快速晒干。药材水分不得过 10.0%。

【贮藏】 伸筋草贮存不当，易变色，有效成分流失快。建议在 25℃ 以下，单包装密封，大垛用黑色塑料布遮盖、密闭，暗室库藏。

【主要成分】 主要含生物碱类（如棒石松碱、鲁西地宁碱、玉柏碱、石松毒碱）、挥发油（如癸酸、白菖蒲油烯、姜黄烯）、三萜类、蒽醌类等。

【性味归经】 微苦、辛，温。归肝、脾、肾经。

【功能主治】 祛风除湿，舒筋活络。用于关节酸痛，屈伸不利。

【用法用量】 3~12 g。

【其他】

1. 伸筋草具有抗炎、镇痛、抑菌、抑制乙酰胆碱酯酶活性等药理作用。

2. 关节酸痛：伸筋草 9 g，虎杖根 15 g，大血藤 9 g。水煎服。

3. 跌打损伤：伸筋草 15 g，苏木、土鳖虫各 9 g，红花 6 g。水煎服。

皂角刺

【来源】 皂角刺为豆科植物皂荚 *Gleditsia sinensis* Lam. 的干燥棘刺。主产于河南、陕西、山东、湖北、安徽、四川、重庆、山西、辽宁等地亦产。

【性状】 皂角刺为主刺和 1~2 次分枝的棘刺。主刺长圆锥形，长 3~15 cm 或更长，直径 0.3~1 cm；分枝刺长 1~6 cm，刺端锐尖。表面紫棕色或棕褐色。体轻，质坚硬，不易折断。切片厚 0.1~0.3 cm，常带有尖细的刺端；木部黄白色，髓部疏松，淡红棕色；质脆，易折断（图 155-1）。气微，味淡。

以片薄、纯净、无核梗、色棕紫、切片中间棕红色、糠心者为佳。

【采收加工】 全年可采，一般集中在每年 10 月左右收获，或趁鲜纵切成片，晒干或烘干。

【贮藏】 建议皂角刺在 25℃ 以下，单包装密封，大垛用黑色塑料布遮盖、密闭，暗室库藏。

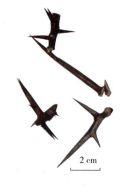

图 155-1 皂角刺

【主要成分】 主要含黄酮类（如北美圣草素、槲皮素）、酚酸类（如没食子酸乙酯）、三萜类（如白桦脂酸、刺囊酸、皂荚皂苷 C）等成分。

【性味归经】 辛，温。归肝、胃经。

【功能主治】 消肿托毒，排脓，杀虫。用于痈疽初起或脓成不溃；外治疥癣麻风。

【用法用量】 3~10 g。外用适量，醋蒸取汁涂患处。

【其他】

1. 皂角刺有抗菌、抗炎、免疫调节、抗过敏、抗凝血、抗肿瘤、抗肝纤维化等药理作用，临床用于痤疮、活血止痛、慢性盆腔炎、腰椎间盘突出、面部神经麻痹、臀痈、停滞不育、糖尿病合并肛周囊肿等病症。

2. 痈疽疮毒初起或脓成未溃：皂角刺、金银花各 30 g，用醋煎，外涂患处。

3. 脚部湿疹：皂角刺 10 g，荆芥 10 g，红花 10 g，明矾 15 g，捣烂外用或水煎洗。

4. 市场上多用野蔷薇的茎切段（上面有短刺，黄亮色）冒充皂角刺，不可替代皂角刺入药，购买时应注意鉴别。

佛 手

【来源】 佛手是芸香科植物佛手 *Citrus medica* L. var. *sarcodactylis* Swingle 的干燥果实。主产于广西、四川、广东、云南等地。

【性状】 佛手为类椭圆形或卵圆形的薄片，常皱缩或卷曲，长 6~10 cm，宽 3~7 cm，厚 0.2~0.4 cm。顶端稍宽，常有 3~5 个手指状的裂瓣，基部略窄，有的可见果梗痕。外皮黄绿色或橙黄色，有皱纹和油点。果肉浅黄白色或浅黄色，散有凹凸不平的线状或点状维管束。质硬而脆，受潮后柔韧（图 156-1）。气香，味微甜后苦。

以片均匀平整，不破碎，绿皮白肉，香气浓厚者为佳。

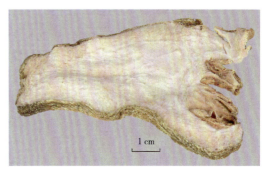

图 156-1 佛 手

【采收加工】 7月下旬至 10月，佛手果实陆续成熟，当果皮由绿开始变浅黄绿色，或黄色时，应及时采收，趁鲜纵切成薄片，摊薄晒干或低温烘干。药材水分不得过 15.0%。

蒸制时间对佛手中橙皮苷含量的影响，见表 156-1。

表 156-1 蒸制时间对佛手中橙皮苷含量的影响[1]

蒸制 / 小时	0	0.5	1	1.5	2	2.5	3	3.5	4
橙皮苷 /（mg/g）	0.858	0.924	0.976	0.930	0.960	1.038	0.882	0.996	0.826

广东、广西两地佛手常为蒸制后入药，以降低辛燥性，同时橙皮苷没有降低。

【贮藏】 佛手贮存不当，易受潮发霉、虫蛀，香气易散失，有效成分流失快。无香气者药效低。建议在 20℃ 以下，单包装密封，大垛用黑色塑料布遮盖、密闭，暗室库藏；有条件的可密封冷藏。

【主要成分】 主要含黄酮类（如香叶木素、香叶木苷、橙皮苷）、香豆素类（如白当归素、伞形花内酯、茛菪亭）等。

药典标准：醇浸出物不得少于 10.0%；含橙皮苷不得少于 0.030%。

【性味归经】 辛、苦、酸，温。归肝、脾、胃、肺经。

【功能主治】 疏肝理气，和胃止痛，燥湿化痰。用于肝胃气滞，胸胁胀痛，胃脘痞满，食少呕吐，咳嗽痰多。

【用法用量】 3~10 g。

【其他】

1. 佛手有一定的平喘、祛痰作用。佛手醇提取物对肠道平滑肌有明显的抑制作用，有扩张冠状血管、增加冠脉血流量的作用，高浓度时抑制心肌收缩力、减缓心率、降低血压、保护实验性心肌缺血。佛手多糖对多环节免疫功能有明显促进作用，可促进腹腔巨噬细胞的吞噬功能，明显对抗环磷酰胺所致的免疫功能低下。

2. 痰湿咳嗽：鲜佛手 10 g，生姜 6 g。水煎服。

191

---

[1]黎珊，高明，陈康，等 . 蒸制时间对佛手主要成分与抗氧化活性的影响［J］. 中成药，2015，37（4）：821-824.

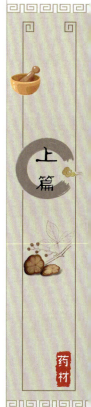

3. 玫瑰佛手茶：玫瑰花 1.5 g，佛手 3 g，花茶 3 g。用开水泡饮，可加适量冰糖。疏肝理气，调经止痛。

龟 甲

【来源】 龟甲为龟科动物乌龟 *Chinemys reevesii*（Gray）的背甲及腹甲。主产于湖北、湖南、江苏、浙江、安徽等地。

【性状】 背甲及腹甲由甲桥相连，背甲稍长于腹甲，与腹甲常分离。背甲呈长椭圆形拱状，长 7.5~22 cm，宽 6~18 cm；外表面棕褐色或黑褐色，脊棱 3 条；颈盾 1 块，前窄后宽；椎盾 5 块，第 1 椎盾长大于宽或近相等，第 2~4 椎盾宽大于长；肋盾两侧对称，各 4 块；缘盾每侧 11 块；臀盾 2 块（图 157-1）。腹甲呈板片状，近长方椭圆形，长 6.4~21 cm，宽 5.5~17 cm；外表面淡黄棕色至棕黑色，盾片 12 块，每块常具紫褐色放射状纹理，腹盾、胸盾和股盾中缝均长，喉盾、肛盾次之，肱盾中缝最短；内表面黄白色至灰白色，有的略带血迹或残肉，除净后可见骨板 9 块，呈锯齿状嵌接；前端钝圆或平截，后端具三角形缺刻，两侧残存呈翼状向斜上方弯曲的甲桥（图 157-2）。质坚硬。气微腥，味微咸。

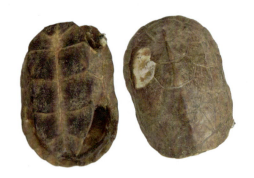
图 157-1 龟甲（烫板）

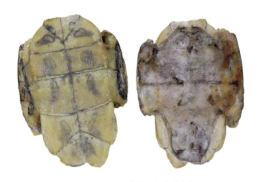
图 157-2 腹甲（血板）

【采收加工】 全年均可捕捉，以秋、冬二季为多，捕捉后将龟杀死，剥去筋皮，取其背甲和腹甲，洗净后晒干，即成"血板"，质量较好。或用沸水烫死，剥取背甲和腹甲，除去残肉，晒干，即为"烫板"，质量稍次。

5 种规格龟甲各种无机元素的含量测定，见表 157-1。

表 157-1　5 种规格龟甲各种无机元素的含量测定[1]

生长月龄 /月	钙 /%	镁 /（mg/kg）	铜 /（mg/kg）	铁 /（mg/kg）	锌 /（mg/kg）	锰 /（mg/kg）
25	23.6	0.29	7.88	40.3	106	3.30
38	22.9	0.32	9.96	45.4	119	4.08
50	25.7	0.23	10.8	41.9	138	6.21
63	19.7	0.53	11.2	43.3	142	7.08
75	23	0.34	13.5	44.7	158	7.62

随着龟甲月龄的增大，锌、锰、铜元素的含量逐渐增大，而钙、镁、铁元素变化不大。
提示：机体缺锌和锰时，会导致内分泌功能低下、腺体萎缩、生育迟缓等肾主生殖发育的病

[1]陈前进, 余东方, 冯淡开. 不同生长年龄龟甲的比较 [J]. 中医药导报, 2009, 15（2）：79-80.

中药材质量新说（第二版）
ZHONGYAOCAI ZHILIANG XINSHUO (DIERBAN)
药材

理变化。铜对造血有特异作用，它能催化铁离子进入原卟啉，是血红蛋白形成的必要激活剂。

5 种规格龟甲总氮量和滋阴有效部位（醇提醚溶成分）的含量测定，见表 157-2。

表 157-2　5 种规格龟甲总氮量和滋阴有效部位（醇提醚溶成分）的含量测定[1]（%）

生长月龄/月	总氮量	滋阴有效部位含量
25	1.82	1.05
38	1.86	1.45
50	1.71	1.96
63	1.76	3.06
75	2.06	3.25

不同生长月龄龟甲的总氮量相差不大；滋阴有效部位的含量差异较大。75 个月的龟甲滋阴有效部位含量是 25 个月的 3 倍。

【贮藏】　建议在 20℃以下，用深色塑料包装袋单包装密封，大垛用黑色塑料布遮盖、密闭、暗室库藏。

【主要成分】　主要含角蛋白、骨胶原蛋白、胆甾醇类、氨基酸等。

药典标准：水浸出物不得少于 4.5%。

【性味归经】　咸、甘，微寒。归肝、肾、心经。

【功能主治】　滋阴潜阳，益肾强骨，养血补心，固经止崩。用于阴虚潮热，骨蒸盗汗，头晕目眩，虚风内动，筋骨痿软，心虚健忘，崩漏经多。

【用法用量】　9~24 g，先煎。

【其他】

1. 脾胃虚寒、内有寒湿及孕妇禁服。

2. 龟甲具有对肾脏 β 肾上腺素受体的调整作用、对血浆黏度及痛阈的影响、对子宫的作用、延缓衰老等作用，临床用于治疗精子减少症、再生障碍性贫血不育症等。

3. 龟甲、黄柏、黄芩、白芍、制香附各 9 g，水煎服，治阴虚血热、月经过多、色紫黑成块。

4. 龟甲胶为龟甲经水煎煮、浓缩制成的固体胶。功效滋阴，养血，止血。用于阴虚潮热，骨蒸盗汗，腰膝酸软，血虚萎黄，崩漏带下。其功效虽与龟甲相似，但药力更强，尤善于滋阴养血、止血。

辛　夷

【来源】　辛夷是木兰科植物望春花 *Magnolia biondii* Pamp.、玉兰 *Magnolia denudata* Desr. 或武当玉兰 *Magnolia sprengeri* Pamp. 的干燥花蕾。主产于河南、湖北等地。

【性状】　望春花：呈长卵形，似毛笔头，长 1.2~2.5 cm，直径 0.8~1.5 cm。基部常具短梗，长约 5 mm，梗上有类白色点状皮孔。苞片 2~3 层，每层 2 片，两层苞片间有小鳞芽，苞片外表面密被灰白色或灰绿色茸毛，内表面类棕色，无毛。花被片 9，棕色，外轮花被片 3，条形，约为内两轮长的 1/4，呈萼片状，内两轮花被片 6，每轮 3，轮状排列。雄蕊和雌蕊多数，螺旋状排列。体轻，质脆。气芳香，味辛凉而稍苦。

玉兰：长 1.5~3 cm，直径 1~1.5 cm。基部枝梗较粗壮，皮孔浅棕色。苞片外表面密被灰白色

[1]陈前进, 余东方, 冯淡开. 不同生长年龄龟甲的比较[J]. 中医药导报, 2009, 15（2）：79-80.

193

或灰绿色茸毛。花被片9，内外轮同型。

武当玉兰：长2~4 cm，直径1~2 cm。基部枝梗粗壮，皮孔红棕色。苞片外表面密被淡黄色或淡黄绿色茸毛，有的最外层苞片茸毛已脱落而呈黑褐色。花被片10~12（15），内外轮无显著差异。

均以花蕾大、未开放、色黄绿、无枝梗者为佳（图158-1）。

【采收加工】冬末春初花未开放时采收，除去枝梗，阴干。药材水分不超过18.0%。

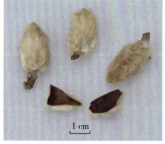

图158-1 辛夷

不同加工方法挥发油含量测定，见表158-1。

表158-1 不同加工方法挥发油含量测定[1]（%）

加工方法	阴干	晒干	蒸后晒干
挥发油	5.31	4.82	3.76

辛夷药材阴干挥发油含量最高。

辛夷药材3种有效成分的含量测定，见表158-2。

表158-2 辛夷药材3种有效成分的含量测定[2]（%）

编号	药材批号	产地	松脂素二甲醚	木兰脂素	木兰花碱	三者总和
S1	G1703119	湖北省宜昌市	0.69	1.54	0.86	3.09
S2	G1703120	湖北省宜昌市	0.67	1.45	0.80	2.92
S3	G1703121	湖北省宜昌市	0.64	1.43	0.78	2.85
S4	G1703147	河南省平顶山市	2.42	4.35	0.17	6.94
S5	G1703148	河南省平顶山市	1.97	3.79	0.14	5.90
S6	G1703149	河南省平顶山市	2.49	4.43	0.80	7.72
S7	G1703182	河南省南阳市	1.12	5.40	0.50	7.02
S8	G1703183	河南省南阳市	2.09	4.62	0.19	6.90
S9	G1703184	河南省南阳市	1.69	3.83	0.55	6.07
S10	G1808113	河南省洛阳市	1.61	2.77	0.67	5.05
S11	G1808114	河南省洛阳市	1.54	3.07	0.60	5.21
S12	G1808115	河南省洛阳市	1.84	2.32	0.72	4.88
S13	G1703022	四川省广元市	0.36	1.03	0.38	1.77
S14	G1703023	四川省广元市	0.33	0.99	0.43	1.75
S15	G1703024	四川省广元市	0.31	0.99	0.41	1.71

河南产区辛夷木兰脂素和松脂素二甲醚含量最高，湖北产区辛夷木兰花碱含量最高。

15批辛夷不同部位的木兰脂素含量，见表158-3。

表158-3 15批辛夷不同部位的木兰脂素含量[3]（%）

产地	批号	辛夷	辛夷仁	辛夷苞片
河南南阳	ny1	4.53	9.94	1.19
	ny2	4.68	9.75	0.99
	ny3	4.82	9.61	1.08
	ny4	4.58	10.20	1.13
	ny5	4.54	10.10	1.05

[1]黄海欣.辛夷采收期和加工方法对质量的影响[J].特产研究，1993，（2）：60-60.

[2]李振雨，何嘉莹，童培珍，等.基于UPLC指纹图谱和多成分定量的辛夷药材产地差异性研究[J].中草药，2021（1）：234-240.

[3]胡静，付志博，桑情妮，等.辛夷、辛夷仁和辛夷外苞片中挥发性成分的比较[J].中草药，2019（7）：1555-1561.

中药材质量新说（第二版）
ZHONGYAOCAI ZHILIANG XINSHUO (DIERBAN)
药材

产地	批号	辛夷	辛夷仁	辛夷苞片
安徽岳西	yx1	4.02	9.23	0.87
	yx2	3.82	10.30	1.30
	yx3	3.65	10.20	1.32
	yx4	3.96	10.70	0.95
	yx5	3.89	10.90	0.93
河南鲁山	ls1	4.37	10.70	1.04
	ls2	4.24	10.70	1.03
	ls3	4.20	10.40	0.96
	ls4	4.11	10.80	1.24
	ls5	4.41	11.00	1.03
平均值	—	4.25	10.30	1.07

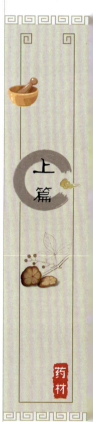

木兰脂素在辛夷仁中的平均含量为 10.30%,远高于其全花蕾和外苞片。可见辛夷仁部位是辛夷全花蕾中木兰脂素的主要来源部位。

【贮藏】 辛夷贮存不当,香气易散失,有效成分易流失,无香气者药效低。建议在 20℃以下,单包装密封,大垛密闭库藏。

【主要成分】 主要含挥发油(如月桂烯、香桧烯、α-蒎烯、β-蒎烯、樟脑)、木脂素类、生物碱类等。

药典标准:含挥发油不得少于 1.0%,含木兰脂素不得少于 0.40%。

【性味归经】 辛,温。归肺、胃经。

【功能主治】 散风寒,通鼻窍。用于风寒头痛,鼻塞流涕,鼻鼽,鼻渊。

【用法用量】 3~10 g,包煎。外用适量。

【其他】

1. 辛夷具有抗炎、抗过敏、抗菌、平喘等药理活性。辛夷挥发油具有一定的抗氧化、镇痛及对酒精性肝损伤的保护作用。

2. 辛夷挥发油作为中药辛夷发挥药用价值的主要活性部位,以抗炎和抗过敏作用为主,临床上主要用于治疗急慢性鼻炎、过敏性鼻炎和鼻窦炎等[1]。

3. 急慢性鼻窦炎:辛夷 9 g,苍耳草 15 g,薄荷 6 g。水煎服,渣再取浓汁,加入葱汁适量,滴鼻。

4. 预防小儿流感:辛夷、菊花、苍术、荆芥、薄荷、桂枝、紫苏、茴香各 1.25 g,碾成粗粒混匀,装入布袋,每袋 10 g。将药袋挂缝在小儿胸前背心外,30 天更换 1 次药物。

羌 活

【来源】 羌活为伞形科植物羌活 *Notopterygium incisum* Ting ex H. T.–Chang 或宽叶羌活 *Notopterygium franchetii* H. de Boiss. 的干燥根茎和根。主产于四川、青海、甘肃等地。四川产称川羌,甘肃、青海称西羌。

[1] 王萍,张海燕,刘英孟,等.辛夷挥发油的化学成分,药理作用及临床应用研究进展[J].中国药房,2022,33(3):378–384.

【性状】 羌活：圆柱状略弯曲的根茎，长4~13 cm，直径0.6~2.5 cm，顶端具茎痕。表面棕褐色至黑褐色，外皮脱落处呈黄色。节间缩短，呈紧密隆起的环状，形似蚕，习称"蚕羌"（图159-1）；节间延长，形如竹节状，习称"竹节羌"（图159-2）。节上有多数点状或瘤状突起的根痕及棕色破碎鳞片。体轻，质脆，易折断，断面不平整，有多处裂隙，皮部黄棕色至暗棕色，油润，有棕色油点，木部黄白色，射线明显，髓部黄色至黄棕色。气香，味微苦而辛。

宽叶羌活：为根茎和根。根茎类圆柱形，顶端具茎和叶鞘残基，根类圆锥形，有纵皱纹和皮孔，表面棕褐色，近根茎处有较密的环纹，长8~15 cm，直径1~3 cm，习称"条羌"（图159-4）。有的根茎粗大，不规则结节状，顶部具数个茎基，根较细，习称"大头羌"（图159-3）。质松脆，易折断，断面略平坦，皮部浅棕色，木部黄白色。气味较淡。图159-5为羌活片。

均以条粗壮、有隆起曲折环纹、断面质紧密、朱砂点多、香气浓郁者为佳。一般认为蚕羌的品质最优，竹节羌次之，大头羌最次。

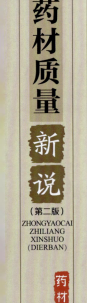

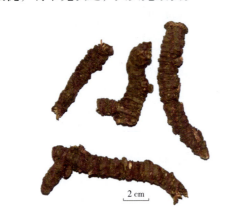

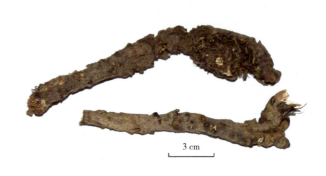

图159-1　蚕　羌　　　　　　　　　　　图159-2　竹节羌

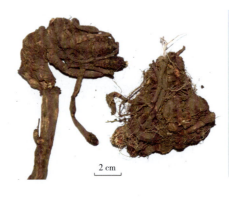

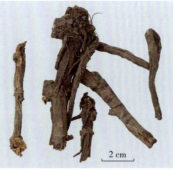

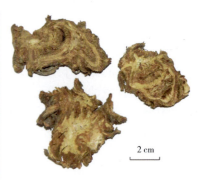

图159-3　大头羌　　　　　　图159-4　条　羌　　　　　　图159-5　羌活片

【采收加工】 羌活移栽后，生长期间要控制抽薹；采收年限各地不一，移栽后至少生长2年；采收宜在霜冻初期进行[1]。

采挖羌活，除去泥土及残留茎叶，在遮光、干燥、通风地上，晾干；或趁鲜切厚片，40℃烘干。药材水分不得过9.0%。

40℃干燥，切4 mm厚片，堆放1 cm厚，翻动2次。羌活饮片与羌活原药材比较，其挥发油、浸出物、羌活醇、异欧前胡素评价指标的量值传递率均达到90%以上[2]。

不同等级羌活的有效成分含量，见表159-1。

[1]尹红芳.农艺措施对宽叶羌活产量和品质的影响[D].兰州：甘肃农业大学，2008.

[2]饶智，陈光宇，何群，等.羌活炮制工艺研究[J].亚太传统医药，2021，17（2）：31-36.

196

表 159-1 不同等级羌活的有效成分含量[1]（%）

等级	蚕羌	竹节羌	大头羌	条羌	尾羌（须根）
挥发油	8.7	8.1	7.5	7.1	8.6
羌活醇和异欧前胡素	1.41	0.85	0.91	0.65	0.82

羌活须根中挥发油、羌活醇和异欧前胡素含量均显著高于条羌，应予以充分利用。

【贮藏】 羌活贮存不当，易虫蛀，香气极易散失，有效成分易流失。建议单包装密封，冷藏。

【主要成分】 主要含香豆素类（如羌活醇、异欧前胡素）、酚酸类（如阿魏酸苯乙酯）、聚烯炔类、生物碱类、挥发油等。

药典标准：①特征图谱中应呈现相对应的主要特征色谱峰 4 个：羌活醇、阿魏酸苯乙醇酯、异欧前胡素峰、镰叶芹二醇。②醇浸出物不得少于 15.0%；含挥发油不得少于 1.4%，含羌活醇和异欧前胡素总量不得少于 0.40%。

【性味归经】 辛、苦，温。归膀胱、肾经。

【功能主治】 解表散寒，祛风除湿，止痛。用于风寒感冒，头痛项强，风湿痹痛，肩背酸痛。

【用法用量】 3~10 g。

【其他】

1. 羌活具有抗缺血、抗炎、镇痛、抗心律失常、促进脑循环、抗血栓形成等药理作用，临床用于治疗上呼吸道感染、类风湿性关节炎、皮肤病等疾病。

2. 伤寒热结膀胱，恶寒身痛发热，小便不利：羌活 9 g，木通 9 g，水煎服。

沙苑子

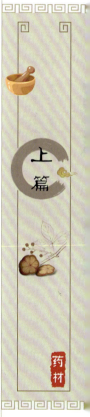

【来源】 沙苑子为豆科植物扁茎黄芪 *Astragalus complanatus* R. Br. 的干燥成熟种子。主产于陕西、河北、四川、甘肃等地。

【性状】 沙苑子略呈肾形而稍扁，长 2~2.5 mm，宽 1.5~2 mm，厚约 1 mm。表面光滑，褐绿色或灰褐色，边缘一侧微凹处具圆形种脐。质坚硬，不易破碎。子叶 2，淡黄色，胚根弯曲，长约 1 mm（图 160-1）。气微，味淡，嚼之有豆腥味。

以饱满、均匀者为佳。

【采收加工】 秋季荚果外皮由绿变黄，果实成熟尚未开裂时割取植株，晒干脱粒，除去杂质，晒干或置通风干燥处阴干，不宜太阳暴晒。第二年产量最高。药材水分不得过 13.0%。

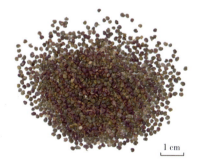

图 160-1 沙苑子

不同产地沙苑子黄酮、沙苑子苷 A 的含量测定，见表 160-1。

表 160-1 不同产地沙苑子黄酮、沙苑子苷 A 的含量测定[2]（%）

产地	河北沧州	宁夏青铜峡	甘肃定西	四川眉山	陕西渭南
总黄酮	0.27	0.35	0.42	0.35	0.57
沙苑子苷 A	0.09	0.12	0.14	0.12	0.18

197

[1]陈虹宇,尹显梅,陈玲,等.不同商品等级羌活中羌活醇和异欧前胡素的含量测定[J].成都中医药大学学报,2016,39（1）：18-21.

[2]李芳,马梅芳,吕程程,等.不同产地沙苑子中总黄酮和沙苑子苷 A 的含量比较[J].中医药信息,2015,32（5）：21-24.

陕西渭南地区的沙苑子中所含黄酮、沙苑子苷 A 含量均较高。

【贮藏】 沙苑子贮存不当，易受潮，有效成分易流失。建议在 20℃ 以下，单包装密封，大垛用黑色塑料布遮盖、密闭，暗室库藏。

【主要成分】 主要含黄酮类（如沙苑子苷、沙苑子新苷、沙苑子杨梅苷）、三萜类等。

药典标准：含沙苑子苷不得少于 0.060%。

【性味归经】 甘，温。归肝、肾经。

【功能主治】 补肾助阳，固精缩尿，养肝明目。用于肾虚腰痛，遗精早泄，遗尿尿频，白浊带下，眩晕，目暗昏花。

【用法用量】 9~15 g。

【其他】

1. 入药前需捣碎。
2. 沙苑子有抗氧化、解热、镇痛、耐寒、抗疲劳、抗炎、抗肿瘤、降脂保肝等药理作用。
3. 肾虚腰痛、腿软虚损：沙苑子 9 g，杜仲 15 g。水煎服。
4. 头晕目眩：沙苑子、枸杞子各 15 g，杭菊花 12 g。水煎服，加白糖调服。

✿ 沙 棘 ✿

【来源】 沙棘为胡颓子科多年生植物沙棘 *Hippophae rhamnoides* L. 的干燥成熟果实。主产于内蒙古、新疆、甘肃、陕西、山西、西藏、青海、四川等地。

【性状】 沙棘呈类球形或扁球形，有的数个粘连。表面橙黄色或棕红色，皱缩，基部具短小果梗或果梗痕。果肉油润，质柔软。种子斜卵形，表面褐色，有光泽，中间有 1 纵沟，种皮较硬，种仁乳白色，有油性。气微，味酸、涩。

粒大饱满，颜色新鲜，质量较好（图 161-1）；色暗淡，皱缩，质量较次（图 161-2）。

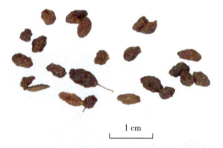

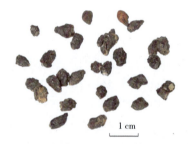

图 161-1　粒大饱满，颜色新鲜，质量较好　　　　图 161-2　色暗淡，皱缩，质量较次

【采收加工】 秋季果实刚成熟或冬季果实冻硬时采收，煮后干燥或快速冷冻干燥。药材水分不超过 15.0%。

沙棘不同部位槲皮素、异鼠李素、齐墩果酸和熊果酸含量比较，见表 161-1。

表 161-1　沙棘不同部位槲皮素、异鼠李素、齐墩果酸和熊果酸含量比较[1][2]（%）

沙棘部位	槲皮素	异鼠李素	齐墩果酸	熊果酸
果实	0.06	0.07	0.07	0.22

［1］刘娟，杨艳丽 . HPLC 法测定沙棘不同部位槲皮素和异鼠李素的含量［J］. 辽宁中医药大学学报，2010，12（06）：16-17.

［2］滕晓萍，王宏昊，花圣卓，等 . HPLC 法测定沙棘叶、果实、枝条中齐墩果酸和熊果酸的含量［J］. 国际沙棘研究与开发，2013，11（04）：1-3+28.

中药材质量新说（第二版）
ZHONGYAOCAI
ZHILIANG
XINSHUO
(DIERBAN)
药材

续表

沙棘部位	槲皮素	异鼠李素	齐墩果酸	熊果酸
茎	0.03	0.16	0.02	0.07
叶	0.21	0.05	0.08	0.22

沙棘以叶中黄酮类及三萜酸含量最高，果实中次之，茎中最低。

沙棘各器官中维生素 C 含量动态变化，见表 161-2。

表 161-2　沙棘各器官中维生素 C 含量动态变化[1]（mg/100 g）

测定时间	果实	成熟期果肉	雌株叶片	雄株叶片	雌株茎	雌株根
6 月 1 日	26.24	—	8.93	—	4.43	—
6 月 15 日	85.91	—	63.39	29.66	4.56	—
7 月 1 日	861.53	—	64.84	—	13.41	—
7 月 14 日	670.32	—	104.84	85.47	15.16	—
8 月 2 日	1 075.20	—	172.00	97.60	14.40	—
8 月 21 日	1 532.20	—	157.10	211.00	12.70	12.10
9 月 9 日	1 565.70	1 806.50	341.90	343.30	36.70	—
9 月 25 日	1 333.30	1 596.20	197.10	—	36.70	—
10 月 25 日	1 300.90	1 503.20	172.00	148.00	28.50	14.60

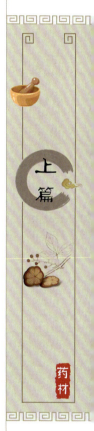

沙棘果实中维生素 C 含量最高，且远远高于其他器官。沙棘以 9 月初果实刚成熟时果肉中维生素 C 含量最高。随着成熟度增加，维生素 C 含量又逐渐降低。沙棘宜在果实刚成熟时及时采收。

【贮藏】　沙棘贮存不当，易发霉、易虫蛀，有效成分易流失。建议在 20℃以下，单包装密封，大垛用黑色塑料布遮盖、密闭，暗室库藏。

沙棘鲜用效果更好。鲜果应冻存，空气的相对湿度应保持在 90%~95%。

不同储存条件下沙棘鲜果中维生素 C、维生素 B_1、维生素 B_2 保存率，见表 161-3。

表 161-3　不同储存条件下沙棘鲜果中维生素 C、维生素 B_1、维生素 B_2 保存率[2]（%）

储存时间	维生素 C		维生素 B_1		维生素 B_2	
	0~4℃	−24~−18℃	0~4℃	−24~−18℃	0~4℃	−24~−18℃
7 天	94.8	97.0	16.7	53.3	49.3	97.2
15 天	91.6	96.7	10.0	40.0	25.2	82.8
30 天	86.7	93.1	6.7	16.7	9.6	50.3

【主要成分】　主要含黄酮类（如芦丁、异鼠李素、槲皮素）、三萜类、甾体类、有机酸类、酚类等。

药典标准：醇浸出物不得少于 25.0%；含总黄酮以芦丁计，不得少于 1.5%；含异鼠李素不得少于 0.10%。

【性味归经】　酸、涩，温。归脾、胃、肺、心经。

【功能主治】　健脾消食，止咳祛痰，活血散瘀。用于脾虚食少，食积腹痛，咳嗽痰多，胸痹心

199

[1]赵国林，王毅民，朱滨，等.沙棘各器官在生长期中维生素 C 含量的动态变化[J].中国野生植物，1989，（1）：37–40.

[2]王长文，马洪波，杨晶晶.不同贮存条件对沙棘果中维生素 B_1、B_2 及维生素 C 含量的影响[J].吉林医药学院学报，2013，34（1）：22–23.

痛，瘀血经闭，跌扑肿痛。

【用法用量】 3~10 g。

【其他】

1. 沙棘被誉为"维生素 C 之王"，是猕猴桃的 2~3 倍。除药用外，沙棘被广泛加工成果汁、果酒、果酱、果脯、果冻、饮料、保健品等。

2. 沙棘具有保护心血管系统、保护胃肠道、保肝、抗氧化、抗肿瘤等药理活性，临床上用于心绞痛、冠状动脉粥样硬化性心脏病、消化不良、腹胀痛、胃炎、胃及十二指肠溃疡、肠炎、慢性便秘等。

3. 沙棘叶，目前已作为提取黄酮的原料使用。

4. 胃痛、消化不良：沙棘 9 g。水煎服。

5. 口舌生疮：沙棘，牛蒡子各 9 g。水煎服。

没 药

【来源】 没药为橄榄科植物地丁树 *Commiphora myrrha* Engl. 或哈地丁树 *Commiphora molmol* Engl. 的干燥树脂。分为天然没药和胶质没药。主产于索马里、埃塞俄比亚、阿拉伯半岛南部及印度等地，以索马里所产的没药质量最佳。

【性状】 天然没药：呈不规则颗粒性团块，大小不等，大者直径长 6 cm 以上。表面黄棕色或红棕色，近半透明部分呈棕黑色，被有黄色粉尘。质坚脆，破碎面不整齐，无光泽（图 162-1）。有特异香气，味苦而微辛。

胶质没药：呈不规则块状和颗粒，多黏结成大小不等的团块，大者直径长 6 cm 以上，表面棕黄色至棕褐色，不透明，质坚实或疏松（图 162-2），有特异香气，味苦而有黏性。

均以块大、棕红色、香气浓而杂质少者为佳。

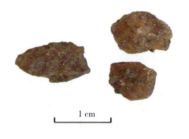

图 162-1　没药（半透明）

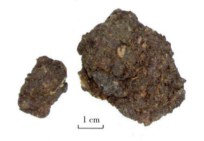

图 162-2　没药（不透明）

【采收加工】 每年 11 月至次年 2 月间将树刺伤，树脂由伤口或裂缝口自然渗出（没药树干的韧皮都有多数离生树脂道，受伤后，附近的细胞逐渐破坏，形成大型溶生树脂腔，内含油胶树脂）。初为淡黄白色液体，在空气中渐变为红棕色硬块。

【贮藏】 没药贮存不当，香气易散失，遇热易发黏、软化变色，有效成分极易挥发。无香气者药效低。建议在 20℃以下，单包装密封库藏，或单包装密封冷藏。

【主要成分】 主要含单萜类（如 α-蒎烯、莰烯、香叶烯）、倍半萜类（如 β-檀香烯、β-法尼烯、β-石竹烯）、二萜类、三萜类、黄酮类等。

药典标准：天然没药含挥发油不得少于 4.0%，胶质没药含挥发油不得少于 2.0%。

【性味归经】 辛、苦，平。归心、肝、脾经。

【功能主治】 散瘀定痛，消肿生肌。用于胸痹心痛，胃脘疼痛，痛经经闭，产后瘀阻，癥瘕腹痛，风湿痹痛，跌打损伤，痈肿疮疡。

【用法用量】 3~5 g，炮制去油，多入丸散用。

【其他】

1. 孕妇及胃弱者慎用。

2. 没药具有抗肿瘤、保肝、凝血、镇痛、神经保护等作用，临床用于治疗软组织损伤、乳痈、睾丸肿痛、血栓性外痔、药物性唇周炎等病症。

3. 没药、乳香各 16 g，杜仲、木香各 9 g。水煎，加适量黄酒服，治跌打损伤。

4. 乳痈：乳香、没药、大黄、蜂房各 10 g，蜂蜜适量。前 4 味药混合研为细末后加适量蜂蜜捣如泥状，敷盖于乳房结块处，超出肿胀范围 5 cm 左右，敷料覆盖，胶布固定。

5. 此物易掺杂、掺假，使用时应尽量先化验或鉴别确定。真品没药鉴别：取没药粉末少许，置纸上用火烘烤，熔融后无扩散的油迹，燃烧无臭。

❧ 诃 子 ❧

【来源】 诃子为使君子科植物诃子 *Terminalia chebula* Retz. 或绒毛诃子 *Terminalia chebula* Retz. var. *tomentella* Kurt. 的干燥成熟果实。原产于印度、泰国、缅甸等地，我国主产于云南、西藏、广东、广西等地。

【性状】 诃子为长圆形或卵圆形，长 2~4 cm，直径 2~2.5 cm。表面黄棕色或暗棕色，略具光泽，有 5~6 条纵棱线和不规则的皱纹，基部有圆形果梗痕。质坚实。果肉厚 0.2~0.4 cm，黄棕色或黄褐色。果核长 1.5~2.5 cm，直径 1~1.5 cm，浅黄色，粗糙，坚硬。种子狭长纺锤形，长约 1 cm，直径 0.2~0.4 cm，种皮黄棕色，子叶 2，白色，相互重叠卷旋（图 163-1）。气微，味酸涩后甜。

以黄棕色、有光泽、坚实者为佳。

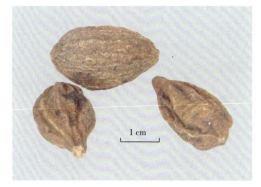

图 163-1 诃 子

【采收加工】 秋、冬二季果实成熟时采收，除去杂质，干燥。药材水分不得过 13.0%。

【贮藏】 诃子贮存不当，易虫蛀，有效成分易流失。建议在 20℃ 以下，单包装密封，大垛用黑色塑料布遮盖、密闭，暗室库藏。

【主要成分】 主要含鞣质、酚酸、三萜类、黄酮类、挥发油、氨基酸、脂肪酸、糖类、维生素等。

药典标准：水浸出物不得少于 30.0%。

【性味归经】 苦、酸、涩，平。归肺、大肠经。

【功能主治】 涩肠止泻，敛肺止咳，降火利咽。用于久泻久痢，便血脱肛，肺虚喘咳，久嗽不止，咽痛音哑。

【用法用量】 3~10 g。

【其他】

1. 用时捣碎，或去核以诃子肉入药。

2. 诃子具有抗菌、强心、抗氧化、降糖、抗肿瘤、抗 HIV 等药理活性。

3. 慢性支气管炎、久咳：诃子、甘草、桔梗各 8 g，百部、百合各 12 g。水煎服。

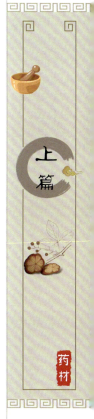

补骨脂

【来源】 补骨脂为豆科植物补骨脂 *Psoralea corylifolia* L. 的干燥成熟果实。主产于缅甸、云南等地。

【性状】 补骨脂呈肾形，略扁，长 3~5 mm，宽 2~4 mm，厚约 1.5 mm。表面黑色、黑褐色或灰褐色，具细微网状皱纹。顶端圆钝，有一小突起，凹侧有果梗痕。质硬。果皮薄，与种子不易分离；种子 1 枚，子叶 2，黄白色，有油性（图 164-1）。气香，味辛、微苦。

以粒大、色黑。饱满、坚实、无杂质者为佳。

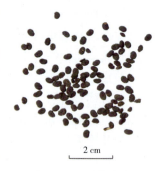

图 164-1　补骨脂

【采收加工】 秋季果实完全成熟，呈黑褐色时采收，其有效成分含量较高。采收果序，晒干，搓出果实，除去杂质。药材水分不得过 9.0%。

不同采收期的补骨脂中有效成分的含量，见表 164-1。

表 164-1　不同采收期的补骨脂中有效成分的含量[1]（％）

果期	果期Ⅰ	果期Ⅱ	果期Ⅲ	果期Ⅳ
性状	幼嫩	幼嫩	绿色	黑褐色
补骨脂素	0.15	0.21	0.58	0.64
异补骨脂素	0.37	0.42	0.61	0.66

随着补骨脂成熟度的增加，其有效成分逐渐增高。完全成熟的补骨脂果实中有效成分的含量最高。

补骨脂不同部位的有效成分的含量，见表 164-2。

表 164-2　补骨脂不同部位的有效成分的含量[2]（％）

部位	花	果实	种子	根	叶	茎
补骨脂素	0.24	0.66	0.42	0.07	0.05	0.12
异补骨脂素	0.61	0.69	0.60	0.08	0.11	0.15

补骨脂素和异补骨脂素果实中含量最高，其次是种子和花。

不同深加工补骨脂中有效成分的含量，见表 164-3。

表 164-3　不同深加工补骨脂中有效成分的含量[3]（％）

有效成分	浸出物	补骨脂素	异补骨脂素
未轧样品	10.64	0.17	0.14
轧扁样品	26.88	0.38	0.32

补骨脂经轧扁后，浸出物及补骨脂素、异补骨脂素含量显著提高。

【贮藏】 补骨脂贮存不当，受潮易霉变，有效成分易流失。建议在 25℃ 以下，单包装密封，大垛用黑色塑料布遮盖、密闭，暗室库藏。

【主要成分】 主要含香豆素类（如补骨脂素、异补骨脂素）、单萜酚类（如补骨脂酚、双补骨

［1］［2］秦玲. 补骨脂分泌结构及其与呋喃香豆素积累的相关性研究［D］. 西安：西北大学，2007.

［3］朱广平，邵家德，吴旭彤，等. 深加工对补骨脂浸出物及其补骨脂素、异补骨脂素含量的影响［J］. 中药材，2008，32（10）：479-1481.

中药材质量新说（第二版）ZHONGYAOCAI ZHILIANG XINSHUO（DIERBAN）药材

脂酚 A）、黄酮类、苯并呋喃类等。

药典标准：含补骨脂素和异补骨脂素总量不得少于 0.70%。

【性味归经】辛、苦，温。归肾、脾经。

【功能主治】温肾助阳，纳气平喘，温脾止泻；外用消风祛斑。用于肾阳不足，阳痿遗精，遗尿尿频，腰膝冷痛，肾虚作喘，五更泄泻；外用治白癜风，斑秃。

【用法用量】6~10 g。外用 20%~30% 酊剂涂患处。

【其他】

1. 补骨脂质坚，入煎剂前捣碎，提取前轧扁、粉碎，利于有效成分的煎出。

2. 补骨脂具有强心和扩张冠状动脉、增加冠脉血流量、免疫调节、抑菌、平喘、抗炎等作用。

3. 肾虚腰痛：补骨脂、杜仲各 15 g，附子 9 g，牛膝 10 g，川芎、当归各 12 g。水煎服。

4. 遗尿：补骨脂、益智仁（均盐炒）各 60 g，共研末分 6 包，每日早晨以米汤泡服 1 包（成人倍量），6 日为 1 疗程。

❦ 灵 芝 ❧

【来源】灵芝是多孔菌科真菌赤芝 *Ganoderma lucidum*（Leyss. ex Fr.）Karst. 或紫芝 *Ganoderma sinense* Zhao，Xu et Zhang 的干燥子实体。产于山东、安徽、四川、贵州、云南、广西等地，主产于山东冠县。

【性状】赤芝：外形呈伞状，菌盖肾形、半圆形或近圆形，直径 10~18 cm，厚 1~2 cm。皮壳坚硬，黄褐色至红褐色，有光泽，具环状棱纹和辐射状皱纹，边缘薄而平截，常稍内卷。菌肉白色至淡棕色。菌柄圆柱形，侧生，少偏生，长 7~15 cm，直径 1~3.5 cm，红褐色至紫褐色，光亮。孢子细小，黄褐色。气微香，味苦涩。

紫芝：皮壳紫黑色，有漆样光泽。菌肉锈褐色。菌柄长 17~23 cm。

栽培品：子实体较粗壮、肥厚，直径 12~22 cm，厚 1.5~4 cm。皮壳外常被有大量粉尘样的黄褐色孢子（图 165-1）。

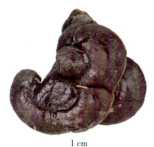

1 cm

图 165-1 灵 芝

【采收加工】接种后 50 天，或现蕾后 20 天，灵芝子实体由白色逐渐变成淡黄色，再加深成黄、红、紫色，待菌盖周边一圈白色至浅黄色生长圈消失，菌盖直径已经定型，菌盖周边已有 3~4 层且不再继续加厚，菌盖表面呈现漆样光泽，菌管开始散发褐色孢子时灵芝成熟，可采收。

摘下灵芝，除去杂质，剪除附有朽木、泥沙或培养基质的下端菌柄，阴干或 40~50℃烘干。药材水分不得过 17.0%。

赤芝不同生长发育期灵芝多糖、三萜含量测定，见表 165-1。

表 165-1 赤芝不同生长发育期灵芝多糖、三萜含量测定[1]

发育期	灵芝多糖 /%	三萜 /%
现蕾期	1.13	0.85
芝盖形成期	0.80	1.54
成熟期	0.95	1.52
衰老期	0.82	0.42

灵芝衰老期灵芝多糖、三萜含量均下降，成熟时应及时采收。

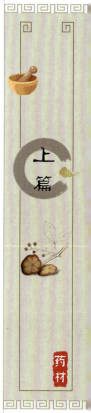

[1]付立忠,吴学谦,李明焱,等.灵芝不同生长发育期粗多糖和三萜含量变化规律[J].食用菌学报,2008,15（3）：47-50.

灵芝不同部位灵芝多糖、三萜含量测定，见表 165-2。

表 165-2　灵芝不同部位灵芝多糖、三萜含量测定 [1]

部位	灵芝多糖 /%	三萜 /%
菌盖	0.73	1.33
菌柄	0.71	0.96
孢子粉	0.90	0.35

灵芝孢子粉中灵芝多糖含量高，菌盖部位三萜类成分含量高。

不同洗涤时间对灵芝有效成分含量的影响，见表 165-3。

表 165-3　不同洗涤时间对灵芝有效成分含量的影响 [2]

洗涤时间 / 分钟	灵芝多糖 /%	三萜 /%
5	0.195	0.267
10	0.144	0.193
15	0.096	0.191
20	0.076	0.177

灵芝多糖、三萜类成分极易溶于水，水洗后有效成分含量下降，建议灵芝不要水洗。

不同干燥方式灵芝有效成分含量的影响，见表 165-4。

表 165-4　不同干燥方式灵芝有效成分含量的影响 [3]

干燥方式	灵芝多糖 /%	三萜 /%
自然风干	0.578	0.498
60℃烘干	0.579	0.501
80℃烘干	0.371	0.357
100℃烘干	0.353	0.671

自然风干和 60℃烘干灵芝多糖含量高，100℃烘干三萜含量高。

【贮藏】灵芝贮存不当，易受潮发霉、虫蛀，有效成分流失快。建议在 20℃以下，单包装密封，大垛用黑色塑料布遮盖、密闭，暗室库藏。有条件的直接密封冷藏。灵芝孢子粉真空包装，冷藏。

【主要成分】主要化学成分为灵芝多糖、三萜及甾醇（灵芝萜烯二醇、灵芝酸A）等成分。

药典标准：水浸出物不得少于 3.0%；含灵芝多糖以无水葡萄糖计，不得少于 0.90%；含三萜及甾醇以齐墩果酸计，不得少于 0.50%。

【性味归经】甘，平。归心、肺、肝、肾经。

【功能主治】补气安神，止咳平喘。用于心神不宁，失眠心悸，肺虚咳喘，虚劳短气，不思饮食。

【用法用量】6~12 g。

【其他】

1.灵芝具有保肝解毒、治疗糖尿病、改善心血管系统、肌肤美白等功效作用。

2.体力虚乏：灵芝 30 g，人参 10 g。水煎服，或浸泡在 250 ml 白酒中 10 日随量饮。

3.咳嗽、失眠、疲乏等症：灵芝 5 g，银耳 10 g。泡透切碎，放入热水瓶中，闷一夜，加冰糖饮。

4.野生灵芝和种植灵芝的区别：

[1]石凤敏，佟曦然，丁自勉，等．三种灵芝不同部位的活性成分含量差异性分析 [J]．中国医药科学，2013，3（21）：33-35.

[2][3]袁学军，陈忠荫，陈光宙，等．不同干燥方式和洗涤时间对灵芝活性成分影响 [J]．中国食用菌，2013，32（4）：38-40.

（1）野生灵芝有带根的也有不带根的，长在地上的有根，长在树桩上的没根。如果购买的灵芝都有根，或都没根为种植灵芝。

（2）看色泽。成堆野生灵芝的颜色亮度差别大，种植的灵芝颜色亮度差别小。

（3）看大小。野生灵芝大小差别很大，小的不成熟，老的已木质化。种植的灵芝大小规格差别不大。

（4）看形状。野生灵芝形状差别大，种植灵芝形状差不多，比较规则。

（5）看虫眼。野生灵芝生长于野外，会遭受虫害侵袭，子实体下方会留下不规则的虫眼。

（6）看灵芝盖背。种植灵芝背面有油漆一样的颜色。野生灵芝背面没有。

（7）看草根。野生灵芝生长环境杂草丛生，有草梗与灵芝缠绕，或穿透灵芝体内。

（8）闻气味、品味道。野生灵芝味苦，无气味。

（9）看密度。同样大小的赤灵芝，野生的比种植的密度大，野生灵芝重，种植的轻。

（10）现多认为野生灵芝质量好，但经科学检测，野生灵芝大多不符合药典标准，且外观也差。

阿 胶

【来源】 阿胶为马科动物驴 *Equus asinus* L. 的干燥皮或鲜皮经煎煮、浓缩制成的固体胶。主产于山东省平阴县东阿镇、阳谷县阿城镇，河北、河南、湖南、安徽、甘肃、内蒙古、北京、吉林、黑龙江、辽宁等地亦产。

【性状】 阿胶呈长方形块、方形块或丁状。棕色至黑褐色，有光泽。质硬而脆，断面光亮，碎片对光照视呈棕色半透明状（图166-1）。气微，味微甘。

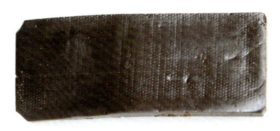

1 cm

图 166-1 阿 胶

【制法】 一般选黑色健驴，冬季宰杀取皮，将驴皮浸泡去毛，切块洗净，分次水煎，滤过，合并滤液，浓缩（可分别加入适量的黄酒、冰糖及豆油）至稠膏状，冷凝，切块，晾干，即得。药材水分不得过15.0%。

【贮藏】 阿胶贮存不当，受潮易软化、霉变，受热易发黏、熔化，在过于干燥的环境中，水分易散失，胶片易脆裂而影响质量。建议用锡箔食品包装袋单包装密封、冷藏；在家用塑料食品包装袋单包装密封放冰箱内保存。此贮存条件下，药材不易变质。

注：成品阿胶的保质期一般为4年。

【主要成分】 阿胶的主要成分是驴皮胶原蛋白高温不完全水解后的肽段等。

药典标准：氨基酸含量，含L-羟脯氨酸不得少于8.0%，甘氨酸不得少于18.0%，丙氨酸不得少于7.0%，L-脯氨酸不得少于10.0%。

特征多肽含量，以驴源多肽A1和驴源多肽A2的总量计应不得少于0.15%。

【性味归经】 甘，平。归肺、肝、肾经。

【功能主治】 补血滋阴，润燥，止血。用于血虚萎黄，眩晕心悸，肌痿无力，心烦不眠，虚风内动，肺燥咳嗽，劳嗽咯血，吐血尿血，便血崩漏，妊娠胎漏。

【用法用量】 3~9 g。烊化兑服。

注：阿胶烊化后，鼓起的圆球外皮不溶于水和药液，漂浮在药液表面，影响汤剂质量，不利于患者服用。阿胶入汤剂时，应研细粉加入其他已煎好药液中。

205

【其他】

1. 水不溶物不得过 2.0%；重金属含量不得过限量。

2. 感冒病人不宜服用。孕妇、高血压、糖尿病患者应在医师指导下服用。儿童必须在成人监护下使用。

3. 阿胶具有扩张血管、增加血小板数量、促进血红蛋白形成、促进钙吸收、抗疲劳、抗休克、抗肿瘤，抗衰老、耐缺氧、增强记忆力、增强机体免疫能力、抑制黑色素形成等药理作用；临床主要用于止血、补血，保胎、安胎，滋阴润肺。

4. 阿胶主要含胶原类蛋白质，味多腥臭，由于胶体黏滞，吃后会产生腻嗝中满现象，建议阿胶炮制后使用。现最常用的炮制方法为蛤粉炒阿胶和蒲黄炒阿胶，可增强阿胶疗效，增加阿胶水溶性。

5. 膀胱炎：阿胶 6 g，猪苓 10 g，茯苓 18 g，滑石 15 g。水煎服，每日 1 剂。

6. 功能性子宫出血、月经过多：阿胶 30 g，当归 30 g，红花 12 g，冬瓜子 12 g，水煎服。

陈 皮

【来源】 陈皮为芸香科植物橘 *Citrus reticulata* Blanco 及其栽培变种的干燥成熟果皮。主产于湖北、四川、广西等地。药材分为"陈皮"和"广陈皮"。

广陈皮来源于橘的变种茶枝柑 *Citrus reticulata* 'Chachi' 和四会柑 *Citrus suhoiensis* Tanaka 的干燥成熟果皮。其中以茶枝柑作为广陈皮的主要来源，因茶枝柑主产新会，又称新会陈皮。

【性状】 陈皮：常剥成数瓣，基部相连，有的呈不规则的片状，厚 1~4 mm。外表面橙红色或红棕色，有细皱纹和凹下的点状油室；内表面浅黄白色，粗糙，附黄白色或黄棕色筋络状维管束。质稍硬而脆（图 167-1~图 167-2）。气香，味辛、苦。

广陈皮：常 3 瓣相连，形状整齐，厚度均匀，约 1 mm。外表面橙黄色至棕褐色，点状油室较大，对光照视，透明清晰。质较柔软。

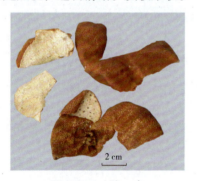

图 167-1 陈 皮

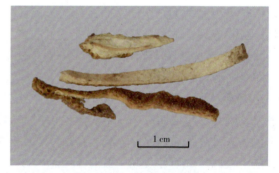

图 167-2 陈 皮（切丝）

【采收加工】 采摘成熟果实，剥取果皮，晒干或低温烘干。药材水分不得过 13.0%。

不同采收期的广陈皮有效成分的含量，见表 167-1。

表 167-1 不同采收期的广陈皮有效成分的含量[1]（%）

有效成分	总黄酮	橙皮苷	川陈皮素	橘皮素	辛弗林
青黄皮	5.89	4.27	0.328	0.228	0.70
黄皮	5.56	3.43	0.322	0.245	0.53

[1] 王洋. 不同采收期及贮存时间广陈皮药材主要成分含量的动态变化研究 [D]. 南京：南京中医药大学，2009.

有效成分	总黄酮	橙皮苷	川陈皮素	橘皮素	辛弗林
红皮	4.85	2.57	0.260	0.207	0.49

广陈皮中橙皮苷、川陈皮素、橘皮素和新弗林的含量均随着果实成熟度的增加而降低，青黄皮含量较高，黄皮次之，红皮最低。

【贮藏】 陈皮贮存不当，易发霉、虫蛀，易走味，挥发油易流失。建议在20℃以下，单包装密封，大垛用黑色塑料布遮盖、密闭，暗室库藏。

不同贮藏期的陈皮有效成分的含量，见表167-2。

表167-2 不同贮藏期的陈皮有效成分的含量[1]（%）

贮藏期	有效成分含量		
	总黄酮	橙皮苷	挥发油
1年	5.05	4.21	1.69
2年	5.19	4.29	1.51
3年	5.58	4.38	1.25

陈皮中总黄酮和橙皮苷含量随贮存时间延长而增加，挥发性成分则减少。

【主要成分】 主要含黄酮类（如橙皮苷、川陈皮素、橘皮素）、生物碱类（如辛弗林、N-甲基酪胺）、挥发油、柠檬苦素类等。

药典标准：陈皮含橙皮苷不得少于3.5%；广陈皮含橙皮苷不得少于2.0%，含川陈皮素和橘皮素的总量不得少于0.42%。

【性味归经】 苦、辛，温。归肺、脾经。

【功能主治】 理气健脾，燥湿化痰。用于脘腹胀满，食少吐泻，咳嗽痰多。

【用法用量】 3~10 g。

【其他】

1.陈皮栽培变种主要有茶枝柑 Citrus reticulata 'Chachi'（广陈皮）、大红袍 Citrus reticulata 'Dahongpao'、温州蜜柑 Citrus reticulate 'Unshiu'、福橘 Citrus reticulatai 'Tangerina' 等。

2.黄曲霉毒素不得过限量。

3.陈皮具有抗氧化、清除自由基、祛痰、促进肠肌运动、促消化、抗肿瘤、抗炎、抑菌等多种药理活性。

4.胃脘胀痛：陈皮、苍术各8 g，厚朴10 g。水煎服。

5.醉酒或伤酒呕吐、干渴：陈皮、葛花各9 g。水煎代茶。

❧ 附 子 ❧

【来源】 附子是毛茛科植物乌头 Aconitum carmichaelii Debx. 的子根的加工品。主产于四川江油。

【性状】 盐附子：呈圆锥形，长4~7 cm，直径3~7 cm。表面灰黑色，被盐霜，顶端有凹陷的芽痕，周围有瘤状突起的支根或支根痕。体重，横切面灰褐色，可见充满盐霜的小空隙及多角形形成层环纹，环纹内侧导管束排列不整齐（图168-1）。气微，味咸而麻，刺舌。以个大、质坚实、

[1]林林.陈皮总黄酮、橙皮苷和挥发油的动态分析研究[D].广州：广东药学院，2008.

灰黑色、表面光滑者为佳。

黑顺片：为纵切片，上宽下窄，长 1.7~5 cm，直径 0.9~3 cm，厚 0.2~0.5 cm。外皮黑褐色，切面暗黄色，油润具光泽，半透明状，并有纵向导管束。质硬而脆，断面角质样（图 168-2）。气微，味淡。以片大、均匀、棕黄色、有光泽者为佳。

白附片：为纵切片，无外皮，黄白色，半透明，厚约 0.3 cm（图 168-3）。以片匀、黄白色、油润、半透明状者为佳。

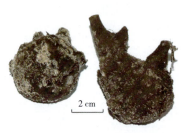

图 168-1　盐附子

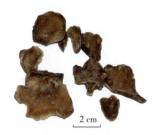

图 168-2　黑顺片

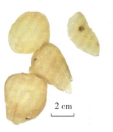

图 168-3　白附片

【采收加工】6 月中旬到 7 月上旬采挖，挖出附子，除去杂质，为泥附子。

运回加工：

1. 盐附子：将个大的子根放入胆巴水溶液中浸泡过夜，再加食盐，继续浸泡，每日取出晾晒，至表面出现大量盐霜，质地变硬为止。

2. 黑顺片：选中等大小的子根，浸入胆巴水溶液中数日后，与浸液共煮至透心，捞出，用水漂洗，纵切成约 5 mm 的厚片，用水浸漂，并加用红糖与菜油炒成的调色液，使附片染成茶褐色，取出蒸透，至出现油面光泽后，烘至半干，再晒干。

3. 白附片：加工方法与黑顺片略同，不加调色液，煮至透心后，剥去外皮，纵切成薄片，用水浸漂，蒸透，晒干。

注：现市场上多为白附片。药材水分均不得过 15.0%。

附子不同组织中有效成分含量测定，见表 168-1。

表 168-1　附子不同组织中有效成分含量测定[1]（mg/g）

组织	有效成分含量			
	新乌头碱	乌头碱	次乌头碱	合计
子根	0.516	0.025	0.128	0.669
母根	0.505	0.024	0.125	0.653
须根	0.414	0.334	1.694	2.441

药典规定附子子根入药，经测定附子须根中生物碱含量较高，可进一步开发利用。

附子不同部位中有效成分含量测定，见表 168-2。

表 168-2　附子不同部位中有效成分含量测定[2]（mg/g）

部位	有效成分含量			
	新乌头碱	乌头碱	次乌头碱	合计
外皮部	0.300	0.125	0.341	0.796
内皮部	0.530	0.081	0.614	1.225
木质部	0.389	0.113	0.445	0.897
髓部	0.332	0.171	0.340	0.843

[1] 侯大斌, 赵祥升, 王惠, 等.附子不同组织中生物碱含量的测定[J].西南科技大学学报 2009, 24（1）：98-102.

[2] 孙凯, 李佳, 张永清.附子生物碱分布规律研究[J].吉林中医药 2013, 33（3）：286-288.

附子内皮部新乌头碱、乌头碱、次乌头碱含量高。

蒸制对附子有效成分含量的影响，见表168-3。

表168-3　蒸制对附子有效成分含量的影响[1]（mg/kg）

蒸制时间	生附片	10分钟	20分钟	40分钟	60分钟	90分钟	120分钟
苯甲酰中乌头原碱	137.0	770.2	897.5	1022.6	905.2	878.9	851.5
苯甲酰乌头原碱	15.6	85.8	109.9	167.3	151.0	145.2	139.0
苯甲酰次乌头原碱	22.7	163.7	293.2	491.7	543.6	632.1	626.0
新乌头碱	736.2	32.5	6.08	1.46	0.99	0.47	0.36
乌头碱	184.0	17.7	3.73	1.20	0.78	0.45	0.34
次乌头碱	829.5	395.3	156.0	15.3	8.64	3.84	3.05

烘制对附子有效成分含量的影响，见表168-4。

表168-4　烘制对附子有效成分含量的影响[2]（mg/kg）

烘制时间	生附片	10分钟	20分钟	40分钟	60分钟	90分钟	120分钟
苯甲酰中乌头原碱	137.0	439.6	518.1	547.3	594.4	532.0	507.4
苯甲酰乌头原碱	15.6	64.4	67.8	88.5	92.6	84.2	80.5
苯甲酰次乌头原碱	22.7	243.3	247.7	331.3	335.9	364.9	295.5
新乌头碱	736.2	92.2	70.5	30.8	27.4	26.2	23.4
乌头碱	184.0	26.2	22.7	10.0	9.07	8.10	7.51
次乌头碱	829.5	150.4	111.4	49.3	48.2	45.4	41.7

蒸制40分钟附子中苯甲酰中乌头原碱、苯甲酰乌头原碱、苯甲酰次乌头原碱总量最大。

【贮藏】　附子贮存不当，易受潮，有效成分流失快。建议在20℃以下，单包装密封，大垛用黑色塑料布遮盖、密闭，暗室库藏。有条件的直接单包装密封冷藏。

附子有毒，需专人双锁保管。

【主要成分】　主要含生物碱类（如新乌头碱、乌头碱、次乌头碱、苯甲酰中乌头原碱、苯甲酰乌头原碱、苯甲酰次乌头原碱）等。

药典标准：含双酯型生物碱以新乌头碱、乌头碱和次乌头碱总量不得多于0.020%。含苯甲酰新乌头原碱、苯甲酰乌头原碱和苯甲酰次乌头原碱总量不得少于0.010%。

【性味归经】　辛、甘，大热，有毒。归心、肾、脾经。

【功能主治】　回阳救逆，补火助阳，散寒止痛。用于亡阳虚脱，肢冷脉微，心阳不足，胸痹心痛，虚寒吐泻，脘腹冷痛，肾阳虚衰，阳痿宫冷，阴寒水肿，阳虚外感，寒湿痹痛。

【用法用量】　3~15 g，先煎，久煎。

【其他】

1. 孕妇慎用。

2. 不宜与半夏、瓜蒌、瓜蒌子、瓜蒌皮、天花粉、川贝母、浙贝母、平贝母、伊贝母、湖北贝母、白蔹、白及同用。

3. 附子具有强心、镇痛抗炎、免疫调节、抗肿瘤、抗衰老、降低胆固醇等药理活性。

4. 四肢拘急、手足厥冷：附子（去皮）3 g，甘草（炙）60 g，干姜45 g。水煎温服。

5. 斑秃：制附子、骨碎补各30 g。共研粗末，加醋60 g浸泡7天，用棉蘸浸剂涂患处，每天不得少于3次。

[1][2]杨昌林,黄志芳,张意涵,等.蒸制和烘制对附子生物碱成分含量的影响研究[J].中国中药杂志,2014,39(24):4798-4802.

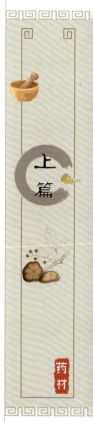

6. 此类药材毒性大，弊大于利，随时代进步尽量不用，或选其他药物替代。

忍冬藤

【来源】 忍冬藤为忍冬科植物忍冬 *Lonicera japonica* Thunb. 的干燥茎枝。主产于河南、山东、四川等地。

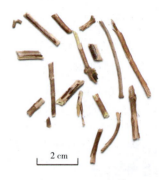

图 169-1 忍冬藤

【性状】 忍冬藤呈长圆柱形，多分枝，常缠绕成束，直径 1.5~6 mm。表面棕红色至暗棕色，有的灰绿色，光滑或被茸毛；外皮易剥落。枝上多节，节间长 6~9 cm。有残叶和叶痕。质脆，易折断，断面黄白色，中空（图 169-1）。气微，老枝味微苦，嫩枝味淡。

以表面色棕红、质嫩者为佳。

【采收加工】 传统上秋、冬二季采割，除去叶及杂质，切段，晒干。药材水分不得过 12.0%。寒露至小雪之间采收茎枝，其马钱苷、绿原酸含量较高。

忍冬藤不同采收期忍冬藤中马钱苷含量（2011 年，湖北十堰市武当山），见表 169-1。

表 169-1 忍冬藤不同采收期忍冬藤中马钱苷含量（2011 年，湖北十堰市武当山）[1]（mg/g）

采收时间	1月18日	2月13日	3月20日	4月19日	5月10日	6月9日	7月12日	8月15日	9月14日	10月11日	11月13日	12月19日
马钱苷	2.03	1.21	1.08	0.92	0.63	0.55	0.86	0.92	1.53	2.02	2.36	2.57

忍冬藤不同采收期忍冬藤中绿原酸含量（2012 年，湖北十堰市），见表 169-2。

表 169-2 忍冬藤不同采收期忍冬藤中绿原酸含量（2012 年，湖北十堰市）[2]（mg/g）

采收时间	7月25日	8月25日	9月25日	10月25日	11月25日	12月25日
绿原酸	1.50	1.75	1.93	1.92	1.79	1.53

10 月初（寒露）至 11 月末（小雪）期间，忍冬藤中马钱苷，绿原酸含量都处于巅峰状态。

忍冬不同部位马钱苷含量比较，见表 169-3。

表 169-3 忍冬不同部位马钱苷含量比较[3]（%）

部位	根	藤	叶	花
马钱苷	1.02	0.35	0.23	痕量

忍冬各部位马钱苷含量，根>藤>叶>花。

【贮藏】 忍冬藤贮存不当，受潮易发霉，有效成分易流失。建议在 25℃以下，单包装密封，大垛用黑色塑料布遮盖、密闭，暗室库藏。

【主要成分】 主要含环烯醚萜类（如马钱苷）、有机酸（如绿原酸、丁香酸）、三萜类（如忍冬苷 A）、挥发油等。

[1] 韩宁宁，郑芬. 不同采收期忍冬藤中马钱苷含量分析 [J]. 儿科药学杂志，2013，19（3）：47-49.

[2] 左霞，刘春霞，杨金霞，等. HPLC 测定不同来源不同采收期忍冬藤和金银花中绿原酸含量 [J]. 中国药师，2015，18（4）：682-684.

[3] 许丹. 忍冬不同部位马钱苷含量比较 [J]. 中药材，2006（11）：1138-1139.

中药材质量新说（第二版）ZHONGYAOCAI ZHILIANG XINSHUO（DIERBAN）药材

药典标准：醇浸出物不得少于14.0%，含绿原酸不得少于0.10%，含马钱苷不得少于0.10%。

【性味归经】 甘，寒。归肺、胃经。

【功能主治】 清热解毒，疏风通络。用于温病发热，热毒血痢，痈肿疮疡，风湿热痹，关节红肿热痛。

【用法用量】 9~30 g。

【其他】

1. 忍冬藤具有抗病毒、抗炎、解热、抗肿瘤、改善免疫机能等药理活性。

2. 忍冬藤与金银花的差异功效"疏风通络"，与其马钱苷抗炎、扩张外周血管作用有关。

3. 黄芪（盐水炙）50 g，忍冬藤50 g，忍冬叶50 g，当归12 g，甘草节8 g。浸泡30分钟再煎煮，每日1剂，日服3次，益气活血，清热解毒，主气虚凝滞，热毒炽盛。

4. 传染性肝炎：忍冬藤60 g，加水1 000 ml，煎至400 ml，早晚分服。15天为1疗程，每疗程间隔1~3天。

鸡内金

【来源】 鸡内金为雉科动物家鸡 *Gallus domesticus* Brisson 的干燥沙囊内壁。全国各地均产。

【性状】 鸡内金为不规则卷片，厚约2 mm。表面黄色、黄绿色或黄褐色，薄而半透明，具明显的条状皱纹。质脆，易碎，断面角质样，有光泽（图170-1）。气微腥，味微苦。

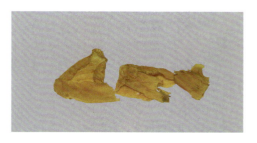

图170-1　鸡内金

【采收加工】 杀鸡后，取出鸡肫，立即剥下内壁，洗净，晒干或烘干。药材水分不得过15.0%。

【贮藏】 鸡内金贮存不当，易虫蛀、易霉变，有效成分流失快。建议在20℃以下，单包装密封，大垛用黑色塑料布遮盖、密闭，暗室库藏；或直接冷藏。

【主要成分】 主要含胃激素、角蛋白、微量胃蛋白酶、淀粉酶、多种维生素与矿物质，以及18种氨基酸等。

药典标准：醇浸出物不得少于7.5%。

【性味归经】 甘，平。归脾、胃、小肠、膀胱经。

【功能主治】 健胃消食，涩精止遗，通淋化石。用于食积不消，呕吐泻痢，小儿疳积，遗尿，遗精，石淋涩痛，胆胀胁痛。

【用法用量】 3~10 g。

【其他】

1. 鸡内金具有抗氧化，改善血糖、血脂水平和血液流变学参数，改善肠胃功能等作用。

2. 气郁而致的膨胀，兼治脾胃虚弱之郁滞，饮食不能运化：鸡内金、白芍各12 g，生姜、白术各9 g，柴胡、陈皮各6 g，水煎服。

鸡血藤

【来源】 鸡血藤为豆科植物密花豆 *Spatholobus suberectus* Dunn 的干燥藤茎。主产于广东、广西、云南、福建等地。

211

【性状】 鸡血藤为椭圆形、长矩圆形或不规则的斜切片，厚0.3~1 cm。栓皮灰棕色，有的可见灰白色斑，栓皮脱落处显红棕色。质坚硬。切面木部红棕色或棕色，导管孔多数；韧皮部有树脂状分泌物呈红棕色至黑棕色，与木部相间排列呈数个同心性椭圆形环或偏心性半圆形环；髓部偏向一侧（图171-1）。气微，味涩。

以棕红色、切面有赤褐色层环、并有渗出物者为佳。

【采收加工】 秋、冬两季采收，除去枝叶，趁鲜切片，晒干或60℃以下烘干。药材水分不得过13.0%。

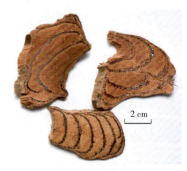

图171-1 鸡血藤

鸡血藤木质部、韧皮部4种黄酮类成分含量的比较，见表171-1。

表171-1 鸡血藤木质部、韧皮部4种黄酮类成分含量的比较[1]（mg/g）

有效成分含量	原儿茶素含量	表儿茶素含量	大豆苷含量	芒柄花苷含量
木质部	45.04	26.61	2.18	11.05
韧皮部	33.22	19.01	0.43	1.57

鸡血藤有效成分主要集中在木质部。应考虑木质部切片时所占比重，或除去韧皮，以获取优质的鸡血藤药材。

【贮藏】 鸡血藤贮存不当，易虫蛀、发霉，有效成分易流失，贮藏时间不宜超过2年。建议在25℃以下，单包装密封，大垛用黑色塑料布遮盖、密闭，暗室库藏。

【主要成分】 主要含黄酮类（如芒柄花素、樱黄素、大豆素）、酚酸类、苯丙素类、三萜类、甾醇类等。

药典标准：醇浸出物不得少于8.0%。

【性味归经】 苦、甘，温。归肝、肾经。

【功能主治】 活血补血，调经止痛，舒筋活络。用于月经不调，痛经，经闭，风湿痹痛，麻木瘫痪，血虚萎黄。

【用法用量】 9~15 g。

【其他】

1. 鸡血藤具有促进造血功能、抗肿瘤、抗病毒、免疫调节、抗炎、抗氧化、镇静催眠等药理作用。
2. 老人血管硬化，腰背神经痛：鸡血藤20 g，杜仲15 g，五加皮10 g，生地15 g。水煎服。
3. 闭经：鸡血藤、穿破石各30 g。水煎服。

鸡冠花

【来源】 鸡冠花为苋科植物鸡冠花 *Celosia cristata* L. 的干燥花序。主产于河北、山东、安徽，全国大部分地区均有分布。

【性状】 鸡冠花为穗状花序，多扁平而肥厚，呈鸡冠状，长8~25 cm，宽5~20 cm，上缘宽，具皱褶，密生线状鳞片，下端渐窄，常残留扁平的茎。表面红色、紫红色或黄白色。中部以下密生多数小花，每花宿存的苞片和花被片均呈膜质。果实盖裂，种子扁圆肾形，黑色，有光泽。体轻，质柔韧（图172-1）。气微，味淡。

以朵大而扁，色泽鲜艳的白鸡冠花较佳，色红者次之。

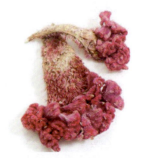

图172-1 鸡冠花

[1]李小莹，林裕英，陈丰连.鸡血藤木质部、韧皮部黄酮类成分比较及药效成分分布规律研究[J].中药材，2017，40（5），1137-1140.

中药材质量新说（第二版）ZHONGYAOCAI ZHILIANG XINSHUO (DIERBAN) 药材

【采收加工】 8—11月花序充分长大，并有部分果实成熟时采收。剪下花序，晒干。药材水分不超过 13.0%。

辽宁阜新产鸡冠花不同采收期总黄酮含量测定，见表 172-1。

表 172-1　辽宁阜新产鸡冠花不同采收期总黄酮含量测定[1]（%）

采收时间	8 月中旬	9 月中旬	10 月中旬	11 月中旬	12 月中旬
总黄酮	2.36	2.62	3.52	4.22	2.90

黄酮类化合物为鸡冠花的主要有效成分，辽宁阜新产鸡冠花 11 月中旬总黄酮含量最高，此时采收药材质量最好。鸡冠花喜阳光、耐湿热，其他产地鸡冠花因光照、气候的差异采收时间应适当的提前或者延后。

【贮藏】 鸡冠花贮存不当，易受潮，色易黯淡，有效成分流失快。色黯淡者药效低。建议在 20℃以下，单包装密封，大垛用黑色塑料布遮盖、密闭，暗室库藏。

【主要成分】 花中主要化学成分为山奈苷、苋菜红苷、苋菜红素、槲皮素、异鼠李素、木犀草素、松醇等。

药典标准：水浸出物不得少于 17.0%。

【性味归经】 甘、涩，凉。归肝、大肠经。

【功能主治】 收敛止血，止带，止痢。用于吐血，崩漏，便血，痔血，赤白带下，久痢不止。

【用法用量】 6~12 g。

【其他】

1. 鸡冠花具有止血、抗衰老、降血脂及抗动脉粥样硬化、预防骨质疏松、增强免疫与抗肿瘤、预防糖尿病、保肝、抗菌等药理作用，临床用于治疗心绞痛、慢性妇科炎症、非特异性阴道炎、功能性子宫出血、白带过多、小儿消化不良等病症。

2. 鸡冠花散：鸡冠花 30 g，棕榈炭 60 g，羌活 30 g。研细末，每服 9 g，每日 3 次，米汤适量送服，用于肠风便血。

3. 鸡冠花酒（药酒）：鸡冠花 50 g，黄酒 300 ml。将上药用黄酒煎服。赤痢加红糖，白痢加白糖。每日 1 剂，分 2 次服。清热，利湿，止痢；赤白痢，久痢。

八　画

青　皮

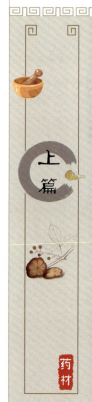

【来源】 青皮为芸香科植物橘 *Citrus reticulata* Blanco 及其栽培变种的干燥幼果或未成熟果实的果皮。主产于江西、四川、湖北等地。

【性状】 四花青皮：果皮剖成 4 裂片，裂片长椭圆形，长 4~6 cm，厚 0.1~0.2 cm。外表面灰绿色或黑绿色，密生多数油室；内表面类白色或黄白色，粗糙，附黄白色或黄棕色小筋络。质稍硬，易折断，断面外缘有油室 1~2 列（图 173-1）。气香，味苦、辛。

个青皮：呈类球形，直径 0.5~2 cm。表面灰绿色或黑绿色，微粗糙，有细密凹下的油室，顶端有稍突起的柱

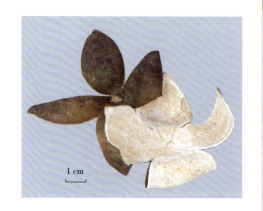

图 173-1　青　皮

213

[1]郭爽,李庆,何婉婉,等.鸡冠花总黄酮提取工艺及其不同产地、不同采收期含量变化研究[J].亚太传统医药,2016,12(16)：25-28.

基，基部有圆形果梗痕。质硬，断面果皮黄白色或淡黄棕色，厚 0.1~0.2 cm，外缘有油室 1~2 列。瓤囊 8~10 瓣，淡棕色。气清香，味酸、苦、辛。

以外皮青、内白、皮厚者为佳。

【采收加工】 个青皮于 5—6 月收集自然落地的幼果，横切成瓣，晒干；四花青皮于 7—8 月采收未成熟果实，果皮纵剖成四瓣，除去果瓤，晒干。药材水分不得过 13.0%。

不同规格青皮有效成分的含量，见表 173-1。

表 173-1　不同规格青皮有效成分的含量[1]（%）

有效成分	总黄酮	橙皮苷
个青皮	19.72	8.33
四花青皮	12.15	5.32

落地幼果入药的个青皮中总黄酮含量、橙皮苷含量均高于四花青皮。

同一产地不同规格青皮成分的含量，见表 173-2。

表 173-2　同一产地不同规格青皮成分的含量[2]（%）

样品	直径/cm	采收期	橙皮苷	辛弗林	N- 甲基络胺	挥发油
直皮子	1.0 以下	6 月	43.97	0.07	—	0.083
个青皮	2.5 左右	7 月	15.60	0.77	0.1	0.26
四花青皮	2.5~5.0	8 月	9.81	0.27	6.7	1.20

随着生长成熟，橙皮苷含量下降，成分高低为青皮子＞个青皮＞四花青皮。辛弗林则从小个到中个增加到 10 倍，再长大个则含量下降。N- 甲基络胺及挥发油含量随生长期逐渐增加。

【贮藏】 青皮贮存不当，香气极易散失。建议在 20℃以下，单包装密封，大垛用黑色塑料布遮盖、密闭，暗室库藏。储藏 1 年内，外观与橙皮苷含量基本稳定[3]。

【主要成分】 主要含挥发油（如右旋柠檬烯、对伞花烃）、黄酮类（如橙皮苷、黄姜味草酸、苏达齐黄酮、甜橙素）、氨基酸类、胺类等。

药典标准：含橙皮苷不得少于 5.0%。

【性味归经】 苦、辛，温。归肝、胆、胃经。

【功能主治】 疏肝破气，消积化滞。用于胸胁胀痛，疝气疼痛，乳癖，乳痈，食积气滞，脘腹胀痛。

【用法用量】 3~10 g。

【其他】

1. 个青皮挥发油棕黄色，四花青皮挥发油黄色，挥发油成分和含量有较大差异，主成分柠檬烯和芳樟醇个青皮是四花青皮的 2 倍多。

2. 个青皮和四花青皮的化学成分差异较大，功效上，个青皮以破气化滞为主，四花青皮以调肝理气为主。建议将个青皮和四花青皮作为 2 个规格药材分别入药，利于控制和保障药材质量。

3. 青皮具有缩短心动周期、心脏兴奋、收缩血管、升压、抗休克、抗心律失常、抑制平滑肌收缩等药理活性。

4. 心胃久痛不愈、得饮食米汤即痛极者：青皮 25 g，延胡索（醋）15 g，甘草 5 g，大枣 3 个，水煎服。

[1]赵炜姗.源于同一植物的陈皮和青皮的品质评价研究[D].成都：成都中医药大学，2011.

[2]李先端，马志静，毛淑杰，等.个青皮和四花青皮中四种成分的含量比较[J].中成药，2005，27（5）：611-612.

[3]李先端，毛淑杰，程立平，等.青皮饮片贮藏期有效成分稳定性考察[J].中国实验方剂学杂志，2006（10）：5-7.

中药材质量新说（第二版）
ZHONGYAOCAI ZHILIANG XINSHUO (DIERBAN)
药材

青 果

【来源】 青果为橄榄科植物橄榄 *Canarium album* Raeusch. 的干燥成熟果实。主产于四川、福建、广东等地。

【性状】 青果呈纺锤形，两端钝尖，长 2.5~4 cm，直径 1~1.5 cm。表面棕黄色或黑褐色，有不规则皱纹。果肉灰棕色或棕褐色，质硬。果核梭形，暗红棕色，具纵棱；内分 3 室，各有种子 1 粒（图 174-1）。气微，果肉味涩，久嚼微甜。

以个大、坚实、肉厚、味先涩后甜者为佳。

【采收加工】 秋季果实成熟时采收，除去杂质，干燥。药材水分不得过 12.0%。

【贮藏】 青果贮藏不当，易虫蛀，有效成分易流失。建议在 20℃以下，单包装密封，大垛用黑色塑料布遮盖、密闭，暗室库藏。

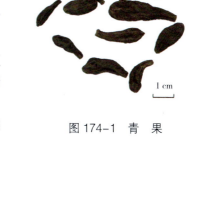

图 174-1 青果

【主要成分】 主要含三萜类（如 α-香树脂醇）、香豆素类（如滨蒿内酯）、挥发油（如反式-石竹烯、D-大根香叶烯）、多酚类等。

药典标准：醇浸出物不得少于 30%。

【性味归经】 甘、酸，平。归肺、胃经。

【功能主治】 清热解毒，利咽，生津。用于咽喉肿痛，咳嗽痰黏，烦热口渴，鱼蟹中毒。

【用法用量】 5~10 g。

【其他】

1. 用时捣碎。

2. 青果具有解酒保肝、抗菌、消炎、利咽、止咳、抗乙肝病毒等药理活性。

3. 慢性咽炎：青果 4 枚，芦根 30 g。水煎代茶饮。

青 蒿

【来源】青蒿为菊科植物黄花蒿 *Artemisia annua* L. 的干燥地上部分。全国各地均产，主产于重庆、江苏、浙江等地。

【性状】 青蒿茎呈圆柱形，上部多分枝，长 30~80 cm，直径 0.2~0.6 cm；表面黄绿色或棕黄色，具纵棱线；质略硬，易折断，断面中部有髓。叶互生，暗绿色或棕绿色，卷缩易碎，完整者展平后为三回羽状深裂，裂片和小裂片矩圆形或长椭圆形，两面被短毛（图 175-1）。气香特异，味微苦。

以质嫩、色绿、叶多、气清香者为佳。

【采收加工】 生长盛期至花（蕾）期之前，采割地

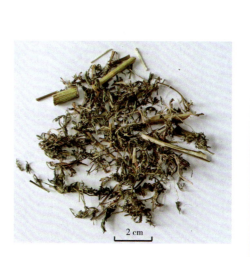

图 175-1 青 蒿

上部分，除去老茎，阴干。药材水分不得过 14.0%。

青蒿不同生长发育阶段中青蒿素的含量测定，见表 175–1。

表 175–1　青蒿不同生长发育阶段中青蒿素的含量测定[1]（%）

生长阶段	幼苗期	成苗期		生长盛期		花（蕾）期	果期
采收时间	4 月 15 日	5 月 15 日	6 月 18 日	7 月 16 日	8 月 17 日	9 月 20 日	10 月 20 日
青蒿素	0.098	0.181	0.398	0.592	0.651	0.673	0.748

虽然果期的青蒿素含量较高，但药材产量明显下降。建议生长盛期至花（蕾）期采收。

【贮藏】　青蒿贮存不当，香气易散失，颜色易变黄，有效成分易流失。建议在 20℃ 以下，单包装密封，大垛用黑色塑料布遮盖、密闭，暗室库藏。

【主要成分】　主要含倍半萜类（如青蒿素、青蒿酸）、黄酮类（如猫眼草酚 D、猫眼草黄素）、香豆素类（如东莨菪内酯、滨蒿内酯）、挥发油（如蒿酮、樟脑、1，8- 桉叶油素）、二萜类、苯丙酸类等。

药典标准：醇浸出物不得少于 1.9%。

【性味归经】　苦、辛，寒。归肝、胆经。

【功能主治】　清虚热，除骨蒸，解暑热，截疟，退黄。用于温邪伤阴，夜热早凉，阴虚发热，骨蒸劳热，暑邪发热，疟疾寒热，湿热黄疸。

【用法用量】　6~12 g，后下。

【其他】

1. 青蒿具有抗疟疾、抗肿瘤、抑菌杀虫、解热抗炎、免疫调节等药理活性。

2. 鲜青蒿入药效果更好，在历代本草及方书中所记之青蒿多为鲜品入药。鲜青蒿还长于清热解暑，用于治疗伤暑外感所致之发热、头昏、无汗等症。

3. 上呼吸道感染：藿香 10 g，香薷 6 g，野菊花 15 g，青蒿 10 g。将上药共研为细末后制成冲剂，开水冲服，15 g/ 次，每 6 小时 1 次。

4. 热邪入阴，夜热早凉及低热久不退者：鲜青蒿 30 g，鲜麦冬 30 g。水煎服。

苦　木

【来源】　苦木为苦木科植物苦木 *Picrasma quassioides*（D. Don）Benn. 的干燥枝和叶。主产于广西、广东、湖北、河北、云南等地。

【性状】　苦木枝呈圆柱形，长短不一，直径 0.5~2 cm；表面灰绿色或棕绿色，有细密的纵纹和多数点状皮孔；质脆，易折断，断面不平整，淡黄色，嫩枝色较浅且髓部较大。叶为单数羽状复叶，易脱落；小叶卵状长椭圆形或卵状披针形，近无柄，长 4~16 cm，宽 1.5~6 cm；先端锐尖，基部偏斜或稍圆，边缘具钝齿；两面通常绿色，有的下表面淡紫红色，沿中脉有柔毛（图 176–1）。气微，味极苦。

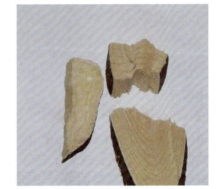

图 176–1　苦　木

【采收加工】　夏、秋二季采收，其粗枝的生物碱含量较高。采收苦木枝及叶，晒干。建议苦木枝趁鲜切片，晒干，及时密封保存。

苦木不同部位生物碱的含量，见表 176–1。

[1] 钟凤林，陈和莹，陈敏. 青蒿最佳采收时期采收部位和干燥方式的实验研究 [J]. 中国中药杂志，1997，22（7）：405–406.

中药材质量新说（第二版）
ZHONGYAOCAI ZHILIANG XINSHUO (DIERBAN)
药材

表 176-1　苦木不同部位生物碱的含量[1]（mg/g）

部位	老枝（心材黄色）	老枝（心材白色）	嫩枝	叶
苦木碱 L	0.266	0.180	—	—
苦木碱 B	0.351	0.193	0.038	—
苦木碱 F	3.390	1.711	0.182	0.016
苦木碱 D	0.183	0.089	—	—

苦木老枝中生物碱含量最高，其次是嫩枝，叶中生物碱含量甚微。直径大、心材黄色的老枝生物碱含量高于直径小、心材白色的老枝。粗枝含量高于细枝。

【贮藏】　苦木贮存不当，易虫蛀，含量极易流失。建议 25℃以下，单包装密封，大垛用黑色塑料布遮盖、密闭，暗室库藏。

【主要成分】　主要含生物碱类（如 1 - 乙基 - β - 咔巴啉），苦味素，黄酮类等。

【性味归经】　苦，寒；有小毒。归肺、大肠经。

【功能主治】　清热解毒，祛湿。用于风热感冒，咽喉肿痛，湿热泻痢，湿疹，疮疖，蛇虫咬伤。

【用法用量】　枝 3~4.5 g；叶 1~3 g。外用适量。

【其他】

1. 苦木具有解热、降压、抗菌消炎、降低转氨酶、抗疟、抗蛇毒、抗癌、健胃等药理作用。
2. 苦木树茎适量，水煎外洗，治疮疖，体癣，湿疹。
3. 外伤出血：鲜苦木叶适量，嚼烂敷患处。

苦杏仁

【来源】　苦杏仁是蔷薇科植物山杏 *Prunus armeniaca* L. var. *ansu* Maxin.、西伯利亚杏 *Prunus sibirica* L.、东北杏 *Prunus mandshurica*（Maxim.）Koehne 或杏 *Prunus armeniaca* L. 的干燥成熟种子。主产于内蒙古、宁夏、河南、河北、东北等地。

【性状】　苦杏仁呈扁心形，长 1~1.9 cm，宽 0.8~1.5 cm，厚 0.5~0.8 cm。表面黄棕色至深棕色，一端尖，另端钝圆，肥厚，左右不对称，尖端一侧有短线形种脐，圆端合点处向上具多数深棕色的脉纹。种皮薄，子叶 2，乳白色，富油性（图 177-1）。气微，味苦。

【采收加工】　夏季，果实渐变为红黄色、成熟时，采收果实，除去果肉和核壳，取出种子，晒干。药材水分不得过 7.0%。

苦杏仁不同产地、不同基原及不同加工方式有效成分含量测定，见表 177-1。

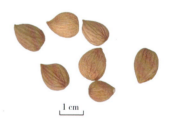

图 177-1　苦杏仁

表 177-1　苦杏仁不同产地、不同基原及不同加工方式有效成分含量测定[2]

产地或购入地	基原	加工炮制方式	苦杏仁苷 /%
甘肃	杏	生品、带皮	5.75
陕西	山杏	生品、带皮	5.02
四川	西伯利亚杏	生品、带皮	4.23

[1]邓贵华.苦木化学成分及质量分析研究［D］.广州:广州中医药大学,2011.

[2]张丽娟.苦杏仁小包装饮片贮藏养护研究［D］.成都:成都中医药大学,2013.

217

续表

产地或购入地	基原	加工炮制方式	苦杏仁苷/%
山东	山杏	炒品、带皮	5.45
四川	西伯利亚杏	炒品、带皮	4.06
江苏	杏	燀品、去皮	2.65
浙江	山杏	燀品、去皮	1.67
湖南	杏	燀炒品、去皮	2.41
河北	山杏	燀炒品、去皮	0.86

基原为杏和山杏的苦杏仁含量较高，基原为西伯利亚杏的苦杏仁含量较低。带皮苦杏仁含量较去皮苦杏仁高，因苦杏仁苷易溶于水，水煮去皮加工过程是造成商品苦杏仁药材中苦杏仁苷含量降低的主要因素。

【贮藏】 苦杏仁贮存不当，易受潮发霉、受热泛油，易虫蛀，色易变暗、变深，有效成分流失快。色泽暗淡者药效低，虫蛀、霉变、走油者不可药用。建议在20℃以下，单包装密封，大垛用黑色塑料布遮盖、密闭，暗室库藏。

苦杏仁泛油前后有效成分含量测定，见表177-2。

表177-2 苦杏仁泛油前后有效成分含量测定[1]

样品	苦杏仁苷/%	脂肪油/%
未泛油	4.25	44.38
泛油	2.39	41.01

苦杏仁贮存过程中，易泛油。经测定，泛油后有效成分含量下降，影响临床功效。故苦杏仁贮藏过程中，应干燥、密封，加强保管，防止泛油。

【主要成分】 主要含氰苷类（如苦杏仁苷、野樱苷）、酶类（如苦杏仁苷酶、樱苷酶）、黄酮类、脂肪油类等。

药典标准：含苦杏仁苷不得少于3.0%。

【性味归经】 苦，微温；有小毒。归肺、大肠经。

【功能主治】 降气止咳平喘，润肠通便。用于咳嗽气喘，胸满痰多，肠燥便秘。

【用法用量】 5~10 g，生品入煎剂后下。

【其他】

1. 内服不宜过量，以免中毒。

2. 苦杏仁碾碎入药，利于有效成分煎出；压裂提取，利于有效成分溶出。

3. 苦杏仁具有镇咳平喘、抗炎镇痛、抗肿瘤、抗氧化、抗肾纤维化、调节免疫系统、降血脂、杀虫等药理活性。临床主要用于治疗呼吸系统疾病，消化系统疾病。

4. 燥咳：苦杏仁、百部各9 g，川贝母8 g，百合、生地黄各15 g。水煎服。

5. 久患肺喘，咳嗽不止：苦杏仁、核桃仁各15 g。水煎服。

6. 外感咳嗽：苦杏仁10 g，枇杷花15 g，车前草15 g。水煎服。

苦 参

【来源】 苦参为豆科植物苦参 *Sophora flavescens* Ait. 的干燥根。在全国广泛分布，主产于山西、内蒙古、河南、陕西、辽宁、河北等地。

[1]董秀华.苦杏仁泛油后有效成分的改变[J].中国医院药学杂志，1993，13（11）：514–515.

【性状】苦参呈长圆柱形，下部常有分枝，长10~30 cm，直径1~6.5 cm。表面灰棕色或棕黄色，具纵皱纹和横长皮孔样突起，外皮薄，多破裂反卷，易剥落，剥落处显黄色，光滑。质硬，不易折断，断面纤维性；切片厚3~6 mm；切面黄白色，具放射状纹理和裂隙，有的具异型维管束呈同心性环列或不规则散在（图178-1）。气微，味极苦。

以断面整齐、色黄白、味苦者为佳。

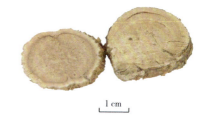

1 cm

图178-1 苦 参

【采收加工】春、秋二季采挖，除去根头和小支根，除去泥沙，干燥，或趁鲜切片，干燥。药材水分不得过11.0%。

注：① 10—11月下旬叶片脱落初期、大地封冻前采挖，其有效成分含量和产量均较高。②苦参不宜水洗。

不同生长年限苦参生物碱含量，见表178-1。

表178-1 不同生长年限苦参生物碱含量[1]（mg/g）

有效成分	1年生	2年生	3年生	4年生
苦参碱	0.222 4	0.246 5	0.521 0	0.555 3
氧化苦参碱	8.252	14.62	19.65	22.16

栽培前3年生物碱含量增幅较大，第4年增幅较小。

苦参不同部位生物碱含量，见表178-2。

表178-2 苦参不同部位生物碱含量[2]（mg/g）

有效成分	茎	叶	芦头	主根	侧根
苦参碱	0.896 2	0.901 1	0.872 2	0.521 0	0.665 3
氧化苦参碱	8.873	1.902	16.19	19.65	27.34

苦参叶、茎、芦头中苦参碱含量较根中高，氧化苦参碱含量较根中低。叶、茎、芦头可以作为提取原料。

苦参根不同部位生物碱含量，见表178-3。

表178-3 苦参根不同部位生物碱含量[3]（mg/g）

部位	苦参碱	氧化苦参碱	总生物碱
韧皮部	0.816 8	22.80	35.14
木质部	0.512 5	17.30	33.12
髓部	0.315 9	11.01	21.36

苦参中总生物碱、苦参碱和氧化苦参碱含量为韧皮部＞木质部＞髓部。侧根中韧皮部所占比例大，生物碱含量高，主根中心直径大者生物碱含量低。

【贮藏】苦参贮存不当，有效成分易流失。建议在25℃以下，单包装密封，大垛用黑色塑料布遮盖、密闭，暗室库藏。

【主要成分】主要含生物碱类（如苦参碱、氧化苦参碱、氧化槐果碱）、黄酮类（如苦参酮）、三萜类（如大豆皂苷I、苦参皂苷I）等。

药典标准：水浸出物不得少于20.0%；含苦参碱和氧化苦参碱总量不得少于1.2%。

[1][2]陈静,王淑美,孟江,等.不同生长年限苦参不同部位的生物碱含量[J].中国实验方剂学杂志,2013,19（7）：80-84.

[3]陈静.苦参饮片规格及其质量评价标准研究[D].广州：广东药学院,2013.

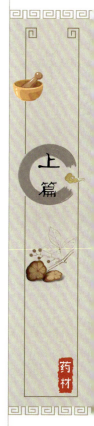

【性味归经】 苦，寒。归心、肝、胃、大肠、膀胱经。

【功能主治】 清热燥湿，杀虫，利尿。用于热痢，便血，黄疸尿闭，赤白带下，阴肿阴痒，湿疹，湿疮，皮肤瘙痒，疥癣麻风；外治滴虫性阴道炎。

【用法用量】 4.5~9 g。外用适量，煎汤洗患处。

【其他】

1. 不宜与藜芦同用。

2. 苦参具有抗病毒、抗炎、抗过敏、保护肝脏、利尿作用，对心血管系统、免疫系统和神经系统的作用。

3. 湿疹：苦参、苍术各20 g，黄柏15 g。水煎外洗。

4. 前列腺肥大：苦参15 g，川贝母、党参各25 g。水煎服。

苦楝皮

【来源】 苦楝皮为楝科植物川楝 *Melia toosendan* Sieb. et Zucc. 或楝 *Melia azedarach* L. 的干燥树皮和根皮。主产于四川、湖北、安徽、江苏、河南、贵州等地。

【性状】 苦楝皮呈不规则板片状、槽状或半卷筒状，长宽不一，厚2~6 mm。外表面灰棕色或灰褐色，粗糙，有交织的纵皱纹和点状灰棕色皮孔，除去粗皮者淡黄色；内表面类白色或淡黄色。质韧，不易折断，断面纤维性，呈层片状，易剥离（图179-1）。气微，味苦。

以干燥、皮厚、条大、无糟朽、去栓皮者为佳。

【采收加工】 春、秋二季剥取，或除去粗皮和杂质，晒干。药材水分不得过12.0%。

苦楝皮、果、叶不同部位川楝素的含量测定，见表179-1。

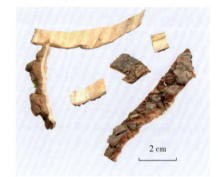

图 179-1 苦楝皮

表 179-1 苦楝皮、果、叶不同部位川楝素的含量测定[1]（%）

部位	川楝素
树叶	0.22
树皮	0.39
果实	0.27

苦楝果、叶中也含有较高的川楝素，树皮所含川楝素最高。

【贮藏】 苦楝皮贮存不当，易受潮、易虫蛀，有效成分易流失。建议在25℃以下，单包装密封，大垛用黑色塑料布遮盖、密闭，暗室库藏。

【主要成分】 主要含萜类（如川楝素、苦楝萜醇内酯、苦楝皮萜酮、苦楝萜酸甲酯）、香豆素类、酚酸类、甾体类等。

药典标准：含川楝素应为0.010%~0.20%。

【性味归经】 苦，寒；有毒。归肝、脾、胃经。

【功能主治】 杀虫，疗癣。用于蛔虫病，蛲虫病，虫积腹痛；外治疥癣瘙痒。

【用法用量】 3~6 g。外用适量，研末，用猪脂调敷患处。

[1]陈涵,刘月蓉,牟大庆,等.苦楝皮,果,叶提取物苦楝素含量分析[J].林产化学与工业,2009,29（B10）：174-178.

【其他】

1. 孕妇及肝肾功能不全者慎用。

2. 苦楝皮具有驱虫，抗溃疡、抗腹泻、利胆，镇痛抗炎、抗血栓形成，致流产，抗病毒等药理活性。

3. 苦楝皮酒（药酒）：鲜苦楝皮 150 g，薄荷脑 20 g。将苦楝皮切碎，用 50 度白酒 500 ml 密封浸泡 5 天，过滤取药液，静置 24 小时，取上清液加入薄荷脑 20 g，待溶解后再加 50 度白酒至 1 000 ml，即成。外用，每日搽患处 2~3 次。杀虫止痒；主治疥疮。苦楝皮有毒，忌内服。

❧ 枇杷叶 ❧

【来源】 枇杷叶是蔷薇科植物枇杷 *Eriobotrya japonica*（Thunb.）Lindl. 的干燥叶。主产于四川、云南、广西、福建等地。

【性状】 枇杷叶呈长圆形或倒卵形，长 12~30 cm，宽 4~9 cm。先端尖，基部楔形，边缘有疏锯齿，近基部全缘。上表面灰绿色、黄棕色或红棕色，较光滑；下表面密被黄色绒毛，主脉于下表面显著突起，侧脉羽状；叶柄极短，被棕黄色绒毛。革质而脆，易折断（图 180-1~ 图 180-2）。气微，味微苦。

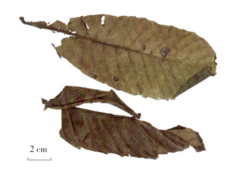

图 180-1　枇杷叶（落叶）

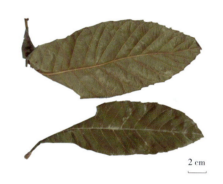

图 180-2　枇杷叶（摘叶）

【采收加工】 全年均可采收青叶与落叶，青叶主要在 5—10 月枇杷树修剪时采摘，而收集的地上落叶已占到主体，晒干或烘干。建议趁鲜切丝。药材水分不得过 13.0%。

注： 枇杷叶干品易碎。

不同采收期枇杷叶齐墩果酸、熊果酸含量变化，见表 180-1。

表 180-1　不同采收期枇杷叶齐墩果酸、熊果酸含量变化[1]（%）

采收月份	1月	2月	3月	4月	5月	6月	7月	8月	9月	10月	11月	12月
齐墩果酸	0.14	0.14	0.11	0.17	0.16	0.14	0.12	0.15	0.14	0.16	0.15	0.12
熊果酸	0.57	0.58	0.57	0.72	0.63	0.65	0.54	0.71	0.56	0.68	0.64	0.60

4 月枇杷叶中熊果酸、齐墩果酸含量高。此时为枇杷果成熟的关键时期，不适宜大量采收。8 月熊果酸、齐墩果酸含量相对也较高。故建议 8 月采收。

枇杷不同器官齐墩果酸、熊果酸含量对比，见表 180-2。

[1]吕寒，习超鹏，陈剑，等 . 不同生长季节枇杷叶中三萜酸成分的含量变化[J]. 中国中药杂志，2009，34（18）：2353-2355.

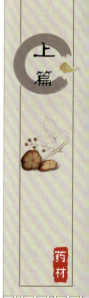

表 180-2　枇杷不同器官齐墩果酸、熊果酸含量对比[1]（%）

枇杷器官	嫩叶	成熟叶	落叶	花	果
齐墩果酸	0.164	0.173	0.198	0.048	0.099
熊果酸	1.026	0.978	1.046	0.475	0.370

枇杷落叶中齐墩果酸、熊果酸含量高，与市场上枇杷青叶价高、认可度高有偏差。

【贮藏】 高温、高湿、强光对枇杷叶含量影响不明显。建议 25℃以下，单包装密封，大垛用黑色塑料布遮盖、密闭，暗室库藏。

【主要成分】 主要含有三萜类（如熊果酸、齐墩果酸、桦木脂酸）、黄酮类（如高良姜素、金丝桃苷）、挥发油类（如橙花叔醇、金合欢醇）、多酚类等。

药典标准：醇浸出物不得少于 18.0%；含齐墩果酸和熊果酸总量不得少于 0.70%。

【性味归经】 苦，微寒。归胃、肺经。

【功能主治】 清肺止咳，降逆止呕。用于肺热咳嗽，气逆喘急，胃热呕逆，烦热口渴。

【用法用量】 6~10 g。

【其他】

1. 枇杷叶有抗炎止咳、抗肿瘤、抗病毒、降血糖、保肝利胆、清除氧自由基、增强机体免疫功能等作用。

2. 风热咳嗽：枇杷叶、苦杏仁、桑白皮、菊花、牛蒡子各 9 g。水煎服。

3. 肺热咳嗽：枇杷叶 9 g，桑白皮 12 g，黄芩 6 g。水煎服。

4. 青年痤疮：枇杷叶、桑白皮、黄柏各 9 g，黄连、甘草、人参各 6 g。水煎服。

板蓝根

【来源】 板蓝根是十字花科植物菘蓝 *Isatis indigotica* Fort. 的干燥根。产于甘肃、黑龙江、河南、河北、陕西、安徽、贵州等地，主产于甘肃、黑龙江。

【性状】 板蓝根呈圆柱形，稍扭曲，长 10~20 cm，直径 0.5~1 cm。表面淡灰黄色或淡棕黄色，有纵皱纹、横长皮孔样突起和支根痕。根头略膨大，有暗绿色或暗棕色轮状排列的叶柄残基和密集的疣状突起。体实，质略软，断面皮部黄白色，木部黄色（图 181-1~ 图 181-2）。气微，味微甜后苦涩。

以根平直粗壮、坚实、粉性大者为佳。

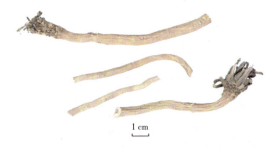

图 181-1　板蓝根

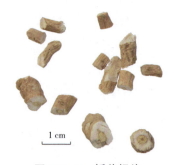

图 181-2　板蓝根片

【采收加工】 10—11 月采收。采收前一周割去地上茎叶，加工成大青叶；后选晴天，挖出全根，晒干或 55℃低温烘干。药材水分不得过 15.0%。

[1]李继杨，谢晓梅，李倩文，等.枇杷不同器官及不同物候 4 种三萜酸含量的动态变化[J].中国中药杂志，2015, 40（5）：875-880.

中药材质量新说（第二版）ZHONGYAOCAI ZHILIANG XINSHUO (DIERBAN) 药材

55℃烘干后的板蓝根药材中（R，S）告伊春含量高于晒干的板蓝根药材，且能明显缩短板蓝根药材的产地干燥时间。

甘肃、新疆、内蒙古自然条件下干得快，多采用晒干。

板蓝根不同采收期的产量和有效成分含量，见表181-1。

表181-1　板蓝根不同采收期的产量和有效成分含量[1]

采收时间	大青叶产量/（干重，kg/m^2）	板蓝根产量/（干重，kg/m^2）	（R，S）告依春/%
5月20日	0.067	0.105	0.095
6月20日	0.124	0.225	0.178
7月20日	0.252	0.395	0.312
8月20日	0.299	0.451	0.342
9月20日	0.303	0.482	0.378
10月20日	0.318	0.493	0.402
11月15日	0.290	0.498	0.365

10月20日板蓝根中（R，S）告依春含量最高，为最佳收获时间。不同产地由于气候等原因采收时间稍微靠前或延后。

板蓝根不同干燥方式、温度对有效成分含量影响，见表181-2。

表181-2　板蓝根不同干燥方式、温度对有效成分含量影响[2]（mg/g）

干燥方式	烘干	烘干	烘干	烘干	烘干	烘干	烘干	阴干	晾晒
温度/℃	40	45	50	55	60	70	80	—	—
（R，S）告依春	3.847	3.922	4.771	5.204	5.071	4.423	3.984	3.937	4.141

55℃烘干所得板蓝根中（R，S）告依春含量高。

【贮藏】　板蓝根贮存不当，易虫蛀、易发霉，有效成分流失快。建议在25℃以下，单包装密封，大垛用黑色塑料布遮盖、密闭，暗室库藏。

【主要成分】　主要含生物碱类（如靛蓝、靛玉红）、黄酮类（如5，7，4′-三羟基-6-甲氧基黄酮）、三萜类（如羽扇豆醇、白桦脂醇）、含硫化物［如（R，S）告依春］、苯乙醇苷类、糖苷类、木脂素类等。

药典标准：醇浸出物不得少于25.0%；含（R，S）告依春不得少于0.020%。

【性味归经】　苦，寒。归心、胃经。

【功能主治】　清热解毒，凉血利咽。用于温疫时毒，发热咽痛，温毒发斑，痄腮，烂喉丹痧，大头瘟疫，丹毒，痈肿。

【用法用量】　9~15 g。

【其他】

1. 板蓝根具有抗菌、抗病毒、抗内毒素、提高机体免疫力、抗癌、活血等药理活性。常用于治疗时行感冒、痄腮、大头瘟毒、热毒斑疹、丹毒以及痈肿疮毒等火毒热证。

2. 儿童病毒性腮腺炎和干燥综合征、腮腺炎：板蓝根、大青叶各30 g，甘草9 g。水煎服。

3. 肺炎：板蓝根、夏枯草各15 g，虎杖30 g，功劳叶12 g，银花9 g，青蒿9 g。水煎服。

4. 肝炎：板蓝根、茵陈各15 g，赤芍9 g，甘草3 g。水煎服。转氨酶高者加夏枯草6 g。

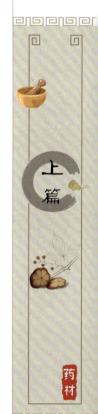

[1]刘香南.板蓝根种植技术初探［D］.长春:吉林农业大学,2015.

[2]谭铭铭,黄勇,徐小飞,等.干燥方法对板蓝根药材中表告依春和尿苷含量的影响[J].中药材,2014,37（4）：578-580.

刺五加

【来源】 刺五加是五加科植物刺五加 Acanthopanax senticosus（Rupr. et Maxim.）Harms 的干燥根和根茎或茎。主产于黑龙江、辽宁、吉林、四川等地。

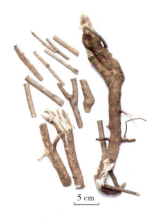

图 182-1 刺五加

【性状】 刺五加根茎呈结节状不规则圆柱形，直径 1.4~4.2 cm。根呈圆柱形，多扭曲，长 3.5~12 cm，直径 0.3~1.5 cm；表面灰褐色或黑褐色，粗糙，有细纵沟和皱纹，皮较薄，有的剥落，剥落处呈灰黄色。质硬，断面黄白色，纤维性。有特异香气，味微辛、稍苦、涩。

刺五加茎呈长圆柱形，多分枝，长短不一，直径 0.5~2 cm。表面浅灰色，老枝灰褐色，具纵裂沟，无刺；幼枝黄褐色，密生细刺。质坚硬，不易折断，断面皮部薄，黄白色，木部宽广，淡黄色，中心有髓（图 182-1）。气微，味微辛。

【采收加工】 栽种 5~6 年，春、秋二季采收根、根茎或茎，洗净，晒干。药材水分不得过 10.0%。

2017 年不同月份刺五加茎中刺五加苷 B（紫丁香苷）含量测定，见表 182-1。

表 182-1　2017 年不同月份刺五加茎中刺五加苷 B（紫丁香苷）含量测定[1]

采集时间	6 月 5 日	7 月 5 日	8 月 5 日	9 月 5 日	10 月 5 日	11 月 5 日	12 月 5 日
刺五加苷 B/（mg/g）	0.392	0.332	0.646	0.566	0.532	0.445	0.819

经测定，12 月刺五加茎中刺五加苷 B 含量最高。

刺五加不同部位紫丁香苷含量，见表 182-2。

表 182-2　刺五加不同部位紫丁香苷含量[2]

部位	根	茎干	枝	花	叶	果
紫丁香苷含量 /（mg/g）	3.125	3.472	1.175	0.350	0.002	1.986

根和茎秆中紫丁香苷含量高，枝、果含量也超过药典标准。

【贮藏】 刺五加贮存时间超过 3 年或在高温（40~60℃）、高湿（相对湿度 74% 以上）、日光照射等条件贮存 6 个月后，几乎检测不到所含的紫丁香苷[3]。建议在常温下，以原药材形式，单包装密封，大垛用黑色塑料布遮盖、密闭，暗室库藏。最长贮藏期不得过 2 年。

【主要成分】 主要含苷类（如胡萝卜苷、紫丁香苷、刺五加苷 D、刺五加苷 E）、黄酮类（如槲皮素、芦丁）、木脂素类等。

药典标准：醇浸出物不得少于 3.0%；含紫丁香苷不得少于 0.050%。

【性味归经】 辛、微苦，温。归脾、肾、心经。

【功能主治】 益气健脾，补肾安神。用于脾肺气虚，体虚乏力，食欲不振，肺肾两虚，久咳虚喘，肾虚腰膝酸痛，心脾不足，失眠多梦。

【用法用量】 9~27 g。

[1]张爽,付士朋,刘悦,等. HPLC 法分析刺五加茎中原儿茶酸及苯丙素类成分动态累积规律研究[J].天然产物研究与开发, 2018,（30）: 1410-1414.

[2]张晶,刘芳芳,薛起,等. HPLC 法测定刺五加不同部位刺五加苷 B、E 含量[J].药物分析杂志, 2008, 28（12）: 2018-2020.

[3]于荣敏,赵昱. 现代生物技术方法在中药现代化中的应用[M].北京:中国医药科技出版社, 2005.

中药材质量新说（第二版）ZHONGYAOCAI ZHILIANG XINSHUO (DIERBAN) 药材

【其他】

1. 市场上流通的刺五加多为五加科植物红毛刺五加 *Lonicera japonica* Thunb 的茎及去心茎皮，正品刺五加及五加皮已比较难寻。

2. 刺五加具有心脑血管系统、神经系统、内分泌系统、免疫功能调节、抗癌、保护肝脏、抗衰老、抗氧化、抗炎、降血压、抗应激等药理活性。

3. 失眠：刺五加 19 g，蜜枣仁 15 g，柏子仁 15 g，琥珀 9 g。水煎服。

4. 颈椎病：刺五加 15 g，葛根 15 g，川芎 9 g，丹参 10 g，赤芍 10 g，桃仁 10 g。水煎服。

5. 疲劳综合征：刺五加 15 g，五味子 6 g。加入沸水，泡 15 分钟当茶饮。

❧ 郁李仁 ❧

【来源】 郁李仁是蔷薇科植物欧李 *Prunus humilis* Bge.、郁李 *Prunus japonica* Thunb. 或长柄扁桃 *Prunus pedunculata* Maxim. 的干燥成熟种子。前二种习称"小李仁"，后一种习称"大李仁"。主产于内蒙古、宁夏、甘肃，分布于黑龙江、吉林、辽宁、河北、河南、山东等地。

【性状】 郁李仁表面黄白色、浅棕色或黄棕色。呈卵形，一端尖，另端钝圆。尖端一侧有线形种脐，圆端中央有深色合点，自合点处向上具多条纵向维管束脉纹。种皮薄，乳白色子叶 2，富油性（图 183-1）。气微，味微苦。

以颗粒饱满、整齐不碎、不出油、无核壳者为佳。

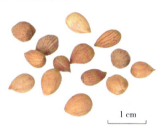

图 183-1　郁李仁

【采收加工】 夏、秋二季采收成熟果实，除去果肉和核壳，晒干或烘干。药材水分不得过 6.0%。

不同基原、产地郁李仁中苦杏仁苷含量测定，见表 183-1。

表 183-1　不同基原、产地郁李仁中苦杏仁苷含量测定[1]（%）

基原	欧李					郁李			长柄扁桃
产地	黑龙江	辽宁	内蒙古	河南	宁夏	河北	深州	内蒙	河北
苦杏仁苷	4.47	4.25	4.10	3.28	3.50	2.94	2.48	1.88	3.27

基原为欧李的郁李仁苦杏仁苷含量高，基原为郁李的郁李仁苦杏仁苷含量较低。

【贮藏】 郁李仁贮存不当，易受潮发霉，受热走油，易虫蛀，色泽易变暗，有效成分流失快。建议在 20℃ 以下，深色包装袋单包装密封，大垛用黑色塑料布遮盖、密闭，暗室库藏。有条件的直接单包装密封冷藏。

【主要成分】 主要有黄酮类（如阿福豆苷、山柰苷、郁李仁苷 A、郁李仁苷 B）、苷类（如苦杏仁苷）、脂肪酸类等。

药典标准：含苦杏仁苷不得少于 2.0%。

【性味归经】 辛、苦、甘，平。归脾、大肠、小肠经。

【功能主治】 润肠通便，下气利水。用于津枯肠燥，食积气滞，腹胀便秘，水肿，脚气，小便不利。

【用法用量】 6~10 g。

【其他】

1. 孕妇慎用。

[1] 霍琳, 陈晓辉, 王鹏, 等. RP-HPLC 法测定郁李仁中苦杏仁苷含量[J]. 药物分析杂志, 2009（12）：2055-2057.

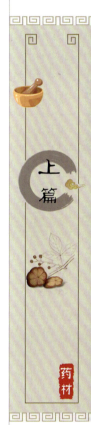

上篇

药材

225

2.郁李仁碾碎入药，压裂提取，利于有效成分溶出。

3.郁李仁具有抗氧化、抗衰老、抗肿瘤、抗惊厥、降血压、抗动脉粥样硬化、镇咳等作用。临床用于治疗肠燥便秘、小儿习惯性便秘、幽门梗阻、支气管哮喘、偏头痛、水肿等病症。

4.津伤肠燥便秘，腹胀：郁李仁、火麻仁9 g，枳壳6 g。水煎服。

5.茯苓消肿茶：茯苓5 g，白术3 g，郁李仁3 g，花茶3 g。开水冲泡后饮用，冲饮至味淡。健脾消肿。用于水肿。

郁 金

【来源】 郁金为姜科植物温郁金 Curcuma wenyujin Y.H. Chen et C.Ling、姜黄 Curcuma longa L.、广西莪术 Curcuma kwangsiensis S.G.Lee et C.F.Liang 或蓬莪术 Curcuma phaeocaulis Val. 的干燥块根。前两者分别习称"温郁金"和"黄丝郁金"，其余按性状不同习称"桂郁金"或"绿丝郁金"。主产于浙江、四川、广东、广西、云南、福建等地。

【性状】 温郁金：呈长圆形或卵圆形，稍扁，有的微弯曲，两端渐尖。长3.5~7 cm，直径1.2~2.5 cm。表面灰褐色或灰棕色，具不规则的纵皱纹，纵纹隆起处色较浅。质坚实，断面灰棕色，角质样；内皮层环明显（图184-1）。气微香，味微苦。

黄丝郁金：呈纺锤形，有的一端细长，长2.5~4.5 cm，直径1~1.5 cm。表面棕灰色或灰黄色，具细皱纹。断面橙黄色，外周棕黄色至棕红色。气芳香，味辛辣。以个大、肥满、外皮皱纹细、断面橙黄色者为佳。

桂郁金：呈长圆锥形或长圆形，长2~6.5 cm，直径1~1.8 cm，表面具疏浅纵纹或较粗糙网状皱纹。气微，味微辛苦。

绿丝郁金：呈长椭圆形，较粗壮，长1.5~3.5 cm，直径1~1.2 cm。气微，味淡。

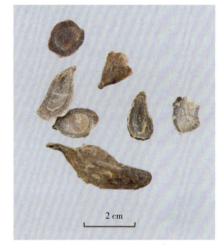

图 184-1 郁 金

【采收加工】 冬季茎叶枯萎后采挖，除去泥沙和细根，蒸或煮至透心，干燥。建议直接趁鲜切片，40℃烘干。药材水分不得过15.0%。

不同采收期对郁金的姜黄素和挥发油的含量测定，见表184-1。

表184-1 不同采收期对郁金的姜黄素和挥发油的含量测定[1]

采收时间	10月30日	11月30日	12月30日	1月30日	2月29日
姜黄素含量	0.172	0.194	0.224	0.224	0.225
挥发油含量	1.640	1.893	2.153	2.160	2.177

12月至翌年2月姜黄素和挥发油含量都较高。

[1]张美,李青苗,舒光明,等.黄丝郁金不同采收期的产量和质量研究[J].资源开发与市场,2007,23（11）:966-967.

不同加工工艺考察实验鲜品温郁金姜黄素类成分百分含量，见表184-2。

表184-2 不同加工工艺考察实验鲜品温郁金姜黄素类成分百分含量[1]（%）

加工工艺	双去甲氧基姜黄素	去甲氧基姜黄素	姜黄素	姜黄素类成分
红外干燥	0.027 3	0.329 9	0.781 5	1.138 7
自然阴干	0.038 3	0.316 0	0.832 5	1.186 8
微波高火	0.049 8	0.462 9	1.052 3	1.565 0
50℃烘干	0.055 8	0.523 7	1.182 5	1.762 0
45℃烘干	0.053 6	0.515 0	1.216 8	1.785 4
自然阴干（切片）	0.051 9	0.529 0	1.217 5	1.798 4
微波中火	0.054 4	0.603 6	1.431 5	2.089 5
40℃烘干	0.049 9	0.605 0	1.471 9	2.126 8

注：温郁金加工前，均趁鲜切成 0.5 cm 厚的片。

【贮藏】 郁金贮存不当，易虫蛀，有效成分易流失。建议在 20℃以下，单包装密封，大垛用黑色塑料布遮盖、密闭，暗室库藏。

【主要成分】 主要含姜黄素类（如姜黄素、去甲氧基姜黄素）、生物碱类（如四甲基吡嗪）、倍半萜类（如原莪术醇、环氧泽泻烯）、单萜类、二萜类、甾醇类、油树脂类等。

【性味归经】 辛、苦，寒。归肝、心、肺经。

【功能主治】 活血止痛，行气解郁，清心凉血，利胆退黄。用于胸胁刺痛，胸痹心痛，经闭痛经，乳房胀痛，热病神昏，癫痫发狂，血热吐衄，黄疸尿赤。

【用法用量】 3~10 g。

【其他】

1. 不宜与丁香、母丁香同用。

2. 郁金质较硬，入药前压裂或粉碎，提取效率高。

3. 郁金具有保护肝细胞、促进肝细胞再生、抗癌、抗菌、抗氧化等药理作用。

4. 胸闷：郁金 10 g，丝瓜络 10 g，枳壳 9 g，紫苏梗 9 g。水煎服。

5. 气郁血郁之胸痛：木香、郁金各适量。研末老酒调服。

6. 尿路结石疼痛难忍：郁金、海金砂各 30 g，滑石 9 g，甘草、木通各 6 g。水煎服。

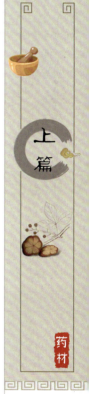

虎 杖

【来源】 虎杖为蓼科植物虎杖 *Polygonum cuspidatum* Sieb. et Zucc. 的干燥根和根茎。主产于江西、湖南、湖北、四川、陕西等地。

【性状】 虎杖多为圆柱形短段或不规则厚片，长 1~7 cm，直径 0.5~2.5 cm。外皮棕褐色，有纵皱纹和须根痕，切面皮部较薄，木部宽广，棕黄色，射线放射状，皮部与木部较易分离。根茎髓中有隔或呈空洞状。质坚硬（图185-1~图185-2）。气微，味微苦、涩。

以粗壮、坚实、断面色黄、内心不枯朽者为佳。

[1]万涛，袁园．温郁金不同加工方法对姜黄素类成分含量的影响[J]．常州实用医学，2021，37（4）：214-217.

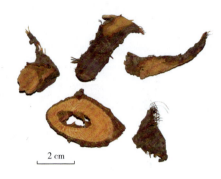

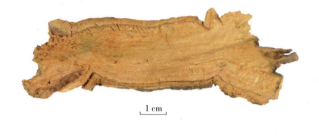

| 图 185-1　虎　杖 | 图 185-2　虎杖（纵切片） |

【采收加工】 春、秋二季采挖，除去须根，洗净，趁鲜切短段或厚片，晒干。药材水分不得过 12.0%。

不同生长年限虎杖中白藜芦醇苷及白藜芦醇含量，见表 185-1。

表 185-1　不同生长年限虎杖中白藜芦醇苷及白藜芦醇含量[1]（%）

生长年限	白藜芦醇苷	白藜芦醇
1 年生	2.28	0.24
2 年生	2.51	0.29
3 年生	3.62	0.33

虎杖中白藜芦醇苷、白藜芦醇的含量随着生长时间的延长而升高。

不同采收时间虎杖中大黄素的含量，见表 185-2。

表 185-2　不同采收时间虎杖中大黄素的含量[2]（%）

时间	3 月	4 月	5 月	6 月	7 月	8 月	9 月
大黄素	0.37	0.54	0.62	0.80	1.01	1.35	1.07

8 月虎杖中大黄素含量最高。

【贮藏】 虎杖贮存不当，易发霉、易虫蛀，有效成分流失快。建议在 25℃ 以下，单包装密封，大垛用黑色塑料布遮盖、密闭，暗室库藏。

【主要成分】 虎杖中含有较多的羟基蒽醌类成分及二苯乙烯类成分，其中主要有大黄素、白藜芦醇、虎杖苷等。

药典标准：醇浸出物不得少于 9.0%；含虎杖苷不得少于 0.15%，含大黄素不得少于 0.60%。

【性味归经】 微苦，微寒。归肝、胆、肺经。

【功能主治】 利湿退黄，清热解毒，散瘀止痛，止咳化痰。用于湿热黄疸，淋浊，带下，风湿痹痛，痈肿疮毒，水火烫伤，经闭，癥瘕，跌打损伤，肺热咳嗽。

【用法用量】 9~15 g。外用适量，制成煎液或油膏涂敷。

【其他】

1. 孕妇慎用。

2. 虎杖具有强心、扩血管、抗血栓、降血脂、抗休克、镇咳平喘、抗菌、抗病毒、抗氧化、止血、抗炎、降压、改善微循环等多种药理活性，临床上用于慢性盆腔炎、高脂血症、上呼吸道感染、新生儿黄疸、烧伤、骨折等。

3. 跌打损伤：虎杖 15 g，三七 10 g。水煎冲酒服。

[1]曹亮，周建军，张琳．不同生长年限虎杖中白藜芦醇苷及苷元含量比较[J]．中成药，2009，31（6）：897-900．

[2]胡冠宇，夏醒醒，尹政，等．不同季节虎杖根茎与茎叶中大黄素含量变化研究[J]．中国中医药信息杂志，2009，16（2）：45-46．

昆　布

【来源】　昆布为海带科植物海带 *Laminaria japonica* Aresch. 或翅藻科植物昆布 *Ecklonia kurome* Okam. 的干燥叶状体。主产于辽东、山东、浙江、福建等沿海省份。

【性状】　海带：卷曲折叠成团状，或缠结成把。全体呈黑褐色或绿褐色，表面附有白霜。用水浸软则膨胀成扁平长带状，长 50~150 cm，宽 10~40 cm，中部较厚，边缘较薄而呈波状。类革质，残存柄部扁圆柱状（图 186-1）。气腥，味咸。

昆布：卷曲皱缩成不规则团状。全体呈黑色，较薄。用水浸软则膨胀呈扁平的叶状，长宽为 16~26 cm，厚约 1.6 mm；两侧呈羽状深裂，裂片呈长舌状，边缘有小齿或全缘（图 186-2）。质柔滑。

均以质厚、无杂质者为佳。

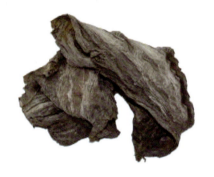

图 186-1　海　带

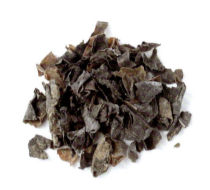

图 186-2　昆　布

【采收加工】　夏、秋二季采收，从海中捞起后，去除杂质，洗净晒干。药材水分不得过 16.0%。我国不同海域昆布有效成分含量对比，见表 186-1。

表 186-1　我国不同海域昆布有效成分含量对比[1]（%）

有效成分	昆布多糖		甘露醇		膳食纤维		碘	
	叶部	根部	叶部	根部	叶部	根部	叶部	根部
东海海域	10.41	7.25	2.11	1.46	60.3	68.9	0.28	0.11
黄海海域	9.58	5.41	1.93	1.31	47.2	61.6	0.18	0.09
渤海海域	9.20	4.29	1.08	0.56	31.5	55.8	0.12	0.09

由于受到不同海域生态环境和气候条件的影响，不同海域昆布中有效成分含量差异明显。东海海域产昆布指标成分昆布多糖、碘含量最高，甘露醇、膳食纤维含量也高于黄海海域和渤海海域，东海海域昆布质量较好。昆布不同部位中有效成分含量差异较大，叶中昆布多糖、甘露醇、碘含量高于根部，根中膳食纤维含量较叶部高。

【贮藏】　昆布储存不当，易受潮腐烂。建议在 25℃ 以下，单包装密封，大垛用黑色塑料布遮盖、密闭，暗室库藏。

【主要成分】　主要含藻胶素、甘露醇、半乳聚糖、海带氨酸、海带聚糖、碘、钾等。

药典标准：醇浸出物不得少于 7.0%；碘含量，海带含碘不得少于 0.35%，昆布含碘不得少于 0.20%；多糖含量以岩藻糖计，均不得少于 2.0%。

【性味归经】　咸，寒。归肝、胃、肾经。

[1]汪泓.中国不同海域昆布有效成分含量比较性研究[D].长春:吉林农业大学,2012.

【功能主治】消痰软坚散结，利水消肿。用于瘿瘤，瘰疬，睾丸肿痛，痰饮水肿。

【用法用量】6~12 g。

【其他】

1. 脾胃虚寒及寒痰、湿痰者忌服。

2. 重金属及有害元素不得过限量。

3. 昆布具有维持甲状腺功能、降血压、调血脂、降血糖、凝血、抗菌抗病毒、免疫调节、抗肿瘤、抗放射、抗疲劳、耐缺氧等药理作用，临床用于甲状腺疾病、高血压、视网膜震荡、玻璃体浑浊、乳腺增生、慢性盆腔炎、静脉炎、病毒性无黄疸型肝炎、便秘等病症的治疗。

4. 颈淋巴结核：昆布、夏枯草各 18 g，海藻 15 g，青皮、白芥子各 9 g。水煎服。

罗布麻叶

【来源】罗布麻叶是夹竹桃科植物罗布麻 *Apocynum venetum* L. 的干燥叶。主产于新疆、青海等地。

【性状】罗布麻叶多皱缩卷曲，有的破碎，完整叶片展平后呈椭圆状披针形或卵圆状披针形，长 2~5 cm，宽 0.5~2 cm。淡绿色或灰绿色，先端钝，有小芒尖，基部钝圆或楔形，边缘具细齿，常反卷，两面无毛，叶脉于下表面突起；叶柄细，长约 4 mm。质脆。气微，味淡。

以色绿、叶片完整、无灰屑者为佳（图 187-1），叶枯黄者质次（图 187-2）。

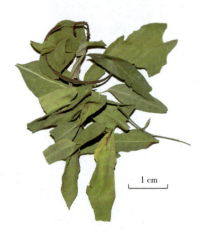
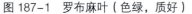

图 187-1 罗布麻叶（色绿，质好）

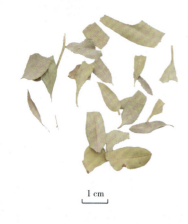

图 187-2 罗布麻叶（枯黄，质次）

【采收加工】第一年 8 月采收一次，以后每年 5 月和 9 月各采收一次。第一次采收时，在初花期前，距根部 15~20 cm 割下，第二次从近地处割下全株。割下来的枝条趁鲜摘下叶片，炒制、阴干或晒干。药材水分不得过 11.0%。

【贮藏】罗布麻叶贮存不当，见光色易变黄、变淡，有效成分流失快，无绿色者药效低。建议在 20℃以下，单包装密封，大垛用黑色塑料布遮盖、密闭，暗室库藏。

【主要成分】主要含黄酮类（如金丝桃苷、槲皮素、芸香苷）、苷类［如苯乙醇木糖（1→6）吡喃葡萄糖苷］、三萜及甾醇类、有机酸酯类等。

药典标准：醇浸出物不得少于 20.0%；含金丝桃苷不得少于 0.30%。

【性味归经】甘、苦，凉。归肝经。

【功能主治】平肝安神，清热利水。用于肝阳眩晕，心悸失眠，浮肿尿少。

【用法用量】6~12 g。

【其他】

1. 罗布麻叶煎剂有降压作用，罗布麻根煎剂有强心作用。罗布麻叶浸膏有镇静、抗惊厥作用，

中药材质量新说（第二版）ZHONGYAOCAI ZHILIANG XINSHUO (DIERBAN) 药材

并有较强的利尿、降低血脂、调节免疫、抗衰老及抑制流感病毒等作用。

2. 主肝火上攻之眩晕、面红耳赤：罗布麻叶 3~10 g。水煎服。或配合钩藤、夏枯草、野菊花等水煎服。

3. 降压茶：罗布麻叶 6 g，山楂 15 g，五味子 5 g，冰糖适量。将罗布麻叶、山楂、五味子、冰糖（肥胖病人可不放糖），用开水冲泡代茶饮用。久服可降低血脂、血压，还可防治冠心病。

4. 易混品种：大花罗布麻（*Poacynum hendersoii*）叶来源于夹竹桃科白麻属大花罗布麻的新鲜叶片。在新疆各地大花罗布麻的花和叶被广泛作为祛病健身的茶品使用，大花罗布麻茶也可用于心脑血管疾病患者的辅助治疗。

❀ 罗汉果 ❀

【来源】 罗汉果为葫芦科植物罗汉果 *Siraitia grosvenorii*（Swingle）C. Jeffrey ex A. M. Lu et Z. Y. Zhang 的干燥果实。主产于广西、广东、贵州、江西、湖南等地。

【性状】 罗汉果呈卵形、椭圆形或球形，长 4.5~8.5 cm，直径 3.5~6 cm。表面褐色、黄褐色或绿褐色，有深色斑块和黄色柔毛，有的具 6~11 条纵纹。顶端有花柱残痕，基部有果梗痕。体轻，质脆，果皮薄，易破。果瓤（中、内果皮）海绵状，浅棕色。种子扁圆形，多数，长约 1.5 cm，宽约 1.2 cm；浅红色至棕红色，两面中间微凹陷，四周有放射状沟纹，边缘有槽（图 188-1）。气微，味甜。

以个大、完整，摇之不响，色黄褐者为佳。

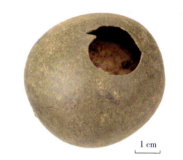

1 cm

图 188-1 罗汉果

【采收加工】 秋季，果实适熟（果柄转黄，或授粉 80 天以上）时采收，经保存数天后，再经中火微波干燥或低温烘干。药材水分不得过 15.0%。

注：1. 罗汉果采后保存方式因品种不同而异，如：白毛果为冷藏保存 40 天，青皮果为室内晾放 2 周，等等。

2. 罗汉果皂苷 V 的热稳定性较好：随着加热温度的增加以及加热时间的延长，罗汉果皂苷 V 的含量有所下降，但是变化幅度不大。此外，pH 值以及放置时间对罗汉果皂苷 V 含量的影响也不显著。

不同生长周期罗汉果中苷 II E、III 、V 含量的测定，见表 188-1。

表 188-1 不同生长周期罗汉果中苷 II E、III、V 含量的测定[1]（%）

天数	5 天	10 天	20 天	30 天	40 天	50 天	60 天	70 天	80 天	85 天
苷 II E	1.21	2.82	2.00	1.24	0.55	0.12	0.00	0.00	0.00	0.00
苷 III	0.13	0.26	0.33	0.40	0.48	0.61	0.12	0.00	0.00	0.00
苷 V	0.00	0.00	0.00	0.00	0.00	0.10	0.88	1.05	1.65	1.67

罗汉果生长 50 天后，罗汉果皂苷 V 的含量明显升高。

不同生长周期罗汉果中黄酮的含量测定，见表 188-2。

[1] 刘金磊, 李殿鹏, 黄永林, 等. HPLC 法测定不同生长期罗汉果甙 II E, III, V 的含量 [J]. 广西植物, 2007, (4): 665-668.

表 135-2　不同生长周期罗汉果中黄酮的含量测定[1]

天数	10	20	30	40	50	60	70	80	90
黄酮 /%	6.17	9.67	9.51	10.31	15.36	7.74	6.58	6.10	5.98

罗汉果中的黄酮含量在 50 天时达到最高。

不同干燥方法对罗汉果果皮、果肉中皂苷 V 含量影响，见表 188-3。

表 135-3　不同干燥方法对罗汉果果皮、果肉中皂苷 V 含量影响[2]（%）

干燥方法	真空冷冻干燥	50℃烘干	先蒸后烘
果皮中皂苷 V 含量	1.2	1.4	1.0
果肉中皂苷 V 含量	1.7	2.4	2.1

50℃烘干的罗汉果果皮、果肉中罗汉果皂苷 V 含量最高。

【贮藏】 罗汉果贮存不当，易虫蛀，有效成分易流失。建议在 20℃以下，单包装密封，大垛用黑色塑料布遮盖、密闭，暗室库藏。

【主要成分】 主要含三萜皂苷类（如罗汉果苷Ⅳ、罗汉果苷Ⅴ、赛门苷Ⅰ）、黄酮类、木脂素类、脂肪酸糖苷类、多糖类、油脂类等。

药典标准：水浸出物不得少于 30.0%；含罗汉果皂苷 V 不得少于 0.50%。

【性味归经】 甘，凉。归肺、大肠经。

【功能主治】 清热润肺，利咽开音，滑肠通便。用于肺热燥咳，咽痛失音，肠燥便秘。

【用法用量】 9~15 g。

【其他】

1. 罗汉果具有抑菌、消炎、抗糖尿病、抗氧化等药理作用。

2. 妇女咳嗽、月经不调：罗汉果 15 g，益母草 10 g。水煎服。

3. 喉痛失音：罗汉果 1 个，切片，水煎，待冷后，频频饮服。

4. 急、慢性支气管炎，扁桃体炎，咽喉炎，便秘：罗汉果 15~30 g，开水泡，当茶饮。

败酱草

【来源】 败酱草为败酱科植物黄花败酱 *Patrinia scabiosaefolia* Fisch.、白花败酱 *Patrinia villosa* Juss. 的带根全草。主产于四川、江西、福建等地，全国大部分地区均有分布。

【性状】 黄花败酱：全长 50~100 cm。根茎呈圆柱形，多向一侧弯曲，直径 3~10 mm，表面暗棕色至紫棕色，有节，节间长多不超过 2 cm，节上有细根。茎圆柱形，直径 2~8 mm。表面黄绿色至黄棕色，节明显，常有倒生粗毛；质脆，断面中部有髓或呈细小空洞。叶对生，叶片薄，多卷缩或破碎，完整者展平后呈羽状深裂至全裂，有 5~11 裂片，顶端裂片较大，长椭圆形或卵形，两侧裂片狭椭圆形至条形、边缘粗锯齿，上表面深绿色或黄棕色，下表面色较浅，两面疏生白毛，叶柄短或近无柄，基部略抱茎；茎上部叶较小，常 3 裂，裂片狭长。有的枝端带有花序（图 189-1~ 图 189-2）。气特异，味微苦。

白花败酱：根茎节间长 3~6 cm，着生数条粗壮的根。茎不分枝，表面有倒生的白色长

232

[1]陈全斌,义祥辉,余丽娟,等.不同生长周期的罗汉果鲜果甜武Ⅴ和总黄酮含量变化规律研究[J].广西植物,2005,25(3):274-277.

[2]张亚丽,邹建,戚向阳,等.采后处理方式对罗汉果鲜果中皂苷Ⅴ含量的影响及其稳定性研究[J].食品工业科技,2014,35(5):102-105.

毛及纵向纹理，断面中空。茎生叶多不分裂，基生叶常有 1~4 对侧裂片；叶柄长 1~4 cm，有翼。

以根长叶多、干燥、色绿、无杂质者为佳（图 189-1），叶少、枯黄者质次（图 189-2）。

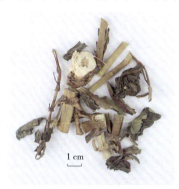

图 189-1　色绿，质量较好

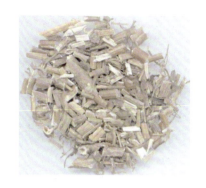

图 189-2　枯黄，质量较次

【采收加工】　夏季花开前收，鲜用或晒至半干再阴干。药材水分不得过 13.0%。

【贮藏】　败酱草储存不当，香气易挥发，易变色，无香气、无绿色者基本无疗效。建议在 25℃以下，单包装密封，大垛用黑色塑料布遮盖、密闭，暗室库藏。

【主要成分】　主要成分为环烯醚萜类（如马钱子苷）、黄酮类（如槲皮素、木犀草素）、三萜皂苷类、香豆素类、甾醇类、有机酸、挥发油等。

四川省药材标准：醇浸出物不得少于 4.0%。

【性味归经】　辛、苦，凉。归脾、大肠经。

【功能主治】　清热解毒，祛瘀排脓。用于肠痈腹痛，肺痈吐脓，痈肿疮毒，产后瘀血腹痛。

【用法用量】　9~15 g。外用适量，鲜品捣敷患处。

【其他】

1. 脾胃虚弱及孕妇慎服。

2. 败酱草具有抗菌、抗病毒、镇静、抗肿瘤、消炎、镇痛、抗氧化等药理活性，主要用于感冒、肠炎、结膜炎、神经衰弱失眠症等。

3. 北败酱和苏败酱均不能替代败酱草使用。北败酱为菊科植物苦苣菜 Sonchus oleraceus L. 的带根全草，苦、微寒，归胃、大肠、肝经；清热解毒，清肿排脓，活血化瘀；用于疱毒痈肿，肺痈肠痈所致痢疾、肠炎，疮疖痈肿，痔疮，产后瘀血，腹痛等。苏败酱为十字花科植物菥蓂 Thlaspi arvense L. 的干燥地上部分，辛、微寒，归肝、胃、大肠经；清肝明目，和中利湿，解毒消肿；用于目赤肿痛，脘腹胀痛，胁痛，肠痈，水肿，带下，疮疖痈肿。

4. 肋间神经痛：败酱草 60 g。水煎服。

5. 赤白痢疾：鲜败酱草 60 g，冰糖 15 g。开水煎服。

知　母

【来源】　知母为百合科植物知母 Anemarrhena asphodeloides Bge. 的干燥根茎。主产于河北、安徽亳州等地。河北为道地产区，河北易县所产称为"西陵知母"。

【性状】　知母呈长条状，微弯曲，略扁，偶有分枝，长 3~15 cm，直径 0.8~1.5 cm，一端有浅黄色的茎叶残痕。表面黄棕色至棕色，上面有一凹沟，具紧密排列的环状节，节上密生黄棕色的残存叶基，由两侧向根茎上方生长；下面隆起而略皱缩，并有凹陷或突起的点状根痕。质硬，易折断，断面黄白色（图 190-1~图 190-2）。气微，味微甜、略苦，嚼之带黏性。

以肥大、滋润、质硬、色黄白、嚼之发黏者为佳。

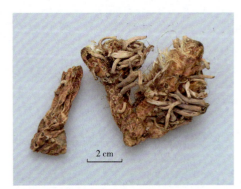

图 190-1　毛知母

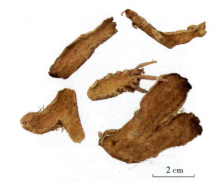

图 190-2　知母片（烫去毛）

【采收加工】 河北知母一般 3~4 年生，春、秋季采挖，春季优于秋季。亳州知母一般 2 年生，秋末采挖。采挖根茎，除去地上部分及泥土，保留须根，不去皮，晒干或 80℃烘干，习称"毛知母"；或除去外皮，晒干。建议趁鲜切厚片。药材水分不得过 12.0%。

不同炮制品中 5 种化学成分的含量，见表 190-1。

表 190-1　不同炮制品中 5 种化学成分的含量[1]（mg/g）

加工方式	新芒果苷	芒果苷	知母皂苷 B Ⅲ	知母皂苷 Ⅰ	知母皂苷 A Ⅲ
未加工品	22.01	6.16	4.98	1.08	3.88
炒知母	24.79	8.13	4.18	1.13	3.81
酒炙知母	14.27	17.33	2.39	1.21	4.73
盐炙知母	20.38	9.41	2.54	1.08	3.56
麸炙知母	24.53	6.37	12.43	1.13	3.87
盐麸炙知母	21.49	9.06	7.90	1.20	1.91

芒果苷的含量在各炮制品中均有较大幅度的上升，知母皂苷 B Ⅲ 的含量在清炒品、酒炙品、盐炙品中均有所降低，而在麸炙品和盐麸炙品中均显著升高。

各干燥方法知母有效成分含量测定，见表 190-2。

表 190-2　各干燥方法知母有效成分含量测定[2]（mg/g）

加工方式	菝葜皂苷元	知母皂苷 A Ⅲ	新芒果苷	芒果苷
微波干燥	10.65	2.34	12.06	9.98
远红外干燥	11.13	2.78	10.73	8.98
80℃烘干	11.15	2.73	10.79	7.27
40℃烘干	10.03	2.42	10.88	6.08
60℃烘干	10.15	2.30	12.13	5.36
阴干	8.92	2.00	13.04	4.64
晒干	8.33	2.22	13.08	4.47

80℃烘干，芒果苷含量较高。

[1]赵路路，刘菲菲，彭缨，等 . 高效液相色谱法考察不同炮制方法对知母中 5 种主要化学成分的影响[J]. 色谱，2012，30（12）：1271-1275.

[2]郭晓晔，杨东升，马长华，等 . 不同干燥加工方法对知母化学成分含量的影响[J]. 中国执业药师，2012，09（10）：17-20.

知母不同部位有效成分含量，见表 190-3。

表 190-3　知母不同部位有效成分含量[1]（%）

部位	芒果苷	知母皂苷 B Ⅱ
须根	3.23	1.77
主根	1.59	3.29

知母须根中芒果苷含量显著高于根茎，总皂苷含量和根茎无明显差异。知母须根具有利用价值。

知母不同部位有效成分含量，见表 190-4。

表 190-4　知母不同部位有效成分含量[2]（%）

部位	总皂苷	芒果苷
知母皮	7.50	0.67
知母肉	6.79	0.54
毛知母	6.90	0.61

知母皮中含有一定量芒果苷和总皂苷，去皮加工使芒果苷和总皂苷含量降低。建议知母不去皮加工。

【贮藏】　知母贮存不当，易受潮腐烂，有效成分易流失。建议在 25℃以下，单包装密封，大垛用黑色塑料布遮盖、密闭，暗室库藏。

【主要成分】　主要含皂苷类（如知母皂苷 B Ⅱ、知母皂苷 O）、双苯吡酮类（如芒果苷、异芒果苷、新芒果苷）、生物碱类、黄酮类、挥发油等。

药典标准：含芒果苷不得少于 0.70%，含知母皂苷 B Ⅱ不得少于 3.0%。

【性味归经】　苦、甘，寒。归肺、胃、肾经。

【功能主治】　清热泻火，滋阴润燥。用于外感热病，高热烦渴，肺热燥咳，骨蒸潮热，内热消渴，肠燥便秘。

【用法用量】　6~12 g。

【其他】

1. 知母入药时需去毛屑。

2. 知母具有降血脂及抗动脉粥样硬化、保护血管内皮、抑制血小板血栓的形成、抗衰老作用及防治阿尔茨海默病、抗抑郁、降血糖等作用。

3. 知母 10 g，黄芩 10 g，甘草 5 g。水煎服。治伤寒胃中有热，心觉懊恼，六脉洪数，或大便下血。

4. 血尿、排尿涩痛：知母、黄柏、木通、滑石各 6 g。水煎服。

<h1 align="center">使君子</h1>

【来源】　使君子为使君子科植物使君子 *Quisqualis indica* L. 的干燥成熟果实。主产于四川、广东、福建、广西等地。

【性状】　使君子呈椭圆形或卵圆形，具 5 条纵棱，偶有 4~9 棱，长 2.5~4 cm，直径约 2 cm。表面黑褐色至紫黑色，平滑，微具光泽。顶端狭尖，基部钝圆，有明显圆形的果梗痕。质坚硬，横切面多呈五角星形，棱角处壳较厚，中间呈类圆形空腔。种子长椭圆形或纺锤形，长约 2 cm，直径约 1 cm；表面棕褐色或黑褐色，有多数纵皱纹；种皮薄，易剥离；子叶 2，黄白色，有油性，断面有裂隙（图 191-1）。气

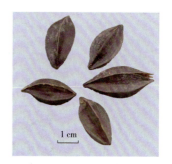

图 191-1　使君子

235

[1]滕辉，郭顺星，余世春，等.知母须根与根茎化学成分的对比分析[J].中国中药杂志，1990, 15（9）：14-16.

[2]李曾欣.知母去皮加工的合理性探讨[J].中成药，1989,（6）：20-21.

微香，味微甜。

【采收加工】 秋季果皮变紫黑色时采收，除去杂质，晒干或100℃以下烘干。药材水分不得过13.0%。

使君子不同部位的浸出物及使君子酸钾的含量测定，见表191-1。

表191-1 使君子不同部位的浸出物及使君子酸钾的含量测定[1]（%）

部位	果壳	种子	果实
浸出物	7.06	40.81	19.20
使君子酸钾	0.87	6.15	5.76

使君子种子中浸出物和使君子酸钾较高。

不同烘干温度烘干使君子浸出物及使君子酸钾的含量测定，见表191-2。

表191-2 不同烘干温度烘干使君子浸出物及使君子酸钾的含量测定[2]（%）

加工方式	100℃烘干	120℃烘干	160℃烘干
浸出物	17.54	16.89	14.10
使君子酸钾	2.87	2.65	1.63

使君子100℃烘干浸出物和使君子酸钾含量最高。

【贮藏】 使君子贮存不当，易虫蛀、发霉。建议在25℃以下，单包装密封，大垛用黑色塑料布遮盖、密闭，暗室库藏。此贮存条件下可存放2年。

【主要成分】 主要含胡芦巴碱、香草酸、阿魏酸、丁香酸、儿茶素、鞣花酸、苹果酸、没食子酸和没食子酸甲酯等。

药典标准：使君子种子含胡芦巴碱不得少于0.20%。

【性味归经】 甘，温。归脾、胃经。

【功能主治】 杀虫消积。用于蛔虫病，蛲虫病，虫积腹痛，小儿疳积。

【用法用量】 使君子9~12 g，捣碎入煎剂；使君子仁6~9 g，多入丸散或单用，作1~2次分服。小儿每岁1~1.5粒，炒香嚼服，1日总量不超过20粒。

【其他】

1. 黄曲霉毒素不得过限量。

2. 捣碎入药效果好。

3. 使君子具有杀虫、抗菌、抑癌、利尿、血管内皮细胞抑制、兴奋神经等药理活性。

4. 芦君茶：芦荟0.3 g，使君子3 g，绿茶3 g。用使君子的煎煮液冲泡荟芦、绿茶。清泻积热；用于小儿脾疳。

佩 兰

【来源】 佩兰是菊科植物佩兰 *Eupatorium fortunei* Turcz. 的干燥地上部分。主产于四川、湖北、广东、江苏、安徽、河南等地。

【性状】 佩兰茎呈圆柱形，长30~100 cm，直径0.2~0.5 cm；表面黄棕色或黄绿色，有的带紫色，有明显的节和纵棱线；质脆，断面髓部白色或中空。叶对生，有柄，叶片多皱缩、破

[1][2]吕文海，田华，牛序莉. 使君子炮制前后主要成分含量分析[J]. 中药材 1989，（12）：31-33.

碎，绿褐色；完整叶片 3 裂或不分裂，分裂者中间裂片较大，展平后呈披针形或长圆状披针形，基部狭窄，边缘有锯齿；不分裂者展平后呈卵圆形、卵状披针形或椭圆形（图192-1）。气芳香，味微苦。

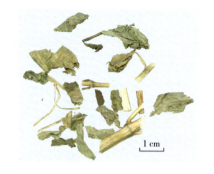

图 192-1　佩　兰

【采收加工】一年可收割 2~3 茬。当植株生长旺盛，尚未开花时，割下地上部分或摘收茎叶，晒干或低温烘干。药材水分不得过 11.0%。

注：佩兰中挥发油的含量，晴天比阴天高，中午高于早晨和晚上。

佩兰不同生长年限挥发油含量测定，见表192-1。

表 192-1　佩兰不同生长年限挥发油含量测定[1]（%）

生长年限	挥发油
半年	0.59
1 年	0.56

半年生佩兰有效成分含量高于 1 年生，佩兰 1 年多次收割，可以增加药材产量，提升药材质量。

【贮藏】佩兰贮藏不当，色易变淡，气味易散失，有效成分流失快。无芳香气味者质量差。建议在 20℃ 以下，单包装密封，大垛用黑色塑料布遮盖、密闭，暗室库藏。

佩兰不同包装方式、不同贮存时间挥发油含量测定，见表192-2。

表 192-2　佩兰不同包装方式、不同贮存时间挥发油含量测定[2]（%）

包装方式	初始	1 月	2 月	3 月	4 月	5 月	6 月
塑料袋	0.282	0.266	0.262	0.254	0.244	0.233	0.210
牛皮纸袋	0.282	0.266	0.260	0.251	0.243	0.235	0.212
真空袋	0.282	0.277	0.276	0.269	0.255	0.250	0.244

佩兰有效成分有效成分流失快，不宜久贮。真空包装更利于佩兰饮片贮藏。

【主要成分】主要含挥发油（如麝香草酚、石竹烯）、黄酮类等。

药典标准：含挥发油不得少于 0.30%。

【性味归经】辛，平。归脾、胃、肺经。

【功能主治】芳香化湿，醒脾开胃，发表解暑。用于湿浊中阻，脘痞呕恶，口中甜腻，口臭，多涎，暑湿表证，湿温初起，发热倦怠，胸闷不舒。

【用法用量】3~10 g。

【其他】

1. 佩兰中含有双稠型吡咯里西啶类生物碱，是引起肝小静脉闭塞病的主要原因之一。肝小静脉闭塞病的主要临床表现为顽固性腹水、黄疸、肝大。肝小静脉闭塞病尚无特效疗法，主要为对症、支持治疗。

注意：佩兰配伍不当或服用过量时可产生不同程度的毒副作用。

2. 佩兰具有抗炎、祛痰、抗肿瘤、增强免疫力、抑菌、兴奋胃平滑肌等多种药理活性。

3. 佩兰鲜品挥发油成分抗炎作用优于干品挥发油，建议有条件的地方鲜品使用。

4. 中暑头痛：佩兰、青蒿、菊花各 9 g，绿豆衣 12 g。水煎服。

237

[1] 李旭冉. 佩兰药材产地加工与饮片炮制生产一体化工艺研究 [D]. 南京：南京中医药大学, 2017.
[2] 何颖, 杨继宏. 不同包装方式对佩兰挥发油含量的影响 [J]. 山西中医, 2017, 33（1）：42-43.

金果榄

【来源】 金果榄为防己科多年生植物青牛胆 *Tinospora sagittata*（Oliv.）Gagnep. 或金果榄 *Tinospora capillipes* Gagnep. 的干燥块根。主产于四川、重庆、陕西、湖南、广西等地。

【性状】 金果榄呈不规则圆块状，长 5~10 cm，直径 3~6 cm。表面棕黄色或淡褐色，粗糙不平，有深皱纹。质坚硬，不易击碎，破开，横切面淡黄白色，导管束呈放射状排列，色较深（图 193-1）。气微，味苦。

以表面微黄绿色、断面淡黄色、个大、坚实者佳。

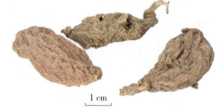

图 193-1 金果榄

【采收加工】 秋、冬二季采挖。除去须根，洗净，晒干。建议趁鲜切片，干燥。药材水分不得过 13.0%。

不同采收时期金果榄浸出物及巴马汀含量比较，见表 193-1。

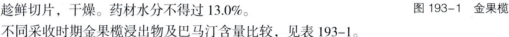

表 193-1 不同采收时期金果榄浸出物及巴马汀含量比较[1]

采收时间	浸出物 /%	巴马汀 /%	采收时间	浸出物 /%	巴马汀 /%
1 月	9.40	0.146	7 月	10.01	0.165
3 月	9.83	0.155	9 月	10.69	0.175
5 月	9.99	0.162	11 月	11.87	0.181

不同采收时期金果榄生物碱含量比较，见表 193-2。

表 193-2 不同采收时期金果榄生物碱含量比较[2]

采收时间	生物碱含量 /%	采收时间	生物碱含量 /%
2 月	0.036	8 月	0.048
4 月	0.038	10 月	0.045
6 月	0.041		

金果榄 8—11 月有效成分含量相对较高。

注： 金果榄块根巴马汀的含量随着植株生长年龄的增长和采收月份的延迟而升高。横径大于 3 cm 的块根品质较好。

不同产地金果榄中古伦宾含量，见表 193-3。

表 193-3 不同产地金果榄中古伦宾含量[3]

编号	产地	来源	采集时间	含量 /%
1	重庆南川	现场采集	2013 年 9 月	2.84
2	广西崇左	采芝林提供	2013 年 10 月	2.06

[1]冯世鑫，马小军，闫志刚，等.采收与初加工对金果榄品质的影响[J].湖北农业科学，2011，50（17）：3597-3599.

[2]黄明星，王克勤，黄蕾蕾，等.金果榄不同采收期商品质量比较研究[J].时珍国医国药，1999，（12）：894.

[3]李一圣，李文周，卫平，等.不同产地金果榄药材中古伦宾含量测定[J].药学研究，2016，35（6）：328-330.

中药材质量新说（第二版）ZHONGYAOCAI ZHILIANG XINSHUO (DIERBAN) 药材

编号	产地	来源	采集时间	含量 /%
3	陕西汉中西乡	现场采集	2013 年 9 月	1.88
4	四川达州万源	现场采集	2013 年 9 月	1.62
5	四川达州宣汉	现场采集	2013 年 9 月	1.54
6	贵州六盘水	采芝林提供	2013 年 7 月	1.47
7	云南楚雄	采芝林提供	2013 年 8 月	1.42
8	广西桂林全州	现场采集	2013 年 8 月	1.36
9	湖南邵阳邵东	现场采集	2013 年 7 月	1.28
10	广西桂林灵川	现场采集	2013 年 8 月	1.13

金果榄药材中古伦宾含量，重庆南川、广西崇左、陕西汉中等地所产者含量相对较高。

【贮藏】 金果榄贮藏不当，易虫蛀，有效成分流失快。建议单包装密封冷藏。

【主要成分】 主要含生物碱类（如防己碱、药根碱、非洲防己碱）、萜类（如古伦宾、金果榄苷、青牛胆苦素）、甾醇类等。

药典标准：醇浸出物不得少于7.0%；含古伦宾不得少于1.0%。

【性味归经】 苦，寒。归肺、大肠经。

【功能主治】 清热解毒，利咽，止痛。用于咽喉肿痛，痈疽疔毒，泄泻，痢疾，脘腹热痛。

【用法用量】 3~9 g。外用适量，研末吹喉或醋磨涂敷患处。

【其他】

1. 用时捣碎或粉碎提取。

2. 金果榄具有抗炎、镇痛、抑菌、抗肿瘤、抗溃疡、降血糖等药理活性，临床上用于治疗急慢性咽喉炎、扁桃体炎、外感发热、药物性静脉炎等疾病。

3. 咽喉炎：金果榄 10 g，玄参 10 g，桔梗 9 g，金银花 15 g。水煎服。

4. 肾炎：金果榄 10 g，金钱草、车前草各 30 g。水煎服。

金荞麦

【来源】 金荞麦是蓼科植物金荞麦 *Fagopyrum dibotrys*（D. Don）Hara 的干燥根茎。主产于陕西、江苏、浙江、湖北、湖南等地。

【性状】 金荞麦根茎呈不规则团块或圆柱状，常有瘤状分枝，顶端有的有茎残基，长 3~15 cm，直径 1~4 cm。表面棕褐色，有横向环节和纵皱纹，密布点状皮孔，并有凹陷的圆形根痕和残存须根。质坚硬，不易折断，断面淡黄白色或淡棕红色，有放射状纹理，中央髓部色较深（图 194-1）。气微，味微涩。

以个大、质坚硬者为佳。

【采收加工】 冬季地上茎叶枯萎时采挖，割去茎叶，将根刨出，去除杂质及须根，晒干或低温烘干。建议趁鲜切厚片。药材水分不得过 15.0%。

不同采收时间金荞麦根茎小区产量及有效成分含

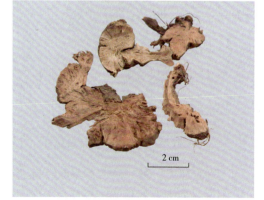

2 cm

图 194-1 金荞麦

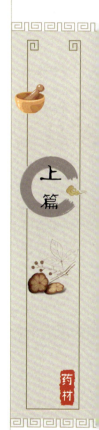

量测定，见表 194-1。

表 194-1　不同采收时间金荞麦根茎小区产量及有效成分含量测定[1]

采收时间	小区产量 /kg	表儿茶素 /%	醇溶性浸出物 /%
7 月 15 日	3.40	0.024	12.26
9 月 15 日	7.17	0.029	14.68
11 月 15 日	8.37	0.038	17.78

金荞麦 11 月中旬采收产量高，有效成分含量亦较高。

【贮藏】 金荞麦贮存不当，易发霉、虫蛀，有效成分流失快。建议在 25℃以下，单包装密封，大垛用黑色塑料布遮盖、密闭，暗室库藏。

【主要成分】 主要化学成分为表儿茶素、儿茶素、原矢车菊素等。

药典标准：醇浸出物不得少于 14.0%；含表儿茶素不得少于 0.030%。

【性味归经】 微辛、涩，凉。归肺经。

【功能主治】 清热解毒，排脓祛瘀。用于肺痈吐脓，肺热喘咳，乳蛾肿痛。

【用法用量】 15~45 g，用水或黄酒隔水密闭炖服。

【其他】

1. 金荞麦具有显著的癌化学预防及抗肿瘤活性，同时具有抗氧化、增强免疫功能、抗菌、消炎等作用；临床用于急慢性支气管炎、肺脓肿、肺部痰患、外热感染等。

2. 肺痈：金荞麦 40 g，鱼腥草 30 g，半枝莲 30 g，地苍 30 g。水煎服。

金钱草

【来源】 金钱草为报春花科植物过路黄 *Lysimachia christinae* Hance 的干燥全草。主产于四川、重庆、广西等地。

【性状】 金钱草常缠结成团，无毛或被疏柔毛。茎扭曲，表面棕色或暗棕红色，有纵纹，下部茎节上有时具须根，断面实心。叶对生，多皱缩，展平后呈宽卵形或心形，长 1~4 cm，宽 1~5 cm，基部微凹，全缘；上表面灰绿色或棕褐色，下表面色较浅，主脉明显突起，用水浸后，对光透视可见黑色或褐色条纹；叶柄长 1~4 cm。有的带花，花黄色，单生叶腋，具长梗。蒴果球形。气微，味淡。

药材以干燥、枝黄色、叶灰绿色或见花果者为佳（图 195-1）；枯黄，质量较次（图 195-2）。

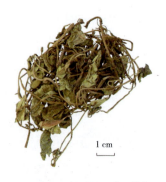

图 195-1　色绿，质量较好

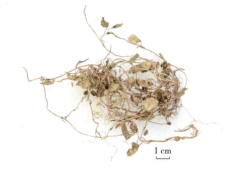

图 195-2　枯黄，质量较次

【采收加工】 夏、秋二季采收，除去杂质，晒干。药材水分不得过 13.0%。

不同采收期金钱草的指标性成分含量，见表 195-1。

[1] 陈维洁, 阮培均, 梅艳, 等. 不同采收期对金荞麦根茎产量及品质的影响[J]. 现代农业科技, 2017（10）：78-79.

表 195-1 不同采收期金钱草的指标性成分含量[1]

采收时间	4 月	5 月	6 月	7 月	8 月	9 月	10 月	11 月
槲皮素 /%	0.41	0.42	0.43	0.66	0.25	0.26	0.25	0.19
山奈素 /%	1.31	0.73	0.78	0.91	0.26	0.49	0.53	0.31
槲皮素和山奈素总量 /%	1.72	1.15	1.21	1.58	0.52	0.75	0.78	0.49

四川乐山金钱草在 4—7 月采收，其槲皮素和山奈素含量较高。

【贮藏】 金钱草贮存不当，易吸潮、易变棕黄色，有效成分极易流失。建议在 25℃以下，单包装密封，大垛用黑色塑料布遮盖、密闭，暗室库藏。

【主要成分】 主要含黄酮类（如槲皮素、山奈酚）、三萜皂苷类、挥发油等。

药典标准：醇浸出物不得少于 8.0%；含槲皮素和山奈酚总量不得少于 0.10%。

【性味归经】 甘、咸，微寒。归肝、胆、肾、膀胱经。

【功能主治】 利湿退黄，利尿通淋，解毒消肿。用于湿热黄疸，胆胀胁痛，石淋，热淋，小便涩痛，痈肿疔疮，蛇虫咬伤。

【用法用量】 15~60 g。

【其他】

1. 金钱草具有利胆、利尿、抗炎镇痛、排石、降尿酸、抗氧化、抗菌、抑制肝脏脂质过氧化、益智、增强免疫系统、心肌缺血保护、抗凝血等多种药理活性。

2. 临床上金钱草多用于排石利尿，治疗黄疸性肝炎。

3. 尿路结石：金钱草、海金沙各 20~30 g，石韦 15~30 g，水煎服。

4. 湿疹、疮疗：金钱草、野菊花各 60 g。煎浓汁反复洗患处。

金银花

【来源】 金银花为忍冬科植物忍冬 *Lonicera japonica* Thunb. 的干燥花蕾或带初开的花。主产于山东平邑、河南封丘、河北巨鹿等地。

【性状】 金银花呈棒状，上粗下细，略弯曲，长 2~3 cm，上部直径约 3 mm，下部直径约 1.5 mm。表面黄白色或绿白色（贮久色渐深），密被短柔毛。偶见叶状苞片。花萼绿色，先端 5 裂，裂片有毛，长约 2 mm。开放者花冠筒状，先端二唇形；雄蕊 5，附于筒壁，黄色；雌蕊 1，子房无毛。气清香，味淡、微苦。

呈绿白色、有顶手感，含量高；质好（图 196-1）；黄白色、花开放，含量低；质次（图 196-2）。

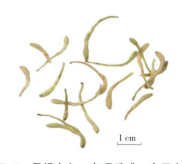

图 196-1 呈绿白色、有顶手感，含量高；质好

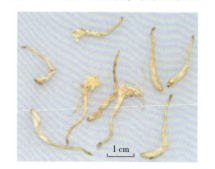

图 196-2 黄白色、花开放，含量低；质次

【采收加工】 5 月下旬至 10 月中旬，花含苞待放时采收，以三青期（花蕾长 3.0~4.5 cm，上

[1] 金丽鑫. 金钱草对照药材标定技术标准的研究 [D]. 成都：成都中医药大学，2012.

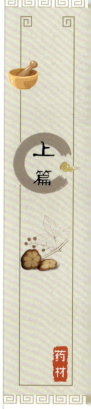

241

部膨大略带乳白色，微向内弯曲，下部青绿，含苞待放前）采收最佳。采收时间在上午 12 点之前，有露水时和雨天不宜采。当日及时晒干、烘干或杀青烘干。药材水分不得过 10.0%。

注：上午采的花青白色质重，干燥容易，香气浓郁，质量好；中午以后和阴天采的花质量较差。

金银花不同采收时期绿原酸含量比较，见表 196-1。

表 196-1　金银花不同采收时期绿原酸含量比较[1]（%）

采收期	三青期	二白期	大白期	银花期	金花期
绿原酸含量	6.30	5.25	4.65	3.05	3.41

三青期采收绿原酸含量最高。

不同加工方法金银花含量对比，见表 196-2。

表 196-2　不同加工方法金银花含量对比[2]

加工方法	色泽	绿原酸含量 /%	木犀草苷含量 /%
阴干	黄棕色	1.943	0.047
烘干	黄绿色	2.113	0.045
蒸气杀青烘干	绿棕色	3.644	0.041
微波杀青烘干	碧绿色	4.046	0.053

微波杀青烘干金银花色绿，绿原酸、木犀草苷含量高。

【贮藏】　金银花贮存不当，香气易散失，色易变淡，易虫蛀，有效成分易流失。无香气者含量低。建议在 20℃ 以下，单包装密封，大垛用黑色塑料布遮盖、密闭，暗室库藏，或冷藏。

【主要成分】　金银花主要含黄酮类（如木犀草苷、槲皮素）、有机酸类（如绿原酸、3，5-二 -O- 咖啡酰奎宁酸、4，5- 二 -O- 咖啡酰奎宁酸）、环烯醚萜苷类（如马钱苷、当药苷）、挥发油类（如芳樟醇）、三萜皂苷类等。

药典标准：

（1）特征图谱中应呈现 7 个特征峰。

（2）含绿原酸不得少于 1.5%；含酚酸类以绿原酸、3，5- 二 -O- 咖啡酰奎宁酸和 4，5- 二 -O- 咖啡酰奎宁酸的总量计，不得少于 3.8%。

（3）含木犀草苷不得少 0.050%。

【性味归经】　甘，寒。归肺、心、胃经。

【功能主治】　清热解毒，疏散风热。用于痈肿疔疮，喉痹，丹毒，热血毒痢，风热感冒，温病发热。

【用法用量】　6~15 g。

【其他】

1. 重金属及有害元素不得过限量。

2. 金银花具有抗炎解热、抗肿瘤、抗菌抗病毒、抗衰老抗氧化、降低血糖、保肝、保肺、神经保护，增强机体免疫及抗血小板聚集等药理作用。

3. 深部喉肿，痈肿疔疮：金银花、野菊花、海金沙、马兰、甘草各 9 g，大青叶 30 g。水煎服。

金樱子

【来源】　金樱子为蔷薇科植物金樱子 *Rosa laevigata* Michx. 的干燥成熟果实。主产于江西、湖

[1] 林登峰, 孙晓妮. 不同采收期对金银花绿原酸含量的影响 [J]. 现代农业科技, 2017（11）：241-241.
[2] 李晓娅, 李钦, 张峰, 等. 金银花采收及产地初加工研究 [J]. 时珍国医国药, 2020, .31（1）：103-105.

北、广东、贵州等地。

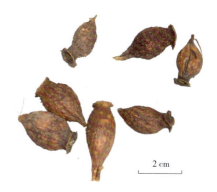

图 197-1　金樱子

【性状】　金樱子花托发育而成的假果，呈倒卵形，长 2~3.5 cm，直径 1~2 cm。表面红黄色或红棕色，有突起的棕色小点，系毛刺脱落后的残基。顶端有盘状花萼残基，中央有黄色柱基，下部渐尖。质硬。切开后，花托壁厚 1~2 mm，内有多数坚硬的小瘦果，内壁及瘦果均有淡黄色绒毛（图 197-1）。气微，味甘、微涩。

以个大、色红黄、有光泽、去净毛刺者为佳。

【采收加工】　秋末及冬季，果实成熟变红时采收。鲜用或晒干，除去毛刺。药材水分不得过 18.0%。

不同产地、不同采收期金樱子多糖含量的测定，见表 197-1。

表 197-1　不同产地、不同采收期金樱子多糖含量的测定[1]（%）

采收时间	8 月	9 月	10 月	11 月	12 月	1 月
花溪	16.63	17.86	30.14	45.24	47.64	37.51
惠水	16.63	20.51	30.14	49.32	44.61	34.57

花溪在 12 月份多糖含量最高，惠水 11 月份多糖含量最高，两地金樱子多糖含量都呈现出先逐渐升高后降低趋势。

【贮藏】　金樱子贮藏不当，易受潮发霉、易虫蛀，有效成分易流失。建议在 25℃ 以下，单包装密封，大垛用黑色塑料布遮盖、密闭，暗室库藏。

【主要成分】　主要含三萜类（如乌苏酸、齐墩果酸、蔷薇酸、山楂酸）、黄酮类（如金丝桃苷）、苯丙素类（如金樱子素 A）、鞣质类等。

药典标准：含金樱子多糖以无水葡萄糖计，不得少于 25.0%。

【性味归经】　酸、甘、涩，平。归肾、膀胱、大肠经。

【功能主治】　固精缩尿，固崩止带，涩肠止泻。用于遗精滑精，遗尿尿频，崩漏带下，久泻久痢。

【用法用量】　6~12 g。

【其他】

1. 金樱子具有增强免疫活性、抗氧化、抑菌、消炎、抗肿瘤、降血糖、降血脂等药理作用，临床上可用于治疗遗精、早泄、老年尿失禁、腹泻、慢性支气管炎等。

2. 芡实米 50 g，金樱子 20 g，煮粥，适用于小儿肾虚遗尿；亦可用于成人遗精、老人小便失禁。

3. 久虚泄泻下痢：金樱子（去外刺和内瓤）30 g，党参 9 g。水煎服。

乳　香

【来源】　乳香为橄榄科植物乳香树 *Boswellia carterii* Birdw. 及同属植物 *Boswellia bhaw-dajiana* Birdw. 树皮渗出的树脂。主产于北埃塞俄比亚、索马里以及南阿拉伯半岛，分别称为"埃塞俄比亚

243

[1]高言明，陈海云，龚飞．中药金樱子不同采收期多糖的含量分析[J]．贵阳中医学院学报，2005，27（1）：57-58.

乳香""索马里乳香"，每种乳香又分为乳香珠和原乳香。

【性状】 乳香呈长卵形滴乳状、类圆形颗粒或黏合成大小不等的不规则块状物。大者长达 2 cm（乳香珠）或 5 cm（原乳香）。表面黄白色，半透明，被有黄白色粉末，久存则颜色加深。质脆，遇热软化。破碎面有玻璃样或蜡样光泽（图 198-1）。具特异香气，味微苦。

以淡黄色、颗粒状、半透明、无砂石树皮杂质、粉末粘手、气芳香者为佳。

【采收加工】 每年春、夏季均可采收，以春季为盛产期。采收时，从树干的皮部由下向上顺序切伤，并开一狭沟，使树脂从伤口渗出，流入沟中，数天后凝成干硬的固体，收取可得。

【贮藏】 乳香贮存不当，香气易散失，遇热易变黏、软化变色，有效成分极易挥发。无香味者药效差。建议单包装密封，冷藏。

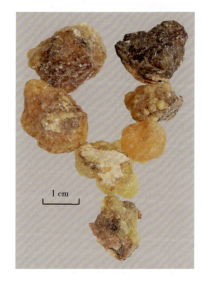

图 198-1　乳　香

【主要成分】 主要含三萜类（如 α - 乳香酸、β - 乳香酸）、二萜类、单萜类、直链烷烃类、多糖类、挥发油等。

药典标准：索马里乳香含挥发油不得少于 6.0%，埃塞俄比亚乳香含挥发油不得少于 2.0%。

【性味归经】 辛、苦，温。归心、肝、脾经。

【功能主治】 活血定痛，消肿生肌。用于胸痹心痛，胃脘疼痛，痛经经闭，产后瘀阻，癥瘕腹痛，风湿痹痛，筋脉拘挛，跌打损伤，痈肿疮疡。

【用法用量】 煎汤或入丸、散，3~5 g；外用适量，研末调敷。

【其他】

1. 孕妇及胃弱者慎用。

2. 乳香具有镇痛、抗炎、抗菌、抗肿瘤、抗溃疡、改善记忆力等药理作用。

3. 以乳香为首味药的子宫丸比多种抗生素有更强烈的抑菌作用，且能有效地杀灭滴虫。

4. 烧伤：乳香、没药各 20 g，冰片 1 g，共研细末，加入蜂蜜 150 ml，调成糊状。烧伤有水疱者先刺破水疱，然后涂敷此药膏。

5. 此物易掺杂、掺假，使用时应尽量先化验或鉴别确定。真品乳香鉴别：燃烧时显油性，冒黑烟，有香气；加水研磨成白色或黄白色乳状液。

鱼腥草

【来源】 鱼腥草为三白草科植物蕺菜 *Houttuynia cordata* Thunb. 的新鲜全草或干燥地上部分。主产于四川、广西、湖北、重庆等地。

【性状】 鲜品：茎呈圆柱形，长 20~45 cm，直径 0.25~0.45 cm；上部绿色或紫红色，下部白色，节明显，下部节上生有须根，无毛或被疏毛。叶互生，叶片心形，长 3~10 cm，宽 3~11 cm；先端渐尖，全缘；上表面绿色，密生腺点，下表面常紫红色；叶柄细长，基部与托叶合生成鞘状。穗状花序顶生（图 199-1）。具鱼腥气，味涩。

干品：茎呈扁圆柱形，扭曲，表面黄棕色，具纵棱数条；质脆，易折断。叶片卷折皱缩，展平后呈心形，上表面暗黄绿色至暗棕色，下表面灰绿色或灰棕色。穗状花序黄棕色（图 199-2）。

以淡红褐色、茎叶完整、无泥土等杂质者为佳。

中药材质量

新说

（第二版）

ZHONGYAOCAI
ZHILIANG
XINSHUO
(DIERBAN)

药材

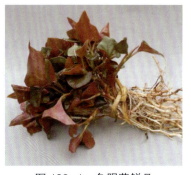

图 199-1 鱼腥草鲜品

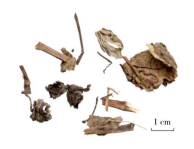

图 199-2 鱼腥草干品

【采收加工】 鲜品全年均可采割；干品在茎叶茂盛花穗多时采割，除去杂质，晒干。药材水分不得过 15.0%。

鱼腥草不同部位，各月份挥发油比较，见表 199-1。

表 199-1 鱼腥草不同部位，各月份挥发油比较[1]（ml/kg）

时间	6月	7月	8月	9月	10月	11月	12月	1月	4月	5月
叶	0.42	0.43	0.20	0.01	—	—	×	×	0.41	0.47
根状茎	0.69	0.67	0.68	1.07	0.95	0.93	0.88	0.73	0.63	0.61
花穗	1.01	1.26	0.84	0.77	—	—	×	×	×	×
地上茎	0.02	0.03	—	—	—	—	—	—	0.12	0.13

注："—"表示检测不出，"×"表示该部位已死或者还没形成。

鱼腥草不同部位有效成分的含量，见表 199-2。

表 199-2 鱼腥草不同部位有效成分的含量[2]

部位	甲基正壬酮 /%	癸酰乙醛 /%	总黄酮 /%	槲皮素 /（mg/g）
根	0.136 0	0.023 9	1.481 3	0.019 9
茎	0.012 7	0.003 1	1.014 0	0.593 2
叶	0.153 8	0.027 0	7.182 2	13.663 0
全草	0.136 4	0.021 7	3.248 7	5.841 8

挥发油和黄酮类为鱼腥草的有效成分。挥发油主要存在于叶和根状茎中，茎中含量很少，黄酮类物质只存在于地上部分，地下部分含量极低。故鱼腥草地上部分和地下部分宜分开入药。

【贮藏】 鱼腥草贮存不当，易枯黄，有效成分流失快。色枯黄者药效差。建议在25℃以下，单包装密封，大垛用黑色塑料布遮盖、密闭，暗室库藏。

鲜鱼腥草置于阴凉潮湿处保存，储存时间不宜过长，建议现采现用。

【主要成分】 主要含挥发油（如甲基正壬酮、癸酰乙醛）、黄酮类（如槲皮素、槲皮苷）等。药典标准：干鱼腥草水溶性浸出物不得少于 10.0%。

【性味归经】 辛，微寒。归肺经。

【功能主治】 清热解毒，消痈排脓，利尿通淋。用于肺痈吐脓，痰热喘咳，热痢，热淋，痈肿疮毒。

[1]陈清赔，杨辉.鱼腥草不同部位挥发油组分与抗菌活性分析[J].临床合理用药杂志，2018，11（32）：112-114.

[2]伍贤进，李胜华，卢红梅，等.鱼腥草不同部位挥发油组分分析及其抗菌活性研究[J].中国抗生素杂志，2014，39（9）：646-650.

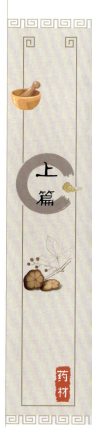

上篇

药材

245

【用法用量】 15~25 g，不宜久煎；鲜品用量加倍，水煎或捣汁服。外用适量，捣敷或煎汤熏洗患处。

【其他】

1. 鱼腥草具有抗炎、抑菌、抗病毒、增强机体免疫、利尿、降压、镇痛、抗过敏、平喘、抗抑郁等药理活性。

2. 鱼腥草临床用于治疗肺炎、上呼吸道感染、消化系统疾病、泌尿系统疾病、眼科疾病等，用于生产鱼腥草滴眼液、复方鱼腥草片等。

3. 痈疽肿痛：鱼腥草晒干研末，蜂蜜调敷。未成脓者能内消，有脓者可排。

4. 肺病咳嗽盗汗：鱼腥草叶 100 g，猪肚 1 个。将其叶纳入猪肚内炖汤服。每日 1 剂，连服 3 日。

狗 脊

【来源】 狗脊是蚌壳蕨科植物金毛狗脊 *Cibotium barometz*（L.）J.Sm. 的干燥根茎。主产于广东、广西、福建、四川等地。

【性状】 狗脊呈不规则长块状，长 10~30 cm，直径 2~10 cm，表面深棕色，残留金黄色长绒毛；上面有数个红棕色的木质叶柄，下面残存黑色细根。质坚硬，不易折断。无臭，味淡、微涩。

生狗脊片呈不规则长条形或圆形，长 5~20 cm，直径 2~10 cm，厚 1.5~5 mm；切面浅棕色，较平滑，近边缘 1~4 mm 处有 1 条棕黄色隆起的木质部环纹或条纹，边缘不整齐，偶有金黄色绒毛残留；质脆，易折断，有粉性（图 200-1）。

熟狗脊片黑棕色，质坚硬（图 200-2）。

狗脊药材以体肥大、色黄、质坚实、无空心者质量好。狗脊片以厚薄均匀、坚实无毛、无空心者质量佳。

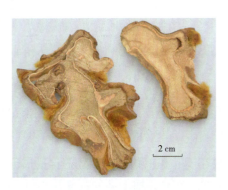
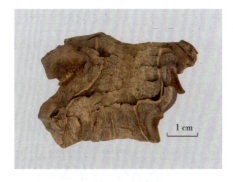

图 200-1　生狗脊片　　　　　　　　　　　图 200-2　熟狗脊片

【采收加工】 秋、冬二季采挖，挖出根茎，除去泥沙，直接晒干，为"狗脊"。或去除硬根、叶柄和金黄色绒毛，切厚片干燥，为"生狗脊片"；或蒸后，晒至六七成干，切厚片干燥，为"熟狗脊片"。药材水分不得过 13.0%。

【贮藏】 狗脊贮存不当，易受潮发霉，有效成分流失快。建议在 25℃ 以下，单包装密封，大垛用黑色塑料布遮盖、密闭，暗室库藏。

【主要成分】 主要含水溶性酚酸类（如原儿茶酸、咖啡酸）、皂苷类（如金毛狗脊皂苷）、蕨素类（如金粉蕨素）、黄酮类、挥发油等。

药典标准：醇浸出物不得少于 20.0%；烫狗脊片含原儿茶酸不得少于 0.020%。

【性味归经】 苦、甘，温。归肝、肾经。

【功能主治】 祛风湿，补肝肾，强腰膝。用于风湿痹痛，腰膝酸软，下肢无力。

【用法用量】6~12 g。

【其他】

1. 狗脊经炮制后总酚酸的含量降低。

2. 狗脊具有防治骨质疏松、抑制血小板聚集、止血与镇痛、抑菌、抗炎、抗风湿、保肝、抗氧化、抗癌等药理作用，用于治疗慢性盆腔炎、慢性腰腿痛、腰椎间盘突出症等病症。

3. 腰痛：狗脊15 g，骨碎补15 g，炒杜仲10 g，肖梵天花30 g。水煎服。

4. 风湿性关节炎：狗脊15 g，骨碎补15 g，穿山龙24 g，威灵仙9 g，川牛膝10 g，肖梵天花30 g。水煎服。

❧ 卷 柏 ❧

【来源】 卷柏是卷柏科植物卷柏 *Selaginella tamariscina*（Beauv.）Spring 或垫状卷柏 *Selaginella pulvinata*（Hook. et Grev.）Maxim. 的干燥全草。主产于四川、云南、贵州、山东，广东、江西等地也有分布。

【性状】 卷柏：卷缩似拳状，长 3~10 cm。枝丛生，扁而有分枝，绿色或棕黄色，向内卷曲，枝上密生鳞片状小叶，叶先端具长芒。中叶（腹叶）两行，卵状矩圆形，斜向上排列，叶缘膜质，有不整齐的细锯齿；背叶（侧叶）背面的膜质边缘常呈棕黑色。基部残留棕色至棕褐色须根，散生或聚生成短干状。质脆，易折断（图 201-1）。气微，味淡。

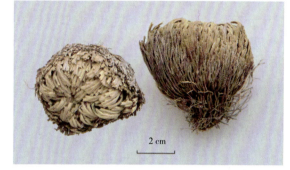

2 cm

图 201-1 卷 柏

垫状卷柏：须根多散生。中叶（腹叶）两行，卵状披针形，直向上排列。叶片左右两侧不等，内缘较平直，外缘常因内折而加厚，呈全缘状。

【采收加工】 全年可采收，以春季采收，色绿质嫩者为佳。挖取全草，除去杂质，晒干。药材水分不得过 10.0%。

不同产地不同基原卷柏药材穗花杉双黄酮含量测定，见表 201-1。

表 201-1 不同产地不同基原卷柏药材穗花杉双黄酮含量测定[1]（%）

基原	卷柏	卷柏	卷柏	垫状卷柏
产地	江西	湖北	中南	湖南邵阳
穗花杉双黄酮	0.623	0.752	0.813	0.217

穗花杉双黄酮在不同卷柏药材中含量存在较大的差异，卷柏中含量高，垫状卷柏中含量较低。

【贮藏】 卷柏贮存不当，见光色易变淡，有效成分流失快。建议在 25℃以下，单包装密封，大垛用黑色塑料布遮盖、密闭，暗室库藏。

【主要成分】 主要含黄酮类（如芹菜素、穗花杉双黄酮、扁柏双黄酮）、苯丙素类（如卷柏苷 D、丁香脂素）、萜类（如白桦脂酸）、糖苷类等。

药典标准：含穗花杉双黄酮不得少于 0.30%。

【性味归经】 辛，平。归肝、心经。

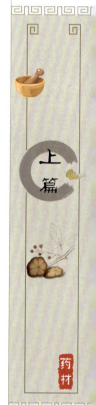

[1] 张建华，杨帆，申健，等. 高效液相色谱法快速测定卷柏药材中穗花杉双黄酮含量[J]. 中南医学，2009，7（7）：487-489.

【功能主治】 活血通经。用于经闭痛经，癥瘕痞块，跌扑损伤。卷柏炭化瘀止血。用于吐血，崩漏，便血，脱肛。

【用法用量】 5~10 g。

【其他】

1. 孕妇慎用。

2. 卷柏具有抗肿瘤、抗病毒及抗菌、抗氧化、降糖、保肝等药理活性。

3. 垫状卷柏总黄酮对于认知功能障碍类疾病（如帕金森病、阿尔茨海默病）具有一定的治疗作用。

4. 卷柏炭、地榆炭、侧柏炭、荆芥碳、槐花各 9 g，研粉，每服 4.5 g，开水送服，每日 2~3 次，治便血、子宫出血。

泽 兰

【来源】 泽兰为唇形科植物毛叶地瓜儿苗 *Lycopus lucidus* Turcz. var. *hirtus* Regel 的干燥地上部分。主产于河南、四川、安徽、江苏等地。

【性状】 泽兰茎呈方柱形，少分枝，四面均有浅纵沟，长 50~100 cm，直径 0.2~0.6 cm；表面黄绿色或带紫色，节处紫色明显，有白色茸毛；质脆，断面黄白色，髓部中空。叶对生，有短柄或近无柄；叶片多皱缩，展平后呈披针形或长圆形，长 5~10 cm；上表面黑绿色或暗绿色，下表面灰绿色，密具腺点，两面均有短毛；先端尖，基部渐狭，边缘有锯齿。轮伞花序腋生，花冠多脱落，苞片和花萼宿存，小包片披针形，有缘毛，花萼钟形，5 齿。气微，味淡。

叶多、色绿，质优（图 202-1）；无叶、枯黄，质次（图 202-2）。

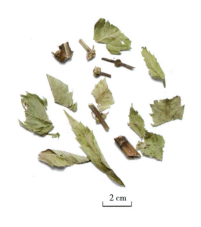

图 202-1 叶多、色绿，质优

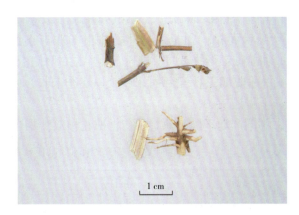

图 202-2 无叶、枯黄，质次

【采收加工】 通常在夏秋二季茎叶茂盛时，采割新鲜地上茎叶，除去杂质，切段[1]晒干。药材水分不得过 13.0%。

不同部位有效成分的含量，见表 202-1。

表 202-1 不同部位有效成分的含量[2]（%）

部位	总酚	总黄酮	三萜酸
茎叶	3.27	11.87	2.91
根	2.03	6.30	1.35

[1]滕孝花,苏玉彤,于秀杰.泽兰的栽培及应用[J].特种经济动植物,2015(08)：40-41.

[2]刘娜.泽兰中营养成分的测定及其三萜酸的分离纯化的研究[D].重庆：西南大学,2016.

泽兰茎叶中总酚、总黄酮及总三萜酸含量显著高于泽兰根，泽兰茎叶的活性功效优于泽兰根，故泽兰茎叶、根不可混用入药。

【贮藏】 泽兰贮存不当，易变棕黄色，有效成分流失快。茎叶棕黄色者药效差。建议在25℃以下，单包装密封，大垛用黑色塑料布遮盖、密闭，暗室库藏。

【主要成分】 主要含酚酸类（如迷迭香酸、咖啡酸）、黄酮类（如芹菜苷、槲皮素）、萜类及甾体类（如熊果酸、齐墩果酸、β-胡萝卜素）等。

药典标准：醇浸出物不得少于7.0%。

【性味归经】 苦、辛，微温。归肝、脾经。

【功能主治】 活血调经，祛瘀消痈，利水消肿。用于月经不调，经闭，痛经，产后瘀血腹痛，疮痈肿毒，水肿腹水。

【用法用量】 6~12 g。

【其他】

1. 泽兰具有抗凝作用、改善血液流变性、抑制血小板聚集，抗血栓形成、改善微循环、降低血脂、防治肝硬化作用等药理活性。

2. 闭经：泽兰30 g，赤芍10 g，熟地30 g，当归9 g，益母草30 g，香附9 g。水煎服。

3. 产后瘀血腹痛：泽兰30 g，赤芍10 g，当归9 g，乳香9 g，没药9 g，桃仁9 g，红花6 g。水煎服。

❀ 泽 泻 ❀

【来源】 泽泻是泽泻科植物东方泽泻 *Alisma orientale*（Sam.）Juzep. 或泽泻 *Alisma plantago-aquatica* Linn. 的干燥块茎。主产于四川、福建、广西等地，主产于四川彭山、五通桥、夹江。

【性状】 泽泻呈类球形、椭圆形或卵圆形，长2~7 cm，直径2~6 cm。表面淡黄色或淡黄棕色，有不规则的横向环状浅沟及多数细小突起的须根痕，底部有的有瘤状芽痕。质坚实，断面黄白色，粉性，有多数细孔（图203-1~图203-3）。气微，味微苦。

以个大、质坚、色黄白、粉性足者为佳。

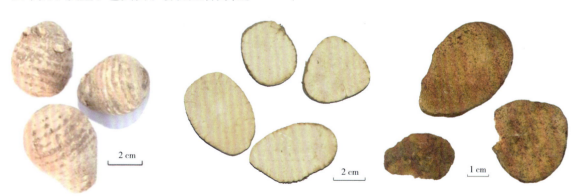

图203-1 泽 泻　　　图203-2 生泽泻片　　　图203-3 盐泽泻片

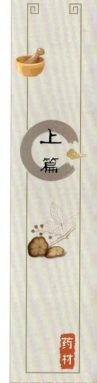

【采收加工】 冬季茎叶开始枯萎时采挖，洗净，晒干或烘干，除去须根和粗皮。药材水分不得过13.0%。

注：泽泻采收时如把中心小叶去掉，加工干燥时，会从中心叶伤口流出黑色汁液，干燥后发生凹陷，影响产量和品质。

泽泻不同采收期23-乙酰泽泻醇B含量，见表203-1。

表 203-1 泽泻不同采收期 23- 乙酰泽泻醇 B 含量[1]（%）

采收时间	11 月 15 日	11 月 22 日	12 月 1 日	12 月 8 日	12 月 15 日	12 月 22 日	12 月 29 日	1 月 5 日
23- 乙酰泽泻醇 B	0.73	0.86	1.03	1.31	1.46	1.49	1.83	1.66

12 月下旬泽泻中 23- 乙酰泽泻醇 B 含量高，为药材最优采收时间。

泽泻不同部位 23- 乙酰泽泻醇 B 含量，见表 203-2。

表 203-2 泽泻不同部位 23- 乙酰泽泻醇 B 含量[2]（%）

部位	叶	须根	块茎	果实
23- 乙酰泽泻醇 B 含量	0.29	0.09	0.33	0.06

泽泻叶中 23- 乙酰泽泻醇 B 含量较高，可开发利用。

【贮藏】 泽泻贮存不当，易生虫、受潮发霉，有效成分流失快。建议在 25℃以下，单包装密封，大垛用黑色塑料布遮盖、密闭，暗室库藏。

注：泽泻与牡丹皮对抗同贮，药材不易生虫、霉变。

【主要成分】 主要含三萜类（如 23- 乙酰泽泻醇 B、23- 乙酰泽泻醇 C、泽泻醇 A）、倍半萜类（如环氧泽泻烯、泽泻烯醇）、二萜类等。

药典标准：醇浸出物不得少于 10.0%；含 23- 乙酰泽泻醇 B 和 23- 乙酰泽泻醇 C 的总量不得少于 0.10%。

【性味归经】 甘、淡，寒。归肾、膀胱经。

【功能主治】 利水渗湿，泄热，化浊降脂。用于小便不利，水肿胀满，泄泻尿少，痰饮眩晕，热淋涩痛，高脂血症。

【用法用量】 6~10 g。

【其他】

1. 泽泻具有利尿、降血脂、降血压、降血糖、抑制动脉粥样硬化、免疫调节、抗炎、抗肿瘤等药理作用。

2. 泽泻中泽泻醇 C、16，23- 环氧泽泻醇 B 和泽泻醇 O 可能会引起肾毒性，应对其含量进行限量控制。

3. 反胃，吐而渴欲饮水者：茯苓 25 g，泽泻 12 g，桂枝 6 g，白术 9 g，生姜 12 g。水煎服。

4. 湿热黄疸，面目身黄：泽泻、茵陈各 30 g，滑石 9 g。水煎服。

降 香

【来源】 降香是豆科植物降香檀 *Dalbergia odorifera* T. Chen 树干和根的干燥心材。中国降香主产于海南省。

【性状】 降香呈类圆柱形或不规则块状。表面紫红色或红褐色，切面有致密的纹理。质硬，有油性（图 204-1）。气微香，味微苦。火烧冒黑烟，有油渗出，残留白色灰烬。

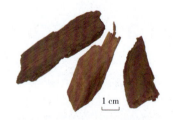

1 cm

图 204-1 降 香

[1] 刘红昌，杨文钰，陈兴福. 不同育苗期、移栽期和采收期川泽泻质量变化研究［J］. 中草药，2007，38（5）：754-758.

[2] 王立新，吴启南，彭国平. 泽泻中 23- 乙酰泽泻醇 B 的含量测定研究［J］. 南京中医药大学学报，2002，18（2）：105-107.

【采收加工】 降香一年四季均可采收。砍伐降香树干后，剥去树皮和边材（白色部分），取心材劈成小块，晾干。或取作木材用剩余的碎料，阴干。

注：降香檀木材又名黄花梨，市场价格高，现降香主要是木材碎料入药。

【贮藏】 降香贮存不当，香气极易散失，有效成分流失快。无香气者质量差。建议在20℃以下，单包装密封，大垛用黑色塑料布遮盖、密闭，暗室库藏。有条件的直接单包装密封冷藏。

【主要成分】 主要含挥发油（如橙花叔醇、氧化石竹烯）、黄酮类（如木犀草素、柚皮素）等。

药典标准：醇浸出物不得少于8.0%；含挥发油不得少于1.0%。

【性味归经】 辛，温。归肝、脾经。

【功能主治】 化瘀止血，理气止痛。用于吐血，衄血，外伤出血，肝郁胁痛，胸痹刺痛，跌扑伤痛，呕吐腹痛。

【用法用量】 9~15 g，后下。外用适量，研细末敷患处。

【其他】

1. 现代药理研究表明，降香具有舒张血管、增加冠脉流量、抗氧化、抗炎、抗肿瘤等作用。

2. 葛香菖茶：葛根5 g，降香3 g，石菖蒲3 g，绿茶3 g。开水冲泡后饮用，冲饮至味淡。升清降浊，宣化痰瘀；用于心胸痹痛。

细 辛

【来源】 细辛是马兜铃科植物北细辛 *Asarum heterotropoides* Fr. Schmidt var. *mandshuricum*（Maxim.）Kitag.、汉城细辛 *Asarum sieboldii* Miq. var. *seoulense* Nakai 或华细辛 *Asarum sieboldii* Miq. 的干燥根和根茎。北细辛和汉城细辛习称"辽细辛"。主产于辽宁、吉林、陕西等地。

【性状】 北细辛：常卷曲成团。根茎横生呈不规则圆柱状，具短分枝，长1~10 cm，直径0.2~0.4 cm；表面灰棕色，粗糙，有环形的节，节间长0.2~0.3 cm，分枝顶端有碗状的茎痕。根细长，密生节上，长10~20 cm，直径0.1 cm；表面灰黄色，平滑或具纵皱纹；有须根和须根痕；质脆，易折断，断面平坦，黄白色或白色。气辛香，味辛辣、麻舌。

汉城细辛：根茎直径0.1~0.5 cm，节间长0.1~1 cm。

华细辛：根茎长5~20 cm，直径0.1~0.2 cm，节间长0.2~1 cm。气味较弱。

均以根灰黄、干燥、味辛辣而麻舌者为佳（图205-1）。

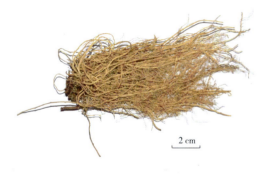

2 cm

图205-1 细 辛

【采收加工】 夏季果熟期或初秋采收，深挖出全根，除去地上部分及杂质，阴干。药材水分不得过10.0%。

【贮藏】 细辛贮藏不当，有效成分流失快，香气易散失，无香气者基本无药效。建议在20℃以下，单包装密封，大垛用黑色塑料布遮盖、密闭，暗室库藏。采用塑料袋密封保存[1]，可在12个月以上。

【主要成分】 主要化学成分为挥发油、细辛脂素、马兜铃酸Ⅰ、黄樟醚等。

药典标准：醇浸出物不得少于9.0%；含挥发油不得少于2.0%，含细辛脂素不得少于0.050%，含马兜铃酸Ⅰ不得多于0.001%。

【性味归经】 辛，温。归心、肺、肾经。

[1]刘芳馨, 黄鑫, 张涛, 等. 贮存时间对北细辛中细辛脂素含量的影响[J]. 长春师范大学学报, 2021, 040（8）：60-64.

【功能主治】 解表散寒，祛风止痛，通窍，温肺化饮。用于风寒感冒，头痛，牙痛，鼻塞流涕，鼻衄，鼻渊，风湿痹痛，痰饮喘咳。

【用法用量】 1~3 g。散剂每次服 0.5~1 g。外用适量。

【其他】

1. 不宜与藜芦同用。

2. 细辛具有抗菌、抗病毒、止咳、平喘、抗炎、镇痛、助睡眠、抗氧化、抗衰老、抗过敏、免疫调节等药理作用。临床用于治疗头疼、痹证、心律失常、鼻炎等病症。

3. 细辛本是全草入药。因其地上部分马兜铃酸含量较高，故 2005 年以后《中国药典》将细辛改为根及根茎入药。

4. 风寒头痛：细辛 3 g，川芎、菊花、白芷各 6 g。水煎服；亦可将细辛捣碎，加面粉用白酒调成糊状，敷太阳穴。

5. 牙痛：细辛、花椒、白芷、防风各 3 g。水煎 20 分钟后去渣，待温漱口，不要咽下，漱完吐出，1 次漱 3~4 回，1 日 2~3 次。

6. 鼻塞，不闻香臭：细辛（去苗叶）、瓜蒂各一份，捣罗为散，以少许吹鼻中。

九 画

珍 珠

【来源】 珍珠是珍珠贝科动物马氏珍珠贝 *Pteria martensii*（Dunker）、蚌科动物三角帆蚌 *Hyriopsis cumingii*（Lea）或褶纹冠蚌 *Cristaria plicata*（Leach）等双壳类动物受刺激形成的。前一种为海产珍珠，主产于广西的钦州湾和北部湾一带；后两种为淡水珍珠，主产于浙江、江苏、江西、安徽、广东、湖北、湖南等地，浙江省诸暨市产量最大。

【性状】 珍珠呈类球形、长圆形、卵圆形或棒形，直径 1.5~8 mm。表面类白色、浅粉红色、浅黄绿色或浅蓝色，半透明，光滑或微有凹凸，具特有的彩色光泽。质坚硬，破碎面显层纹（图 206-1）。气微，味淡。

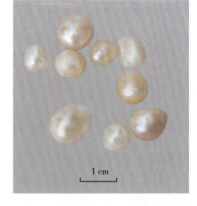

图 206-1 珍 珠

注：海水珍珠有核，淡水珍珠无核。有核的珍珠，里面有一颗大大的核，只有表面薄薄的一层是珍珠质，核是不能服用的，有核珍珠质量较差。

【采收加工】 每年早春、晚秋或初冬，选取培育 1~3 年的育珠蚌（3 年左右的为好），进行采珠。采收后的珍珠及时放在饱和食盐水中浸泡 5~15 分钟，用清水冲洗，洗去黏液和珍珠囊碎片，晾干或低温烘干。

【贮藏】 珍珠贮存不当，易失去光泽。建议在 20℃以下，单包装密封库藏。珍珠粉单包装密封，置阴凉干燥处存放。

注：珍珠粉不宜放冰箱中冷藏，易受潮、变硬或变质。

【主要成分】 主要成分为碳酸钙、碳酸镁，以及银、钡、锂、铝、铜、铁、镁等无机元素。

【性味归经】 甘、咸，寒。归心、肝经。

【功能主治】 安神定惊，明目消翳，解毒生肌，润肤祛斑。用于惊悸失眠，惊风癫痫，目赤翳障，疮疡不敛，皮肤色斑。

【用法用量】 0.1~0.3 g，多入丸散用。外用适量。

【其他】

1. 重金属及有害元素含量不得过限量。

2. 珍珠制成最细粉服用，利于吸收。

3. 珍珠粉具有控油、去除死皮、美白皮肤的作用，是多种化妆品的添加剂，可用于制造成珍珠膏、霜、乳、洗面奶、染发剂、护手霜等。

4.珍珠粉能治愈烧、烫伤不留痕迹，可作为婴幼儿爽身粉。

5.珍珠具有明目、抗疲劳、提高免疫力、抗衰老、抗炎等药理作用。临床常用于治疗视疲劳、慢性结膜炎、老年性白内障等眼疾，月经异常、功能性子宫出血等妇科病，皮肤溃疡、口腔溃疡、皮肤炎症等。

❧ 荆 芥 ❧

【来源】 荆芥是唇形科植物荆芥 *Schizonepeta tenuifolia* Briq. 的干燥地上部分。主产于河北。

【性状】 荆芥茎呈方柱形，上部有分枝，长 50~80 cm，直径 0.2~0.4 cm；表面淡黄绿色或淡紫红色，被短柔毛；体轻、质脆，断面类白色。叶对生，多已脱落，叶片 3~5 羽状分裂，裂片细长。穗状轮伞花序顶生，长 2~9 cm，直径约 0.7 cm。花冠多脱落，宿萼钟状，先端 5 齿裂，淡棕色或黄绿色，被短柔毛；小坚果棕黑色（图 207-1）。气芳香，味微涩而辛凉。

以色淡黄绿、穗密而长、香气浓者为佳。

【采收加工】 夏、秋二季花开到顶、穗绿时采割，除去杂质，晒干。水分不得过 12.0%。

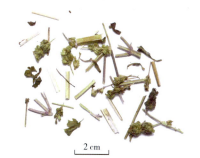

图 207-1 荆 芥

各地最佳采收期时，对荆芥花开到顶的把控略有差异[1]：

四川产荆芥适宜收获期为夏至前后（6月上旬），当花已开上顶端，下部花由白色逐渐变为红紫色，秆带紫色时。

山东产荆芥试验，在初花期采收比半花半穗期采收，产量提高 23%，挥发油含量提高 51.6%。

河北安国产荆芥，在穗下部籽粒开始由绿色变黄色，上部籽粒仍为绿色时挥发油积累量达到最大，为最佳收获期。

山东产荆芥不同采收期产量及挥发油含量测定，见表 207-1。

表 207-1 山东产荆芥不同采收期产量及挥发油含量测定[2]

采收期	初花期	半花半穗期	全穗期
产量 /（g/ 株）	11.13	9.17	—
挥发油 /%	0.97	0.64	0.50

山东产荆芥初花期生长旺盛，产量大，挥发油含量高，为最佳采收期。

荆芥不同器官挥发油含量测定，见表 207-2。

表 207-2 荆芥不同器官挥发油含量测定[3]（%）

器官	根	茎	叶	穗	种子
挥发油	0.00	0.14	2.06	2.06	0.00

荆芥叶部、穗部挥发油含量高。

【贮藏】 荆芥贮存不当，见光色易变淡、变枯黄，香味易散失，有效成分流失快。建议在 20℃以下，单包装密封，大垛用黑色塑料布遮盖、密闭，暗室库藏。

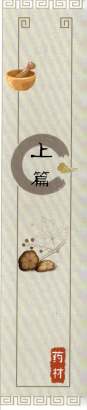

[1]于丽霞.基于化学成分和生物活性检测的荆芥最佳采收时间研究[D].南京中医药大学,2014.

[2][3]张永清,李岩坤,宋照荣.荆芥最佳采收期试验及不同器官挥发油含量测定[J].药学研究,1988(3)：31-33.

【主要成分】 主要含挥发油（如 L- 薄荷酮、胡薄荷酮、石竹烯）、黄酮类（如芹菜素、山奈酚、芦丁）、萜类（如齐墩果酸，熊果酸）等成分。

药典标准：含挥发油不得少于 0.60%；含胡薄荷酮不得少于 0.020%。

【性味归经】 辛，微温。归肺、肝经。

【功能主治】 解表散风，透疹，消疮。用于感冒，头痛，麻疹，风疹，疮疡初起。

【用法用量】 5~10 g。

【其他】

1. 荆芥具有抗病毒（如抗甲型 H1N1 病毒、呼吸道合胞病毒、单纯疱疹病毒等）、抗炎镇痛、抗肿瘤、免疫调节、抗菌、止血等药理作用。

2. 风热头痛：荆芥 5 g，石膏 3 g，绿茶 3 g。开水冲泡后饮用，可加白糖，冲饮至味淡。

3. 风热壅肺之咽喉肿痛，荆桔茶：荆芥 5 g，桔梗 3 g，甘草 3 g，绿茶 3 g。开水冲泡 5~10 分钟饮用，冲饮至味淡。

荆芥穗

【来源】 荆芥穗是唇形科植物荆芥 Schizonepeta tenuisfolia Briq. 的干燥花穗。主产于河北。

【性状】 荆芥穗状轮伞花序呈圆柱形，长 3~15 cm，直径约 7 mm。花冠多脱落，宿萼黄绿色，钟形，质脆易碎，内有棕黑色小坚果。气芳香，味微涩而辛凉。

荆芥穗以穗长而密、色淡黄绿、无茎秆和叶、香气浓者为佳（图 208-1）；枯黄者质次（图 208-2）。

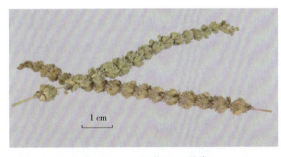

图 208-1　色黄绿，质优

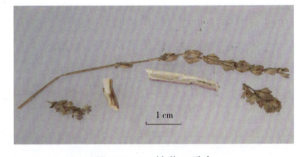

图 208-2　枯黄，质次

【采收加工】 夏秋二季，大量穗状花序生长，花开到顶，穗绿，在穗下部籽粒开始由绿色变黄色，上部籽粒仍为绿色时采收。晒干或 40℃烘干。药材水分不得过 12.0%。

【贮藏】 荆芥穗贮藏不当，易吸潮、发霉、虫蛀，贮温过高，挥发油易散失。无香气者药效低。建议在 20℃以下，单包装密封，大垛用黑色塑料布遮盖、密闭，暗室库藏，此条件下贮存，2 年内可正常药用。

【主要成分】 主要化学成分为挥发油，胡薄荷酮，荆芥苷 A、B、C，橙皮苷等。

药典标准：醇浸出物不得少于 8.0%；含挥发油不得少于 0.40%，含胡薄荷酮不得少于 0.080%。

【性味归经】 辛，微温。归肺、肝经。

【功能主治】 解表散风，透疹，消疮。用于感冒，头痛，麻疹，风疹，疮疡初起。

【用法用量】 5~10 g。

【其他】

1. 荆芥穗具有抗炎、镇痛、抗 H1N1 病毒、解痉、抗胃溃疡、凝血等药理活性。临床用于荨麻疹、手足口病、玫瑰糠疹、水痘、流行性腮腺炎、鼻窦炎、咳嗽变异性哮喘、崩漏、出血、不孕等病症。

2. 荆芥穗功能主治和荆芥一样，功效较荆芥强。

3. 流行性感冒、普通感冒：荆芥穗、防风、柴胡、桔梗各 6 g，羌活 4.5 g，甘草 3 g。水煎服。

茜　草

【来源】　茜草为茜草科植物茜草 *Rubia cordifolia* L. 的干燥根和根茎。主产于河北、河南、山东、云南等地。

【性状】　茜草根茎呈结节状，丛生粗细不等的根。根呈圆柱形，略弯曲，长 10~25 cm，直径 0.2~1 cm；表面红棕色或暗棕色，具细纵皱纹和少数细根痕；皮部脱落处呈黄红色。质脆，易折断，断面平坦皮部狭，紫红色，木部宽广，浅黄红色，导管孔多数（图 209-1）。气微，味微苦，久嚼刺舌。

以条粗长、表面红棕色、内深红色为佳。

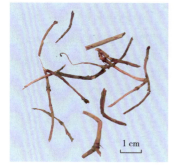

图 209-1　茜　草

【采收加工】　春、秋二季采挖。采挖茜草根及根茎，除去泥沙，晒或低温烘至七八成干，切段，70℃烘干。药材水分不得过 12.0%。

不同采收时间茜草中产量和有效成分的含量，见表 209-1。

表 209-1　不同采收时间茜草中产量和有效成分的含量[1]

采收时间	4 月	6 月	7 月	8 月	9 月	10 月	11 月
大叶茜草素 /%	0.540	0.461	0.978	1.309	0.986	0.786	0.340
干重 /（g/m²）	10.89	14.59	23.25	27.38	28.65	23.66	11.75

陕西产茜草于 7 月中旬至 9 月中旬采收，其产量和有效成分含量均较高。

不同切制方法的茜草中有效成分的含量，见表 209-2。

表 209-2　不同切制方法的茜草中有效成分的含量[2]（%）

有效成分	大叶茜草素	茜草素
趁鲜切制饮片	0.691 5	0.086 2
传统切制饮片	0.431 1	0.066 1

新鲜茜草直接趁鲜切制时皮部易脱落，晾晒或低温烘干至含水量在 25% 左右时，切片容易且皮部不脱落。趁鲜切制的茜草中大叶茜草素含量高于传统切制的饮片。

茜草不同部位总蒽醌的含量，见表 209-3。

表 209-3　茜草不同部位总蒽醌的含量[3]（mg/g）

部位	细根	根茎	主根
总蒽醌	8.84	8.81	6.87

蒽醌类是茜草主要活性成分之一，茜草细根、根茎总蒽醌含量显著高于主根。

【贮藏】　茜草贮存不当，颜色易变淡，有效成分易流失。建议在 25℃ 以下，单包装密封，大垛用黑色塑料布遮盖、密闭，暗室库藏。

【主要成分】　主要含蒽醌类（如大黄素甲醚、甲基异茜草素、羟基茜草素）、萘醌类（大叶茜

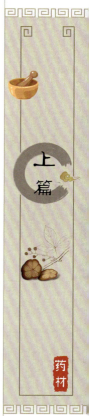

255

[1]杨冰月.陕西产茜草最佳采收期及有效成分大叶茜草素提取工艺研究[D].咸阳：陕西中医药学院，2010.

[2]张娟，张振凌，孟冉，等.茜草饮片趁鲜切制工艺与传统切制比较[J].中国现代中药，2017，19（4）：548-552.

[3]张振凌，石延榜，周艳.茜草不同部位饮片炒炭前后总蒽醌含量比较[J].时珍国医国药，2005，16（8）：700-701.

草素、茜草内酯）、萜类、环己肽类等。

药典标准：醇浸出物不得少于 9.0%；含大叶茜草素不得少于 0.40%；含羟基茜草素不得少于 0.10%。

【性味归经】 苦，寒。归肝经。

【功能主治】 凉血，祛瘀，止血，通经。用于吐血，衄血，崩漏，外伤出血，瘀阻经闭，关节痹痛，跌扑肿痛。

【用法用量】 6~10 g。

【其他】

1. 茜草具有止血、抗肿瘤、抗氧化、抗炎、抗菌、升高白细胞及免疫调节等作用；临床应用广泛，对崩漏、子宫异常出血、原发性痛经等妇科疾病和过敏性紫癜、肾性血尿等疾病具有显著的疗效。

2. 慢性泄泻：茜草根炒炭研细末，加等量红糖，每次 9 g，每日 3 次，饭前服，1 周为 1 疗程。

荜 茇

【来源】 荜茇为胡椒科植物荜茇 *Piper longum* L. 的干燥近成熟或成熟果穗。国内主产于云南、广东、广西、福建、海南等地。

【性状】 荜茇呈圆柱形，稍弯曲，由多数小浆果集合而成，长 1.5~3.5 cm，直径 0.3~0.5 cm。表面黑褐色或棕色，有斜向排列整齐的小突起，基部有果穗梗残存或脱落。质硬而脆，易折断，断面不整齐，颗粒状。小浆果球形，直径约 0.1 cm（图 210-1）。有特异香气，味辛辣。

以肥大、饱满、坚实、色黑褐、气味浓者为佳。

【采收加工】 9—10 月间果穗由绿变黑时采收，除去杂质，晒干。药材水分不得过 11.0%。

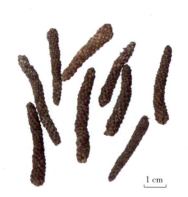

1 cm

图 210-1 荜 茇

不同色泽荜茇中胡椒碱的含量测定，见表 210-1。

表 210-1 不同色泽荜茇中胡椒碱的含量测定[1]（%）

样品	胡椒碱含量
灰色	1.50
黑色	1.65

荜茇呈黑色时所含胡椒碱较高。

【贮藏】 荜茇贮存不当，易虫蛀，气味易散失，有效成分易流失，无气味者药效低。建议在 20℃以下，单包装密封，大垛用黑色塑料布遮盖、密闭，暗室库藏。

【主要成分】 主要含生物碱类（如胡椒碱、四氢胡椒碱、几内亚胡椒碱、胡椒次碱），挥发油（如芝麻素、辛夷脂素、去甲氧基姜黄素）等。

药典标准：含胡椒碱不得少于 2.5%。

【性味归经】 辛，热。归胃、大肠经。

【功能主治】 温中散寒，下气止痛。用于脘腹冷痛，呕吐，泄泻，寒凝气滞，胸痹心痛，头

[1]李普泉，白青天．高效液相色谱法测定不同色泽荜茇中胡椒碱含量[J]．中国民族医药杂志，2009，5（5）：44-45.

痛，牙痛。

【用法用量】 1~3 g。外用适量，研末塞龋齿孔中。

【其他】

1. 入药前需捣碎。

2. 荜茇具有降血脂、镇静、抗惊厥、抗胃溃疡、抗心律失常等药理作用。

3. 牙齿痛：荜茇 6 g，芫花 1 g，水煎，漱口。

4. 腹冷腹胀、肠鸣腹泻、痢疾：荜茇 9 g，牛奶 250 g。合煎，去渣。饭前半小时服。

5. 本植物的根（荜茇根）亦供药用。荜茇根：温中行气，降逆消食，散寒止痛，截疟；主治中寒脘腹胀满，呕逆，食积不化，疝肿，妇女宫寒不孕，疟疾。

❦ 草 乌 ❧

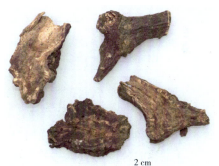

图 211-1 草 乌

【来源】 草乌为毛茛科植物北乌头 *Aconitum kusnezoffii* Reichb. 的干燥块根。主产于辽宁、内蒙古、黑龙江等地。

【性状】 草乌呈不规则长圆锥形，略弯曲，长 2~7 cm，直径 0.6~1.8 cm。顶端常有残茎和少数不定根残基，有的顶端一侧有一枯萎的芽，一侧有一圆形或扁圆形不定根残基。表面灰褐色或黑棕褐色，皱缩，有纵皱纹、点状须根痕及数个瘤状侧根。质硬，断面灰白色或暗灰色，有裂隙，形成层环纹多角形或类圆形，髓部较大或中空（图 211-1）。气微，味辛辣、麻舌。

以个匀、肥满、坚实、无空心者为佳。

【采收加工】 秋季茎叶枯萎时采挖，除去残茎、须根及泥沙，晒干。药材水分不得过 12.0%。

【贮藏】 草乌贮存不当，易虫蛀，有效成分易流失。建议在 25℃ 以下单包装密封，大垛用黑色塑料布遮盖、密闭，暗室库藏。

草乌有大毒，需专人双锁保管。

【主要成分】 主要含生物碱类（如乌头碱、中乌头碱、次乌头碱）、挥发油等。

药典标准：含乌头碱、次乌头碱和新乌头碱的总量应为 0.15%~0.75%。

【性味归经】 辛、苦，热；有大毒。归心、肝、肾、脾经。

【功能主治】 祛风除湿，温经止痛。用于风寒湿痹，关节疼痛，心腹冷痛，寒疝作痛及麻醉止痛。

【用法用量】 一般炮制后用。制草乌 1.5~3 g，宜先煎、久煎。

【其他】

1. 生品内服宜慎；孕妇禁用。不宜与半夏、瓜蒌、瓜蒌子、瓜蒌皮、天花粉、川贝母、浙贝母、平贝母、伊贝母、湖北贝母、白蔹、白及同用。

2. 草乌具有镇痛、抗炎、强心、提高免疫力、抗肿瘤等作用。

3. 草乌有大毒，弊大于利，随时代进步已少用，或选其他药物替代。

257

❦ 草豆蔻 ❧

【来源】 草豆蔻为姜科植物草豆蔻 *Alpinia katsumadai* Hayata 的干燥近成熟种子。主产于广西、云南、广东、海南等地。

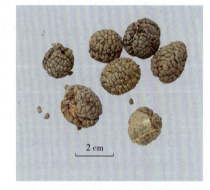

图 212-1　草豆蔻

【性状】　草豆蔻为类球形的种子团，直径 1.5~2.7 cm。表面灰褐色，中间有黄白色的隔膜，将种子团分成 3 瓣，每瓣有种子多数，粘连紧密，种子团略光滑。种子为卵圆状多面体，长3~5 mm，直径约 3 mm，外被淡棕色膜质假种皮，种脊为一条纵沟，一端有种脐；质硬，将种子沿种脊纵剖两瓣，纵断面观呈斜心形，种皮沿种脊向内伸入部分约占整个表面积的 1/2；胚乳灰白色（图 212-1）。气香，味辛、微苦。

以个大、饱满、质结实、气味浓者为佳。

【采收加工】　夏、秋二季，果实近成熟、略变黄色时采收，晒至八、九成干，剥去果皮，将种子团晒至足干；或用水略烫，晒至半干，除去果皮，再将种子团晒至足干。建议直接除去果皮后，快速低温烘干。

不同产地草豆蔻中山姜素和小豆蔻明的含量测定，见表 212-1。

表 212-1　不同产地草豆蔻中山姜素和小豆蔻明的含量测定[1]（mg/g）

产地	广西	海南	广东
小豆蔻明	6.35	1.13	1.40
山姜素	5.80	5.36	6.46

产自广西的草豆蔻中所含小豆蔻明和山姜素的总量最高。

【贮藏】　草豆蔻储存不当，香气极易散失，挥发油含量易降低，无香气者药效低。建议在20℃以下，单包装密封，大垛用黑色塑料布遮盖、密闭，暗室库藏。

【主要成分】　主要含挥发油类（如法呢醇、桉叶油素）、黄酮类（如山姜素、乔松素、高良姜素、小豆蔻明）、二苯庚烷类、萜类等。

药典标准：含挥发油不得少于 1.0%；含山姜素、乔松素和小豆蔻明的总量不得少于 1.35%，桤木酮不得少于 0.50%。

【性味归经】　辛，温。归脾、胃经。

【功能主治】　燥湿行气，温中止呕。用于寒湿内阻，脘腹胀满冷痛，嗳气呕逆，不思饮食。

【用法用量】　3~6 g。

【其他】

1. 入煎剂前捣碎，提取前轧扁、粉碎。
2. 草豆蔻具有保护胃黏膜、抗胃溃疡、促胃肠动力、止呕、抗炎、抑菌、抗氧化、抗肿瘤等药理作用。
3. 寒湿内阻之脘腹冷痛、吐清涎酸水：草豆蔻、吴茱萸各 6 g，高良姜 5 g，水煎服。
4. 心腹胀满，短气：草豆蔻 30 g，去皮为末。以木瓜、生姜汤下 1.5 g。
5. 草豆蔻除药用外，还是一种香料，在食品烹饪和加工中普遍使用。

草　果

【来源】　草果是姜科植物草果 Amomum tsao-ko Crevost et Lemaire 的干燥成熟果实。主产于云南文山、大理。

【性状】　草果呈长椭圆形，具三钝棱，长 2~4 cm，直径 1~2.5 cm。表面灰棕色至红棕色，具

[1]刘劲峰,吴燕红.HPLC 法测定不同产地草豆蔻中山姜素与小豆蔻明的含量[J].海峡药学,2009,21（3）：48-49.

纵沟及棱线，顶端有圆形突起的柱基，基部有果梗或果梗痕。果皮质坚韧，易纵向撕裂。剥去外皮，中间有黄棕色隔膜，将种子团分成3瓣，每瓣有种子多为8~11粒。种子呈圆锥状多面体，直径约5 mm；表面红棕色，外被灰白色膜质的假种皮，种脊为一条纵沟，尖端有凹状的种脐；质硬，胚乳灰白色（图213-1）。有特异香气，味辛、微苦。

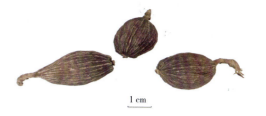

1 cm

图213-1 草 果

以个大、饱满、色红，气味浓者、完整者为佳。

【采收加工】 秋季果实成熟，变为红褐色而未开裂时采收。采摘果穗时，用镰刀从果穗基部整个割下，避免伤害根茎和新叶芽、花芽。将果实从果穗剪下（剪时要稍带点短果柄，避免撕伤果实基部）。快速低温干燥。药材水分不得过15.0%。

草果不同采收期挥发油含量测定，见表213-1。

表213-1 草果不同采收期挥发油含量测定[1]（%）

采收期	成熟时采收	八成熟时采收	六成熟时采收
挥发油	1.8	1.3	1.1

草果成熟时采收挥发油含量高，不成熟的草果果实较小，种子团易散，气味淡，质差。

草果不同加工方法挥发油含量测定，见表213-2。

表213-2 草果不同加工方法挥发油含量测定[2]（%）

加工方法	烫5分钟后晒干	晒干或烘干	低温烘干
挥发油	1.5	1.6	1.8

草果低温烘干挥发油含量高，暴晒和高温会造成挥发油挥发，含量降低。

草果不同部位挥发油含量测定，见表213-3。

表213-3 草果不同部位挥发油含量测定[3]（%）

部位	草果	草果仁	草果壳	隔膜
挥发油	1.40	1.67	0.30	0.43

草果果仁部挥发油含量高，草果壳、隔膜挥发油含量低。

【贮藏】 草果贮存不当，香气极易散失，有效成分流失快，贮藏3年后挥发油含量低于药典标准。建议在20℃以下单包装密封，大垛用黑色塑料布遮盖、密闭，暗室库藏。

草果不同贮藏时间挥发油含量测定，见表213-4。

表213-4 草果不同贮藏时间挥发油含量测定[4]（%）

贮藏时间	挥发油
1年	1.8
2年	1.6
3年	1.1

【主要成分】 主要含挥发油（如桉油素），黄酮类（如芦丁、木犀草苷）、二苯基庚烷类（如

［1］［2］［4］植达诗．草果的质量探讨［A］．2004年中国西部药学论坛论文汇编［C］，2004：314-316.
［3］金传山，庞国兴，周本春，等．草果炮制的初步研究［J］．中成药，1998（2）：21-22.

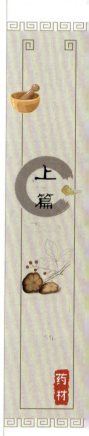

药材

姜黄素)、双环壬烷类(如草果素)、甾醇类等。

药典标准:种子团含挥发油不得少于1.4%。

【性味归经】 辛,温。归脾、胃经。

【功能主治】 燥湿温中,截疟除痰。用于寒湿内阻,脘腹胀痛,痞满呕吐,疟疾寒热,瘟疫发热。

【用法用量】 3~6 g。

【其他】

1. 入煎剂前捣碎,提取前轧扁、粉碎。

2. 草果具有调节胃肠功能、降脂减肥、降血糖、抗氧化、抗肿瘤、防霉和抗炎镇痛等药理作用,临床用于治疗手术后腹胀,妊高征等病症,效果好。

3. 缩脾饮:草果 120 g,乌梅肉 90 g,甘草 75 g,每服 15 g,水 1 碗,生姜 10 片,水煎,浸以热水,温冷任意;用于解伏热,除烦渴,消暑毒,止吐痢。

4. 草果除药用外,主要以调料、食用为主,且食品用量远大于药品用量。

茵 陈

【来源】 茵陈为菊科植物滨蒿 *Artemisia scoparia* Waldst. et Kit. 或茵陈蒿 *Artemisia capillaris* Thunb. 的干燥地上部分。主产于甘肃、河南、陕西等地。

【性状】 绵茵陈:多卷曲成团状,灰白色或灰绿色,全体密被白色茸毛,绵软如绒。茎细小,长 1.5~2.5 cm,直径 0.1~0.2 cm,除去表面白色茸毛后可见明显纵纹;质脆,易折断。叶具柄;展平后叶片呈一至三回羽状分裂,叶片长 1~3 cm,宽约 1 cm;小裂片卵形或稍呈倒披针形、条形,先端锐尖(图214-1)。气清香,味微苦。

花茵陈:茎呈圆柱形,多分枝,长 30~100 cm,直径 2~8 mm;表面淡紫色或紫色,有纵条纹,被短柔毛;体轻,质脆,断面类白色。叶密集,或多脱落;下部叶二至三回羽状深裂,裂片条形或细条形,两面密被白色柔毛;茎生叶一至二回羽状全裂,基部抱茎,裂片细丝状。头状花序卵形,多数集成圆锥状,长 1.2~1.5 mm,直径 1~1.2 mm,有短梗;总苞片 3~4 层,卵形,苞片 3 裂;外层雌花 6~10 个,可多达 15 个,内层两性花 2~10 个。瘦果长圆形,黄棕色(图214-2)。气芳香,味微苦。

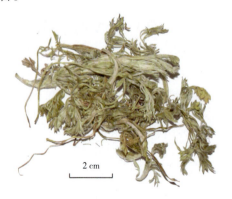

图 214-1 绵茵陈

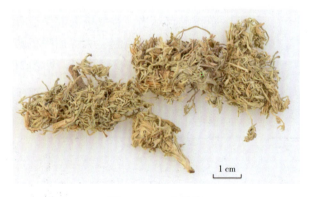

图 214-2 花茵陈

【采收加工】 春季幼苗高 6~10 cm 时采收或秋季花蕾长成至花初开时采割,除去杂质和老茎,晒干。春季采收的习称"绵茵陈",秋季采割的称"花茵陈"。药材水分不得过 12.0%。

不同采收时间绿原酸的含量，见表214-1。

表214-1　不同采收时间绿原酸的含量[1]（mg/g）

采收时间	3月	4月	5月	6月	8月	9月	11月
绿原酸	0.592	0.746	0.683	0.472	0.419	0.515	0.279
咖啡酸	0.128	0.682	0.429	0.029	0.378	0.197	0.215

绿原酸和滨蒿内酯为茵陈中主要利胆成分，绿原酸含量在幼苗期和花期较高，滨蒿内酯含量在花蕾期最高，幼苗期含量甚微。建议秋季花蕾期采收茵陈，产量大，有效成分含量高。

茵陈蒿（地上部分）不同季节中滨蒿内酯的含量（黑龙江省哈尔滨市郊区），见表214-2。

表214-2　茵陈蒿（地上部分）不同季节中滨蒿内酯的含量（黑龙江省哈尔滨市郊区）[2]（%）

采集日期	5月20日	6月20日	7月20日	8月20日	9月5日	10月1日	11月17日
物候期				花期			
含量	—	痕量	0.0103	0.355	0.255	0.121	0.1085

茵陈蒿（地上部分）中滨蒿内酯的含量在花期达到峰值。

不同采收期及不同部位茵陈药材滨蒿内酯的含量（山东青岛），见表214-3。

表214-3　不同采收期及不同部位茵陈药材滨蒿内酯的含量（山东青岛）[3]（%）

采收时间	幼苗	花前期	花蕾期		花期	
			带花蕾枝梢	枝干	带花枝梢	枝干
滨蒿内酯	0.002	0.003	1.700	0.018	1.650	0.009

茵陈带花（蕾）枝梢药材中滨蒿内酯的含量较高。

【贮藏】　茵陈贮存不当，易变灰棕色，易受潮，有效成分流失快。无绿色者药效差。建议在20℃以下，单包装密封，大垛用黑色塑料布遮盖、密闭，暗室库藏。

【主要成分】　主要化学成分有挥发油、有机酸、香豆素、色原酮及黄酮类，其中绿原酸、对羟基苯乙酮是绵茵陈的主要药理活性成分之一，滨蒿内酯是花茵陈的主要药理活性成分之一。

药典标准：绵茵陈水浸出物不得少于25.0%，含绿原酸不得少于0.50%；花茵陈含滨蒿内酯不得少于0.20%。

【性味归经】　苦、辛，微寒。归脾、胃、肝、胆经。

【功能主治】　清利湿热，利胆退黄。用于黄疸尿少，湿温暑湿，湿疮瘙痒。

【用法用量】　6~15 g。外用适量，煎汤熏洗。

【其他】

1. 茵陈具有利胆、保肝、抗病原微生物、降血脂、抗动脉粥样硬化、兴奋平滑肌等药理作用。

2. 荨麻疹：茵陈、地肤子各30 g，黄柏15 g，甘草12 g。用水1 500 ml，煎至1 000 ml，过滤后置盆内温洗全身。每天1~2次，每日1剂，7天为1个疗程。

3. 高脂血症：茵陈15 g，代茶饮，1个月为1个疗程。

[1]刘媛媛. HPLC法测定不同采收期茵陈中绿原酸和咖啡酸的含量[J]. 中国中医药现代远程教育, 2017, 15（7）：139-141.

[2]宋伟静, 刘晓华. 黑龙江产茵陈蒿中6,7-二甲氧基香豆素的积累规律研究[J]. 中医药学报, 1996（1）：50-51.

[3]韩晋. 不同采收期和不同部位茵陈药材滨蒿内酯的含量测定与资源利用[J]. 解放军药学学报, 2005（2）：155-156.

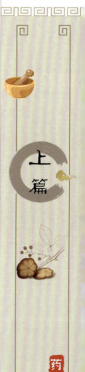

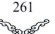

❀ 茯 苓 ❀

【来源】 茯苓为多孔菌科真菌茯苓 Poria cocos（Schw.）Wolf 的干燥菌核。主产于云南、贵州、湖北、安徽、四川等地。

【性状】 茯苓个：呈类球形、椭圆形、扁圆形或不规则团块，大小不一。外皮薄而粗糙，棕褐色至黑褐色，有明显的皱缩纹理。体重，质坚实，断面颗粒性，有的具裂隙，外层淡棕色，内部白色，少数淡红色，有的中间抱有松根（图 215-1）。气微，味淡，嚼之粘牙。

茯苓块：为去皮后切制的茯苓，呈立方块状或方块状厚片，大小不一。白色、淡红色或淡棕色（图 215-3~ 图 215-4）。

茯苓片：为去皮后切制的茯苓，呈不规则厚片，厚薄不一。白色、淡红色或淡棕色。

茯苓皮：呈长条形或不规则块片，大小不一。外表面棕褐色至黑褐色，有疣状突起，内面淡棕色并常带有白色或淡红色的皮下部分。质较松软，略具弹性（图 215-2）。气微、味淡，嚼之粘牙。

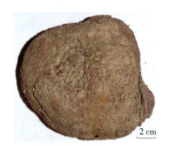

图 215-1 茯苓个

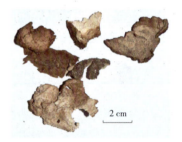

图 215-2 茯苓皮

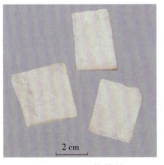

图 215-3 茯苓块

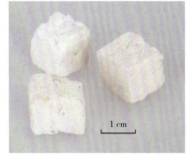

图 215-4 茯苓丁

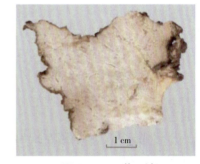

图 215-5 茯 神

【采收加工】 多于 7—9 月采挖，挖出后除去泥沙，堆置"发汗"后，摊开晾至表面干燥，再"发汗"，反复数次至现皱纹、内部水分大部散失后，阴干或低温烘干，称为"茯苓个"。建议蒸后去皮，切丁或块干燥。作者认为发汗、反复摊晒，含量损失大，茯苓个质量不好。

茯苓水分不得过 18.0%；茯苓皮水分不得过 15.0%。

不同加工方法处理的茯苓样品中浸出物、多糖及总三萜的含量测定，见表 215-1。

表 215-1 不同加工方法处理的茯苓样品中浸出物、多糖及总三萜的含量测定[1]（%）

处理方法	浸出物	水溶性多糖	碱溶性多糖	总三萜
鲜切	3.87	0.21	87.54	0.47
蒸制	5.26	0.37	86.97	0.78
发汗	4.79	0.31	86.78	0.63
发汗蒸制	5.31	0.39	89.32	0.76

[1]田玉桥, 尹火青, 陈三春, 等. 茯苓不同初加工方法比较研究［J］. 中药材, 2019（5）：1038-1040.

不同加工方法处理的茯苓皮样品浸出物、多糖及总三萜的含量测定结果，见表215-2。

表215-2 不同加工方法处理的茯苓皮样品浸出物、多糖及总三萜的含量测定结果[1]（%）

处理方法	浸出物	水溶性多糖	碱溶性多糖	总三萜
鲜切	9.91	0.12	69.34	0.75
蒸制	12.37	0.25	68.53	1.06
发汗	10.24	0.20	66.68	0.87
发汗蒸制	12.33	0.23	67.91	0.98

茯苓蒸制与发汗蒸制加工法对成品外观性状、成品率及各指标含量差别较小，相对鲜切和发汗加工法的优势明显，但发汗加工耗时长，需人工翻晾，生产周期、人工成本高。因此建议在茯苓初加工过程中采用蒸制加工的方法。

【贮藏】 茯苓贮存不当，易吸潮、易虫蛀，有效成分易流失。建议在25℃以下，单包装密封，大垛用黑色塑料布遮盖、密闭，暗室库藏。

【主要成分】 主要含三萜类（如齐墩果酸）、甾醇类、卵磷脂等成分。

药典标准：茯苓醇浸出物不得少于2.5%；茯苓皮醇浸出物不得少于6.0%。

【性味归经】 甘、淡，平。归心、肺、脾、肾经。

【功能主治】 茯苓：利水渗湿，健脾，宁心。用于水肿尿少，痰饮眩悸，脾虚食少，便溏泄泻，心神不安，惊悸失眠。

茯苓皮：利水消肿。用于水肿，小便不利。

【用法用量】 茯苓10~15 g；茯苓皮15~30 g。

【其他】

1.茯神为茯苓菌核中间天然抱有松根（即茯神木）的部分。茯神形态与茯苓相同，唯中间有一松树根贯穿（图215-5）。

2.茯苓、茯苓皮、茯神都为茯苓加工而成，同出一源，功效偏向略有不同。茯苓偏于健脾宁心，利水渗湿，临床应用最多；茯苓皮偏于利水；茯神偏于养心安神。

3.茯苓具有利尿、免疫调节、保肝、抗肿瘤、抗氧化、抗炎、抗病毒、降血脂、催眠等药理作用。

4.食欲不振：茯苓10 g，白术9 g，太子参15 g，甘草6 g，陈皮6 g。水煎服。

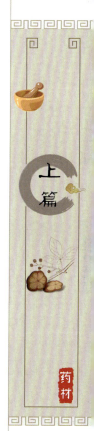

❀ 茺蔚子 ❁

【来源】 茺蔚子是唇形科植物益母草 *Leonurus japonicus* Houtt. 的干燥成熟果实。主产于河南、四川、内蒙古、山东、安徽、江苏等地。

【性状】 茺蔚子呈三棱形，长2~3 mm，宽约1.5 mm。表面灰棕色至灰褐色，有深色斑点，一端稍宽，平截状，另一端渐窄而钝尖。果皮薄，子叶类白色，富油性（图216-1）。气微，味苦。

以粒大饱满、无杂质者为佳。

【采收加工】 秋季，果实成熟时采收，割取地上部分，晒干，打下果实，除去叶片、杂质。药材水分不得过7.0%。

【贮藏】 光照条件下，茺蔚子药材中盐酸水苏碱含量明显

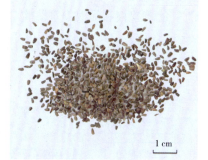

图216-1 茺蔚子

263

[1]田玉桥,尹火青,陈三春,等.茯苓不同初加工方法比较研究[J].中药材,2019（5）：1038-1040.

下降。建议在25℃以下，单包装密封，大垛用黑色塑料布遮盖、密闭，暗室库藏。

储存时间对茺蔚子中盐酸水苏碱含量及保留率的影响，见表216-1。

表216-1　储存时间对茺蔚子中盐酸水苏碱含量及保留率的影响[1]

储存时间	0月	2月	4月	6月	8月	10月	12月	15月	18月	24月
盐酸水苏碱/（mg/g）	3.08	3.03	2.99	2.95	2.88	2.81	2.72	2.65	2.59	2.40
保留率/%	100	98.38	97.08	95.78	93.51	91.23	88.31	86.04	84.09	81.17

随着储存时间延长，茺蔚子中盐酸水苏碱含量逐渐减少，到24个月时，盐酸水苏碱含量下降18.83%。

【主要成分】　主要含生物碱类（如益母草碱、盐酸水苏碱、益母草宁）、苯丙醇苷类（如毛蕊花苷）、黄酮类、二萜类、挥发油类等。

药典标准：醇浸出物不得少于17.0%；盐酸水苏碱不得少于0.050%。

【性味归经】　辛、苦，微寒。归心包、肝经。

【功能主治】　活血调经，清肝明目。用于月经不调，经闭痛经，目赤翳障，头晕胀痛。

【用法用量】　5~10 g。

【其他】

1. 瞳孔散大者慎用。

2. 茺蔚子具有收缩子宫、降血压、调节血脂、抗氧化等药理活性。

3. 茺蔚子可用于肝经热盛所致的内外障眼病、高血压、面部肌肉痉挛、偏头痛、慢性鼻窦炎、突发性耳聋等病症的治疗。

4. 头晕、目赤肿痛：茺蔚子10 g，菊花10 g，白蒺藜10 g，川牛膝10 g。水煎服。

胡黄连

【来源】　胡黄连是玄参科植物胡黄连 *Picrorhiza scrophulariiflora* Pennell 的干燥根茎。主产于西藏、云南等地。

【性状】　胡黄连呈圆柱形，略弯曲，偶有分枝长，3~12 cm，直径0.3~1 cm。表面灰棕色至暗棕色，粗糙，有较密的环状节和稍隆起的芽痕或根痕，上端密被暗棕色鳞片状的叶柄残基。体轻，质硬而脆，易折断，断面淡棕色至暗棕色，略平，木部有4~10个类白色点状维管束排列成环（图217-1）。气微，味极苦。

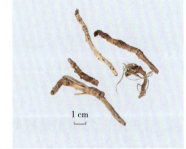

【采收加工】　栽种3年后，10—11月中旬采收，挖出全根，除去地上部分和杂质，晒干或烘干。药材水分不得过13.0%。

胡黄连根和须根中香草酸、肉桂酸含量测定，见表217-1。

图217-1　胡黄连

表217-1　胡黄连根和须根中香草酸、肉桂酸含量测定[2]（%）

部位	香草酸	肉桂酸	香草酸+肉桂酸
根	1.82	0.41	2.23
须根	2.00	0.71	2.71

[1]张美玲, 迟铁铮, 单英俏, 等. 茺蔚子药材储藏过程中水苏碱变化的影响因素分析[J]. 中成药, 2015, 37（5）: 1056-1059.

[2]严海泓, 李宝笙, 张雅茜. HPLC法测定胡黄连主根与须根中香草酸与肉桂酸含量[J]. 天津中医药, 2008, 25（6）: 512-514.

中药材质量新说（第二版）ZHONGYAOCAI ZHILIANG XINSHUO (DIERBAN) 药材

胡黄连的主要活性成分为胡黄连苷Ⅰ、胡黄连苷Ⅱ，结构中分别含有香草酸基、阿魏酸基和桂皮酰基，其水解产物分别为香草酸、阿魏酸和肉桂酸。因此，测定胡黄连水解后的香草酸、肉桂酸的含量，可以作为评价胡黄连的质量的指标。胡黄连须根中香草酸、肉桂酸的含量略高于根，建议胡黄连采收过程中不去须根，使胡黄连资源能得到更有效的利用。

胡黄连不同栽培时间单株根鲜重测定，见表217-2。

表217-2　胡黄连不同栽培时间单株根鲜重测定[1]（g）

1年生	2年生	3年生
8.9	33.5	42.6

野生胡黄连及不同栽培年限胡黄连有效成分含量测定，见表217-3。

表217-3　野生胡黄连及不同栽培年限胡黄连有效成分含量测定[2]（%）

种植方式	胡黄连苷Ⅰ	胡黄连苷Ⅱ	胡黄连苷Ⅰ + 胡黄连苷Ⅱ
野生	0.23	11.51	11.74
野生	0.05	16.11	16.16
栽培2年	0.41	10.88	11.29
栽培3年	0.00	16.49	16.49

2年生胡黄连有效成分的含量已超过药典标准，3年生胡黄连产量及有效成分含量较2年生胡黄连都有很大的提升，建议胡黄连栽种3年后采收，质量好、产量高。

【贮藏】　胡黄连贮存不当，受潮易霉变，有效成分流失快。建议20℃以下，单包装密封，大垛用黑色塑料布遮盖、密闭，暗室库藏。

【主要成分】　主要化学成分为胡黄连苷Ⅰ、胡黄连苷Ⅱ、香草酸、肉桂酸等。

药典标准：醇浸出物不得少于30.0%；含胡黄连苷Ⅰ和胡黄连苷Ⅱ总量不得少于9.0%。

【性味归经】　苦，寒。归肝、胃、大肠经。

【功能主治】　退虚热，除疳热，清湿热。用于骨蒸潮热，小儿疳热，湿热泻痢，黄疸尿赤，痔疮肿痛。

【用法用量】　3~10 g。

【其他】

1. 胡黄连具有保肝利胆、抗菌消炎、保护受损的神经细胞及凋亡的心肌细胞等多种药理作用。

2. 胡黄连60 g，柴胡（去苗）60 g，鳖甲（生用）60 g。将药捣细，每服用生姜酒调3 g，每日早晨、日午、临卧各一服，治骨蒸劳热，四肢无力，夜卧虚汗，唇口干焦，面无血色，日渐羸瘦。

3. 柴胡胡连茶：柴胡5 g，胡黄连3 g，花茶3 g。开水冲泡后饮用，冲饮至味淡。调肝，退虚热。用于盗汗、往来寒热。

南五味子

【来源】　南五味子为木兰科植物华中五味子 *Schisandra sphenanthera* Rehd. et Wils. 的干燥成熟果实。主产于陕西、四川、河南、山西、甘肃、湖北、重庆、云南等地亦产。

【性状】　南五味子呈球形或扁球形，直径4~6 mm。表面棕红色至暗棕色，干瘪，皱缩，果肉

[1]陈翠，郭承刚，康平德，等 . 野生濒危药材胡黄连的驯化栽培技术研究[J]. 中国农学通报，2012，28（4）：206-210.

[2]杨少华，徐中志 . 云南栽培胡黄连与野生胡黄连有效成分分析[J]. 云南中医学院学报，2009，32（4）：37-39.

265

常紧贴于种子上。种子1~2，肾形，表面棕黄色，有光泽，种皮薄而脆（图218-1）。果肉气微，味微酸。

以深紫红色、肉多、有韧性为佳。

【采收加工】秋季果实成熟，呈深红紫色、肉多，有韧性时采摘，及时晒干或低温烘干，除去果梗和杂质。由于成熟期不集中，一般要分批进行采收。药材水分不得过12.0%。

注：南五味子干燥过程中温度不宜过高，避免挥发油散失，变成焦粒。晒干则要勤翻动，防止发霉变质。

南五味子各地具体采收期有差异，如：

（1）湖北神农架自然保护区、四川省都江堰市青城山区、江西省宜春市武功山区，三个南五味子产区的最佳采收期为9月中下旬。

（2）陕西柞水县，南五味子的采收时间以8月上旬为最佳。

不同采收季节对陕西产南五味子质量的影响，见表218-1。

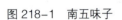

图218-1 南五味子

表218-1 不同采收季节对陕西产南五味子质量的影响[1]（%）

采收时间	挥发油	总木脂素	五味子酯甲	五味子甲素
6月15日	0.26	4.70	0.128	0.014
7月23日	2.29	3.15	0.499	0.611
8月2日	2.10	8.76	0.612	0.486
8月7日	1.97	10.35	0.594	0.350
8月20日	1.13	4.76	0.037	0.466

不同采收季节南五味子有效成分含量差距很大，7月下旬挥发油、五味子甲素含量最高，8月初总木脂素、五味子酯甲含量最高，8月下旬五味子酯甲含量最低，已不符合药用要求。7月底至8月初是南五味子成熟的主要时期，产量高、质量好，应及时采收。

不同部位南五味子中木脂素类成分的比较，见表218-2。

表218-2 不同部位南五味子中木脂素类成分的比较[2]（%）

部位	五味子甲素	五味子乙素	五味子酯甲	五味子醇甲	总木脂素
果肉	0.43	0.02	0.56	未检出	1.98
种皮	0.44	0.03	0.79	0.06	4.10
种仁	1.34	0.06	2.09	0.16	10.71

南五味子活性成分主要集中在种仁中，果肉中含量低。

【贮藏】南五味子贮存不当，易霉烂、虫蛀、变色、泛油，有效成分易流失。建议在20℃以下，深色包装袋单包装密封，大垛密闭，暗室库藏。有条件的直接冷藏。

【主要成分】主要含木脂素类（如五味子酯甲、五味子甲素、五味子乙素、五味子醇甲）、挥发油、多糖类等。

药典标准：含五味子酯甲不得少于0.20%。

【性味归经】酸、甘，温。归肺、心、肾经。

【功能主治】收敛固涩，益气生津，补肾宁心。用于久嗽虚喘，梦遗滑精，遗尿尿频，久泻不止，自汗盗汗，津伤口渴，内热消渴，心悸失眠。

[1]黄荣华,宋莎莎,宋小妹.不同采收季节对南五味子质量的影响[J].陕西中医学院学报,2008,31（4）：92–93.

[2]徐丽华,梁春霞,孙萌,等.不同部位、不同产地南五味子中木脂素类成分的比较[J].中草药,2006,037（011）：1735–1738.

【用法用量】 2~6 g。

【其他】

1.南五味子入煎剂时应捣碎，利于有效成分煎出；压裂提取，利于有效成分溶出。

2.南五味子具有保肝、诱导肝脏药物代谢酶、抗氧化、抗溃疡及抗应激、促进蛋白质合成及糖原的生成、促进成骨细胞的增殖分化、抑制肿瘤等药理作用。临床用于荨麻疹、皮肤瘙痒症、湿疹，病毒性肝炎，感染性疾病，支气管哮喘，久咳虚喘，津少口渴、体弱多汗，肝脏受损等病症的治疗。

3.南五味子功偏敛肺止咳。北五味子为传统使用正品，除收敛固涩外，功偏补益心肾，入滋阴药以北五味子为宜。南五味子产量低，市场上多以北五味子为主。

南沙参

【来源】 南沙参为桔梗科植物轮叶沙参 *Adenophora tetraphylla*（Thunb.）Fisch. 或沙参 *Adenophora stricta* Miq. 的干燥根。主产于安徽、浙江、江苏、陕西、四川、云南等地。

【性状】 南沙参呈圆锥形或圆柱形，略弯曲，长 7~27 cm，直径 0.8~3 cm。表面黄白色或淡棕黄色，凹陷处常有残留粗皮，上部多有深陷横纹，呈断续的环状，下部有纵纹和纵沟。顶端具 1 或 2 个根茎。体轻，质松泡，易折断，断面不平坦，黄白色，多裂隙（图 219-1~图 219-2）。气微，味微甘。

以根粗大，饱满、无外皮、色黄白者为佳。

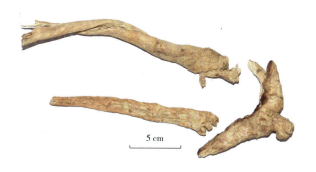

图 219-1 南沙参

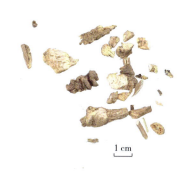

图 219-2 南沙参片

【采收加工】播种后 2~3 年采收。春、秋两季采挖，以秋季 8—9 月苗枯前采挖为佳。挖出后，除去残枝和须根，或洗后趁鲜，用竹刀刮去外皮洗净，晒干或烘干，也可干燥至七八成干时切片，再晒干或烘干[1][2]。药材水分不得过 15.0%。

【贮藏】 南沙参贮存不当，易虫蛀，有效成分易流失。建议在 20℃以下，单包装密封，大垛用黑色塑料布遮盖、密闭，暗室库藏。

【主要成分】 主要含三萜类（如蒲公英萜酮、羽扇豆烯酮、木栓酮），酚苷类（如沙参苷Ⅰ、紫丁香苷）等。

药典标准：醇浸出物不得少于 30.0%。

【性味归经】 甘，微寒。归肺、胃经。

【功能主治】 养阴清肺，益胃生津，化痰，益气。用于肺热燥咳，阴虚劳嗽，干咳痰黏，胃阴不足，食少呕吐，气阴不足，烦热口干。

【用法用量】 9~15 g。

267

[1]中国药学会上海分会.药材资料汇编[M].上海：上海科技卫生出版社，1959.

[2]王惠清.中药材产销[M].成都：四川科学技术出版社，2007.

【其他】

1. 南沙参功能与北沙参相似，但药力较北沙参弱，南沙参祛痰、强心作用较明显，北沙参有加强呼吸、升高血压作用。

2. 南沙参具有免疫调节、抗辐射、抗衰老、改善学习记忆障碍、清除自由基、保肝、强心、祛痰、抗真菌等多种药理作用。

3. 慢性支气管炎，干咳无痰或痰少而黏：南沙参9g，麦冬10g，杏仁9g，川贝母9g，枇杷叶9g。每日1剂，水煎服。

南板蓝根

【来源】 南板蓝根是爵床科植物马蓝 *Baphicacanthus cusia*（Nees）Bremek.的干燥根茎和根。主产于云南、贵州等地。

【性状】 南板蓝根根茎呈类圆形，多弯曲，有分枝，长10~30cm，直径0.1~1cm。表面灰棕色，具细纵纹；节膨大，节上长有细根或茎残基；外皮易剥落，呈蓝灰色。质硬而脆，易折断，断面不平坦，皮部蓝灰色，木部灰蓝色至淡黄褐色，中央有髓。根粗细不一，弯曲有分枝，细根细长而柔韧（图220-1）。气微，味淡。

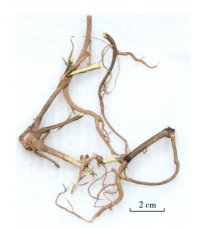

图220-1 南板蓝根

【采收加工】 夏、秋二季采挖。先采收地上青叶，后挖出全根，将采收的南板蓝根洗净，晒干或烘干。药材水分不得过12.0%。

南板蓝根各地具体（摘叶、挖根）采收期有差异，如：

（1）四川峨眉南板蓝根，9月初（花芽分化前），根中靛玉红的含量已达峰值，靛蓝的含量也较高；

（2）黔西南州南板蓝根，8月中旬（花芽分化前），开始采摘生长成熟肥大的叶片，每季采摘3~4次，最后一次采摘为10月中旬（霜降）前，连同幼嫩枝一起全部摘除。8月采收的南板蓝根中靛蓝、靛玉红含量较高，并随时间增加呈下降趋势。

（3）云南南板蓝根，每年收割2~3次茎、叶，第一次在6月初，第二次在8月上旬，第三次在10月中旬到挖根前。

【贮藏】 南板蓝根贮存不当，易虫蛀、易受潮发霉，有效成分流失快。建议在25℃以下，单包装密封，大垛用黑色塑料布遮盖、密闭，暗室库藏。

【主要成分】 主要含吲哚类生物碱（如靛玉红、靛蓝）、三萜类（如羽扇豆烯酮、白桦脂醇）、木脂素、黄酮、有机酸、苷类、甾醇类、蒽醌类、糖类等。

药典标准：醇浸出物不得少于13.0%。

【性味归经】 苦，寒。归心、胃经。

【功能主治】 清热解毒，凉血消斑。用于温疫时毒，发热咽痛，温毒发斑，丹毒。

【用法用量】 9~15g。

【其他】

1. 南板蓝根具有抗肿瘤、抗菌、抗病毒、抗炎、保护肝脏等药理活性。

2. 马蓝茎叶靛蓝、靛玉红含量也较高，为青黛原料之一。

3. 南板蓝根用作病毒性肝炎的预防和治疗，疗效较板蓝根好。

4. 毒疮：南板蓝根30g，银花藤30g，蒲公英30g，土茯苓15g。炖肉服。

5. 喉痛：南板蓝根30g，开喉箭30g，山豆根30g，马勃9g。煎水服。

枳 壳

【来源】 枳壳为芸香科植物酸橙 *Citrus aurantium* L. 及其栽培变种的干燥未成熟果实。主产于四川、重庆、湖南、江西、浙江、陕西等地。

【性状】 枳壳呈半球形，直径 3~5 cm。外果皮棕褐色至褐色，有颗粒状突起，突起的顶端有凹点状油室；有明显的花柱残迹或果梗痕。切面中果皮黄白色，光滑而稍隆起，厚 0.4~1.3 cm，边缘散有 1~2 列油室，瓤囊 7~12 瓣，少数至 15 瓣，汁囊干缩呈棕色至棕褐色，内藏种子。质坚硬，不易折断（图 221-1）。气清香，味苦、微酸。

以外果皮色绿褐、果肉厚、质坚硬、香气浓者为佳。

【采收加工】 宜在大暑前后采摘，过早则果小，过迟则果瓤过大，肉薄，影响质量。选晴天，采绿色尚未成熟的果，自中部横切为两半，一片一片铺开在草席上，晒时瓤肉向上，切勿沾灰、沾水，晒至半干后，再反转晒皮至全干。或横切对开后低温烘干。药材水分不得过 12.0%。

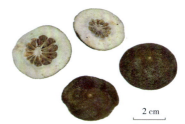

图 221-1 枳 壳

不同枳壳样品中柚皮苷和新橙皮苷含量测定，见表 221-1。

表 221-1 不同枳壳样品中柚皮苷和新橙皮苷含量测定[1]（%）

样品名称	来源	柚皮苷	新橙皮苷
川枳壳	重庆江津县	5.78	5.31
川枳壳	重庆綦江县	4.37	5.11
苏枳壳	浙江兰溪（大暑前）	8.34	5.95
苏枳壳	浙江兰溪（大暑后）	4.40	3.01
湘枳壳	湖南沅江秋枳壳	4.48	2.91
湘枳壳	湖南怀化	4.75	2.79
江枳壳	江西樟树吴城乡	3.78	4.27
江枳壳	江西新干臭橙	6.42	7.43

经测定：大暑前采摘的苏枳壳中柚皮苷含量最高，江西新干臭橙中新陈皮苷含量最高，两批湘枳壳中新橙皮苷含量均不符合药典标准，江西樟树吴城乡产江枳壳柚皮苷含量不符合标准，两批川枳壳含量均符合药典标准，质量均较好。江枳壳为枳壳的道地药材；市场上川枳壳为主流品种；湘枳壳产量较大，为大宗药材；苏枳壳市场上已基本消失。

江西新干产枳壳活性成分含量测定，见表 221-2。

表 221-2 江西新干产枳壳活性成分含量测定[2]（%）

采收时间	柚皮苷	新橙皮苷	辛弗林
7月1日	7.223	6.011	0.161
7月5日	5.916	4.324	0.184

[1]杨武亮，杨世林，张敏，等．RP—HPLC 法测定枳壳中柚皮苷和新橙皮苷的含量[J]．中药新药与临床药理，2005，16（4）：261-263．

[2]李正红，陈海芳，骆利平，等．江枳壳不同采收期活性成分 HPLC 含量测定[J]．中药材，2013，36（1）：28-31．

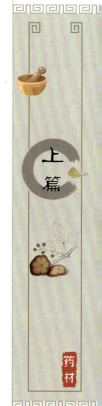

续表

采收时间	柚皮苷	新橙皮苷	辛弗林
7月10日	6.906	5.011	0.176
7月15日	6.093	5.011	0.173
7月20日	4.745	3.852	0.141
7月25日	3.417	2.993	0.123
8月1日	3.266	3.152	0.120
8月5日	3.153	2.994	0.073
8月10日	2.602	2.296	0.106

枳壳主要活性成分的含量从7月初到8月初总体呈下降趋势。7月初时,枳壳中主要活性成分的含量较高,但此时果实较小,不适合作为枳壳采摘的最佳时期。在大暑(每年7月23日或24日)前后,枳壳中柚皮苷和新橙皮苷的含量均符合药典标准,此阶段果实较大,性价比高,且果实具有"翻肚盆口"的特点,因此,确定江西新干产枳壳的最佳采收期为大暑前后。

【贮藏】 枳壳贮存不当,易虫蛀、易受潮、发霉,香气极易散失,有效成分流失快。建议在20℃以下,单包装密封,大垛用黑色塑料布遮盖、密闭,暗室库藏。

【主要成分】 主要化学成分为柚皮苷、新橙皮苷、橙皮苷、柠檬烯、辛弗林、N-甲基酪胺、橘皮内酯、水合橘皮内酯、马尔敏、川橙皮素、橘皮素等。

药典标准:含柚皮苷不得少于4.0%,含新橙皮苷不得少于3.0%。

【性味归经】 苦、辛、酸,微寒。归脾、胃经。

【功能主治】 理气宽中,行滞消胀。用于胸胁气滞,胀满疼痛,食积不化,痰饮内停,脏器下垂。

【用法用量】 3~10 g。

【其他】

1. 孕妇慎用。

2. 枳壳与枳实本为一物,因老幼不同而区分,两者功效相近。枳实小则性苦而速,力强,气在胸下,气坚,破气除痞、消积导滞多用枳实;枳壳大则性和而缓,气在胸中,理气宽中、消胀除满多用枳壳。

3. 枳壳具有调节胃肠运动,利胆排石,升压、抗休克,抗血栓,降血脂,抗肿瘤,调节肠道微生态,抗菌抑菌等药理作用;临床用于治疗肠胃病、胆囊和输尿管结石、颈椎病、腰椎间盘突出症等多种病症,对消化系统、心血管系统、内分泌系统疾病均有一定的治疗作用。

4. 枳壳中含有较高的辛弗林和N-甲基酪胺,它们都具有强心、增加心输出量、改善血压的作用,临床上可用枳壳或枳实的注射液抢救休克病人。

5. 肝胃疼痛:枳壳、代代花各6 g,甘草3 g。开水冲泡,每日3次分服。

6. 小儿外感咳嗽:杏仁、金沸草、苏子、半夏、焦楂曲、枳壳各10 g。水煎2次,煎成200~250 ml药液,少量分次频服,每日1剂。

中药材质量
新说
(第二版)
ZHONGYAOCAI
ZHILIANG
XINSHUO
(DIERBAN)
药材

270

枳 实

【来源】 枳实为芸香科植物酸橙 *Citrus aurantium* L. 及其栽培变种或甜橙 *Citrus sinensis* Osbeck 的干燥幼果。主产于四川、江西、湖南,分别称川枳实、江枳实、湘枳实。以四川、江西产量最大，供应外地并出口。

【性状】 枳实呈半球形，少数为球形，直径 0.5~2.5 cm。外果皮黑绿色或棕褐色，具颗粒状突起和皱纹，有明显的花柱残迹或果梗痕。切面中果皮略隆起，厚 0.3~1.2 cm，黄白色或黄褐色，边缘有 1~2 列油室，瓤囊棕褐色。质坚硬（图 222-1）。气清香，味苦、微酸。

均以外果皮绿褐色、色白、瓤小、质坚实、香气浓者为佳。

【采收加工】 通常于 5—6 月摘取或拾取落在地上的幼果，除杂质、洗净，大的横切两半，小的整个晒干或低温烘干。药材水分不超过 12.0%。

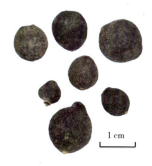

图 222-1 枳 实

不同采收时间枳实中辛弗林含量比较，见表 222-1。

表 222-1 不同采收时间枳实中辛弗林含量比较[1]（%）

时间	5月下旬	6月中旬	6月下旬	10月中旬
辛弗林含量	1.37	1.18	0.67	0.80

不同采收期枳实药材的大小较为悬殊，随着果实的逐步发育成熟，辛弗林含量呈降低趋势，以 5 月下旬采收的枳实品质最好。

【贮藏】 枳实贮藏不当，易虫蛀，香气易散失，药效流失快。无香气者药效低。建议在 20℃以下，单包装密封，大垛用黑色塑料布遮盖、密闭，暗室库藏。

不同贮存期样品中辛弗林含量，见表 222-2。

表 222-2 不同贮存期样品中辛弗林含量[2]（%）

贮存期	1	2	3	4	5
0 年	0.13	0.12	0.11	0.13	0.12
1 年	0.11	0.10	0.10	0.11	0.10
2 年	0.08	0.09	0.08	0.09	0.09
3 年	0.07	0.07	0.06	0.06	0.06
4 年	0.05	0.05	0.06	0.04	0.05

不同贮存期样品中挥发油和浸出物含量，见表 222-3。

表 222-3 不同贮存期样品中挥发油和浸出物含量[3]（%）

贮存期	挥发油	水溶性物	醇溶性物
0 年	1.9	27.9	5.9
1 年	1.8	27.3	5.7
2 年	1.5	26.4	5.3
3 年	1.2	24.9	4.7
4 年	0.9	23.6	4.3

[1]邓敏芝，邓可众，陈虹，等.不同采收期枳实促胃肠动力作用及其辛弗林含量的比较研究[J].中国民族民间医药，2016，25（17）：14-17.

[2][3]周件贵，桂东浩.不同贮存期麸炒枳实的质量研究[J].中国中药杂志，1997，22（2）：88-89.

上篇

药材

随着贮存期的增长，枳实有效成分下降越多，颜色明显变浅。

【主要成分】 主要含生物碱类（如辛弗林）、黄酮类（如芸香柚皮苷、柚皮苷、新橙皮苷、柚皮苷）等。

药典标准：醇浸出物不得少于12.0%，含辛弗林不得少于0.30%。

【性味归经】 苦、辛、酸，微寒。归脾、胃。

【功能主治】 破气消积，化痰散痞。用于积滞内停，痞满胀痛，泻痢后重，大便不通，痰滞气阻，胸痹，结胸，脏器下垂。

【用法用量】 3~10 g。

【其他】

1. 孕妇慎用。

2. 枳实具有促进胃排空、小肠推进作用、抗癌、抗氧化、促进脂代谢、抗菌等多种药理活性。

3. 枳实薤白桂枝汤：枳实12 g，厚朴12 g，薤白9 g，桂枝6 g，栝楼实12 g。具有通阳散结，祛痰下气之功效，现代常加减用于冠心病、心绞痛、慢性支气管炎、慢性胃炎、非化脓性肋骨炎、肋间神经痛等属胸阳不振，痰浊气滞证候者。

4. 胃扭转：枳实10 g，川厚朴10 g，莱菔子10 g。水煎服，治疗胃扭转，服药2剂后，呕吐稍减，加大剂量并加槟榔10 g。

柏子仁

【来源】 柏子仁为柏科植物侧柏 *Platycladus orientalis*（L.）Franco 的干燥成熟种仁。主产于山东、河南、河北等地。

【性状】 柏子仁呈长卵形或长椭圆形，长 4~7 mm，直径 1.5~3 mm。表面黄白色或淡黄棕色，外包膜质内种皮，顶端略尖，有深褐色的小点，基部钝圆。质软，富油性（图223-1）。气微香，味淡。

以粒饱满、黄白色、油性大而不泛油、无皮壳杂质者为佳。

【采收加工】 9月下旬开始成熟，于种子成熟但果球未开裂前采摘，球果晒至全干、开裂，除去果壳，收集种子；也可在初冬捡拾成熟后自然落地的球果及种子，除去杂质，收集种子，晒干。

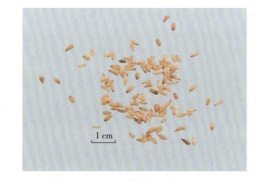

图223-1　柏子仁

【贮藏】 柏子仁贮存不当，易受潮生霉、泛油，有效成分易流失。建议在 20℃ 以下，单包装密封，大垛用黑色塑料布遮盖、密闭，暗室库藏。少量商品，可与滑石粉、明矾在 20℃ 以下，共同密封，可防止泛油、生霉。

【主要成分】 主要含二萜类（如二羟基半日花三烯酸）、脂肪酸类（如硬脂酸、亚油酸、亚麻酸）、氨基酸类（如谷氨酸、亮氨酸、色氨酸）等。

【性味归经】 甘，平。归心、肾、大肠经。

【功能主治】 养心安神，润肠通便，止汗。用于阴血不足，虚烦失眠，心悸怔忡，肠燥便秘，阴虚盗汗。

【用法用量】 入汤剂6~10 g；或入丸、散。

【其他】

1. 柏子仁具有镇静安神、抗抑郁、改善阿尔茨海默病、增强小肠推进作用、治疗不孕症等多种药理活性。

2. 柏子仁临床多用于便秘、养心安神、月经过少等。

3. 柏子仁茶：柏子仁 5 g，花茶 1 g。用柏子仁的煎煮液泡茶。养心安神，润肠通便。用于心血不足之失眠、盗汗、遗精、便秘。

栀 子

【来源】 栀子为茜草科植物栀子 *Gardenia jasminoides* Ellis 的干燥成熟果实。主产于湖南、浙江、江西、四川等地。

【性状】 栀子呈长卵圆形或椭圆形，长 1.5~3.5 cm，直径 1~1.5 cm。表面红黄色或棕红色，具 6 条翅状纵棱，棱间常有 1 条明显的纵脉纹，并有分枝。顶端残存萼片，基部稍尖，有残留果梗。果皮薄而脆，略有光泽；内表面色较浅，有光泽，具 2~3 条隆起的假隔膜。种子多数，扁卵圆形，集结成团，深红色或红黄色，表面密具细小疣状突起。气微，味微酸而苦。

以个小、完整、仁饱满、内外色红者为佳（图 224-1）；色淡、干瘪，质次（图 224-2）。

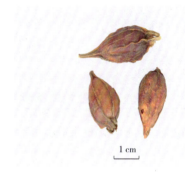
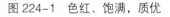

图 224-1 色红、饱满，质优

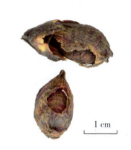

1 cm

图 224-2 色淡、干瘪，质次

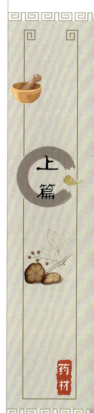

【采收加工】 一般定植后 2~3 年，9—11 月果实成熟时采收。晴天采收，除去果柄，果实摊于蒸笼内，上汽后蒸，或放入开水烫一下杀青，再 50℃热风循环干燥至果内坚硬。也可以剪破，利于干燥。药材水分不得过 8.5%。

不同成熟度栀子及其活性成分的含量，见表 224-1。

表 224-1 不同成熟度栀子及其活性成分的含量[1]（mg/g）

成熟度	鲜果色泽	栀子酸	绿原酸	栀子苷	西红花苷 I
育果	青绿色	0.19	2.53	36.51	2.56
轻成熟果	黄色	0.19	2.74	47.88	2.67
中成熟果	黄橙	0.23	2.29	50.30	5.28
成熟果	橙红	0.41	1.35	48.43	6.65

栀子成熟果中栀子酸、西红花苷 I 含量最高，中成熟果中栀子苷含量最高。栀子以中成熟和成

[1]罗静玲,张湘龙,曾建国,等.不同成熟度和产地初加工方法对栀子中4种活性成分含量的影响[J].食品工业科技,42(13):241-246.

273

熟时采收最佳。

杀青方式对栀子中活性成分含量的影响，见表224-2。

表224-2　杀青方式对栀子中活性成分含量的影响[1]（mg/g）

活性成分	栀子酸	绿原酸	栀子苷	西红花苷Ⅰ
不杀青	0.22	0.75	48.46	3.83
煮法30秒	0.25	2.39	48.15	4.44
蒸法120秒	0.21	2.28	47.74	4.17

栀子干燥前有必要进行杀青处理，30秒煮法杀青效果最好。

不同干燥方法对栀子中活性成分含量的影响，见表224-3。

表224-3　不同干燥方法对栀子中活性成分含量的影响[2]（mg/g）

干燥方式	活性成分			
	栀子酸	绿原酸	栀子苷	西红花苷Ⅰ
40℃烘干	0.40	1.34	44.94	5.96
50℃烘干	0.23	2.75	50.35	3.97
60℃烘干	0.22	1.50	48.46	3.83
70℃烘干	0.22	1.47	48.43	3.70
80℃烘干	0.21	1.50	49.67	3.47
阴干	0.10	1.15	25.71	4.94
晒干	0.06	2.30	37.58	5.39

栀子40℃烘干栀子酸、西红花苷Ⅰ含量最高，50℃烘干绿原酸、栀子苷含量最高。综合考虑，干燥以50℃烘干最佳。

【贮藏】　栀子贮存不当，易虫蛀，有效成分流失快。建议在20℃以下，单包装密封，大垛用黑色塑料布遮盖、密闭，暗室库藏。

【主要成分】　主要含环烯醚萜类（如山栀子苷酸、栀子苷、栀子酮苷）、单萜苷类、二萜类、三萜类、有机酸酯类、黄酮类、挥发油等。

药典标准：含栀子苷不得少于1.8%。

【性味归经】　苦，寒。归心、肺、三焦经。

【功能主治】　泻火除烦，清热利湿，凉血解毒；外用消肿止痛。用于热病心烦，湿热黄疸，淋证涩痛；血热吐衄，目赤肿痛，火毒疮疡；外治扭挫伤痛。

【用法用量】　6~10 g。外用生品适量，研末调敷。

【其他】

1. 栀子果仁较硬，入药前捣碎，提取前破碎，利于有效成分溶出。

2. 重金属及有害元素不得超标。

3. 栀子具有镇静、解热、保肝、利胆、降血压、防治动脉粥样硬化及血栓等作用，临床用于治疗小儿发热、食管炎和口疮、扭挫外伤、冠心病等。

4. 热水肿：山栀子25 g，木香7 g，白术12 g。细切，水煎服。

5. 尿淋、血淋：栀子60 g，冰糖30 g。煎服。

[1][2]罗静玲，张湘龙，曾建国，等. 不同成熟度和产地初加工方法对栀子中4种活性成分含量的影响[J]. 食品工业科技，42（13）：6.

6. 各种疼痛：栀子 10 g，大黄 10 g，研细末。以蓖麻油或液状石蜡加数滴 75% 酒精调糊后敷患处，用纱布固定。

枸杞子

【来源】 枸杞子是茄科植物宁夏枸杞 *Lycium barbarum* L. 的干燥成熟果实。主产于宁夏、内蒙古、青海、新疆、甘肃等地。

【性状】 枸杞子呈类纺锤形或椭圆形，长 6~20 mm，直径 3~10 mm。表面红色或暗红色，顶端有小突起状的花柱痕，基部有白色的果梗痕。果皮柔韧，皱缩；果肉肉质，柔润。种子 20~50 粒，类肾形，扁而翘，长 1.5~1.9 mm，宽 1~1.7 mm，表面浅黄色或棕黄色（图 225-1~图 225-2）。气微，味甜。

以粒大、肉厚、种子少、色红、质柔软者为佳（图 225-1）；走油、发软，变质，质差（图 225-2）。

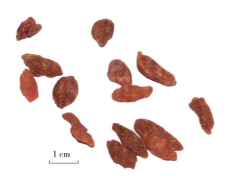

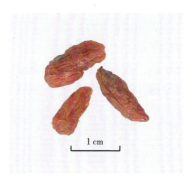

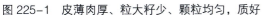

图 225-1　皮薄肉厚、粒大籽少、颗粒均匀，质好　　　图 225-2　走油、发软，变质，质差

【采收加工】 夏、秋二季果实膨大后果皮红色、发亮，果蒂松时陆续采收。热风烘干，除去果梗，或晾至皮皱后，晒干，除去果梗。药材水分不得过 13.0%。

注：采果时必须轻摘、轻放，果篮里不能盛果太多，要防止压烂、压伤。

枸杞子不同采收时间枸杞多糖含量，见表 225-1。

表 225-1　枸杞子不同采收时间枸杞多糖含量[1]

采收时间	节气	枸杞多糖	采收时间	节气	枸杞多糖
2015.06.09	芒种后	2.10	2015.08.15	立秋后	3.89
2015.06.17	夏至前	2.55	2016.06.18	夏至前	1.82
2015.06.25	夏至后	2.58	2016.06.24	夏至后	2.00
2015.07.02	小暑前	3.20	2016.07.01	小暑前	2.43
2015.07.12	小暑后	3.80	2016.07.07	小暑	3.02
2015.07.19	大暑前	4.33	2016.07.15	大暑前	3.18
2015.07.27	大暑后	4.56	2016.07.25	大暑后	4.55
2015.08.05	立秋前	4.39	2016.08.04	立秋前	2.53

枸杞子 2 个年度内均呈现出枸杞多糖含量大暑前后＞立秋前后＞小暑前后＞夏至前后＞芒种前后，7 月下旬大暑前后枸杞多糖含量最高。

[1]薛淑萍，崔治家，张启立，等．以枸杞多糖含量为指标的不同采收时间枸杞子质量研究[J]．甘肃中医药大学学报，2020（4）：14-17.

【贮藏】 枸杞子贮存不当，极易虫蛀，极易受潮发霉、受热走油变色，重压下易闷热泛油、结坨，有效成分流失快。建议在20℃以下，深色包装袋单包装密封，大垛用黑色塑料布遮盖、密闭，暗室库藏。大货密封冷藏。

【主要成分】 主要含生物碱类（如甜菜碱）、香豆素类（如莨菪亭、异莨菪亭、七叶内酯）、色素类、黄酮类（如槲皮素）、挥发油等。

药典标准：水浸出物不得少于55.0%；含枸杞多糖以葡萄糖计，不得少于1.8%；含甜菜碱不得少于0.50%。

【性味归经】 甘，平。归肝、肾经。

【功能主治】 滋补肝肾，益精明目。用于虚劳精亏，腰膝酸痛，眩晕耳鸣，阳痿遗精，内热消渴，血虚萎黄，目昏不明。

【用法用量】 6~12 g。

【其他】

1. 枸杞子具有增强非特异性免疫、延缓衰老、补肾、保肝、抗脂肪酸、降血糖、降血压、抗疲劳、抗肿瘤等药理作用，用于治疗血脂异常症、妊娠呕吐、萎缩性胃炎、阳痿等。

2. 五子衍宗丸：枸杞子、菟丝子、覆盆子、金樱子各12 g，五味子9 g。水煎服，治腰膝酸软、头晕、遗精、遗尿。

3. 视力减退、夜盲：枸杞、白菊花泡水代茶。

4. 体虚，强壮身体：枸杞子、五味子研细，开水泡，代茶饮。

威灵仙

【来源】 威灵仙为毛茛科植物威灵仙 Clematis chinensis Osbeck、棉团铁线莲 Clematis hexapetala Pall.，或东北铁线莲 Clematis manshurica Rupr. 的干燥根和根茎。主产于吉林、甘肃、辽宁、广东等地。

【性状】 威灵仙：根茎呈柱状，长1.5~10 cm，直径0.3~1.5 cm；表面淡棕黄色；顶端残留茎基；质较坚韧，断面纤维性；下侧着生多数细根。根呈细长圆柱形，稍弯曲，长7~15 cm，直径0.1~0.3 cm；表面黑褐色，有细纵纹，有的皮部脱落，露出黄白色木部；质硬脆，易折断，断面皮部较广，木部淡黄色，略呈方形，皮部与木部间常有裂隙。气微，味淡。

棉团铁线莲：根茎呈短柱状，长1~4 cm，直径0.5~1 cm。根长4~20 cm，直径0.1~0.2 cm；表面棕褐色至棕黑色；断面木部圆形。味咸。

东北铁线莲：根茎呈柱状，长1~11 cm，直径0.5~2.5 cm。根较密集，长5~23 cm，直径0.1~0.4 cm；表面棕黑色；断面木部近圆形。味辛辣。

均以条均匀、质坚硬、断面色灰白者为佳（图226-1）；川威灵仙为地方习用品（图226-2）。

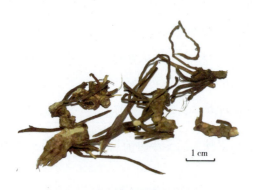

图226-1 威灵仙（东北产）

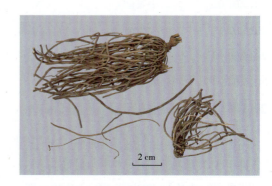

图226-2 川威灵仙（习用品）

【采收加工】 通常于秋季采收，种子成熟期前后采收的威灵仙齐墩果酸含量较高。采挖根及根茎，除去泥沙，晒干或烘干。药材水分不得过 15.0%。

威灵仙根及根茎中指标成分的含量，见表 226-1。

表 226-1　威灵仙根及根茎中指标成分的含量[1]

药用部位	常春藤皂苷元 /%	齐墩果酸 /%
根	0.39	0.48
根茎	0.03	0.09

威灵仙药材根中齐墩果酸含量显著高于根茎。

【贮藏】 威灵仙贮存不当，有效成分易流失。建议在 25℃以下，单包装密封，大垛用黑色塑料布遮盖、密闭，暗室库藏。

【主要成分】 主要含挥发油类（如原白头翁素）、齐墩果酸型皂苷类、常春藤型皂苷类、黄酮类、木脂素类、生物碱类等。

药典标准：醇浸出物不得少于 15.0%；含齐墩果酸不得少于 0.30%。

【性味归经】 辛、咸，温。归膀胱经。

【功能主治】 祛风湿，通经络。用于风湿痹痛，肢体麻木，筋脉拘挛，屈伸不利。

【用法用量】 6~10 g。

【其他】

1. 同属其他植物也做威灵仙使用，为各地习用药材，但多数有效成分不达标。

2. 威灵仙具有抗炎、镇痛、抗肿瘤、保护软骨、免疫抑制、解痉作用、抗利尿、抑制黑色素产生等药理作用。

3. 风湿关节肿痛：威灵仙 10 g，骨碎补 10 g，鸡血藤 15 g，千年健 15 g，无花果根 30 g。水煎服。

厚　朴

【来源】 厚朴为木兰科植物厚朴 *Magnolia officinalis* Rehd. et Wils. 或凹叶厚朴 *Magnolia officinalis* Rehd. et Wils. var. *biloba* Rehd. et Wils. 的干燥干皮、根皮及枝皮。主产于四川都江堰、北川、平武，浙江、湖北、陕西、江西、广西等地亦产。

【性状】 厚朴干皮：呈卷筒状或双卷筒状，长 30~35 cm，厚 0.2~0.7 cm，习称"筒朴"；近根部的干皮一端展开如喇叭口，长 13~25 cm，厚 0.3~0.8 cm，习称"靴筒朴"。外表面灰棕色或灰褐色，粗糙，有时呈鳞片状，较易剥落，有明显椭圆形皮孔和纵皱纹，刮去粗皮者显黄棕色。内表面紫棕色或深紫褐色，较平滑，具细密纵纹，划之显油痕。质坚硬，不易折断，断面颗粒性，外层灰棕色，内层紫褐色或棕色，有油性，有的可见多数小亮星（图 227-1~图 227-2）。气香，味辛辣、微苦。

根皮（根朴）：呈单筒状或不规则块片；有的弯曲似鸡肠，习称"鸡肠朴"。质硬，较易折断，断面纤维性。

枝皮（枝朴）：呈单筒状，长 10~20 cm，厚 0.1~0.2 cm。质脆，易折断，断面纤维性。

[1]李倩倩.不同品种威灵仙药材的质量控制研究[D].北京：北京中医药大学，2013.

277

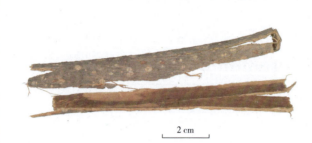

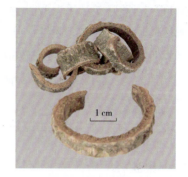

图 227-1　厚朴　　　　　　　　　　　　　　图 227-2　厚朴丝

【采收加工】 4月下旬至7月采收。采用立木环剥法剥取，剥皮2年后再生皮可达到原生皮厚度，即可再次采收。

注：采剥选择强壮的厚朴树；采剥过程中不要伤到木质部和形成层；剥皮后立即用牛皮纸加以保护。

筒朴：将剥下的鲜厚朴皮堆放在阴凉干燥处，使其"发汗"变软，进行卷筒，后风干或烘干。

根朴：建议趁鲜切丝后阴干或烘干。

枝朴：建议趁鲜切片或段后阴干或烘干。

药材水分不得过15.0%。

厚朴不同加工方法厚朴酚与和厚朴酚含量，见表227-1。

表 227-1　厚朴不同加工方法厚朴酚与和厚朴酚含量[1]（%）

加工方法	厚朴酚含量	和厚朴酚含量	厚朴酚与和厚朴酚含量总和
直接堆置发汗	4.44	3.58	8.02
鲜品切丝后阴干	4.68	3.67	8.35
包装袋发汗	5.41	3.78	9.19
直接阴干	5.65	4.02	9.67
煮后发汗	6.78	4.41	11.19
蒸后发汗	6.64	4.60	11.24

煮或蒸后发汗，厚朴药材中厚朴酚与和厚朴酚含量高。

【贮藏】 建议在25℃以下，单包装密封，大垛用黑色塑料布遮盖、密闭，暗室库藏。

不同贮藏年限厚朴中厚朴酚类物质含量变化，见表227-2。

表 227-2　不同贮藏年限厚朴中厚朴酚类物质含量变化[2]

和厚朴酚/%			厚朴酚/%			总厚朴酚/%		
0年	3年	10年	0年	3年	10年	0年	3年	10年
1.15	1.53	1.61	2.62	3.21	2.64	3.77	4.74	4.24

厚朴中的酚类成分含量在贮藏过程中先增后减，贮藏3年达到最大值，贮藏10年含量依然高于采收当年。

[1]胡慧玲, 卫莹芳, 马雪玮, 等.不同加工方法对厚朴主要化学成分的影响研究[J].中成药, 2011, 33（5）：834-837.

[2]冯佩杰.都江堰厚朴HPLC色谱条件优化及其酚含量动态分布的研究[D].成都：西南交通大学, 2005.

中药材质量新说（第二版）ZHONGYAOCAI ZHILIANG XINSHUO (DIERBAN) 药材

【主要成分】 主要化学成分为厚朴酚、异厚朴酚、和厚朴酚、四氢厚朴酚等。

药典标准：含厚朴酚和和厚朴酚总含量不得少于 2.0%。

【性味归经】 苦、辛，温。归脾、胃、肺、大肠经。

【功能主治】 燥湿消痰，下气除满。用于湿滞伤中，脘痞吐泻，食积气滞，腹胀便秘，痰饮喘咳。

【用法用量】 3~10 g。

【其他】

1. 凹叶厚朴树体不同部位的厚朴酚与和厚朴酚含量有显著差异，根皮的酚含量远高于干皮和枝皮；干皮自下而上酚含量逐渐降低，但并非线性均匀减少；枝皮的酚含量比中上部干皮的高；树体基部 1 m 以内主要活性成分含量最高，1 m 以上解析木各段最高含量仅为基部段的 40%[1]。

2. 厚朴具有抗癫痫、抗抑郁、抗痴呆、抗脑缺血、降血压、改善心功能、抗腹泻、改善胃肠运动障碍、保肝、抗肺损伤、降血糖、降脂、抗肿瘤、抗氧化、抗菌、抗炎等药理活性。

3. 颈项强痛：葛根 40 g，厚朴 15 g。水煎，每日 2 次服。

4. 闭经：姜制厚朴 18 g。水煎服。每日 1 剂。

❧ 砂 仁 ❧

【来源】 砂仁为姜科植物阳春砂 *Amomum villosum* Lour.、绿壳砂 *Amomum villosum* Lour. var. *xanthioides* T.L.Wu et Senjen 或海南砂 *Amomum longiligulare* T.L.Wu 的干燥成熟果实。阳春砂主产于广东、广西、云南；绿壳砂主产于广东、云南及东南亚；海南砂主产于海南及雷州半岛。

【性状】 阳春砂、绿壳砂：呈椭圆形或卵圆形，有不明显的三棱，长 1.5~2 cm，直径 1~1.5 cm。表面棕褐色，密生刺状突起，顶端有花被残基，基部常有果梗。果皮薄而软。种子集结成团，具三钝棱，中有白色隔膜，将种子团分成 3 瓣，每瓣有种子 5~26 粒。种子为不规则多面体，直径 2~3 mm；表面棕红色或暗褐色，有细皱纹，外被淡棕色膜质假种皮；质硬，胚乳灰白色（图 228-1~ 图 228-4）。气芳香而浓烈，味辛凉、微苦。

海南砂：呈长椭圆形或卵圆形，有明显的三棱，长 1.5~2 cm，直径 0.8~1.2 cm。表面被片状、分枝的软刺，基部具果梗痕。果皮厚而硬。种子团较小，每瓣有种子 3~24 粒；种子直径 1.5~2 mm。气味稍淡。

均以个大、坚实、仁饱满、气味浓厚者为佳。以阳春砂质量为优。

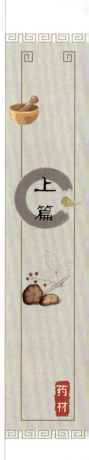

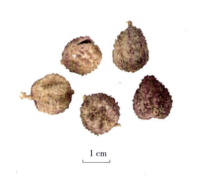

图 228-1 阳春砂（云南）

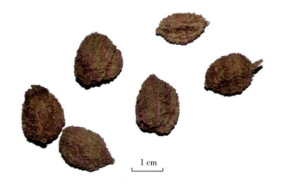

图 228-2 绿壳砂（云南）

279

[1]王晓明, 杨硕知, 裴刚, 等. 凹叶厚朴树体厚朴酚、和厚朴酚含量变化模型的研究[J]. 中南林业科技大学学报, 2012, 32（2）: 1-5.

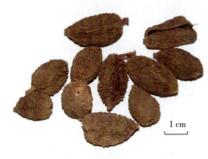

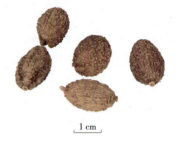

图 228-3　绿壳砂（越南砂）　　　　　　　　　图 228-4　绿壳砂（缅甸砂）

【采收加工】　定植后 2~3 年开花结果，7—8 月果实成熟、种壳未裂开时采收。成熟度不一致，边成熟边采收，低温烘干，干燥时勤翻动，不可阳光直射，不可造成种壳裂开。药材水分不得过 15.0%。

壳砂与子砂挥发油含量比较，见表 228-1。

表 228-1　壳砂与子砂挥发油含量比较[1]

样品名称	总挥发油 /%	降低比率 /%
壳砂	3.40	0
子砂	3.00	24.7

壳砂的挥发油含量明显高于去壳砂仁，故在砂仁采收加工过程中不能造成种壳裂开，临用时捣碎入药。

不同产地阳春砂中樟脑、龙脑、乙酸龙脑酯的质量分数的比较，见表 228-2。

表 228-2　不同产地阳春砂中樟脑、龙脑、乙酸龙脑酯的质量分数的比较[2]（mg/g）

产地	樟脑	龙脑	乙酸龙脑酯
广西宁明县	4.29	1.03	13.01
云南西双版纳	3.87	1.02	15.01
福建长宁县	3.62	1.34	14.45
广东阳春	4.89	1.55	18.57
广东湛江	3.97	1.52	13.96
广东新会	4.09	1.21	13.48

各地引种栽培的阳春砂中乙酸龙脑酯含量均能达到药典标准，含量高低顺序为：广东阳春＞云南西双版纳＞福建长宁县＞广东湛江＞广东新会＞广西宁明县。

不同产地不同品种砂仁含量比较，见表 228-3。

表 228-3　不同产地不同品种砂仁含量比较[3]

样品名称	产地	乙酸龙脑酯 /%	总挥发油 /%
阳春砂	广东	2.20	3.4
海南砂	海南	0.66	2.0
绿壳砂	云南	0.39	2.0
越南砂	越南	0.94	2.6
老挝砂	老挝	0.44	2.0
缅甸砂	缅甸	0.36	1.4

[1] 刘成佳，焦翠英. 不同加工方法对砂仁挥发油含量的影响[J]. 中成药，1994，(11)：20.

[2] 赵红宁，黄柳芳，刘喜乐，等. 不同产地阳春砂仁药材的质量差异研究[J]. 广东药学院学报，2016，32（02）：176-180.

[3] 覃权，蒋春林，蒋孟良，等. 不同产地砂仁中乙酸龙脑酯与总挥发油含量比较研究[J]. 中医药导报，2017，23（14）：70-72.

不同产地不同品种砂仁含量差距巨大。国产砂仁中，阳春砂中乙酸龙脑酯与总挥发油含量最高，海南砂次之，绿壳砂最低；进口砂仁中，越南砂含量最高、老挝砂次之、缅甸砂的含量最低；总体来看，其含量高低顺序为阳春砂>越南砂>海南砂>老挝砂>绿壳砂>缅甸砂。从乙酸龙脑酯含量来看，仅有阳春砂、越南砂达到药典标准。

【贮藏】 砂仁贮存不当，易虫蛀，气味极易散失，挥发油极易挥发，有效成分迅速降低。无香气者药效低。建议在 20℃ 下，单包装密封，大垛用黑色塑料布遮盖、密闭，暗室库藏。

【主要成分】 主要含挥发油（如乙酸龙脑酯、柠檬烯、芳樟醇）、黄酮类、多糖类等。

药典标准：含乙酸龙脑酯不得少于 0.90%。阳春砂、绿壳砂种子团含挥发油不得少于 3.0%，海南砂种子团含挥发油不得少于 1.0%。

【性味归经】 辛、温。归脾、胃、肾经。

【功能主治】 化湿开胃，温脾止泻，理气安胎。用于湿浊中阻，脘痞不饥，脾胃虚寒，呕吐泄泻，妊娠恶阻，胎动不安。

【用法用量】 3~6 g，后下。

【其他】

1. 用时捣碎。

2. 目前市场上作香料使用的土砂仁还包括：福建土砂仁（山姜）、贵州土砂仁（艳山姜）、四川土砂仁（香砂）、海南土砂仁（红壳砂）等，价格便宜，均不可作药用。

3. 砂仁具有抗溃疡、抗腹泻、促进胃排空和胃肠推进运动、利胆、镇痛、抗炎、抗血小板聚集和延长凝血时间等药理作用，临床用于治疗浅表性胃炎、十二指肠溃疡、胃胀胃痛等。

4. 妊娠呕吐：砂仁适量，研为细末，每次 6 g，姜汁少许，沸汤服。

牵牛子

【来源】 牵牛子是旋花科植物裂叶牵牛 *Pharbitis nil*（L.）Choisy 或圆叶牵牛 *Pharbitis purpurea*（L.）Voigt 的干燥成熟种子。主产于山东、河南等地。

【性状】 牵牛子似橘瓣状，长 4~8 mm，宽 3~5 mm。表面灰黑色或淡黄白色，背面有一条浅纵沟，腹面棱线的下端有一点状种脐，微凹。质硬，横切面可见淡黄色或黄绿色皱缩折叠的子叶，微显油性（图 229-1~ 图 229-2）。气微，味辛、苦，有麻感。

以颗粒饱满、无果皮等杂质者为佳。

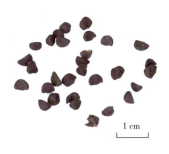

图 229-1 牵牛子（黑丑）

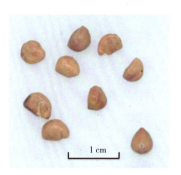

图 229-2 牵牛子（白丑）

【采收加工】 8—10 月果实成熟、果壳未开裂时采收，割下藤蔓，打出种子，除去杂质，晒干。药材水分不得过 10.0%。

【贮藏】 牵牛子贮存不当，受热易走油，有效成分流失快。建议在 25℃ 以下，单包装密封，大垛用黑色塑料布遮盖、密闭，暗室库藏。

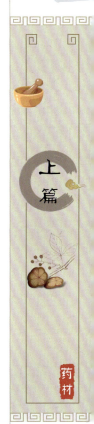

【主要成分】　主要含苷类（如牵牛子苷）、生物碱类（如异喷尼棒麦角碱、裸麦角碱）、蒽醌类（如大黄素甲醚、大黄素）、酚酸类、黄酮类等。

药典标准：醇浸出物不得少于 15.0%。

【性味归经】　苦、寒；有毒。归肺、肾、大肠经。

【功能主治】　泻水通便，消痰涤饮，杀虫攻积。用于水肿胀满，二便不通，痰饮积聚，气逆喘咳，虫积腹痛。

【用法用量】　3~6 g。入丸散服，每次 1.5~3 g。

【其他】

1. 孕妇禁用；不宜与巴豆、巴豆霜同用。

2. 牵牛子炮制起到延缓药性、降低毒性的作用。炮制后碾碎入药。

3. 牵牛子具有泻下利尿、抑菌、刺激子宫、驱虫、抗肿瘤等多种药理活性。对偏头疼、癫痫具有良好的治疗效果。

4. 水肿、腹水：牵牛子 9 g，厚朴 6 g，水煎服。

骨碎补

【来源】　骨碎补为水龙骨科植物槲蕨 *Drynaria fortunei*（Kunze）J. Sm. 的干燥根茎。多分布于长江流域以南地区，主产于广西、贵州、云南、湖北、四川等地。

【性状】　骨碎补呈扁平长条状，多弯曲，有分枝，长 5~15 cm，宽 1~1.5 cm，厚 0.2~0.5 cm。表面密被深棕色至暗棕色的小鳞片，柔软如毛，经火燎者呈棕褐色或暗褐色，两侧及上表面均具突起或凹下的圆形叶痕，少数有叶柄残基和须根残留。体轻，质脆，易折断，断面红棕色，维管束呈黄色点状，排列成环（图 230-1~ 图 230-2）。气微，味淡、微涩。

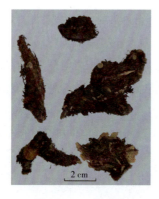

图 230-1　骨碎补

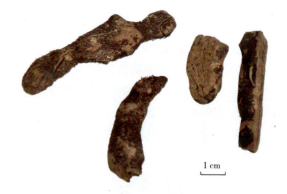

图 230-2　烫骨碎补片

【采收加工】　全年均可采挖，除去泥沙，干燥或再燎去茸毛。药材水分不得过 15.0%。

去毛前后骨碎补中柚皮苷和总黄酮的含量，见表 230-1。

表 230-1　去毛前后骨碎补中柚皮苷和总黄酮的含量[1]

样品	生骨碎补（未去毛）	生骨碎补（去毛）
柚皮苷 /%	0.8	1.1
总黄酮 /%	4.1	5.0

[1]杨中林, 韦英杰, 何执静, 等. 骨碎补不同炮制品中总黄酮及柚皮苷含量测定 [J]. 中国中药杂志, 2001, 26（10）：682-684.

282

骨碎补净制去毛能提高柚皮苷及总黄酮含量。

【贮藏】 骨碎补贮存不当，有效成分易降低，贮藏时间不宜超过1年半。建议在25℃以下，单包装密封，大垛用黑色塑料布遮盖、密闭，暗室库藏。

不同储藏期骨碎补中柚皮苷的含量，见表231-2。

表231-2 不同储藏期骨碎补中柚皮苷的含量[1]

有效成分	储藏期/月					
	0	1	3	6	12	18
柚皮苷/%	0.77	0.75	0.72	0.67	0.60	0.54

常温通风条件下贮藏1年半，柚皮苷含量下降30%。

【主要成分】 主要含黄酮类（如柚皮苷、柚皮素）、三萜类（如环劳顿醇、里白烯）、苯丙素类等。

药典标准：醇浸出物不得少于16.0%；含柚皮苷不得少于0.50%。

【性味归经】 苦，温。归肝、肾经。

【功能主治】 疗伤止痛，补肾强骨；外用消风祛斑。用于跌扑闪挫，筋骨折伤，肾虚腰痛，筋骨痿软，耳鸣耳聋，牙齿松动；外治斑秃，白癜风。

【用法用量】 3~9 g。

【其他】

1. 槲蕨根茎中的柚皮苷，1年生根茎中含量最高，随着生长年龄升高含量下降，且多年生各年龄间没有显著差异；附生于石壁上的槲蕨根茎的柚皮苷含量显著高于附生树干上的槲蕨根茎[2]。

2. 骨碎补具有抗骨质疏松、促骨折愈合、肾保护、抗炎、促进牙齿生长、防治氨基糖苷类耳毒性以及降血脂等功效。

3. 骨碎补总黄酮用于生产强骨胶囊，具有补肾、强骨、止痛的功效。

4. 风湿性关节炎：骨碎补30 g，忍冬藤30 g，穿山龙24 g，薜荔30 g。水煎服。

钩 藤

【来源】 钩藤为茜草科植物钩藤 Uncaria rhynchophylla（Miq.）Miq. ex Havil.、大叶钩藤 Uncaria macrophylla Wall.、毛钩藤 Uncaria hirsuta Havil.、华钩藤 Uncaria sinensis（Oliv.）Havil. 或无柄果钩藤 Uncaria sessilifructus Roxb. 的干燥带钩茎枝。主产于贵州、四川、江西、湖南等地。

【性状】 钩藤茎枝呈圆柱形或类方柱形，长2~3 cm，直径0.2~0.5 cm。表面红棕色至紫红色者具细纵纹，光滑无毛；黄绿色至灰褐色者有的可见白色点状皮孔，被黄褐色柔毛。多数枝节上对生两个向下弯曲的钩（不育花序梗）或仅一侧有钩，另一侧为突起的疤痕；钩略扁或稍圆，先端细尖，基部较阔；钩基部的枝上可见叶柄脱落后的窝点状痕迹和环状的托叶痕。质坚韧，断面黄棕色，皮部纤维性，髓部黄白色或中空（图231-1）。气微，味淡。

以双钩形如锚状、茎细、钩结实、光滑、色红褐或紫褐者为佳。

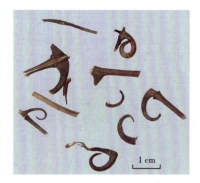

图231-1 钩 藤

1 cm

283

[1]李顺祥,张志光,龙勉,等.不同产地骨碎补的柚皮苷含量考察[J].中南药学,2003,1(2):103-104

[2]沈宗芳,郭昕,田波,等.槲蕨的生活习性与柚皮苷累积规律[J].江西农业大学学报,2019,41(5):901-907.

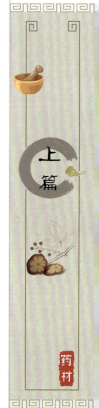

上篇

药材

【采收加工】 秋、冬二季采收，采收钩藤带钩茎枝，摘除叶片，切段，晒干或低温烘干。药材水分不得过10.0%。

注： 钩藤不宜暴晒和高温烘干。温度过高致有效成分钩藤碱和异钩藤碱分解，含量下降。钩藤不同部位有效成分含量，见表231-1。

表231-1 钩藤不同部位有效成分含量[1][2]（mg/g）

有效成分	部位				
	带钩茎枝	无茎枝钩	无钩茎枝	主杆	叶
钩藤碱	0.141	0.139	0.138	0.179	0.023
异钩藤碱	0.786	0.432	0.561	0.900	0.247

钩藤带钩茎枝、无茎枝钩、无钩茎枝中含量相近。主杆和叶中也含有钩藤碱和异钩藤碱，具有利用价值。

【贮藏】 钩藤贮存不当，有效成分易流失。建议在25℃以下，单包装密封，大垛用黑色塑料布遮盖、密闭，暗室库藏。

【主要成分】 主要有效成分是总生物碱，主要包括钩藤碱和异钩藤碱等。

药典标准：醇浸出物不得少于6.0%。

【性味归经】 甘，凉。归肝、心包经。

【功能主治】 息风定惊，清热平肝。用于肝风内动，惊痫抽搐，高热惊厥，感冒夹惊，小儿惊啼，妊娠子痫，头痛眩晕。

【用法用量】 3~12 g，后下。

【其他】

1. 钩藤中生物碱热稳定性差，久煎易被破坏而失去药理活性。钩藤为茎木类药材，质地较坚硬，入药前可将药材碾成绒状，利于有效成分溶出。

2. 钩藤具有降压、镇静、抗惊厥、抗癫痫、保护红细胞、抗癌、消炎、镇痛、增强免疫、抗疟疾、抗菌、抗氧化、抗突变、利尿等作用。

3. 钩藤临床常用于治疗头痛、高血压、眩晕、脑梗死等。

4. 高血压、头晕目眩、神经性头痛：钩藤6~15 g。水煎服。

香加皮

【来源】 香加皮为萝藦科植物杠柳 *Periploca sepium* Bge. 的干燥根皮。主产于山西、河南、河北、山东等地。

【性状】 香加皮呈卷筒状或槽状，少数呈不规则的块片状，长3~10 cm，直径1~2 cm，厚0.2~0.4 cm。外表面灰棕色或黄棕色，栓皮松软常呈鳞片状，易剥落。内表面淡黄色或淡黄棕色，较平滑，有细纵纹。体轻，质脆，易折断，断面不整齐，黄白色（图232-1）。有特异香气，味苦。

【采收加工】 传统上春、秋二季采挖，剥取根皮，晒干。

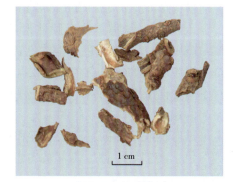

图232-1 香加皮

[1]王盟，赵亚鑫. 中药钩藤不同药用部位异钩藤碱含量分析[J]. 国际中医中药杂志，2015，（3）：258-260.

[2]黄瑞松，张鹏，覃冬杰，等. 钩藤植物不同药用部位中钩藤碱的含量分析. 华西药学杂志，2013，28（2）：183-185.

药材水分不得过 13.0%。

不同采收时期香加皮中 4- 甲氧基水杨醛的含量测定，见表 232-1。

表 232-1　不同采收时期香加皮中 4- 甲氧基水杨醛的含量测定[1]（%）

产地	月份	4- 甲氧基水杨醛	月份	4- 甲氧基水杨醛	月份	4- 甲氧基水杨醛	4- 甲氧基水杨醛含量特点	备注
河北涞水	4	0.36	8	0.28	10	0.16	春高	较差
河北易县	4	0.18	8	0.23	10	0.32	秋高	较差
河南南阳	4	0.22	8	0.29	11	0.67	秋高	
河南焦作	4	0.10	8	0.53	11	1.43	秋高	
河北蔚县	5	0.08	8	0.18	10	0.16	夏高	极差
山西榆次	4	0.07	7	0.26	10	0.14	夏高	较差
天津蓟县	5	0.34	9	0.45	10	0.29	夏高	
山东费县	4	0.13	7	0.67	11	0.59	夏高	
河北宣化	4	0.02	8	0.80	10	0.16	夏高	
山西宁武	4	0.21	7	0.83	10	0.46	夏高	
山西原平	4	0.58	7	0.89	10	0.13	夏高	
山东泰安	4	0.23	7	0.91	11	0.27	夏高	
山西繁峙	4	0.49	7	0.95	10	0.55	夏高	
山西灵丘	4	0.32	7	1.03	10	0.34	夏高	
山西潞城	4	0.09	7	1.04	10	0.23	夏高	
山西阳泉	4	0.14	7	1.40	10	0.07	夏高	
山东长清	4	0.24	7	1.27	11	0.61	夏高、秋次高	

香加皮各地采收期不一致，并且各地香加皮原药材中 4- 甲氧基水杨醛的含量也相差甚远，个别地区的香加皮不宜入药，故药材收购前需要实地调研清楚。

如河北蔚县产香加皮在最高含量的 8 月也不达 0.2%，而河北涞水、易县，山西榆次产香加皮最高含量的月份也只是略高于 0.2%。

但山西灵丘、潞城、阳泉，山东长清等地，7 月份产的香加皮中 4- 甲氧基水杨醛的含量较高。

【贮藏】　香加皮贮存不当，香气易散失，无香气者质量差。建议在 25℃ 以下，单包装密封，大垛用黑色塑料布遮盖、密闭，暗室库藏。

【主要成分】　主要含 C21 甾体类（如杠柳新苷 A、B，杠柳苷 A、B），其中有 5 个 C21 甾体类为甲型强心苷、三萜类、醛类等。

药典标准：醇浸出物不得少于 20.0%；含 4- 甲氧基水杨醛不得少于 0.20%。

【性味归经】　辛、苦，温；有毒。归肝、肾、心经。

【功能主治】　利水消肿，祛风湿，强筋骨。用于下肢浮肿，心悸气短，风寒湿痹，腰膝酸软。

【用法用量】　3~6 g。

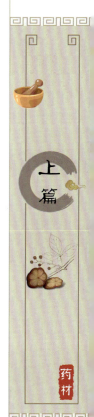

285

[1] 李天祥，张丽娟，刘虹，等 . 不同采收期、不同产地香加皮中 4- 甲氧基水杨醛的测定 [J]. 中草药，2007，38（8）：1256-1258.

【其他】

1. 注意不可过量服用香加皮。
2. 香加皮具有强心、抗肿瘤、免疫调节、抗炎等药理作用。
3. 香加皮和五加皮容易混淆，两者功能主治相似，但香加皮具有强心、镇静和利尿作用。
4. 水肿、小便不利：香加皮、陈皮、生姜皮、茯苓皮、大腹皮各9g。水煎服。
5. 皮肤、阴部湿痒：香加皮适量。煎汤外洗。

香 附

【来源】 香附是莎草科植物莎草 *Cyperus rotundus* L. 的干燥根茎。全国大部分地区均产，主产于广东湛江、广西、海南、安徽、河南、山西等地。

汶香附是香附中最为好的品种，主要分布在山东泰安、莱芜汶河两岸。

【性状】 香附多呈纺锤形，有的略弯曲，长2~3.5 cm，直径0.5~1 cm。表面棕褐色或黑褐色，有纵皱纹，并有6~10个略隆起的环节，节上有未除净的棕色毛须和须根断痕；去净毛须者较光滑，环节不明显。质硬，经蒸煮者断面黄棕色或红棕色，角质样；生晒者断面色白而显粉性，内皮层环纹明显，中柱色较深，点状维管束散在（图233-1）。气香，味微苦。

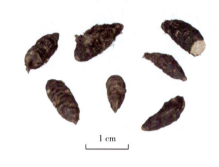

图233-1 香 附

以个大、质坚实、色棕褐、香气浓者为佳。

【采收加工】 春、秋采挖根茎，燎去毛须，置沸水中略煮或蒸透后晒干；或燎后直接晒干；或直接晒干后撞去毛须。药材水分不得过13.0%。

香附不同加工方法含水量、浸出物、挥发油测定，见表233-1。

表233-1 香附不同加工方法含水量、浸出物、挥发油测定[1]

加工方法	含水量/%	浸出物/%	挥发油/%
35℃烘干	7.97	18.93	1.08
45℃烘干	7.59	19.00	1.01
煮15分钟	10.53	15.50	0.77
煮30分钟	10.61	14.74	0.56
蒸15分钟	9.85	17.35	0.78
蒸30分钟	10.35	16.62	0.74
加压蒸10分钟	8.50	19.37	0.92
自然晒干	8.40	19.11	1.11

香附蒸、煮后挥发油含量下降，不宜蒸煮，但宜自然晒干，45℃以下烘干也有风险。

【贮藏】 香附子贮存不当，易虫蛀，香味易散失，有效成分流失快。无香气者药效低。建议在20℃以下，单包装密封，大垛用黑色塑料布遮盖、密闭、暗室库藏。

[1] 余会玲. 山东道地药材香附加工方法与质量相关性研究 [D]. 济南：山东中医药大学，2012.

【主要成分】 主要含挥发油（如 α‐香附酮、异长叶烯‐5‐酮、氧化石竹烯、桉油烯醇）、黄酮类、生物碱类、三萜类、蒽醌类等。

药典标准：醇浸出物不得少于 15.0%；含挥发油不得少于 1.0%。

【性味归经】 辛、微苦、微甘，平。归肝、脾、三焦经。

【功能主治】 疏肝解郁，理气宽中，调经止痛。用于肝郁气滞，胸胁胀痛，疝气疼痛，乳房胀痛，脾胃气滞，脘腹痞闷，胀满疼痛，月经不调，经闭痛经。

【用法用量】 6~10 g。

【其他】

1. 切片或捣碎入药。

2. 香附具有抗炎、抑菌、镇痛、抗氧化、抗肿瘤、抗抑郁、镇静、降压、抗溃疡，降糖等药理作用。

3. 胃痛：制香附 10 g，川木香 5 g，延胡索 9 g，山鸡椒果实 3 g，金银花 15 g。水煎服。

香 薷

【来源】 香薷为唇形科植物石香薷 *Mosla chinensis* Maxim. 或江香薷 *Mosla chinensis* 'Jiangxiangru' 的干燥地上部分。前者习称"青香薷"，后者习称"江香薷"。主产于江西、湖南、湖北、广西、四川等地。

【性状】 青香薷：长 30~50 cm，基部紫红色，上部黄绿色或淡黄色，全体密被白色茸毛。茎方柱形，基部类圆形，直径 1~2 mm，节明显，节间长 4~7 cm；质脆，易折断。叶对生，多皱缩或脱落，叶片展平后呈长卵形或披针形，暗绿色或黄绿色，边缘有 3~5 疏浅锯齿。穗状花序顶生及腋生，苞片圆卵形或圆倒卵形，脱落或残存；花萼宿存，钟状，淡紫红色或灰绿色，先端 5 裂，密被茸毛。小坚果 4，直径 0.7~1.1 mm，近圆球形，具网纹。气清香而浓，味微辛而凉。

江香薷：长 55~66 cm。表面黄绿色，质较柔软。边缘有 5~9 疏浅锯齿。果实直径 0.9~1.4 mm，表面具疏网纹。表面黄绿色，质较柔软。边缘有 5~9 疏浅锯齿。果实表面具疏网纹。

色绿，叶多，质优（图 234-1）；色淡，叶少，质次（图 234-2）。

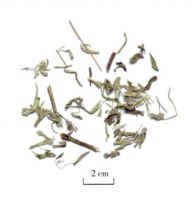

2 cm

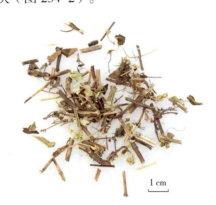

1 cm

图 234-1　色绿，叶多，质优　　　　　　　图 234-2　色淡，叶少，质次

【采收加工】 传统上夏季茎叶茂盛、花盛时择晴天采割，除去杂质，阴干。药材水分不得过 12.0%。

实际上，香薷因品种、产地等不同，采收期各异，如江西新余市渝水区产江香薷宜在开花前期（花蕾期）和盛花期采割，而湖南邵阳产石香薷则宜冬初种子成熟后采割。

不同干燥方式的香薷中有效成分的含量，见表 234-1。

表 234-1　不同干燥方式的香薷中有效成分的含量[1]（%）

干燥方式	鲜样	整株阴干	切碎阴干	晒干
麝香草酚	1.38	1.11	0.75	0.40
香荆芥酚	0.35	0.30	0.32	0.22

整株阴干的香薷中麝香草酚含量较高，切碎阴干者稍次，晒干者最差。

2006年石香薷提取物（挥发油）的重量和液相色谱分析结果（湖南邵阳），见表234-2。

表 234-2　2006年石香薷提取物（挥发油）的重量和液相色谱分析结果（湖南邵阳）[2]

样本编号	样品批号/名称	提取物/g	提取率/%	提取物中麝香草酚总量/g	提取物中麝香草酚含量/%	反推石香薷中麝香草酚含量/%
1	20060914	6.44	1.073	0.980 4	15.223 6	0.16
2	20060924	6.02	1.003	1.080 6	17.950 2	0.18
3	20061004	7.13	1.188	1.339 2	18.782 6	0.22
4	20061014	7.82	1.303	2.715 6	34.726 3	0.45
5	20061020	7.54	1.257	4.754 4	63.055 7	0.79
6	20061025	11.74	1.957	7.104 6	60.516 2	1.18
7	20061030	13.58	2.263	8.306 4	61.166 4	1.38
8	20061105	15.99	2.665	8.359 2	52.277 7	1.39
9	20061110	17.35	2.892	9.573 6	55.179 3	1.60
10	20061115	19.79	3.298	9.607 8	48.548 8	1.60
11	20061120	20.06	3.343	9.670 8	48.209 4	1.61
12	20061125	20.38	3.397	10.383 6	50.950 0	1.73

冬初，湖南邵阳地区石香薷种子成熟后，植株中的挥发油、麝香草酚的积蓄才基本完成。

不同采收期江香薷挥发油化学成分的 GC-MS 分析结果（江西新余市渝水区），见表234-3。

表 234-3　不同采收期江香薷挥发油化学成分的 GC-MS 分析结果（江西新余市渝水区）[3]

月份	挥发油中各成分的相对百分含量/%		挥发油得率/%
	麝香草酚	香荆芥酚	
5月	未检出	63.43	1.19
6月	16.01	40.92	1.82
7月	16.89	49.91	1.39
8月	36.36	17.34	1.71
9月	未检出	71.89	1.18

　　江香薷植物的花期为6—7月，果期为9—10月，7—8月是江香薷生长的旺盛时期。5月份为江香薷快速生长时期，挥发油积累逐渐增多。6月份为江香薷含苞待放及开花前期，为挥发油含量最高时期。7月花已全开，植物中挥发油含量有所下降。8月正是植物生长最旺盛时，是有效成分积累最多的时期，因此挥发油含量很高。9月份为江香薷的果期，挥发油含量减少。

　　【贮藏】香薷贮存不当，易走味，颜色易变棕黄，挥发油易流失。茎叶棕黄色者药效差。建议在20℃以下，单包装密封，大垛用黑色塑料布遮盖、密闭，暗室库藏。

[1]王君.红车轴草等药材基于鲜药材的产地初加工工艺研究[D].长沙:湖南农业大学,2013.

[2]赵良忠.不同生长期石香薷中百里香酚积蓄特性研究[J].食品科学,2008,29(12):160-163.

[3]舒任庚,胡浩武,张普照,等.不同采收期江香薷挥发油成分GC-MS分析[J].药物分析杂志,2010(3):443-446.

【主要成分】 主要含挥发油类（如麝香草酚、β–金合欢烯、萜品烯–4–醇、香荆芥酚）、黄酮类（如槲皮素、金圣草黄素）、香豆素类等。

药典标准：含挥发油不得少于0.60%；含麝香草酚和香荆芥酚总量不得少于0.16%。

【性味归经】 辛，微温。归肺、胃经。

【功能主治】 发汗解表，化湿和中。用于暑湿感冒，恶寒发热，头痛无汗，腹痛吐泻，水肿，小便不利。

【用法用量】 3~10 g。

【其他】

1. 香薷具有抗菌消炎、解热、镇痛、解痉、利尿、杀虫、抗氧化、抗衰老、调血脂、提高免疫力等药理作用。

2. 青香薷挥发油降温作用强于江香薷，江香薷镇痛、抗菌作用强于青香薷。

3. 香薷散：香薷18 g，白扁豆9 g，厚朴9 g。具有祛暑解表，化湿和中之功效，常用于治疗夏季胃肠型感冒、小儿夏季热等属于外感风寒，内伤于湿的病证。

重 楼

【来源】 重楼为百合科植物云南重楼 *Paris polyphylla* Smith var. *yunnanensis*（Franch.）Hand.-Mazz. 或七叶一枝花 *Paris polyphylla* Smith var. *chinensis*（Franch.）Hara 的干燥根茎。主产于云南、四川、广西、陕西、江西等地。

【性状】 重楼呈结节状扁圆柱形，略弯曲，长5~12 cm，直径1.0~4.5 cm。表面黄棕色或灰棕色，外皮脱落处呈白色；密具层状突起的粗环纹，一面结节明显，结节上具椭圆形凹陷茎痕，另一面有疏生的须根或疣状须根痕。顶端具鳞叶和茎的残基。质坚实，断面平坦，白色至浅棕色，粉性或角质（图235-1~图235-3）。气微，味微苦、麻。

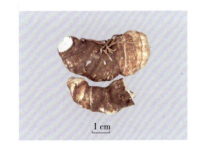
图235-1 重 楼

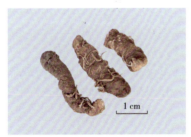
图235-2 尼泊尔重楼（质量差）

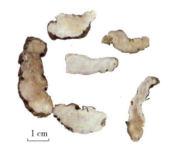
图235-3 重楼片

【采收加工】 秋季采挖，除去须根，洗净，晒干。建议趁鲜切片，晒干或35℃烘干。药材水分不得过12.0%。

不同采收时期重楼总皂苷含量的测定，见表235-1。

表235-1 不同采收时期重楼总皂苷含量的测定（%）

采收月份	6月	7月	8月	9月	10月	11月	12月	1月	2月	3月	4月	5月
重楼总皂苷	0.4	1.8	1.2	1.6	1.4	1.0	1.2	1.0	1.1	1.2	1.1	1.0

7月滇重楼总皂苷含量最高，10月产量高。结合总皂苷含量及产量，滇重楼最佳采收时期为10月。

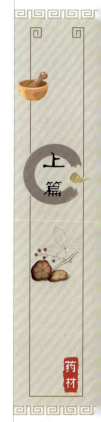

不同苗龄滇重楼中皂苷总量，见表235-2。

表235-2　不同苗龄滇重楼中皂苷总量[1]（%）

苗龄/年	0	1	2	3	4	5	6	7	8
皂苷含量	0.033	0.130	0.389	0.398	0.640	0.785	0.675	1.076	0.680

滇重楼商品苗种植4年后皂苷含量达到药典标准，7年达到最高。结合产量和皂苷含量，滇重楼在种植5~7年采收为宜。

不同干燥方法滇重楼中总皂苷的含量，见表235-3。

表235-3　不同干燥方法滇重楼中总皂苷的含量[2]（mg/g）

干燥方法	自然晒干	自然阴干	35℃烘干	70℃烘干	150℃烘干
干燥时间	116小时	151小时	45小时	24小时	19小时
总皂苷含量	5.390	13.740	17.557	2.054	2.274

重楼35℃烘干总皂苷最高。

【贮藏】　重楼贮存不当，易虫蛀，有效成分易流失。建议在20℃以下，单包装密封，大垛用黑色塑料布遮盖、密闭，暗室库藏，或直接密封冷藏。

【主要成分】　主要含甾体皂苷（如重楼皂苷Ⅰ、Ⅱ、Ⅲ），植物蜕皮激素（如β蜕皮激素）、植物甾醇（如谷甾醇、豆甾醇及其衍生的苷类）等。

药典标准：含重楼皂苷Ⅰ、重楼皂苷Ⅱ和重楼皂苷Ⅶ的总量不得少于0.60%。

【性味归经】　苦，微寒；有小毒。归肝经。

【功能主治】　清热解毒，消肿止痛，凉肝定惊。用于疗疮痈肿，咽喉肿痛，蛇虫咬伤，跌扑伤痛，惊风抽搐。

【用法用量】　3~9g。外用适量，研末调敷。

【其他】

1. 建议粉碎入药，提取效率高。

2. 重楼属其他多种植物都在作为重楼入药。市场上按质地分为"粉性重楼"和"胶质重楼"。粉性重楼含量高，质量较好；胶质重楼含量低、质量差。

3. 重楼具有止血、抗肿瘤、抗炎、抗哮喘等药理作用。

4. 疗疮疖肿：鲜重楼、鲜半枝莲全草各适量，同捣烂，敷患处。

5. 咽喉肿痛：重楼适量。研末，开水调服，每次0.5g，每日3~5次。

胖大海

【来源】　胖大海为梧桐科植物胖大海 *Sterculia lychnophora* Hance 的干燥成熟种子。主产于越南、泰国、马来西亚等地，我国广东、海南、广西、云南等地有引种。

【性状】　胖大海呈纺锤形或椭圆形，长2~3cm，直径1~1.5cm。先端钝圆，基部略尖而歪，具浅色的圆形种脐。表面棕色或暗棕色，微有光泽，具不规则的干缩皱纹。外层种皮极薄，质脆，易脱落。中层种皮较厚，黑褐色，质松易碎，遇水膨胀成海绵状。断面可见散在的树脂状小点。内层种皮可与中层种皮剥离，稍革质，内有2片肥厚胚乳，广卵形；子叶2枚，

［1］赵庭周，王卜琼，马青，等.滇重楼采收期研究［J］.中国野生植物资源，2014，33（5）：61-63.

［2］张静，丁博，张华，等.不同干燥方法对滇重楼总皂苷含量和抗氧化活性的影响［J］.中国中医药信息杂志，2016，23（7）：95-97.

菲薄，紧贴于胚乳内侧，与胚乳等大（图236-1）。气微，味淡，嚼之有黏性。

以个大、棕色、表面皱纹细、不碎裂者为佳。

【采收加工】 4—6月果实开裂时，采下成熟种子，除去杂质后立即干燥，否则外皮遇水即膨胀发芽。药材水分不得过16.0%。

【贮藏】 胖大海贮存不当，易虫蛀、发霉，有效成分易流失。建议在20℃以下，单包装密封，大垛用黑色塑料布遮盖、密闭，暗室库藏。

【主要成分】 种皮含戊聚糖及黏液质。种仁含9.1%脂肪油，皂化后可检查出亚麻酸、油酸和棕榈酸。

【性味归经】 甘，寒。归肺、大肠经。

【功能主治】 清热润肺，利咽开音，润肠通便。用于肺热声哑，干咳无痰，咽喉干痛，热结便闭，头痛目赤。

【用法用量】 2~3枚，沸水泡服或煎服。

【其他】

1. 黄曲霉毒素不得过限量。

2. 胖大海具有抑制病毒、缓泻、镇痛、抑菌、抗炎、增强胸腺和脾脏功能等药理活性。

3. 慢性咽炎：胖大海3 g，杭菊花、生甘草各5 g。水煎服。

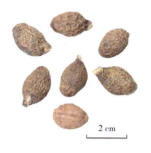

图236-1　胖大海

❀ 独 活 ❀

【来源】 独活是伞形科植物重齿毛当归 *Angelica Pubescens* Maxim. f. *biserrata* Shan et Yuan 的干燥根。主产于湖北、重庆、四川、甘肃等地。

【性状】 独活根略呈圆柱形，下部2~3分枝或更多，长10~30 cm。根头部膨大，圆锥状，多横皱纹，直径1.5~3 cm，顶端有茎叶的残基或凹陷。表面灰褐色或棕褐色，具纵皱纹，有横长皮孔样突起及稍突起的细根痕。质较硬，受潮则变软，断面皮部灰白色，有多数散在的棕色油室，木部灰黄色至黄棕色，形成层环棕色（图237-1~图237-2）。有特异香气，味苦、辛、微麻舌。

以条粗壮、油润、香气浓者为佳。

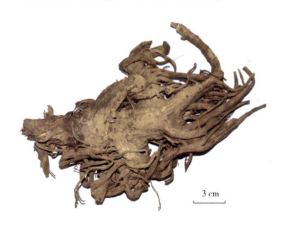

图237-1　独 活

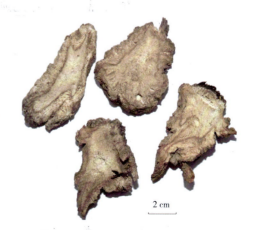

图237-2　独活片

【采收加工】 春初苗刚发芽或秋末茎叶枯萎时采挖。割去地上茎叶，挖出根部，除掉须根和泥沙，烘至半干，堆置2~3天，发软后再低温烘至全干。药材水分不得过10.0%。

不同采收期重庆巫山独活指标成分含量测定，见表237-1。

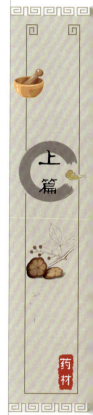

表 237-1　不同采收期重庆巫山独活指标成分含量测定[1]

采收日期	产量 /（干重：g/株）	蛇床子素 /%	二氢欧山芹醇 当归酸酯 /%	合计 /%
9 月 5 日	22.88	0.178 2	0.093 8	0.272 0
9 月 25 日	28.84	0.538 4	0.105 1	0.643 5
10 月 15 日	38.51	0.716 4	0.118 7	0.835 1
11 月 4 日	44.34	0.981 7	0.104 0	1.085 7
11 月 24 日	49.37	1.326 9	0.202 4	1.529 3
12 月 14 日	61.03	1.468 5	0.143 1	1.611 6
1 月 3 日	53.62	1.400 5	0.106 0	1.506 5
1 月 23 日	50.27	1.211 7	0.189 5	1.401 2
2 月 12 日	42.93	1.099 2	0.201 4	1.300 6
3 月 3 日	38.95	0.895 1	0.077 9	0.973 0

12 月中旬重庆巫山独活单株干重，蛇床子素和二氢欧山芹醇当归酸酯总量均到达最高值。

【贮藏】　独活贮存不当，易受潮发霉、受热走油，易虫蛀，香气易散失，有效成分流失快。无香气者药效低。建议在 25℃以下，单包装密封，大垛用黑色塑料布遮盖、密闭，暗室库藏；有条件的直接冷藏。

【主要成分】　主要含香豆素类（如蛇床子素、二氢欧山芹醇当归酸酯）、挥发油（萜品油烯、石竹烯、环苜蓿烯）等成分。

药典标准：含蛇床子素不得少于 0.50%，含二氢欧山芹醇当归酸酯不得少于 0.080%。

【性味归经】　辛、苦，微温。归肾、膀胱经。

【功能主治】　祛风除湿，通痹止痛。用于风寒湿痹，腰膝疼痛，少阴伏风头痛，风寒挟湿头痛。

【用法用量】　3~10 g。

【其他】

1. 市场上的独活地方习用品众多。牛尾独活是伞形科植物牛尾独活 *Heracleum vicinum* Boiss. 的根，功效与独活相似。

2. 独活具有抗氧化、抗炎、抗肿瘤、抗阿尔茨海默病等药理活性。

3. 独活配伍苍术、细辛、川芎，祛风除湿、散寒止痛，治疗少阴寒湿腰痛等。独活配伍细辛，祛风散寒除湿、通痹止痛，治疗头痛、痛连齿颊、腰膝发凉、骨节酸楚、下肢痹痛等。

4. 风寒感冒浑身酸痛：独活 10 g，紫苏叶 10 g，骨碎补 10 g，威灵仙 9 g。水煎服。

姜　黄

【来源】　姜黄为姜科植物姜黄 *Curcuma Longa* L. 的干燥根茎。主产于四川犍为、沐川、宜宾，云南、重庆等地亦产。国外印度、越南、缅甸产量也大。

【性状】　姜黄呈不规则卵圆形、圆柱形或纺锤形，常弯曲，有的具短叉状分枝，长 2~5 cm，直径 1~3 cm。表面深黄色，粗糙，有皱缩纹理和明显环节，并有圆形分枝痕及须根痕。质坚实，

[1] 林茂祥, 韩凤, 罗川, 等. 重庆巫山独活最佳采收期研究 [J]. 中国中医药信息杂志, 2019, 26（06）: 70-74.

不易折断，断面棕黄色至金黄色，角质样，有蜡样光泽，内皮层环纹明显，维管束呈点状散在（图238-1~图238-2）。气香特异，味苦、辛。

以质坚实、断面金黄、香气浓厚者为佳。

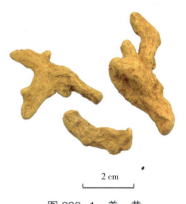

图238-1 姜 黄

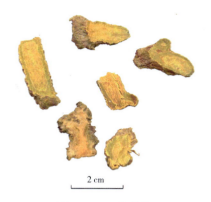

图238-2 姜黄片

【采收加工】 冬季茎叶枯萎时采挖，除去须根，煮或蒸至透心，晒干。建议直接趁鲜切片，阴干或低温烘干。药材水分不得过16.0%。

注： 高温条件下，姜黄素易降解，所以姜黄不宜暴晒或高温干燥。

不同加工方法姜黄中姜黄素的测定，见表238-1。

表238-1 不同加工方法姜黄中姜黄素的测定[1]（%）

加工方法	切片阴干	蒸煮晒干	60℃烘干	80℃烘干
总姜黄素含量	4.175	2.451	3.475	2.795

切片阴干姜黄中姜黄素含量最高。姜黄素在避光条件下较为稳定，建议在室内切片阴干。

【贮藏】 姜黄贮存不当，香气易散失，有效成分易流失。建议在20℃以下，单包装密封，大垛用黑色塑料布遮盖、密闭，暗室库藏。有条件的也可直接单包装密封冷藏。

【主要成分】 主要含挥发油，油中主要成分为姜黄酮、去氢姜黄酮、姜烯，还含水芹烯、桉叶素、龙脑及姜黄素类等。

药典标准：醇浸出物不得过12.0%；含挥发油不得少于7.0%，含姜黄素不得少于1.0%。

【性味归经】 辛、苦，温。归脾、肝经。

【功能主治】 破血行气，通经止痛。用于胸胁刺痛，胸痹心痛，痛经经闭，癥瘕，风湿肩臂疼痛，跌扑肿痛。

【用法用量】 3~10 g。外用适量。

【其他】

1. 姜黄素是中药姜黄中提取的一种亲脂性多酚，具有抗炎、抗感染、抗氧化、抗肿瘤等多种药理作用。姜黄素在神经炎症疾病、风湿性疾病、感染性疾病、恶性肿瘤、动脉粥样硬化和心肌梗死中表现出较好的治疗潜力，已成为研究热点之一[2]。

2. 姜黄素是一种良好的可食用天然黄色素，广泛用于食品行业中。国产姜黄除药用，亦大量用于提取姜黄素。

3. 痛经：姜黄9 g，制香附9 g，乌药9 g，延胡索9 g。水煎服。

4. 闭经：姜黄9 g，莪术9 g，川芎9 g，桃仁10 g，鸡血藤20 g。水煎服。

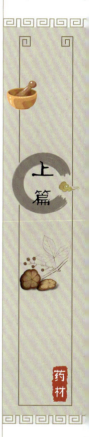

[1]曹柳，赵军宁，王晓．不同加工方法对不同产地姜黄、郁金药材中姜黄素类成分含量的影响[J]．中国实验方剂学杂志，2016（4）：50-56.

[2]刘伟，顾秀竹，吴筱霓，等．姜黄素药理作用的研究进展[J]．华西药学杂志，2021，36（3）：336-340.

前 胡

【来源】 前胡是伞形科植物白花前胡 *Peucedanum praeruptorum* Dunn 的干燥根。主产于浙江、安徽、贵州等地。

【性状】 前胡呈不规则的圆柱形、圆锥形或纺锤形，稍扭曲，下部常有分枝，长 3~15 cm，直径 1~2 cm。表面黑褐色或灰黄色，根头部多有茎痕和纤维状叶鞘残基，上端有密集的细环纹，下部有纵沟、纵皱纹及横向皮孔样突起。质较柔软，干者质硬，可折断，断面不整齐，淡黄白色，皮部散有多数棕黄色油点，形成层环纹棕色，射线放射状（图 239-1~ 图 239-2）。气芳香，味微苦，辛。

以条整齐、身长、断面黄白色、香气浓者为佳。

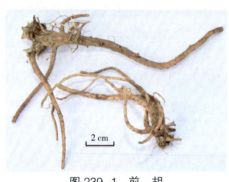

图 239-1 前 胡

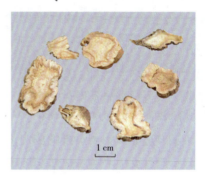

图 239-2 前胡片

【采收加工】 冬季至次春茎叶枯萎或未抽花茎时采挖。割去地上茎叶，挖出前胡，留须根在土中做种[1]，抖净泥土（忌水洗）运回，晒干或低温烘干。药材水分不得过 12.0%。

不同采集时间前胡重量、白花前胡甲素含量测定，见表 239-1。

表 239-1　不同采集时间前胡重量、白花前胡甲素含量测定[2]

采集时间	单株均重 /g	白花前胡甲素 /%
5 月 16 日	0.22	1.212
6 月 16 日	0.64	1.304
7 月 20 日	1.87	1.268
8 月 25 日	5.43	1.330
9 月 11 日	8.51	1.195
10 月 16 日	11.92	0.960
11 月 20 日	15.66	0.944
12 月 6 日	16.79	1.015
第二年 1 月 10 日	16.75	0.922
第二年 3 月 17 日	16.83	0.823

12 月采收产量大，白花前胡甲素含量较高，结合产量及有效成分含量，12 月上旬为前胡的最佳采收时间。

不同烘干温度前胡中白花前胡甲素、白花前胡乙素含量，见表 239-2。

[1]向继仁. 宁前胡仿野生栽培技术研究[J]. 现代中药研究与实践，2006，20（4）：18-20.

[2]俞年军，吴文玲，刘守金，等. 前胡根的干物质积累与香豆素类成分含量动态研究[J]. 中国中药杂志，2013，38（10）：1489-1492.

中药材质量新说（第二版）ZHONGYAOCAI ZHILIANG XINSHUO (DIERBAN) 药材

表 239-2　不同烘干温度前胡中白花前胡甲素、白花前胡乙素含量[1]

温度 /℃	30	40	50	60	70	80
白花前胡甲素 /%	1.64	1.65	1.25	1.51	1.40	1.53
白花前胡乙素 /%	1.30	1.10	1.15	0.95	1.06	1.09

30℃烘干白花前胡甲素、白花前胡乙素含量均较高。

【贮藏】　前胡贮存不当，易受热泛油、受潮发霉、易虫蛀，有效成分流失快。建议在20℃以下，单包装密封，大垛用黑色塑料布遮盖、密闭，暗室库藏。

【主要成分】　主要含香豆素类（如白花前胡甲素、白花前胡乙素）、苷类（如白花前胡苷）、挥发油等。

药典标准：醇浸出物不得少于20.0%；含白花前胡甲素不得少于0.90%，含白花前胡乙素不得少于0.24%。

【性味归经】　苦、辛，微寒。归肺经。

【功能主治】　降气化痰，散风清热。用于痰热喘满，咯痰黄稠，风热咳嗽痰多。

【用法用量】　3~10 g，或入丸、散。

【其他】

1. 前胡具有影响心血管（抗心衰及抗心律失常、抗心肌缺血及保护心肌）、降血压（如改善原发性高血压、改善肾性高血压、改善肺动脉高压）、抗凝、抗癌、抗炎、抗氧化等药理活性。

2. 感冒咳嗽：前胡 10 g，桔梗 9 g，连钱草 15 g，杏仁 9 g，浙贝母 10 g。水煎服。

首乌藤

【来源】　首乌藤是蓼科植物何首乌 *Polygonum multiflorum* Thunb. 的干燥藤茎。主产于湖北、四川、云南、贵州、重庆等地。

【性状】　首乌藤呈长圆柱形，稍扭曲，具分枝，长短不一，直径 4~7 mm。表面紫红色或紫褐色，粗糙，具扭曲的纵皱纹，节部略膨大，有侧枝痕，外皮菲薄，可剥离。质脆，易折断，断面皮部紫红色，木部黄白色或淡棕色，导管孔明显，髓部疏松，类白色。切段者呈圆柱形的段。外表面紫红色或紫褐色，切面皮部紫红色，木部黄白色或淡棕色，导管孔明显，髓部疏松，类白色（图 240-1~ 图 240-2）。气微，味微苦涩。

以枝条粗壮、均匀、外皮棕红色者为佳。

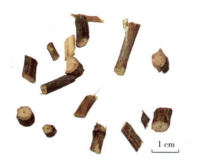

图 240-1　首乌藤

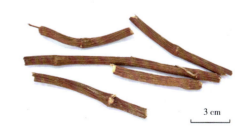

图 240-2　首乌藤（饮片）

【采收加工】　秋冬二季采割，栽后第二年秋季落叶时采收。割下茎藤，除去残叶和嫩枝，捆成把或趁鲜切短段，晒干或烘干。药材水分不得过 12.0%。

[1]郑晓霞, 张玲, 岳倩怡, 等. 宁前胡中 3 种香豆素含量影响因素的考察 [J]. 中药材, 2016, 39（4）: 713-716.

不同采收时间首乌藤四羟基二苯乙烯葡萄糖苷含量，见表240-1。

表240-1　不同采收时间首乌藤四羟基二苯乙烯葡萄糖苷含量[1]（%）

采收月份	6月	7月	8月	9月	10月	11月	12月
四羟基二苯乙烯葡萄糖苷	0.53	1.09	1.65	1.34	0.83	0.98	1.12

8月首乌藤有效成分含量高，8—10月含量下降，10—12月趋于稳定。

首乌藤不同部位四羟基二苯乙烯葡萄糖苷含量，见表240-2。

表240-2　首乌藤不同部位四羟基二苯乙烯葡萄糖苷含量[2]

部位	叶	嫩枝	中枝	老枝	嫩、中、老混合
四羟基二苯乙烯葡萄糖苷/%	—	0.016	0.147	0.516	0.254

首乌藤老枝有效成分含量高，嫩枝含量远低于药典规定限量，叶未检出含量。采收时去除叶和嫩枝。

【贮藏】　首乌藤贮存不当，易受潮、发霉，易虫蛀，有效成分流失快。建议在25℃以下，单包装密封，大垛用黑色塑料布遮盖、密闭，暗室库藏。

【主要成分】　主要含二苯乙烯类（如2，3，5，4′-四羟基二苯乙烯-2-O-β-D-葡萄糖苷、虎杖苷、白藜芦醇）、蒽醌类、黄酮类等。

药典标准：醇浸出物不得少于12.0%；含2，3，5，4′-四羟基二苯乙烯-2-O-β-D葡萄糖苷不得少于0.20%。

【性味归经】　甘，平。归心、肝经。

【功能主治】　养血安神，祛风通络。用于失眠多梦，血虚身痛，风湿痹痛，皮肤瘙痒。

【用法用量】　9~15 g。外用适量，煎水洗患处。

【其他】

1. 首乌藤有镇静催眠、降糖降脂、抗炎、抗氧化等作用，用于神经衰弱性失眠、疥疮等病症的治疗。

2. 首乌藤30 g，远志10 g，石菖蒲15 g，葛根20 g。水煎服，有健脑安神、降压催眠功效，用于脑血管硬化、血压升高、失眠多梦、记忆减退者。

3. 虚烦失眠多梦：①首乌藤30 g，水煎服。②首乌藤30 g，珍珠母30 g，丹参9 g。水煎服。

穿山龙

【来源】　穿山龙为薯蓣科植物穿龙薯蓣 *Dioscorea nipponica* Makino 的干燥根茎。主产于黑龙江、辽宁、河北、河南等地。

【性状】　穿山龙根茎呈类圆柱形，稍弯曲，长15 ~ 20cm，直径1.0 ~ 1.5cm。表面黄白色或棕黄色，有不规则纵沟、刺状残根及偏于一侧的突起茎痕。质坚硬，断面平坦，白色或黄白色，散有淡棕色维管束小点（图241-1）。气微，味苦涩。

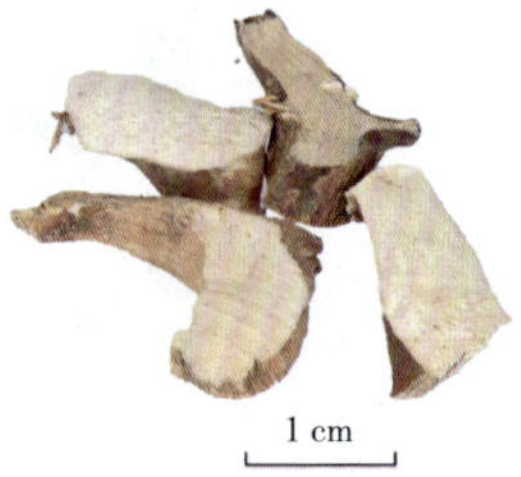

以根茎粗长，土黄色，质坚硬者为佳。

【采收加工】　栽培3年后，春、秋季二季采挖，洗净，除去须根和外皮，晒干。建议趁鲜切厚片，晒干或烘干。药材水分不得超过12.0%。

图241-1　穿山龙

[1]王芳，张久磊，武玉祥，等.何首乌不同采收期及不同部位的药用成分[J].贵州农业科学，2015，43（12）：170-172.

[2]廖力，黄倩，陈胜利，等.首乌藤不同部位有效成分含量考察[J].山地农业生物学报，2016，35（6）：81-86.

中药材质量新说（第二版）
ZHONGYAOCAI ZHILIANG XINSHUO (DIERBAN)
药材

不同采收时期地上部分和地下部分薯蓣皂苷元含量，见表241-1。

表241-1　不同采收时期地上部分和地下部分薯蓣皂苷元含量[1]（%）

采收时间	薯蓣皂苷元含量	
	地下部分（根茎）	地上部分（茎叶果实种子）
5月10日	1.194	1.512
6月10日	1.309	1.769
7月10日	1.568	1.863
8月10日	1.946	2.294
9月10日	2.261	2.117
10月10日	2.576	1.894
11月10日	2.051	1.716

穿山龙根茎中薯蓣皂苷元含量5—10月呈现出逐渐增加的趋势，在10月份达到最高值，11月份含量有所下降。因此，以薯蓣皂苷元为指标，穿山龙最适宜采收的时间为10月份。

【贮藏】　穿山龙贮存不当，易霉变，药效流失快。建议在25℃以下，单包密封、大垛密闭库藏。此贮存条件下，药材不易变质，药效不易下降。

【主要成分】　主要含甾体皂苷（如薯蓣皂苷、纤细皂苷），还含有烷烃、多糖等，穿山龙的甾体皂苷类为其主要药理活性成分。

药典标准：醇溶性浸出物不得少于20.0%，薯蓣皂苷含量不得少于1.3%。

【性味归经】　甘、苦、温。归肝、肾、肺经。

【功能主治】　祛风除湿，舒筋通络，活血止痛，止咳平喘。用于风湿痹病，关节肿胀，疼痛麻木，跌扑损伤，闪腰岔气，咳嗽气喘。

【用法用量】　内服：煎汤，9~15 g，鲜品30~45 g。也可制成酒剂使用。外用：鲜品捣敷或熬膏涂。

【其他】

1. 粉碎、加工时注意防护，以免发生过敏反应。

2. 穿山龙具有镇痛、降糖、抗炎、降尿酸、抗肿瘤、抗高脂血症、抗氧化、保肝等药理活性。穿山龙与黄山药根茎提取物制成地奥心血康，用于预防和治疗冠心病、心绞痛等。

3. 治风湿性关节炎：穿山龙15g，肖梵天花15g，忍冬藤24g，桑寄生15g，狗脊15g，川牛膝10g，水煎服。

穿心莲

【来源】　穿心莲为爵床科植物穿心莲 *Andrographis paniculata*（Burm. f.）Nees 的干燥地上部分。主产于广西、海南等地。

【性状】　穿心莲茎呈方柱形，多分枝，长50~70 cm，节稍膨大；质脆，易折断。单叶对生，叶柄短或近无柄；叶片皱缩、易碎，完整者展开后呈披针形或卵状披针形，长3~12 cm，宽2~5 cm，先端渐尖，基部楔形下延，全缘或波状；上表面绿色，下表面灰绿色，两面光滑（图242-1）。气微，味极苦。

叶不得少于30%。以色绿、叶多为优，久放色淡者质次（图242-2）。

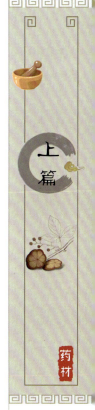

[1]赵春颖, 佟继铭, 刘玉翠. 穿山龙根茎叶不同生长期薯蓣皂苷元的含量测定 [J]. 承德医学院学报, 2008, 25（2）：127-129.

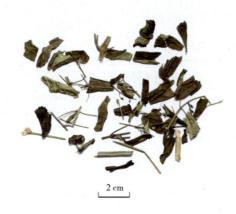

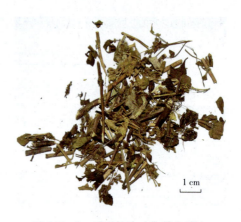

图 242-1　质量较优（色绿）　　　　　　图 242-2　质量较次（久放色淡）

【采收加工】 秋初茎叶茂盛，现蕾与始花期之间采割，晒干。建议产地趁鲜切段后及时晒干，或低温烘干。

穿心莲药材不同采收期含量的测定，见表 242-1。

表 242-1　穿心莲药材不同采收期有效成分含量的测定[1]（%）

采收期	有效成分			
	穿心莲内酯	脱水穿心莲内酯	新穿心莲内酯	总内酯
全草，快速生长期	2.23	0.17	0.31	2.71
全草，出蕾期	2.59	0.24	0.47	3.30
全草，盛蕾期	3.91	0.31	0.36	4.58
全草，盛花期	3.27	0.32	0.39	3.98

通过对不同采收期穿心莲药材中穿心莲内酯、脱水穿心莲内酯、新穿心莲内酯含量的测定，在盛蕾期时含量最高，为最佳采收期。

【贮藏】 穿心莲贮存不当，颜色易变淡，有效成分流失快。贮藏时间不超过 1 年。建议在 20℃以下，单包装密封，大垛用黑色塑料布遮盖、密闭，暗室库藏。

注：穿心莲药材在贮藏期间穿心莲内酯和总内酯含量总体表现为下降趋势。在实际应用中不宜贮藏，建议在短时间内使用或提取。

【主要成分】 主要含二萜内酯类（如穿心莲内酯、脱水穿心莲内酯）、黄酮类（如芹菜素、木犀草素）、苯丙素类、环烯醚萜类、生物碱类等。

药典标准：叶不得少于 30%，醇浸出物不得少于 8.0%，含穿心莲内酯和脱水穿心莲内酯的总量不得少于 0.80%。

【性味归经】 苦，寒。归心、肺、大肠、膀胱经。

【功能主治】 清热解毒，凉血，消肿。用于感冒发热，咽喉肿痛，口舌生疮，顿咳劳嗽，泻泄痢疾，热淋涩痛，痈肿疮疡，蛇虫咬伤。

【用法用量】 6~9 g。外用适量。

【其他】

1. 穿心莲具有抗心肌缺血、降血压、抗氧化、抗血栓、免疫调节、终止妊娠、抗炎等药理活性，用于心血管疾病、上呼吸道感染、婴幼儿慢性腹泻、胃炎、烧伤、辅助药物流产等。

2. 气管炎、肺炎、扁桃体炎：穿心莲 6 g，十大功劳叶 9 g，陈皮 9 g。水煎凉服。

3. 痰热证：穿心莲、十大功劳各 15 g，橘皮 6 g。水煎，分 2 次服，每日 1 剂。

[1] 刘晟楠, 魏惠珍, 殷文静, 等. 不同产地不同部位 3 种穿心莲内酯成分研究 [J]. 时珍国医国药, 2016, 27 (6)：1483-1484.

络石藤

【来源】 络石藤为夹竹桃科植物络石 *Trachelos permum jasminoides*（Lindl.）Lem. 的干燥带叶藤茎。主产江苏、安徽、湖南、湖北、山东等地。

【性状】 络石藤茎呈圆柱形，弯曲，多分枝，长短不一，直径 1~5 mm。表面红褐色，有点状皮孔和不定根；质硬，断面淡黄白色，常中空。叶对生，有短柄；展平后叶片呈椭圆形或卵状披针形，长 1~8 cm，宽 0.7~3.5 cm。全缘，略反卷，上表面暗绿色或棕绿色，下表面色较淡；革质（图243-1）。气微，味微苦。

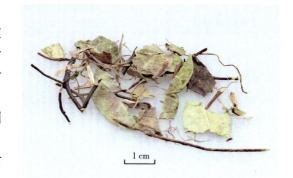

图 243-1　络石藤

【采收加工】 冬季至次春，或夏季生长旺盛时采割，除去杂质，晒干。药材水分不超过 8.0%。

【贮藏】 络石藤贮存不当，颜色易变淡变黄，有效成分易流失。建议在 25℃以下，单包装密封，大垛用黑色塑料布遮盖、密闭，暗室库藏。

【主要成分】 主要含木脂素类（如牛蒡苷、络石苷）、黄酮类（如大豆苷、木犀草素、柚皮苷）、三萜类（如络石苷 F）等。

药典标准：含络石苷不得少于 0.45%。

【性味归经】 苦，微寒。归心、肝、肾经。

【功能主治】 祛风通络，凉血消肿。用于风湿热痹，筋脉拘挛，腰膝酸痛，喉痹，痈肿，跌扑损伤。

【用法用量】 6~12 g。亦可浸酒或入丸、散服。外用适量，研粉调敷，或鲜品捣敷。

【其他】

1. 络石藤具有抗氧化、抗炎、抗疲劳、抗雌激素样作用等药理活性。

2. 络石藤煎液浸泡对治疗小儿腹泻效果良好。

3. 关节炎：络石藤、五加根皮各 50 g，牛膝根 25 g，水煎服，白酒引。

绞股蓝

【来源】 绞股蓝为葫芦科植物绞股蓝 *Gynostemma pentaphyllum*（Thunb.）Mak. 的全草。主产于广西，秦岭及长江以南各地均有栽培。

【性状】 绞股蓝为干燥皱缩的全草，茎纤细灰棕色或暗棕色，表面具纵沟纹，被稀疏毛茸，润湿展开后，叶为复叶，小叶膜质，通常 5~7 枚，少数 9 枚，叶柄长 2~4 cm，被糙毛；侧生小叶卵状长圆形或长圆状披针形，中央 1 枚较大；先端渐尖，基部楔形，两面被粗毛，叶缘有锯齿，齿尖具芒。常可见到果实，圆球形（图244-1）。味苦，具草腥气。

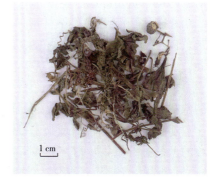

图 244-1　绞股蓝

【采收加工】 夏、秋二季茎叶茂盛时采收。北方每年可采收

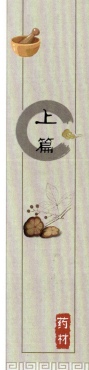

299

2 次，南方可采收 3~4 次。当茎蔓长 3 m 左右时，在距地面 15 cm 处收割，保留 3~4 片绿叶，以利于重新萌发，最后一次可将地上部分全部收割。除去杂草，洗净，晒干，药材水分不得过 11.0%。

绞股蓝不同部位皂苷含量，见表 244-1。

表 244-1　绞股蓝不同部位皂苷含量[1]

有效成分	叶	茎	根	果实	种子
总皂苷 /%	13.61	5.818	7.260	5.445	2.457
绞股蓝皂苷 A/%	0.580	0.237	0.303	0.231	—

绞股蓝各部位中，总皂苷的含量以叶中最高，种子中最低，依次为叶片＞根及根茎＞茎＞果实＞种子，叶中含量约为种子中的 5 倍。

【贮藏】　绞股蓝贮藏不当，易变色，有效成分易流失。建议在 20℃以下，单包装密封，大垛用黑色塑料布遮盖、密闭，暗室库藏。

【主要成分】　主要含皂苷类（如人参皂苷 Rb_1）、黄酮类、萜类等。

湖北省中药材质量标准（2018 年版）：含人参皂苷 Rb_1 不得少于 0.18%。

【性味归经】　苦、微甘，寒。归肺、心、脾、肾经。

【功能主治】　益气安神，止咳祛痰。用于气虚体弱，少气乏力，心悸失眠，肺虚咳嗽。

【用法用量】　6~10 g。

【其他】

1. 绞股蓝具有降低血脂、降血压、防止衰老、抑制肿瘤、增强免疫力、镇静止痛、保护心脏和肝脏、抗动脉粥样硬化、保护血管等药理活性。

2. 绞股蓝 15 g，决明子 30 g，槐花 10 g。水煎服，对高血压病、高脂血症、动脉粥样硬化症有效。

3. 劳伤虚损，遗精：绞股蓝 15~30 g。水煎服，每日 1 剂。

4. 慢性支气管炎：绞股蓝晒干研粉。每次 3~6 g，吞服，每日 3 次。

十　画

秦　艽

【来源】　秦艽是龙胆科植物秦艽 *Gentiana macrophylla* Pall.、麻花秦艽 *Gentiana Straminea* Maxim.、粗茎秦艽 *Gentiana crassicaulis* Duthie ex Burk. 或小秦艽 *Gentiana dahurica* Fisch. 的根。前三种按性状不同分别习称"秦艽"和"麻花艽"，后一种习称"小秦艽"。秦艽主产于甘肃、陕西、四川等地。麻花秦艽主产于西藏、四川、青海、甘肃、宁夏等地。粗茎秦艽主产西藏东南、云南、四川、贵州等地。小秦艽主产于内蒙古、甘肃、陕西、四川等地。

【性状】　秦艽呈类圆柱形，上粗下细，扭曲不直，长 10~30 cm，直径 1~3 cm。表面黄棕色或灰黄色，有纵向或扭曲的纵皱纹，顶端有残存茎基及纤维状叶鞘。质硬而脆，易折断，断面略显油性，皮部黄色或棕黄色，木部黄色。气特异，味苦、微涩。

麻花艽呈类圆锥形，多由数个小根纠聚而膨大，直径可达 7 cm。表面棕褐色，粗糙，有裂隙呈网状孔纹。质松脆，易折断，断面多呈枯朽状。

小秦艽呈类圆锥形或类圆柱形，长 8~15 cm，直径 0.2~1 cm。表面棕黄色。主根通常 1 个，残存的茎基有纤维状叶鞘，下部多分枝。断面黄白色。

以粗大、肉厚、色棕黄、气味浓厚者为佳（图 245-1~ 图 245-3）。

300

[1] 乐圆. 绞股蓝中皂苷含量的研究 [D]. 西安：陕西师范大学，2010.

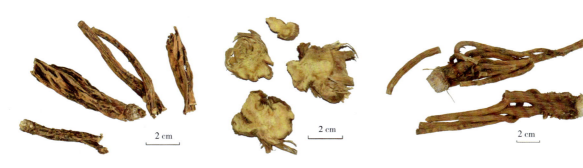

图 245-1 秦艽（四川，野生）　　　　图 245-2 秦艽片　　　　图 245-3 秦艽（云南，家种）

【采收加工】春、秋二季采挖。秦艽药材产地加工可不必发汗，直接干燥。并根据实际情况优先考虑阴干和烘干的干燥方式。小秦艽趁鲜时搓去黑皮。药材水分不得过 9.0%。

秦艽各地实际采收期有差异，如：①云南省丽江市玉龙县鲁甸乡，采用粗茎秦艽种子繁殖，育苗 1 年后移栽，宜在移栽的当年 11 月中下旬采挖。②宁夏隆德地区，2 年生秦艽宜在 10 月采挖，3 年生秦艽宜在 11 月采挖，4 年生秦艽宜在 8 月采挖。

秦艽不同采收期重量、含量测定，见表 245-1。

表 245-1　秦艽不同采收期重量、含量测定[1]

采收期	鲜重 /g	干重 /g	折干率 /%	龙胆苦苷 /%	马钱苷酸 /%
10 月 20 日	29.79	9.34	31	4.27	0.9
10 月 30 日	29.79	10.17	31	4.34	0.92
11 月 9 日	44.64	14.48	32	4.34	1.17
11 月 19 日	46.79	14.98	32	5.12	1.14
11 月 29 日	47.85	14.80	31	5.16	1.14

11 月中下旬采收产量、有效成分含量高。

高效液相色谱对不同年限秦艽产量及不同部位活性成分含量研究，见表 245-2。

表 245-2　高效液相色谱对不同年限秦艽产量及不同部位活性成分含量研究[2]

生长年限	不同部位	3 月	4 月	5 月	6 月	7 月	8 月	9 月	10 月	11 月
2 年生	根干重 /g	0	0	0	0	0	0.57	0.86	1.14	1.14
	龙胆苦胆 /%	4.46	5.14	5.49	6.51	6.86	8.57	9.26	9.94	8.91
	马钱苷酸 /%	0.69	0.30	0.43	0.55	0.80	0.75	0.48	0.50	0.60
	净量 /g	0.00	0.00	0.00	0.00	0.00	0.05	0.08	0.12	0.11
3 年生	根干重 /g	1.43	1.57	1.71	2.00	3.14	3.14	3.57	3.71	4.00
	龙胆苦胆 /%	8.91	9.26	10.29	9.60	9.26	8.91	8.74	8.57	8.91
	马钱苷酸 /%	0.50	0.15	0.23	0.30	0.38	0.28	0.26	0.35	0.63
	净量 /g	0.13	0.15	0.18	0.20	0.30	0.29	0.32	0.33	0.38
4 年生	根干重 /g	3.71	4.29	4.43	7.14	7.43	7.71	8.00	7.86	8.29
	龙胆苦胆 /%	9.26	9.60	12.00	10.29	8.57	9.26	8.57	8.23	8.23
	马钱苷酸 /%	0.90	0.28	0.15	0.20	0.25	0.58	0.48	0.50	0.60
	净量 /g	0.38	0.42	0.54	0.75	0.66	0.76	0.72	0.69	0.73

［1］曾羽，陈兴福，邹元锋，等. 鲁甸粗茎秦艽最适采收期初探［J］. 中国中药杂志，2014，39（14）：2635-2639.

［2］刘春. 高效液相色谱对不同年限秦艽产量及不同部位活性成分质量分数研究［J］. 四川中医，2019，37（3）：68-71.

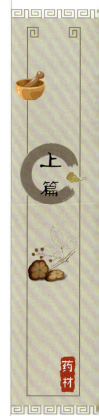

秦艽药材的 5 种成分含量总和，干燥结果为阴干法＞烘干法＞晒干法。

各组成分含量测定结果，见表 245-3。

表 245-3　各组成分含量测定结果[1]（％）

方法	有效成分					
	马钱苷酸	6′-O-β-葡萄糖基龙胆苦苷	獐牙菜苦苷	龙胆苦苷	獐牙菜苷	5 种成分含量总和
发汗后烘干	1.139	0.395	0.386	7.669	0.051	9.640
直接烘干	1.171	0.111	0.349	8.092	0.035	9.758
发汗后晒干	0.825	0.442	0.380	7.357	0.043	9.047
直接晒干	1.182	0.369	0.383	8.000	0.053	9.987
发汗后阴干	0.996	0.433	0.427	8.132	0.049	10.037
直接阴干	1.180	0.374	0.400	8.766	0.048	10.768
切片	1.209	0.194	0.371	8.129	0.041	9.944

发汗对各成分含量的影响，见表 245-4。

表 245-4　发汗对各成分含量的影响[2]（％）

方法	有效成分					
	马钱苷酸	6′-O-β-葡萄糖基龙胆苦苷	獐牙菜苦苷	龙胆苦苷	獐牙菜苷	5 种成分含量总和
发汗	0.987	0.424	0.398	7.719	0.048	9.576
不发汗	1.178	0.285	0.378	8.286	0.045	10.172
不发汗（切片）	1.209	0.194	0.371	8.129	0.041	9.944

干燥方法对各个成分含量的影响，见表 245-5。

表 245-5　干燥方法对各个成分含量的影响[3]（％）

方法	有效成分					
	马钱苷酸	6′-O-β-葡萄糖基龙胆苦苷	獐牙菜苦苷	龙胆苦苷	獐牙菜苷	5 种成分含量总和
烘干	1.16	0.25	0.37	7.88	0.04	9.70
晒干	1.00	0.41	0.38	7.68	0.05	9.52
阴干	1.09	0.40	0.41	8.45	0.05	10.40

发汗后干燥的药材中马钱苷酸、龙胆苦苷与 5 种成分总含量极显著低于不发汗直接干燥的药材，6′-O-β-葡萄糖基龙胆苦苷显著高于直接干燥的药材，而獐牙菜苦苷、獐牙菜苷含量与不发汗相比无显著差异。烘干、晒干和阴干三种干燥方式中，阴干最有利于龙胆苦苷以及五种成分总含量的保留。烘干有利于马钱苷酸的保留，晒干相对不利于主要有效成分的保留。

【贮藏】　秦艽贮存不当，易受潮发霉，有效成分流失快。建议在 25℃以下，单包装密封，大垛用黑色塑料布遮盖、密闭，暗室库藏。

【主要成分】　主要含环烯醚萜类（如獐牙菜苷、马钱苷酸、龙胆苦苷）、木脂素类（如鹅掌楸苷）、黄酮类、三萜类、生物碱类等。

药典标准：醇浸出物不得少于 24.0%；含龙胆苦苷和马钱苷酸的总量不得少于 2.5%。

【性味归经】　辛、苦，平。归胃、肝、胆经。

【功能主治】　祛风湿，清湿热，止痹痛，退虚热。用于风湿痹痛，中风半身不遂，筋脉拘挛，

[1][2][3]张润，陈千良，胡河荷.干燥方法对秦艽药材中有效成分含量的影响[J].时珍国医国药，2019，30（6）：1348-1351.

骨节酸痛，湿热黄疸，骨蒸潮热，小儿疳积发热。

【用法用量】 3~10 g。

【其他】

1. 獐牙菜苷具有退热和抗惊厥的作用。在小秦艽地上部分（茎、叶和花）中，獐牙菜苷含量高于其根部，也高于其他 3 种秦艽植物，差异极大，特别是产自青海互助的小秦艽地上部分的獐牙菜苷含量最高。

2. 其他非药典品种如粗壮秦艽、西藏秦艽、长梗秦艽中龙胆苦苷和马钱苷酸总含量达到药典标准，在四川、西藏等地野生资源丰富。

3. 秦艽具有抗炎镇痛、保肝、抗病毒、抗肿瘤、免疫抑制、降压、抗菌等药理活性[1]。临床可用于治疗风湿病、骨关节病、脑出血后遗症、面神经炎、肛肠疾病（如结肠炎、内痔、外痔）、皮肤病、妇科疾病等。

4. 风湿关节痛：秦艽 10 g，无花果根 30 g，忍冬藤 30 g，徐长卿 10 g。水煎服。

秦 皮

【来源】 秦皮是木犀科植物苦枥白蜡树 *Fraxinus rhynchophylla* Hance、白蜡树 *Fraxinus chinensis* Roxb.、尖叶白蜡树 *Fraxinus szaboana* Lingelsh. 或宿柱白蜡树 *Fraxinus stylosa* Lingelsh. 的干燥枝皮或干皮。

【性状】 枝皮：呈卷筒状或槽状，长 10~60 cm，厚 1.5~3 mm。外表面灰白色、灰棕色至黑棕色或相间呈斑状，平坦或稍粗糙，并有灰白色圆点状皮孔及细斜皱纹，有的具分枝痕。内表面黄白色或棕色，平滑。质硬而脆，断面纤维性，黄白色。气微，味苦。

干皮：为长条状块片，厚 3~6 mm。外表面灰棕色，具龟裂状沟纹及红棕色圆形或横长的皮孔。质坚硬，断面纤维性较强（图 246-1）。

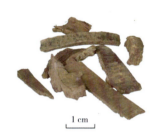

1 cm

图 246-1 秦 皮

【采收加工】 春、秋二季剥取枝皮或干皮，鲜皮直接切丝，晒干，或烘干。药材水分不得过 7.0%。

不同地理种源秦皮的树皮及叶中秦皮甲素、秦皮乙素的含量测定，见表 246-1。

表 246-1 不同地理种源秦皮的树皮及叶中秦皮甲素、秦皮乙素的含量测定[2]

种源地点	秦皮甲素 /%	秦皮乙素 /%
苦枥白蜡树（黑龙江七台河）	0.05	0.09
苦枥白蜡树（黑龙江帽儿山）	0.04	0.07
苦枥白蜡树（黑龙江绥棱）	0.04	0.06
水曲柳（黑龙江帽儿山）	0.03	0.06
宿柱白蜡树（陕西洛南县—自采）	1.83	0.16
宿柱白蜡树（陕西洛南县—购买）	2.40	0.13
宿柱白蜡树（陕西丹凤县）	1.09	0.14
毛白蜡树（陕西西安）	0.04	0.20
秦岭白蜡树（陕西秦岭）	0.02	0.05

[1] 杨飞霞，王玉，夏鹏飞，等. 秦艽化学成分和药理作用研究进展及质量标志物（Q-marker）的预测分析 [J]. 中草药 2020, 51（10）：2718-2731.

[2] 左月明，王振月，崔红花，等. 不同地理种源秦皮的树皮及叶中秦皮甲素、秦皮乙素的含量测定 [J]. 中成药, 2003, 25（7）：552-554.

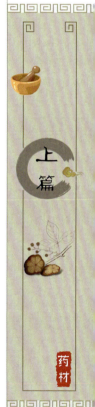

不同地理种源造成的秦皮质量差异显著，其中陕西洛南县、丹凤县一带产秦皮质量佳，应有效利用。

不同树龄秦皮秦皮甲素、秦皮乙素含量测定，见表246-2。

表246-2　不同树龄秦皮秦皮甲素、秦皮乙素含量测定[1]

有效成分	树龄			
	3 年	4 年	5 年	6 年
秦皮甲素 /%	2.028	3.272	6.471	9.976
秦皮乙素 /%	1.900	3.592	4.182	6.891

秦皮甲素、秦皮乙素含量随树龄的增加呈上升趋势。

【贮藏】　秦皮贮存不当，易虫蛀，有效成分流失快。建议在 25℃ 以下，单包装密封，大垛用黑色塑料布遮盖、密闭，暗室库藏。

【主要成分】　主要含香豆素类（如秦皮甲素、秦皮乙素、秦皮素、秦皮苷）、环烯醚萜类（如橄榄苦苷）、木脂素类、酚类、三萜类等。

药典标准：醇浸出物不得少于 8.0%；含秦皮甲素和秦皮乙素总量不得少于 1.0%。

【性味归经】　苦、涩，寒。归肝、胆、大肠经。

【功能主治】　清热燥湿，收涩止痢，止带，明目。用于湿热泻痢，赤白带下，目赤肿痛，目生翳膜。

【用法用量】　6~12 g。外用适量，煎洗患处。

【其他】

1. 秦皮，生长年限越长的树，其枝皮较干皮秦皮甲素和秦皮乙素的总含量要高，树龄较小的树，其枝皮与干皮有效成分差异不大[2]。

2. 秦皮具有抗病毒、抗炎镇痛、抗肿瘤、抗氧化、神经保护、血管保护、利尿、保肝等药理作用。秦皮临床用于治疗细菌性痢疾、慢性气管炎、陈旧性骨折、慢性结膜炎有明显的疗效。

3. 细菌性痢疾：秦皮 18 g，水煎成 40 ml，口服。

4. 牛皮癣：秦皮 30~60 g，煎水洗患处，每日或隔 2~3 日洗 1 次，每次煎水（温水）可洗 3 次。

赶黄草

【来源】　赶黄草为虎耳草科植物扯根菜 *Penthorum chinense* Pursh 的干燥地上部分。主产于四川，全国大部分地区均有分布。

【性状】　赶黄草茎呈圆形，全株长达 100 cm，直径 0.2~0.8 cm。表面黄红色或绿色，较光滑，叶痕两侧有两条微隆起向下延伸的纵向褐色条纹。易折断，断面纤维性，黄白色，中空。单叶互生，常卷曲易碎，完整叶片展开后呈披针形，长 3~10 cm，宽约 0.8 cm，两面无毛，上表面黄红色或暗绿色，下表面红黄色或灰绿色。花黄色。蒴果黄红色，直径约 6 mm；种子细小（图247-1~图247-5）。气微，味微苦。

以叶多、花多、茎枝少者质优。

[1] 黎丹，姜巧芳，白吉庆，等. 树龄对秦岭白蜡树树皮中秦皮甲素、秦皮乙素与秦皮素含量的影响[J]. 药物分析与检验，2016，14（1）：60-62.

[2] 王芳，王亚恒，王小平，等. 高效液相色谱法测定秦皮枝皮和干皮中秦皮甲素与秦皮乙素的含量[J]. 中南药学，2018，16（9）：1299-1302.

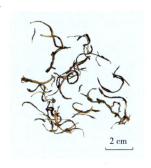

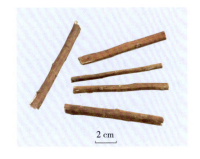

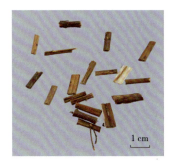

图 247-1　赶黄草叶（炒）　　　图 247-2　赶黄草茎（青黄，质优）　　图 247-3　赶黄草茎（枯朽，质次）

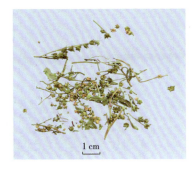

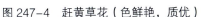

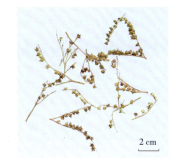

图 247-4　赶黄草花（色鲜艳，质优）　　　　　　图 247-5　赶黄草花（色淡，质次）

【采收加工】　夏、秋季茎叶茂盛至开花时候均可收割，茎、叶、花分开，摊薄快速晒干或烘干。药材水分不得过 13.0%。

不同生育期赶黄草含量比较，见表 247-1。

表 247-1　不同生育期赶黄草含量比较[1]（%）

生育期	苗期	分枝期	分枝生长期	现蕾期	花期	果期
叶片比重	58	67	54	50	41	33
总黄酮含量	4.3	4.5	4.3	3.9	3.6	3.6
槲皮素含量	0.58	0.49	0.47	0.41	0.39	0.37

赶黄草中总黄酮和槲皮素含量随着植株的生长呈下降趋势，且总黄酮含量与叶片比重呈正相关，以分枝期叶片比重和总黄酮含量最高。

赶黄草花期各部位槲皮素含量比较，见表 247-2。

表 247-2　赶黄草花期各部位槲皮素含量比较[2]（%）

部位	茎生叶	分枝叶	枝	茎	花
槲皮素含量	0.50	0.75	0.06	0.04	0.34

赶黄草花期分枝叶中槲皮素含量最高，茎生叶次之，花中相对较高，以茎和枝中含量最低。

【贮藏】　赶黄草贮存不当，颜色易变黄或褪色，有效成分流失快。建议在 20℃以下，单包装密封，大垛用黑色塑料布遮盖、密闭，暗室库藏。

【主要成分】　主要含黄酮类（如芹菜苷、白杨素、木犀草素）、木脂素类（如松脂酚、丁香脂素）、香豆素类、三萜类、苯乙酮类、挥发油等。

四川省中药材标准：水浸出物不得少于 14.0%；含槲皮素不得少于 0.10%。

【性味归经】　甘，平。归肝经。

[1][2]孙佩，童文，杨晓，等．赶黄草不同生育时期植株重量及有效成分含量变化研究[J]．西南农业学报，2013，26（06）：2666-2668.

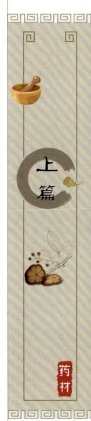

【功能主治】除湿利水，祛瘀止痛。主治黄疸、水肿、经闭、跌打损伤。

【用法用量】15~30 g。外用适量，煎水洗或捣烂敷患处。

【其他】

1. 赶黄草具有保肝、利胆、抗病毒、抗氧化、防突变等药理活性，主要用于解酒，急慢性肝炎、病毒性肝炎、药物性肝损伤、肝纤维化、肝源性胃十二指肠溃疡等肝脏疾病。

2. 小便不利：赶黄草 15 g，车前草 12 g，水煎服。

3. 水湿黄肿：赶黄草、岩豆藤根、尿珠子根、山胡椒根各 30 g，炖肉服。

莱菔子

【来源】 莱菔子十字花科植物萝卜 *Raphanus sativus* L. 的干燥成熟种子。主产于河北、河南、浙江、湖北、湖南等地。

【性状】 莱菔子呈类卵圆形或椭圆形，稍扁，长 2.5~4 mm，宽 2~3 mm。表面黄棕色、红棕色或灰棕色。一端有深棕色圆形种脐，一侧有数条纵沟。种皮薄而脆，子叶 2，黄白色，有油性（图 248-1）。气微，味淡、微苦辛。

以粒大、饱满、油性大者为佳。

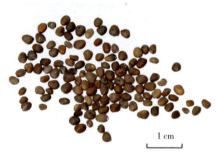

图 248-1　莱菔子

【采收加工】 夏、秋间果实成熟时采收，晒干，搓出种子，除去杂质，再晒干。药材水分不得过 8.0%。

莱菔子粉碎与不粉碎水及醇浸出物的比较，见表 248-1。

表 248-1　莱菔子粉碎与不粉碎水及醇浸出物的比较[1]（%）

样品	不粉碎	粉碎
水溶性浸出物	14.05	19.86
醇溶性浸出物	0.544	17.43

粉碎之后的莱菔子水浸出物和醇浸出物远超过不粉碎时的含量。

三个主要品种莱菔子得油率、蛋白质、芥子碱的含量测定，见表 248-2。

表 248-2　三个主要品种莱菔子得油率、蛋白质、芥子碱的含量测定[2]（%）

品种	得油率	蛋白质含量	芥子碱含量
青萝卜	36.63	28.20	1.201
白萝卜	34.00	30.33	1.213
红萝卜	37.71	34.23	1.236

品种为红萝卜的莱菔子得油率、蛋白质、芥子碱均最高。

【贮藏】 莱菔子贮存不当，易虫蛀，有效成分易流失。建议在 25℃ 以下，单包装密封，大垛用黑色塑料布遮盖、密闭，暗室库藏。

【主要成分】 主要含莱菔素、芥子碱及脂肪油等。

[1] 谭鹏. 莱菔子炮制工艺与质量控制方法研究 [D]. 济南：山东中医药大学，2005.

[2] 李媛. 不同品种莱菔子生药学研究 [D]. 济南：山东中医药大学，2016.

中药材质量新说（第二版）ZHONGYAOCAI ZHILIANG XINSHUO (DIERBAN) 药材

药典标准：醇浸出物不得少于10%；含芥子碱以芥子碱硫氰酸盐计，不得少于0.40%。

【性味归经】 辛、甘，平。归肺、脾、胃经。

【功能主治】 消食除胀，降气化痰。用于饮食停滞，脘腹胀痛，大便秘结，积滞泻痢，痰壅喘咳。

【用法用量】 5~12 g。

【其他】

1. 莱菔子具有驱虫、降气、祛痰、抗真菌及抗病毒等药理作用。

2. 痢疾有积，后重不通：莱菔子25 g，白芍15 g，大黄5 g，木香2.5 g。水煎服。

3. 老年性便秘：莱菔子（文火炒煮）30~40 g，温开水送服，2~3次/日。

4. 崩漏：莱菔子120~150 g，水煎分3次服，每日1剂，连服1~2剂。

莲 子

【来源】 莲子是睡莲科植物莲 *Nelumbo nucifera* Gaertn. 的干燥成熟种子。主产于湖南、湖北、江西、福建、江苏、浙江，分布于我国南北各省。

【性状】 莲子略呈椭圆形或类球形，长1.2~1.8 cm，直径0.8~1.4 cm。表面红棕色，有细纵纹和较宽的脉纹。一端中心呈乳头状突起，棕褐色，多有裂口，其周边略下陷。质硬，种皮薄，不易剥离。子叶2，黄白色，肥厚，中有空隙，具绿色莲子心；或底部具有一小孔，不具莲子心（图249-1）。气微，味甘、微涩；莲子心味苦。

以个大饱满者为佳。

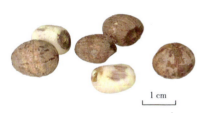

1 cm

图249-1 莲 子

【采收加工】 7—8月果实成熟时采收。选晴天下午，割下莲蓬，取出莲子，除去果皮，取出莲心。莲蓬、莲子、莲心分开晒干或烘干。药材水分不得过14.0%。

不同成熟期鲜莲的分级标准，见表249-1。

表249-1 不同成熟期鲜莲的分级标准[1]

成熟度	分级	盛花后天数	外观性状
七分熟	乳熟期	13~16	莲蓬、莲壳表面嫩绿；莲子鹅黄色，极不饱满，内部积累透明的胶状物质，手压易破；汁液较多，清甜；莲心嫩黄，没有苦涩味
八分熟	蜡熟期	18~22	莲蓬青绿、莲壳黄绿；莲子象牙白，颗粒大小较为均匀，略不饱满；汁液中溶有少量淀粉，微甜；莲心浅绿，稍微苦味
九分熟	完熟期	24~26	莲蓬深绿、莲壳表面青褐色；莲子颗粒饱满，外形圆壮，体型增至最大，颗粒均匀；莲子象牙黄，汁液较少，多为淀粉，鲜食口感较差；莲心墨绿，苦味浓厚
十分熟	枯熟期	29~31	莲蓬深褐色、莲壳乌黑坚硬，体积略有缩小；莲子内物质大量脱水，膜紧粘着莲子，难以剥离；表皮下面有一层坚固的棚栏组织，水分、空气不易透入；莲子米黄色，口感特铁硬，难以下噎；莲心深绿，干枯

莲子完熟期采收，产量高，药用质量好，便于加工。蜡熟期采收口感较好。

【贮藏】 莲子贮存不当，易虫蛀、发霉、颜色变深、口感变差，有效成分降低。建议在20℃以下，单包装密封，大垛用黑色塑料布遮盖、密闭，暗室库藏。大货也可直接冷藏。

【主要成分】 主要含低聚糖类（如棉子糖），酚酸类（如没食子酸、迷迭香酸），黄酮类（如

---

[1]许丽宾.不同成熟期莲子品质特性的研究与应用[D].福州:福建农业大学,2015.

芹菜素、莲苷 A、牡荆素）等。

【性味归经】 甘、涩，平。归脾、肾、心经。

【功能主治】 补脾止泻，止带，益肾涩精，养心安神。用于脾虚泄泻，带下，遗精，心悸失眠。

【用法用量】 6~15 g。

【其他】

1. 黄曲霉毒素不得过限量。

2. 莲子具有抗氧化、抑菌、抗癌、护肝解酒、美白防晒，延缓衰老、抑制低血糖等药理作用。

3. 小儿食少：莲子、芡实、山药、茯苓各适量，炒黄研末，每日 1 小匙炖米粉服用。

莲子心

【来源】 莲子心是睡莲科植物莲 Nelumbo nucifera Gaertn. 的成熟种子中的干燥幼叶及胚根。产地同莲子。

【性状】 莲子心略呈细圆柱形，长 1~1.4 cm，直径约 0.2 cm。幼叶绿色，一长一短，卷成箭形，先端向下反折，两幼叶间可见细小胚芽。胚根圆柱形，长约 3 mm，黄白色。质脆，易折断，断面有数个小孔（图 250-1）。气微，味苦。

【采收加工】 7—8 月果实成熟时采收。选晴天下午，割下莲蓬，取出莲子，除去果皮，取出莲心，阴干或 60℃ 以下热风风干。药材水分不得过 12.0%。

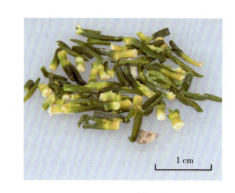

图 250-1 莲子心

不同产地莲子心不同部位莲心碱含量，见表 250-1。

表 250-1 不同产地莲子心不同部位莲心碱含量[1]（%）

产地	建德	白洋淀	湖南	福建	南京	四川
幼叶	1.55	0.55	0.46	1.42	1.59	0.28
胚根	0.37	0.12	0.13	0.28	0.29	0.05

莲子心幼叶中莲子碱含量为胚根中莲子碱含量的 4~5 倍。

【贮藏】 莲子心贮藏不当，易虫蛀、受潮发霉。建议在 20℃ 以下，单包装密封，大垛用黑色塑料布遮盖、密闭，暗室库藏。有条件的也可直接冷藏。

莲心碱稳定性考察，见表 250-2。

表 250-2 莲心碱稳定性考察[2]

测定项目	初始值	光照		相对湿度 75%		相对湿度 90%		温度 40℃		避光室温放置一年
莲心碱 /%	99.6	5 天	10 天	5 天	10 天	5 天	10 天	5 天	10 天	90.0
		77.7	64.5	98.2	97.7	98.1	97.9	98.8	97.5	

莲子心中有效成分莲心碱易受光照影响，药材加工过程中应避免暴晒，阴干或者热风风干有效成分含量高。避光室温放置一年莲心碱含量下降 10%。

[1][2]寿国香, 周军, 安彦, 等 . 莲心碱及莲心碱高氯酸盐初步稳定性考察及莲子心不同部位中莲心碱的含量测定[J]. 中草药, 2002, 33（7）：660-661.

【主要成分】 主要化学成分为莲心碱、异莲心碱、甲基莲心碱、荷叶碱、莲子碱、木犀草苷等。

药典标准：含甲基莲心碱不得少于 0.70%。

【性味归经】 苦，寒。归心、肾经。

【功能主治】 清心安神，交通心肾，涩精止血。用于热入心包，神昏谵语，心肾不交，失眠遗精，血热吐血。

【用法用量】 2~5 g。

【其他】

1. 现代药理学实验证明莲子心中生物碱类成分具有抗心律失常作用，对心肌缺血、高血压等心血管疾病有治疗作用。莲子心还具有抗血小板聚集、抗脂质氧化、降血脂、逆转白血病细胞多药耐药等作用。

2. 心烦失眠：莲子心 3 g，炒酸枣仁、茯神各 12 g，夜交藤 16 g。水煎服。

3. 莲心（莲子中的胚芽）4~5 g。以开水冲沏代茶饮用。清心，涩精，止血，降血压；治高血压，头昏脑涨，心悸失眠等症。

莪 术

【来源】 莪术为姜科植物蓬莪术 Curcuma phaeocaulis Val.、广西莪术 Curcuma kwangsiensis S.G.Lee et C.F.Liang 或温郁金 Curcuma wenyujin Y.H.Chen et C.Ling 的干燥根茎。后者习称"温莪术"。蓬莪术主产于四川、福建、广东等地，广西莪术主产于广西、云南，温莪术主产于浙江、四川、江西等地。

【性状】 蓬莪术：呈卵圆形、长卵形、圆锥形或长纺锤形，顶端多钝尖，基部钝圆，长 2~8 cm，直径 1.5~4 cm。表面灰黄色至灰棕色，上部环节突起，有圆形微凹的须根痕或残留的须根，有的两侧各有 1 列下陷的芽痕和类圆形的侧生根茎痕，有的可见刀削痕。体重，质坚实，断面灰褐色至蓝褐色，蜡样，常附有灰棕色粉末，皮层与中柱易分离，内皮层环纹棕褐色。气微香，味微苦而辛。

广西莪术：环节稍突起，断面黄棕色至棕色，常附有淡黄色粉末，内皮层环纹黄白色。

温莪术：断面黄棕色至棕褐色，常附有淡黄色至黄棕色粉末。气香或微香。

以个均匀、质坚实、断面灰褐色者为佳（图 251-1~ 图 251-2）。

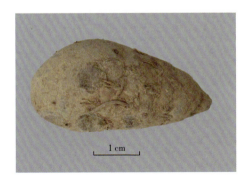

图 251-1 莪 术

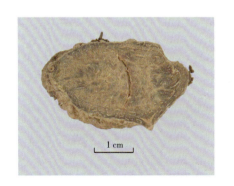

图 251-2 莪术片

【采收加工】 冬季茎叶枯萎后采挖，洗净，蒸或煮至透心，晒干或低温干燥后除去须根和杂质。药材水分不得过 14.0%。

产地加工与炮制一体化最优工艺：温莪术新鲜药材洗净，蒸制 3~4 小时，在 50℃烘箱中干燥

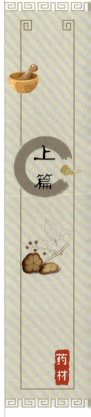

36~42 小时，切 3~5 mm 厚片，在 45℃烘箱中干燥 6 小时，并且在干燥过程中每小时翻动 1 次[1]。

不同采收期广西莪术挥发油和莪术醇含量，见表 251-1。

表 251-1　不同采收期广西莪术挥发油和莪术醇含量[2]（%）

采收期	10 月份	11 月份	12 月份	1 月份	2 月份
挥发油含量	1.225	1.290	1.984	2.546	2.426
莪术醇含量	0.035	0.033	0.044	0.048	0.047

1 月份、2 月份莪术挥发油、莪术醇含量较高，故广西莪术的最适宜采收期为 1 月份至 2 月份。

【贮藏】　莪术贮存不当，易虫蛀，有效成分流失快。建议在 25℃以下，单包装密封，大垛用黑色塑料布遮盖、密闭，暗室库藏。

【主要成分】　主要含挥发油类（如樟脑、α-蒎烯、β-蒎烯、龙脑、莪术醇、莪术酮、芳姜酮）、二苯基庚烷类（如姜黄素）等。

药典标准：醇浸出物不得少于 7.0%，挥发油含量不得少于 1.5%（ml/g）。

【性味归经】　辛、苦，温。归肝、脾经。

【功能主治】　行气破血，消积止痛。用于癥瘕痞块，瘀血经闭，胸痹心痛，食积胀痛。

【用法用量】　6~9 g。

【其他】

1. 孕妇禁用。

2. 莪术具有抗肿瘤、抗血栓、抗炎、抗病毒、抗早孕、抗菌、保肝、抗银屑病、抗纤维组织增生等多种药理活性，临床上用于早期宫颈癌、原发性肝癌、白血病、缺血性脑病、霉菌性阴道炎、宫颈糜烂、皮肤溃烂、神经性皮炎、慢性支气管炎等。

3. 闭经：莪术 10 g，王不留行 10 g，桃仁 10 g，丹参 9 g，川芎 9 g。水煎服。

桂　枝

【来源】　桂枝是樟科植物肉桂 *Cinnamomum cassia* Presl 的干燥嫩枝。主产于广东、广西。

【性状】　桂枝呈长圆柱形，多分枝，长 30~75 cm，粗端直径 0.3~1 cm。表面红棕色至棕色，有纵棱线、细皱纹及小疙瘩状的叶痕、枝痕、芽痕，皮孔点状。质硬而脆，易折断。切片厚 2~4 mm，切面皮部红棕色，木部黄白色至浅黄棕色，髓部略呈方形。有特异香气，味甜、微辛，皮部味较浓。

以幼嫩、棕红色、气香者为佳（图 252-1）；色浅、味淡，质次（图 252-2）。

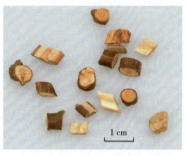

图 252-1　色深、味浓，质优

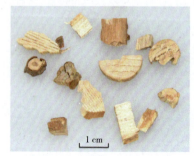

图 252-2　色浅、味淡，质次

[1] 王洁，陈琪瑶，徐依依，等 . 基于过程控制的温莪术产地加工与炮制一体化工艺及药效研究 [J]. 中国药师，2019，22（8）：1411-1416.

[2] 陈旭，曾建红，陈序，等 . 广西道地产区莪术挥发油及主要成分含量影响因素的考察 [J]. 华夏医学，2008，21（4）：603-605.

中药材质量新说（第二版）

ZHONGYAOCAI ZHILIANG XINSHUO (DIERBAN)

药材

【采收加工】 春、夏二季采收。剪取嫩枝，去叶，直接晾干或趁鲜切片或切段后晾干。药材水分不得过12.0%。

不同采收季节桂枝中桂皮醛含量测定，见表252-1。

表252-1　不同采收季节桂枝中桂皮醛含量测定[1]

采收季节	春	夏	秋	冬
桂皮醛/%	1.370	1.028	1.008	0.639

春季采收桂枝中桂皮醛含量高。

不同干燥方法的桂枝有效成分含量测定，见表252-2。

表252-2　不同干燥方法的桂枝有效成分含量测定[2]

干燥方式	40℃烘干	晒干	晾干
挥发油/%	3.56	3.43	5.01
桂皮醛/%	2.84	2.59	3.56

晾干的桂枝色泽好，香味浓，挥发油、桂皮醛含量高。

【贮藏】 桂枝贮存不当，易虫蛀，色易变淡，香气极易散失，有效成分流失快。色淡、无香气者基本无药效。建议在20℃以下，深色包装袋单包装密封，大垛用黑色塑料布遮盖、密闭，暗室库藏。

【主要成分】 挥发油中主要化学成分为桂皮醛、香豆素、桂皮醇、桂皮酸等。

药典标准：醇浸出物不得少于6.0%；含桂皮醛不得少于1.0%。

【性味归经】 辛、甘，温。归心、肺、膀胱经。

【功能主治】 发汗解肌，温通经脉，助阳化气，平冲降气。用于风寒感冒，脘腹冷痛，血寒经闭，关节痹痛，痰饮，水肿，心悸，奔豚。

【用法用量】 3~10 g。

【其他】

1. 桂枝具有抑菌、抗炎、抗过敏、抗肿瘤、抗病毒、利尿、扩张血管、促进发汗、降压、解热、解痉镇痛、镇静、抗惊厥、抗血小板聚集、抗凝血等多种药理活性。

2. 孕妇慎用。

3. 桂枝汤：桂枝9 g，白芍9 g，炙甘草6 g，生姜9 g，大枣3 g。常用于治疗感冒、流行性感冒，还可用于治疗原因不明的低热、产后病后低热、出汗异常、过敏性鼻炎、多形红斑、冻疮、荨麻疹等多种疾病。

4. 心绞痛：桂枝、生姜各9 g，枳实5枚。水煎服。每日3次。

桔 梗

【来源】 桔梗为桔梗科植物桔梗 Platycodon grandiflorum（Jacq.）A.DC. 干燥根。主产于内蒙古、安徽、陕西、山西、河南、山东、四川等地，全国大部分地区均有种植。

【性状】 桔梗呈圆柱形或略呈纺锤形，下部渐细，有的有分枝，略扭曲，长7~20 cm，直径0.7~2 cm。表面淡黄白色至黄色，不去外皮者表面黄棕色至灰棕色，具纵扭皱沟，并有横长的皮孔样斑痕及支根痕，上部有横纹。有的顶端有较短的根茎或不明显，其上有数个半月形茎痕。质脆，断面不平坦，形成层环棕色，皮部黄白色，有裂隙，木部淡黄色（图253-1~图253-3）。气微，味微甜后苦。

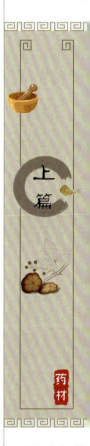

[1][2]杨松, 贾英, 毕开顺. RP-HPLC法测定桂枝中4种活性成分的含量[J]. 药物分析杂志, 2004, 24（2）：143-146.

311

注：1年生桔梗，色淡，质量差；多年生桔梗，长粗黑皮，质量好。好的桔梗根条大，颜色深，有效成分含量高。

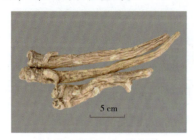
图 253-1　桔梗（粗皮）

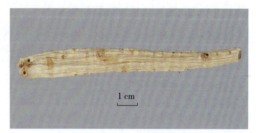
图 253-2　桔梗（刮皮）

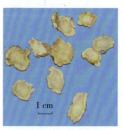
图 253-3　桔梗片

【采收加工】春、秋二季采挖。或9月中旬到10月初叶片黄萎时采挖，割去茎叶，挖出全根，洗净泥土，趁鲜剥去外皮或不去外皮，晒干或烘干。建议趁鲜切片。药材水分不得过15.0%。

注：桔梗一般机器采收，多用晒干。

桔梗不同部位桔梗皂苷 D 含量比较，见表 253-1。

表 253-1　桔梗不同部位桔梗皂苷 D 含量比较[1]（%）

桔梗部位	木质部	内皮	外皮	芦头	根上段	根中段	根下段
桔梗皂苷 D 含量	0.26	0.44	0.03	0.26	0.41	0.36	0.36

桔梗芦头和根部桔梗皂苷 D 含量基本相同，外皮部含量低。

不同干燥方法处理的桔梗样品含量测定，见表 253-2。

表 253-2　不同干燥方法处理的桔梗样品含量测定[2]（%）

干燥方式	含水量	桔梗皂苷 D 含量
晒干	9.72	0.12
60℃烘干	8.74	0.18
80℃烘干	8.86	0.38

80℃烘干桔梗颜色呈褐色，颜色较差，但桔梗皂苷 D 含量最高。

【贮藏】桔梗贮存不当，易受潮霉变，易虫蛀，有效成分流失快。建议在25℃以下，单包装密封，大垛用黑色塑料布遮盖、密闭，暗室库藏。

注：桔梗极易受潮和虫蛀，夏季高温季节来临前可充氮气或二氧化碳进行养护。

【主要成分】主要含皂苷类（如桔梗皂苷 A、远志皂苷 D）、酚酸类（如油酸松柏酯）、甾醇类（如 α- 菠菜甾醇、β- 谷甾醇）、挥发油等。

药典标准：醇浸出物不得少于17.0%；含桔梗皂苷 D 不得少于0.10%。

【性味归经】苦、辛，平。归肺经。

【功能主治】宣肺，利咽，祛痰，排脓。用于咳嗽痰多，胸闷不畅，咽痛音哑，肺痈吐脓。

【用法用量】3~10 g。

【其他】

1. 现代临床研究表明桔梗有止咳平喘、抗炎抑菌、抗肿瘤、降血脂、降血糖、抗氧化、保肝、抗肺损伤、免疫调节、抗肥胖等作用。

2. 老年慢性支气管炎：桔梗9 g，鲜龙葵30 g，甘草3 g。每日1剂，水煎分两次服。

[1]唐坤,李标,巩丽丽,等. HPLC 法测定桔梗不同部位、不同产地药材中桔梗皂苷 D 含量[J].山东中医药大学学报,2007,31（6）:501-503.

[2]黄力,金传山,吴德玲.不同干燥方法对桔梗中桔梗皂苷 D 含量的影响[J].安徽中医药大学学报,2010,29（3）:69-71.

中药材质量新说（第二版）ZHONGYAOCAI ZHILIANG XINSHUO（DIERBAN）药材

3.咽喉肿痛：桔梗、甘草各 9 g，桑叶 15 g，菊花 12 g，杏仁 6 g。水煎服。

❀ 桃 仁 ❀

【来源】　桃仁是蔷薇科植物桃 *Prunus persica*（L.）Batsch 或山桃 *Prunus davidiana*（Carr.）Franch. 的干燥成熟种子。桃仁主产于云南、山东等地，山桃仁主产于山西、甘肃。

【性状】　桃仁：呈扁长卵形，长 1.2~1.8 cm，宽 0.8~1.2 cm，厚 0.2~0.4 cm。表面黄棕色至红棕色，密布颗粒状突起。一端尖，中部膨大，另端钝圆稍偏斜，边缘较薄。尖端一侧有短线形种脐，圆端有颜色略深不甚明显的合点，自合点处散出多数纵向维管束。种皮薄，子叶 2，类白色，富油性（图 254-1）。气微，味微苦。

山桃仁：呈类卵圆形，较小而肥厚，长约 0.9 cm，宽约 0.7 cm，厚约 0.5 cm（图 254-2）。

均以颗粒均匀、饱满、整齐、不破碎者为佳。

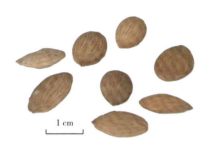

图 254-1　桃　仁

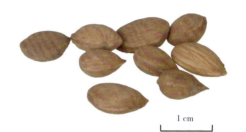

图 254-2　山桃仁

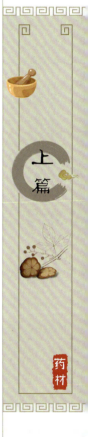

上篇

药材

【采收加工】　桃仁 6—7 月果实成熟时采收，除去果肉及核壳，取出种子，晒干。山桃仁 7—9 月，山桃果皮为黄绿色，果肉与果核即将分离时采摘，除去果肉及核壳，取出种子，晒干。药材水分不得过 15.0%

桃仁不同产地、不同品种及不同加工方式有效成分含量测定，见表 254-1。

表 254-1　桃仁不同产地、不同品种及不同加工方式有效成分含量测定[1]

产地或购入地	品种	加工炮制方式	苦杏仁苷 /%
甘肃	桃仁	生品、带皮	2.90
陕西	山桃仁	生品、带皮	3.25
贵州	山桃仁	炒品、带皮	3.15
山东	桃仁	炒品、带皮	2.53
江苏	山桃仁	燀品、去皮	2.11
浙江	桃仁	燀品、去皮	0.53
湖南	桃仁	燀炒品、去皮	2.02
山西	山桃仁	燀炒品、去皮	0.99

带皮桃仁有效成分含量较去皮桃仁高，因苦杏仁苷易溶于水，水煮去皮加工过程是造成商品桃仁药材中苦杏仁苷含量降低的主要因素。

【贮藏】　桃仁贮存不当，易受潮发霉、受热走油，易虫蛀，有效成分流失快。建议在 20℃以下，深色包装袋单包装密封，大垛黑色胶布遮盖、密闭，暗室库藏。有条件的直接真空包装冷藏。

【主要成分】　主要含苷类（如苦杏仁苷、野樱苷、甲基－α－呋喃果糖苷、甲基－β－D－吡喃

[1]袁丹,胡爽,毕开顺,等.桃仁药材质量评价法的研究[J].中国药学杂志,2003,38(1)：53-56.

葡萄糖苷）、甾醇类、黄酮及其苷类、油脂类、挥发油等。

药典标准：含苦杏仁苷不得少于 2.0%。

【性味归经】 苦、甘，平。归心、肝、大肠经。

【功能主治】 活血祛瘀，润肠通便，止咳平喘。用于经闭痛经，癥瘕痞块，肺痈肠痈，跌扑损伤，肠燥便秘，咳嗽气喘。

【用法用量】 5~10 g。

【其他】

1. 孕妇慎用。

2. 黄曲霉毒素不得过限量；重金属及有害元素不得过限量。

3. 桃仁碾碎入药，利于有效成分煎出；压裂提取，利于有效成分溶出。

4. 桃仁具有保护神经、保护心脑血管、抑制动脉粥样硬化、抗炎、抗肿瘤、免疫调节、保护肝肾等药理活性。

5. 桃仁、红花各 9 g，丹参 15 g，牛膝 12 g。水煎服，治血瘀经闭，痛经。

6. 关节扭伤：桃仁 60 g，栀子 180 g。研成细末。视病变大小取适量药末，以 70% 酒精或白酒调成糊状，外敷患处包扎，日换药 1~2 次，直至治愈。

夏枯草

【来源】 夏枯草是唇形科植物夏枯草 *Prunella vulgaris* L. 的干燥花穗。主产于河南省，分布于四川、湖北、江苏、安徽等地。

【性状】 夏枯草呈圆柱形，略扁，长 1.5~8 cm，直径 0.8~1.5 cm；青色，或淡棕色至棕红色。全穗由数轮至十数轮宿萼与苞片组成，每轮有 2 片对生苞片，呈扇形，先端尖尾状，脉纹明显，外表面有白毛。每一苞片内有花 3 朵，花冠多已脱落，宿萼二唇形，尖端有白色突起。体轻。气微，味淡。

以色微青或部分青色、穗大者为佳（图 255-1）；色暗淡者质次（图 255-2）。

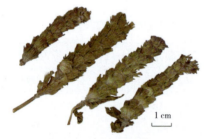
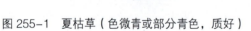
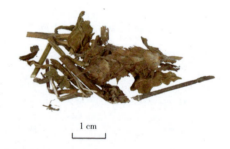

图 255-1 夏枯草（色微青或部分青色，质好） 　　图 255-2 夏枯草（色暗淡，质次）

【采收加工】 夏季，花穗持续生长，花朵从穗底部最先开放，但未能开放到顶部之前（如现蕾期、初花期）时采收。选晴天，剪下花穗，快速晒干或低温烘干。药材水分不得过 14.0%。

夏枯草不同采收期有效成分含量测定，见表 255-1。

表 255-1 夏枯草不同采收期有效成分含量测定[1]

采收期	现蕾期	盛花期	果穗半成熟期	果穗成熟期	果穗枯萎期
浸出物 /%	39.67	33.00	21.86	15.75	9.54
迷迭香酸 /%	5.68	3.76	0.99	0.41	0.16

夏枯草现蕾期采收有效成分含量高，此时采收的夏枯草习称"青球"，质量最好。

[1]陈宇航.夏枯草规范化种植技术及其药材质量控制[D].南京：南京农业大学，2011.

夏枯草不同加工方式有效成分含量测定，见表255-2。

表255-2　夏枯草不同加工方式有效成分含量测定[1]

加工方式	浸出物 /%	迷迭香酸 /%
阴干	39.49	4.90
晒干	39.67	5.68

夏枯草晒干有效成分含量较高。

【贮藏】　夏枯草受潮后发霉，药效降低。建议在20℃以下，单包装密封，大垛用黑色塑料布遮盖、密闭，暗室库藏。

【主要成分】　主要含酚酸类（如迷迭香酸、咖啡酸、绿原酸）、黄酮类（如芦丁、木犀草素）等。药典标准：水浸出物不得少于10.0%；含迷迭香酸不得少于0.20%。

【性味归经】　辛、苦，寒。归肝、胆经。

【功能主治】　清肝泻火，明目，散结消肿。用于目赤肿痛，目珠夜痛，头痛眩晕，瘰疬，瘿瘤，乳痈，乳癖，乳房胀痛。

【用法用量】　9~15 g。

【其他】

1. 夏枯草，有条件的地方建议鲜用，药效更好。

2. 夏枯草具有改善血液和微循环障碍，改善血瘀，抗炎抗氧化，心肌保护，降血压、抗肿瘤等药理作用。临床用于甲状腺疾病、乳腺疾病、高血压、皮肤病、眼病、淋巴瘤等的治疗。

3. 口眼歪斜：夏枯草 5 g，胆南星 2.5 g，防风 5 g，钩藤 5 g。水煎服。

4. 高血压：夏枯草、菊花各 10 g，决明子、钩藤各 5 g。水煎服。

5. 夏枯草茶：夏枯草、白菊花各 15 g，冰糖适量。代茶饮。适宜春季肝气易旺盛上亢，尤其是脑力劳动、用眼过多者饮用。

柴　胡

【来源】　柴胡为伞形科植物柴胡 *Bupleurum chinense* DC. 或狭叶柴胡 *Bupleurum scorzonerifolium* Willd. 的干燥根。前者习称"北柴胡"，后者习称"南柴胡"。主产于甘肃、山西、陕西、四川等地。

【性状】　北柴胡：呈圆柱形或长圆锥形，长 6~15 cm，直径 0.3~0.8 cm。根头膨大，顶端残留茎基或短纤维状叶基，下部分枝。表面黑褐色或浅棕色，具纵皱纹、支根痕及皮孔。质硬而韧，不易折断。断面显纤维性，皮部浅棕色，木部黄白色（图256-1、图256-3）。气微香，味微苦。

南柴胡：根较细，圆锥形，顶端有多数细毛状枯叶纤维，下部多不分枝或稍分枝。表面红棕色或黑棕色，靠近根头处多具细密环纹。质稍软，易折断，断面略平坦，不显纤维性，具败油气（图256-2）。

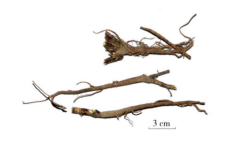
图256-1　北柴胡

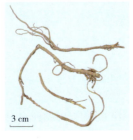
图256-2　南柴胡

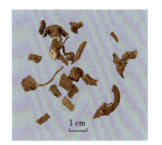
图256-3　柴胡饮片

[1]陈宇航.夏枯草规范化种植技术及其药材质量控制[D].南京:南京农业大学,2011.

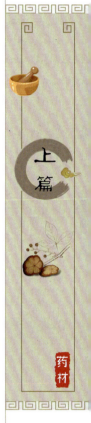

【采收加工】 传统上春、秋二季采挖。采挖柴胡根，去除茎叶、芦头和泥沙，保留须根，摊薄，尽量在短时间内干燥。药材水分不得过 10.0%。

注：柴胡 7 月份开花期总皂苷明显高于 9 月份[1]。

柴胡不同部位柴胡皂苷的含量，见表 256-1。

表 256-1　柴胡不同部位柴胡皂苷的含量[2]（%）

不同部位	柴胡皂苷 a	柴胡皂苷 d	总量
主根	0.28	0.43	0.71
侧根	0.38	1.08	1.46
茎	0.12	0.01	0.13

柴胡侧根中有效成分含量最高，茎中含量最少。故采挖柴胡时，应保留须根，去除茎叶。

不同干燥方法对柴胡有效成分含量的影响，见表 256-2。

表 256-2　不同干燥方法对柴胡有效成分含量的影响[3]（%）

干燥方法	醇溶性浸出物	柴胡皂苷 a	柴胡皂苷 d
晒干	25.8	0.27	0.32
阴干	27.5	0.24	0.24
50℃烘干	24.8	0.26	0.28
100℃烘干	27.6	0.32	0.40

柴胡 100℃烘干较晒干、低温烘干能较好保持其有效成分。

【贮藏】 柴胡贮存不当，易虫蛀，有效成分易流失。建议在 25℃ 以下，单包装密封，大垛用黑色塑料布遮盖、密闭，暗室库藏。

【主要成分】 主要含皂苷类（如柴胡皂苷 a、b、c、d）、香豆素类（如脱肠草素、七叶亭、蒿属香豆素）、挥发油（如甲基环己烷）等。

药典标准：醇浸出物不得少于 11.0%；北柴胡含柴胡皂苷 a 和柴胡皂苷 d 总量不得少于 0.30%。

【性味归经】 辛、苦，微寒。归肝、胆、肺经。

【功能主治】 疏散退热，疏肝解郁，升举阳气。用于感冒发热，寒热往来，胸胁胀痛，月经不调，子宫脱垂，脱肛。

【用法用量】 3~10 g。

【其他】

1. 大叶柴胡 *Bupleurum longiradiatum* Turcz. 的干燥根茎，表面密生环节，有毒，不可当柴胡用。

2. 柴胡皂苷（a+d）含量：藏柴胡为 2.03%~3.95%，北柴胡为 0.46%~1.28%，竹叶柴胡为 0.88%~1.90%。藏柴胡的（a+d）总量是北柴胡含量的 3~4 倍。基于柴胡皂苷本身也是毒性成分，藏柴胡的使用应该慎重[4]。

3. 不同产地的南北柴胡皂苷（a+d）含量在 0.42%~2.30%，南柴胡的总皂苷含量要高于北柴胡的含量，其中产自山东临沂的南柴胡（a+d）含量最高达到 2.30%，四川省阿坝藏族羌族自治州的北柴胡则为 2.02%[5]。

4. 柴胡具有抗炎、保肝、解热、镇痛等功效，主要用于生产小柴胡片、正柴胡饮颗粒、柴胡口服液等。

[1]赵俊阳,张魏圆,李颖龚,等.海拔对柴胡主,侧根皂苷含量的影响[J].北京师范大学学报:自然科学版,2017,53(5):603-608.

[2]曾珍,王晶,贾凌云,等.不同干燥和炮制方法对北柴胡皂苷类化合物的影响[J].沈阳药科大学学报,2012,29(8):650-655.

[3]罗世江.高效液相色谱法测定北柴胡不同部位柴胡皂苷 a、d 的含量[J].中国保健营养:下半月,2013(2):389.

[4]郭佳琪,杨印军,方伟,等.藏柴胡以及种植北柴胡和竹叶柴胡的皂苷含量研究[J].中国现代中药,2018,20(1):34-38.

[5]郭泰麟,康廷国,张慧.不同产地南北柴胡中柴胡皂苷的含量测定[J].天津中医药大学学报,2020,39(2):221-225.

中药材质量新说（第二版）ZHONGYAOCAI ZHILIANG XINSHUO (DIERBAN) 药材

5. 复发性口腔溃疡：柴胡 9 g，鱼腥草 15 g，一点红 15 g，积雪草 15 g。水煎服。

❀ 党 参 ❀

【来源】 党参是桔梗科植物党参 *Codonopsis pilosula*（Franch.） Nannf.、素花党参 *Codonopsis pilosula* Nannf. var. *modesta*（Nannf.） L.T.Shen 或川党参 *Codonopsis tangshen* Oliv. 的干燥根。主产于甘肃、山西、四川等地，全国各地有大量栽培；以山西长治"潞党参"、山西五台山"台党参"、甘肃文县"纹党参"、四川"西党参"及"条党参"品质较优。

【性状】 党参：呈长圆柱形，稍弯曲，长 10~35 cm，直径 0.4~2 cm。表面灰黄色、黄棕色至灰棕色，根头部有多数疣状突起的茎痕及芽，每个茎痕的顶端呈凹下的圆点状；根头下有致密的环状横纹，向下渐稀疏，有的达全长的一半，栽培品环状横纹少或无；全体有纵皱纹和散在的横长皮孔样突起，支根断落处常有黑褐色胶状物。质稍柔软或稍硬而略带韧性，断面稍平坦，有裂隙或放射状纹理，皮部淡棕黄色至黄棕色，木部淡黄色至黄色。有特殊香气，味微甜。

素花党参（西党参）：长 10~35 cm，直径 0.5~2.5 cm。表面黄白色至灰黄色，根头下致密的环状横纹常达全长的一半以上。断面裂隙较多，皮部灰白色至淡棕色。

川党参：长 10~45 cm，直径 0.5~2 cm。表面灰黄色至黄棕色，有明显不规则的纵沟。质较软而结实，断面裂隙较少，皮部黄白色。

以根条肥大、粗实、皮紧、横纹致密、味甜者为佳（图 257-1~ 图 257-2）。

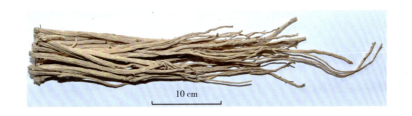

图 257-1 党 参

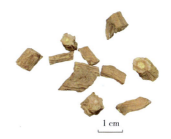

图 257-2 党参片

【采收加工】 栽培后第 3 年，秋季地上部分枯萎时采收，割去残茎叶，挖出参根，晒干或烘干。建议先 80℃烘至含水量 50%，切厚片，50℃干燥[1]。药材水分不得过 16.0%。

注：党参鲜参根脆嫩、易破、易断裂，采挖时要避免伤参根，否则参根中乳汁流出来，影响药材品质。

不同年限、不同栽种期板桥产党参总皂苷产量、含量测定，见表 257-1。

表 257-1 不同年限、不同栽种期板桥产党参总皂苷产量、含量测定[2]

采收月份	干重 /（g/ 株）		总皂苷含量 /%		总皂苷量 /（g/ 株）	
	2 年生	3 年生	2 年生	3 年生	2 年生	3 年生
6 月	0.73	1.29	0.90	1.07	0.0067	0.0154
7 月	0.79	1.59	0.81	0.72	0.0064	0.0115
8 月	1.56	3.35	0.86	0.88	0.0134	0.0295
9 月	1.64	3.50	0.77	0.78	0.0126	0.0274
10 月	1.68	3.57	0.95	0.90	0.0105	0.0322
11 月	0.89	1.74	1.11	0.82	0.0099	0.0144

[1]强思思, 高霞, 马玉玲, 等 . 基于纹党参鲜药材的产地加工炮制一体化技术研究［J］. 中国中医药信息杂志, 2017, 24（1）: 71-76.

[2]李聪, 宁丽丹, 斯金平, 等 . 铁皮石斛采后加工及提取方法对多糖的影响［J］. 中国中药杂志, 2013, 38（4）: 67-70.

3年生（板桥）党参产量、总皂苷含量较2年生党参有很大的提升，3年生党参10月采收产量高、总皂苷量最大，为最佳采收时间。

　　【贮藏】党参贮存不当，极易吸潮、霉变、泛油、变色、虫蛀，有效成分易挥发，香气易散失。无香气者基本无药效。建议在20℃以下，单包装密封，大垛用黑色塑料布遮盖、密闭，暗室库藏。有条件的也可单包装密封冷藏。

　　【主要成分】主要含苷类（如党参苷Ⅰ、Ⅱ、Ⅲ，β-D-果糖正丁醇苷，丁香苷）、生物碱类、甾体类、挥发油等。

　　药典标准：醇浸出物不得少于55.0%。

　　【性味归经】甘，平。归脾、肺经。

　　【功能主治】健脾益肺，养血生津。用于脾肺气虚，食少倦怠，咳嗽虚喘，气血不足，面色萎黄，心悸气短，津伤口渴，内热消渴。

　　【用法用量】9~30 g。

　　【其他】

　　1. 不宜与藜芦同用。

　　2. 二氧化硫残留不得过限量。

　　3. 党参能使血糖升高，为糖尿病患者禁忌药物。

　　4. 党参为传统补益类中药，现代药理研究表明党参及其活性成分具有改善胃溃疡，增强胃肠动力，抗炎、抗氧化，调节糖脂代谢，免疫调节及抗肿瘤等作用。

　　5. 贫血：党参30 g，当归9 g，鸡血藤24 g。水煎服。

　　6. 血虚头晕：党参、当归各15 g。水煎服。

铁皮石斛

　　【来源】铁皮石斛为兰科植物铁皮石斛 *Dendrobium officinale* Kimura et Migo 的干燥茎。主产于安徽、云南、江苏、浙江等地。

　　【性状】铁皮枫斗：呈螺旋形或弹簧状，通常为2~6个旋纹。表面黄绿色或略带金黄色，具细纵皱纹，节明显，节间有时可见残留的灰白色叶鞘；一端可见茎基部留下的短须根。质坚实，易折断，断面平坦，灰白色至灰绿色，略角质状（图258-1）。气微，味淡，嚼之有黏性。

　　铁皮石斛：呈圆柱形，长短段（图258-2）。

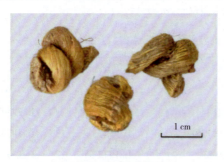

图258-1　铁皮枫斗

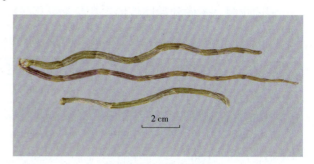

图258-2　铁皮石斛

　　【采收加工】生长1.5~2年，1—3月开花前采收。割取新鲜铁皮石斛茎，去掉叶片及泥沙，80℃烘干，边烘边搓至足干；或边加热边扭成螺旋形或弹簧状，即为"枫斗"；或切成2~3 cm小段，80℃烘干，取出，放凉。前者习称"铁皮枫斗"（耳环石斛）；后者习称"铁皮石斛"。药材水分不得过12.0%。

　　铁皮石斛不同部位多糖含量，见表258-1。

表 258-1　铁皮石斛不同部位多糖含量[1]（%）

部位	茎上部	茎中部	茎下部	叶	根
多糖含量	31.83	36.87	27.16	16.55	11.78

铁皮石斛茎中部多糖和甘露糖含量为全株最高，其次是茎上部和茎下部，叶和根中含量较低。不同加工方法铁皮石斛多糖的含量，见表 258-2。

表 258-2　不同加工方法铁皮石斛多糖的含量[2]（%）

加工温度	烘干	烫后烘干	边烘边搓	烫后边烘边搓
100℃	30.93	29.68	32.70	29.24
80℃	27.55	28.86	32.58	31.86
60℃	26.59	28.28	30.64	27.10
室温	29.81	30.47	—	—

石斛高温边搓边烘，多糖保持较好。

【贮藏】　铁皮石斛贮存不当，易受潮、易虫蛀，有效成分易流失。建议单包装密封，冷藏。

【主要成分】　主要含酚类（如松柏醇、香草醇、香草酸、阿魏酸）、黄酮类（如芦丁）、木质素、多糖类、生物碱类、芪类等。

药典标准：醇浸出物不得少于 6.5%；含铁皮石斛多糖以无水葡萄糖计，不得少于 25.0%，含甘露糖应为 13.0~38.0%。甘露糖与葡萄糖的峰面积比应为 2.4~8.0。

【性味归经】　甘，微寒。归胃、肾经。

【功能主治】　益胃生津，滋阴清热。用于热病津伤，口干烦渴，胃阴不足，食少干呕，病后虚热不退，阴虚火旺，骨蒸劳热，目暗不明，筋骨痿软。

【用法用量】　6~12 g。

【其他】

1. 铁皮石斛具有增强免疫、抗疲劳、抗氧化、促消化、促进唾液分泌、降血糖、降血压、抗肝损伤等药理作用。铁皮石斛多糖提取物具有健胃，清热，增强免疫，降血糖的功能。

2. 铁皮石斛叶中含有丰富的多糖、黄酮类和多酚类成分，具有较强的抗氧化活性。可作为提取天然抗氧化剂的原料应用于美容护肤产品、保健品和食品中，也可以制作养生茶、食品防腐剂、保健品添加剂等[3]。

3. 腰膝酸软：石斛、杜仲、牛膝各 15 g，何首乌 12 g。水煎服。

射　干

【来源】　射干为鸢尾科植物射干 *Belamcanda chinensis*（L.）DC. 的干燥根茎。主产于湖南、河南、湖北、江苏、安徽等地。

【性状】　射干呈不规则结节状，长 3~10 cm，直径 1~2 cm。表面黄褐色、棕褐色或黑褐色，皱缩，有较密的环纹。上面有数个圆盘状凹陷的茎痕，偶有茎基残存；下面有残留细根及根痕。质硬，断面黄色，颗粒性（图 259-1~ 图 259-2）。气微，味苦、微辛。

以肥壮、肉色黄、无毛须者为佳。

[1] 林燕飞 . 铁皮石斛药材的质量标准及最佳采收期的研究 [D]. 杭州：浙江大学，2009.

[2] 李聪，等 . 铁皮石斛采收后加工及提取方法对多糖的影响 [J]. 中国中药杂志，2013，38（4）：524-527.

[3] 唐文文，沈易华 . 不同生长年限铁皮石斛叶主要功效成分及抗氧化活性分析 [J]. 江西化工 . 2021，37（4）：60-62.

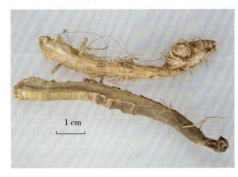

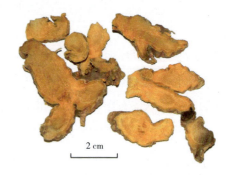

| 图 259-1 射 干 | 图 259-2 射干片 |

【采收加工】 春初刚发芽，或秋末茎叶枯萎时，采挖，除去须根和泥沙，干燥。建议趁鲜切片，晒干或 60℃烘干。药材水分不得过 10.0%。

不同时期采收的射干中次野鸢尾黄素的含量测定，见表 259-1。

表 259-1 不同时期采收的射干中次野鸢尾黄素的含量测定[1]（%）

采收月份	次野鸢尾黄素含量
10 月	0.189
11 月	0.218
12 月	0.188
1 月	0.189
2 月	0.194
3 月	0.194
4 月	0.195

11 月射干中次野鸢尾黄素含量最高。

【贮藏】 射干贮存不当，易霉变、易变色，有效成分易流失。建议在 25℃以下，单包装密封，大垛用黑色塑料布遮盖、密闭，暗室库藏。

【主要成分】 主要含黄酮类（如次野鸢尾黄素、鸢尾苷、野鸢尾苷）、三萜类等。

药典标准：醇浸出物不得少于 18.0%；含次野鸢尾黄素不得少于 0.10%。

【性味归经】 苦，寒。归肺经。

【功能主治】 清热解毒，消痰，利咽。用于热毒痰火郁结，咽喉肿痛，痰涎壅盛，咳嗽气喘。

【用法用量】 3~10 g。

【其他】

1. 射干具有抗炎、抗肿瘤、清除自由基及抗氧化、抗肝脏毒性、抑菌、抗血栓及雌激素样作用。

2. 咽喉炎：射干 10 g，穿心莲 9 g，金银花 10 g，牛蒡子 9 g，马兰 15 g。水煎服。

徐长卿

【来源】 徐长卿为萝藦科植物徐长卿 *Cynanchum paniculatum* （Bge.）Kitag. 的干燥根及根茎。主产于江苏、浙江、安徽、山东。

【性状】 徐长卿根茎呈不规则柱状，有盘节，长 0.5~3.5 cm，直径 2~4 mm。有的顶端带有残

[1] 解晓霞. 团风产射干药材质量、干燥工艺及最佳采收期的研究 [D]. 武汉：湖北中医药大学，2014.

茎，细圆柱形，长约 2 cm，直径 1~2 mm，断面中空；根茎节处周围着生多数根。根呈细长圆柱形，弯曲，长 10~16 cm，直径 1~1.5 mm。表面淡黄白色至淡棕黄色或棕色；具微细的纵皱纹，并有纤细的须根。质脆，易折断，断面粉性，皮部类白色或黄白色，形成层环淡棕色，木部细小（图 260-1）。气香，味微辛凉。

以香气浓者为佳。

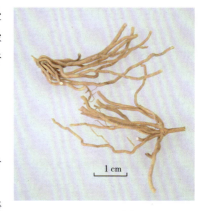

图 260-1　徐长卿

【采收加工】　秋季花果期至果期前采挖，除去杂质，阴干。建议趁鲜切段，采用程序低温升温（40℃→50℃→60℃）干燥后立即密封保存。药材水分不得过 15.0%。

徐长卿在 1 年生长期内的丹皮酚含量（江苏句容），见表 260-1。

表 260-1　徐长卿在 1 年生长期内的丹皮酚含量（江苏句容）[1]（%）

采收时间	5 月 28 日	6 月 27 日	7 月 27 日	8 月 27 日	10 月 5 日
物候期	苗期	花蕾期	花果初期	花果期	果期
地下部分	1.44	1.74	1.52	2.77	1.74
地上部分	0.058	0.063	0.069	0.092	0.023

徐长卿根茎和茎叶中丹皮酚含量，最高含量出现在花果期后期（8 月下旬至 9 月上旬），其他生长期内变化不大，说明徐长卿采收期以花果期后期为宜。

不同干燥方法的比较，见表 260-2。

表 260-2　徐长卿不同干燥方法的比较

试材编号	加工方法	干燥时间 / 小时	出干率 /%	丹皮酚含量 /%	多糖含量 /%
201308A	40℃烘干	12.2	29.9	1.95	4.9
201308B	50℃烘干	7.1	30.2	2.03	5.01
201308C	60℃烘干	5.2	28.8	1.88	5.30
201308D	70℃烘干	3.4	28.5	1.60	5.11
201308E	80℃烘干	3.1	29.7	1.46	5.06
201308F	晒干	60.0	30.1	1.82	4.92
201308G	阴干	100.0	30.6	1.71	4.86
201308H	程序升温（40℃→50℃→60℃）	6.1	31.8	2.11	5.23
201250A	60℃烘干	5.3	29.2	1.87	5.01
201250B	70℃烘干	3.5	28.6	1.69	5.07
201250C	80℃烘干	3.1	29.5	1.11	4.98
201250D	阴干	105.0	30.1	1.71	4.60
201250E	晒干	65.0	29.8	1.76	4.89

程序升温（40℃→50℃→60℃）干燥法，丹皮酚、多糖含量均较高。

【贮藏】　徐长卿贮存不当，香气易散失，有效成分流失快。无香气者药效低。建议在 20℃以下，单包装密封，大垛用黑色塑料布遮盖、密闭，暗室库藏。

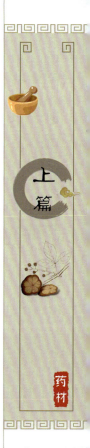

[1]周义峰,汤兴利,徐霞,等.徐长卿丹皮酚含量及其动态变化[J].安徽农业科学,2006,34(22):5891-5892.

【主要成分】 主要含挥发油（如丹皮酚、对羟基苯乙酮）、C21甾体类（如徐长卿苷A、B）等。
药典标准：醇浸出物不得少于10.0%，含丹皮酚不得少于1.3%。

【性味归经】 辛，温。归肝、胃经。

【功能主治】 祛风，化湿，止痛，止痒。用于风湿痹痛，胃痛胀满，牙痛，腰痛，跌扑损伤，风疹、湿疹。

【用法用量】 3~12 g，后下。

【其他】

1.徐长卿具有调节免疫、镇静、镇痛、改善心肌缺血、抗病毒、抗炎、抗过敏、抗肿瘤等药理作用。

2.皮肤瘙痒：徐长卿适量。煎水洗。

高良姜

【来源】 高良姜为姜科植物高良姜 Alpinia officinarum Hance 的干燥根茎。主产于广东、广西等地。

【性状】 高良姜呈圆柱形，多弯曲，有分枝，长5~9 cm，直径1~1.5 cm。表面棕红色至暗褐色，有细密的纵皱纹和灰棕色的波状环节，节间长0.2~1 cm，一面有圆形的根痕。质坚韧，不易折断，断面灰棕色或红棕色，纤维性，中柱约占1/3（图261-1）。气香，味辛辣。

以粗壮、坚实、红棕色、味香辣者为佳。

【采收加工】 夏末秋初采挖，除去须根和残留的鳞片，洗净，趁鲜切段，晒干或低温烘干。药材水分不得过16.0%。

不同生长年限高良姜中高良姜素的含量，见表261-1。

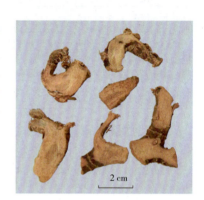

图261-1 高良姜

表261-1 不同生长年限高良姜中高良姜素的含量[1]（%）

生长年限	2年生	3年生	4年生	5年生
高良姜素	0.89	1.09	1.27	1.10

4年生高良姜中高良姜素含量最高。

不同采收月份高良姜中高良姜素的含量，见表261-2。

表261-2 不同采收月份高良姜中高良姜素的含量[2]（%）

采收月份	8月份	9月份	10月份	11月份
高良姜素	1.061	1.298	1.390	1.130

高良姜中高良姜素8—10月份呈现出增加趋势，在11月份下降。高良姜最适宜的采收期为10月份。

【贮藏】 高良姜贮存不当，香气易散失，有效成分流失快。无香气者质量差。建议在20℃以下，单包装密封，大垛用黑色塑料布遮盖、密闭，暗室库藏。

【主要成分】 主要含挥发油（如桉叶油醇、樟脑萜）、黄酮类、二芳基庚烷类、苯丙素类、糖苷类等成分。

药典标准：含高良姜素不得少于0.70%。

【性味归经】 辛，热。归脾、胃经。

[1]林萍，王海霞，周文婷，等.生长年限及环境因素对高良姜中高良姜素动态积累的影响[J].中国实验方剂学杂志，20144，20（14）：88–90.

[2]邓亦峰，冯丽娜，罗辉.反相高效液相色谱法测定不同月份高良姜中高良姜素的含量[J].中国药学杂志，2010，45（20）：1593–1596.

【功能主治】 温胃止呕，散寒止痛。用于脘腹冷痛，胃寒呕吐，嗳气吞酸。

【用法用量】 3~6 g。

【其他】

1. 高良姜具有抗菌、抗病毒、抗肿瘤、抗氧化、抗胃肠道出血、抗溃疡和胃黏膜保护作用，尤其是其中的二芳基庚烷类化合物和黄酮类化合物具有较好的抗肿瘤和抗多重耐药菌株的应用。

2. 心腹突然绞痛如刺，两胁支满烦闷不可忍：高良姜15 g，厚朴6 g，当归、桂心各9 g。水煎服，温里散寒，下气行滞。

拳 参

【来源】 拳参是蓼科植物拳参 *Polygonum bistorta* L. 的干燥根茎。产于甘肃、四川、贵州、云南、山东、吉林等地。

【性状】 拳参根茎呈扁长条形或扁圆柱形，弯曲，有的对卷弯曲，两端略尖，或一端渐细，长6~13 cm，直径1~2.5 cm。表面紫褐色或紫黑色，粗糙，一面隆起，另一面较平坦或略具凹槽，全体密具粗环纹，有残留须根或根痕。质硬，断面浅棕红色或棕红色，维管束呈黄白色点状，排成环状（图262-1）。气微，味苦、涩。

以粗大、坚硬、断面紫红色、无须根者为佳。

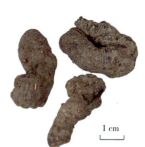

1 cm

图262-1 拳 参

【采收加工】 春初发芽时或秋季地上茎叶即将枯萎时采挖。选晴天，挖出根茎，除去泥沙，晒干。建议拳参采挖后趁鲜切片，阴干或低温烘干。药材水分不得过15.0%。

不同产地紫红色和棕红色拳参饮片没食子酸含量对比，见表262-1。

表262-1 不同产地紫红色和棕红色拳参饮片没食子酸含量对比[1]

产地	颜色	没食子酸 /%
湖北	紫红色饮片	0.83
	棕红色饮片	0.19
山东	紫红色饮片	1.09
	棕红色饮片	0.72
河北	紫红色饮片	0.39
	棕红色饮片	0.21

紫红色拳参饮片有效成分含量较棕红色拳参饮片高。

软化方法对拳参饮片有效成分的影响，见表262-2。

表262-2 软化方法对拳参饮片有效成分的影响[2]

软化方法	没食子酸 /%
泡1小时润36小时	0.10
泡20分钟润40小时	0.14
泡10分钟润48小时	0.17

[1]张萍, 朱尘琪, 晁冲, 等. HPLC法测定2种不同颜色拳参饮片中绿原酸及没食子酸含量[J]. 药物分析杂志, 2014（7）：1305-1309.

[2]付杰超, 王延年, 马跃, 等. 拳参饮片炮制工艺研究[J]. 中国现代中药, 2009, 11（10）：37-40.

拳参浸泡时间越长有效成分含量越低，产地趁鲜切片，可降低拳参饮片加工过程中药效流失。

　　【贮藏】　拳参贮存不当，易虫蛀，有效成分流失快。建议在20℃以下，单包装密封，大垛用黑色塑料布遮盖、密闭，暗室库藏。

　　【主要成分】　主要含挥发油类（如丁香醇、雪松醇）、糖苷类（如 6-*O*- 没食子酰葡萄糖）、萜类（如无羁萜醇）、有机酸及酚类、黄酮类等。

　　药典标准：醇浸出物不得少于 15.0%；含没食子酸不得少于 0.12%。

　　【性味归经】　苦、涩，微寒。归肺、肝、大肠经。

　　【功能主治】　清热解毒，消肿，止血。用于赤痢热泻，肺热咳嗽，痈肿瘰疬，口舌生疮，血热吐衄，痔疮出血，蛇虫咬伤。

　　【用法用量】　5~10 g。外用适量。

　　【其他】

　　1. 拳参有增强免疫调节、保护心脑血管、抗病原微生物、抗肿瘤、抗氧化、抗炎、保肝等多种药理作用。拳参一直被用于治疗痢疾、腹泻、胃肠炎、呼吸道感染、口腔溃疡、痔疮出血和毒蛇咬伤等。

　　2. 慢性气管炎：拳参 9 g，陈皮 9 g，甘草 6 g。水煎服。

粉萆薢

　　【来源】　粉萆薢为薯蓣科植物粉背薯蓣 *Dioscorea hypoglauca* Palibin 的干燥根茎。主产于广西、浙江、湖南、安徽等地。

　　【性状】　粉萆薢为不规则的薄片，边缘不整齐，大小不一，厚 0.5 mm。有的有棕黑色或灰棕色的外皮。切面黄白色或淡灰棕色，维管束呈小点状散在。质松，略有弹性，易折断，新断面近外皮处显淡黄色（图 263-1）。气微，味辛、微苦。

　　【采收加工】　目前粉萆薢药材均来源于野生。秋、冬二季地上部分微黄时采挖，除去须根，洗净，趁鲜切片，晒干。药材水分不得过 11.0%。

　　【贮藏】　粉萆薢贮藏不当，易受潮，有效成分流失快。贮藏时间不超过 2 年。建议在 25℃以下，单包装密封，大垛用黑色塑料布遮盖、密闭，暗室库藏。

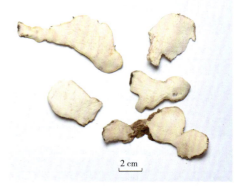

图 263-1　粉萆薢

　　【主要成分】　主要含甾体类（如延令草次苷、甲基原新纤细薯蓣皂苷、纤细薯蓣皂苷、鲁斯可皂苷元）、芳基庚烷类（如绵萆薢素）、木脂素类、挥发油等。

　　药典标准：醇浸出物不得少于 20.0%。

　　【性味归经】　苦，平。归肾、胃经。

　　【功能主治】　利湿去浊，祛风除痹。用于膏淋，白浊，白带过多，风湿痹痛，关节不利，腰膝疼痛。

　　【用法用量】　9~15 g。

　　【其他】

　　1. 粉萆薢具有降压、降尿酸、抗炎镇痛、抗菌、提高免疫、抗肿瘤等药理活性，临床上用于淋病白浊、白带过多、湿热疮毒、腰膝疼痛及风湿顽痹和小便不利等。

2.风湿相搏，身体疼烦，不能自转侧：粉萆薢12g，桂枝、附子各9g，甘草5g，大枣4枚，生姜3片。水煎服。

粉 葛

【来源】 粉葛为豆科植物甘葛藤 *Pueraria thomsonii* Benth. 的干燥根。主产于广西、四川、重庆等地。

【性状】 粉葛呈圆柱形、类纺锤形或半圆柱形，长12~15 cm，直径4~8 cm；有的为纵切或斜切的厚片，大小不一。表面黄白色或淡棕色，未去外皮的呈灰棕色。体重，质硬，富粉性，横切面可见由纤维形成的浅棕色同心性环纹，纵切面可见由纤维形成的数条纵纹（图264-1）。气微，味微甜。

【采收加工】 秋、冬二季采挖，稍干，截段或再纵切两半或斜切成厚片，或再切成块丁，干燥。

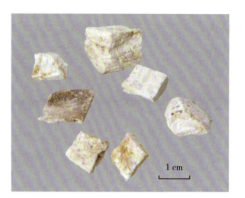

图264-1 粉 葛

不同采收时间的粉葛有效成分的含量，见表264-1。

表264-1 不同采收时间的粉葛有效成分的含量[1]（%）

采收月份	5月	7月	9月	10月	11月	翌年1月
总黄酮	1.62	2.34	2.28	3.32	2.12	1.49
葛根素	0.41	0.70	1.10	1.70	0.96	0.30
大豆苷	0.073	0.069	0.145	0.233	0.091	0.045
大豆苷元	0.022 6	0.031 1	0.026 4	0.024 6	0.028 9	0.015 6

粉葛种植第2年9—10月时有效成分含量积累达到高峰，11月以后含量略有下降。粉葛作为药用应在种植第2年10月份采挖。

粉葛不同部位有效成分的含量，见表264-2。

表264-2 粉葛不同部位有效成分的含量[2]（%）

部位	根	茎	叶	根皮
葛根素	0.31	0.25	0.15	0.73
大豆苷	0.140	0.018	0.030	0.400
大豆苷元	0.060	0.041	0.021	0.064

粉葛根皮中黄酮类含量均高于去皮的根中的含量，建议粉葛加工时不宜去皮。

【贮藏】 粉葛贮存不当，易虫蛀，有效成分易流失。建议在25℃以下，单包装密封，大垛用黑色塑料布遮盖、密闭，暗室库藏。

【主要成分】 主要含黄酮类（如葛根素、大豆苷、大豆苷元）等。

药典标准：醇溶性浸出物不得少于10.0%；含葛根素不得少于0.30%。

[1]舒抒.重庆产粉葛的质量评价研究[D].成都:成都中医药大学,2007.
[2]周英红.野葛与甘葛藤化学成分及淀粉理化特性和光合特性的研究[D].泰安:山东农业大学,2008.

上篇

药材

【性味归经】甘、辛，凉。归脾、胃经。

【功能主治】解肌退热，生津止渴，透疹，升阳止泻，通经活络，解酒毒。用于外感发热头痛，项背强痛，口渴，消渴，麻疹不透，热痢，泄泻，眩晕头痛，中风偏瘫，胸痹心痛，酒毒伤中。

【用法用量】10~15 g。

【其他】

1. 二氧化硫残留不得过限量。

2. 粉葛功能主治同葛根，但粉葛里的淀粉含量高，野葛根里的葛根素含量高。

3. 葛根具有改善心血管系统、抗氧化、降血糖、解热、抗炎、解酒护肝和雌激素样作用等药理作用。

4. 糖尿病兼高血压病调养（葛根粉粥）：葛根粉 30 g，粳米 100 g。可作日常主食食用。

益母草

【来源】益母草为唇形科植物益母草 *Leonurus japonicus* Houtt. 的新鲜或干燥地上部分。全国大部分地区均有分布，人工栽培的质量好。

【性状】鲜益母草：幼苗期无茎，基生叶圆心形，5~9 浅裂，每裂片有 2~3 钝齿。花前期茎呈方柱形，上部多分枝，四面凹下成纵沟，长 30~60 cm，直径 0.2~0.5 cm；表面青绿色；质鲜嫩，断面中部有髓。叶交互对生，有柄；叶片青绿色，质鲜嫩，揉之有汁；下部茎生叶掌状 3 裂，上部叶羽状深裂或浅裂成 3 片，裂片全缘或具少数锯齿。气微，味微苦。

干益母草：茎表面灰绿色或黄绿色；体轻，质韧，断面中部有髓。叶片灰绿色，多皱缩、破碎、易脱落。轮伞花序腋生，小花淡紫色，花萼筒状，花冠二唇形。切段者长约 2 cm。

以质嫩、叶多、色灰绿者为佳（图 265-1）；叶少、枯黄者质次（图 265-2）。

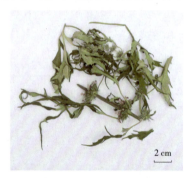

图 265-1 色绿，质优

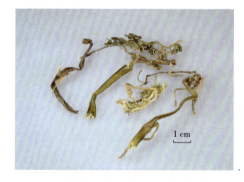

图 265-2 枯黄，质次

【采收加工】最先开花的两轮花序上花冠凋落 2/3，其他穗状花序花开繁茂时（初花期）采收，割取最下一轮花盘以上部分，余下部分仍能第二次生长，一年可收割多茬。

建议新鲜益母草切短段或压切成裂片丝，室温强风干燥，或聚光棚摊晾干燥，干燥速度快，时间短，茎叶颜色变化小，有效成分损失少。药材水分不得过 13.0%。

不同采收期益母草的有效成分含量，见表 265-1。

表 265-1 不同采收期益母草的有效成分含量（%）

采收期	水苏碱含量	益母草碱含量
幼苗期	1.5	0.07
茎叶茂盛期	2	0.3

中药材质量新说（第二版）
ZHONGYAOCAI
ZHILIANG
XINSHUO
(DIERBAN)
药材

采收期	水苏碱含量	益母草碱含量
初花期	2~3	0.5
花后期	0.5~0.6	0.01

益母草中盐酸水苏碱和盐酸益母草碱含量：花＞叶＞茎。综合实际操作和产率分析，地上部分初花期有效成分总量较茎叶茂盛期高，建议初花期采收益母草。

【贮藏】 益母草贮存不当，有效成分易流失，1 年后生物碱含量降低一半以上。无绿色者药效差。建议在 25℃以下，单包装密封，大垛用黑色塑料布遮盖、密闭，暗室库藏。

【主要成分】 主要含生物碱类（如益母草碱、水苏碱、益母草啶、益母草宁）、黄酮类（如汉黄芩素）、萜类、苷类、挥发油类等。

药典标准：干益母草水浸出物不得少于 15.0%；含盐酸水苏碱不得少于 0.50%，含盐酸益母草碱不得少于 0.050%。

【性味归经】 苦、辛，微寒。归肝、心包、膀胱经。

【功能主治】 活血、祛瘀、调经、消水。治疗妇女月经不调，胎漏难产，胞衣不下，产后血晕，瘀血腹痛，崩中漏下，尿血、泻血，痈肿疮疡。

【用法用量】 9~30 g；鲜品 12~40 g。

【其他】

1. 孕妇慎用。

2. 益母草具有调经止血、保护心肌缺血再灌注损伤、抗血小板聚集、降低血液黏度等作用，临床上用于治疗流产后出血、冠心病、心肌缺血、高黏血症、痛经等。

3. 产后瘀血痛：益母草、泽兰、红番苋各 30 g，加酒 120 ml。水煎服。

4. 荨麻疹：益母草膏，每次 30 g。开水冲服，日服 2 次，连服 5 日。

5. 痛经：益母草 60 g，红花、当归各 10 g，川芎 5 g，黑胡椒 7 粒。上药用白酒 500 ml 浸泡 48 个小时即可服用。

益 智

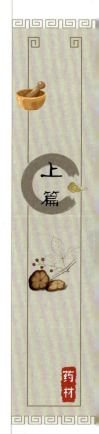

【来源】 益智为姜科植物益智 *Alpinia oxyphylla* Miq. 的干燥成熟果实。主产于海南、广东、广西等地。

【性状】 益智呈椭圆形，两端略尖，长 1.2~2 cm，直径 1~1.3 cm。表面棕色或灰棕色，有纵向凹凸不平的突起棱线 13~20 条，顶端有花被残基，基部常残存果梗。果皮薄而稍韧，与种子紧贴，种子集结成团，中有隔膜将种子团分为 3 瓣，每瓣有种子 6~11 粒。种子呈不规则的扁圆形，略有钝棱，直径约 3 mm，表面灰褐色或灰黄色，外被淡棕色膜质的假种皮；质硬，胚乳白色（图 266-1）。有特异香气，味辛、微苦。

【采收加工】 夏、秋间果实由绿变红时采收。剪取果穗，除去果柄，晒干或低温烘干。药材水分不得过 13.0%。

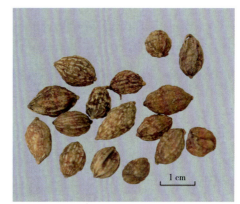

1 cm

图 266-1 益 智

327

益智不同部位的有效成分的含量，见表266-1。

表266-1 益智不同部位的有效成分的含量[1]

部位	益智仁	益智壳
挥发油/（ml/g）	1.77	0.38
诺卡酮/%	0.175 7	0.003 8

益智仁挥发油含量显著高于益智壳，其缩尿作用的主要成分诺卡酮主要存在于益智仁中，益智壳中含量甚微。

益智中挥发油的含量，见表266-2。

表266-2 益智中挥发油的含量[2]

类型	完整益智	轧碎益智
挥发油/（ml/g）	0.72	1.41

益智壳轧裂后提取，利于益智仁有效成分溶出。

【贮藏】 益智贮存不当，香气易散失，挥发油易流失。建议在20℃以下，单包装密封，大垛用黑色塑料布遮盖、密闭，暗室库藏。

【主要成分】 主要含倍半萜类（如瓦伦亚烯、圆柚酮、圆柚醇）、单萜类（如芳樟醇、桃金娘烯醛、β-蒎烯）、黄酮类、二萜类、二苯庚烷类等。

药典标准：种子含挥发油不得少于1.0%。

【性味归经】 辛，温。归脾、肾经。

【功能主治】 暖肾固精缩尿，温脾止泻摄唾。用于肾虚遗尿，小便频数，遗精白浊，脾寒泄泻，腹中冷痛，口多唾涎。

【用法用量】 3~10 g。

【其他】

1. 益智用时除去外壳，捣碎入药。提取前轧扁、粉碎。

2. 益智具有抗菌、调节排尿、抗糖尿病肾病、保护神经、抗氧化应激、改善肠胃功能、抑制血管生成、镇静催眠、抗肿瘤等药理作用。

3. 小儿遗尿：桑螵蛸30 g，益智仁50 g。各药焙黄研末，每次服3~5 g。

浙贝母

【来源】 浙贝母是百合科植物浙贝母 *Fritillaria thunbergii* Miq. 的干燥鳞茎。主产于浙江。

【性状】 大贝：为鳞茎外层的单瓣鳞叶，略呈新月形，高1~2 cm，直径2~3.5 cm。外表面类白色至淡黄色，内表面白色或淡棕色，被有白色粉末。质硬而脆，易折断，断面白色至黄白色，富粉性（图267-1）。气微，味微苦。

珠贝：为完整的鳞茎，呈扁圆形，高1~1.5 cm，直径1~2.5 cm。表面黄棕色至黄褐色，有不规则的皱纹；或表面类白色至淡黄色，较光滑或被有白色粉末。质硬，不易折断，断面淡黄色或类白色，略带角质状或粉性；外层鳞叶2瓣，肥厚，略似肾形，互相抱合，内有小鳞叶2~3枚和干缩的残茎（图267-2）。

浙贝片：为椭圆形或类圆形片，大小不一，长1.5~3.5 cm，宽1~2 cm，厚0.2~0.4 cm。外皮黄褐色或灰褐色，略皱缩；或淡黄色，较光滑。切面微鼓起，灰白色；或平坦，粉白色。质脆，易折

[1][2]杨培民,刑书东.益智不同药用部位挥发油的含量测定[J].南京中医药大学学报,2003,19（2）：100.

断，断面粉白色，富粉性（图267-3）。

均以鳞叶肥厚、表面及断面白色、粉性足者为佳。元宝贝较珠贝为优。

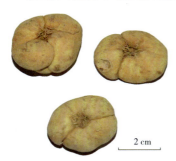
图267-1 大贝

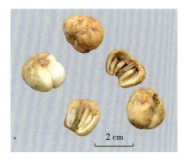
图267-2 珠贝

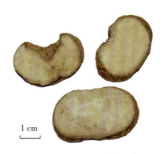
图267-3 浙贝片

【采收加工】 初夏植株枯萎时采挖，洗净。大小分开，大者除去芯芽，习称"大贝"；小者不去芯芽，习称"珠贝"。分别撞擦，除去外皮，拌以煅过的贝壳粉，吸去擦出的浆汁，干燥；或取鳞茎，大小分开，洗净，除去芯芽，趁鲜切成厚片，洗净，干燥，习称"浙贝片"。药材水分不得过18.0%。

浙贝母不同采收时间干重及贝母素甲、贝母素乙含量测定，见表267-1。

表267-1　浙贝母不同采收时间干重及贝母素甲、贝母素乙含量测定[1]

采收时间	干重 /g	贝母素甲 /%	贝母素乙 /%
3月30日	1.94	0.210	0.167
4月9日	2.32	0.188	0.102
4月21日	4.21	0.084	0.065
5月1日	4.79	0.095	0.051
5月10日	4.52	0.085	0.060
5月21日	4.58	0.104	0.050

浙贝母3月末（花果期）贝母素甲、贝母素乙含量高，5月初（枯萎初期）产量高。

浙贝母不同部位贝母素甲、贝母素乙含量测定，见表267-1。

表267-2　浙贝母不同部位贝母素甲、贝母素乙含量测定[2]

部位	贝母素甲 /%	贝母素乙 /%
鳞叶	0.066 5	0.016 5
芯芽	0.112 8	0.064 0

芯芽有效成分含量高，建议浙贝均不除去芯芽。

不同干燥方法对浙贝母品质的影响，见表267-3。

表267-3　不同干燥方法对浙贝母品质的影响[3]

产地	干燥方式	水分 /%	贝母素甲、乙总含量平均值 /%	折成无水状态下：贝母素甲、乙总含量平均值 /%
磐安县安文街道	自然晒干	13	0.153	0.176
磐安县安文街道	普通烘干	12.3	0.175	0.200
磐安县安文街道	紫外灯烘晒	12.1	0.193	0.220
金华现代农业科研基地	自然晒干	13.9	0.163	0.189

［1］王艳红，吴晓民．主成分分析下磐安浙贝母鳞茎最佳采收期的研究［J］．浙江中医药大学学报，2017，41（4）：329-335.

［2］闵会，吴健．HPLC测定浙贝母花中的贝母素甲和贝母素乙［J］．华西药学杂志，2016，31（3）：307-309.

［3］卢灯翠，杨晓东，张慧芳，等．不同干燥方法对浙贝母品质的影响［J］．新农业，2021（24）：55-56.

329

产地	干燥方式	水分 /%	贝母素甲、乙总含量平均值 /%	折成无水状态下：贝母素甲、乙总含量平均值 /%
金华现代农业科研基地	普通烘干	12.2	0.183	0.208
金华现代农业科研基地	紫外灯烘晒	11.8	0.219	0.248
东阳市千祥镇	自然晒干	12.7	0.100	0.115
东阳市千祥镇	普通烘干	11.8	0.119	0.135
东阳市千祥镇	紫外灯烘晒	9.6	0.128	0.142

紫外灯烘晒干燥法可以提高浙贝母的品质，从成本、外观颜色、成分含量和实用性综合分析，浙贝母生切片后可以采用紫外灯烘晒干燥。

注： 紫外灯烘晒箱，烘干的温度为 60℃，单位面积载样量为 10 kg/m²，每 4 小时照射紫外灯 0.5 小时，干燥 12 小时。

【贮藏】 浙贝母贮存不当，易虫蛀霉变，有效成分流失快。建议单包装密封，冷藏。

【主要成分】 主要含生物碱与皂苷类（如浙贝宁苷、贝母辛、贝母素甲、贝母素乙、浙贝丙素、蒲贝素 A，贝母碱苷、西贝素苷、伊贝碱苷 A）、挥发油等。

药典标准：醇浸出物不得少于 8.0%；含贝母素甲和贝母素乙总量不得少于 0.080%。

【性味归经】 苦，寒。归肺、心经。

【功能主治】 清热化痰止咳，解毒散结消痈。用于风热咳嗽，痰火咳嗽，肺痈，乳痈，瘰疬，疮毒。

【用法用量】 5~10 g。

【其他】

1. 不宜与川乌、制川乌、草乌、制草乌、附子同用。

2. 碾碎入药，利于药效煎出。

3. 浙贝母具有镇咳祛痰、镇痛抗菌、抗溃疡、抗炎止泻、抗肿瘤等药理作用。

4. 浙贝母花中有效成分贝母素甲、贝母素乙含量和鳞茎类似，有相似的生物活性。

5. 咳嗽痰多：浙贝母 10 g，桔梗 10 g，鱼腥草 15 g，旋覆花 10 g。水煎服。

海 马

【来源】 海马为海龙科动物线纹海马 *Hippocampus kelloggi* Jordan et Snyder、刺海马 *Hippocampus histrix* Kaup、大海马 *Hippocampus kuda* Bleeker、三斑海马 *Hippocampus trimaculatus* Leach 或小海马（海蛆）*Hippocampus japonicas* Kaup 的干燥体。我国分布于东海和南海；浙江、福建、广东沿海已有人工养殖。

【性状】 线纹海马：呈扁长形而弯曲，体长约 30 cm。表面黄白色。头略似马头，有冠状突起，具管状长吻，口小，无牙，两眼深陷。躯干部七棱形，尾部四棱形，渐细卷曲，体上有瓦楞形的节纹并具短棘。体轻，骨质，坚硬。气微腥，味微咸。

刺海马：体长 15~20 cm。头部及体上环节间的棘细而尖。

大海马：体长 20~30 cm。黑褐色。

三斑海马：体侧背部第 1、4、7 节的短棘基部各有 1 黑斑。

小海马（海蛆）：体形小，长 7~10 cm。黑褐色。节纹和短棘均较细小。

均以个大、体全、头尾无碎者为佳（图 268-1）。

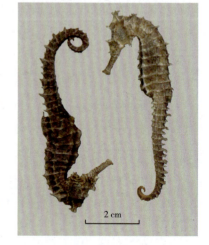

图 268-1 海 马

【采收加工】　夏秋二季捕捞，以 8—9 月产量最大。除去皮膜和内脏，洗净，晒干；或直接晒干。

【贮藏】　海马贮藏不当，易发霉、虫蛀，有效成分流失快。建议单包装密封，冷藏。

【主要成分】　主要含甾体类、脂肪酸及酯类、磷脂、无机元素等。

【性味归经】　甘、咸，温。归肝、肾经。

【功能主治】　温肾壮阳，散结消肿。用于阳痿，遗尿，肾虚作喘，癥瘕积聚，跌扑损伤；外治痈肿疔疮。

【用法用量】　3~9 g。外用适量，研末敷患处。

【其他】

1. 海马具有性激素样作用、抗衰老、抗癌、提高免疫力、抗疲劳、抗骨质疏松、抗血栓、抗辐射等药理活性，目前已开发出各种海马酒、海马胶囊、养生液等系列保健品和中成药。

2. 海马一对，炙焦，研细粉，每服 1.5 g，治阳痿。

3. 海马酒：海马 1 对，白酒 500 g。将海马浸入酒内，封固，两周后可饮用。每天临睡前饮 1 小杯。主治肾阳虚损，命门火衰的阳痿，腰膝酸冷等症。

4. 市场上海马商品还包括海马属其他动物：如鲍氏海马 *H. barbouri*、棘海马 *H. spinosissimus*、太平洋海马 *H. ingens*、虎尾海马 *H. comes* 等。

≋ 海金沙 ≋

【来源】　海金沙为海金沙科植物海金沙 *Lygodium japonicum*（Thunb.）Sw. 的干燥成熟孢子。主产江西、陕西、河南、湖北、四川、广东等地。

【性状】　海金沙呈粉末状，棕黄色或浅棕黄色。体轻，手捻有光滑感，置手中易由指缝滑落（图 269-1）。气微，味淡。

【采收加工】　8—9 月海金沙藤叶开始老化时及时采收。选择晴天清晨割下孢子成熟的藤叶，放在垫有塑料布的地上，晒至足干，然后拍打，揉抖，使叶背的黄棕色细小孢子陆续脱落，筛去杂质。

【贮藏】　海金沙贮存不当，易吸潮，有效成分易流失。建议在 25℃ 以下，单包装密封，大垛用黑色塑料布遮盖、密闭，暗室库藏。

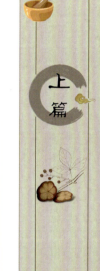

图 269-1　海金沙

【主要成分】　主要含脂肪油、海金沙素、棕榈酸、硬脂酸、亚油酸等。

【性味归经】　甘、咸，寒。归膀胱、小肠经。

【功能主治】　清利湿热，通淋止痛。用于热淋，石淋，血淋，膏淋，尿道涩痛。

【用法用量】　6~15 g，包煎。

【其他】

1. 海金沙具有利胆、防治结石、抗氧化、抗菌、促进毛发生长、抗雄性激素、抗血管生成、降血糖、促进创面愈合等多种药理活性。

2. 海金沙可治疗尿路感染、尿路结石、白浊、肝炎、肾炎水肿、咽喉肿痛、肠炎痢疾、皮肤湿疹、带状疱疹、流行性腮腺炎。

3. 泌尿系结石：海金沙、金钱草各 20~30 g，石韦 15~20 g。随证加减。

4. 海金沙易掺杂，可用以下方法鉴别。

331

A.手试：正品海金沙为极细粉状，棕黄色，用手插入正品海金沙时，有一种凉爽光滑的感觉，不会粘手，轻轻一拍，手上即干干净净。掺伪海金沙由于掺入黄色细沙土，以手指捻动时有一定的阻涩感，并有黄色的物质粘手上，无法拍去。

B.火试：正品海金沙以火烧，发生剧烈燃烧，并有爆鸣声及明亮火焰，且完全燃烧无残留物存在。

C.色泽：正品海金沙呈棕黄色或浅棕黄色，较鲜艳；掺伪海金沙近土黄色，较暗淡，阳光下有闪亮晶点。

通 草

【来源】 通草是五加科植物通脱木 *Tetrapanax papyrifer*（Hook.）K. Koch 的干燥茎髓。分布于四川、贵州、广西、云南、湖南等地。

【性状】 通草呈圆柱形，长 20~40 cm，直径 1~2.5 cm。表面白色或淡黄色，有浅纵沟纹。体轻，质松软，稍有弹性，易折断，断面平坦，显银白色光泽，中部有直径 0.3~1.5 cm 的空心或半透明的薄膜，纵剖面呈梯状排列，实心者少见（图 270-1）。气微，味淡。

以条粗壮，色洁白，中央有薄膜者为佳。

【采收加工】 秋季采收，割取茎枝，截成段，趁鲜取出髓部，理直，晒干。药材水分不得过 16.0%。

【贮藏】 通草贮存不当，色易变黄，有效成分流失快。建议在 25℃以下，单包装密封，大垛用黑色塑料布遮盖、密闭，暗室库藏；大货冷藏。

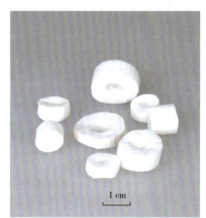

图 270-1 通 草

【主要成分】 主要含神经酰胺类（如通草酰胺 A）、甾醇类（如 β-谷甾醇）、甾苷类（如通草甾苷 A、B）、脑苷类（如葱木脑苷）等。

【性味归经】 甘、淡，微寒。归肺、胃经。

【功能主治】 清热利尿，通气下乳。用于湿热淋证，水肿尿少，乳汁不下。

【用法用量】 3~5 g。

【其他】

1.孕妇慎用。

2.通草具有催乳、抗炎、解热、利尿、抗艾滋病、抗肿瘤、降血糖、改善记忆力、促进身体发育等药理活性。

3.通草能增强乳腺细胞泌乳量和乳汁中蛋白质含量，减少乳汁中乳糖含量，能有效治疗产后缺乳。这里不能用小通草代替通草使用，因为通草有通气之功效，而小通草则不明显。

4.乳汁缺少：通草 24 g，路路通 10 g，当归 9 g，丝瓜络 10 g。水煎服。

桑 叶

【来源】 桑叶为桑科植物桑 *Morus alba* L. 的干燥叶。主产于四川、湖北、新疆等地。

【性状】 桑叶多皱缩、破碎。完整者有柄，叶片展平后呈卵形或宽卵形，长 8~15 cm，宽 7~13 cm。先端渐尖，基部截形、圆形或心形，边缘有锯齿或钝锯齿，有的不规则分裂。上表面黄绿色或浅黄棕色，有的有小疣状突起；下表面颜色稍浅，叶脉突出，小脉网状，脉上被疏毛，脉基具簇毛。质脆（图 271-1~ 图 271-2）。气微，味淡、微苦涩。

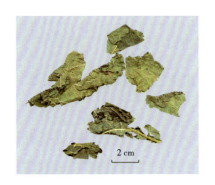

图 271-1 夏桑叶：色绿

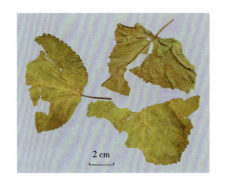

图 271-2 秋桑叶：色黄

【采收加工】 根据不同需求，夏季或初霜后采收，除去杂质，晒干，或 60℃，或 70℃烘干。药材水分不得过 15.0%。

注：

1. 桑叶传统上是初霜后采收，经测定 5—6 月叶片生长旺盛时其指标成分芦丁含量较高。

2. 60℃干燥温度下桑叶干制品的总酚及总黄酮含量最高，而 70℃干燥条件下桑叶干制品中 1-脱氧野尻霉素含量最高，可作为生产辅助糖尿病病人控制血糖的桑茶[1]。

不同采收时期芦丁含量的测定，见表 271-1。

表 271-1 不同采收时期芦丁含量的测定[2]（%）

采收时期	5 月	6 月	7 月	8 月
芦丁含量	0.16	0.13	0.03	0.03

喀什桑叶在 5—6 月芦丁含量最高。

【贮藏】 桑叶贮藏不当，颜色易变黄，有效成分易流失。建议在 25℃以下，单包装密封，大垛用黑色塑料布遮盖、密闭，暗室库藏。

【主要成分】 主要含黄酮类（如芦丁、紫云英苷、槲皮素、山奈酚）、生物碱类（如 1- 脱氧野尻霉素）、酚酸类、甾醇类、挥发油等。

药典标准：醇浸出物不得少于 5.0%；含芦丁不得少于 0.10%。

【性味归经】 甘、苦，寒。归肺、肝经。

【功能主治】 疏散风热，清肺润燥，清肝明目。用于风热感冒，肺热燥咳，头晕头痛，目赤昏花。

【用法用量】 5~10 g。

【其他】

1. 桑叶具有降血糖、降血脂、抗动脉粥样硬化、抗氧化、抗炎、延缓衰老、抗肿瘤和免疫调节等药理作用。

2. 风热感冒：桑叶、菊花各 5 g，薄荷 3 g，苦竹叶、白茅根各 30 g。开水泡 10 分钟，辛凉解表。

3. 头目眩晕：桑叶 15 g，菊花 15 g，枸杞子 15 g，决明子 10 g。水煎代茶饮。

4. 夜间盗汗：桑叶 10 g，米汤送下。每天 1 剂。

[1]尚平, 关亚鹏, 张丽媛, 等. 热风干燥桑叶的干燥特性, 活性成分含量及抗氧化能力研究[J]. 食品研究与开发, 2022, 43（1）：52-59.

[2]阿合买提江·吐尔逊, 赵文慧, 孙莲, 等. RP-HPLC 法测定新疆不同产地药桑叶中芦丁、异槲皮苷的含量[J]. 新疆医科大学学报, 2010, 33（10）：1194-1197.

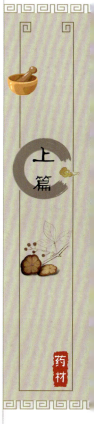

桑白皮

【来源】 桑白皮为桑科植物桑 *Morus alba* L. 的干燥根皮。主产安徽、河南、浙江、四川、湖南、湖北等地。

【性状】 桑白皮呈扭曲的卷筒状、槽状或板片状，长短宽窄不一，厚 1~4 mm。外表面白色或淡黄白色，较平坦，有的残留橙黄色或棕黄色鳞片状粗皮；内表面黄白色或灰黄色，有细纵纹。体轻，质韧，纤维性强，难折断，易纵向撕裂，撕裂时有粉尘飞扬（图 272-1）。气微，味微甘。

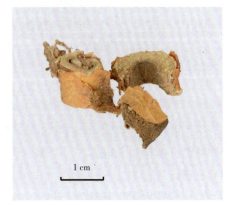

图 272-1 桑白皮

【采收加工】 秋末叶落后至次春发芽前采挖根部，纵向剖开，剥取根皮，晒干。药材水分不得过 10.0%。

【贮藏】 桑白皮贮存不当，易虫蛀，有效成分易流失。建议在 25℃以下，单包装密封，大垛用黑色塑料布遮盖、密闭，暗室库藏。

【主要成分】 主要含降压类成分（如桑酮 G、H，桑根酮 C、D，桑呋喃 C、F、G）、降糖类成分（如 1- 脱氧野尻霉素）、平喘利尿类成分（如东莨菪内酯）等。

【性味归经】 甘，寒。归肺经。

【功能主治】 泻肺平喘，利水消肿。用于肺热喘咳，水肿胀满尿少，面目肌肤浮肿。

【用法用量】 6~12 g。

【其他】

1. 桑白皮具有镇咳、平喘、祛痰、利尿、降血糖、降血脂、降血压、镇痛、抗炎等药理作用。

2. 桑白皮 15 g，地骨皮 10 g，花蕊石 15 g，三七粉 3 g，血余炭 10 g，甘草 5 g。水煎服，清热泻肺，祛瘀止血；主肝火犯肺，热伤血络，肺失清润。

3. 食管癌、胃癌：鲜桑白皮 30 g，加米醋 90 g。炖 1 小时后 1 次服下，或分数次服完，如嫌味酸，可加入一些葡萄糖粉矫味。

4. 白前桑皮茶：白前 5 g，桑白皮 3 g，桔梗 3 g，甘草 3 g，绿茶 3 g。开水冲泡后饮用，冲饮至味淡。祛痰止咳；用于久咳痰浓稠。

桑 枝

【来源】 桑枝为桑科植物桑 *Morus alba* L. 的干燥嫩枝。主产于江苏、浙江、安徽、湖南、湖北、四川等地。

【性状】 桑枝呈长圆柱形，少有分枝，长短不一，直径 0.5~1.5 cm。表面灰黄色或黄褐色，有多数黄褐色点状皮孔及细纵纹，并有灰白色略呈半圆形的叶痕和黄棕色的腋芽。质坚韧，不易折断，断面纤维性。切片厚 0.2~0.5 cm，皮部较薄，木部黄白色，射线放射状，髓部白色或黄白色（图 273-1）。气微，味淡。

以质嫩、断面黄白色者为佳。

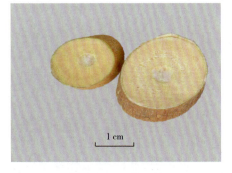

图 273-1 桑 枝

中药材质量新说（第二版）ZHONGYAOCAI ZHILIANG XINSHUO（DIERBAN）药材

【采收加工】 春末夏初采收，去叶，趁鲜切片，晒干或低温烘干。药材水分不得过 11.0%。不同季节桑枝中的黄酮质量分数的测定，见表 273-1。

表 273-1 不同季节桑枝中的黄酮质量分数的测定[1]（%）

季节	黄酮
春季	0.616
秋季	0.458

春季采收的桑枝黄酮含量较高。

老嫩幼三种桑枝中总黄酮的含量测定，见表 273-2。

表 273-2 老嫩幼三种桑枝中总黄酮的含量测定[2]

样品	样品质量 /g	黄酮 /%
老枝	2.510	0.410
嫩枝	2.544	0.415
幼枝	2.481	0.359

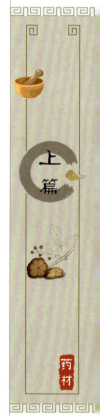

经测定，刚长出的幼枝中黄酮含量较低，常不采用。2 年生老枝中黄酮成分含量与嫩枝相近，但由于茎粗，木质较硬，饮片加工困难，有效成分难溶出，所以传统选用 1 年生的刚木质化的嫩枝入药。

【贮藏】 桑枝贮存不当，易虫蛀，有效成分易流失。建议在 25℃ 以下，单包装密封，大垛用黑色塑料布遮盖、密闭，暗室库藏。

【主要成分】 主要含黄酮类（如槲皮素、桑色素）、生物碱类（如 1- 脱氧野尻霉素）等。
药典标准：醇浸出物不得少于 3.0%。

【性味归经】 微苦，平。归肝经。

【功能主治】 祛风湿，利关节。用于风湿痹病，肩臂、关节酸痛麻木。

【用法用量】 9~15 g。

【其他】

1. 桑枝具有抗氧化、抗炎、镇痛、降血脂、降血糖、抗病毒、抗肿瘤、免疫调节、降血压等药理活性。

2. 桑树的桑皮、桑枝、桑叶、果实中都含有 1- 脱氧野尻霉素，均具有降血糖作用，其中嫩桑叶的降血糖作用最好。

3. 高血压：桑枝、桑叶、茺蔚子各 15 g。水煎，洗脚。

4. 风湿痹痛，劳损疼痛：桑枝 30 g，虎杖根 15 g，金雀根 30 g，臭梧桐根 30 g，枣 10 枚。水煎服。

❧ 桑寄生 ❧

【来源】 桑寄生是桑寄生科植物桑寄生 *Taxillus chinensis* （DC.）Danser 的干燥带叶茎枝。主

[1] 吴志平，姜乃珍，谭建中，等 . 用分光光度法测定不同品种桑枝总黄酮含量 [J]. 蚕业科学，2006，32（1）：138-141.

[2] 赵桂华，刘和善，贾元印 . 对桑枝的老嫩程度与黄酮含量关系的实验研究 [J]. 现代中药研究与实践，2001，15（2）：22-23.

产于广东、广西、云南、贵州、四川等地。

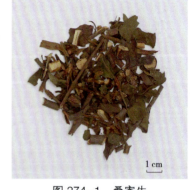

图 274-1　桑寄生

【性状】　桑寄生茎枝呈圆柱形，长 3~4 cm，直径 0.2~1 cm；表面红褐色或灰褐色，具细纵纹，并有多数细小突起的棕色皮孔，嫩枝有的可见棕褐色茸毛；质坚硬，断面不整齐，皮部红棕色，木部色较浅。叶多卷曲，具短柄；叶片展平后呈卵形或椭圆形，长 3~8 cm，宽 2~5 cm；表面黄褐色，幼叶被细茸毛，先端钝圆，基部圆形或宽楔形，全缘；革质（图 274-1）。气微，味涩。

以外皮棕褐色、条匀、叶多者为佳。

【采收加工】　冬季至次春采割，除去粗茎，切段，干燥，或蒸后干燥。

注：桑寄生叶和茎枝干燥时间不同，应分开干燥。

2012 年广西钦州桑树桑寄生，不同采收时间、不同部位槲皮苷含量，见表 274-1。

表 274-1　2012 年广西钦州桑树桑寄生，不同采收时间、不同部位槲皮苷含量[1]（mg/g）

月份	12 月	11 月	10 月	9 月	8 月	7 月	6 月	5 月	4 月	3 月	2 月	1 月
叶	3.74	4.37	1.19	1.75	2.07	3.60	1.76	2.92	3.34	2.88	4.69	3.55
枝	0.38	0.31	0.12	0.18	0.23	0.12	0.28	0.35	0.25	0.30	0.30	0.29

11 月至次年 2 月采收槲皮苷含量高，叶中槲皮苷的含量较枝高。

【贮藏】　桑寄生贮存不当，易虫蛀、易受潮发霉，叶见光色易变淡，易破碎，有效成分流失快。建议在 25℃ 以下，单包装密封，大垛用黑色塑料布遮盖、密闭，暗室库藏。

【主要成分】　不同寄主的桑寄生，化学成分差异大，主要含黄酮类（如槲皮苷、槲皮素）、挥发油等、生物碱成分（如 1- 脱氧野尻霉素）。

注：不同寒、热药性寄主桑寄生的挥发性成分组成及含量不同，寄主会通过寄主和桑寄生之间的特殊寄生关系，将寄主的特征性挥发性成分由寄主向桑寄生转运，如：柳树桑寄生挥发油（如反式-橙花叔醇、芳樟醇），肉桂桑寄生挥发油（如 6, 10, 14- 三甲基-十五烷-2-酮、8-庚癸烯）[2]

药典标准：检查强心苷时，不得出现紫红色反应。

【性味归经】　苦、甘、平。归肝、肾经。

【功能主治】　祛风湿，补肝肾，强筋骨，安胎元。用于风湿痹痛，腰膝酸软，筋骨无力，崩漏经多，妊娠漏血，胎动不安，头晕目眩。

【用法用量】　9~15 g。

【其他】

1. 桑寄生有增强心脏功能、抗心律失常、抑制血小板聚集等作用，用于治疗冠心病、心绞痛、冻伤等。

2. 高血压：桑寄生 60 g，决明子 50 g。水煎服。

3. 肝肾不足，气血虚弱：桑寄生 18 g，制首乌 20 g，制黄精 20 g。水煎服，滋补肝肾，益气养血。

桑　椹

【来源】　桑椹为桑科植物桑 Morus alba L. 的干燥果穗。主产于四川、江苏、浙江、湖南、新

［1］苏本伟，张协君，朱开昕，等. 寄主树种和采收期对广西桑寄生槲皮苷含有量的影响[J]. 中成药，2014，36（9）：1925-1929.

［2］黄莹颖，刘人源，柴子舒，等. GC-MS 分析来自不同药性寄主的桑寄生挥发性成分[J]. 亚太传统医药，2019（10）：61-66.

疆等地。

【性状】 桑椹为聚花果，由多数小瘦果集合而成，呈长圆形，长 1~2 cm，直径 0.5~0.8 cm。黄棕色、棕红色或暗紫色，有短果序梗。小瘦果卵圆形，稍扁，长约 2 mm，宽约 1 mm，外具肉质花被片 4 枚（图 275-1）。气微，味微酸而甜。

【采收加工】 4—6 月果实由红变紫黑色时采收，除去杂质，晒干，或蒸后晒干，或 70℃烘干。药材水分不得过 18.0%。

不同成熟度桑椹中总酚量、单宁、蛋白质的含量测定，见表 275-1。

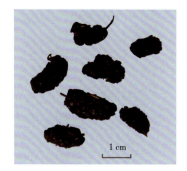
图 275-1 桑 椹

表 275-1 不同成熟度桑椹中总酚量、单宁、蛋白质的含量测定[1]（%）

成熟度	淡粉红色	红色	紫红色	紫黑色
总酚量	0.20	0.17	0.24	0.28
单宁	0.36	0.40	0.37	0.56
蛋白质	0.50	2.00	1.50	1.80

在桑椹呈紫黑色时总酚量和单宁的含量最高。蛋白质在桑椹呈红色时含量达到最高。

不同加工方法桑椹中糖的含量测定，见表 275-2。

表 275-2 不同加工方法桑椹中糖的含量测定[2]（%）

加工方法	糖含量
100℃	36.02
70℃	59.25
直接晒干	54.50

70℃加工桑椹中糖的含量达到最高，所以建议 70℃烘干。

【贮藏】 桑椹贮存不当，易虫蛀，有效成分易流失。建议在 20℃以下，单包装密封，大垛用黑色塑料布遮盖、密闭，暗室库藏。有条件的直接冷藏。

【主要成分】 主要含多酚类（如白藜芦醇）、黄酮类（如芦丁、槲皮素、矢车菊素）、生物碱类（如 1- 脱氧野尻霉素）、有机酸类等。

药典标准：醇浸出物不得少于 15.0%。

【性味归经】 甘、酸，寒。归心、肝、肾经。

【功能主治】 滋阴补血，生津润燥。用于肝肾阴虚，眩晕耳鸣，心悸失眠，须发早白，津伤口渴，内热消渴，肠燥便秘。

【用法用量】 9~15 g。

【其他】

1.桑椹具有抗氧化、增强免疫、降糖、降脂、抗癌、抗突变等多重药理活性。

2.桑椹主要用于治疗高血压、脑震荡后遗症、老年便秘及睡眠障碍和慢性肝炎。桑椹对糖尿病有辅助治疗的作用，含有丰富的蛋白质和多种人类必需的氨基酸。

3.鲜桑椹 60~125 g。水煎服，治肝肾阴虚。鲜桑椹 30~60 g。水煎服，治心肾衰弱不寐、习惯性便秘。

4.桑椹薏米粥：桑椹 30 g，薏米、葡萄干各 20 g，大米适量。将以上前 3 味同大米煮粥。每日分 2 次服食。利水消肿；适用于早期慢性肾炎。

［1］梁艳英，王华，任玉巧.桑椹成熟期间主要化学成分的变化规律［J］.西北农林科技大学学报：自然科学版，2006，34（4）：48-50.

［2］张长林，王玲.加工方法对桑椹质量的影响［J］.药学研究，2000，（3）：4-5.

桑螵蛸

【来源】 桑螵蛸为螳螂科昆虫大刀螂 *Tenodera sinensis* Saussure、小刀螂 *Statilia maculata*（Thunberg）或巨斧螳螂 *Hierodula patellifera*（Serville）的干燥卵鞘。以上 3 种分别习称"团螵蛸""长螵蛸"及"黑螵蛸"。团螵蛸全国大部分地区均产，为主流品种，长螵蛸主产于浙江、江苏、安徽、山东、湖北等地，黑螵蛸主产于河北、山东、河南、山西等地。

【性状】 团螵蛸：略呈圆柱形或半圆形，由多层膜状薄片叠成，长 2.5~4 cm，宽 2~3 cm。表面浅黄褐色，上面带状隆起不明显，底面平坦或有凹沟。体轻，质松而韧，横断面可见外层为海绵状，内层为许多放射状排列的小室，室内各有一细小椭圆形卵，深棕色，有光泽（图 276-1）。气微腥，味淡或微咸。

长螵蛸：略呈长条形，一端较细，长 2.5~5 cm，宽 1~1.5 cm。表面灰黄色，上面带状隆起明显，带的两侧各有一条暗棕色浅沟和斜向纹理。质硬而脆（图 276-2）。

黑螵蛸：略呈平行四边形，长 2~4 cm，宽 1.5~2 cm。表面灰褐色，上面带状隆起明显，两侧有斜向纹理，近尾端微向上翘。质硬而韧（图 276-3）。

均以干燥、完整、幼虫未出、色黄、体轻而带韧性，无杂质者为佳。

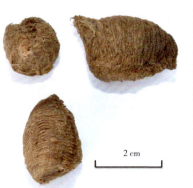
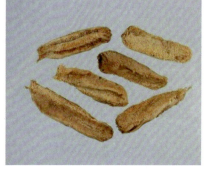
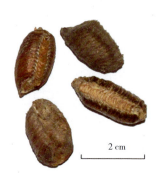

图 276-1　团螵蛸　　　　　　图 276-2　长螵蛸　　　　　　图 276-3　黑螵蛸

【采收加工】 深秋至次春收集，除去杂质，蒸至虫卵死后，晒干或烘干。药材水分不得过 15.0%。

不同种类桑螵蛸的脂类成分含量比较，见表 276-1。

表 276-1　不同种类桑螵蛸的脂类成分含量比较[1]

种类	总磷脂含量 /（mg/100 g）	胆固醇含量 /（mg/g）	总脂含量 /（g/g）
团螵蛸	143.85	3.87	6.70
黑螵蛸	84.90	2.44	3.70
长螵蛸	57.50	2.20	2.45

总磷脂含量：团螵蛸＞黑螵蛸＞长螵蛸。

【贮藏】 桑螵蛸贮藏不当，易虫蛀，有效成分易流失。建议单包装密封，冷藏。

【主要成分】 主要含对羟基苯乙醇、对羟基苯甲醇、3-苯基-1，2-丙二醇、胆甾醇、N-（3，4-二羟基苯基乙基）乙酰胺、2，4-二丁基苯甲醇等成分。

【性味归经】 甘、咸，平。归肝、肾经。

［1］葛德燕, 陈祥盛. 桑螵蛸药用历史与研究进展［J］. 山地农业生物学报, 2006, 25（5）: 455-460.

中药材质量新说（第二版）
ZHONGYAOCAI ZHILIANG XINSHUO（DIERBAN）
药材

【功能主治】固精缩尿，补肾助阳。用于遗精滑精，遗尿尿频，小便白浊。

【用法用量】5~10 g。

【其他】

1. 阴虚火旺或膀胱有热而小便短赤者忌用。
2. 桑螵蛸具有抗利尿、敛汗、常压耐缺氧、提高免疫力、促进食物消化等药理作用。
3. 小儿遗尿症：桑螵蛸、益智仁各 45 g（5~12 岁儿童用 30 g），水煎服，每日 1 剂。
4. 带状疱疹：桑螵蛸用文火焙焦，研为细末，加香油适量调匀，用羽毛涂于患处，每日 3~4 次。

黄 芩

【来源】 黄芩是唇形科植物黄芩 *Scutellaria baicalensis* Georgi 的干燥根。主产于甘肃、陕西、河南、山西、河北、山东、内蒙古等地。

【性状】 黄芩呈圆锥形，扭曲，长 8~25 cm，直径 1~3 cm。表面棕黄色或深黄色，有稀疏的疣状细根痕，上部较粗糙，有扭曲的纵皱纹或不规则的网纹，下部有顺纹和细皱纹。质硬而脆，易折断，断面黄色，中心红棕色；老根中心呈枯朽状或中空，暗棕色或棕黑色（图 277-1）。气微，味苦。

栽培品较细长，多有分枝。表面浅黄棕色，外皮紧贴，纵皱纹较细腻。断面黄色或浅黄色，略呈角质样（图 277-2~图 277-3）。味微苦。

注：市场上黄芩有野生的（一般 5 年采收，质空，带皮，粗糙），家种的（2~3 年采收，不带皮，光滑）。断面发绿者药效差。

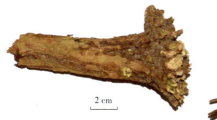

图 277-1 野生黄芩（枯芩）

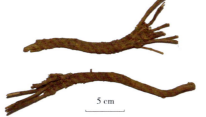

图 277-2 家种黄芩

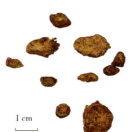

图 277-3 黄芩片

【采收加工】 一般在栽种 3 年后采收，于秋末茎叶枯萎后或春萌芽前采挖。黄芩根系深，根条易断，挖时需要深挖，勿刨断根。去掉残茎，晒至半干，撞去粗皮，风干或低温烘干。药材水分不得过 12.0%。

药材含水量在 28%~42% 时，不仅易于直接切制饮片，且饮片无变绿现象，浸出物及黄芩苷、黄芩素含量与传统方法炮制的黄芩饮片相近，可以作为黄芩饮片产地加工炮制的工艺条件[1]。

注：黄芩忌水洗，黄芩苷易流失；不可趁鲜切片，黄芩苷易被氧化成绿色。

不同生长时期黄芩苷的含量，见表 277-1。

表 277-1 不同生长时期黄芩苷的含量[2]（%）

采收时间	5 月 16 日	6 月 16 日	7 月 16 日	8 月 15 日	9 月 15 日	10 月 16 日
1 年生	8.5	9.3	8.1	8.3	9.8	8.3
2 年生	5.9	17.4	14.5	15.2	17.8	16.3
3 年生	16.4	17.7	13.8	13.8	16.4	15.1

9 月中旬采收的 2 年生黄芩黄芩苷含量最高，其次为 9 月中旬采收的 3 年生黄芩。结合黄芩的产量和有效成分含量，建议黄芩栽种 3 年后 9 月中旬采挖，产量高、质量好。

[1] 李丽，张村，肖永庆，等. 黄芩饮片的产地加工方法研究［J］. 中国实验方剂学杂志，2011，17（8）：1-3.
[2] 王秀敏，赵春杰，邓英杰，等. 黄芩最佳采收期的研究［J］. 中国当代新医药论丛，2004，1：5-7.

【贮藏】 黄芩贮存不当，易受潮发霉，断面被氧化易变绿，有效成分流失极快。建议在 25℃ 以下，单包装密封，大垛用黑色塑料布遮盖、密闭，暗室库藏。有条件的可单包装密封冷藏。

【主要成分】 主要含黄酮类（如黄芩苷、黄芩素、汉黄芩素、汉黄芩苷）、甾醇类（如 β－谷 甾醇、α－菠菜甾醇）、挥发油等。

药典标准：醇浸出物不得少于 40.0%；含黄芩苷不得少于 9.0%。

【性味归经】 苦，寒。归肺、胆、脾、大肠、小肠经。

【功能主治】 清热燥湿，泻火解毒，止血，安胎。用于湿温、暑湿，胸闷呕恶，湿热痞满，泻痢，黄疸，肺热咳嗽，高热烦渴，血热吐衄，痈肿疮毒，胎动不安。

【用法用量】 3~10 g。

【其他】

1. 黄芩具有解热、抗炎、抗微生物、抗肿瘤、抗氧化、抗胃溃疡、抗缺血再灌注损伤、保护神经元、免疫调节等药理作用。

2. 黄芩临床用于慢性支气管炎、痢疾、钩端螺旋体病、传染性肝炎、肾炎、肾盂肾炎、高血压等病症。

3. 预防猩红热：黄芩 9 g，水煎分 2~3 次内服，每日 1 剂。连服 3 天。

4. 妇女妊娠恶阻：黄芩 30~40 g。水煎分 3 次顿服。

❧ 黄 芪 ❧

【来源】 黄芪为豆科植物蒙古黄芪 *Astragalus membranaceus*（Fisch.） Bge. var. *mongholicus* （Bge.）Hsiao 或膜荚黄芪 *Astragalus membranaceus*（Fisch.）Bge. 的干燥根。主产于内蒙古、甘肃、新疆、青海、山西、宁夏、河北、黑龙江等地。

【性状】 黄芪呈圆柱形，有的有分枝，上端较粗，长 30~90 cm，直径 1~3.5 cm。表面淡棕黄色或淡棕褐色，有不整齐的纵皱纹或纵沟。质硬而韧，不易折断，断面纤维性强，并显粉性，皮部黄白色，木部淡黄色，有放射状纹理和裂隙，老根中心偶呈枯朽状，黑褐色或呈空洞（图 278-1~图 278-2）。气微，味微甜，嚼之微有豆腥味。

以条粗长、切面色黄白（金井玉栏）、味甜、有豆腥味、有粉性的为佳。

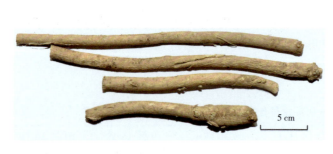

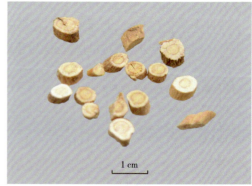

图 278-1　黄　芪　　　　　　　　　　　　图 278-2　黄芪片

【采收加工】 一般在栽种后 3~4 年即可收获。收获分两季，10—11 月地面部分枯萎至次年 4—5 月初未萌发前都可采收。采收时要深挖，不要伤根，防止挖断主根，除去须根和根头，晒干。建议晒至未干透心时，趁鲜切片后再晒至全干。药材水分不得过 10.0%。

不同生长年限黄芪毛蕊异黄酮葡萄糖苷含量，见表278-1。

表278-1 不同生长年限黄芪毛蕊异黄酮葡萄糖苷含量[1]

生长年限	毛蕊异黄酮葡萄糖苷/（mg/g）
3年生	0.97
4年生	0.99
5年生	1.03
6年生	1.22
7年生	0.99

不同生长年限黄芪甲苷含量，见表278-2。

表278-2 不同生长年限黄芪甲苷含量[2]

生长年限	黄芪甲苷/（mg/g）
1年生	0.06
2年生	0.10
3年生	0.16
4年生	0.15
5年生	0.14

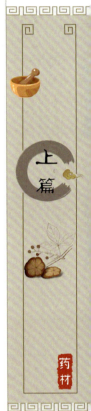

随着年限的增长，黄芪中毛蕊异黄酮葡萄糖苷和黄芪甲苷基本成上升趋势。但生长3年后，含量增长不大，从药材质量和经济效益考虑，建议种植黄芪在3年采收。

【贮藏】 黄芪贮存不当，极易受潮发霉、变色、极易虫蛀，气味易散失，有效成分流失快。无豆腥气、变色者基本无药效。建议在25℃以下，单包装密封，大垛用黑色塑料布遮盖、密闭，暗室库藏。

注：黄芪极易受潮变色和虫蛀，夏季高温季节来临前可充氮气或二氧化碳进行养护。

【主要成分】 主要含皂苷类（如黄芪甲苷、大豆皂苷Ⅰ）、黄酮类（如槲皮素、毛蕊异黄酮苷、熊竹素）、甾醇类、多糖等。

药典标准：水浸出物不得少于17.0%；含黄芪甲苷不得少于0.080%，含毛蕊异黄酮葡萄糖苷不得少于0.020%。

【性味归经】 甘，微温。归肺、脾经。

【功能主治】 补气升阳，固表止汗，利水消肿，生津养血，行滞通痹，托毒排脓，敛疮生肌。用于气虚乏力，食少便溏，中气下陷，久泻脱肛，便血崩漏，表虚自汗，气虚水肿，内热消渴，血虚萎黄，半身不遂，痹痛麻木，痈疽难溃，久溃不敛。

【用法用量】 9~30 g。

【其他】

1. 重金属及有害元素、有机氯农药残留量均不得过限量。

2. 黄芪具有增强机体免疫功能和造血功能，抗应激，延缓衰老，抗肿瘤、抗溃疡、抗辐射、抗菌、抗病毒，提高记忆力，利尿及保护心脑血管系统、肝脏、肾脏、肺脏等药理作用。

[1][2]姚雪莲，裴彩云，王宗权，等.不同产地、不同采收期黄芪药材及饮片中毛蕊异黄酮葡萄糖苷及芒柄花素含量测定[J].药物分析杂志，2012(05)：797-801.

3. 黄芪茎叶中黄芪甲苷的含量是根部的 2~3 倍，毛蕊异黄酮葡萄糖苷也能达到药典中黄芪的用药要求，可加以利用。

4. 纤维根中黄芪甲苷含量最高（0.220 7%~0.321 9%），主根中毛蕊异黄酮葡萄糖苷含量最高（0.021 9%~0.029 7%）。因此，黄芪药材产地加工除去的根头及纤维根，可加以提取应用[1]。

5. 缺血性心脏病、心绞痛：黄芪 50 g。水煎分 3 次服。

6. 气虚阴伤，自汗口渴，咳嗽久不止：黄芪 30 g，麦冬 15 g，五味子、乌梅各 6 g。煎水取汁，以蜂蜜调味。

黄 连

【来源】黄连为毛茛科植物黄连 Coptis chinensis Franch.、三角叶黄连 Coptis deltoidea C.Y.Cheng et Hsiao 或云连 Coptis teeta Wall. 的干燥根茎。以上三种分别习称"味连""雅连""云连"。味连主产于重庆石柱、湖北利川；雅连主产于四川峨眉、洪雅；云连主产于云南德钦、维西、腾冲、碧江等地。

栽培黄连以味连为主。云连、雅连多为野生，市场上已不常见。

【性状】味连：多集聚成簇，常弯曲，形如鸡爪，单枝根茎长 3~6 cm，直径 0.3~0.8 cm。表面灰黄色或黄褐色，粗糙，有不规则结节状隆起、须根及须根残基，有的节间表面平滑如茎秆，习称"过桥"。上部多残留褐色鳞叶，顶端常留有残余的茎或叶柄。质硬，断面不整齐，皮部橙红色或暗棕色，木部鲜黄色或橙黄色，呈放射状排列，髓部有的中空（图 279-1~ 图 279-2）。气微，味极苦。

雅连：多为单枝，略呈圆柱形，微弯曲，长 4~8 cm，直径 0.5~1 cm。"过桥"较长。顶端有少许残茎。

云连：弯曲呈钩状，多为单枝，较细小。

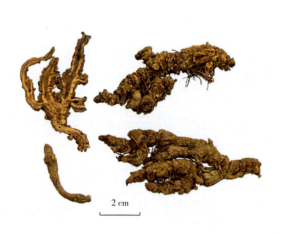

2 cm

图 279-1 黄连（味连）

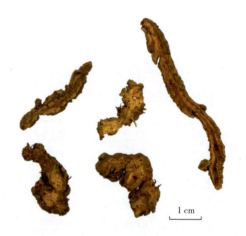

1 cm

图 279-2 黄连片

皆以条肥壮、质坚实、断面红黄色、无残茎及须根、味苦者为佳。

【采收加工】栽培 4~6 年秋季至冬季采挖。除去须根和泥沙，烘干。药材水分不得过 14.0%。

云南黄连不同采收期不同部位 2 种生物碱含量测定，见表 279-1。

[1]徐文慧,常丽静,段连政,等.黄芪不同部位黄芪甲苷及毛蕊异黄酮葡萄糖苷的含量测定[J].吉林中医药,2020,40(2):255-258.

表 279-1　云南黄连不同采收期不同部位 2 种生物碱含量测定[1]（%）

生物碱	部位	采收月份							
		3 月	5 月	7 月	9 月	10 月	11 月	12 月	1 月
小檗碱	根茎	9.00	8.39	7.98	9.17	10.48	10.74	9.14	8.60
	须根	1.44	1.99	2.38	2.16	2.34	2.72	2.10	2.23
	叶	1.46	1.34	1.11	1.43	1.59	1.75	1.59	1.68
巴马汀	根茎	0.45	0.35	0.42	0.42	0.40	0.40	0.45	0.32
	须根	0.05	0.07	0.10	0.09	0.10	0.07	0.09	0.06
	叶	0.09	0.08	0.05	0.08	0.11	0.07	0.09	0.10

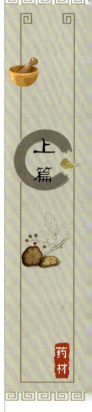

　　11 月黄连中小檗碱含量达到最高，12 月巴马汀含量达到最高。小檗碱、巴马汀主要存在于黄连根茎部。

　　注：小檗碱（又称黄连素），是黄连中最具代表性也是含量最高的成分。黄连不同部位所含小檗碱含量也不同，依次为：根茎部＞根须部＞叶部。不同品种的黄连中小檗碱含量也不相同，其含量依次为：云连＞味连＞雅连[2]。

　　【贮藏】　黄连贮存不当，颜色变淡，苦味降低，有效成分易流失。建议在 25℃以下，单包装密封，大垛用黑色塑料布遮盖、密闭，暗室库藏。

　　【主要成分】　主要含生物碱类（如小檗碱、黄连碱、掌叶防己碱、药根碱）、木脂素类（如黄连木脂素 A、落叶松树脂醇）、黄酮类等。

　　药典标准：醇浸出物不得少于 15.0%。

　　味连含量测定，以盐酸小檗碱计，味连含小檗碱不得少于 5.5%，表小檗碱不得少于 0.80%，黄连碱不得少于 1.6%，巴马汀不得少于 1.5%。

　　雅连含量测定，以盐酸小檗碱计，含小檗碱不得少于 4.5%。

　　云连含量测定，以盐酸小檗碱计，含小檗碱不得少于 7.0%。

　　【性味归经】　苦，寒。归心、脾、胃、肝、胆、大肠经。

　　【功能主治】　清热燥湿，泻火解毒。用于湿热痞满，呕吐吞酸，泻痢，黄疸，高热神昏，心火亢盛，心烦不寐，心悸不宁，血热吐衄，目赤，牙痛，消渴，痈肿疔疮；外治湿疹，湿疮，耳道流脓。

　　酒黄连善清上焦火热。用于目赤，口疮。

　　姜黄连清胃和胃止呕。用于寒热互结，湿热中阻，痞满呕吐。

　　萸黄连舒肝和胃止呕。用于肝胃不和，呕吐吞酸。

　　【用法用量】　2~5 g。外用适量。

　　【其他】

　　1. 质次的黄连断面色淡，不够苦。质好的断面黄金色，味苦。

　　2. 黄连具有抗菌、抗病毒、抗心律失常、降血压、降血糖、调血脂、抗癌等作用。

　　3. 湿热证呕恶不止：黄连 1.2 g，紫苏叶 0.9 g。水煎服。

　　4. 湿疹：黄连粉 1 份，加蓖麻油 3 份，调成混悬液，涂患处。

　　5. 黄连花薹（茶）为黄连的副产品，也含类似的生物碱类活性物质，具有降血脂血糖血压、抗氧化作用，可有效防治动脉硬化。

　　[1] 盖晓红, 刘素香, 任涛, 等. 黄连的化学成分及药理作用研究进展[J]. 中草药, 2018, 49（20）: 1294-1297.

　　[2] 付琳. 黄连化学成分及药理作用研究进展[J]. 中医药学报, 2021（2）: 87-92.

黄 柏

【来源】 黄柏为芸香科植物黄皮树 *Phellodendron chinense* Schneid. 的干燥树皮。习称"川黄柏"。主产于四川、贵州、湖北、重庆等地。

【性状】 黄柏呈板片状或浅槽状，长宽不一，厚 1~6 mm。外表面黄褐色或黄棕色，平坦或具纵沟纹，有的可见皮孔痕及残存的灰褐色粗皮；内表面暗黄色或淡棕色，具细密的纵棱纹。体轻，质硬，断面纤维性，呈裂片状分层，深黄色（图 280-1~ 图 280-3）。气微，味极苦，嚼之有黏性。

以片张厚大、鲜黄色、无栓皮者为佳。

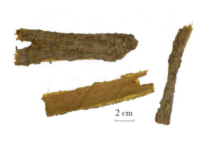
图 280-1 黄柏药材（未刮皮）

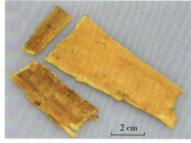
图 280-2 黄柏药材（刮皮）

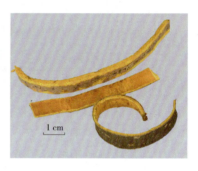
图 280-3 黄柏丝

【采收加工】 8~10 年生黄皮树，春天剥取干皮，其有效成分含量较高。将剥下的树皮刮去粗皮至显黄色，阴干或低温烘干。建议趁鲜横切成丝，低温烘干。药材水分不得过 12.0%。

注： 黄柏在开花末期和果初期，小檗碱和黄柏碱含量骤降，冬季生物碱含量总体偏低，春季为最佳采收期。

黄柏不同部位中小檗碱含量，见表 280-1。

表 280-1 黄柏不同部位中小檗碱含量[1]（%）

部位	根皮	干皮	枝皮
小檗碱	6.31	3.55	2.57

黄柏根皮中小檗碱含量比干皮高 50% 以上，枝皮含量最低，三者不可混用。但枝皮产量大，可作为提取小檗碱的资源。

不同干燥方法对小檗碱含量的影响，见表 280-2。

表 280-2 不同干燥方法对小檗碱含量的影响[2]（%）

干燥方法	小檗碱	外观颜色
晒干	5.1	黄棕色
阴干	7.0	鲜黄绿色
烘干 /60℃	6.9	鲜黄绿色

黄柏暴晒后颜色改变，小檗碱含量显著降低。低温烘干和阴干对外观和内在质量影响不大。

【贮藏】 黄柏贮存不当，易受潮，见光颜色易变深，有效成分易流失。建议在 20℃ 以下，深色包装袋单包装密封，大垛用黑色塑料布遮盖、密闭，暗室库藏。

【主要成分】 主要含生物碱类（如小檗碱、黄柏碱、药根碱、木兰花碱）、酚酸类、三萜类、

[1] 宋兵双，谢昭明. HPLC 法对黄柏不同期采收药材不同部位的小檗碱含量比较研究[J]. 中医药导报，2000，（1）：38.

[2] 吕海云，陈国锋. 谈不同干燥方法对黄柏质量的影响[J]. 中国医疗前沿，2007，2（14）：122.

中药材质量新说（第二版）ZHONGYAOCAI ZHILIANG XINSHUO（DIERBAN）药材

黄酮类、苯丙素类等。

药典标准：醇浸出物不得少于14.0%；含小檗碱以盐酸小檗碱计不得少于3.0%，含黄柏碱以盐酸黄柏碱不得少于0.34%。

【性味归经】　苦，寒。归肾、膀胱经。

【功能主治】　清热燥湿，泻火除蒸，解毒疗疮。用于湿热泻痢，黄疸尿赤，带下阴痒，热淋涩痛，脚气痿躄，骨蒸劳热，盗汗，遗精，疮疡肿毒，湿疹湿疮。

盐黄柏滋阴降火。用于阴虚火旺，盗汗骨蒸。

【用法用量】　3~12 g。外用适量。

【其他】

1. 黄柏具有抗菌、抗炎、抗氧化、抗癌、免疫抑制、降血压降血糖、保护神经、保护肝脏和肾脏等多种药理活性。

2. 阑尾炎：黄柏30 g，远志20 g。水煎服。

3. 足癣：黄柏20 g，苦参30 g，地肤子20 g，白鲜皮20 g，枯矾15 g。水煎，浸泡患处。

❧ 黄　精 ❧

【来源】　黄精为百合科植物滇黄精 *Polygonatum kingianum* Coll. et Hemsl.、黄精 *Polygonatum sibiricum* Red. 或多花黄精 *Polygonatum cyrtonema* Hua 的干燥根茎。按形状不同，习称"大黄精""鸡头黄精""姜形黄精"。滇黄精主产于贵州、四川、云南等地，黄精主产于东北地区、西北地区、河北、内蒙古等地，多花黄精主产于四川、贵州、湖南、浙江等地。

【性状】　大黄精：呈肥厚肉质的结节块状，结节长可达10 cm，宽3~6 cm，厚2~3 cm。表面淡黄色至黄棕色，具环节，有皱纹及须根痕，结节上侧茎痕呈圆盘状，圆周凹入，中部突出。质硬而韧，不易折断，断面角质，淡黄色至黄棕色。气微，味甜，嚼之有黏性。

鸡头黄精：呈结节状弯柱形，长3~10 cm，直径0.5~1.5 cm，结节长2~4 cm，略呈圆锥形，常有分枝。表面黄白色或灰黄色，半透明，有纵皱纹，茎痕圆形，直径5~8 mm。

姜形黄精：呈长条结节块状，长短不等，常数个块状结节相连。表面灰黄色或黄褐色，粗糙，结节上侧有突出的圆盘状茎痕，8~15 mm。

以块大、肥润、色黄、断面透明者为佳（图281-1~图281-3）。

味苦者不可药用。

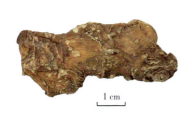
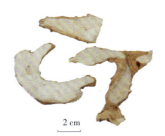
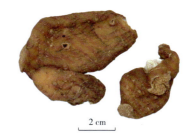

图281-1　黄精（生晒个）　　　图281-2　黄精片（生晒）　　　图281-3　黄精（蒸透心个）

【采收加工】　春、秋二季采挖。除去须根，洗净，置沸水中略烫或蒸至透心后，晒干或烘干。建议趁鲜或蒸至透心后切厚片，干燥。药材水分不得过15.0%。

黄精去须根个货产地"杀青"以煮制20分钟的方法较佳，黄精切片产地"杀青"以蒸制1小时方法较佳[1]。

[1]张清华，陈鸣，程再兴，等.闽产多花黄精产地加工方法初步研究[J].海峡药学，2017，29（11）：27-29.

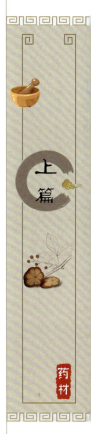

不同采收年限黄精多糖含量，见表281-1。

表281-1　不同采收年限黄精多糖含量（%）

年限	2年生	3年生	4年生	5年生	6年生
多糖含量	25.12	29.00	39.54	39.40	39.43

4年生黄精多糖含量最高，5~6年生黄精多糖含量基本不再增加。故黄精以4年采收最为适宜。

采收时间黄精多糖含量，见表281-2。

表281-2　采收时间黄精多糖含量[1]（%）

采收月份	9月份	10月份	11月份	12月份	1月份
多糖含量	11.90	13.93	21.02	25.80	29.36
折干率	20.02	21.85	27.50	36.64	35.35

黄精多糖含量在1月达到最高。折干率在9—12月呈现逐渐增加趋势，在1月有所下降。黄精最适宜的采收期为12月至次年1月。

【贮藏】　黄精贮存不当，易发霉、易虫蛀，有效成分流失快。建议在20℃以下，单包装密封、大垛用黑色塑料布遮盖、密闭，暗室库藏。

【主要成分】　主要含甾体皂苷类、三萜皂苷类、黄酮类、木脂素类、生物碱类、甾醇类、多糖类等。药典标准：醇浸出物不得少于45.0%；含黄精多糖以无水葡萄糖计，不得少于7.0%。

【性味归经】　甘，平。归脾、肺、肾经。

【功能主治】　补气养阴，健脾，润肺，益肾。用于脾胃气虚，体倦乏力，胃阴不足，口干食少，肺虚燥咳，劳嗽咳血，精血不足，腰膝酸软，须发早白，内热消渴。

【用法用量】　9~15 g。

【其他】

1. 重金属及有害元素不得过限量。

2. 黄精须根中多糖含量约为根茎含量的1/3，游离氨基酸与水解氨基酸含量分别为根茎的3.5倍和1.4倍。黄精须根具有较大的开发价值。

3. 黄精具有抗衰老、降血糖、降血脂、提高和改善记忆、抗肿瘤、调节免疫、抗病毒、抗炎等作用，用于冠心病、高脂血症、糖尿病、低血压、药物中毒性耳聋、白细胞减少症、慢性肾小球肾炎、慢性支气管炎、缺铁性中风等。

4. 糖尿病：黄精15 g，山药15 g，知母、玉竹、麦冬各12 g。水煎服。

5. 肾虚遗精：制黄精24 g，五味子10 g，熟地黄30 g，白果10 g。水煎服。

菟丝子

【来源】　菟丝子为旋花科植物南方菟丝子 *Cuscuta australis* R. Br. 或菟丝子 *Cuscuta chinensis* Lam. 的干燥成熟果实。主产于宁夏、内蒙古等地。

【性状】　菟丝子呈类球形，直径1~2 mm。表面灰棕色至棕褐色，粗糙，种脐线形或扁圆形。质坚实，不易以指甲压碎（图282-1）。气微，味淡。

以颗粒饱满、无尘土及杂质者为佳。

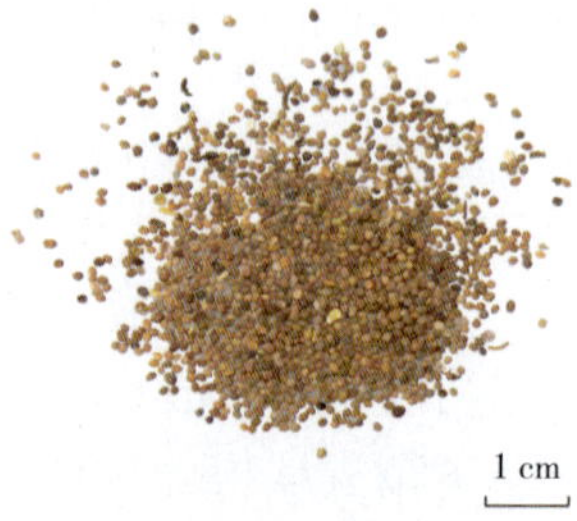

【采收加工】　霜降后、立冬前，果实成熟时采收植株，晒干，打

1 cm

图282-1　菟丝子

[1]邵红燕，赵致，庞玉新，等.贵州产黄精适宜采收期研究[J].安徽农业科学，2009（28）：13591-13592.

下种子，除去杂质。药材水分不得过 10.0%。

不同生长期栽培南方菟丝子金丝桃苷含量，见表 282-1。

表 282-1　不同生长期栽培南方菟丝子金丝桃苷含量^[1]

采收日期	金丝桃苷 /%	采收日期	金丝桃苷 /%	采收日期	金丝桃苷 /%
8 月 2 日	0.25	9 月 11 日	0.40	10 月 23 日	0.40
8 月 7 日	0.24	9 月 18 日	0.30	10 月 25 日	0.50
8 月 11 日	0.25	9 月 23 日	0.38	11 月 2 日	0.53
8 月 18 日	0.22	9 月 25 日	0.45	11 月 7 日	0.42
8 月 23 日	0.29	10 月 2 日	0.55	11 月 11 日	0.43
8 月 25 日	0.25	10 月 7 日	0.45	11 月 18 日	0.36
9 月 2 日	0.45	10 月 11 日	0.44	11 月 23 日	0.38
9 月 7 日	0.31	10 月 18 日	0.38	11 月 25 日	0.48

8—9 月份采集的菟丝子中金丝桃苷的含量明显低于 10 月份，11 月份金丝桃苷含量又略有下降。所以菟丝子最适宜的采收时间为 10 月份。

【贮藏】 菟丝子贮存不当，易霉变、易虫蛀，有效成分流失快。建议在 20℃以下，单包装密封，大垛用黑色塑料布遮盖、密闭，暗室库藏。

【主要成分】 主要含黄酮类（如山柰酚、金丝桃苷、紫云英苷）、酚酸类（如绿原酸、香豆酸）、木脂素类（如菟丝子苷 A）、生物碱类等。

药典标准：含金丝桃苷不得少于 0.10%。

【性味归经】 辛、甘、平。归肝、肾、脾经。

【功能主治】 补益肝肾，固精缩尿，安胎，明目，止泻；外用消风祛斑。用于肝肾不足，腰膝酸软，阳痿遗精，遗尿尿频，肾虚胎漏，胎动不安，目昏耳鸣，脾肾虚泻；外治白癜风。

【用法用量】 6~12 g。外用适量。

【其他】

1. 菟丝子具有生殖保护、改善亚健康状态，免疫调节、保肝、增加心肌冠状血流量、降血糖、促进骨缺损修复、抗衰老等药理活性。

2. 阳痿、遗尿、遗精、伴腰膝酸软：菟丝子、枸杞子、杜仲各 15 g，莲子须、韭菜子各 10 g，五味子 6 g。水煎服。

3. 久泄、五更泄泻：菟丝子、益智仁、补骨脂、乌药各 10 g，肉豆蔻、荜澄茄各 6 g。水煎服。

4. 肾虚先兆、流产、胎动不安：菟丝子、桑寄生、炙黄芪各 15 g。水煎服。

5. 菟丝子苗捣汁外涂，可治疗面部粉刺。

菊　花

【来源】 菊花是菊科植物菊 *Chrysanthemum morifolium* Ramat. 的干燥头状花序。主产于安徽、河北、河南、陕西、江苏、浙江等地，按产地和加工方式不同，分为亳菊、滁菊、贡菊、杭菊、怀菊等。

【性状】 亳菊：呈倒圆锥形或圆筒形，有时稍压扁呈扇形，直径 1.5~3 cm，离散。总苞碟状；

347

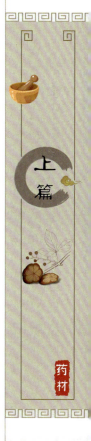

[1] 王旭鹏, 党维霞, 张文懿. 宁夏栽培南方菟丝子适宜采收期研究 [J]. 时珍国医国药, 2015 (2)：463-464.

总苞片 3~4 层．卵形或椭圆形，草质，黄绿色或褐绿色，外面被柔毛，边缘膜质。花托半球形，无托片或托毛。舌状花数层，雌性，位于外围，类白色，劲直，上举，纵向折缩，散生金黄色腺点；管状花多数，两性，位于中央，为舌状花所隐藏，黄色，顶端 5 齿裂。瘦果不发育，无冠毛。体轻，质柔润，干时松脆。气清香，味甘、微苦。

滁菊：呈不规则球形或扁球形，直径 1.5~2.5 cm。舌状花类白色，不规则扭曲，内卷，边缘皱缩，有时可见淡褐色腺点；管状花大多隐藏。

贡菊：呈扁球形或不规则球形，直径 1.5~2.5 cm。舌状花白色或类白色，斜升，上部反折，边缘稍内卷而皱缩，通常无腺点；管状花少，外露（图 283-1）。

杭菊：呈碟形或扁球形，直径 2.5~4 cm，常数个相连成片。舌状花类白色或黄色，平展或微折叠，彼此粘连，通常无腺点；管状花多数，外露。

怀菊：呈不规则球形或扁球形，直径 1.5~2.5 cm。多数为舌状花，舌状花类白色或黄色，不规则扭曲，内卷，边缘皱缩，有时可见腺点；管状花大多隐藏（图 283-2）。

皆以花朵完整、颜色鲜艳、气清香、无杂质者为佳。

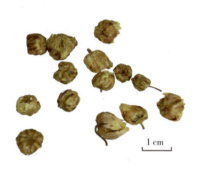

图 283-1 贡菊

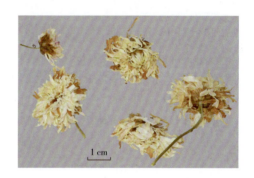

图 283-2 怀菊

【采收加工】 9—11 月花心散开 2/3 时分批次采摘。选晴天，摘下菊花，阴干、焙干或蒸后烘干。药材水分不得过 15.0%。

不同采收期菊花单花产量和有效药用成分含量，见表 283-1。

表 283-1 不同采收期菊花单花产量和有效药用成分含量[1]

采收期	鲜重 /g	干重 /g	绿原酸 /%	木犀草苷 /%	3，5-O- 二咖啡酰基奎宁酸 /%
花蕾期	0.97	0.15	1.16	0.21	1.62
盛花期	1.76	0.26	1.31	0.16	1.26
盛花末期	1.36	0.21	1.24	0.18	1.21

花蕾期木犀草苷、3，5-O- 二咖啡酰基奎宁酸含量高；盛花期产量大，绿原酸含量高。

菊花不同部位有效药用成分含量，见表 283-2。

表 283-2 菊花不同部位有效药用成分含量[2]（%）

部位	绿原酸	木犀草苷	3，5-O- 二咖啡酰基奎宁酸
总苞和花序	0.52	0.41	0.63
白色舌状花	0.80	0.65	1.35
黄色舌状花	0.83	0.62	2.05

[1] 白晓艳. 采收期对药用菊花产量与质量的影响 [J]. 河北林业科技，2015（3）：10-11.

[2] 覃珊. 产后加工、采收期和花序不同部位对菊花质量影响的研究 [D]. 济南：山东大学，2011.

中药材质量新说（第二版）
ZHONGYAOCAI ZHILIANG XINSHUO (DIERBAN)
药材

续表

部位	绿原酸	木犀草苷	3，5-O-二咖啡酰基奎宁酸
舌状花花蕾	0.73	1.36	1.54
中央管状花	0.93	0.39	0.60

中央管状花绿原酸含量高，舌状花花蕾木犀草苷含量高，黄色舌状花 3，5-O-二咖啡酰基奎宁酸含量高。

不同加工方式对菊花有效成分的影响，见表 283-3。

表 283-3　不同加工方式对菊花有效成分的影响[1]（%）

预处理	干燥方式	绿原酸	木犀草苷	3，5-O-二咖啡酰基奎宁酸
蒸汽漂烫	晒干	1.38	0.11	0.51
	60℃烘干	1.51	0.11	0.80
	80℃烘干	2.01	0.10	0.85
	100℃烘干	1.94	0.13	0.89
未蒸汽漂烫	晒干	0.72	0.07	0.41
	60℃烘干	1.66	0.08	0.33
	80℃烘干	0.51	0.06	0.12
	100℃烘干	0.18	0.04	0.03

菊花蒸汽漂烫后 80℃烘干绿原酸含量高，蒸汽漂烫后 100℃烘干木犀草苷、3，5-O-二咖啡酰基奎宁酸含量高。建议菊花采收后先蒸汽漂烫，后 100℃烘干，药效好。

【贮藏】　菊花贮藏不当，易生虫，受潮发霉，色易变黯淡，香气易散失，有效成分流失快。无香气者基本无药效。建议在 20℃以下，单包装密封，大垛用黑色塑料布遮盖、密闭，暗室库藏。

【主要成分】　主要含黄酮类（如芹菜素、槲皮素、木犀草苷）、苯丙素类（如绿原酸、3，5-O-二咖啡酰基奎宁酸、阿魏酸）、挥发油（如樟脑、桉叶醇）、三萜及甾体类等。

药典标准：含绿原酸不得少于 0.20%，含木犀草苷不得少于 0.080%，含 3，5-O-二咖啡酰基奎宁酸不得少于 0.70%。

【性味归经】　甘、苦，微寒。归肺、肝经。

【功能主治】　散风清热，平肝明目，清热解毒。用于风热感冒，头痛眩晕，目赤肿痛，眼目昏花，疮痈肿毒。

【用法用量】　5~10 g。

【其他】

1. 菊花有解毒、解热抗炎、抑菌、镇痛、降压、抗氧化、抗衰老、扩张冠状动脉、保护人红细胞膜、明目、美容等药理活性。

2. 疔疮：白菊花 12 g，甘草 12 g。水煎服。

3. 风热头疼：菊花、石膏、川芎各等量，为末，每服 5 g，茶水调服。

4. 神经官能症：菊花 1 000 g，川芎 400 g，丹皮、白芷各 200 g。当枕头睡眠时枕用。每装药 1 次可连续使用半年。

349

[1] 覃珊.产后加工、采收期和花序不同部位对菊花质量影响的研究［D］.济南：山东大学，2011.

常 山

【来源】 常山是虎耳草科植物常山 *Dichroa febrifuga* Lour. 的干燥根。分布于四川、贵州、云南、陕西、甘肃、湖南、湖北、广东、广西等地。

【性状】 常山呈圆柱形，常弯曲扭转，或有分枝，长 9~15 cm，直径 0.5~2 cm。表面棕黄色，具细纵纹，外皮易剥落，剥落处露出淡黄色木部。质坚硬，不易折断，折断时有粉尘飞扬；横切面黄白色，射线类白色，呈放射状（图 284-1）。气微，味苦。

【采收加工】 秋季采挖，挖取全根，除去须根，洗净，晒干。

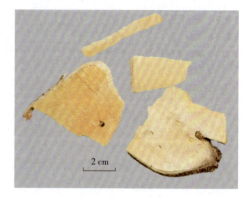

图 284-1 常 山

不同产地常山药材、饮片有效成分含量测定，见表 284-1。

表 284-1 不同产地常山药材、饮片有效成分含量测定[1]（mg/g）

产地	广西		云南		四川		湖北	
类型	药材-1	药材-3	药材-1	常山茎-3	药材-2	饮片	药材-2	饮片
常山碱	0.261	0.676	0.259	1.398	0.327	0.267	0.197	0.119
异常山碱	0.184	0.294	0.218	0.323	0.264	0.173	0.157	0.117

常山茎中常山碱和异常山碱含量较常山根高，可进一步开发利用。

【贮藏】 建议常山 25℃以下，单包装密封，大垛用黑色塑料布遮盖、密闭，暗室库藏。

贮藏时间对常山中常山碱含量的影响，见表 284-2。

表 284-2 贮藏时间对常山中常山碱含量的影响[2]

贮藏时间	原药材含量	饮片含量
0 年	0.106%	0.043%
4 年	0.097%	0.030%
下降率	8.5%	30.2%

常山以原药材贮藏，有效成分保存较好。

【主要成分】 主要含生物碱类（如常山碱、异常山碱）、香豆素类、甾体类、多酚类等。

【性味归经】 苦、辛，寒；有毒。归肺、肝、心经。

【功能主治】 涌吐痰涎，截疟。用于痰饮停聚，胸膈痞塞，疟疾。

【用法用量】 5~9 g。

【其他】

1. 常山具有良好的抗疟疾、抗肿瘤、消炎、抗瘢痕、促进伤口愈合及治疗骨质疏松症等生物活性。

2. 有催吐副作用，用量不宜过大；孕妇慎用。

3. 胸中多痰，头痛不欲食：常山 9 g，甘草 6 g，加适量蜜，水煎服。

[1] 张继远, 刘梓晗, 刘晓谦, 等. 常山中常山碱和异常山碱的同步测定研究 [J]. 中国中药杂志, 2017, 42 (9): 1711-1716.

[2] 叶定江, 赵蕴馥. 常山饮片中常山碱含量差异初步研究 [J]. 中成药, 1985 (7): 22-28.

野菊花

【来源】　野菊花是菊科植物野菊 *Ghrysanthemum indicum* L. 的干燥头状花序。主产于湖北、安徽、河南。

【性状】　野菊花呈类球形，直径 0.3~1 cm，棕黄色。总苞由 4~5 层苞片组成，外层苞片卵形或条形，外表面中部灰绿色或浅棕色，通常被白毛，边缘膜质；内层苞片长椭圆形，膜质，外表面无毛。总苞基部有的残留总花梗。舌状花 1 轮，黄色至棕黄色，皱缩卷曲；管状花多数，深黄色。体轻。气芳香，味苦。花小，质量较好（图 285-1）；枝叶多，质量较次（图 285-2）。

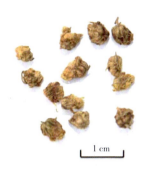

图 285-1　花小，质量较好

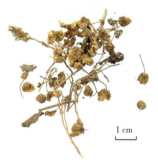

图 285-2　枝叶多，质量较次

【采收加工】　秋、冬二季花初开放时采摘，晒干，或蒸后晒干。建议花序 130℃杀青 5 分钟，80℃烘干。药材水分不得过 14.0%。

不同采收时期野菊不同部位蒙花苷含量，见表 285-1。

表 285-1　不同采收时期野菊不同部位蒙花苷含量[1]（%）

采收时间	部位				
	野菊米	野菊花	叶	嫩茎	老茎
10 月 12 日	3.78	—	3.57	0.67	0.36
10 月 22 日	3.41	2.46	2.09	0.67	0.39
11 月 2 日	3.11	2.34	1.36	0.69	0.40
1 月 12 日	1.63	1.22	1.04	0.74	0.52

10 月中旬至 11 月上旬采收野菊米和野菊花有效成分含量高。

不同加工方法野菊花样品中含水量和蒙花苷含量，见表 285-2。

表 285-2　不同加工方法野菊花样品中含水量和蒙花苷含量[2]（%）

加工方法	含水量	蒙花苷含量	折成无水时含量
炒炭	6.53	2.28	2.44
40℃烘干	7.36	2.27	2.45
蒸后烘干（60℃，1 小时）	6.05	2.44	2.60
160℃炒后晾干	7.53	2.42	2.62

[1] 胡小莉. 河南野菊花质量分析研究 [D]. 郑州：河南中医药大学，2016.

[2] 吴明侠，崔永霞，许闽. 不同产地加工方法对野菊花中三种活性成分含量的影响 [J]. 中国医药工业杂志，2014，45（5）：428-430.

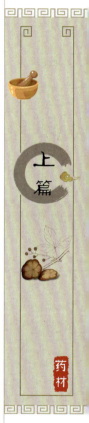

续表

加工方法	含水量	蒙花苷含量	折成无水时含量
60℃烘干	6.7	2.5	2.68
110℃炒后晾干	6.9	2.6	2.79
晾干	7.51	2.72	2.94
130℃炒后晾干	8.61	2.7	2.95

野菊花 130℃炒后晾干的蒙花苷含量高，其次为晾干。炒后晾干加工时间短，可根据产地气候条件选择合适的加工方式。

【贮藏】　野菊花贮存不当，易受潮发霉、易虫蛀，有效成分流失快。建议在 20℃以下，单包装密封，大垛用黑色塑料布遮盖、密闭，暗室库藏。

不同颜色的光处理下溶液中总黄酮含量变化，见表 285-3。

表 285-3　不同颜色的光处理下溶液中总黄酮含量变化[1]（µg/ml）

处理时间/天	光处理					
	黑暗	红光	绿光	蓝光	黄光	白光
0	234.88	234.88	234.88	234.88	234.88	234.88
10	229.71	226.65	220.45	216.89	232.77	217.12
20	226.48	223.38	212.46	214.84	230.41	211.25
30	223.63	216.52	199.86	193.67	228.58	209.56
40	216.20	211.19	195.38	193.41	216.20	207.84
50	209.25	201.33	192.41	183.49	205.78	205.30
50天下降幅度/%	11	14	18	22	12	13

不同颜色的光处理下溶液中蒙花苷含量变化，见表 285-4。

表 285-4　不同颜色的光处理下溶液中蒙花苷含量变化（µg/ml）

处理时间/天	光处理					
	黑暗	红光	绿光	蓝光	黄光	白光
0	53.34	53.34	53.34	53.34	53.34	53.34
10	50.39	45.27	47.04	44.1	49.23	48.50
20	48.58	39.8	41.43	38.30	46.24	44.56
30	46.67	36.24	37.68	36.25	43.11	9.54
40	44.45	35.14	35.08	33.72	40.36	37.57
50	42.27	34.50	33.20	32.01	39.33	35.35
50天时下降幅度/%	21	35	38	40	26	34

不同处理条件下色素溶液中各测定的黄酮类成分均呈下降趋势，且与时间的线性关系良好，其中蓝光下总黄酮和蒙花苷降最多，降幅分别为 22%、40%。

【主要成分】　主要含挥发油及萜类（如樟脑、侧柏酮、单萜类）、黄酮类（如蒙花苷、刺槐素苷）、有机酸类（如绿原酸）等。

药典标准：含蒙花苷不得少于 0.80%。

【性味归经】　苦、辛，微寒。归肝、心经。

【功能主治】　清热解毒，泻火平肝。用于疔疮痈肿，目赤肿痛，头痛眩晕。

[1]申海进,郭巧生,汪涛.不同颜色的光对野菊花黄酮类色素稳定性及含量的影响[J].中国食品添加剂,2021(10)：147-153.

中药材质量新说（第二版）ZHONGYAOCAI ZHILIANG XINSHUO（DIERBAN）药材

【用法用量】 9~15 g。外用适量，煎汤外洗或制膏外涂。

【其他】

1. 野菊花具有扩张血管、降低心律、抑制血小板聚集、降压、抗炎、抗氧化、抗肿瘤等药理作用，临床用于感冒预防，呼吸道炎症、宫颈炎、痈毒疔肿、高血压。

2. 乳腺炎：野菊花 15 g，蒲公英 30 g。水煎服。另用鲜野菊叶捣烂敷患处。

3. 肝热型高血压：野菊花、夏枯草、草决明各 15 g。水煎服。

4. 肾炎：野菊花、金钱草、车前草各 3 g。水煎服。

❀ 蛇床子 ❀

【来源】 蛇床子为伞形科植物蛇床 *Cnidium monnieri* （L.） Cuss. 的干燥成熟果实。主产于河北、河南、安徽、江苏等地。

【性状】 蛇床子为双悬果，呈椭圆形，长 2~4 mm，直径约 2 mm。表面灰黄色或灰褐色，顶端有 2 枚向外弯曲的柱基，基部偶有细梗。分果的背面有薄而突起的纵棱 5 条，接合面平坦，有 2 条棕色略突起的纵棱线。果皮松脆，揉搓易脱落。种子细小，灰棕色，显油性（图 286-1）。气香，味辛凉，有麻舌感。

以颗粒饱满、灰黄色、气味浓厚者为佳。

【采收加工】 夏秋二季果实成熟时采收，除去杂质，晒干。药材水分不得过 13.0%。

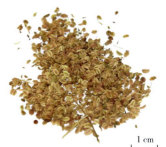

图 286-1 蛇床子

广东引种不同采收时间蛇床子中蛇床子素的含量，见表 286-1。

表 286-1 广东引种不同采收时间蛇床子中蛇床子素的含量[1]（mg/g）

采收时间	4 月 20 日	5 月 10 日	5 月 20 日	5 月 30 日	6 月 10 日	6 月 20 日	6 月 30 日
蛇床子素	12.14	12.63	13.61	14.59	15.63	14.05	13.57

广东蛇床子中蛇床子素在 4 月 20 日至 6 月 10 日逐渐增加，在 6 月 10 日后有所下降。因此，蛇床子最适宜的采收时间为 6—7 月果实成熟时。

【贮藏】 蛇床子贮存不当，香气易散失、易吸潮，有效成分流失快。气味淡者药效低。建议在 20℃以下，单包装密封，大垛用黑色塑料布遮盖、密闭，暗室库藏。

【主要成分】 主要含香豆素类（如蛇床子素、佛手柑内酯）、挥发油等。

药典标准：醇浸出物不得少于 7.0%；含蛇床子素不得少于 1.0%。

【性味归经】 辛、苦，温；有小毒。归肾经。

【功能主治】 燥湿祛风，杀虫止痒，温肾壮阳。用于阴痒带下，湿疹瘙痒，湿痹腰痛，肾虚阳痿，宫冷不孕。

【用法用量】 3~10 g。外用适量，多煎汤熏洗，或研末调敷。

【其他】

1. 蛇床子具有抑制心脏、扩张血管、抗心律失常、镇静、促进学习、性激素样作用、拮抗激素引起的骨质疏松、抗诱变、抗癌、抗炎等药理活性，临床上多用于治疗阴道炎、皮肤病、肾病。

2. 肾囊风疙瘩作痒，搔之作痛：蛇床子、威灵仙、归尾、苦参各 10 g。水煎熏洗。

3. 周围神经炎：蛇床子、地肤子、黄柏、没药、苦参各 6 g。煎水后温热适中浸泡患处，每日 1 剂，每日 4~5 次。

[1]汪小根，蔡岳文，邱蔚芬. 不同采收季节广东引种蛇床子中蛇床子素的含量测定[J]. 中国药房，2007，18（15）：1159-1160.

4.湿疹：蛇床子、苦参、白矾各 30 g，川椒 10 g。水煎，蘸洗患部。

❧ 银杏叶 ❧

【来源】 银杏叶为银杏科植物银杏 *Ginkgo biloba* L. 的干燥叶。主产于四川、云南、甘肃、贵州等地。

【性状】 银杏叶多皱折或破碎，完整者呈扇形，长 3~12 cm，宽 5~15 cm。黄绿色，上缘呈不规则的波状弯曲，有的中间凹入，深者可达叶长的 4/5。具二叉状平行叶脉，细而密，光滑无毛，易纵向撕裂。叶基楔形，叶柄长 2~8 cm。体轻。气微，味微苦。色绿，质好（图 287-1）；色黄，质次（图 287-2）。

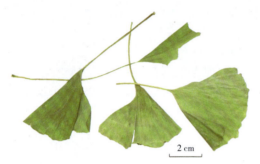

图 287-1　色绿，质好

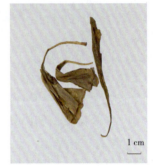

图 287-2　色黄，质次

【采收加工】 初夏，或白露后寒露前采收绿色叶片，立即稍微摊晒后，杀青，烘干。药材水分不得过 12.0%。

注： 因现代农艺技术的干预不同[1]，银杏叶的市场需求不同，各地物候期不同，导致其具体采收期也不尽相同，采收前需要实地实情调查，不可一概而论。

不同采收时间，浙江杭州滨江产银杏叶总黄酮醇苷含量测定，见表 287-1。

表 287-1　不同采收时间，浙江杭州滨江产银杏叶总黄酮醇苷含量测定[2]（mg/g）

采样时间	4月22日	5月23日	6月25日	7月26日	8月26日	9月26日	10月30日	11月28日
槲皮素	2.376	1.592	1.132	0.904	0.817	0.747	0.836	0.789
山奈素	2.948	2.004	1.595	1.275	1.092	1.108	1.196	0.939
异鼠李素	1.639	1.137	0.866	0.728	0.660	0.610	0.686	0.395
总黄酮醇苷	17.477	11.880	9.018	7.297	6.448	6.187	6.822	5.329

初夏，银杏叶总黄酮含量较高，部分地区（如四川什邡市洛水）选择在此时采收银杏叶。

贵州省 8 月份，不同树龄银杏叶中总黄酮、总萜内酯的含量，见表 287-2。

表 287-2　贵州省 8 月份，不同树龄银杏叶中总黄酮、总萜内酯的含量[3]（%）

树龄/年	1	2	3	4	5	6	7	8	10	100	200
总黄酮/%	2.75	2.92	1.39	1.70	0.99	0.83	0.76	0.86	0.82	0.82	0.43
总萜内酯/%	0.28	0.31	0.49	0.45	0.41	0.61	0.39	0.31	0.50	0.21	0.06

[1]甘静玉，朱华.影响银杏叶中萜内酯含量的因素[J].大众科技，2015（4）：104-106.

[2]林琰，张宏建，陈锡林.不同采收时间浙江不同产区银杏叶总黄酮醇苷含量测定[J].中国中医药科技，2017,024（5）：594-598.

[3]罗祥敏，杨兴变，雷芳，等.银杏叶中 4 种活性成分含量分布规律研究[J].化学与粘合，2022,44（1）：9-12, 24.

贵阳，树龄不高于 10 年的银杏叶，总黄酮、总萜内酯的含量较高。

不同采收月份银杏叶中总黄酮、总萜内酯的含量 (贵阳)，见表 287-3。

表 287-3　不同采收月份银杏叶中总黄酮、总萜内酯的含量 (贵阳)[1]

不同月份	4 月	5 月	6 月	7 月	8 月	9 月	10 月	11 月
总黄酮 /%	1.25	1.11	0.95	0.97	0.82	0.79	0.87	0.96
总萜内酯 /%	0.03	0.06	0.20	0.25	0.55	0.57	0.12	0.05

贵阳，白露前后，采收的银杏叶，总萜内酯的含量已经达到峰值，此时采收的银杏叶，可选择加工成银杏叶提取物，可供出口原料。

不同地域 9 月份银杏叶中总黄酮含量的测定，见表 287-4。

表 287-4　不同地域 9 月份银杏叶中总黄酮含量的测定[2] (%)

产地	陕西汉中	山西长治	河南新乡	山东泰安	河北保定	四川绵阳	云南昆明	贵州遵义	湖南湘潭	湖北随州	江苏常州	浙江杭州
总黄酮	1.66	1.22	1.38	0.99	0.98	1.48	1.23	1.28	1.24	1.77	0.96	1.02

地域不同，9 月份银杏叶中总黄酮含量相差太大，采收时需要注意。

【贮藏】　经晒干或低温烘干的银杏叶，不耐贮藏，存放期间总黄酮及萜类内酯含量下降快，不建议贮藏。

经杀青后干燥的银杏叶，宜在 25℃以下，单包装密封，大垛用黑色塑料布遮盖、密闭，暗室库藏。

【主要成分】　主要含萜类内酯 (如银杏内酯 A、B、C，白果内酯)、黄酮类等。

药典标准：醇浸出物不得少于 25%；含总黄酮醇苷不得少于 0.40%；含萜类内酯以银杏内酯 A、银杏内酯 B、银杏内酯 C 和白果内酯的总量计，不得少于 0.25%。

【性味归经】　甘、苦、涩，平。归心、肺经。

【功能主治】　活血化瘀，通络止痛，敛肺平喘，化浊降脂。用于瘀血阻络，胸痹心痛，中风偏瘫，肺虚咳喘，高脂血症。

【用法用量】　9~12 g。

【其他】

1. 少分枝银杏叶片中主要药用成分总黄酮醇苷、总萜内酯含量均低于正常株形叶片中含量[3]。

不同产地银杏叶中总银杏酸的含量，见表 287-5。

表 287-5　不同产地银杏叶中总银杏酸的含量[4] (%)

产地	山东郯城	安徽临国	湖北安陆	广西灵川	河北石家庄	辽宁丹东	河南洛阳	广州南雄	湖南永州	江苏泰州	江苏邳州
总银杏酸	2.41	2.21	2.09	1.97	1.87	1.81	1.64	1.56	1.51	1.45	1.38

2. 不同产地银杏叶中总银杏酸含量差异明显，应选择使用，原则上不推荐直接入药，可选择银杏叶脱毒后的加工产品（如银杏叶提取物及其制成品）。

3. 落地叶与正常叶比较，落地叶中黄酮和内酯均明显低于采摘叶[5]。

4. 银杏叶能提升心血管及周围血管循环功能，对心肌缺血有改善作用，具有促进记忆力、改善

[1] 罗祥敏，杨兴变，雷芳，等 . 银杏叶中 4 种活性成分含量分布规律研究 [J]. 化学与粘合，2022，44（1）：9-12，24.

[2] 岳红，胡小玲，苏克和，等 . 不同地域银杏叶中总黄酮的测定及开发价值评价 [J]. 经济林研究，2000，18（1）：32-33.

[3] 毛欣雨，王明先，贾志超，等 . 株形对银杏叶产量及药用成分积累的影响 [J]. 扬州大学学报：农业与生命科学版，2021，（4）：64-70.

[4] 黄萍 . 不同产地银杏叶中总银杏酸的含量比较 [J]. 中国实验方剂学杂志，2013，19（12）：129-131.

[5] 杨丽微，张志明，李乾丽，等 . 产地和树龄对落地银杏叶中黄酮和内酯含量影响的研究 [J]. 中国食品添加剂，2017（1）：105-109.

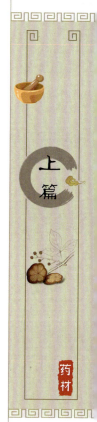

脑功能的作用；用于冠心病稳定型心绞痛、脑梗死等心血管疾病治疗。

❦ 银柴胡 ❧

【来源】 银柴胡是石竹科植物银柴胡 *Stellaria dichotoma* L. var. *lanceolata* Bge. 的干燥根。主产于宁夏、甘肃等地，主产于宁夏彭阳、隆德地区。

【性状】 银柴胡呈类圆柱形，偶有分枝，长 15~40 cm，直径 0.5~2.5 cm。表面浅棕黄色至浅棕色，有扭曲的纵皱纹和支根痕，多具孔穴状或盘状凹陷，习称"砂眼"，从砂眼处折断可见棕色裂隙中有细砂散出。根头部略膨大，有密集的呈疣状突起的芽苞、茎或根茎的残基，习称"珍珠盘"。质硬而脆，易折断，断面不平坦，较疏松，有裂隙，皮部甚薄，木部有黄、白色相间的放射状纹理。气微，味甘。

栽培品有分枝，下部多扭曲，直径 0.6~1.2 cm。表面浅棕黄色或浅黄棕色，纵皱纹细腻明显，细支根痕多呈点状凹陷。几无砂眼。根头部有多数疣状突起。折断面质地较紧密，几无裂隙，略显粉性，木部放射状纹理不甚明显。味微甜。

以根条细长，表面黄白色而显光泽，顶端有"珍珠盘"，质细润者为佳（图 288-1~图 288-2）。

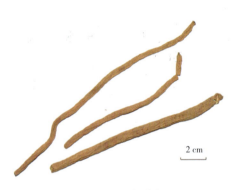

图 288-1　银柴胡

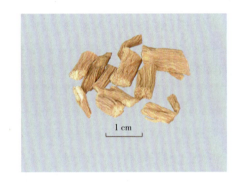

图 288-2　银柴胡片

【采收加工】 春、夏间植株萌发或秋后茎叶枯萎时采挖；栽培品于种植后第三年 9 月中旬或第四年 4 月中旬采挖，挖出全根，除去残茎、须根及泥沙等杂质，洗净，晒干。建议趁鲜切片后晒干。

宁夏同心地区，不同生长年限银柴胡指标性成分含量，见表 288-1。

表 288-1　宁夏同心地区，不同生长年限银柴胡指标性成分含量[1]（%）

生长年限	总皂苷平均值	总黄酮平均值	α-菠甾醇平均值	豆甾-7-烯醇平均值
2 年生	3.84	4.69	0.008 1	0.022 7
3 年生	4.08	5.04	0.011 3	0.028 7
4 年生	4.01	4.95	0.011 5	0.029 4
5 年生	3.77	4.61	0.008 6	0.023 5

3 年生和 4 年生银柴胡药材总黄酮、总皂苷、α-菠甾醇和豆甾-7-烯醇的含量高于 2 年生和 5 年生。

【贮藏】 银柴胡贮存不当，极易虫蛀，有效成分易流失。建议在 20℃ 以下，单包装密封，大垛用黑色塑料布遮盖、密闭，暗室库藏。有条件的直接冷藏。

[1]王秀芬,李静,方光明,等.宁夏地产银柴胡药材的生长年限与质量的相关性研究[J].时珍国医国药,2021（8）：1992-1995.

注：银柴胡极易虫蛀，夏季高温季节来临前充氮气或二氧化碳进行养护。

【主要成分】 主要含甾醇类（如豆甾 –7– 烯醇和 α – 菠甾醇）、黄酮类（如苜蓿素、鼠李素）、酚酸类、环肽类、生物碱及生物碱苷等。

药典标准：醇浸出物不得少于 20.0%。

【性味归经】 甘，微寒。归肝、胃经。

【功能主治】 清虚热，除疳热。用于阴虚发热，骨蒸劳热，小儿疳热。

【用法用量】 3~10 g。

【其他】

1. 银柴胡具有解热抗炎、抗过敏、抗癌、促进血管舒张、抗氧化、抗病毒、降血压等药理作用。

2. 虚劳发热，或咳或不咳：银柴胡、沙参各等份。水煎服。

3. 温证潮热，身体消瘦，皮肤不润，指甲无光泽：银柴胡 6 g，鳖甲 9 g。水煎，温服。

猪 苓

【来源】 猪苓为多孔菌科真菌猪苓 *Polyporus umbellatus*（Pers.）Fries 的干燥菌核。主产于陕西、甘肃、青海、辽宁、四川等地。

【性状】 猪苓呈条形、类圆形或扁块状，有的有分枝，长 5~25 cm，直径 2~6 cm。表面黑色、灰黑色或棕黑色，皱缩或有瘤状突起。体轻，质硬，断面类白色或黄白色，略呈颗粒状（图 289-1~ 图 289-2）。气微，味淡。

以个大、外皮黑色、断面色白、体较重者为佳。

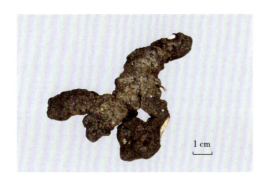

图 289-1 猪 苓

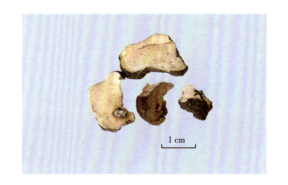

图 289-2 猪苓片

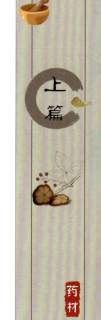

【采收加工】 春、秋二季采挖，除去杂质，晒干或烘干，具体烘干温度，因产地因素影响特别大，应参考各地预试条件下的烘干温度为宜，而不能一概而论。建议趁鲜切片后干燥。药材水分不得过 13.0%。

不同产地野生猪苓中麦角甾醇的含量测定，见表 289-1。

表 289-1 不同产地野生猪苓中麦角甾醇的含量测定[1]

样品编号	产地	类型	麦角甾醇 /（mg/g）
1	山西沁源	子实体，野生	4.187 0
2	山西孟县	子实体，野生	3.551 1
3	山西沁源	菌核，野生	2.023 2

357

[1] 李香串，梁文仪 . 不同产地野生猪苓多糖与麦角甾醇的含量分析 [J]. 中国野生植物资源，2014, 33（4）：11-16.

续表

样品编号	产地	类型	麦角甾醇 / (mg/g)
4	湖北	菌核，野生	1.621 4
5	河北承德	菌核，野生	1.577 9
6	山西霍州	菌核，野生	1.278 0
7	陕西留坝	菌核，野生	1.246 7
8	河北平山	菌核，野生	1.135 2
9	山西古县	菌核，野生	0.934 9
10	山西盂县	菌核，野生	0.825 9

不同产地猪苓样品中麦角甾醇的含量差异极其显著，且子实体中的含量远高于菌核中的含量，山西沁源、盂县产猪苓中麦角甾醇含量较高。

【贮藏】 猪苓贮存不当，易虫蛀，受潮易霉变，有效成分易流失。建议在20℃以下，单包装密封，大垛用黑色塑料布遮盖、密闭，暗室库藏。

【主要成分】 主要含甾体类（如麦角甾醇、麦角甾酮）、蒽醌类（如大黄素、大黄酚）、核苷类（如腺嘌呤核苷、尿嘧啶核苷）、多糖类等。

药典标准：含麦角甾醇不得少于 0.070%。

【性味归经】 甘、淡，平。归肾、膀胱经。

【功能主治】 利水渗湿。用于小便不利，水肿，泄泻，淋浊，带下。

【用法用量】 6~12 g。

【其他】

1. 猪苓具有利尿、抗肿瘤、抗炎、抗氧化、免疫调节、保肝、抑菌、促进头发生长等药理作用。

2. 猪苓 12 g，茯苓 12 g，泽泻 9 g，阿胶（烊化）9 g，滑石 9 g。水煎服。具利湿泻热，滋阴利水，祛痰之功效，现代主要用于治疗急慢性肾炎、肾积水、泌尿系感染、肝硬化腹水、泌尿系结石等属阴虚有热见小便不利者。

猫爪草

【来源】 猫爪草为毛茛科植物小毛茛 *Ranunculus ternatus* Thunb. 的干燥块根。主产于河南、湖北、湖南、江苏、浙江等地。

【性状】 猫爪草由数个至数十个纺锤形的块根簇生，形似猫爪，长 3~10 mm，直径 2~3 mm，顶端有黄褐色残茎或茎痕。表面黄褐色或灰黄色，久存色泽变深，微有纵皱纹，并有点状须根痕和残留须根。质坚实，断面类白色或黄白色，空心或实心，粉性（图 290-1）。气微，味微甘。

以色黄褐、质坚实饱满者为佳。

【采收加工】 春季采挖，除去须根和泥沙，晒干或 60℃烘干。药材水分不得过 13.0%。

【贮藏】 猫爪草贮藏不当，易虫蛀，有效成

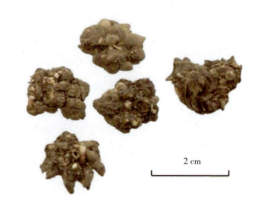

图 290-1　猫爪草

分易流失。建议在 20℃ 以下，单包装密封，大垛用黑色塑料布遮盖、密闭，暗室库藏。

【主要成分】 主要含黄酮类（如榧双黄酮、穗花杉双黄酮）、生物碱（如 11-O-β-D-吡喃葡萄糖基吴茱萸次碱）、皂苷类、挥发油等。

药典标准：醇溶性浸出物不得少于 30.0%。

【性味归经】 甘、辛，温。归肝、肺经。

【功能主治】 化痰散结，解毒消肿。用于瘰疬痰核，疔疮肿毒，蛇虫咬伤。

【用法用量】 内服：煎汤，15~30 g，单味药可用至 120 g。外用：研末敷，或鲜品捣敷。

【其他】

1. 现代药理研究表明猫爪草具有抗肿瘤、降血压、抗氧化等作用。临床用于治疗颈淋巴结核、急慢性咽炎等。

2. 肺结核：猫爪草 60 g，水煎，分 2 次服。

3. 恶性淋巴瘤、甲状腺肿瘤和乳腺肿瘤：猫爪草、蛇莓、牡蛎各 30 g，夏枯草 9 g。水煎服，每日 1 剂。

麻 黄

【来源】 麻黄为麻黄科植物草麻黄 *Ephedra sinica* Stapf、中麻黄 *Ephedra intermedia* Schrenk et C.A.Mey. 或木贼麻黄 *Ephedra equisetina* Bge. 的干燥草质茎。主产于新疆、内蒙古、山西、陕西、甘肃、河北等地。

【性状】 草麻黄：呈细长圆柱形，少分枝，直径 1~2 mm。有的带少量棕色木质茎。表面淡绿色至黄绿色，有细纵脊线，触之微有粗糙感。节明显，节间长 2~6 cm。节上有膜质鳞叶，长 3~4 mm；裂片 2（稀 3），锐三角形，先端灰白色，反曲，基部联合成筒状，红棕色。体轻，质脆，易折断，断面略呈纤维性，周边绿黄色，髓部红棕色，近圆形。气微香，味涩、微苦。

中麻黄：多分枝，直径 1.5~3 mm，有粗糙感。节上膜质鳞叶长 2~3 mm，裂片 3（稀 2），先端锐尖。断面髓部呈三角状圆形。

木贼麻黄：较多分枝，直径 1~1.5 mm，无粗糙感。节间长 1.5~3 cm。膜质鳞叶长 1~2 mm；裂片 2（稀 3），上部为短三角形，灰白色，先端多不反曲，基部棕红色至棕黑色（图 291-1~图 291-2）。

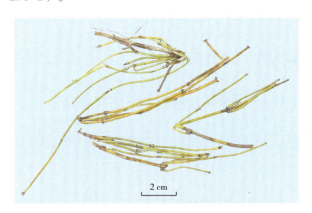

图 291-1 麻黄（带木质茎）

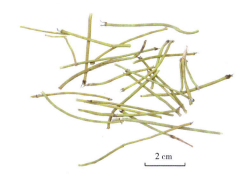

图 291-2 麻黄段

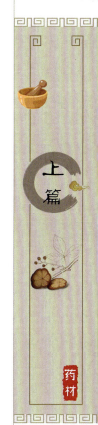

【采收加工】 秋季采割绿色的草质茎，除去杂质，晒干或 60℃ 以下烘干。药材水分不得过 9.0%。

甘肃省兰州市中麻黄不同生长期 3 种药效成分的变化规律，见表 291-1。

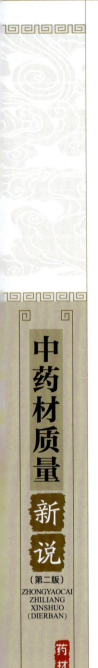
表291-1　甘肃省兰州市中麻黄不同生长期3种药效成分的变化规律[1]（%）

产地	采收日期	麻黄碱	伪麻黄碱	甲基麻黄碱	指标性成分总含量
仁寿山	2015年6月1日	0.116	0.857	0.006	0.973
仁寿山	2015年6月15日	0.041	0.736	0.003	0.777
仁寿山	2015年6月30日	0.101	0.610	0.011	0.711
仁寿山	2015年7月14日	0.042	0.522	0.003	0.564
仁寿山	2015年7月29日	0.049	0.669	0.003	0.718
仁寿山	2015年8月16日	0.054	0.690	0.003	0.744
仁寿山	2015年8月30日	0.106	0.749	0.008	0.855
仁寿山	2015年9月15日	0.114	0.970	0.006	1.084
仁寿山	2015年10月1日	0.109	0.868	0.006	0.977
仁寿山	2015年10月15日	0.151	1.195	0.006	1.346
仁寿山	2015年11月2日	0.112	0.977	0.003	1.089
兴隆山	2015年6月2日	0.070	0.752	0.004	0.822
兴隆山	2015年6月15日	0.067	0.770	0.004	0.837
兴隆山	2015年6月29日	0.064	0.695	0.004	0.759
兴隆山	2015年7月15日	0.075	0.819	0.004	0.894
兴隆山	2015年8月1日	0.071	0.729	0.004	0.800
兴隆山	2015年8月16日	0.064	0.711	0.004	0.775
兴隆山	2015年8月29日	0.071	0.693	0.014	0.764
兴隆山	2015年9月14日	0.065	0.766	0.004	0.831
兴隆山	2015年9月30日	0.080	0.848	0.004	0.928
兴隆山	2015年10月14日	0.077	0.856	0.007	0.933
兴隆山	2015年11月1日	0.079	0.871	0.005	0.950

甘肃产中麻黄在10—11月采收为佳，此时有效成分含量最高，产量相对较高。

【贮藏】　麻黄贮存不当，受潮易霉变，有效成分易流失。建议在25℃以下，单包装密封，大垛用黑色塑料布遮盖、密闭，暗室库藏。

注：麻黄为管制类药材，需要双人双锁专门保管。

【主要成分】　主要含生物碱类（如麻黄碱、伪麻黄碱、去甲基麻黄碱）、黄酮类（如芹菜素、山柰酚）、有机酸类、多糖类、挥发油、鞣质等。

药典标准：含盐酸麻黄碱和盐酸伪麻黄碱的总量不得少于0.80%。

【性味归经】　辛、微苦，温。归肺、膀胱经。

【功能主治】　发汗散寒，宣肺平喘，利水消肿。用于风寒感冒，胸闷喘咳，风水浮肿。蜜麻黄润肺止咳；多用于表证已解，气喘咳嗽。

【用法用量】　2~10 g。

【其他】

1. 麻黄发汗力强，应中病即止，不可使汗出过多。

2. 现代药理研究表明麻黄具有调节血压、利尿、平喘和发汗等作用。

3. 麻黄9 g，桂枝9 g，细辛6 g，干姜6 g，白芍9 g，半夏9 g，五味子6 g，炙甘草6 g，水煎服，具有解表散寒、温肺化饮之功效，现用于慢性支气管炎、支气管哮喘、肺气肿等属外感风寒，内有停饮者。

[1] 马晓辉,晋玲,朱田田,等.中麻黄不同生长期3种药效成分的变化规律[J].中成药,2019(6):1333-1338.

4. 小儿腹泻：麻黄 2~4 g，前胡 4~8 g。水煎后加白糖顿服，每日 1 剂。

麻黄根

【来源】 麻黄根是麻黄科植物草麻黄 *Ephedra sinica* Stapf 或中麻黄 *Ephedra intermedia* Schrenk et C. A. Mey. 的干燥根和根茎。分布于内蒙古、新疆、甘肃、青海、辽宁、河北、山西等地。

【性状】 麻黄根呈圆柱形，略弯曲，长 8~25 cm，直径 0.5~1.5 cm。表面红棕色或灰棕色，有纵皱纹和支根痕。外皮粗糙，易成片状剥落。根茎具节，节间长 0.7~2 cm，表面有横长突起的皮孔。体轻，质硬而脆，断面皮部黄白色，木部淡黄色或黄色，射线放射状，中心有髓（图 292-1）。气微，味微苦。

以质硬、外皮色红棕色、断面色黄白者为佳。

【采收加工】 秋末采挖，除去残茎、须根和泥沙，干燥。药材水分不得过 10.0%。

野生和人工麻黄不同部位麻黄碱含量测定，见表 292-1。

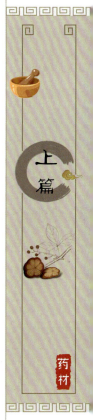

1 cm

图 292-1　麻黄根

表 292-1　野生和人工麻黄不同部位麻黄碱含量测定[1]

部位	野生茎部	野生根部	人工茎部	人工根部
麻黄碱 /%	0.55	0.000 57	0.26	0.001 7

麻黄不同部位主要化学成分对比，见表 292-2。

表 292-2　麻黄不同部位主要化学成分对比[2]

部位	生物碱类	黄酮类
茎枝	麻黄碱，伪麻黄碱等	白飞燕草苷元，麦黄酮，芹黄素，山柰酚等
根	麻黄根碱 A、B、C、D，阿魏酰组胺，酪氨酸甜菜碱等	麻黄宁 A、B、C、D，麻黄酚等

麻黄根部和茎部麻黄碱含量差距大，主要化学成分不同，功能主治亦不同，两者不可混用。

【贮藏】 麻黄根贮存不当，受潮易霉烂，有效成分流失快。建议在 25℃以下，单包装密封，大垛用黑色塑料布遮盖、密闭，暗室库藏。

【主要成分】 主要含生物碱类（如麻黄根碱 A、酪氨酸甜菜碱、麻黄根素）、黄酮类（如麻黄宁 A、麻黄酚）、酯类、糖苷类、有机酸类等。

药典标准：水浸出物不得少于 8.0%。

【性味归经】 甘、涩，平。归心、肺经。

【功能主治】 固表止汗。用于自汗、盗汗。

【用法用量】 3~9 g。外用适量，研粉撒扑。

【其他】

1. 麻黄根中麻黄根碱具有明显的降压作用和降低心率作用，其中麻黄根碱 B 作用最强。酪氨酸甜菜碱具有明显的升高血压作用。

2. 虚劳盗汗不止：麻黄根（锉）、牡蛎（煅）、黄芪（锉）等份，粗捣筛。每服 9 g，水一盏，

[1] 吴海，易伦朝，高敬明，等．野生与人工栽培麻黄不同部位成分的比较研究 [J]．中药材，2007，38（9）：1298-1301.

[2] 顾关云．麻黄节间和节共用，茎和根分用的依据——麻黄的成分和药理作用 [J]．中成药研究，1985（10）：20-21.

葱白约 10 cm，同煎至半盏，去滓温服。

3.脚汗：麻黄根 30%，牡蛎 30%，乌洛托品 15%，滑石粉 25%。共研末，用适量撒在脚上即可。

鹿 角

【来源】　鹿角为鹿科动物马鹿 *Cervus elaphus* Linnaeus 或梅花鹿 *Cervus Nippon* Temminck 已骨化的角或锯茸后翌年春季脱落的角基，分别习称"马鹿角""梅花鹿角""鹿角脱盘"。产地同鹿茸。

【性状】　马鹿角：呈分枝状，通常分成 4~6 枝，全长 50~120 cm。主枝弯曲，直径 3~6 cm。基部盘状，上具不规则瘤状突起，习称"珍珠盘"，周边常有稀疏细小的孔洞。侧枝多向一面伸展，第一枝与珍珠盘相距较近，与主干几成直角或钝角伸出，第二枝靠近第一枝伸出，习称"坐地分枝"；第二枝与第三枝相距较远。表面灰褐色或灰黄色，有光泽，角尖平滑，中、下部常具疣状突起，习称"骨钉"，并具长短不等的断续纵棱，习称"苦瓜棱"。质坚硬，断面外圈骨质，灰白色或微带淡褐色，中部多呈灰褐色或青灰色，具蜂窝状孔。气微，味微咸。

梅花鹿角：通常分成 3~4 枝，全长 30~60 cm，直径 2.5~5 cm。侧枝多向两旁伸展，第一枝与珍珠盘相距较近，第二枝与第一枝相距较远，主枝末端分成两小枝。表面黄棕色或灰棕色，枝端灰白色。枝端以下具明显骨钉，纵向排成"苦瓜棱"，顶部灰白色或灰黄色，有光泽。

鹿角脱盘：呈盔状或扁盔状，直径 3~6 cm（珍珠盘直径 4.5~6.5 cm），高 1.5~4 cm。表面灰褐色或灰黄色，有光泽。底面平，蜂窝状，多呈黄白色或黄棕色。珍珠盘周边常有稀疏细小的孔洞。上面略平或呈不规则的半球形。质坚硬，断面外圈骨质，灰白色或类白色。

均以质坚、全体有骨钉、光泽者为佳（图 293-1~ 图 293-2）。

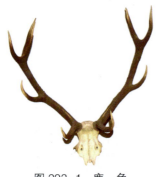

图 293-1　鹿　角

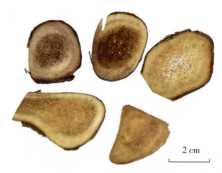

2 cm

图 293-2　鹿角片

【采收加工】　分砍角和退角两种。砍角：在 10 月至翌年 2 月间，将鹿杀死后，连脑盖骨砍下，除去残肉，洗净风干。退角：又称"解角""掉角"或"脱角"，系雄鹿于换角期自然脱落者，故不带脑骨；多在 3—4 月间采收，除去泥沙，风干。

【贮藏】　鹿角贮藏不当，易虫蛀，有效成分流失快。建议以饮片储存，单包装密封，冷藏。

【主要成分】　主要含多肽类、微量激素（如睾酮、孕酮、垂体泌乳素、雌二醇）、脂类、无机元素（如钙、镁、磷、锌、铜、锰）等。

药典标准：水浸出物不得少于 17.0%。

【性味归经】　咸，温。归肾、肝经。

【功能主治】　温肾阳，强筋骨，行血消肿。用于肾阳不足，阳痿遗精，腰脊冷痛，阴疽疮疡，乳痈初起，瘀血肿痛。

【用法用量】　6~15 g。

【其他】

1.鹿角具有强心、提高心肌细胞耐受力、影响体内性激素含量及性器官、抗骨质疏松等多种药

中药材质量新说（第二版）

ZHONGYAOCAI ZHILIANG XINSHUO (DIERBAN)

药材

理活性，临床上用于乳房疾病、心脏疾病、脊椎骨质增生、颈椎病、盆腔炎症等。

2. 市场上另有白鹿 *Cervus maoneilli* Lydekker、白唇鹿 *Cervus albirostris* Przewalski、水鹿 *Cervus unicolor* Kerr 的角亦作鹿角使用，商品分别称为草角（白鹿角）、岩角（白唇鹿角）、春角（水鹿角），产量均少，品质亦差。

❦ 鹿 茸 ❧

【来源】　鹿茸为鹿科动物梅花鹿 *Cervus Nippon* Temminck 或马鹿 *Cervus elaphus* Linnaeus 的雄鹿未骨化密生茸毛的幼角。前者习称"花鹿茸"，后者习称"马鹿茸"。花鹿茸主产于吉林、辽宁、河北以及北京等地。马鹿茸主产于黑龙江、吉林、内蒙古、新疆、青海、云南、四川等地；甘肃、西藏、湖南、台湾亦产。

【性状】　花鹿茸：呈圆柱状分枝，具一个分枝者习称"二杠"，主枝习称"大挺"，长17~20 cm，锯口直径 4~5 cm，离锯口约 1 cm 处分出侧枝，习称"门庄"，长 9~15 cm，直径较大挺略细。外皮红棕色或棕色，多光润，表面密生红黄色或棕黄色细茸毛，上端较密，下端较疏；分岔间具 1 条灰黑色筋脉，皮茸紧贴。锯口黄白色，外围无骨质，中部密布细孔。具二个分枝者，习称"三岔"，大挺长 23~33 cm，直径较二杠细，略呈弓形，微扁，枝端略尖，下部多有纵棱筋及突起疙瘩；皮红黄色，茸毛较稀而粗。体轻。气微腥，味微咸。

二茬茸与头茬茸相似，但挺长而不圆或下粗上细，下部有纵棱筋。皮灰黄色，茸毛较粗糙，锯口外围多已骨化。体较重。无腥气。

马鹿茸：较花鹿茸粗大，分枝较多，侧枝一个者习称"单门"，二个者习称"莲花"，三个者习称"三岔"，四个者习称"四岔"或更多。按产地分为"东马鹿茸"和"西马鹿茸"。

东马鹿茸"单门"大挺长 25~27 cm，直径约 3 cm。外皮灰黑色，茸毛灰褐色或灰黄色，锯口面外皮较厚，灰黑色，中部密布细孔，质嫩；"莲花"大挺长可达 33 cm，下部有棱筋，锯口面蜂窝状小孔稍大；"三岔"皮色深，质较老；"四岔"茸毛粗而稀，大挺下部具棱筋及疙瘩，分枝顶端多无毛，习称"捻头"。

西马鹿茸大挺多不圆，顶端圆扁不一，长 30~100 cm。表面有棱，多抽缩干瘪，分枝较长且弯曲，茸毛粗长，灰色或黑灰色。锯口色较深，常见骨质。气腥臭，味咸。

均以粗大、挺圆、顶端丰满、质嫩、毛细、皮色红棕、油润光亮者为佳（图 294-1~ 图 294-5）。

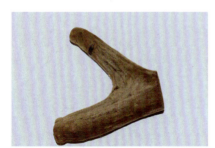

图 294-1　鹿茸（二杠）

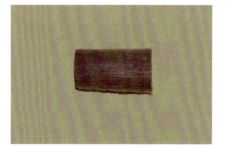

图 294-2　鹿茸段

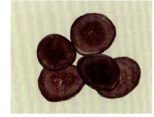

图 294-3　鹿茸片（红粉片）

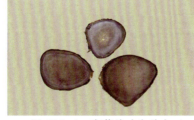

图 294-4　鹿茸片（血片）

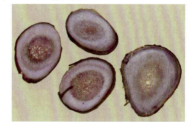

图 294-5　鹿茸片（骨质片）

【采收加工】 雄鹿长出新角尚未骨化时，将角锯下或用快刀砍下，称为锯茸或砍茸。雄鹿从第三年开始锯茸，每年可采收 1~2 次。每年采 2 次者，第一次在清明后 45~50 天，称为"头茬茸"，第二次在立秋前后，习称为"二茬茸"。每年采一次者，约在 7 月下旬。砍茸一般在 6—7 月采收，适用于生长 6—10 年的老鹿或病鹿、死鹿。

将鹿茸在沸水中略为烫过，晾干，再烫再晾，至积血排尽为度，将鹿茸的茸毛用刀或玻璃刮掉，再用火慢慢烧燎，边燎边刮，最后用清水刷洗茸皮至干净或以瓷片或玻璃片刮净后，烘干。

用毛巾或湿布把整个茸体裹严，自锯口小孔把 50 度以上的热白酒灌入其中，倒置，待鹿茸变软后，横切薄片，茸片切的越薄越好，摆放在纸上压平，快速干燥。建议去毛后直接趁鲜切薄片。

【贮藏】 鹿茸贮藏不当，易虫蛀，易变质。建议单包装密封，冷藏。

【主要成分】 主要含糖胺聚糖类（如硫酸软骨素）、磷脂类（如磷脂酰胆碱、神经鞘磷脂）、甾体类（如雌二醇、睾酮、胆甾醇）、核苷类（如次黄嘌呤、尿嘧啶）、蛋白质（如角蛋白、胶原蛋白）、多肽类（如胰岛素样生长因子、表皮生长因子）、寡肽类、生物胺类等。

【性味归经】 甘、咸，温。归肾、肝经。

【功能主治】 壮肾阳，益精血，强筋骨，调冲任，托疮毒。用于肾阳不足，精血亏虚，阳痿滑精，宫冷不孕，羸瘦，神疲，畏寒，眩晕，耳鸣，耳聋，腰脊冷痛，筋骨痿软，崩漏带下，阴疽不敛。

【用法用量】 1~2 g，研末冲服。

【其他】

1.鹿茸具有促进智力并改善记忆障碍、抗抑郁、抗衰老、抗疲劳、抗肝损伤、保护心肌、调节血糖、提高免疫能力、抗肿瘤、性激素样作用等药理活性。

2.不同规格的梅花鹿鹿茸饮片的氨基酸含量以蜡片为最高，均大于 68.9%，其次为粉片，其氨基酸含量大于 61.2%，且最高达 67.5%，虽然纱片的氨基酸含量较蜡片和粉片略低一些，但其含量也大于 53.3%，而含量最低的为骨片，其含量仅大于 39.8%。就氨基酸成分而言，其含量也验证了饮片梅花鹿鹿茸中蜡片质量为最佳，优于其他梅花鹿鹿茸饮片等级[1]。

商 陆

【来源】 商陆为商陆科植物商陆 Phytolacca acinosa Roxb. 或垂序商陆 Phytolacca americana L. 的干燥根。主产于河南、湖北、山东、浙江等地。

【性状】 商陆为横切或纵切的不规则块片，厚薄不等。外皮灰黄色或灰棕色。横切片弯曲不平，边缘皱缩，直径 2~8 cm；切面浅黄棕色或黄白色，木部隆起，形成数个突起的同心性环轮。纵切片弯曲或卷曲，长 5~8 cm，宽 1~2 cm，木部呈平行条状突起。质硬（图 295-1）。气微，味稍甜，久嚼麻舌。

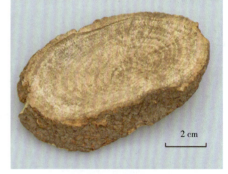

图 295-1 商 陆

以片大色白、有粉性、两面环纹明显者为佳。

【采收加工】 秋季至次春采挖，除去须根及泥沙，趁鲜切成块或片，及时晒干或烘干。药材水分不得过 13.0%。

[1]唐晓雷,何慧楠,张思雨,等. 柱前衍生-HPLC 测定不同等级的梅花鹿鹿茸饮片中氨基酸的含量[J].中国现代应用药学,2019(6): 650-654.

注：商陆总皂苷和皂苷甲的含量比较，阴干商陆明显低于其他组，晒干商陆次之，烘干品含量较高；其中低温 55℃ 烘干品的商陆总皂苷含量最高，80℃ 烘干的商陆皂苷甲含量高于其他组[1]。

2 年生垂序商陆根、茎、叶中皂苷和多糖含量，见表 295-1。

表 295-1 2 年生垂序商陆根、茎、叶中皂苷和多糖含量[2]（%）

时间	根		茎		叶	
	皂苷	多糖	皂苷	多糖	皂苷	多糖
3 月 15 日	0.38	14.47	—	—	—	—
4 月 15 日	0.53	6.03	—	—	—	—
5 月 15 日	0.34	21.30	1.58	2.65	3.76	3.05
6 月 15 日	0.64	3.81	0.62	1.16	2.40	2.99
7 月 15 日	0.19	2.65	0.85	1.84	3.83	1.91
8 月 15 日	0.30	7.04	0.97	1.30	6.24	2.92
9 月 16 日	0.40	8.80	—	—	—	—
10 月 5 日	0.47	6.64	0.36	2.65	5.17	2.18
11 月 20 日	0.28	2.31	0.30	1.57	1.71	3.12

不同采收期垂序商陆根中皂苷含量在 6 月份达到最高，因此，垂序商陆最适宜的采收期为 6 月。垂序商陆茎中皂苷的含量最高达 1.58%，叶中皂苷含量最高达 6.24%，均高于根中皂苷最高含量。因此，除药典规定的根入药外，茎和叶也具有一定的综合利用价值。

【贮藏】 商陆贮存不当，易发霉、易虫蛀，有效成分流失快。建议在 25℃ 以下，单包装密封，大垛用黑色塑料布遮盖、密闭，暗室库藏。

【主要成分】 主要含三萜皂苷类（如商陆酸、商陆皂苷甲）、黄酮类（如槲皮素 3-O- 葡萄糖苷）、酚酸类（如香草酸）等。

药典标准：水浸出物不得少于 10.0%，含商陆皂苷甲不得少于 0.15%。

【性味归经】 苦，寒；有毒。归肺、脾、肾、大肠经。

【功能主治】 逐水消肿，通利二便；外用解毒散结。用于水肿胀满，二便不通；外治痈肿疮毒。

【用法用量】 3~9 g。外用适量，煎汤熏洗。

【其他】

1. 商陆有毒，在使用过程中应加以注意，多以炮制品入药。孕妇禁用。

2. 商陆具有抗菌、抗病毒、增强免疫、抗肿瘤、抗炎等药理活性，临床上用于治疗血小板减少性紫癜、急慢性肾炎、肾性水肿、银屑病、慢性支气管炎等。

3. 水肿：商陆 9 g，车前草 15 g，泽泻 10 g。水煎服。

旋覆花

【来源】 旋覆花为菊科植物旋覆花 *Inula japonica* Thunb. 或欧亚旋覆花 *Inula britannica* L. 的干燥头状花序。主产于河南、陕西、江苏、安徽、山东等地。

【性状】 旋覆花呈扁球形或类球形，直径 1~2 cm。总苞由多数苞片组成，呈覆瓦状排列，苞

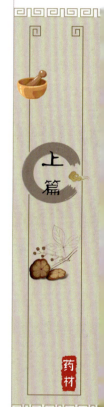

[1] 谢其亮，陈重，潘岩，等 . 不同干燥方法对商陆总皂苷和皂苷甲含量的影响[J]. 湖北农业科学，2019，58（8）：126-138，132.

[2] 李润平，郑汉臣，宓鹤鸣 . 不同采收期垂序商陆有效成分含量测定[J]. 第二军医大学学报，1997，18（5）：418-420.

片披针形或条形，灰黄色，长 4~11 mm；总苞基部有时残留花梗，苞片及花梗表面被白色茸毛，舌状花 1 列，黄色，长约 1 cm，多卷曲，常脱落，先端 3 齿裂；管状花多数，棕黄色，长约 5 mm，先端 5 齿裂；子房顶端有多数白色冠毛，长 5~6 mm。有的可见椭圆形小瘦果。体轻，易散碎（图 296-1）。气微，味微苦。

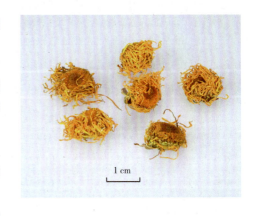

图 296-1　旋覆花

以完整、朵大、色黄、无枝梗者为佳。

【采收加工】　夏、秋二季花开放时采摘头状花序，除去杂质，阴干或晒干。药材水分不得过 13.0%。

【贮藏】　旋覆花贮藏不当，易受潮霉变，易虫蛀、易变色。建议在 25℃以下，单包装密封，大垛用黑色塑料布遮盖、密闭，暗室库藏。

【主要成分】　主要含倍半萜类（如 1-O-乙酰基大花旋覆花内酯）、三萜类、黄酮类（如万寿菊素、木犀草素、万寿菊苷）等。

药典标准：醇溶性浸出物不得少于 16.0%。

【性味归经】　苦、辛、咸，微温。归肺、脾、胃、大肠经。

【功能主治】　降气，消痰，行水，止呕。用于风寒咳嗽，痰饮蓄结，胸膈痞闷，喘咳痰多，呕吐噫气，心下痞硬。

【用法用量】　3~9 g，包煎。

【其他】

1. 旋覆花具有抗炎抗菌、抗氧化、抗哮喘、抑制妇科肿瘤细胞增殖等药理活性。

2. 呃逆，呕吐，反胃：旋覆花 9 g（布包），生代赭石 24 g（先煎），半夏 9 g，人参 6 g，炙甘草 5 g，生姜 9 g，大枣 12 枚。水煎服。

3. 本植物的根（旋覆花根）及全草（金沸草）亦供药用。旋覆花根：祛风湿，平喘咳，解毒生肌肉；主治风湿痹痛，喘咳，疔疮。金沸草：降气，消痰，行水；用于外感风寒，痰饮蓄结，咳喘痰多，胸膈痞满。

淫羊藿

【来源】　淫羊藿为小檗科植物淫羊藿 *Epimedium brevicornu* Maxim.、箭叶淫羊藿 *Epimedium sagittatum*（Sieb. et Zucc.）Maxim.、柔毛淫羊藿 *Epimedium pubescens* Maxim. 或朝鲜淫羊藿 *Epimedium koreanum* Nakai 的干燥叶。主产于甘肃、河南、辽宁、四川等地，甘肃陇南产淫羊藿质量好。

【性状】　淫羊藿：二回三出复叶；小叶片卵圆形，长 3~8 cm，宽 2~6 cm；先端微尖，顶生小叶基部心形，两侧小叶较小，偏心形，外侧较大，呈耳状，边缘具黄色刺毛状细锯齿；上表面黄绿色，下表面灰绿色，主脉 7~9 条，基部有稀疏细长毛，细脉两面突起，网脉明显；小叶柄长 1~5 cm。叶片近革质。气微，味微苦。

箭叶淫羊藿：一回三出复叶，小叶片长卵形至卵状披针形，长 4~12 cm，宽 2.5~5 cm；先端渐尖，两侧小叶基部明显偏斜，外侧呈箭形。下表面疏被粗短伏毛或近无毛。叶片革质。

柔毛淫羊藿：一回三出复叶，叶下表面及叶柄密被绒毛状柔毛。

朝鲜淫羊藿：二回三出复叶，小叶较大，长 4~10 cm，宽 3.5~7 cm，先端长尖。叶片较薄。

均以梗少、叶多、色黄绿、不破碎者为佳（图 297-1）；棕黄色质次（图 297-2）。

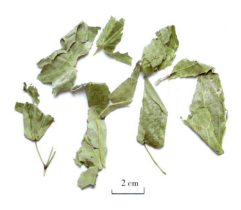

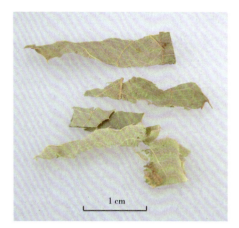

图297-1　质优：黄绿色　　　　　　　　图297-2　质次：棕黄色

【采收加工】　多在花期或果实成熟后期摘取叶片。采摘淫羊藿叶，杀青干燥或高温烘干。药材水分不得过12.0%。

注：笔者曾秋天在湖北咸丰调研药用植物资源时，发现当地林缘旱溪涧生长茂盛的淫羊藿，其根、茎、叶均不含淫羊藿苷，需要引起重视。

吉林临江产野生朝鲜淫羊藿叶中淫羊藿苷在花期和果实成熟后期有两个高峰期，含量分别高达3.8%和2.6%[1]。陕西旬阳县产箭叶淫羊藿总黄酮和淫羊藿苷含量在双花期最高，高达7.9%和1.8%[2]。

不同干燥方式的淫羊藿的有效成分含量，见表297-1。

表297-1　不同干燥方式的淫羊藿的有效成分含量[3]（%）

有效成分	淫羊藿苷	总黄酮
阴干	0.104	6.30
晒干	0.090	5.71
50℃烘干	0.109	6.13
100℃烘干	0.294	6.25

淫羊藿高温烘干淫羊藿苷和总黄酮含量较其他干燥方式高，且能保持颜色翠绿，不易发生霉变，简便易行。

朝鲜淫羊藿不同部位不同采收期的淫羊藿苷含量，见表297-2。

表297-2　朝鲜淫羊藿不同部位不同采收期的淫羊藿苷含量[4]（mg/g）

采收月份	叶	叶柄及茎	地下/根
6月	2.7	0.7	1.3
7月	2.1	0.6	0.6
8月	3.3	0.5	0.7
9月	2.5	0.4	1.0
10月	1.7	0.4	0.5

叶片中淫羊藿苷含量最高，根次之，茎含量最低。

[1]张崇禧，马晓静，张莹莹，等．朝鲜淫羊藿最佳采收期的研究[J]．中成药，2009，31（4）：576-579.

[2]朱朝德，张传平．箭叶淫羊藿叶中总黄酮及淫羊藿苷含量的动态变化研究[J]．中国中药杂志，1998，23（1）：1.

[3]路金才，王晶，贾凌云，等．不同栽培及加工方法对朝鲜淫羊藿有效成分的影响[A]．海峡两岸暨csnr全国中药及天然药物资源学术研讨会，2012.

[4]于俊林，姜启娟，孙仁爽，等．朝鲜淫羊藿不同部位不同采收期有效成分的含量测定[J]．中国实验方剂学杂志，2012，18（7）：92-95.

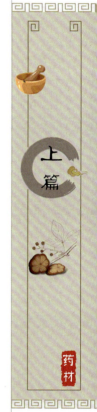

【贮藏】 淫羊藿贮存不当，色易变枯黄，有效成分流失快，2年后淫羊藿苷含量下降25%，总黄酮量下降32%，不符合药典要求[1]。叶枯黄者药效差。建议在25℃以下，深色包装袋单包装密封，大垛用黑色塑料布遮盖、密闭，暗室库藏。

【主要成分】 主要含黄酮类（如淫羊藿苷、朝藿定A、朝藿定B、朝藿定C）、木脂素类、生物碱类等。

药典标准：醇浸出物不得少于15.0%；叶片含总黄酮以淫羊藿苷计，不得少于5.0%。

总黄酮醇苷：叶片含朝藿定A、朝藿定B、朝藿定C和淫羊藿苷的总量，朝鲜淫羊藿不得少于0.50%；淫羊藿、柔毛淫羊藿、箭叶淫羊藿均不得少于1.5%。

【性味归经】 辛、甘，温。归肝、肾经。

【功能主治】 补肾阳，强筋骨，祛风湿。用于肾阳虚衰，阳痿遗精，筋骨痿软，风湿痹痛，麻木拘挛。

【用法用量】 6~10 g。

【其他】

1. 淫羊藿苷作为淫羊藿的重要组成成分，具有促性腺功能、抗骨质疏松、增强免疫功能、保护心血管系统、抗癌、调节神经系统、抗粥样硬化等作用[2]。

2. 淫羊藿临床多用于治疗男性不育症、骨质疏松症、乳腺增生、血液病、慢性肝炎、支气管炎、高血压及冠心病等。

3. 阳痿：淫羊藿9 g，土丁桂24 g，鲜黄花远志30 g，鲜金樱子60 g。水煎服。

4. 妇女更年期综合征，眩晕，高血压以及其他慢性疾病，见有冲任不调证候者：仙茅6~15 g，淫羊藿9~15 g，当归、巴戟天各9 g，黄柏、知母各6~9 g。水煎服。

淡竹叶

【来源】 淡竹叶为禾本科植物淡竹叶 *Lophatherum gracile* Brongn. 的干燥茎叶。主产于四川、广西、湖南、广东等地。

【性状】 淡竹叶长25~75 cm。茎呈圆柱形，有节，表面淡黄绿色，断面中空。叶鞘开裂。叶片披针形，有的皱缩卷曲，长5~20 cm，宽1~3.5 cm；表面浅绿色或黄绿色。叶脉平行，具横行小脉，形成长方形的网格状，下表面尤为明显。体轻，质柔韧。

气微，味淡。色绿，质优（图298-1）；色枯黄，质次（图298-2）。

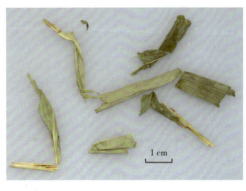

图298-1 色绿，质优

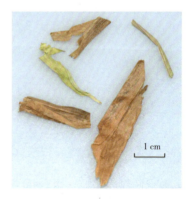

图298-2 色枯黄，质次

[1]徐文芬,何顺志,王悦云,等.不同产地加工与贮藏方法对淫羊藿药材中淫羊藿苷及总黄酮的影响[J].中成药,2012,34(8):1556-1559.

[2]赵天池.淫羊藿苷药理活性研究进展[J].中国民康医学,2021,33(12):84-85.

【采收加工】 夏季未抽花穗前采割。割取地上茎叶，晒干或烘干。药材水分不得过 13.0%。不同部位总黄酮含量的变化，见表 298-1。

表 298-1　不同部位总黄酮含量的变化[1]（％）

部位	茎叶	须根	块根
总黄酮	1.13	0.51	0.21

淡竹叶总黄酮含量分布：茎叶＞须根＞块根。淡竹叶总黄酮主要集中在茎叶中。

【贮藏】 淡竹叶贮存不当，色易枯黄，有效成分易流失。茎叶无绿色者药效差。建议在 25℃以下，单包装密封，大垛用黑色塑料布遮盖、密闭，暗室库藏。

【主要成分】 主要含黄酮类（如荭草苷、异荭草苷、牡荆苷、异牡荆苷）、三萜类（如芦竹素、印白茅素）、酚酸类、挥发油等。

【性味归经】 甘、淡，寒。归心、胃、小肠经。

【功能主治】 清热泻火，除烦止渴，利尿通淋。用于热病烦渴，小便短赤涩痛，口舌生疮。

【用法用量】 6~10 g。

【其他】

1.淡竹叶具有解热、抑菌、抗病毒、利尿等药理作用。

2.膀胱炎：淡竹叶 15 g，灯心草 10 g，叮咚藤 6 g。水煎服。

3.肺炎高热咳嗽：淡竹叶 30 g，麦冬 15 g。水煎服。

4.口腔糜烂、口舌生疮、小便热涩灼痛：竹叶 6 g，生地黄 18 g，炒车前子 9 g，生甘草 2.5 g，木通 3 g。水煎服。

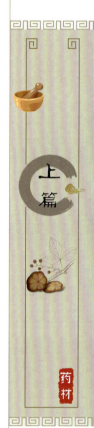

❧ 续　断 ❧

【来源】 续断是川续断科植物川续断 *Dipsacus asper* Wall. ex Henry 的干燥根。主产于云南、四川、贵州。

【性状】 续断根呈圆柱形，略扁，有的微弯曲，长 5~15 cm，直径 0.5~2 cm。表面灰褐色或黄褐色，有稍扭曲或明显扭曲的纵皱及沟纹，可见横列的皮孔样斑痕和少数须根痕。质软，久置后变硬，易折断，断面不平坦，皮部墨绿色或棕色，外缘褐色或淡褐色，木部黄褐色，导管束呈放射状排列（图 299-1~图 299-2）。气微香，味苦、微甜而后涩。

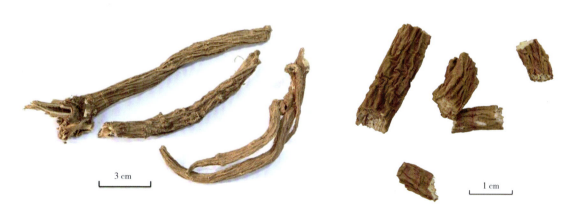

图 299-1　续　断　　　　　　　　图 299-2　续断片

369

---

[1]钟仙龙.淡竹叶不同部位总黄酮含量的测定[J].安徽农业科学, 2009, 37（11）: 4983, 4987.

断面为豆青色的续断药材药效好。

【采收加工】 秋季采挖。或栽种两年后11月至次年2月采收，去除地上茎叶，挖出全根，洗净运回，晒或烘至半干，堆置"发汗"至内部变绿色时，再干燥。建议发汗后立即切厚片或段，干燥。药材水分不得过10.0%。

不同产地续断发汗前后川续断皂Ⅵ含量对比，见表299-1。

表299-1 不同产地续断发汗前后川续断皂苷Ⅵ含量对比[1]

产地	川续断皂Ⅵ /%	
	发汗	不发汗
四川	1.64	1.25
湖北	2.50	2.27
贵州	2.14	2.13

经过发汗处理续断川续断皂苷Ⅵ含量高。

【贮藏】 续断贮存不当，易虫蛀，有效成分流失快。建议在25℃以下，单包装密封，大垛用黑色塑料布遮盖、密闭，暗室库藏。

【主要成分】 主要含三萜皂苷类、生物碱类（如喜树碱、龙胆碱）、环烯醚萜类（如生续断苷Ⅲ、马钱子苷）、挥发油类等。

药典标准：水浸出物不得少于45.0%；含川续断皂苷Ⅵ不得少于2.0%。

【性味归经】 苦、辛，微温。归肝、肾经。

【功能主治】 补肝肾，强筋骨，续折伤，止崩漏。用于肝肾不足，腰膝酸软，风湿痹痛，跌扑损伤，筋伤骨折，崩漏，胎漏。酒续断用于风湿痹痛，跌扑损伤，筋伤骨折。盐续断多用于腰膝酸软。

【用法用量】 9~15 g。

【其他】

1. 川续断皂苷Ⅵ又称木通皂苷D，是中国传统中药川续断的主要活性成分，具有神经保护、心肌保护、抗骨质疏松、抗细胞凋亡、保肝降脂等药理作用[2]。

2. 风湿腰痛：续断15 g，淫羊藿15 g，猪脚1只。同炖服。

3. 肾虚腰痛：续断、杜仲各9 g，狗脊、菟丝子各12 g。水煎服。

4. 风湿关节痛：续断、牛膝、防己、老鹳草各12 g。水煎服。

十二画

绵马贯众

【来源】 绵马贯众为鳞毛蕨科植物粗茎鳞毛蕨 *Dryopteris crassirhizoma* Nakai 的干燥根茎和叶柄残基。主产于东北、甘肃、内蒙古、湖北、四川等地。

【性状】 绵马贯众呈长倒卵形，略弯曲，上端钝圆或截形，下端较尖，有的纵剖为两半，长7~20 cm，直径4~8 cm。表面黄棕色至黑褐色，密被排列整齐的叶柄残基及鳞片，并有弯曲的须根。叶柄残基呈扁圆形，长3~5 cm，直径0.5~1.0 cm；表面有纵棱线，质硬而脆，断面棕色，有黄白色维管束5~13个，环列；每个叶柄残基的外侧常有3条须根，鳞片条状披针形，全缘，常脱落。质坚硬，断面略平坦，深绿色至棕色，有黄白色维管束5~13个，环列，其外散有较多的叶迹维管束（图300-1~图300-2）。气特异，味初淡而微涩，后渐苦、辛。

[1]金奇，来平凡，杜伟锋，等.'发汗'对续断质量的影响[J].中华中医药学刊，2011，29（12）：2636-2638.
[2]田欢，赵锋，李晔，等.川续断皂苷Ⅵ的研究进展[J].中国实验方剂学杂志，2018，24（5）：226-234.

中药材质量新说（第二版）ZHONGYAOCAI ZHILIANG XINSHUO (DIERBAN) 药材

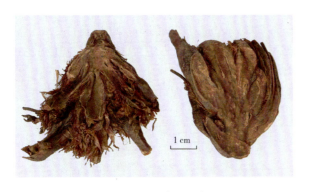

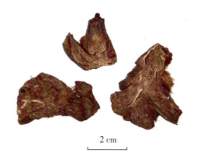

图 300-1　绵马贯众　　　　　　　　　　　　图 300-2　绵马贯众片

【采收加工】　秋季采挖根茎，削去叶柄及须根，除去泥沙，晒干。药材水分不得过 12.0%。

【贮藏】　绵马贯众宜用新鲜品，贮存 1 年有效成分会逐渐下降而降低疗效。建议在 20℃以下，单包深色塑料密封包装，大垛用黑色塑料布遮盖、密闭库藏。

不同贮藏期的绵马贯众主要成分的含量，见表 300-1。

表 300-1　不同贮藏期的绵马贯众主要成分的含量[1]

贮藏期	东北贯众素 /%	总间苯三酚 /%
产新	4.221	8.482
6 月	3.688	8.469
12 月	3.288	8.301
18 月	3.221	8.314
24 月	3.071	7.808

绵马贯众中间苯三酚类化合物性质不稳定。常温，不避光贮藏 2 年，东北贯众素含量降低 27%。

【主要成分】　主要含间苯三酚类（如绵马酸 ABA，白绵马素 AA，东北贯众素 ABBA）、黄酮类（如绵马贯众苷 A）、萜类、甾类、苷类、烃类等。

药典标准：醇浸出物不得少于 25.0%。

【性味归经】　苦，微寒；有小毒。归肝、胃经。

【功能主治】　清热解毒，驱虫。用于虫积腹痛，疮疡。

【用法用量】　4.5~9 g。

【其他】

1. 绵马贯众有止血、清热解毒、杀虫等功能，还具有抗菌、抗病毒、抗肿瘤、抗氧化、驱虫等药理作用。

2. 流感：绵马贯众 30 g，板蓝根 10 g，野菊花 9 g。水煎服，每日 1 剂。

3. 功能失调性子宫出血，月经过多：绵马贯众 30 g，乌贼骨 12 g。共研细末，每次 5 g，开水送服，每日 3 次。

4. 胃出血，尿血：绵马贯众炭 30 g，乌贼骨 15 g。共研细末，每次 5 g，开水送服，每日 3 次。

绵萆薢

【来源】　绵萆薢为薯蓣科多年生植物绵萆薢 Dioscorea spongiosa J.Q.Xi.M.Mizuno et W.L Zhao 或

[1] 张思巨，艾铁民 . 绵马贯众贮存时间与药材质量相关性研究 [J]. 中国中药杂志，1996，21（4）：207-206.

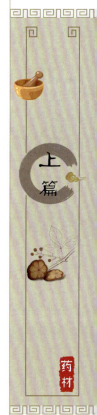

福州薯蓣 *Dioscorea futschauensis* Uline ex R. Kunth 的干燥根茎。主产于福建、浙江等地。

【性状】 绵萆薢为不规则的斜切片，边缘不整齐，大小不一，厚 2~5 mm。外皮黄棕色至黄褐色，有稀疏的须根残基，呈圆锥状突起。质疏松，略呈海绵状，切面灰白色至浅灰棕色，黄棕色点状维管束散在。气微，味微苦。

黄白色，松软饱满，质优（图 301-1）；黄棕色，干瘪，质次（图 301-2）。

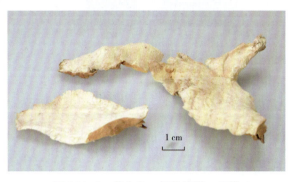

图 301-1 黄白色，松软饱满，质优

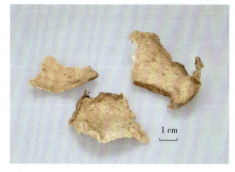

图 301-2 黄棕色，干瘪，质次

【采收加工】 目前绵萆薢药材来源于野生，秋、冬二季采挖，除去须根，洗净，趁鲜切片，晒干。药材水分不得过 11.0%。

绵萆薢与福州薯蓣中薯蓣皂苷含量比较，见表 301-1。

表 301-1 绵萆薢与福州薯蓣中薯蓣皂苷含量比较[1]（%）

药材	薯蓣皂苷含量
绵萆薢	0.26
福州薯蓣	0.10

从薯蓣皂苷的含量来看，绵萆薢质量优于福州薯蓣。

【贮藏】 绵萆薢贮存不当，易受潮，颜色易变深。建议在 25℃以下，单包装密封，大垛用黑色塑料布遮盖、密闭，暗室库藏。

【主要成分】 主要含甾体类（如纤细皂苷、薯蓣皂苷）、二芳基庚烷类（如绵萆薢素 A）、木脂素类（如芝麻素酮、胡椒醇）等。

药典标准：醇浸出物不得少于 15.0%。

【性味归经】 苦，平。归肾、胃经。

【功能主治】 利湿去浊，祛风除痹。用于膏淋，白浊，白带过多，风湿痹痛，关节不利，腰膝疼痛。

【用法用量】 9~15 g。

【其他】

1. 绵萆薢具有抗肿瘤、抗骨质疏松、抗真菌、抗心肌缺血、降尿酸、调血脂、预防动脉粥样硬化等药理活性，临床上用于慢性前列腺炎、乳糜尿、风湿及类风湿性关节炎、骨关节炎及骨质疏松等。

2. 湿热下注膀胱，小便浑浊短：绵萆薢 6 g，黄柏（炒褐色）、石菖蒲各 1.5 g，茯苓、白术各 3 g，莲子心 2.1 g，丹参、车前子各 4.5 g，水煎服。

3. 结肠癌：绵萆薢、薏苡仁、白花蛇舌草各 30 g，败酱草、马尾黄连各 15 g，水煎服，每日 1 剂。

4. 风湿痹痛：绵萆薢、独活、川芎、羌活、桂枝、麻黄、威灵仙各 9 g，水煎服。

[1] 张园园，陈晓辉，毕开顺. HPLC 法测定薯蓣属 3 种植物中薯蓣皂苷的含量[J]. 药物分析杂志，2005，25（1）：44-46.

款冬花

【来源】 款冬花为菊科植物款冬 *Tussilago farfara* L. 的干燥花蕾。主产于甘肃、陕西、四川、内蒙古、河北等地。

【性状】 款冬花呈长圆棒状。单生或 2~3 个基部连生，长 1~2.5 cm，直径 0.5~1 cm。上端较粗，下端渐细或带有短梗，外面被有多数鱼鳞状苞片。苞片外表面紫红色或淡红色，内表面密被白色絮状茸毛。体轻，撕开后可见白色茸毛。气香，味微苦而辛。

以个大、肥壮、色紫红、花梗短者为佳（图 302-1）；花蕾瘦小，色淡，有枝干，质次（图 302-2）。木质老梗及已开花者不可药用。

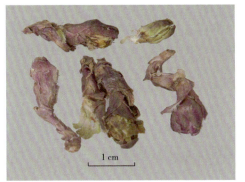

图 302-1 花蕾肥大，色鲜艳，无杂质，质好

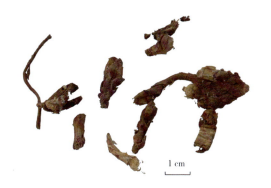

图 302-2 花蕾瘦小，色淡，有枝干，质次

【采收加工】 12 月或地冻前，花尚未出土时采挖，除去花梗和泥沙，阴干或低温烘干。甘肃陇西不同采收时期款冬花含量测定，见表 302-1。

表 302-1 甘肃陇西不同采收时期款冬花含量测定[1]（%）

采收时间	款冬酮	绿原酸	芦丁	异槲皮素
2013 年 10 月	0.11	3.19	0.94	0.49
	0.14	2.97	0.89	0.46
	0.13	3.22	0.91	0.47
2013 年 11 月	0.36	2.84	1.94	1.64
	0.44	2.77	1.98	1.76
	0.42	2.89	1.94	1.69
2013 年 12 月	0.21	3.60	1.88	1.43
	0.19	3.88	1.78	1.35
	0.21	3.98	1.76	1.38
2014 年 1 月	0.07	3.36	0.33	0.01
	0.06	3.54	0.36	0.01
	0.07	3.46	0.39	0.02

通过比较款冬花不同采收时期 4 种有效成分含量比较，甘肃陇西款冬花在 11—12 月冻土前采收质量最优。

[1] 厉姐, 张静, 梁鹏, 等 . 不同产地、不同采收期款冬花的质量评价 [J]. 中药材, 2015, 38（4）: 720-722.

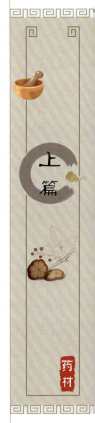

不同干燥方法对款冬花中款冬酮和绿原酸含量的影响，见表302-2。

表302-2　不同干燥方法对款冬花中款冬酮和绿原酸含量的影响[1]

干燥方法	阴干	晾晒	30℃烘干	40℃烘干	50℃烘干	60℃烘干	70℃烘干
款冬酮含量/%	0.125	0.084	0.072	0.090	0.078	0.105	0.091
绿原酸含量/%	2.060	1.949	1.845	1.879	1.588	0.383	0.407

款冬花最佳干燥方法为传统阴干法。若需采用烘干法，应综合考虑温度对款冬酮、绿原酸含量的影响，最佳烘干温度为40℃。

【贮藏】　款冬花贮存不当，易霉变、虫蛀，香气易散失，色易变淡，有效成分易流失。色黯淡、无香气者质量差。建议在20℃以下，单包装密封，大垛用黑色塑料布遮盖、密闭，暗室库藏。

【主要成分】　主要含挥发油类（如β-石竹烯）、酚酸类（绿原酸、咖啡酸）、黄酮类（芦丁、金丝桃苷、山奈酚）、甾醇类（如豆甾醇、β-谷甾醇）、生物碱类（如千里光宁、款冬花碱）、萜类（如款冬酮）等。

药典标准：醇浸出物不得少于20.0%；含款冬酮不得少于0.070%。

【性味归经】　辛、微苦，温。归肺经。

【功能主治】　润肺下气，止咳化痰。用于新久咳嗽，喘咳痰多，劳嗽咳血。

【用法用量】　5~10 g。

【其他】

1. 款冬花具有抗炎、升压、抑制血小板活化因子聚集和降血糖等药理作用。

2. 紫款茶：紫菀5 g，款冬花3 g，百部3 g，花茶3 g。开水冲泡后饮用，冲饮至味淡。止咳祛痰。用于外感咳嗽久不愈，急慢性支气管炎咳喘不息。

葛　根

【来源】　葛根为豆科植物野葛 *Pueraria lobata*（Willd.）Ohwi 的干燥根。主产于湖南、河南、广东、浙江、四川等地。

【性状】　葛根呈纵切的长方形厚片或小方块，长5~30 cm，厚0.5~1 cm。外皮淡棕色至棕色，有纵皱纹，粗糙。切面黄白色至淡黄棕色，有的纹理明显。质韧，纤维性强（图303-1~图303-2）。气微，味微甜。

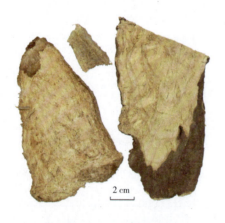

图303-1　葛根药材

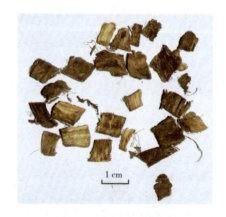

图303-2　葛根丁

[1]郭冬,翟勇,肖淑贤,等.款冬花初加工方法研究[J].现代农业科技(8)：216-217,222.

【采收加工】 秋、冬二季采收，除去杂质，趁鲜切厚片或长 13~17 cm，宽 5 cm 以上的长条，晒干或烘干。药材水分不得过 13.0%。

不同月份葛根中多糖含量测定，见表 303-1。

表 303-1 不同月份葛根中多糖含量测定[1]（%）

生长期	1 月	2 月	3 月	4 月	5 月	6 月
多糖含量	5.40	6.38	7.73	4.28	0.91	2.10
生长期	7 月	8 月	9 月	10 月	11 月	12 月
多糖含量	3.55	10.28	11.35	3.15	5.91	4.42

不同生长年限葛根中多糖含量测定，见表 303-2。

表 303-2 不同生长年限葛根中多糖含量测定[2]

生长期	1 年生	2 年生	3 年生	多年生
多糖含量	5.91	6.97	10.15	14.28

8—9 月葛根中多糖含量高。生长年限越长，葛根中多糖含量较高。

葛根不同部位葛根素的含量测定，见表 303-3。

表 303-3 葛根不同部位葛根素的含量测定[3]（%）

部位	葛叶	葛根	葛藤	葛花	葛果
葛根素含量	—	3.13	4.75	—	0.13

葛藤中葛根素含量较高，可进一步开发利用。

【贮藏】 葛根贮存不当，易发霉变色，半年后就已不符合药典标准。建议在 25℃ 以下，单包装密封，大垛用黑色塑料布遮盖、密闭，暗室库藏。

【主要成分】 主要含黄酮类（如葛根素）、皂苷类、香豆素类等。

药典标准：醇溶性浸出物不得少于 24.0%；含葛根素不得少于 2.4%。

【性味归经】 甘、辛，凉。归脾、胃、肺经。

【功能主治】 解肌退热，生津止渴，透疹，升阳止泻，通经活络，解酒毒。用于外感发热头痛，项背强痛，口渴，消渴，麻疹不透，热痢，泄泻，眩晕头痛，中风偏瘫，胸痹心痛，酒毒伤中。

【用法用量】 10~15 g。

【其他】

1. 葛根具有改善心血管系统、抗氧化、降血糖、解热、抗炎、解酒护肝和雌激素样作用等药理作用。

2. 葛根 12 g，麻黄 9 g，桂枝 6 g，生姜 9 g，甘草（炙）6 g，芍药 6 g，大枣 12 枚。水煎服。主治外感风寒表实，项背强，无汗恶风，或自下利，或血衄；痉病，气上冲胸，口噤不语，无汗，小便少，或卒倒僵仆。

3. 颈椎病：葛根 18 g，鸡血藤 18 g，丹参、赤芍各 10 g，桑寄生 15 g。水煎服。

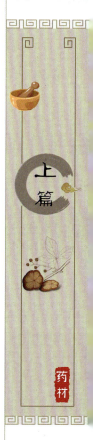

[1][2]纪宝玉,裴莉昕,陈随清,等.葛根不同生长期多糖含量的动态积累研究[J].中国实验方剂学杂志,2013,19（16）：63-65.

[3]徐立,赵媛,杨永寿,等.葛根不同部位葛根素含量研究[J].大理学院学报,2009,8（10）：3-6.

葶苈子

【来源】 葶苈子为十字花科植物播娘蒿 Descurainia sophia（L.）Webb. ex Prantl. 或独行菜 Lepidium apetalum Willd. 的干燥成熟种子。前者习称"南葶苈子"，后者习称"北葶苈子"。南葶苈子主产于江苏、安徽、山东及河南等地，北葶苈子主产于河北及辽宁等地。

【性状】 南葶苈子：呈长圆形略扁，表面棕色或红棕色，微有光泽，具纵沟 2 条，其中 1 条较明显。一端钝圆，另端微凹或较平截，种脐类白色，位于凹入端或平截处。气微，味微辛、苦，略带黏性。

北葶苈子：呈扁卵形，一端钝圆，另端尖而微凹，种脐位于凹入端。味微辛辣，黏性较强。

以籽粒充实、均匀、黄棕色、无杂质者为佳（图 304-1）。

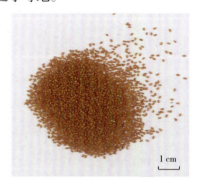

图 304-1　葶苈子

【采收加工】 4 月底至 5 月中旬，果实呈黄绿色时及时采收。产新期一般只有 15 天左右时间，采集早了不成熟，晚了果穗自然开裂落地。选晴天，收割全草，晒干，搓出种子，筛净杂质，再晒干。药材水分不得过 9.0%。

【贮藏】 葶苈子贮存不当，受潮易发霉，受热易发黏，有效成分流失快。建议在 25℃以下单包装密封，大垛用黑色塑料布遮盖、密闭，暗室库藏。

【主要成分】 南葶苈子主要含槲皮素 -3-O-β-D- 葡萄糖 -7-O-β-D- 龙胆双糖苷、南葶苈苷、苯甲基硫苷、丁烯氰、山柰酚、异鼠李素、南葶苈素等。

北葶苈子主要含黑芥子苷、吡喃葡萄糖苷、槲皮素、β- 谷甾醇、胡萝卜苷、蔗糖等。

药典标准：南葶苈子含槲皮素 -3-O-β-D- 葡萄糖 -7-O-β-D- 龙胆双糖苷不得少于 0.075%。膨胀度检查，南葶苈子不得低于 3，北葶苈子不得低于 12。

【性味归经】 辛、苦，大寒。归肺、膀胱经。

【功能主治】 泻肺平喘，行水消肿。用于痰涎壅肺，喘咳痰多，胸胁胀满，不得平卧，胸腹水肿，小便不利。

【用法用量】 3~10 g，包煎。

【其他】

1. 肺虚喘咳、脾虚肿满者忌服。

2. 葶苈子具有改善心血管功能、强心、抗癌、止咳、利尿、调血脂、影响中枢神经系统等药理作用，临床用于肺癌咳脓血、咽炎、支气管哮喘、中毒性肺水肿、小面积烧伤、肝硬化腹水、慢性肾炎并胸腔积液等症。

3. 充血性心力衰竭：葶苈子 30~50 g，大枣 15 g，枳实 30 g。水煎，每日 1 剂，分 3 次服。

4. 小便不通：葶苈子、马蔺花、小茴香各等份（俱炒）。共研为细末，每次服 6 g，黄酒送服，每日 3 次。

雄　黄

【来源】 雄黄为硫化物类矿物雄黄族雄黄，主要含二硫化二砷（As_2S_2）。主产于湖南慈利、石门，贵州郎岱、思南；分布于贵州、湖南、湖北、甘肃、云南、四川、安徽、陕西、广西等地。

【性状】 雄黄为块状或粒状集合体，呈不规则块状。深红色或橙红色，条痕淡橘红色，晶面有金刚石样光泽。质脆，易碎，断面具树脂样光泽。微有特异的臭气，味淡。精矿粉为粉末状或粉末集合体，质松脆，手捏即成粉，橙黄色，无光泽。

以块大、色红、质酥脆、有光泽、无杂石者为佳（图305-1~图305-2）。

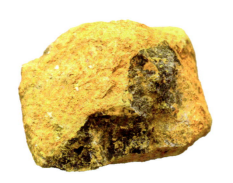
图305-1 雄黄

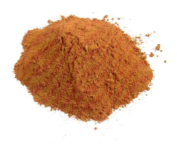
图305-2 雄黄粉

【采收加工】 全年可采。雄黄在矿中质软如泥，见空气即变坚硬，用竹刀取其熟透部分，除去杂质泥土，精选后碾细，生用。或由低品位矿石浮选生产的精矿粉。

【贮藏】 雄黄贮存不当，遇空气易氧化，毒性增强。氧化者毒性大，不可药用。建议25℃以下，单包装密封，大垛密闭库藏。雄黄粉在25℃以下，真空包装贮藏。

【主要成分】 主要化学成分为二硫化二砷（As_2S_2），并含有硅、铅、铁、钙、镁等杂质。

药典标准：含砷量以二硫化二砷计，不得少于90.0%。含三价砷和五价砷的总量以砷（As）计，不得过7.0%。

【性味归经】 辛，温；有毒。归肝、大肠经。

【功能主治】 解毒杀虫，燥湿祛痰，截疟。用于痈肿疔疮，蛇虫咬伤，虫积腹痛，惊痫，疟疾。

【用法用量】 0.05~0.1 g，入丸散用。外用适量，熏涂患处。

【其他】

1. 内服宜慎；不可久用；孕妇禁用。

2. 雄黄用时需照水飞法磨成细粉。

3. 雄黄具有抗肿瘤，抗菌、抗病毒等药理作用，含雄黄复方制剂外用治疗病毒性皮肤感染、银屑病、小儿腮腺炎、乳痈、尖锐湿疣，内服治疗血液系统疾病、恶性淋巴系统疾病、胶质瘤等。

4. 雄黄膏：雄黄10 g，硫黄10 g，氧化锌10 g，凡士林70 g。治疗治头癣、白秃疮、鹅掌风、湿脚气、疥疮。

紫花地丁

【来源】 紫花地丁为堇菜科植物紫花地丁 *Viola yedoensis* Makino 的干燥全草。全国大部分地区均有分布，主产于河南、山东、江苏、陕西等地。

【性状】 紫花地丁多皱缩成团。主根长圆锥形，直径1~3 mm；淡黄棕色，有细纵皱纹。叶基生，灰绿色，展平后叶片呈披针形或卵状披针形，长1.5~6 cm，宽1~2 cm；先端钝，基部截形或稍心形，边缘具钝锯齿，两面有毛；叶柄细，长2~6 cm，上部具明显狭翅。花茎纤细；花瓣5，紫堇色或淡棕色；花距细管状。蒴果椭圆形或3裂，种子多数，淡棕色。气微，味微苦而稍黏。

色绿，质量较优（图306-1）；色黄，质量较次（图306-2）。

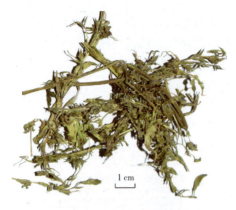

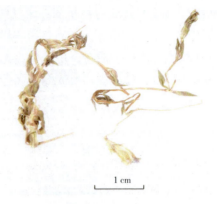

图 306-1　色绿，质量较优　　　　　　　　　　图 306-2　色黄，质量较次

【采收加工】　春、秋二季，采收紫花地丁全草，除去杂质晒干。

武威市人工种植紫花地丁与野生紫花地丁中总黄酮、总多糖及秦皮乙素的含量比较，见表 306-1。

表 306-1　武威市人工种植紫花地丁与野生紫花地丁中总黄酮、总多糖及秦皮乙素的含量比较[1]

来源	采收时间	总黄酮 /（mg/g）	总多糖 /（mg/g）	秦皮乙素 /（μg/g）
人工栽培	2018 年 4 月	22.33	5.15	224.58
人工栽培	2018 年 5 月	20.25	4.77	208.52
人工栽培	2018 年 6 月	15.25	2.85	98.78
人工栽培	2018 年 9 月	21.95	4.94	205.42
野生	2018 年 5 月	24.48	5.53	214.33

春秋两季采收的人工种植紫花地丁中总黄酮、总多糖及秦皮乙素的含量均无显著性差异，夏季采收的紫花地丁中有效成分含量较低。

紫花地丁不同部位秦皮乙素的含量，见表 306-2。

表 306-2　紫花地丁不同部位秦皮乙素的含量[2]（mg/g）

部位	根部	叶梗	叶片
秦皮乙素	0.319	3.877	7.634

紫花地丁不同部位秦皮乙素含量：叶＞梗＞根。夏季叶繁茂时采收，秦皮乙素含量高。

【贮藏】　紫花地丁贮存不当，易变棕黄色，有效成分流失快。茎叶无绿色者药效差。建议在 20℃以下，单包装密封，大垛密闭库藏。

【主要成分】　主要含黄酮类（如异夏佛塔苷、异刺苞菊苷、芹菜素）、香豆素类（如秦皮乙素、伞形花内酯）、甾体类、环肽类、木脂素类等。

药典标准：醇溶性浸出物不得少于 5.0%；含秦皮乙素不得少于 0.20%。

【性味归经】　苦、辛，寒。归心、肝经。

【功能主治】　清热解毒，凉血消肿。用于疔疮肿毒，痈疽发背，丹毒，毒蛇咬伤。

【用法用量】　15~30 g。

【其他】

1. 紫花地丁具有抑菌、抗炎、免疫调节、抗氧化、抗病毒等作用。

2. 五味消毒饮：紫花地丁、蒲公英、野菊花、双花各 15 g，天葵子 6 g。治疗外感热病。

3. 化脓性感染：鲜紫花地丁，洗净，捣烂，将患处用温水洗净后外敷之。

[1] 赵欢庆，马淑珍，赵良存，等. 武威市人工种植紫花地丁与野生紫花地丁中总黄酮, 总多糖及秦皮乙素的含量比较 [J]. 中兽医医药杂志, 2020（2）: 54-56.

[2] 何芳，王钦，张春. 酶标仪测定不同产地、不同组织部位紫花地丁总糖和还原糖 [J]. 中成药, 2013, 35（11）: 2480-2483.

中药材质量

新说

（第二版）

ZHONGYAOCAI ZHILIANG XINSHUO (DIERBAN)

药材

紫苏叶

【来源】 紫苏叶为唇形科植物紫苏 *Perilla frutescens*（L.）Britt 的干燥叶（或带嫩枝）。主产于广西、湖北、四川、重庆等地。

【性状】 叶片多皱缩卷曲、破碎，完整者展平后呈卵圆形，长 4~11 cm，宽 2.5~9 cm。先端长尖或急尖，基部圆形或宽楔形，边缘具圆锯齿。两面紫色或上表面绿色，下表面紫色，疏生灰白色毛，下表面有多数凹点状的腺鳞。叶柄长 2~7 cm，紫色或紫绿色。质脆。带嫩枝者，枝的直径 2~5 mm，紫绿色，断面中部有髓（图 307-1）。气清香，味微辛。

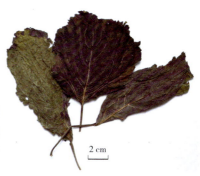

图 307-1 紫苏叶

以叶完整、色紫、香气浓者为佳。

【采收加工】 夏季枝叶茂盛时采收，除去杂质，晒干。药材水分不得过 12.0%。

不同化学型紫苏叶不同生长期挥发油含量，见表 307-1。

表 307-1 不同化学型紫苏叶不同生长期挥发油含量[1]（%）

品种类型	营养期（8 月 20 日）			开花期（10 月 8 日）			果熟期（10 月 19 日）		
	早	中	晚	早	中	晚	早	中	晚
紫苏醛（PA）型	0.96	0.50	0.50	0.32	0.34	0.12	0.22	0.28	0.18
紫苏酮（PK）型	0.54	0.50	0.36	0.44	0.60	0.38	0.08	0.28	0.18
紫苏烯（PL）型	0.44	0.30	0.92	0.26	0.30	0.08	0.24	0.28	0.40

不同生长时期挥发油得率大致为营养期＞开花期＞果熟期。PA 型紫苏叶的最佳采收时间在营养期的早晨采收，PK 型的紫苏叶最佳采收期在各期午前均可，PL 型紫苏叶的最佳采收期在营养期的傍晚采收最好。

因此不同品种类型的紫苏叶，应根据各地紫苏生长发育的物候期不同，确定最佳的采收时间，以及适合的采收期范围。

紫苏不同部位迷迭香酸的含量测定，见表 307-2。

表 307-2 紫苏不同部位迷迭香酸的含量测定[2]（%）

部位	叶	子	茎
迷迭香酸	4.19	1.81	1.37

紫苏迷迭香酸含量高低依次为叶＞子＞茎。

【贮藏】 紫苏叶贮存不当，易虫蛀、易变色走油、受潮发霉，有效成分流失快。建议在 20℃以下，单包装密封，大垛用黑色塑料布遮盖、密闭，暗室库藏。

【主要成分】 紫苏叶主要含黄酮类（如芹菜素、木犀草素）、酚酸类（如迷迭香酸、肉桂酸）、花色苷类（如丙二酰基紫苏宁、紫苏宁）、挥发油等。

药典规定：紫苏叶含挥发油不得少于 0.40%。

注：

1. 根据紫苏挥发油的化学成分将紫苏分成 6 个化学型：主含紫苏酮的 PK 型，主含紫苏烯

[1] 魏长玲，张琛武，郭宝林，等 . 紫苏叶挥发油化学型和组分影响因素探究 I——不同生长发育期[J] . 中国中药杂志，2017，42（04）：712-718.

[2] 赵茜，邹素兰 . HPLC 法测定紫苏不同来源不同部位中迷迭香酸的含量[J] . 广西植物，2014（6）：865-868.

上篇

药材

的 PL 型，主含紫苏醛的 PA 型，主含类苯丙醇的 PP 型，主含香薷酮的 EK 型和主含反枸橼醛的 C 型[1]等。

2. 部分特色化学型紫苏的挥发油得率及其主要成分的相对含量，见表 307-3。

表 307-3　部分特色化学型紫苏的挥发油得率及其主要成分的相对含量（%）[2]

编号	种子来源	化学型	挥发油得率	紫苏酮	紫苏烯	紫苏醛	紫苏醇
M518	浙江杭州临安	PA	1.05	0.19	—	80.5	1.02
M428	贵州荔波	PA	0.55	0.55	—	74.75	0.85
M626	贵州荔波	PA	1.01	0	—	68.01	0.98
M068	贵州正安	PL	0.59	2.04	71.65	1.58	0
M267	贵州小河	PL	0.25	1.28	57.78	7.27	0

3. 紫苏酮具肺毒性，能引起肺水肿，肺泡上皮细胞增生、透明膜形成，并有大量腹腔渗出物等为主要的肺病变[3][4]。

【性味归经】　辛，温。归肺、脾经。

【功能主治】　解表散寒，行气和胃。用于风寒感冒，咳嗽呕恶，妊娠呕吐，鱼蟹中毒。

【用法用量】　5~10 g。

【其他】

1. 色紫、气香的紫苏叶中紫苏醛含量较高[5]。

2. 紫苏叶具有解热抗炎、抗病原微生物、调血脂、抗动脉粥样硬化、保肝、抗氧化等作药理作用。

3. 紫苏叶偏于宣散，散邪而解表，主要用于风寒表证；紫苏梗偏于宣通，顺气而宽中，主要用于气结痞满及安胎；紫苏子主降，偏于定喘而下气，降火而清痰，主要用于咳嗽气喘。

4. 感冒：紫苏叶 10 g，葱白 5 根，生姜 3 片。水煎温服。

紫苏子

【来源】　紫苏子为唇形科植物紫苏 *Perilla frutescens*（L.）Britt. 的干燥成熟果实。主产湖北、江苏、河南、山东、江西、浙江、四川等地。

【性状】　紫苏子呈卵圆形或类球形，直径约 1.5 mm。表面灰棕色或灰褐色，有微隆起的暗紫色网纹，基部稍尖，有灰白色点状果梗痕。果皮薄而脆，易压碎。种子黄白色，种皮膜质，子叶 2，类白色，有油性（图 308-1）。压碎有香气，味微辛。

以颗粒饱满、均匀、灰棕色、无杂质者为佳。

【采收加工】　秋季果实成熟时采收，除去杂质，晒干。药材

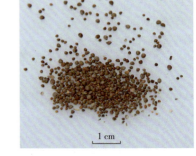

图 308-1　紫苏子

[1] 温春秀 . 紫苏生产加工适宜技术 [M]. 北京：中国医药科技出版社，2018.

[2] 郭佳琪，葛菲，李卫萍，等 . 62 份非 PK 型紫苏种质的挥发油 GC-MS 分析和新化学型发现 [J]. 中国现代中药，2019，21（8）：1068-1075.

[3] 邓普辉 . 动物细胞病理学 [M]. 北京：中国农业出版社，1997：249.

[4] 杭海龙，边法合 . 半支莲、徐长卿、薄荷、紫苏高效栽培技术 [M]. 郑州：河南科学技术出版社，2004：100.

[5] 王玉萍，朱兆仪，杨峻山，等 . 紫苏叶的质量研究 - Ⅰ . 气相色谱法测定紫苏叶中紫苏醛的含量 [J]. 药物分析杂志，2000，20（5）：307-309.

水分不超过 8.0%。

【贮藏】 紫苏子贮存不当，易虫蛀、易走油，有效成分易流失。建议在 20℃以下，单包装密封，大垛用黑色塑料布遮盖、暗室库藏；堆放高不宜超过 2 m，以防压碎出油。

【主要成分】 主要含脂肪酸类（如 α-亚麻酸、亚油酸）、甾醇类、挥发油类（如石竹烯、紫苏醛）、苯丙素类（如迷迭香酸）、黄酮类等。

药典标准：含迷迭香酸不得少于 0.25%。

【性味归经】 辛，温。归肺经。

【功能主治】 降气化痰，止咳平喘，润肠通便。用于痰壅气逆，咳嗽气喘，肠燥便秘。

【用法用量】 入汤剂 3~10 g；或入丸、散。

【其他】

1. 紫苏子具有镇咳、祛痰、平喘、降血脂、促进学习记忆能力、抗衰老、抗过敏等药理作用。

2. 苏子 10 g，火麻仁 15 g，粳米 100 g。煮粥。润肠通便，适用于老人、产妇体虚肠燥、大便干结难解者。

3. 食蟹中毒：紫苏子捣汁饮之。

❧ 紫苏梗 ❧

【来源】 紫苏梗为唇形科植物紫苏 *Perilla frutescens*（L.）Britt. 的干燥茎。主产于湖北、江苏、河南、山东、江西、浙江、四川等地。

【性状】 紫苏梗呈方柱形，四棱钝圆，长短不一，直径 0.5~1.5 cm。表面紫棕色或暗紫色，四面有纵沟和细纵纹，节部稍膨大，有对生的枝痕和叶痕。体轻，质硬，断面裂片状。切片厚 2~5 mm，常呈斜长方形，木部黄白色，射线细密，呈放射状，髓部白色，疏松或脱落（图 309-1~图 309-2）。气微香，味淡。

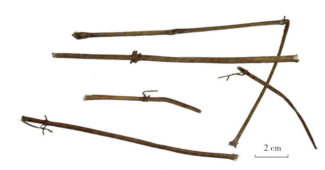

图 309-1 紫苏梗（药材）

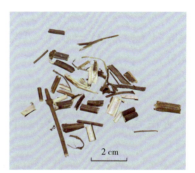

图 309-2 紫苏梗（切段）

以外皮色紫棕、有香气者为佳。

【采收加工】 秋季果实成熟后采割，除去杂质，晒干，或阳光棚下晾干，或趁鲜切片，晒干。药材水分不得过 9.0%。

不同干燥方法处理紫苏梗样品中迷迭香酸含量测定，见表 309-1。

表 309-1 不同干燥方法处理紫苏梗样品中迷迭香酸含量测定[1]

前处理	干燥	迷迭香酸含量 /%
全株茎秆（鲜品）	45℃烘干	0.310
全株茎秆（鲜品）	60℃烘干	0.240

[1] 刘佳陇，王胜升，李虹. 不同方法干燥紫苏梗迷迭香酸含量 HPLC 法检测分析 [J]. 现代农业科技，2019（13）：202-203.

前处理	干燥	迷迭香酸含量/%
全株茎秆（鲜品）	75℃烘干	0.120
全株茎秆（鲜品）	晒干	0.430
全株茎秆（鲜品）	阳光棚晾干	0.450
主干（鲜品）	60℃烘干	0.210
主干（鲜品）	阳光棚晾干	0.450
侧枝（鲜品）	60℃烘干	0.500
侧枝（鲜品）	阳光棚晾干	0.830
全株茎秆（1天日晒的半干品）	45℃烘干	0.130
全株茎秆（1天日晒的半干品）	60℃烘干	0.190
全株茎秆（1天日晒的半干品）	75℃烘干	0.110
全株茎秆（1天日晒的半干品）	晒干	0.100
全株茎秆（1天日晒的半干品）	阳光棚晾干	0.130
全株茎秆（雨后采集鲜品）	晒干	0.006

一步干燥得到的紫苏梗药材迷迭香酸含量普遍远高于二步干燥得到的紫苏梗；经阳光棚下晾干的紫苏梗迷迭香酸含量最高，晒干和45℃烘干的紫苏梗迷迭香含量稍低；紫苏侧枝迷迭香酸含量高于主干。

【贮藏】 紫苏梗贮存不当，香气易散失，有效成分易流失，无香气者含量低。建议在25℃以下，单包装密封，大垛用黑色塑料布遮盖、密闭，暗室库藏。

【主要成分】 主要含有机酸（如柠檬酸、沙利酸）、苯丙素类（如阿魏酸、迷迭香酸）、三萜类、生物碱、黄酮类等。

药典标准：含迷迭香酸不得少于0.10%。

【性味归经】 辛，温。归肺、脾经。

【功能主治】 理气宽中，止痛，安胎。用于胸膈痞闷，胃脘疼痛，嗳气呕吐，胎动不安。

【用法用量】 内服煎汤，5~10 g；或入散剂。

【其他】

1. 紫苏梗具有孕激素样作用、干扰素诱生作用等药理作用。紫苏梗临床用于治疗妊娠反应恶心、呕吐。

2. 紫苏梗、陈皮、香附、莱菔子、半夏各9 g，生姜6 g。水煎服。治胸腹胀闷，恶心呕吐。

3. 紫苏香梗茶：紫苏梗3 g，藿香梗3 g，花茶3 g。开水冲泡后饮用。疏气化湿止泻；用于慢性腹泻，肺胃气滞之痞胀泻泄。

4. 紫苏解郁茶：紫苏叶5 g，紫苏梗3 g，花茶3 g。开水冲泡后饮用，冲饮至味淡。疏风解表，疏肝行气；用于梅核气，小儿风寒外感伤食，外感有气滞症状者。

紫 菀

【来源】 紫菀为菊科植物紫菀 *Aster tataricus* L. f. 的干燥根和根茎。主产于河北、安徽、四川等地。

【性状】 紫菀根茎呈不规则块状，大小不一，顶端有茎、叶的残基；质稍硬。根茎簇生多数细根，长 3~15 cm，直径 0.1~0.3 cm，多编成辫状；表面紫红色或灰红色，有纵皱纹；质较柔韧（图 310-1）。气微香，味甜、微苦。

以根长、色紫、质柔韧、去净茎苗者为佳。

【采收加工】 春、冬二季均可采挖。除去地上茎叶及泥土，保留母根和细根，编成辫状晒干，或直接晒干或低温烘干。药材水分不得过 15.0%。

不同部位紫菀有效成分的含量，见表 310-1。

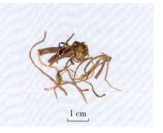

1 cm

图 310-1 紫 菀

表 310-1 不同部位紫菀有效成分的含量[1]（%）

部位	紫菀酮	槲皮素	山柰酚
母根	0.155	0.072	0.104
根茎	0.093	0.037	0.059
根	0.287	0.130	0.210

紫菀中紫菀酮和黄酮类含量分布为：根＞母根＞根茎。母根中的紫菀酮、槲皮素和山柰酚含量均显著高于根茎，且母根占到地下部分生物量比重的 34%。建议母根与根、根茎一同入药。

根不同部位有效成分的含量，见表 310-2。

表 310-2 根不同部位有效成分的含量[2]（%）

部位	紫菀酮	槲皮素	山柰酚
上部	0.275	0.187	0.285
下部	0.308	0.053	0.090

紫菀根下部的紫菀酮含量高于上部，紫菀药材加工过程中建议保留下部细根。

紫菀不同采收期不同部位主要药用成分含量，见表 310-3。

表 310-3 紫菀不同采收期不同部位主要药用成分含量[3]（%）

月份	紫菀酮			槲皮素			山柰素		
	根	根茎	母根	根	根茎	母根	根	根茎	母根
9 月	0.209	0.017	0.037	—	—	—	0.012	—	—
10 月	0.193	0.036	0.116	0.016	—	—	0.035	—	0.013
11 月	0.171	0.039	0.114	0.051	0.012	0.022	0.109	0.007	0.035
12 月	0.248	0.071	0.088	0.032	0.017	0.033	0.25	0.029	0.066
1 月	0.21	0.049	0.141	0.016	0.008	0.041	0.132	0.01	0.076
2 月	0.207	0.031	0.115	0.185	0.014	0.072	0.283	0.012	0.116

紫菀酮含量在根和根茎中 12 月份最高，母根 1 月份最高；黄酮类成分均在 2 月份最高。不同部位三种成分含量：根＞母根＞根茎。

【贮藏】 紫菀贮存不当，易受潮，有效成分易流失。建议在 20℃以下，单包装密封，大垛用黑色塑料布遮盖、密闭，暗室库藏。

【主要成分】 主要含萜类（如紫菀酮、蒲公英萜醇）、黄酮类、蒽醌类、香豆素类、有机酸及酚类、肽类、苯丙素类、挥发油等。

[1]郭伟娜，程磊，方成武．紫菀母根结构、主要药用成分积累部位及含量研究[J]．时珍国医国药，2016，27（11）：2614-2616．

[2]郭伟娜，王蓉，黄力，等．紫菀根的结构与主要药用成分积累研究[J]．热带亚热带植物学报，2017，25（1）：98-104．

[3]陈维珍，郭伟娜，王蓉．紫菀地下器官主要药用成分动态积累研究[J]．宜春学院学报，2020，42（6）：27-30．

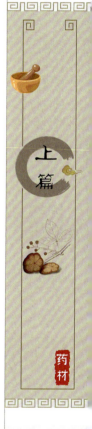

上篇

药材

383

药典标准：水浸出物不得少于45.0%，含紫菀酮不得少于0.15%。

【性味归经】 辛、苦，温。归肺经。

【功能主治】 润肺下气，消痰止咳。用于痰多喘咳，新久咳嗽，劳嗽咳血。

【用法用量】 5~10 g。

【其他】

1. 紫菀具有镇咳、祛痰、平喘、抑菌、抗病毒、利尿通便、抗炎、镇痛等药理作用。
2. 咳嗽：紫菀10 g，枇杷叶15 g，连钱草15 g。水煎服。
3. 百日咳：紫菀、桔梗、鱼腥草、穿心莲各6 g，百部5 g。水煎服。

紫 草

【来源】 紫草为紫草科植物新疆紫草 *Arnebia euchroma*（Royle） Johnst. 或内蒙紫草 *Arnebia guttata* Bunge 的干燥根。新疆紫草主要分布于新疆巴州和静县、伊犁地区和塔城地区；内蒙紫草主产于内蒙古东部、河北等地。

【性状】 新疆紫草（软紫草）：呈不规则的长圆柱形，多扭曲，长7~20 cm，直径1~2.5 cm。表面紫红色或紫褐色，皮部疏松，呈条形片状，常10余层重叠，易剥落。顶端有的可见分歧的茎残基。体轻，质松软，易折断，断面不整齐，木部较小，黄白色或黄色（图311-1）。气特异，味微苦、涩。

内蒙紫草：呈圆锥形或圆柱形，扭曲，长6~20 cm，直径0.5~4 cm。根头部略粗大，顶端有残茎1或多个，被短硬毛。表面紫红色或暗紫色，皮部略薄，常数层相叠，易剥离。质硬而脆，易折断，断面较整齐，皮部紫红色，木部较小，黄白色（图311-2）。气特异，味涩。

均以条粗长、肥大、色紫、皮厚、木心小者为佳。

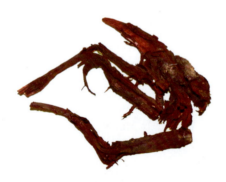

图311-1 新疆紫草（质量较好）

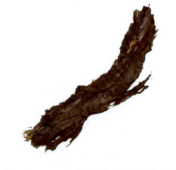

图311-2 内蒙紫草（质量较次）

【采收加工】 新疆紫草目前均为野生，秋季采挖，一般生长3年以上采收。内蒙紫草于种子播种后的第二年秋季，地上部分枯萎时采收。除去泥沙，勿用水洗，以防褪色，建议趁鲜切厚片或段，晒干或烘干。药材水分不得过15.0%。

新鲜的新疆紫草中紫草素含量较高，质量较好。50~70℃的温度烘干或提取时对紫草素的影响很小，当温度超过80℃后，紫草素含量快速降低。

两种紫草总色素含量测定，见表311-1。

表311-1 两种紫草总色素含量测定[1]（%）

品种	新疆紫草	内蒙紫草
总色素含量	6.30	2.70

[1]李忠良，梁国英 . 三种紫草的质量比较[J]. 中药通报，1982，（02）：9-10。

新疆紫草为紫草药材中最好的品种，其总色素含量是内蒙紫草的 2~3 倍。

【贮藏】 紫草贮存不当，易吸潮霉烂，有效成分易流失。建议在 25℃ 以下，黑色塑料袋单包装密封，大垛用黑色塑料布遮盖、密闭，暗室库藏。有条件的可冷藏。

【主要成分】 主要含萘醌类（如左旋紫草素、β，β′-二甲基丙烯酰阿卡宁）、单帖苯酚及苯醌类（如紫草呋喃 A）、酯类和脂肪族类等。

药典标准：含羟基萘醌总色素以左旋紫草素计，不得少于 0.80%；含 β，β′-二甲基丙烯酰阿卡宁不得少于 0.30%。

【性味归经】 甘、咸，寒。归心、肝经。

【功能主治】 清热凉血，活血解毒，透疹消斑。用于血热毒盛，斑疹紫黑，麻疹不透，疮疡，湿疹，水火烫伤。

【用法用量】 5~10 g。外用适量，熬膏或用植物油浸泡涂擦。

【其他】

1. 目前新疆紫草药材全部来源于野生，人工种植尚未成功。

2. 紫草必须生长 7 年才能使根部紫草素含量达到 1%~2%[1]。

3. 紫草中萘醌色素类化合物被誉为"天然红色素之王"，主要用于化妆品、化工染料等，现多通过细胞组织培养获取。

4. 传统本草所记载的紫草药材来源为紫草科紫草属植物紫草 *Lithospermum erythrorhizon* Sieb. et Zucc. 的干燥根，习称硬紫草。硬紫草价格便宜，蒽醌类色素含量较低。现已不被《中国药典》收录。

5. 紫草具有抑菌、抗炎、抗病毒、保肝、抗氧化、抗肿瘤和免疫调节作用，临床用于治疗急慢性肝炎、肺结核合并血小板减少性紫癜、婴儿皮炎、外阴湿疹、阴道炎、子宫颈炎、青年扁平疣及银屑病等。新疆紫草水提取物具有抗 HIV 活性。

6. 口腔溃疡：紫草 9 g，一点红 15 g，玄参 10 g，淡竹叶 10 g。水煎服。

7. 烧烫伤：紫草 80 g，麻油 500 ml。煎熬后去渣得油，待冷后加入冰片 2 g，搅匀备用。用时以纱布浸油铺放于创面上，或直接涂于创面上。

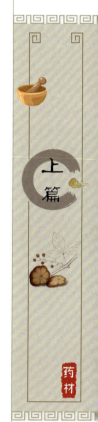

蛤 蚧

【来源】 蛤蚧为壁虎科动物蛤蚧 *Gekko gecko* Linnaeus 的干燥体。分布于江西、福建、广东、广西、贵州、云南等地。

【性状】 蛤蚧呈扁片状，头颈部及躯干部长 9~18 cm，头颈部约占三分之一，腹背部宽6~11 cm，尾长 6~12 cm。头略呈扁三角状，两眼多凹陷成窟窿，口内有细齿，生于颚的边缘，无异型大齿。吻部半圆形，吻鳞不切鼻孔，与鼻鳞相连，上鼻鳞左右各 1 片，上唇鳞 12~14 对，下唇鳞（包括颏鳞）21 片。腹背部呈椭圆形，腹薄。背部呈灰黑色或银灰色，有黄白色、灰绿色或橙红色斑点散在或密集成不显著的斑纹，脊椎骨和两侧肋骨突起。4 足均具 5 趾；趾间仅具蹼迹，足趾底有吸盘。尾细而坚实，微现骨节，与背部颜色相同，有 6~7 个明显的银灰色环带，有的再生尾较原生尾短，且银灰色环带不明显。全身密被圆形或多角形微有光泽的细鳞（图 312-1）。气腥，味微咸。

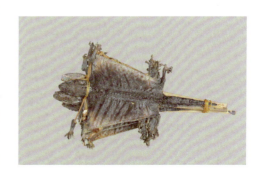

图 312-1 蛤 蚧

[1] 钱雪，李海涛，史晓芬，等. 紫草化学成分，药理作用及产品应用研究进展[J]. 中国野生植物资源，2021，40（3）：52-56，69.

以个大、全体完整，尤尾部无损、无虫蛀者为优。

【采收加工】 常于5—9月捕捉，剖开腹部，除去内脏，拭净，用竹片撑开使全体扁平，四肢顺直，低温或冷冻干燥。将大小相同的2只合成1对，用线扎好。

【贮藏】 蛤蚧贮藏不当，易虫蛀，受潮易发霉变质。建议单包装密封后置于木箱中，冷藏。

【主要成分】 主要含多种氨基酸，磷脂、糖脂、脂肪酸、胆固醇、生物碱等。

药典标准：醇浸出物不得少于8.0%。

【性味归经】 咸，平。归肺、肾经。

【功能主治】 补肺益肾，纳气定喘，助阳益精。用于肺肾不足，虚喘气促，劳嗽咳血，阳痿，遗精。

【用法用量】 3~6 g，多入丸散或酒剂。

【其他】

1. 蛤蚧具有抗炎、平喘、抗应激、免疫调节、抗衰老、激素样作用等药理活性。

2. 慢性支气管哮喘：蛤蚧1对，乌贼骨240 g，焙黄后研为细末，加入白糖或冰糖并研细（500 g），混匀，每次20 g，空腹白开水送服。

锁　阳

【来源】 锁阳是锁阳科植物锁阳 *Cynomorium songaricum* Rupr. 的干燥肉质茎。主产于新疆、甘肃、青海、内蒙古等地。

【性状】 锁阳呈扁圆柱形，微弯曲，长5~15 cm，直径1.5~5 cm。表面棕色或棕褐色，粗糙，具明显纵沟和不规则凹陷，有的残存三角形的黑棕色鳞片。体重，质硬，难折断，断面浅棕色或棕褐色，有黄色三角状维管束（图313-1~图313-2）。气微，味甘而涩。

以个肥大、色红、坚实，断面粉性、不显筋脉者为佳。

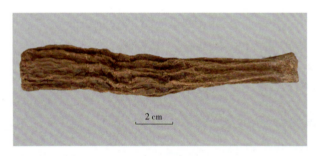

图313-1　锁　阳

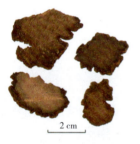

图313-2　锁阳片

【采收加工】 4月中旬至6月中旬采收。挖出锁阳，除去花序，晒干。或趁鲜切片或段，干燥。药材水分不得过12.0%。

不同生育期锁阳样品中儿茶素含量测定（道图采种基地），见表313-1。

表313-1　不同生育期锁阳样品中儿茶素含量测定（道图采种基地）[1]（%）

出土前期	出土期	开花期	结实期
0.644	0.357	0.201	0.084

锁阳出土前期和出土期儿茶素含量较高。

锁阳肉质茎不同部位儿茶素和熊果酸含量测定，见表313-2。

[1]常艳旭，苏格尔，王迎春．锁阳不同生育期儿茶素含量的动态研究[J]．药物分析杂志，2006，26（8）：1061-1064.

表 313-2 锁阳肉质茎不同部位儿茶素和熊果酸含量测定[1]

部位	儿茶素 /%	熊果酸 / (mg/g)
花序部	0.488	0.007
花序部接合部	1.288	0.011
茎上段	1.539	0.037
茎中段	1.624	0.049
茎下段	1.155	0.048

锁阳花序部儿茶素、熊果酸含量低，茎中段含量高。

【贮藏】 锁阳贮存不当，易虫蛀，有效成分流失快。建议在 25℃以下，单包装密封，大垛用黑色塑料布遮盖、密闭，暗室库藏。

【主要成分】 主要含有机酸类（如没食子酸、原儿茶酸）、黄酮类（如儿茶素、柑橘素葡萄糖苷、根皮苷）、三萜类、木脂素类、鞣质等。

药典标准：醇浸出物不得少于 14.0%。

【性味归经】 甘，温。归肝、肾、大肠经。

【功能主治】 补肾阳，益精血，润肠通便。用于肾阳不足，精血亏虚，腰膝痿软，阳痿滑精，肠燥便秘。

【用法用量】 5~10 g。

【其他】

1. 锁阳具有增强组织耐低氧能力、抗疲劳、保肝护肝、抗骨质疏松及对神经系统的保护等多种药理作用。

2. 肾虚阳痿：锁阳 15 g，肉苁蓉 15 g，熟地黄 24 g，枸杞子 15 g。水煎服。

番泻叶

【来源】 番泻叶为豆科植物狭叶番泻 *Cassia angustifolia* Vahl 或尖叶番泻 *Cassia acutifolia* Delile 的干燥小叶。狭叶番泻主产于印度，埃及和苏丹亦产；尖叶番泻主产于埃及，我国海南、云南省有引种。

【性状】 狭叶番泻：呈长卵形或卵状披针形，长 1.5~5 cm，宽 0.4~2 cm，叶端急尖，叶基稍不对称，全缘。上表面黄绿色，下表面浅黄绿色，无毛或近无毛，叶脉稍隆起。革质。气微弱而特异，味微苦，稍有黏性。

尖叶番泻：呈披针形或长卵形，略卷曲，叶端短尖或微突，叶基不对称，两面均有细短毛茸。

以叶片大、完整、色绿、梗少、无杂质者为优（图 314-1）；色黄、暗淡者质次（图 314-2）。

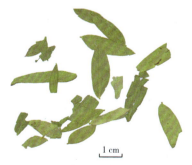

1 cm

图 314-1 色绿、鲜艳，质量较好

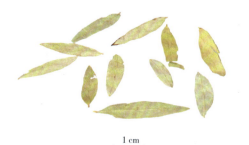

1 cm

图 314-2 色黄、暗淡，质量较次

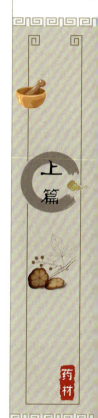

上篇

药材

387

[1]马丽杰,陈贵林.锁阳肉质茎不同部位有效成分的含量差异研究[J].时珍国医国药,2008,19（12）:2913-2914.

【采收加工】 7—8月花开前、茎叶生长旺盛时采收，摊薄晒干，勤翻动，防止变黄。按大小分级，全叶与碎叶分别包装，打包。水分不得过10.0%。

【贮藏】 番泻叶贮存不当，易发霉、易虫蛀，见光颜色易变黄，有效成分流失快。无绿色者基本无药效。建议在25℃以下，单包装密封，大垛用黑色塑料布遮盖、密闭，暗室库藏。

【主要成分】 主要含蒽醌类（如番泻苷A、B）、黄酮类（如山柰素）等成分。

药典标准：含番泻苷A和番泻苷B的总量不得少于1.1%。

【性味归经】 甘、苦，寒。归大肠经。

【功能主治】 泻热行滞，通便，利水。用于热结积滞，便秘腹痛，水肿胀满。

【用法用量】 2~6 g，入煎剂宜后下，或开水泡服。

【其他】

1. 孕妇慎用。

2. 番泻叶不宜长期服用，可致呕吐、腹痛、腹泻等不良反应。

3. 番泻叶具有泻下、抗菌、止血等药理活性，临床上用于便秘、胃及十二指肠出血、胰腺炎、胆囊炎与胆结石等疾病。

4. 食物积滞，胸腹胀满，大便秘结：番泻叶3~6 g，开水泡服或加适量蜂蜜服。

5. 番泻荚为狭叶番泻和尖叶番泻的干燥成熟果实，功用与叶相同，且服后腹痛的副作用较小。

滑石（滑石粉）

【来源】 滑石为硅酸盐类矿物滑石族滑石，主要含含水硅酸镁〔$Mg_3(Si_4O_{10})(OH)_2$〕；滑石粉系滑石经精选净制、粉碎、干燥制成。滑石矿主要分布于江西、辽宁、山东、广西、青海等地。

【性状】 滑石多为块状集合体。呈不规则的块状。白色、黄白色或淡蓝灰色，有蜡样光泽。质软、细腻，手摸有滑润感，无吸湿性，置水中不崩散（图315-1）。气微，味淡。

滑石粉为白色或类白色、微细、无砂性粉末，手摸有滑腻感（图315-2）。气微，味淡。

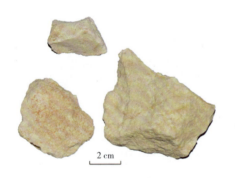

图315-1 滑 石

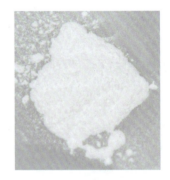

图315-2 滑石粉

【采收加工】 全年均可开采。采挖后，去净泥土，沙石等杂质。

滑石粉制法：滑石除去杂石，洗净，砸成碎块，粉碎成细粉，或照水飞法水飞，晾干。

【贮藏】 滑石在25℃以下，密闭库藏。滑石粉在25℃以下，单包装密封，大垛用黑色塑料布遮盖、密闭库藏。

【主要成分】 主要含含水硅酸镁，其中MgO31.7%，$SiO_2$63.5%，H_2O4.8%。

药典标准：滑石粉含硅酸镁不得少于88.0%。

【性味归经】 甘、淡，寒。归膀胱、肺、胃经。

【功能主治】 利尿通淋，清热解暑；外用祛湿敛疮。用于热淋，石淋，尿热涩痛，暑湿烦渴，湿热水泻；外治湿疹，湿疮，痱子。

【用法用量】 10~20 g，包煎。外用适量。

【其他】

1. 重金属、砷盐不得过限量。

2. 孕妇慎服；脾胃虚弱，热病津伤，或肾虚滑精者禁服。

3. 滑石具有保护皮肤黏膜、抗菌等药理活性。

4. 六一散：滑石粉 180 g，甘草 30 g。共研细末，每服 6 g，温开水送服，亦可布包入方剂，治疗中暑发热，小便短赤，湿热下注，小便淋漓。

十三画

蒺 藜

【来源】 蒺藜为蒺藜科植物蒺藜 *Tribulus terrestris* L. 的干燥成熟果实。主产于内蒙古、河南、陕西等地。

【性状】 蒺藜由 5 个分果瓣组成，呈放射状排列，直径 7~12 mm。常裂为单一的分果瓣，分果瓣呈斧状，长 3~6 mm；背部黄绿色，隆起，有纵棱和多数小刺，并有对称的长刺和短刺各 1 对，两侧面粗糙，有网纹，灰白色。质坚硬（图 316-1）。气微，味苦、辛。

【采收加工】 通常在秋季果实成熟时采收，除去杂质，阴干或 70℃烘干。药材水分不得过 9.0%。

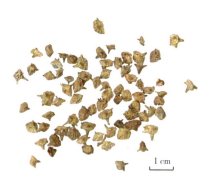

1 cm

图 316-1　蒺藜

不同采收期蒺藜中总皂苷的含量，见表 316-1。

表 316-1　不同采收期蒺藜中总皂苷的含量[1]（%）

采收时间	7 月	8 月	9 月	10 月
总皂苷	1.689	2.084	2.593	3.337

蒺藜主要活性成分是皂苷类。果实中总皂苷含量随着果实成熟逐渐升高，10 月果实成熟时采收的蒺藜总皂苷含量较高。

不同部位蒺藜中总皂苷和总黄酮的含量，见表 316-2。

表 316-2　不同部位蒺藜中总皂苷和总黄酮的含量[2]（%）

部位	果实	茎	叶
总皂苷	1.093	0.818	2.06
总黄酮	0.363	0.356	0.862

蒺藜叶和茎中也有相当量的皂苷和黄酮成分。

不同加工方式蒺藜中总皂苷和总黄酮的含量，见表 316-3。

表 316-3　不同加工方式蒺藜中总皂苷和总黄酮的含量[3]（%）

加工方式	晒干	阴干	50℃烘干	70℃烘干	90℃烘干	110℃烘干
总皂苷	1.017	1.350	1.173	1.321	1.106	1.085
总黄酮	0.476	0.484	0.389	0.430	0.374	0.354

[1]张素军. 蒺藜果实、茎叶不同采收期总皂苷含量分析 [J]. 中国实验方剂学, 2010, 16 (13)：80-81.

[2]杨莉, 王春雨, 韩梅, 等. 蒺藜全草入药的可行性分析 [J]. 中国中药杂志, 2009, 34 (17)：2163-2166.

[3]杨莉, 王国栋, 韩梅. 加工方式及贮存条件对蒺藜药材质量的影响 [J]. 北方园艺, 2013, (07)：154-156.

阴干有利于蒺藜总黄酮、总皂苷的保存，70℃烘干的药材有效成分含量和阴干的无显著差异。

【贮藏】蒺藜贮存不当，易发霉，有效成分流失快。建议在25℃以下，单包装密封，大垛用黑色塑料布遮盖、密闭，暗室库藏。

药典标准：含蒺藜总皂苷以蒺藜苷元计，不得少于1.0%。

【主要成分】主要含生物碱类（如哈尔碱）、皂苷类、黄酮类等。

【性味归经】辛、苦，微温；有小毒。归肝经。

【功能主治】平肝解郁，活血祛风，明目，止痒。用于头痛眩晕，胸胁胀痛，乳闭乳痈，目赤翳障，风疹瘙痒。

【用法用量】6~10 g。

【其他】

1. 蒺藜具有显著的抗衰老、降血糖、降血脂、性强壮及提高人体中性激素含量等的作用，对肿瘤、高血压、细菌真菌感染，糖尿病等均有较好疗效。

2. 肝郁胁痛、闭经、痛经：蒺藜、香附各9 g，当归、川芎各8 g，川楝子、延胡索各12 g。水煎服。

3. 蔓荆防感茶：蔓荆子5 g，荆芥3 g，白蒺藜3 g，柴胡3 g，防风3 g，绿茶3 g。开水冲泡后饮用，冲饮至味淡。疏散表邪；用于外感风寒，目肿出泪，涩胀羞明。

蒲公英

【来源】蒲公英为菊科植物蒲公英 *Taraxacum mongolicum* Hand.-Mazz.、碱地蒲公英 *Taraxacum borealisinense* Kitam. 或同属数种植物的干燥全草。全国各地分布广泛，主产于河北、山东、湖北、河南、安徽等地。

【性状】蒲公英呈皱缩卷曲的团块。根呈圆锥状，多弯曲，长3~7 cm；表面棕褐色，抽皱；根头部有棕褐色或黄白色的茸毛，有的已脱落。叶基生，多皱缩破碎，完整叶片呈倒披针形，绿褐色或暗灰绿色，先端尖或钝，边缘浅裂或羽状分裂，基部渐狭，下延呈柄状，下表面主脉明显。花茎1至数条，每条顶生头状花序，总苞片多层，内面一层较长，花冠黄褐色或淡黄白色。有的可见多数具白色冠毛的长椭圆形瘦果（图317-1~图317-2）。气微，味微苦。

以叶多、色灰绿、根完整、无杂质者为佳。

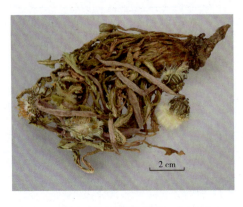

图317-1 蒲公英（一）

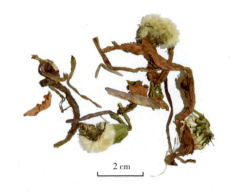

图317-2 蒲公英（二）

【采收加工】春至秋季花初开时采收，除去杂质，摊薄，晒干。药材水分不得过13.0%。

蒲公英不同部位有效成分含量，见表317-1。

表 317-1　蒲公英不同部位有效成分含量[1]

部位	花	茎叶	根
绿原酸 /（mg/g）	0.151	0.191	0.072
总黄酮 /%	1.74	1.87	0.24

蒲公英茎叶中绿原酸和总黄酮含量较高，根中含量较低。

【贮藏】 蒲公英贮存不当，易受潮、虫蛀。叶无绿色者药效差。建议在 25℃以下，单包装密封，大垛用黑色塑料布遮盖、密闭，暗室库藏。

【主要成分】 主要含黄酮类（如槲皮素）、酚酸类（如菊苣酸）、萜类、生物碱类等。
药典标准：含菊苣酸不得少于 0.45%。

【性味归经】 苦、甘，寒。归肝、胃经。

【功能主治】 清热解毒，消肿散结，利尿通淋。用于疔疮肿毒，乳痈，瘰疬，目赤，咽痛，肺痈，肠痈，湿热黄疸，热淋涩痛。

【用法用量】 10~15 g。

【其他】

1. 蒲公英具有抑菌、抗病毒，抗氧化，抗肿瘤，抗疲劳，抗炎，胃肠保护，免疫、抗突变，保护心肌细胞，降血糖，利尿等多种药理活性。

2. 上呼吸道感染、扁桃体炎等：蒲公英、大青叶、板蓝根、金银花各 12 g，水煎服。

3. 小便淋涩：蒲公英、玉米须各 60 g。水煎，糖调服。

蒲 黄

【来源】 蒲黄是香蒲科植物水烛香蒲 *Typha angustifolia* L.、东方香蒲 *Typha orientalis* Presl 或同属其他植物的干燥花粉。产于宁夏、内蒙古、山东、江苏等地，主产于宁夏。

【性状】 蒲黄为黄色粉末。体轻，放水中则飘浮水面。手捻有滑腻感，易附着手指上（图 318-1）。气微，味淡。

以色鲜黄，润滑感强，纯净者为佳。

【采收加工】 夏季采收蒲棒上部的黄色雄花序，晒干后碾轧，筛取花粉。药材水分不得过 13.0%。

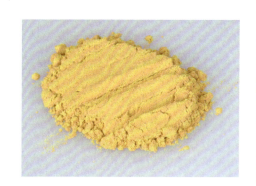

图 318-1 蒲 黄

不同成熟度蒲黄中异鼠李素 -3-O- 新橙皮苷、香蒲新苷的含量研究，见表 318-1。

表 318-1　不同成熟度蒲黄中异鼠李素 -3-O- 新橙皮苷、香蒲新苷的含量研究[2]

取样时间	香蒲新苷 /%	异鼠李素 -3-O- 新橙皮苷 /%	总含量 /%
花开到一半	0.274	0.319	0.593
花开到一半后 3 天	0.295	0.369	0.664
花开到一半后 6 天	0.345	0.333	0.678

[1] 刘艳艳，李继昌，陈雪英，等. 蒲公英最佳药用部位、干燥温度及提取方法的初步考察[J]. 黑龙江畜牧兽医，2010，（19）：153-154.

[2] 吕紫璇，杜云，唐瑜，等. 不同成熟度蒲黄中异鼠李素 -3-O- 新橙皮苷、香蒲新苷的含量研究[J]. 临床医药文献电子杂志，2018，v.5；No.224（11）：178-180.

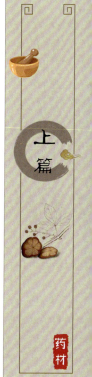

取样时间	香蒲新苷 /%	异鼠李素 –3–O– 新橙皮苷 /%	总含量 /%
花开到一半后 9 天	0.421	0.398	0.819
花开到一半后 12 天	0.451	0.554	1.005
花开到一半后 15 天	0.463	0.573	1.036

成熟度越高的蒲黄，含量越高。

蒲黄不同药用部位的质量比较，见表318-2。

表 318-2　蒲黄不同药用部位的质量比较[1]

药用部位	香蒲新苷 /%	异鼠李素 –3–O– 新橙皮苷 /%	总含量 /%
草蒲黄	0.22	0.17	0.39
筛下花粉	0.42	0.24	0.66
筛下杂质	0.19	0.14	0.33

异鼠李素 –3–O– 新橙皮苷、香蒲新苷及其二者总含量在蒲黄花粉中均最高。蒲黄的药用成分主要存在于花粉中。

【贮藏】 蒲黄贮存不当，易受潮，有效成分流失快。建议在 20℃以下，单包装密封、避光库藏；大货直接密封冷藏。

【主要成分】 主要含黄酮类（如异鼠李素 –3–O– 新橙皮苷、香蒲新苷、槲皮素、山柰酚），烷烃类，有机酸类，挥发油等。

药典标准：醇浸出物不得少于 15.0%；含异鼠李素 –3–O– 新橙皮苷和香蒲新苷总量不得少于0.50%。

【性味归经】 甘，平。归肝、心包经。

【功能主治】 止血，化瘀，通淋。用于吐血，衄血，咯血，崩漏，外伤出血，经闭痛经，胸腹刺痛，跌扑肿痛，血淋涩痛。

【用法用量】 5~10 g，包煎。外用适量，敷患处。

【其他】

1. 孕妇慎用。

2. 蒲黄具有凝血、抗血栓，调节脂代谢、抗动脉粥样性硬化，改善糖代谢，调节免疫和抗炎作用，兴奋子宫，抗肿瘤，调节肠道，抗微生物等多种药理活性。

3. 高脂血症：生蒲黄 24 g，生山楂 24 g，泽泻 24 g。加水煎服。

4. 上消化道出血：蒲黄 15 g，大黄 10 g，地榆 15 g。水煎服，每日 1 剂，分 2 次服。

5. 蒲黄极易掺伪，可用以下方法鉴别：

一看：正品蒲黄色鲜黄自然，粉粒细小均匀。

二手感：正品蒲黄质轻松，遇风易飞扬，用手捻则滑腻感适中，粘手而不成团。

三水试：取少量蒲黄放于常温白水中，正品蒲黄飘浮于水面而不下沉，并有吸附黏接成球珠形小块分散于水的表面，水不变色。

四过筛：取少量蒲黄过 120 筛，有黄沙或者粉碎的蒲绒留在筛内，为掺伪品。

五火试：取少量蒲黄置于锡纸上，正品蒲黄点燃烧后初冒白烟，火焰渐呈红色而无烟，燃烧后灰烬黑色，用手指捻灰烬细腻无杂质。

六放大镜：镜下观察正品蒲黄为扁圆形花粉颗粒，掺伪品则混有杂质。

---

[1]严华,魏锋,马双成.蒲黄不同药用部位的质量比较[J].中国药房,2020,031（007）：805-810.

槐 花

【来源】 槐花为豆科植物槐 *Sophora japonica* L. 的干燥花及花蕾。前者习称"槐花",后者习称"槐米"。主产于山东、河北、广西等地。

【性状】 槐花:皱缩而卷曲,花瓣多散落。完整者花萼钟状,黄绿色,先端5浅裂;花瓣5,黄色或黄白色,1片较大,近圆形,先端微凹,其余4片长圆形。雄蕊10,其中9个基部连合,花丝细长。雌蕊圆柱形,弯曲。体轻(图319-1)。气微,味微苦。

槐米:呈卵形或椭圆形,长2~6 mm,直径约2 mm。花萼下部有数条纵纹。萼的上方为黄白色未开放的花瓣。花梗细小。体轻,手捻即碎(图319-2)。气微,味微苦涩。

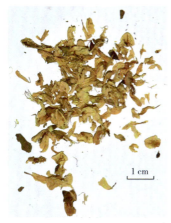

1 cm

图 319-1 槐 花

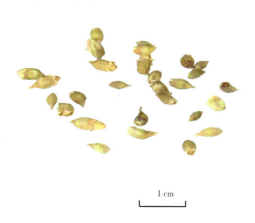

1 cm

图 319-2 槐 米

【采收加工】 夏季花蕾较饱满,黄绿色、部分花蕾顶端出现花舌时采收,习称"槐米";或花开放时采收,称为"槐花"。

花蕾或花采收后,除去枝、梗及杂质,隔水蒸数分钟,晒干或65~70℃烘干。药材水分不得过11.0%。

注:槐花和槐米鲜药材不能及时杀青时,应摊放在阴凉通风处。加工温度过高或过低均会降低槐花品质[1]。

不同采收时间槐花中芦丁的含量,见表319-1。

表 319-1　不同采收时间槐花中芦丁的含量[2]（%）

生长状态	芦丁
花蕾初期,花蕾尚未饱满,青绿色,颗粒大小不一	25.51
花蕾较饱满,黄绿色,部分花蕾顶端出现花舌	30.57
花蕾较饱满,黄绿色,约10%花初开	28.74
花蕾较饱满,黄绿色,约30%花初开	27.77

槐米中芦丁含量在花蕾饱满、部分顶端出现花舌时最高,随着花蕾部分开花,芦丁含量逐渐下降。

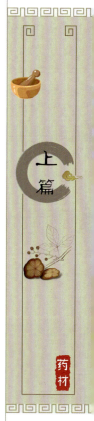

上篇

药材

393

[1]王计瑞,谭均,李隆云,等.基于多指标综合评价的不同规格槐花干燥方法研究[J].中国中药杂志,2021,46(6):1401-1409.

[2]谢锋,朱华,李振智,等.不同采收时间及加工方法对广西金槐槐米中芸香苷含量的影响[J].江苏农业科学,2013,41(4):281-282.

不同加工方式槐花中芦丁的含量，见表 319-2。

表 319-2　不同加工方式槐花中芦丁的含量[1]（%）

干燥方法	干燥品色泽	芦丁
自然晒干	青黄色	28.65
蒸后晒干	金黄色	30.40
直接炒干	黄褐色	28.28
常压烘箱 65~70℃直接烘干	青黄色	28.32
烫后晒干	黄色，暗淡	27.93
蒸后 65~70℃烘干	金黄色	29.87
蒸后炒干	黄褐色	28.63

蒸后晒干和蒸后 65~70℃烘干槐米芦丁含量较直接晒干和炒干含量高，且干燥后槐米色泽较佳，为金黄色。

【贮藏】　槐花贮存不当，易变色、易受潮、易虫蛀。建议在 25℃以下，单包装密封，大垛用黑色塑料布遮盖、密闭，暗室库藏。

【主要成分】　主要含黄酮类（如芦丁）、皂苷类、脂肪酸类等。

药典标准：醇浸出物含量，槐花不得少于 37.0%，槐米不得少于 43.0%。总黄酮含量（以芦丁计），槐花不得少于 8.0%，槐米不得少于 20.0%。芦丁含量，槐花不得少于 6.0%，槐米不得少于 15.0%。

【性味归经】　苦，微寒。归肝、大肠经。

【功能主治】　凉血止血，清肝泻火。用于便血，痔血，血痢，崩漏，吐血，衄血，肝热目赤，头痛眩晕。

【用法用量】　5~10 g。

【其他】

1. 槐花炒炭后具有较强的止血作用，是中药常用止血药之一。

2. 槐花具有止血、降血糖、抗氧化、保护肠胃、增强免疫力、抗病毒、降血压及抗肿瘤等作用，临床用于高血压病、冠心病、高血脂病、眩晕症等。

3. 银屑病：槐花炒黄研末，每次 3 g，饭后服，每日 2 次。

槐　角

【来源】　槐角是豆科植物槐 *Sophora japonica* L. 的干燥成熟果实。主产于陕西、山西、河南、山东等地。

【性状】　槐角呈连珠状，长 1~6 cm，直径 0.6~1 cm。表面黄绿色或黄褐色，皱缩而粗糙，背缝线一侧呈黄色。质柔润，干燥皱缩，易在收缩处折断，断面黄绿色，有黏性。种子 1~6 粒，肾形，长约 8 mm，表面光滑，棕黑色，一侧有灰白色圆形种脐；质坚硬，子叶 2，黄绿色（图 320-1）。果肉气微，味苦，种子嚼之有豆腥气。

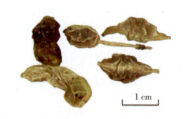

图 320-1　槐　角

【采收加工】　9—12 月底果实成熟时采收。选晴天，摘下槐角，除去杂质，晒干。

[1]谢锋, 朱华, 李振智, 等. 不同采收时间及加工方法对广西金槐槐米中芸香苷含量的影响[J]. 江苏农业科学, 2013, 41(4): 281–282.

不同时间采摘的槐角中芦丁和槐角苷的含量测定，见表320-1。

表320-1　不同时间采摘的槐角中芦丁和槐角苷的含量测定[1]（%）

采摘时间	8月15日	9月15日	10月15日	11月15日	12月15日	1月15日
芦丁	0.87	0.63	0.57	0.42	0.39	0.42
槐角苷	4.21	5.76	5.33	4.36	4.31	4.09

9月中旬槐角个体大小与成熟槐角无异常，生长到10月中旬开始有种子形成，11月中旬种子成熟。槐角在生长过程中，不断自然脱落，冬季的槐角产量不到9、10月份的一成。另槐角9月中旬槐角苷含量高，后含量不断下降。建议槐角9月中旬至10月中旬采摘，产量高、有效成分含量高。

槐角不同部位中芦丁和槐角苷含量测定，见表320-2。

表320-2　槐角不同部位中芦丁和槐角苷含量测定[2]（%）

部位	芦丁	槐角苷
槐角皮	0.68	7.14
槐角种子	0.55	0.51

槐角苷主要存在于槐角皮中。

【贮藏】　槐角贮存不当，易虫蛀。建议在25℃以下，单包装密封，大垛用黑色塑料布遮盖、密闭，暗室库藏。

【主要成分】　主要化学成分有槐角苷、芦丁、槲皮素、染料木素等。

药典标准：含槐角苷不得少于4.0%。

【性味归经】　苦，寒。归肝、大肠经。

【功能主治】　清热泻火，凉血止血。用于肠热便血，痔肿出血，肝热头痛，眩晕目赤。

【用法用量】　6~9 g。

【其他】

1. 槐角破碎入药，利于有效成分溶出。

2. 槐角具有强心、降低转氨酶、影响血栓形成和血小板聚集、抗癌等药理活性。

3. 尿血：槐角子9 g，车前、茯苓、木通各6 g，甘草2 g。水煎服。

雷　丸

【来源】　雷丸为白蘑科真菌雷丸 *Omphalia lapidescens* Schroet. 的干燥菌核。主产于四川、贵州、云南、湖北、广西等地。

【性状】　雷丸为类球形或不规则团块，直径1~3 cm。表面黑褐色或棕褐色，有略隆起的不规则网状细纹。质坚实，不易破裂，断面不平坦，白色或浅灰黄色，常有黄白色大理石样纹理。气微，味微苦，嚼之有颗粒感，微带黏性，久嚼无渣（图321-1）。断面色褐呈角质样者，不可供药用。

【采收加工】　雷丸寄生于病竹根部。秋季选枝叶枯黄的病

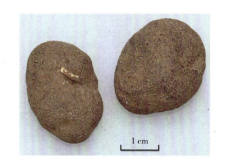

图321-1　雷　丸

[1]刘元昀，王志玲，勾凌燕，等．不同时间采摘的槐角中芦丁和槐角苷的含量测定[J]．安徽农业科学，2011，39（35）：21631–21633．

[2]勾凌艳，王志玲，刘景东，等．槐角不同部位中芦丁和槐角苷含量的比较研究[J]．时珍国医国药，2011，22（7）：1598–1599．

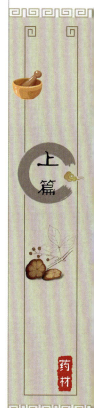

竹，挖取根部菌核。采收后洗净，晒干。药材水分不超过15.0%。

不同雷丸样品雷丸素含量比较，见表321-1。

表 321-1　不同雷丸样品雷丸素含量比较[1]

产地	样品来源	雷丸素/%
重庆	子实体、人工培养	3.24
重庆	菌丝体、人工培养	2.00
重庆	菌核、人工培养	1.21
云南	菌核、野生	1.11
云南	菌核、野生	1.06
云南	菌核、野生	0.80
广西	菌核、野生	0.84
湖南	菌核、野生	0.77
湖北	菌核、野生	0.69
甘肃	菌核、野生	0.61

雷丸子实体雷丸素含量最高，人工栽培菌核雷丸素的含量其次，菌丝体含量次之。7个不同产地的野生菌核的雷丸素含量普遍较低。

【贮藏】　雷丸储存不当，易变色、易霉变、易虫蛀。建议在20℃以下，单包装密封，大垛用黑色塑料布遮盖、密闭，暗室库藏。或大货冷藏。

【主要成分】　主要含蛋白质类（如雷丸素）、糖类、氨基酸类等。

药典标准：醇浸出物不得少于2.0%；含雷丸素以牛血清白蛋白计，不得少于0.60%。

【性味归经】　微苦，寒。归胃、大肠经。

【功能主治】　杀虫，消积。用于绦虫病，钩虫病，蛔虫病，虫积腹痛，小儿疳积。

【用法用量】　15~21 g，入丸、散剂。不宜入煎剂，一般研末吞服，一次5~7 g，饭后用温开水调服，一日3次，连服3天。

【其他】

1. 雷丸驱虫有效成分为雷丸素，是一种蛋白酶，受热（60℃左右）、遇酸易失效。而在碱性溶液中作用最强。忌与酸性药物配伍同用。本品有毒，应注意用量。

2. 雷丸具有驱虫、抗肿瘤、降血糖、抗炎、抗氧化等药理作用，临床上主要用于驱虫、斑秃等。

蜈　蚣

【来源】　蜈蚣为蜈蚣科动物少棘巨蜈蚣 *Scolopendra subspinipes mutilans* L. Koch 的干燥体。主产于湖北；浙江、江苏、安徽、河南、湖南等省亦产。

【性状】　蜈蚣呈扁平长条形，长9~15 cm，宽0.5~1 cm。由头部和躯干部组成，全体共22个环节。头部暗红色

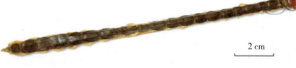

图 322-1　蜈　蚣

2 cm

[1]李娜,杨毅,韩量,等.人工培养雷丸与野生品活性成分及多糖抗氧化性的对比研究[J].时珍国医国药,2020（10）：2499-2502.

中药材质量新说（第二版）ZHONGYAOCAI ZHILIANG XINSHUO（DIERBAN）药材

或红褐色，略有光泽，有头板覆盖，头板近圆形，前端稍突出，两侧贴有颚肢一对，前端两侧有触角一对。躯干部第一背板与头板同色，其余20个背板为棕绿色或墨绿色，具光泽，自第四背板至第二十背板上常有两条纵沟线；腹部淡黄色或棕黄色，皱缩；自第二节起，每节两侧有步足一对；步足黄色或红褐色，偶有黄白色，呈弯钩形，最末一对步足尾状，故又称尾足，易脱落。质脆，断面有裂隙（图 322-1）。气微腥，有特殊刺鼻的臭气，味辛、微咸。

以身干、条长、头红、身黑绿、头足完整者为佳。

【采收加工】　目前蜈蚣药材主要靠捕获野生资源，春末及夏初（湖北于 4 月初至 5 月初，安徽 5 月份，浙江于 4 月下旬至 5 月中旬）捕捉。蜈蚣捕捉后，选与蜈蚣体长相近的竹签，削尖两头，一端插入蜈蚣腹面头部与体节的交接处，另一端插入尾端的末节，将虫体撑直，晒干或烘干。药材水分不得过 15.0%。

蜈蚣不同采收期商品质量比较，见表 322-1。

表 322-1　蜈蚣不同采收期商品质量比较[1]

采收季节	总脂含量 /%	组织胺含量 /（μg/g）	总蛋白质含量 /%	总氨基酸含量 /%
春季	10.5	96.0	59.7	9.0
秋季	9.4	286.2	64.7	11.3

秋季蜈蚣蛋白质、氨基酸、组织胺含量均较春季蜈蚣高，镇痛作用也较强，质量较优。但是，现蜈蚣药材主要靠捕获野生资源，野生蜈蚣在秋季难以捕捉，不易干燥，也难保管，不利于商品大规模收购和经营，故现野生蜈蚣多于春季出蛰时采收。家养蜈蚣可根据生长情况和市场环境来确定采收时间。

【贮藏】　蜈蚣贮存不当，极易虫蛀，易受潮发霉，堆积过高则易碎。建议单包装密封，放纸箱、木箱或其他硬质容器中（内衬防潮纸，每件不宜超过 50 kg），冷藏。

【主要成分】　主要含蜈蚣毒（如金属蛋白酶、磷酯酶 A_2、透明质酸酶、抗凝多肽、抗菌肽），小分子成分（如喹啉、胺类和羧酸）等。

药典标准：醇浸出物不得少于 20.0%。

【性味归经】　辛，温；有毒。归肝经。

【功能主治】　息风镇痉，通络止痛，攻毒散结。用于肝风内动，痉挛抽搐，小儿惊风，中风口㖞，半身不遂，破伤风，风湿顽痹，偏正头痛，疮疡，瘰疬，蛇虫咬伤。

【用法用量】　3~5 g。

【其他】

1. 黄曲霉毒素不得过限量。

2. 孕妇禁用。

3. 蜈蚣具有抗肿瘤、保护心肌、保护血管、镇痛、促消化、中枢抑制、调节免疫等药理作用，临床用于关节病、椎体病、偏头痛、面瘫、末梢神经炎、乳腺增生、皮肤瘢痕、胆囊息肉、口腔黏膜溃疡等病症的治疗。

4. 中风痉搐：蜈蚣 3 条，黄芪 18 g，当归 12 g，全蝎、羌活、独活各 6 g。水煎服。

5. 此物易掺假，销量大于产量。使用时应尽量先化验或鉴别确定。

❀ 蜂　蜜 ❀

【来源】　蜂蜜是蜜蜂科昆虫中华蜜蜂 *Apis cerana* Fabricius 或意大利蜂 *Apis mellifera* Linnaeus 所酿的蜜。全国各地均有分布，主产于太行山区、秦岭和青藏高原。

[1] 王克勤，沈树池. 不同采收期蜈蚣商品质量比较[J]. 中药材，1998（2）：63-65.

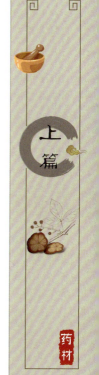

【性状】 蜂蜜为半透明、带光泽、浓稠的液体，白色至淡黄色或橘黄色至黄褐色，放久或遇冷渐有白色颗粒状结晶析出（图323-1）。气芳香，味极甜。

【采收加工】 春至秋季采收，最好在上午蜜蜂大量进蜜之前进行。将抖去蜜蜂的蜜脾转至密闭的采蜜室内，割去房盖，及时取出蜂蜜，用60目以上的筛网将蜂尸等杂质滤除，放大缸或者木桶中密封保存。水分不得过24.0%。

注：蜂蜜是弱酸性的液体，能与铅、锌、铁等金属起化学反应。因此，蜂蜜加工、贮存过程中禁用铁器。

【贮藏】 蜂蜜贮存不当，易串味、吸湿、发酵、污染，味道易变酸，香气易散失。建议使用玻璃或陶瓷器皿密封，冷藏（温度控制在4~8℃，空气湿度不超过75%）。蜂蜜的贮存期不宜超过2年。

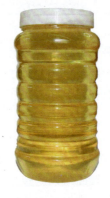

图 323-1 蜂 蜜

洋槐蜜在不同温度下贮存6个月后酚类化合物的保存率，见表323-1。

表 323-1 洋槐蜜在不同温度下贮存6个月后酚类化合物的保存率[1]（%）

贮存温度	没食子酸	原儿茶酸	咖啡酸	p-香豆素	阿魏酸	槲皮素
4℃	41.77	59.76	60.41	47.88	56.83	52.13
25℃	24.93	40.86	38.98	18.24	33.72	35.78
37℃	19.36	32.00	30.19	13.85	20.22	30.16

洋槐蜜的酚类化合物含量在不同温度贮存环境中均呈下降趋势，25℃和37℃的贮存环境中含量的下降显著高于4℃，低温贮存更有利于酚类化合物的保存。

【主要成分】 蜂蜜主要由糖（如果糖、葡萄糖）、水和其他物质组成，如蛋白质、游离氨基酸、必需矿物质、维生素、酚类化合物、挥发性化合物和采蜜所得的固体颗粒（如花粉）等。

蜂蜜的主要成分，见表323-2。

表 323-2 蜂蜜的主要成分[2]（%）

水分	总糖	蛋白质、氨基酸	脂类	有机酸	总矿物质	维生素	黄酮、酚酸类
17.1	79.7	0.3	0.02	0.57	0.2	0.003 01	0.000 14

药典标准：含果糖和葡萄糖的总量不得少于60.0%，果糖与葡萄糖含量比值不得小于1.0。含蔗糖和麦芽糖分别不得过5.0%。

【性味归经】 甘，平。归肺、脾、大肠经。

【功能主治】 补中，润燥，止痛，解毒；外用生肌敛疮。用于脘腹虚痛，肺燥干咳，肠燥便秘，解乌头类药毒；外治疮疡不敛，水火烫伤。

【用法用量】 15~30 g。

【其他】

1. 尽量食用新鲜的蜂蜜，无论味道还是营养都较好。

2. 未满一岁的婴儿不宜吃蜂蜜。糖尿病患者不建议食用蜂蜜。

3. 蜂蜜宜用温水冲调，不能和葱一起吃，会刺激肠胃道而导致腹泻。不能和莴苣一起吃，二者同食不利肠胃，易致腹泻。和鲫鱼同食会中毒，可用黑豆、甘草解毒。

4. 蜂蜜具有抑菌、抗氧化、调控血糖、调节胃肠道运动、辅助治疗神经系统疾病等药理作用，被人们当作营养品和药品使用。

5. 失眠：对于单纯失眠的人，每日临睡前1小时服30~50 g蜂蜜，即可使睡眠安稳。

6. 此品极易掺假，现在人消费的蜂蜜可能是实际产量的10倍。真假蜂蜜常简易辨别方法：

（1）看光泽和黏度。好的蜂蜜色泽清透，光亮如油，晃动蜜瓶时颤动很小，停止晃动后挂在

[1]刘海丰.洋槐蜜的色谱指纹图谱构建与加工贮藏对其酚类化合物含量的影响[D].西北大学，2012.

[2]张洪礼，王伦兴，陈德琴，等.蜂蜜化学成分及其生物活性的研究进展[J].贵州农业科学，2021（9）：100-107.

瓶壁上的蜜液会缓缓流下。

（2）倒置蜜瓶。优质蜂蜜由于含水量低、质感黏稠，如将密封好的蜜瓶倒置，会发现封在瓶口处的空气很难上浮起泡。

（3）拉"蜜丝"。用小汤匙或牙签搅起一些蜂蜜向外拉伸，真蜜通常可以拉出细而透亮的"蜜丝"，而且丝断后会自动回缩，呈现球状。

（4）磨颗粒。购买乳白色或淡黄色的天然"结晶蜜"，可以将结晶挑出小部分放在指尖研磨，真蜜的结晶颗粒细腻，会完全融化。

（5）尝味道。蜜有蜜味，糖有糖味。纯正蜂蜜甜而微酸，口感绵软细腻，假蜜的蜜味淡，余味淡薄短促。

十四画

蔓荆子

【来源】 蔓荆子为马鞭草科植物单叶蔓荆 *Vitex trifolia* L.var. *simplicifolia* Cham. 或蔓荆 *Vitex trifolia* L. 的干燥成熟果实。主产于江西、云南等地。

【性状】 蔓荆子呈球形，直径 4~6 mm。表面灰黑色或黑褐色，被灰白色粉霜状茸毛，有纵向浅沟 4 条，顶端微凹，基部有灰白色宿萼及短果梗。萼长为果实的 1/3~2/3，5 齿裂，其中 2 裂较深，密被茸毛。体轻，质坚韧，不易破碎，横切面可见 4 室，每室有种子 1 枚（图 324-1）。气特异而芳香，味淡、微辛。

以粒大、饱满、气芳香、无杂质者为佳。

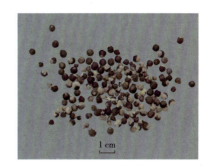

图 324-1 蔓荆子

【采收加工】 秋季果实成熟时采收，除去杂质，晒干。药材水分不得过 14.0%。

山东肥城大汶河不同月份单叶蔓荆子中蔓荆子黄素含量，见表 324-1。

表 324-1 山东肥城大汶河不同月份单叶蔓荆子中蔓荆子黄素含量[1]（%）

采收时间	8 月份	9 月份	10 月份
蔓荆子黄素	0.103	0.118	0.134

山东肥城大汶河蔓荆子中蔓荆子黄素的含量随着时间的变化逐渐增加，在 10 月份达到最高。因此，蔓荆子最适宜的采收期为 10 月份果实完全成熟后。

【贮藏】 蔓荆子贮存不当，香气易散失，无香气者含量低。建议在 20℃以下，单包装密封，大垛用黑色塑料布遮盖、密闭，暗室库藏。

【主要成分】 主要含黄酮类（如木犀草素、芹菜素、蔓荆子黄素）、蒽醌类（如大黄素、大黄酚）、萜类、木脂素类、酚酸类、甾体类等。

药典标准：醇浸出物不得少于 8.0%；含蔓荆子黄素含量不得少于 0.030%。

【性味归经】 辛、苦，微寒。归膀胱、肝、胃经。

【功能主治】 疏散风热，清利头目。用于风热感冒头痛，齿龈肿痛，目赤多泪，目暗不明，头晕目眩。

【用法用量】 5~10 g。

【其他】

1. 用时捣碎。

2. 蔓荆子具有镇痛、抗炎、抗菌、降压、抗衰老等药理活性。

3. 风热感冒头痛头晕，身热恶风：蔓荆子 9 g，桑叶、菊花各 8 g，水煎服。

[1] 刘红燕 . HPLC 测定山东不同产地单叶蔓荆子中蔓荆子黄素的含量[J]. 山东中医杂志, 2010（3）: 198-199.

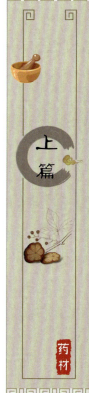

上篇

药材

4. 血管性头痛：蔓荆子、菊花、钩藤、川芎各 15 g，薄荷、甘草各 6 g，白芷 10 g，细辛 3~6 g，随证加减。

5. 蔓荆防感茶：蔓荆子 5 g，荆芥 3 g，白蒺藜 3 g，柴胡 3 g，防风 3 g，绿茶 3 g。开水冲泡后饮用，冲饮至味淡。疏散表邪；用于外感风寒，目肿出泪，涩胀羞明。

槟 榔

【来源】 槟榔为棕榈科植物槟榔 *Areca catechu* L. 的干燥成熟种子。主产于海南、台湾、广西、云南等地。

【性状】 槟榔呈扁球形或圆锥形，高 1.5~3.5 cm，底部直径 1.5~3 cm。表面淡黄棕色或淡红棕色，具稍凹下的网状沟纹，底部中心有圆形凹陷的珠孔，其旁有 1 明显瘢痕状种脐。质坚硬，不易破碎，断面可见棕色种皮与白色胚乳相间的大理石样花纹（图 325-1）。气微，味涩、微苦。

以个大、体重、质坚、无破裂者为佳。

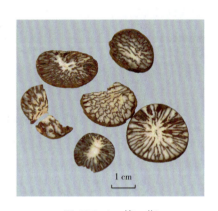

图 325-1 槟 榔

【采收加工】 春末至秋初，果实成熟时采收，种子中槟榔碱含量较高。

成熟果实采收后，用水煮后，剥去果皮，取出种子，干燥。建议趁鲜切成薄片，阴干或低温烘干。药材水分不得过 10.0%。

不同采收期槟榔种子胚乳中槟榔碱含量，见表 325-1。

表 325-1　不同采收期槟榔种子胚乳中槟榔碱含量[1]（%）

采收期	幼果	青果	熟果
槟榔碱	1.578	3.188	5.613

槟榔碱主要集中在槟榔种子胚乳中，且含量随着成熟度的增加而显著增加，而果皮中的槟榔碱含量随着成熟度增加而显著下降。青果槟榔碱含量显著低于熟果，故采收成熟的槟榔种子入药。

不同加工方法的槟榔中槟榔碱含量，见表 325-2。

表 325-2　不同加工方法的槟榔中槟榔碱含量[2]（%）

加工方法	传统加工	趁鲜切制
槟榔碱	0.42	0.79

槟榔生物碱易溶于水，传统水煮加工方法造成槟榔碱的损失。故建议将槟榔种子趁鲜切成薄片，阴干或低温烘干。

【贮藏】 槟榔贮存不当，易虫蛀、易变色，有效成分易流失。建议在 25℃ 以下，单包装密封，大垛用黑色塑料布遮盖、密闭、暗室库藏。

【主要成分】 主要含生物碱类（如槟榔碱）、酚类、油脂类等。

药典标准：含槟榔碱不得少于 0.20%。

【性味归经】 苦、辛，温。归胃、大肠经。

【功能主治】 杀虫，消积，行气，利水，截疟。用于绦虫病，蛔虫病，姜片虫病，虫积腹痛，积滞泻痢，里急后重，水肿脚气，疟疾。

【用法用量】 3~10 g；驱绦虫、姜片虫 30~60 g。

[1] 刘蕊. 槟榔花果中槟榔碱含量的时空变化[J]. 江西农业学报，2014，26（6）：54-55.

[2] 徐常本. 槟榔传统切制与产地趁鲜切制槟榔碱含量的比较研究[J]. 中药材，2016，39（4）：764-766.

【其他】

1. 黄曲霉毒素不得过限量。

2. 槟榔质坚，入煎剂捣碎、粉碎提取，利于有效成分煎出。

3. 槟榔具有驱虫、抗氧化、抗病原微生物、抗过敏、抗抑郁、降血糖及调节血脂等作用，用于生产木香槟榔丸、槟榔四消丸等。

4. 便秘腹泻，泻痢后重，泻而不爽：槟榔 10 g，生大黄 8 g，木香 6 g。水煎服。

5. 胃痛：槟榔 15 g，黑枣 6 g。水煎服，治疗胃痛，效果良好。

❀ 酸枣仁 ❀

【来源】 酸枣仁为鼠李科植物酸枣 *Ziziphus jujuba* Mill. var. *spinosa*（Bunge）Hu ex H. F. Chou 的干燥成熟种子。主产于山东、河北、山西、河南等地。

【性状】 酸枣仁呈扁圆形或扁椭圆形，长 5~9 mm，宽 5~7 mm，厚约 3 mm。表面紫红色或紫褐色，平滑有光泽，有的有裂纹。有的两面均呈圆隆状突起；有的一面较平坦，中间有 1 条隆起的纵线纹；另一面稍突起。一端凹陷，可见线形种脐；另端有细小突起的合点。种皮较脆，胚乳白色，子叶 2，浅黄色，富油性（图 326-1）。气微，味淡。

以粒大、饱满、有光泽、外皮红棕色、种仁色黄白者为佳。

【采收加工】 秋末冬初，酸枣果实外皮呈枣红色，完全成熟时采收。采摘的新鲜酸枣，趁鲜剥去皮肉，机械压碎硬壳，筛除碎壳，收集种子，晒干或烘干。药材水分不得过 9.0%。

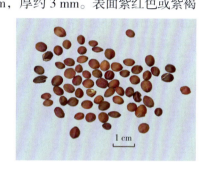

图 326-1　酸枣仁

注： 酸枣仁中酸枣仁皂苷 A 和斯皮诺素含量随着果实的成熟呈上升趋势。采摘过早，种仁未成熟，出仁率低，有效成分含量低。

河北产酸枣仁有效成分的含量测定，见表 326-1。

表 326-1　河北产酸枣仁有效成分的含量测定[1]（mg/g）

产地	采收时间	斯皮诺素	酸枣仁皂苷 A	酸枣仁皂苷 B	产地	采收时间	斯皮诺素	酸枣仁皂苷 A	酸枣仁皂苷 B
河北中南部	7月15日	0.210 8	0.266 4	0.169 2	河北北部	8月10日	0.079 9	0.190 7	0.063 4
	8月14日	0.349 5	0.446 7	0.198 0		9月20日	0.147 1	0.358 5	0.126 1
	9月16日	0.424 9	0.862 1	0.420 4		10月15日	0.350 3	0.560 7	0.214 2
	10月13日	0.482 4	0.937 4	0.409 8		11月20日	0.348 5	0.585 8	0.278 2

河北中南部地区酸枣仁的较佳采收期为 9 月中旬至 10 月中旬，北部地区为 10 月中旬至 11 月中旬；河北中南部产酸枣仁质量较好。

酸枣仁不同部位中酸枣仁皂苷 A 和 B 的含量，见表 326-2。

表 326-2　酸枣仁不同部位中酸枣仁皂苷 A 和 B 的含量[2]（mg/g）

不同部位	种皮	胚乳	子叶
酸枣仁皂苷 A	0.070	0.102	0.745
酸枣仁皂苷 B	0.024	0.043	0.266

[1] 郭慧，崔莹莹，焦梦娇，等 . 酸枣仁中酸枣仁皂苷 A,B 及斯皮诺素的动态研究[J]. 广州化工，2016，44（7）：80-81，90.

[2] 王健，丁少纯 . 酸枣仁不同部位中酸枣仁皂苷 A 和 B 的含量测定[J]. 1996，18（5）：23.

上篇

药材

酸枣仁皂苷 A 和 B 主要存在于子叶中，种皮和胚乳中含量甚微，入药前应捣碎、粉碎、压扁提取，利于有效成分的溶出。

　　【贮藏】　酸枣仁贮存不当，易虫蛀、易变质，有效成分流失快。建议在 20℃ 以下，单包装密封，大垛用黑色塑料布遮盖、密闭，暗室库藏。

　　【主要成分】　主要含皂苷及三萜类（如酸枣仁皂苷 A、B、C，白桦脂酸）、黄酮类（如斯皮诺素、当药素、芹菜素、酸枣黄素）、生物碱等。

　　药典标准：含酸枣仁皂苷 A 不得少于 0.030%，含斯皮诺素不得少于 0.080%。

　　【性味归经】　甘、酸，平。归肝、胆、心经。

　　【功能主治】　养心补肝，宁心安神，敛汗，生津。用于虚烦不眠，惊悸多梦，体虚多汗，津伤口渴。

　　【用法用量】　10~15 g。

　　【其他】

　　1. 黄曲霉毒素不得过限量。重金属及有害元素不得过限量。

　　2. 酸枣仁具有镇静催眠、抗抑郁、抗焦虑、抗氧化、增强学习记忆、脑神经保护、保护肾脏、免疫调节等多种药理活性。

　　3. 酸枣仁具有镇静催眠作用，临床上用于失眠、神经衰弱、心血管疾病。

　　4. 酸枣仁（炒）15 g，甘草 3 g，知母、茯苓、川芎各 6 g。水煎服。临床常用于治疗神经衰弱、心脏神经官能症、更年期综合征等属于心肝血虚，虚热内扰者。

磁　石

　　【来源】　磁石为氧化物类矿物尖晶石族磁铁矿，主要含四氧化三铁（Fe_3O_4）。主产于河北、江苏、辽宁、广东、安徽等地。

　　【性状】　磁石为块状集合体，呈不规则块状，或略带方形，多具棱角。灰黑色或棕褐色，条痕黑色，具金属光泽。体重，质坚硬，断面不整齐。具磁性（图 327-1）。有土腥气，味淡。

　　【采收加工】　全年可采。开采后除去杂石，选择吸铁能力强者入药。

　　【贮藏】　在没有磁性的环境下，磁石会发生消磁现象，以至不可药用。建议在常温干燥环境下，人为增加磁性环境，如铁屑包埋同存等。

　　【主要成分】　主要含四氧化三铁，并含硅、铝、钛、镁、锰、钙、铅等杂质。

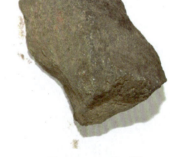

图 327-1　磁　石

　　药典标准：含铁（Fe）不得少于 50.0%。

　　【性味归经】　咸，寒。归肝、心、肾经。

　　【功能主治】　镇惊安神，平肝潜阳，聪耳明目，纳气平喘。用于惊悸失眠，头晕目眩，视物昏花，耳鸣耳聋，肾虚气喘。

　　【用法用量】　9~30 g，先煎。

　　【其他】

　　1. 用时捣碎或研磨成粉，多醋淬后使用。

　　2. 现代研究表明，磁石具有镇静、抗炎、止凝血等药理作用。

　　3. 聪耳磁石酒：磁石 30 g，木通、石菖蒲各 80 g，白酒 1 700 g。通窍，聪耳。适用于肝肾阴虚所致之耳鸣、耳聋等症。

豨莶草

【来源】 豨莶草是菊科植物豨莶 *Siegesbeckia orientalis* L.、腺梗豨莶 *Siegesbeckia pubescens* Makino 或毛梗豨莶 *Sigesbeckia glabrescens* Makino 的干燥地上部分。全国各地多有分布。

【性状】 豨莶草茎略呈方柱形，多分枝，长 30~110 cm，直径 0.3~1 cm；表面灰绿色、黄棕色或紫棕色，有纵沟和细纵纹，被灰色柔毛；节明显，略膨大；质脆，易折断，断面黄白色或带绿色，髓部宽广，类白色，中空。叶对生，叶片多皱缩、卷曲，展平后呈卵圆形，灰绿色，边缘有钝锯齿，两面皆有白色柔毛，主脉 3 出。有的可见黄色头状花序，总苞片匙形（图 328-1）。气微，味微苦。

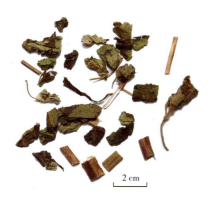

图 328-1 豨莶草

以枝嫩、叶多、色深绿者为佳。

【采收加工】 夏、秋二季花开前或花期采收。收割地上部分，除去杂质，干燥。药材水分不得过 15.0%。

豨莶草茎、枝、叶的化学成分比较分析，见表 328-1。

表 328-1 豨莶草茎、枝、叶的化学成分比较分析[1]

部位	地上部分	茎	枝	叶
奇壬醇 /%	0.16	0.01	0.04	0.56
占比 /%	—	38.9~57.5	—	15.8~29.7

豨莶草药材采收、干燥、贮存过程中均应重视保护易碎易损的叶子。

【贮藏】 豨莶草贮存不当，色易变淡，有效成分极易流失。建议在 20℃ 以下，单包装密封，大垛用黑色塑料布遮盖、密闭，暗室库藏。

【主要成分】 主要含二萜类（奇壬醇、豨莶苷、豨莶新苷、豨莶精醇、腺梗豨莶甲苷等）、倍半萜类、黄酮类等。

药典标准：含奇壬醇不得少于 0.050%。

【性味归经】 辛、苦，寒。归肝、肾经。

【功能主治】 祛风湿，利关节，解毒。用于风湿痹痛，筋骨无力，腰膝酸软，四肢麻痹，半身不遂，风疹湿疮。

【用法用量】 9~12 g。

【其他】

1. 豨莶草具有抗炎镇痛、镇静催眠、舒张血管、抗血栓、抗肿瘤、钙通道阻滞、促皮肤创伤愈合、免疫抑制、降血糖等药理作用。

2. 高血压病：豨莶草、夏枯草、桑寄生各 15 g，菊花、龙胆各 9 g。水煎服。

蝉 蜕

【来源】 蝉蜕为蝉科昆虫黑蚱 *Cryptotympana pustulata* Fabricius 的若虫羽化时脱落的皮壳。主产

---

[1] 郝五四. 豨莶草茎、枝、叶的化学成分比较分析 [J]. 中国医药工业杂志，2019（9）：987–992.

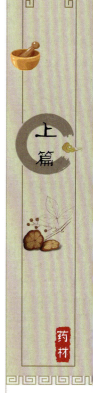

于山东、河北、河南、江苏、浙江、江西、福建等大部分省区。

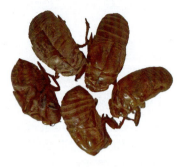

图 329-1 蝉蜕

【性状】 蝉蜕略呈椭圆形而弯曲，长约 3.5 cm，宽约 2 cm。表面黄棕色，半透明，有光泽。头部有丝状触角 1 对，多已断落，复眼突出。额部先端突出，口吻发达，上唇宽短，下唇伸长成管状。胸部背面呈十字形裂开，裂口向内卷曲，脊背两旁具小翅 2 对；腹面有足 3 对，被黄棕色细毛。腹部钝圆，共 9 节。体轻，中空，易碎（图 329-1）。气微，味淡。

以色黄、体轻、完整、无泥沙者为佳。

【采收加工】 夏、秋二季收集，除去泥沙，异物，晒干。

【贮藏】 蝉蜕极薄，占用空间大，易碎。建议在 25℃以下，单包装密封放于干燥处，暗室库藏，防压。

【主要成分】 主要含甲壳质、壳聚糖、蛋白质、组胺、氨基酸及微量元素等。

【性味归经】 甘，寒。归肺、肝经。

【功能主治】 疏散风热，利咽，透疹，明目退翳，解痉。用于风热感冒，咽痛音哑，麻疹不透，风疹瘙痒，目赤翳障，惊风抽搐，破伤风。

【用法用量】 3~6 g。

【其他】

1. 蝉蜕具有镇静、镇痛、抗惊、降低毛细血管通透性等药理作用。

2. 感冒、咳嗽失音：蝉衣 3 g，牛蒡子 9 g，甘草 3 g，桔梗 4.5 g。水煎服。

3. 慢性荨麻疹：蝉蜕洗净、晒干、炒焦，研末过筛制成蜜丸，每丸重 9 g。每次 1 丸，每日 2~3 次，温开水送下。

罂粟壳

【来源】 罂粟壳是罂粟科植物罂粟 *Papaver somniferum* L. 的干燥成熟果壳。全国各地均产。

【性状】 罂粟壳呈椭圆形或瓶状卵形，多已破碎成片状，直径 1.5~5 cm，长 3~7 cm。外表面黄白色、浅棕色至淡紫色，平滑，略有光泽，无割痕或有纵向或横向的割痕；顶端有 6~14 条放射状排列呈圆盘状的残留柱头；基部有短柄。内表面淡黄色，微有光泽；有纵向排列的假隔膜，棕黄色，上面密布略突起的棕褐色小点。体轻，质脆（图 330-1~图 330-2）。气微清香，味微苦。

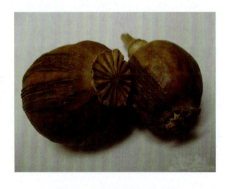

图 330-1 罂粟壳（一）

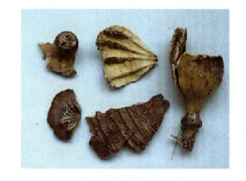

图 330-2 罂粟壳（二）

【采收加工】 秋季将成熟果实或已割取浆汁后的成熟果实摘下，破开，除去种子和枝梗，干燥。药材水分不得过 12.0%。

罂粟植株不同部位吗啡含量测定，见表 330-1。

表 330-1　罂粟植株不同部位吗啡含量测定[1]（%）

部位	罂粟壳	罂粟叶	罂粟茎
吗啡	2.56~3.45	1.74~2.65	0.12~0.16

罂粟植株吗啡含量依次为：罂粟壳＞罂粟叶＞罂粟茎。

【贮藏】　罂粟壳贮存不当，易虫蛀。建议在25℃以下，单包装密封，大垛黑色胶布遮盖、密闭，暗室库藏。

注：罂粟壳为管制类药材，需双人双锁保管，定期检查。

【主要成分】　主要化学成分为吗啡、可待因、罂粟碱等。

药典标准：醇溶性浸出物不得少于13.0%；含吗啡应为0.06%~0.40%。

【性味归经】　酸、涩，平；有毒。归肺、大肠、肾经。

【功能主治】　敛肺、涩肠、止痛。用于久咳、久泻，脱肛，脘腹疼痛。

【用法用量】　3~6 g。

【其他】

1. 罂粟壳易成瘾，不宜常服；孕妇及儿童禁用；运动员慎用。

2. 罂粟壳具有抑制呼吸中枢、镇咳、镇痛、镇静、催眠、止泻、扩张冠状动脉和脑血管致其血流量明显增加而肾血流量明显降低等药理作用。

十五画

赭 石

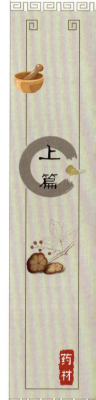

【来源】　赭石为氧化物类矿物刚玉族赤铁矿，主要含三氧化二铁（Fe_2O_3）。主产于山西、河北。

【性状】　赭石为鲕状、豆状、肾状集合体，多呈不规则的扁平块状。暗棕红色或灰黑色，条痕樱红色或红棕色，有的有金属光泽。一面多有圆形的突起，习称"钉头"，另一面与突起相对应处有同样大小的凹窝。体重，质硬，砸碎后断面显层叠状（图331-1）。气微，味淡。

【采收加工】　全年可采。选取表面有"钉头"部分，除去泥土、杂石。

【贮藏】　建议在25℃以下，单包装密封，大垛密闭库藏。

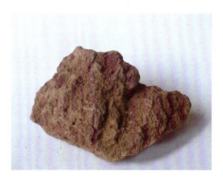

图 331-1　赭 石

【主要成分】　主要含三氧化二铁，并含硅、铝、钛、镁、锰、钙、铅等。

药典标准：含铁（Fe）不得少于45.0%。

【性味归经】　苦，寒。归肝、心、肺、胃经。

【功能主治】　平肝潜阳，重镇降逆，凉血止血。用于眩晕耳鸣，呕吐，噫气，呃逆，喘息，吐血，衄血，崩漏下血。

【用法用量】　9~30 g，先煎。

【其他】

1. 孕妇慎用。

2. 用时捣碎或研磨成粉，多醋淬后使用。

[1] 李雕，李进瞳，曾燕，等．不同等级罂粟壳有效成分含量的研究[J]．中国中药杂志，2010，35（17）：2246-2249.

3. 赭石具有显著的止血、凝血、镇静、抗惊厥、抗炎等药理作用。

4. 呕吐、噫气：赭石 16 g，旋覆花、半夏各 9 g，竹茹 12 g，生姜 6 g。水煎服。

5. 内耳眩晕症：生代赭石 45 g，法半夏 18 g，车前草 18 g，夏枯草 18 g。水煎分 2 次服，每日 1 剂。或配成糖浆，每次 20 ml，1 日 3 次内服。

蕲 蛇

【来源】 蕲蛇为蝰科动物五步蛇 *Agkistrodon acutus*（Güenther）的干燥体。主产于江西、湖北、浙江、四川等地。

【性状】 蕲蛇卷呈圆盘状，盘径 17~34 cm，体长可达 2 m。头在中间稍向上，呈三角形而扁平，吻端向上，习称"翘鼻头"。上腭有管状毒牙，中空尖锐。背部两侧各有黑褐色与浅棕色组成的"V"形斑纹 17~25 个，其"V"形的两上端在背中线上相接，习称"方胜纹"，有的左右不相接，呈交错排列。腹部撑开或不撑开，灰白色，鳞片较大，有黑色类圆形的斑点，习称"连珠斑"；腹内壁黄白色，脊椎骨的棘突较高，呈刀片状上突，前后椎体下突基本同形，多为弯刀状，向后倾斜，尖端明显超过椎体后隆面。尾部骤细，末端有三角形深灰色的角质鳞片 1 枚（图 332-1）。气腥，味微咸。

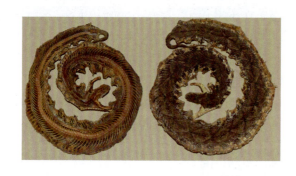

图 332-1 蕲 蛇

【采收加工】 于 4—8 月间捕捉，6 月较多。捕后加工成"盘蛇"与"饼蛇"两种：

1. 盘蛇：个体大的蕲蛇，剖腹除去内脏，洗净。用竹片撑开腹部，以头为中心盘成数圈，圈与圈之间用麻线连缝几针，烘干。干燥后拆除麻线与竹片。

2. 饼蛇：个体较小的蕲蛇，剖腹去内脏，洗净，以头为中心盘成饼状，将尾端插入最后一圈内，用三条竹签等距交叉插入蛇身，固定形状，烘干。

药材水分不得过 14.0%。

【贮藏】 蕲蛇贮存不当，易受潮发霉、易虫蛀，有效成分流失快。建议单包装密封，限压、控湿，冷藏。

【主要成分】 主要含多肽类（如 Ⅱ 型胶原蛋白）、核苷类（如尿嘧啶、黄嘌呤、次黄嘌呤、尿苷）、磷脂类等成分。

药典标准：醇浸出物不得少于 10.0%。

【性味归经】 甘、咸，温；有毒。归肝经。

【功能主治】 祛风，通络，止痉。用于风湿顽痹，麻木拘挛，中风口眼㖞斜，半身不遂，抽搐痉挛，破伤风，麻风，疥癣。

【用法用量】 3~9 g；研末吞服，一次 1~1.5 g，一日 2~3 次。

【其他】

1. 阴虚以及血热者不宜使用。

2. 蕲蛇销量大于产量，易掺伪，常见伪品有百花锦蛇、圆斑蝰、金环蛇、银环蛇、滑鼠蛇。

3. 蕲蛇具有溶解血栓、抗血栓形成、降低血液黏度、降血脂、改善血液微循环、抗肿瘤等药理作用，临床用于脑出血、脑梗死、高黏血症、糖尿病、冠心病、心绞痛、肺心病等疾病的治疗。

4. 蕲蛇配天麻、狗脊，酒浸服，治风湿顽痹，筋脉拘挛。

墨旱莲

【来源】 墨旱莲为菊科植物鳢肠 *Eclipta prostrata* L. 的干燥地上部分。主产于江苏、浙江、江西、河北、广东等地。

【性状】 墨旱莲全体被白色茸毛。茎呈圆柱形，有纵棱，直径 2~5 mm；表面绿褐色或墨绿色。叶对生，近无柄，叶片皱缩卷曲或破碎，完整者展平后呈长披针形，全缘或具浅齿，墨绿色。头状花序直径 2~6 mm。瘦果椭圆形而扁，长 2~3 mm，棕色或浅褐色。气微，味微咸。

色绿、叶多，质好（图 333-1）；几无花、叶，质次（图 333-2）。

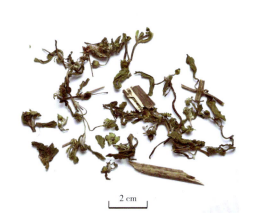

图 333-1 色绿、叶多，质好

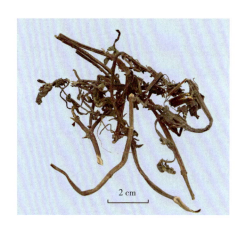

图 333-2 几无花、叶，质次

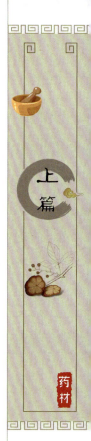

以色黑绿、叶多者为佳。

【采收加工】 夏、秋，茎叶生长茂盛、花开时，采割地上部分，除去杂质，晒干。药材水分不得过 13.0%。

【贮藏】 墨旱莲贮存不当，易变色，有效成分易流失。变色者药效差。建议在 25℃以下，单包装密封，大垛用黑色塑料布遮盖、密闭，暗室库藏。

【主要成分】 主要含黄酮类（如槲皮素、木犀草素）、香豆草醚类（如蟛蜞菊内酯）、三萜类（如旱莲苷）、噻吩类、甾体生物碱类等。

药典标准：含蟛蜞菊内酯不得少于 0.040%。

【性味归经】 甘、酸，寒。归肾、肝经。

【功能主治】 滋补肝肾，凉血止血。用于肝肾阴虚，牙齿松动，须发早白，眩晕耳鸣，腰膝酸软，阴虚血热吐血、衄血、尿血，血痢，崩漏下血，外伤出血。

【用法用量】 6~12 g。

【其他】

1. 脾肾虚寒者忌服。

2. 墨旱莲具有止血、保肝、免疫调节、抗肿瘤、抗炎等生物活性，临床上主要用于治疗冠心病、出血性疾病等。

3. 尿血：墨旱莲 30 g，大蓟根 20 g，爵床 12 g。水煎服。

4. 传染性软疣：旱莲草、马齿苋各 25 g，冰片 5 g，用 50% 乙醇 445 ml 浸泡 1 周后，外搽局部，每日 2 次。

上篇

药材

僵 蚕

【来源】 僵蚕为蚕蛾科昆虫家蚕 *Bombyx mori* Linnaeus. 4~5 龄的幼虫感染（或人工接种）白僵菌 *Beauveria bassiana* （Bals.）Vuillant 而致死的干燥体。主产四川、浙江、江苏、湖南等养蚕区。

【性状】 僵蚕略呈圆柱形，多弯曲皱缩。长 2~5 cm，直径 0.5~0.7 cm。表面灰黄色，被有白色粉霜状的气生菌丝和分生孢子。头部较圆，足 8 对，体节明显，尾部略呈二分歧状。质硬而脆，易折断，断面平坦，外层白色，中间有亮棕色或亮黑色的丝腺环 4 个（图 334-1）。气微腥，味微咸。

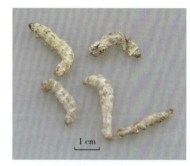

图 334-1 僵蚕

【采收加工】 多于春、秋季生产，将感染白僵菌病死的蚕干燥。药材水分不得过 13.0%。

不同采收时间对鲜僵蚕性状及质量的影响，见表 334-1。

表 334-1 不同采收时间对鲜僵蚕性状及质量的影响[1]（%）

采收时间	4 个丝腺环得率	2~3 个丝腺环得率	浸出物	白僵菌素
僵死 80% 时	3.36	87.25	43.20	0.006
僵死 80% 后 12 小时	5.33	88.67	38.50	0.010
僵死 80% 后 24 小时	8.00	97.33	38.57	0.013
僵死 80% 后 36 小时	8.00	97.33	35.31	0.024
僵死 80% 后 48 小时	24.00	97.33	33.82	0.027
僵死 80% 后 60 小时	12.67	96.00	34.81	0.025

僵蚕丝腺环得率、白僵菌素含量均在僵死 80% 后的 48 小时达最大值。

【贮藏】 僵蚕贮存不当，易虫蛀、易变质，有效成分易流失。建议单包装密封，冷藏。

【主要成分】 主要含蛋白质，草酸铵、赖氨酸、亮氨酸、天冬氨酸等 17 种氨基酸，镁、锌、钙等 28 种元素。

药典标准：醇浸出物不得少于 20.0%。

【性味归经】 咸、辛，平。归肝、肺、胃经。

【功能主治】 息风止痉，祛风止痛，化痰散结。用于肝风夹痰，惊痫抽搐，小儿急惊风，破伤风，中风口㖞，风热头痛，目赤咽痛，风疹瘙痒，发颐疔腮。

【用法用量】 5~10 g。

【其他】

1. 黄曲霉毒素不得过限量。

2. 僵蚕原药材具有较强的辛散力，药力较猛，且有一定的腥臭气味，会使患者恶心、呕吐，对患者胃肠道产生一定的刺激，不便于患者服用，僵蚕生品服用不当还会造成过敏反应，应炮制后入药。

3. 僵蚕具有抗惊厥、抗癫痫、抗血栓、抗癌、抑菌、降糖、降脂、镇静、催眠等作用。

4. 高脂血症：白僵蚕末，每次 3 g，每天服 3 次，2 个月为 1 疗程。

[1]王梅, 李巧, 陈辉, 等. 僵蚕的适宜采收时间及养护关键技术研究. 2021, 12: 2864-2868.

中药材质量新说（第二版）
ZHONGYAOCAI ZHILIANG XINSHUO (DIERBAN)
药材

薤 白

【来源】 薤白为百合科植物小根蒜 *Allium macrostemon* Bge. 或薤 *Allium chinense* G. Don 的干燥鳞茎。主产于陕西、江苏、山东等地。

【性状】 小根蒜：呈不规则卵圆形，高 0.5~1.5 cm，直径 0.5~1.8 cm。表面黄白色或淡黄棕色，皱缩，半透明，有类白色膜质鳞片包被，底部有突起的鳞茎盘。质硬，角质样。有蒜臭，味微辣。

薤：呈略扁的长卵形，高 1~3 cm，直径 0.3~1.2 cm。表面淡黄棕色或棕褐色，具浅纵皱纹。质较软，断面可见鳞叶 2~3 层。嚼之粘牙。

以个大、质坚、饱满、黄白色、半透明、不带花茎者为佳（图 335-1）。

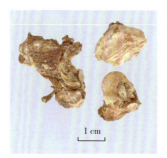

1 cm

图 335-1 薤 白

【采收加工】 夏、秋二季采挖，洗净，除去须根，蒸透或置沸水中烫透，晒干。药材水分不得过 10.0%。

注：薤白传统干燥方式在晒前需经蒸或煮。腺苷水溶性较好，煮法加工腺苷易流失，蒸法加工的薤白腺苷含量高于煮法。

建议无须蒸透或烫透，直接 80℃ 鼓风干燥。

不同干燥处理对薤白鳞茎皂苷含量的影响，见表 335-1。

表 335-1 不同干燥处理对薤白鳞茎皂苷含量的影响 [1]

干燥方法	80℃鼓风干燥	60℃鼓风干燥	阴干	100℃鼓风干燥	真空冷冻干燥	真空干燥
皂苷含量 /（mg/g）	34.6	23.07	19.77	16.48	13.18	8.24

不同干燥处理皂苷含量大小顺序为：80℃鼓风干燥 > 60℃鼓风干燥 > 阴干 > 100℃鼓风干燥 > 真空冷冻 > 真空干燥。

不同采收期的薤白中腺苷的含量，见表 335-2。

表 335-2 不同采收期的薤白中腺苷的含量 [2]（mg/g）

采收期	5 月	6 月	7 月	8 月	9 月	10 月
腺苷	0.12	0.11	0.18	0.23	0.28	0.27

9 月份薤白鳞茎中腺苷含量达到最高。建议 9 月份采收薤白。

薤白不同部位中腺苷的含量，见表 335-3。

表 335-3 薤白不同部位中腺苷的含量 [3]（mg/g）

部位	花（春）	鳞茎（春）	带须根鳞茎（秋）	放置 30 天
腺苷	0.298	0.119	0.128	0.075

薤白须根中腺苷含量和鳞茎相差不大。采收的鳞茎随着放置时间延长，腺苷含量显著降低，采收后应及时干燥。

【贮藏】 薤白贮存不当，易虫蛀，有效成分易流失。建议在 25℃ 以下，单包装密封，大垛用

[1]关峰，郝丽珍，杨忠仁，等. 不同干燥处理对薤白鳞茎皂苷含量和糖组分的影响[J]. 食品科学，35（17）：89-93.

[2][3]刘岱琳，刘爱玲，曲戈霞，等. 不同产地、不同采收期的薤白中腺苷含量测定[J]. 沈阳药科大学学报，2000，17（3）：184-187.

上篇

黑色塑料布遮盖、密闭，暗室库藏。

【主要成分】 主要含挥发油类（如甲基烯丙基三硫、二甲基三硫、甲基丙基二硫、二甲基二硫）、皂苷类、黄酮类、苯丙素类、生物碱类等。

药典标准：醇浸出物不得少于 30.0%。

【性味归经】 辛、苦，温。归心、肺、胃、大肠经。

【功能主治】 通阳散结，行气导滞。用于胸痹心痛，脘腹痞满胀痛，泻痢后重。

【用法用量】 5~10 g。

【其他】

1. 薤白具有抗血小板聚集、降脂和防治动脉粥样硬化、抑菌、解痉、平喘等作用，用于治疗冠心病、心绞痛、原发性高脂血症、胸痹胀痛肺部疾病、痢疾。

2. 干呕不止：薤白 6 g，生姜 15 g，陈皮 9 g。水煎，去渣，取汁。分 2 次温服。

❧ 薏苡仁 ❧

【来源】 薏苡仁是禾本科植物薏米 *Coix lacryma-jobi* L. var. *ma-yuen*（Roman.）Stapf 的干燥成熟种仁。主产于贵州、广西、云南、湖北等地。

【性状】 薏苡仁呈宽卵形或长椭圆形，长 4~8 mm，宽 3~6 mm。表面乳白色，光滑，偶有残存的黄褐色种皮；一端钝圆，另端较宽而微凹，有 1 淡棕色点状种脐；背面圆凸，腹面有 1 条较宽而深的纵沟。质坚实，断面白色，粉性（图 336-1）。气微，味微甜。

以粒大、饱满、色白、完整者为佳。

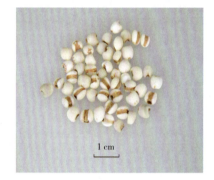

图 336-1 薏苡仁

【采收加工】 9—11 月茎叶枯黄，果实呈褐色时采收，割下植株，晒干，打下果实，再晒干，除去外壳、黄褐色种皮和杂质，收集种仁。药材水分不得过 15.0%。

薏苡仁非种仁部位多糖含量测定，见表 336-1。

表 336-1 薏苡仁非种仁部位多糖含量测定[1]

部位	多糖 /%
根	5.437
茎	5.693
叶	5.275

【贮藏】 薏苡仁贮存不当，易受潮发霉、易虫蛀，有效成分流失快。建议在 25℃ 以下，单包装密封，大垛用黑色塑料布遮盖、密闭，暗室库藏。

【主要成分】 主要含脂肪酸及酯类（如甘油三油酸酯）、甾醇类（如菜油甾醇、麦角甾醇）、三萜类（如无羁萜和白茅素）、多酚类、生物碱等。

药典标准：醇浸出物不得少于 5.5%；含甘油三油酸酯不得少于 0.50%。

【性味归经】 甘、淡，凉。归脾、胃、肺经。

【功能主治】 利水渗湿，健脾止泻，除痹，排脓，解毒散结。用于水肿，脚气，小便不利，脾虚泄泻，湿痹拘挛，肺痈，肠痈，赘疣，癌肿。

【用法用量】 9~30 g。

[1]李厚聪,刘园,李莹.薏苡非种仁部位及不同产地不同采收期茎中多糖的含量测定[J].时珍国医国药,2009, 20（7）: 1601-1602.

中药材质量新说（第二版）
ZHONGYAOCAI ZHILIANG XINSHUO (DIERBAN)
药材

【其他】

1. 黄曲霉毒素不得过限量。本品每 1 000 g 含玉米赤霉烯酮不得过 500 μg。

2. 薏苡仁捣碎入药，压裂提取，利于有效成分溶出。

3. 薏苡仁具有抗肿瘤、镇痛抗炎、调节糖脂代谢、增强免疫、降血压、抗氧化、抗衰老、美白等药理活性。

4. 薏苡多糖具有清热、利尿、降血糖、降压的作用，薏苡根、茎、叶部薏苡多糖含量高，可进一步研究利用。

5. 青年性扁平疣、寻常性赘疣：薏苡仁 60 g，紫草 6 g。加水煎汤。

6. 康莱特注射液（薏苡仁酯乳剂注射液）：益气养阴，消癥散结。适用于不宜手术的气阴两虚、脾虚湿困型原发性非小细胞肺癌及原发性肝癌。配合放、化疗有一定的增效作用。对中晚期肿瘤患者具有一定的抗恶病质和止痛作用。

❧ 薄 荷 ❧

【来源】 薄荷为唇形科植物薄荷 *Mentha haplocalyx* Briq. 的干燥地上部分。主产于江苏、江西、浙江、湖南、四川等地。

【性状】 薄荷茎呈方柱形，有对生分枝，长 15~40 cm，直径 0.2~0.4 cm；表面紫棕色或淡绿色，棱角处具茸毛，节间长 2~5 cm；质脆，断面白色，髓部中空。叶对生，有短柄；叶片皱缩卷曲，完整者展平后呈宽披针形、长椭圆形或卵形，长 2~7 cm，宽 1~3 cm；上表面深绿色，下表面灰绿色，稀被茸毛，有凹点状腺鳞。轮伞花序腋生，花萼钟状，先端 5 齿裂，花冠淡紫色。揉搓后有特殊清凉香气，味辛凉。

以身干、色绿、叶多、茎粗壮、味浓清凉纯正、无根者为佳（图 337-1）；枯黄、叶少，质次（图 337-2）。

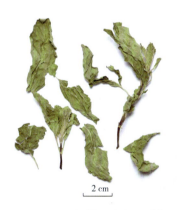

2 cm

图 337-1 色绿、叶多，质优

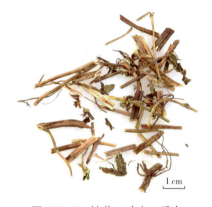

1 cm

图 337-2 枯黄、叶少，质次

【采收加工】 每年采收两次，茎叶茂盛或花开至三轮时采收。第一次于 6 月下旬至 7 月上旬，不得迟于 7 月中旬，否则影响第二次产量；第二次于 9 月中旬开花前采收。选晴天，上午 12 时至下午 4 时采收，含油量最高。分次采割，晒干或阴干。药材水分不得过 15.0%。

一茬薄荷样品中 4 个黄酮苷的测定结果，见表 337-1。

表 337-1　一茬薄荷样品中 4 个黄酮苷的测定结果[1]（mg/g）

采收时间	橙皮苷	香叶木苷	香蜂草苷	蒙花苷	总量
5 月 18 日	3.952	12.91	0.692	0.717	18.27

[1] 徐晶晶，徐超，刘斌. 不同采收期薄荷中 4 个黄酮苷的测定 [J]. 药物分析杂志，2013，(12)：2077-2081.

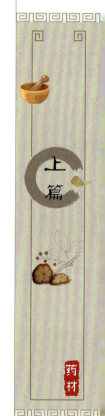

上篇

药材

续表

采收时间	橙皮苷	香叶木苷	香蜂草苷	蒙花苷	总量
6 月 15 日	9.847	11.89	1.542	1.571	24.85
7 月 1 日	10.40	18.42	1.601	1.575	31.99
7 月 16 日	10.70	14.13	1.903	2.154	28.89

二茬薄荷样品中 4 个黄酮苷的测定结果，见表 337-2。

表 337-2　二茬薄荷样品中 4 个黄酮苷的测定结果[1]（mg/g）

采收时间	橙皮苷	香叶木苷	香蜂草苷	蒙花苷	总量
9 月 2 日	8.569	14.57	1.765	2.825	27.73
9 月 15 日	9.719	13.86	2.304	5.802	31.69
9 月 30 日	8.407	14.95	1.388	5.273	30.02
10 月 15 日	7.888	12.29	1.403	2.795	24.38
10 月 30 日	7.848	12.91	1.233	2.009	24.00

　　一茬薄荷 7 月上旬黄酮苷总量较高，二茬薄荷 9 月中旬黄酮苷总量较高。所以适宜采收期为 7 月上旬和 9 月中旬。

　　【贮藏】　薄荷贮存不当，色易变枯黄，香气易散失，有效成分易流失。建议在 20℃以下，单包装密封，大垛用黑色塑料布遮盖、密闭，暗室库藏。

　　【主要成分】　薄荷主要含挥发油（如左旋薄荷醇、左旋薄荷酮）、黄酮类、酚酸类、醌类、三萜类等。

　　药典标准：叶不得少于 30%，含挥发油不得少于 0.80%，含薄荷脑不得少于 0.20%。

　　【功能主治】　疏散风热，清利头目，利咽，透疹，疏肝行气。用于风热感冒，风温初起，头痛，目赤，喉痹，口疮，风疹，麻疹，胸胁胀闷。

　　【性味归经】　辛，凉。归肺、肝经。

　　【用法用量】　3~6 g，后下。

　　【其他】

　　1. 薄荷挥发性成分主要为多种单萜类化合物，现代药理学研究表明其具有抗氧化、抗菌、抗辐射、抗癌、降血压等活性。

　　2. 观音爽茶：罗汉果 2 g，薄荷 2 g，麦冬 2 g，枸杞 2 g，冰糖 10 g。用开水冲泡后饮用，滋咽爽喉。

橘 红

　　【来源】　橘红为芸香科植物橘 *Citrus reticulata* Blanco 及其栽培变种的干燥外层果皮。主产于四川、浙江、福建、广东、广西等地。

　　【性状】　橘红呈长条形或不规则薄片状，边缘皱缩向内卷曲。外表面黄棕色或橙红色，存放后呈棕褐色，密布黄白色突起或凹下的油室。内表面黄白色，密布凹下透光小圆点。质脆易碎。气芳香，味微苦、麻。

　　[1] 徐晶晶，徐超，刘斌. 不同采收期薄荷中 4 个黄酮苷的测定 [J]. 药物分析杂志，2013，（12）：2077-2081.

以皮薄、片大、色红、油润者为佳（图338-1）；干瘪、色黯淡，质次（图338-2）。

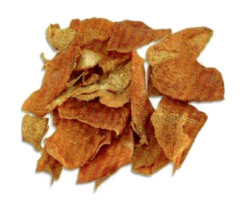
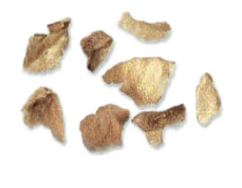

图338-1　色红、油润，质好　　　　　　　　　图338-2　干瘪、色黯淡，质次

【采收加工】　秋末冬初果实成熟后采收，用刀削下外果皮，晒干或阴干。药材水分不得过13.0%。

【贮藏】　橘红贮存不当，易发霉、易虫蛀，香味易挥发，有效成分易流失。变色、无香味者药效差。建议在20℃以下，单包装密封，大垛用黑色塑料布遮盖、密闭，暗室库藏。

【主要成分】　主要化学成分为橙皮苷、香叶醇、芳香醇、柚皮苷等。

药典标准：含橙皮苷不得少于1.7%。

【性味归经】　辛、苦，温。归肺、脾经。

【功能主治】　理气宽中，燥湿化痰。用于咳嗽痰多，食积伤酒，呕恶痞闷。

【用法用量】　3~10 g。

【其他】

1. 阴虚燥咳及嗽气虚者不宜服。

2. 橘红具有抗炎，降低血小板聚集、增快血流等药理作用。橘红主要含多甲基黄酮（如橘红素）等成分，橘红素具有抗肿瘤、抗炎、抗哮喘、神经保护等方面的药理作用。

3. 橘红夏茶：橘红5 g，半夏3 g，乌梅1枚，生姜3 g，甘草3 g，乌龙茶5 g。沸水冲饮。燥湿化痰，理气和中；用于胸膈胀满、恶心呕吐、痰多色白、头眩心悸；老年性慢性支气管炎、肺气肿。

4. 橘红和陈皮的区别：①橘红是陈皮的一部分，新鲜的橘皮去掉内部白色部分后，再晒干而制成。②陈皮偏于入脾经，健脾和胃较好；橘红偏于入肺经，止咳化痰更佳，性质更为温燥。

藁　本

【来源】　藁本为伞形科植物藁本 *Ligusticum sinense* Oliv. 或辽藁本 *Ligusticum jeholense* Nakai et Kitag. 的干燥根茎和根。主产于辽宁、新疆、四川等地。

【性状】　藁本：根茎呈不规则结节状圆柱形，稍扭曲，有分枝，长3~10 cm，直径1~2 cm。表面棕褐色至暗棕色，粗糙，有纵皱纹，上侧残留数个凹陷的圆形茎基，下侧有多数点状突起的根痕和残根。体轻，质较硬，易折断，断面黄色或黄白色，纤维状（图339-1~图339-2）。气浓香，味辛、苦、微麻。

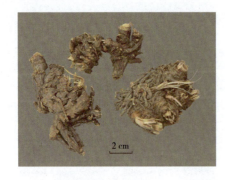

图 339-1　藁　本

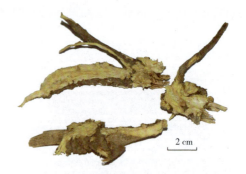

图 339-2　藁本片

辽藁本：较小，根茎呈不规则的团块状或柱状，长 1~3 cm，直径 0.6~2 cm，有多数细长弯曲的根。

均以个大体粗、质坚，香气浓郁者为佳。

【采收加工】　秋季茎叶枯萎或次春出苗时采挖。除去地上茎叶和泥沙，晒干或低温烘干。药材水分不得过 10.0%。

不同生长年限藁本的产量和有效成分的含量，见表 339-1。

表 339-1　不同生长年限藁本的产量和有效成分的含量[1]

生长年限	干物质 / (g/ 株)	阿魏酸含量 /%	藁本内酯含量 /%
2 年生	14.41	0.089	0.432
3 年生	65.81	0.231	0.760

3 年生藁本根部重量、阿魏酸和藁本内酯含量显著高于 2 年生植株。

不同采收时间藁本有效成分的含量，见表 339-2。

表 339-2　不同采收期藁本有效成分的含量[2]（%）

采收期	营养生长期	孕穗期	盛花期	盛果期	枯萎期
阿魏酸	0.142	0.135	0.166	0.231	0.175
藁本内酯	0.401	0.356	0.530	0.760	0.614

藁本盛果期采收阿魏酸、藁本内酯含量高。建议藁本在盛果期采挖。

【贮藏】　藁本贮存不当，香气极易散失，易虫蛀、易受潮，有效成分易流失。无香气者药效低。建议在 20℃以下，单包装密封，大垛用黑色塑料布遮盖、密闭，暗室库藏。有条件的直接冷藏。

【主要成分】　藁本的主要活性部位为挥发油（含有萜类、香豆素类、苯酞类、烯丙基苯类）、苯丙酸类（如阿魏酸）等。

药典标准：醇浸出物含量不得少于 13.0%，含阿魏酸不得少于 0.050%。

【性味归经】　辛，温。归膀胱经。

【功能主治】　祛风，散寒，除湿，止痛。用于风寒感冒，巅顶疼痛，风湿痹痛。

【用法用量】　3~10 g。

【其他】

1. 藁本具有抗炎、镇痛、解热、抗血小板凝聚和抗血栓形成等药理作用。

2. 风寒头疼：藁本 9 g，白芷 6 g，防风 9 g，蔓荆子 9 g，水煎服。

3. 新疆藁本为伞形科植物鞘山芎 Conioselinum tataricum Hoffm.; C. uaginatum（Spreng.）Thell; Ligusticum uaginatum Spreng 的干燥根茎，在新疆有大面积种植。新疆藁本与藁本不同属，

[1] [2] 李雪，秦祎婷，李耿，等 . 采收时期和生长年限对辽藁本产量和品质的影响 [J]. 北方园艺，2015（11）：152–154.

化学成分不同，不宜充作藁本药用。新疆藁本治冠心病有一定疗效。

⁂ 檀 香 ⁂

【来源】 檀香为檀香科植物檀香 *Santalum album* L. 树干的干燥心材。主产于印度、澳大利亚，我国海南、广东、云南、台湾有引种。

【性状】 檀香为长短不一的圆柱形木段，有的略弯曲，一般长约1 m，直径 10~30 cm。外表面灰黄色或黄褐色，光滑细腻，有的具疤节或纵裂，横截面呈棕黄色，显油迹；棕色年轮明显或不明显，纵向劈开纹理顺直。质坚实，不易折断（图 340-1）。气清香，燃烧时香气更浓；味淡，嚼之微有辛辣感。

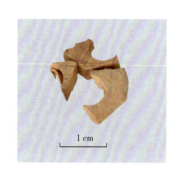

图 340-1 檀 香

【采收加工】 除去杂质，镑片、锯成小段或劈成小碎块。药材水分不得过 12.0%。

檀香不同部位总黄酮含量，见表 340-1。

表 340-1 檀香不同部位总黄酮含量[1]（%）

部位	样品 1	样品 2	样品 3	含量平均值
叶	5.09	5.55	5.63	5.42
嫩枝	1.37	3.36	2.42	2.38
树干	0.84	1.20	0.12	0.72

檀香叶及其嫩枝黄酮含量较高。

注：

1. 檀香叶中牡荆苷与异牡荆苷含量较高[2]：三批样品中牡荆苷与异牡荆苷的含量为 1.13%~1.25%和 1.20%~1.46%。

2. 经激素刺激 2 年的 10 年生檀香心材挥发油含量为 2.34%，接近同产地 25 年生者的水平，其油中檀香醇及各化学成分含量均与自然生长 25 年生者及对照药材相似。故以适当激素刺激檀香，可望于短期内生产出优质的檀香药材[3]。

【贮藏】 檀香贮存不当，香气极易散失，无香气者质量差。建议在 20℃以下，单包装密封，大垛用黑色塑料布遮盖、密闭，暗室库藏。

【主要成分】 主要含倍半萜类（如檀香醇）、无环单萜类（如香叶醇、芳樟醇）、木质素类、酚酸类等成分。檀香挥发油中富含倍半萜类、单萜类。

药典标准：含挥发油不得少于 3.0%。

【性味归经】 辛，温。归脾、胃、心、肺经。

【功能主治】 行气温中，开胃止痛。用于寒凝气滞，胸膈不舒，胸痹心痛，脘腹疼痛，呕吐食少。

【用法用量】 2~5 g。

【其他】

1. 檀香边材不可药用，市场上将檀香边材掺入檀香饮片中出售，购买时注意鉴别。

2. 檀香具有镇静、抗炎、双向调节胃肠道、抗癌、神经保护、抗氧化、降糖降脂、肝保护等药理活性。

415

[1] 余文新，邓瑞云，林励，等 . 檀香不同部位总黄酮含量比较[J]. 齐齐哈尔医学院学报，2012，33（1）：3-4.

[2] 闫冲，林励，蔡聪，等 . 檀香叶中牡荆苷与异牡荆苷的含量测定[J]. 中药新药与临床药理，2012（4）：468-470.

[3] 林励，魏敏，肖省娥，等 . 外界刺激对檀香挥发油含量及质量的影响[J]. 中药材，2000，23（3）：152-154.

3. 心腹冷痛：白檀香 9 g（为极细末），干姜 15 g。泡汤调下。

藜 芦

【来源】 藜芦为百合科植物藜芦 *Veratrum nigrum* L. 的干燥根及根茎。主产于山西、河北、山东、辽宁等地。

【性状】 藜芦呈粗短圆柱形，长 2~4 cm，直径 0.7~1.5 cm。顶端残留叶基及棕色毛状纤维，形如"蓑衣"。下部簇生众多须根，圆柱形，略弯曲，表面黄白色或灰褐色，具较密的横皱纹，长 12~20 cm，直径 0.1~0.4 cm。质坚脆易折断，断面类白色，中心有淡黄色中柱，易与皮部分离（图 341-1）。气微，味苦、辛，有毒。粉末有强烈的催嚏性。

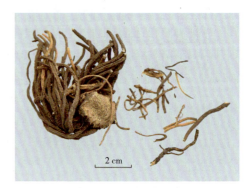

图 341-1 藜芦

以根粗坚实，断面粉性者为佳。

【采收加工】 5~6 月未抽花茎时，或秋季茎叶枯萎时采收。除去地上部分，洗净，晒干或用开水浸烫后晒干。药材水分不得过 17.0%。

藜芦不同部位藜芦碱的含量测定，见表 341-1。

表 341-1 藜芦不同部位藜芦碱的含量测定[1]（%）

部位	主根	须根	地上部分
藜芦碱含量	2.07	1.12	0.53

藜芦中藜芦碱的含量：主根＞须根＞地上部分。

【贮藏】 藜芦贮存不当，易发霉变质，有效成分易流失。建议在 25℃ 以下，单包装密封，大垛用黑色塑料布遮盖、密闭，暗室库藏。

【主要成分】 主要含去乙酰基原藜芦碱 A、原藜芦碱 A、藜芦马林碱、吉米定碱、藜芦碱、白藜芦醇等。

辽宁省中药材标准（第二册）（2019 年版）：醇浸出物不得少于 4.5%，含白藜芦醇不得少于 0.02%。

【性味归经】 辛、苦，寒；有毒。归肺、胃、肝经。

【功能主治】 涌吐风痰，杀虫。用于中风，癫痫，痰涎壅盛，疟疾，疥癣，恶疮。

【用法用量】 内服：入丸、散，0.3~0.6 g。外用：适量，研末，油或水调涂。

【其他】

1. 体虚气弱者及孕妇忌服。儿童禁用。不宜久服、多服。

2. 反人参、党参、南沙参、北沙参、玄参、拳参、苦参、太子参、明党参、丹参、细辛、赤芍、白芍等。

3. 藜芦具有治疗心血管疾病、抗肿瘤、保肝、影响骨代谢作用和雌激素样作用、抗氧化、抗自由基等药理活性。藜芦中藜芦碱既是降血压、抗肿瘤的有效成分也是有毒成分，使用时应注意。

4. 秃疮：藜芦 150 g。煎水洗头。

[1] 王隶书, 赵大庆, 陶华明, 等. HPLC-ELSD 法测定黑藜芦主根、须根及地上茎叶残基中藜芦碱的含量 [J]. 中国药师, 2008, 11（1）：14-15.

覆盆子

【来源】 覆盆子为蔷薇科植物华东覆盆子 *Rubus chingii* Hu 的干燥果实。主产于浙江、安徽、江苏等地。

【性状】 覆盆子为聚合果，由多数小核果聚合而成，呈圆锥形或扁圆锥形，高 0.6~1.3 cm，直径 0.5~1.2 cm。表面黄绿色或淡棕色，顶端钝圆，基部中心凹入。宿萼棕褐色，下有果梗痕。小果易剥落，每个小果呈半月形，背面密被灰白色茸毛，两侧有明显的网纹，腹部有突起的棱线。体轻，质硬。气微，味微酸涩。

以个大、饱满、粒整、结实、色灰绿、无叶梗者为佳（图 342-1）；粒小、干瘪，质次（图 342-2）。

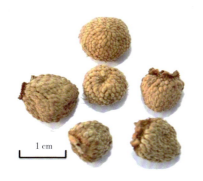

1 cm

图 342-1　覆盆子（粒大、饱满，质优）

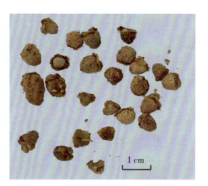

1 cm

图 342-2　覆盆子（粒小、干瘪，质次）

【采收加工】 夏初果实由绿变绿黄时采收。除去梗、叶，置沸水中略烫或略蒸，取出，晒干。药材水分不超过 12.0%。

覆盆子不同采收期的含量测定，见表 342-1。

表 342-1　覆盆子不同采收期的含量测定[1] /%

采收期、果类及批号	鞣花酸	山奈酚 -3-O- 芸香糖苷
2018 年　青果（20180422）	0.27	0.10
2019 年　黄果（20180425）	0.21	0.04
2019 年　青果（20190425）	0.31	0.07
2019 年　黄果（20190429）	0.23	0.05
2020 年　青果（20200426）	0.18	0.07
2020 年　黄果（20200429）	0.09	0.04

不同采收期的覆盆子，青果的鞣花酸、山奈酚 -3-O- 芸香糖苷含量均比黄果高。故应尽量控制覆盆子采收时间，避免覆盆子因成熟而含量下降。

【贮藏】 覆盆子贮存不当，易受潮发霉，有效成分易流失。建议在 20℃以下，单包装密封，大垛用黑色塑料布遮盖、密闭，暗室库藏。

【主要成分】 主要含黄酮类（如山奈酚 -3-O- 芸香糖苷、椴树苷）、酸类（如莽草酸、鞣花酸）、香豆素类、萜类、甾体类、生物碱类等。

药典标准：水浸出物不得少于 9.0%；含鞣花酸不得少于 0.20%，含山奈酚 -3-O- 芸香糖苷不得少于 0.03%。

[1] 付彩群, 黄道明, 郑露盼, 等 . 不同产地、采收期、种植条件对覆盆子有效成分含量的影响研究 [J]. 药品评价 . 2021. 18（12）：728-730.

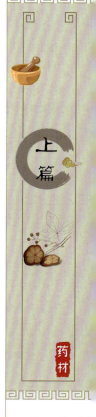

【性味归经】 甘、酸，温。归肝、肾、膀胱经。

【功能主治】 益肾固精缩尿，养肝明目。用于遗精滑精，遗尿尿频，阳痿早泄，目暗昏花。

【用法用量】 6~12 g。

【其他】

1. 覆盆子具有温肾助阳、抗衰老、促进淋巴细胞增殖、保护心脏、防止心血管疾病等作用。

2. 遗精、滑精、遗尿、尿频：覆盆子 15 g，焙干研末服。

3. 山莓覆盆子的商品称"四川覆盆子"，与覆盆子外形极为相似，但活性成分有很大差异，功效上也有较大差异，应严格区分，不可混用。山莓空心，覆盆子实心。

瞿 麦

【来源】 瞿麦为石竹科植物瞿麦 *Dianthus superbus* L. 或石竹 *Dianthus chinensis* L. 的干燥地上部分。主产于河南、河北、陕西、山东、四川等地。

【性状】 瞿麦：茎圆柱形，上部有分枝，长 30~60 cm；表面淡绿色或黄绿色，光滑无毛，节明显，略膨大，断面中空。叶对生，多皱缩，展平叶片呈条形至条状披针形。枝端具花及果实，花萼筒状，长 2.7~3.7 cm；苞片 4~6，宽卵形，长约为萼筒的 1/4；花瓣棕紫色或棕黄色，卷曲，先端深裂成丝状。蒴果长筒形，与宿萼等长。种子细小，多数。气微，味淡。

石竹：萼筒长 1.4~1.8 cm，苞片长约为萼筒的 1/2；花瓣先端浅齿裂。

色绿、叶多，质优（图 343-1）；色差、叶少，质劣（图 343-2）。

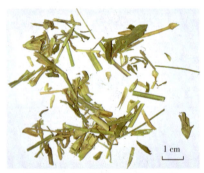

图 343-1 色绿、叶多，质优

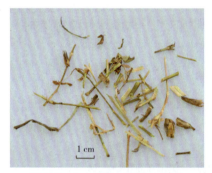

图 343-2 色差、叶少，质劣

【采收加工】 夏、秋二季花果期采收，可连续收割 5~6 年，每年可收割 1~2 次，第一次在盛花期采收，越冬前果期可采收一次。割取地上部分，摊薄晒干或阴干。药材水分不超过 12.0%。

【贮藏】 瞿麦贮存不当，易变色，有效成分易流失，无绿色者含量低。建议在 25℃ 以下，单包装密封，大垛用黑色塑料布遮盖、密闭，暗室库藏。

【主要成分】 瞿麦主要含黄酮类（如槲皮素）、酚酸类（如香草酸）、蒽醌类（如大黄素）、皂苷类、环肽类、香豆素类、挥发油等。

【性味归经】 苦，寒。归心、小肠经。

【功能主治】 利尿通淋，活血通经。用于热淋，血淋，石淋，小便不通，淋沥涩痛，经闭瘀阻。

【用法用量】 9~15 g。

【其他】

1. 孕妇慎用。

2. 瞿麦具有抗菌、肾保护、抗早孕、抗肿瘤、免疫抑制、神经保护及成骨细胞增殖等多种药理作用[1]。瞿麦煎剂有利尿、兴奋肠管、抑制心脏、降低血压、影响肾血容积作用，对杆菌和葡萄

[1]程霜杰,李燕,袁明智,等.瞿麦化学成分及药理作用研究进展[J].中华中医药学刊,2021(3)：134-139.

球菌均有抑制作用，穗作用较茎强。瞿麦果实有抗生育作用[1]。

3.泌尿系统感染：瞿麦、萹蓄、蒲公英各15 g，灯心草3 g。水煎服。

鳖 甲

【来源】 鳖甲为鳖科动物鳖 *Trionyx sinensis* Wiegmann 的背甲。主产于湖北、湖南、安徽、江苏、浙江等地。以湖北、安徽产量最大。

【性状】 本品呈椭圆形或卵圆形，背面隆起，长 10~15 cm，宽 9~14 cm。外表面黑褐色或墨绿色，略有光泽，具细网状皱纹和灰黄色或灰白色斑点，中间有一条纵棱，两侧各有左右对称的横凹纹 8 条，外皮脱落后，可见锯齿状嵌接缝。内表面类白色，中部有突起的脊椎骨，颈骨向内卷曲，两侧各有肋骨 8 条，伸出边缘。质坚硬（图 344-1）。气微腥，味淡。

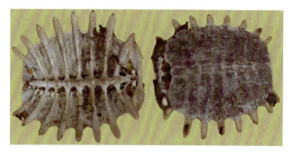
图 344-1　鳖 甲

【采收加工】 全年均可捕捉，以秋、冬二季为多，捕捉后杀死取背甲。或置沸水中烫至背甲上的硬皮能剥落时，取出，剥取背甲，除去残肉，晒干。药材水分不得过 12.0%。

注：食用鳖肉剩下的鳖甲，已经过长时间煎煮，有效成分已溶出，不可再做药用。

【贮藏】 鳖甲贮存不当，易虫蛀、易发霉，有效成分流失快。建议单包装密封，冷藏。

【主要成分】 主要含角蛋白类、骨胶原蛋白类、维生素类、氨基酸类、多糖类及微量元素等。药典标准：醇浸出物不得少于 5.0%。

【性味归经】 咸，微寒。归肝、肾经。

【功能主治】 滋阴潜阳，退热除蒸，软坚散结。用于阴虚发热，骨蒸劳热，阴虚阳亢，头晕目眩，虚风内动，手足瘛疭，经闭，癥瘕，久疟疟母。

【用法用量】 9~24 g，先煎。

【其他】

1.鳖甲具有抗肝纤维化、抗肺纤维化、抗肿瘤、调节免疫、促进脂肪代谢、耐缺氧、保护肾脏等药理作用。

2.鳖甲煎丸临床用于治疗子宫肌瘤、黄褐斑、心绞痛及高脂血症等，均取得了较好的疗效。

3.复方鳖甲软肝片是由鳖甲、三七、赤芍、冬虫夏草、连翘等 11 味中药组成，可在一定程度上逆转代偿性肝硬化。

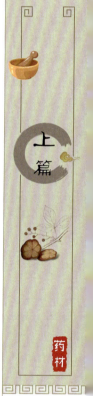

[1]谢新才，孙悦.中药临床应用大全[M].北京:中国中医药出版社,2017.

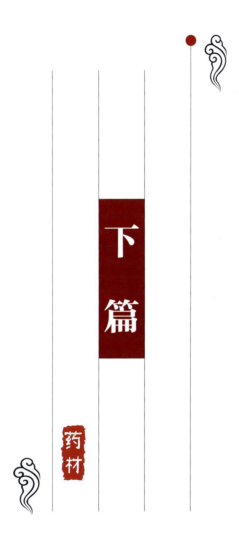

下篇

药材

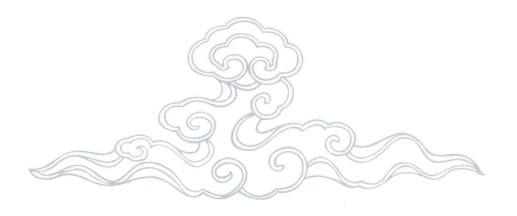

一枝黄花

【来源】 一枝黄花是菊科植物一枝黄花 *Solidago decurrens* Lour. 的干燥全草。主产于贵州省，分布于我国华东、中南及西南等地。

【性状】 一枝黄花长 30~100 cm。根茎短粗，簇生淡黄色细根。茎圆柱形，直径 0.2~0.5 cm；表面黄绿色、灰棕色或暗紫红色；有棱线，上部被毛；质脆，易折断，断面纤维性，有髓。单叶互生，多皱缩、破碎，完整叶片展平后呈卵形或披针形，长 1~9 cm，宽 0.3~1.5 cm；先端稍尖或钝，全缘或有不规则的疏锯齿，基部下延成柄。头状花序直径约 0.7 cm，排成总状，偶有黄色舌状花残留，多皱缩扭曲，苞片 3 层，卵状披针形。瘦果细小，冠毛黄白色（图 345-1）。气微香，味微苦辛。

以叶多色黄绿、带花多者为佳。

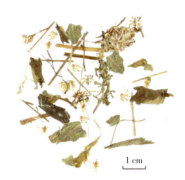

图 345-1　一枝黄花

【采收加工】 秋季花果期采挖。割取地上部分，或挖取全株，除去杂质，晒干。建议摊薄快速晒干或烘干。药材水分不得过 13.0%。

不同产地一枝黄花芦丁和绿原酸含量测定，见表 345-1。

表 345-1　不同产地一枝黄花芦丁和绿原酸含量测定[1]

产地	芦丁 /%	绿原酸 /%	产地	芦丁 /%	绿原酸 /%
贵州贵阳	0.073	0.036	福建福州	0.144	0.144
贵州开阳	0.134	0.050	贵州贵阳	0.363	0.231
贵州安顺	0.551	0.502	贵州遵义	0.250	0.292
贵州安顺	0.303	0.181	贵州遵义	0.181	0.202
四川成都	0.162	0.064			

不同产地的一枝黄花有效成分含量差别较大，贵州安顺产一枝黄花的芦丁、绿原酸含量较高。

【贮藏】 一枝黄花贮存不当，见光色易变淡，受潮发霉。建议在 25℃以下，单包装密封，大垛用黑色塑料布遮盖、密闭库藏。

【主要成分】 主要含黄酮（如芦丁、槲皮素）、皂苷、有机酸等。

药典标准：水溶性浸出物不得少于 17.0%；含无水芦丁不得少于 0.10%。

【性味归经】 辛、苦，凉。归肺、肝经。

【功能主治】 清热解毒，疏散风热。用于喉痹，乳蛾，咽喉肿痛，疮疖肿毒，风热感冒。

【用法用量】 内服：水煎服，9~15 g。外用：适量煎水或取鲜品捣烂敷患处。

【其他】

1. 一枝黄花具有平喘祛痰、抗菌、降压、保护胃黏膜、增强平滑肌运动等药理活性；临床用于治疗流行性感冒、上呼吸道感染、急性扁桃体炎、真菌性阴道炎、手足癣、带状疱疹、口腔溃疡等病症。

2. 治乳腺炎：一枝黄花、马兰各 15 g，鲜香附 30 g，葱头 7 个。捣烂外敷。

3. 治风热感冒：一枝黄花根 9 g，醉鱼草根 6 g。水煎服。

423

[1]高良美，茅向军，林瑞超，等．HPLC 同时测定一枝黄花中芦丁和绿原酸的含量[J]．中国中药杂志，2012.37（16）：2422-2423.

一点红

【来源】 一点红为菊科植物一点红 *Emilia sonchifolia* (Linnaeus) de Candolle 的新鲜或干燥全草。主产于西南、华南等地。

【性状】 一点红长 10~50 cm。根茎圆柱形，细长，浅棕黄色。茎多分枝，细圆柱形，有纵纹，灰青色或黄褐色。叶纸质，多皱缩，灰青色，基部叶卵形，呈琴状分裂；上部叶较小，基部稍抱茎。头状花序干枯，花多脱落，仅存花托及总苞，苞片茶褐色。瘦果浅黄褐色，冠毛极多，白色。具干草气，味淡略咸。

以叶多、色绿者为佳（图 346-1）；色枯黄，质次（图 346-2）。

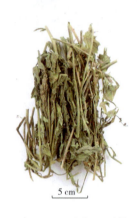
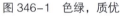

图 346-1　色绿，质优

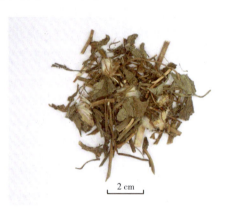

图 346-2　色枯黄，质次

【采收加工】 夏、秋季采收，除去杂质，鲜用或晒干。建议趁鲜切段，摊薄快速晒干。药材水分不得过 13.0%。

不同采收期一点红样品中总黄酮含量测定，见表 346-1。

表 346-1　不同采收期一点红样品中总黄酮含量测定（%）[1]

采收时间	8月3日	9月4日	10月1日	11月1日	12月2日	第二年1月10日
总黄酮含量	7.647	14.155	13.165	11.559	11.500	8.647

9 月份采收的一点红样品中总黄酮含量最高。

一点红不同营养器官中总黄酮和总酚含量测定，见表 346-2。

表 346-2　一点红不同营养器官中总黄酮和总酚含量测定[2]

部位	叶	茎	根
总黄酮 /%	2.54	1.78	1.27
总酚 /%	21.28	12.77	8.51

[1]周吴萍，李军生，韦媛媛，等.不同产地与不同采收期一点红总黄酮含量分析[J].食品科学，2008，29（09）：469-471.

[2]张燕，张洪斌，贺立静，等.一点红不同营养器官中总黄酮和总酚含量测定[J].中国医药导报（36）：73-75.

一点红叶中总黄酮、总酚含量最高，根部含量最低。

【贮藏】 一点红贮存不当，易受潮发霉。建议在 25℃ 以下，单包装遮光密封库藏；大垛用黑色塑料布遮盖、密闭库藏。

【主要成分】 主要含黄酮类（如芦丁、鼠李素、异鼠李素、木犀草素）、生物碱类（如克式千里光碱）、萜类、甾醇类、有机酸、酚类等。

广东省中药材标准（2011 年版）：醇溶性浸出物不得少于 8.0%。

【性味归经】 辛、微苦，凉。归肝、胃、肺、大肠、膀胱经。

【功能主治】 清热解毒，消肿利尿。用于痢疾，腹泻，尿路感染，上呼吸道感染，便血，肠痈，目赤，喉蛾，疔疮肿毒。

【用法用量】 内服：煎汤，15~30 g；或捣汁含咽。外用：适量，煎水洗，或鲜品捣烂敷。

【其他】

1. 一点红具有抑菌、抗氧化、抗炎、镇痛、抗病毒、抗肿瘤、降血糖、免疫应答调节、镇静、益智、保肝等药理活性。

2. 跌打肿痛：一点红 400 g，土牛膝 200 g。共捣烂，敷患处。

3. 喉蛾：鲜一点红 150 g。水煎。频频含咽。

4. 小一点红（细红背叶）*Emilia prenanthoides* DC.，茎细弱，叶卵形或窄倒卵形，茎下部叶较少，有短柄，上部叶无柄，叶基窄缩，稍耳状抱茎。分布于广西及南方各地，在广西与一点红同等入药。

二 画

丁公藤

【来源】 丁公藤是旋花科植物丁公藤 *Erycibe obtusifolia* Benth. 或光叶丁公藤 *Erycibe schmidtii* Craib 的干燥藤茎。主产于广东、广西、海南、云南等地。

【性状】 丁公藤，为斜切的段或片，直径 1~10 cm。外皮灰黄色、灰褐色或浅棕褐色，稍粗糙，有浅沟槽及不规则纵裂纹或龟裂纹，皮孔点状或疣状，黄白色，老的栓皮呈薄片剥落。质坚硬，纤维较多，不易折断，切面椭圆形，黄褐色或浅黄棕色，异型维管束呈花朵状或块状，木质部导管呈点状（图 347-1）。气微，味淡。

以粗壮、质坚者为佳。

【采收加工】 全年均可采收，割取藤茎，去除叶片，趁鲜切段或片后晒干。药材水分不得过 12.0%。

【贮藏】 丁公藤贮存不当，受潮易生虫发霉。建议在 25℃ 以下，单包装避光密封，大垛用黑色塑料布遮盖、密闭库藏。

【主要成分】 主要含东莨菪内酯，丁公藤甲素、乙素、丙素，绿原酸等。

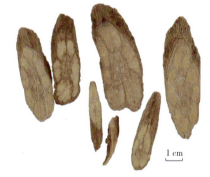

图 347-1 丁公藤

药典标准：醇溶性浸出物不得少于 3.0%；含东莨菪内酯不得少于 0.050%。

【性味归经】 辛，温；有小毒。归肝、脾、胃经。

【功能主治】 祛风除湿，消肿止痛。用于风湿痹痛，半身不遂，跌扑肿痛。

【用法用量】 内服：煎汤，3~6 g，或泡酒服。外用：适量，浸酒外涂。

【其他】

1. 丁公藤有强烈的发汗作用，虚弱者慎用；孕妇禁用。

2. 丁公藤具有抗炎镇痛、兴奋免疫系统、缩瞳、降眼压、改善心血管功能、对中枢神经作用等药理活性。

3. 临床上丁公藤主要治疗急慢性风湿性关节炎、类风湿性关节炎、肥大性腰椎炎、坐骨神经痛等疾病，还用于治疗青光眼。有研究表明丁公藤注射液可用于治疗呼吸道疾病和肾绞痛。

4. 治坐骨神经痛：丁公藤 3 g，桑寄生 10 g，川牛膝 10 g。水煎服。

十大功劳叶

【来源】 十大功劳叶为小檗科植物阔叶十大功劳 *Mahonia bealei* (Fort.) Carr. 的干燥叶。主产于广西、湖南、四川等地。

【性状】 十大功劳叶叶片阔卵形，长 4~12 cm，宽 2.5~8 cm，基部宽楔形或近圆形，不对称，先端渐尖，边缘略反卷，两侧各有 2~8 个刺状锯齿，上表面绿色，具光泽，下表面色浅，黄绿色，厚革质。叶柄短或无。气弱，味苦。

以叶片大、色黄绿、完整、干燥、无杂质者为佳（图 348-1）；色枯黄，质次（图 348-2）。

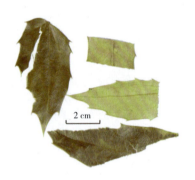

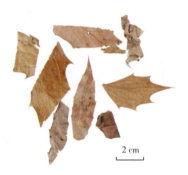

图 348-1　色黄绿、完整，质优　　　　　图 348-2　色枯黄，质次

【采收加工】 全年可采，多在 9—10 月采摘，除去杂质，摊薄快速晒干。药材水分不得超过 13.0%。

【贮藏】 十大功劳叶贮存不当，受潮易发霉、败色。建议在 25℃ 以下，单包装密封，大垛用黑色塑料布遮盖、密闭库藏。

【主要成分】 主要含盐酸小檗碱、盐酸巴马汀、盐酸药根碱等。

安徽省中药饮片炮制规范（第 3 版）（2019 年版）：醇溶性浸出物不得少于 10.0%。含盐酸小檗碱和盐酸巴马汀的总量不得少于 0.02%。

【性味归经】 苦，寒。归肺、肝、肾经。

【功能主治】 清虚热，燥湿，解毒。主治肺痨咳血，骨蒸潮热，头晕耳鸣，腰膝酸软，湿热黄疸，痢疾，目赤肿痛，痈肿疮疡，带下，风热感冒。

【用法用量】 内服：煎汤，6~9 g。外用：适量，研末调敷。

【其他】

1. 十大功劳叶具有抗菌、抗病毒、抗炎等药理作用。现代用于治疗肺结核，急性结膜炎，痈疖，菌痢等病症。

2. 治感冒发热口渴：鲜十大功劳叶 30 g，黄荆叶 15 g。水煎服。

3. 治风火牙痛：十大功劳叶 9 g。水煎顿服。每日 1 剂，痛甚者服 2 剂。

4. 贵州省中药材民族药材质量标准（2003 年版）：十大功劳叶为小檗科植物长柱十大功劳

Mahonia duclouxiana Gagnep.、小果十大功劳 *Mahonia bodinieri* Gagnep.、宽苞十大功劳 *Mahonia eurybracteata* Fedde、细叶十大功劳 *Mahonia fortunei*（Lindl.）Fedde 及阔叶十大功劳 *Mahonia bealei* (Fort.) Carr. 的干燥叶。功能主治：滋阴，清热，止咳化痰。用于肺痨咳嗽，骨蒸潮热。

❧ 人字草 ❧

【来源】 人字草又名鸡眼草，为豆科植物鸡眼草 *Kummerowia striata* (Thunb.) Schindl. 的干燥全草。分布于东北、华北、华东、西南等地。

【性状】 全草长 5~30 cm。茎直立，多分枝，被白色向下生长的毛。三出复叶，互生，有披针形托叶 2 片，小叶长椭圆形，长 0.5~1.5 cm，宽 3~8 mm，顶端浑圆，有小突刺，基部楔形，全缘，中脉及叶缘具白色长毛，叶脉羽状，呈"人"字形，掐之不齐。花腋生，1~3 朵，花萼钟状，深紫色，花冠蝶形，浅玫瑰色，荚果卵状长圆形（图 349-1）。气微，味淡。

以叶多、枝幼嫩、色灰绿者为佳。

【采收加工】 夏、秋二季采收，除去杂质，晒干。建议摊薄快速晒干。药材水分不得过 14.0%。

不同采集期鸡眼草总黄酮含量，见表 349-1。

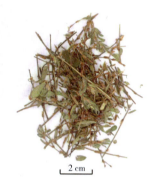

图 349-1 人字草

表 349-1 不同采集期鸡眼草总黄酮含量（%）[1]

物候期	幼嫩期	花前期	初花期	盛花期	果期	果后期
月份	6 月 10 日	7 月 10 日	8 月 10 日	9 月 4 日	9 月 12 日	10 月 10 日	11 月 10 日
总黄酮	1.873	1.839	1.824	1.759	1.642	1.589	1.219

幼嫩期和花前期（6—8 月），鸡眼草的总黄酮含量均较高；花期（9 月）总黄酮含量有所下降；果期（10 月）、果后期（11 月），鸡眼草总黄酮含量均大幅度降低。

鸡眼草不同部位黄酮类成分含量测定，见表 349-2。

表 349-2 鸡眼草不同部位黄酮类成分含量测定（μg/g）[2]

药材部位	异荭草苷	异牡荆苷	染料木苷	木犀草苷	染料木素	木犀草素
根	52.69	77.83	19.17	78.31	29.93	5.90
茎	451.07	100.03	27.56	20.381	7.70	12.49
叶	2 166.04	1 422.67	0	1 644.22	0	74.00
全草	877.20	539.80	19.77	727.62	15.72	37.78

6 种黄酮类成分在鸡眼草的不同药用部位中含量差异较大，异荭草素、异牡荆素、木犀草素在叶中含量最高，染料木苷在茎中含量较高，染料木素在根中含量较高，并且叶中未能检测到染料

427

[1] 吴瑞云，黄丽丹，蒋婷，等. 不同产地鸡眼草总黄酮含量及动态变化研究 [J]. 中南民族大学学报：自然科学版，2016，35（3）：51-53，61.

[2] 陈桂江，刘晓霖，王新雨. HPLC 法同时测定鸡眼草中 6 种主要有效成分含量 [J]. 亚太传统医药，2020.231（11）：59-63.

木苷、染料木素。

【贮藏】 人字草贮存不当，易变色，受潮易霉变、腐烂。建议在 25℃ 以下，单包装遮光密封库藏；大垛用黑色塑料布遮盖、密闭库藏。

不同存储条件、不同存储时间及不同部位的总黄酮得率，见表 349-3。

表 349-3　不同存储条件、不同存储时间及不同部位的总黄酮得率[1]

存放条件	存储时间	鲜品	3 个月	6 个月	9 个月	1 年	2 年	下降速率 / 年
常温自然存放	叶	2.663	2.432	2.259	2.189	2.009	1.452	28.9%
	茎	1.133	1.016	0.928	0.892	0.806	0.587	28.6%
	根	0.193	0.173	0.158	0.148	0.138	0.099	29.2%
	全草	1.834	1.662	1.548	1.485	1.359	0.985	28.8%
4℃干燥存放	叶	2.663	2.612	2.574	2.542	2.477	2.311	6.84%
	茎	1.133	1.109	1.091	1.084	1.062	0.982	6.89%
	根	0.193	0.189	0.184	0.182	0.180	0.168	6.70%
	全草	1.834	1.801	1.774	1.750	1.713	1.595	6.74%

人字草在干燥低温（4℃）下存放，总黄酮含量均远高于常温自然存放。

【主要成分】 主要含黄酮类（如料木苷、木犀草素、染料木素）、甾体类（如豆甾醇-3-O-β-D-葡萄糖苷）等。

【性味归经】 甘、辛，微苦，微寒。归肺、胃、肝经。

【功能主治】 清热解毒，健脾利湿，化瘀止血。用于感冒发热，暑湿吐泻，热毒泻痢，湿热黄疸，小儿疳积，赤白带下，热淋，血淋，咯血，衄血，跌打损伤。

【用法用量】 内服：煎汤，9~30 g，鲜品 30~60 g；或捣汁；或研末。外用：捣敷。

【其他】

1. 人字草具有抗炎、抗氧化、止血、抗肿瘤、抗病毒、抗菌等多种药理活性。

2. 黄疸型肝炎：鲜人字草、鲜车前草各 60 g。水煎服。

3. 跌打损伤：鲜人字草 60 g。酒、水各半煎，白糖调服。或鲜叶捣烂外敷。

4. 腹泻、痢疾：人字草、马齿苋、地锦草各 30 g（均鲜品）。水煎服。

人参花

【来源】 人参花为五加科人参属植物人参 *Panax ginseng* C.A.Mey. 未开放的干燥花序。主产于东北吉林长白山、敦化一带。

【性状】 本品伞形花序单一顶生，总花梗长 15~25 cm，每花序有 10~80 多朵花蕾，集成伞；花蕾小，直径 2~3 mm；花萼绿色，5 齿裂；未开放的花瓣 5，淡黄绿色，卵形；雄蕊 5，花丝甚短；子房下位，花柱 2，基部合生，上部分离，气清香，味苦，微甜。

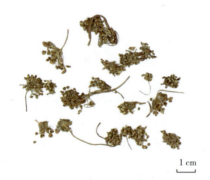

1 cm

图 350-1　人参花

[1]吴瑞云，黄丽丹，蒋婷，等. 不同产地鸡眼草总黄酮含量及动态变化研究[J]. 中南民族大学学报：自然科学版，2016，35（3）：51-53，61.

【采收加工】 夏季花序未开放时采收，除去杂质，晒干，建议40℃烘干，总皂苷含量高。药材水分不得过15.0%。

不同干燥方法对人参花中总皂苷的影响，见表350-1。

表350-1 不同干燥方法对人参花中总皂苷的影响[1]

干燥方式	总皂苷 /%	干燥方式	总皂苷 /%
冷冻烘干	14.16	80℃烘干	14.47
晒干	14.59	100℃烘干	14.86
40℃烘干	16.97	140℃烘干	11.42
60℃烘干	14.67		

40℃烘干人参花中总皂苷含量较高。

【贮藏】 人参花贮存不当，受潮易虫蛀，易败色，香气易散失。建议在20℃以下，单包装密封，大垛用黑色塑料布遮盖、密闭库藏，防压。

【主要成分】 主要含人参皂苷、挥发油等。

安徽省中药饮片炮制规范（第3版）（2019年版）规定：醇溶性浸出物不得少于35.0%。

辽宁省中药材标准（第三册）（2019年版）含人参皂苷 Re 不得少于2.5%，人参皂苷 Rg_1 不得少于0.15%。

【性味归经】 甘、苦，平。归脾、肺经。

【功能主治】 补气延年。用于头昏乏力，胸闷气短。

【用法用量】 内服：煎服或泡服，3~6 g。

【其他】

1. 人参花具防治心血管疾病、抗溃疡、抗肿瘤、延缓衰老等药理作用。

2. 参菊茶：人参花、菊花各5 g。代茶频饮。清热降火，能辅助治疗暑天发热、伤暑。

八角枫

【来源】 八角枫为八角枫科植物八角枫 *Alangium chinense* (Loureiro) Harms 的干燥侧根或细须根。分布于华东、华中、华南、西南地区。

【性状】 八角枫侧根呈圆柱形，略波状弯曲，长短不一，直径2~8 mm；有分支，可见须根痕；表面灰黄色至棕黄色，栓皮显纵裂纹或剥落；质坚脆，断面不平坦，纤维性，黄白色。细须根着生于侧根中下部，纤长，略弯曲，有分支，长20~40 cm，直径约2 mm；表面黄棕色，具细纵纹，有的外皮纵裂；质硬而脆，断面黄白色，粉性（图351-1）。气微，味淡。

以须根多者为佳。

【采收加工】 夏、秋两季采挖，除去泥沙，晒干。药材水分不得过13.0%。

八角枫药材不同药用部位中 L（−）−八角枫碱的含量，见表351-1。

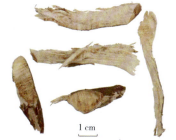

1 cm

图351-1 八角枫

429

[1] 李芳.不同干燥方法对人参花和西洋参花皂苷类成分的影响[J].中草药，2015，46（19）：2937–2942.

表 351-1　八角枫药材不同药用部位中 L（-）- 八角枫碱的含量（%）[1]

药用部位	须根	支根	根茎	根茎	根茎	根茎	根茎	根茎
L（-）- 八角枫碱	0.95	0.13	0.04	0.037	0.034	0.033	0.032	0.030

八角枫药材所含生物碱以 L（-）- 八角枫碱为主，各部位含量依次为须根＞支根＞根茎＞茎。

【贮藏】　八角枫贮存不当，易受潮霉变，易虫蛀。建议在 25℃以下，单包装密封，大垛用黑色塑料布遮盖、密闭库藏。

【主要成分】　主要含生物碱类（如消旋毒黎碱、喜树次碱）、酚苷类（如水杨苷）、木脂素类、萜类（如马钱酸）、紫罗兰酮类、挥发油类等[2]。

湖南省中药材标准（2009 年版）：醇溶性浸出物不得少于 3.5%。

【性味归经】　辛、苦，温。有毒。归肝经。

【功能主治】　祛风除湿，舒筋活络，散瘀止痛。用于风湿痹痛，四肢麻木，跌打损伤。

【用法用量】　内服：须根 1.5~3 g；侧根 3~6 g，水煎服或泡酒服（一般宜饭后服）。外用：适量，煎水洗风湿痛处。

【其他】

1. 内服不宜过量，小儿及体虚者慎用，孕妇忌服。

2. 八角枫有毒，其根愈细，毒性就愈强[3]，可导致肌肉松弛和呼吸肌麻痹等。八角枫用量与毒性呈正比，使用时要严格控制剂量。

3. 八角枫具有抗炎止痛、松弛肌肉等作用，临床常用于风湿痹痛，跌打损伤。

4. 过敏性皮炎：八角枫根适量，煎水外洗。

八角莲

【来源】　八角莲为小檗科植物八角莲 Dysosma versipellis（Hance）M. Cheng ex Ying 的干燥根状茎。分布于长江流域及以南各省区。

【性状】　八角莲呈结节状，长 6~15 cm，直径 2~4 cm。表面黄棕色至棕褐色，上面有凹陷的茎基痕，陷窝略重叠，连珠状排列，茎基痕边缘有环状皱纹，底部可见筋脉点突起；下面略平坦，残留须根痕。质硬而脆，结节处易折断，断面淡红棕色或黄白色（见图 352-1）。气微，味苦。

以切面灰白色、味苦者为佳。

【采收加工】　秋、冬季采挖。除去杂质，晒干。药材水分不得过 12.0%。

八角莲不同部位中鬼臼毒素的含量（云南省玉溪地区），见表 352-1。

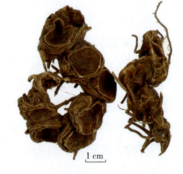

图 352-1　八角莲

[1] 王其勇，许亚玲. HPLC 法测定八角枫药材不同药用部位中 L（-）- 八角枫碱的含量[J]. 中国药房，2016，27（27）：3877-3879.

[2] 蒙燕瑶，杜洪志，王小波，等. 苗药八角枫化学成分及药理作用研究进展[J]. 微量元素与健康研究，2021，38（3）：40-43.

[3] 梅全喜. 广东地产药材研究[M]. 广州：广东科技出版社，2011.

表 352-1　八角莲不同部位中鬼臼毒素的含量（云南省玉溪地区）[1]

药用部位	叶	（根状）茎	须（根）	根
鬼臼毒素 /（mg/g）	0.04	0.35	0.45	0.52

鬼臼毒素在八角莲的各部位含量依次为：根＞须（根）＞（根状）茎＞叶，建议将八角莲根状茎，连同根及须同时加以利用。

【贮藏】　八角莲贮存不当，易受潮霉变。建议在 25℃以下，单包装密封，大垛用黑色塑料布遮盖、密闭库藏。

【主要成分】　主要含木脂素类（如鬼臼毒素、4′-去甲基鬼臼毒素）、蒽醌类（如大黄素甲醚、八角莲蒽醌）、黄酮类（如紫云英苷、山荷叶素）等。

云南省中药材标准（第一册）（2005 年版）：醇溶性浸出物不得少于 30.0%。

【性味归经】　苦、辛、平，有小毒。归肺、肝经。

【功能主治】　清热解毒，化痰散结，祛瘀消肿。用于肺热痰咳，咽喉肿痛，痈肿疔疮，瘰疬，跌打损伤，毒蛇咬伤。

【用法用量】　内服：煎汤，3~12 g；外用：适量，研末调敷或与酒研敷。

【其他】

1. 孕妇禁服，体质虚弱者慎服。

2. 跌损瘀痛：八角莲 3 g。泡酒服。

3. 疗肿结核：八角莲 6 g。酒蒸服。另适量捣烂加冰片少许，外敷。

九龙藤

【来源】　九龙藤又名龙须藤、圆过岗龙，为豆科植物龙须藤 *Bauhinia championii* (Benth.) Benth. 的新鲜或干燥藤茎。主产于广东省。

【性状】　九龙藤为椭圆形斜切片或不规则块片，大小不一，厚约 5 mm。外皮褐色或灰褐色，栓皮脱落处显暗棕褐色，有纵皱和疣状或点状突起，质坚硬。切面皮部棕褐色或灰褐色，厚 2~5 mm，木部宽广，有不规则花纹（异形维管束）和多数小孔（图 353-1）。气微，味微涩。

以藤茎粗、切断面"鸡眼圈纹"明显者为佳。

【采收加工】　全年均可采收，除去杂质，鲜用或晒干。建议趁鲜切片，摊薄快速晒干或烘干。药材水分不得过 14.0%。

【贮藏】　九龙藤贮存不当，受潮易霉变。建议在 25℃以下，单包装遮光密封库藏；大垛用黑色塑料布遮盖、密闭库藏。

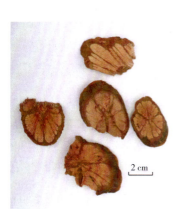

图 353-1　九龙藤

【主要成分】　主要含黄酮类（如槲皮素、杨梅苷、木犀草素）、糖类（如葡萄糖、鼠李糖、半乳糖）、挥发油（如 α-蒎烯、壬醛、辛烷）等。

广东省中药材标准（2011 年版）：醇溶性浸出物不得少于 10.0%。

贵州省中药材民族药材质量标准（第一册）（2019 年版）：醇溶性浸出物不得少于 15.0%。

【性味归经】　苦、涩、平。归肝、脾、胃经。

[1] 马志刚，郑永雯，冯益青，等. 八角莲不同部位鬼臼毒素和 4′-去甲鬼臼毒素含量的测定 [J]. 云南民族大学学报：自然科学版，2014，23（5）：317，319，330.

431

【功能主治】 祛风除湿，活血止痛，健脾理气。用于风湿性关节炎，腰腿痛，跌打损伤，胃痛，痢疾，月经不调，胃及十二指肠溃疡，老人病后虚弱，小儿疳积。

【用法用量】 内服：煎汤，6~15 g，鲜用 50~60 g；研末调服。外用：适量，煎水洗，鲜品捣烂敷。

【其他】

1. 九龙藤具有镇痛抗炎、心肌保护、抗凝血、清除自由基、抗菌、抗肿瘤等药理活性。

2. 治胃、十二指肠溃疡：九龙藤 30~60 g，两面针 6~9 g。水煎。每日一剂，分 2~3 次服。

3. 风湿性关节痛、腰腿痛：九龙藤鲜根 60~90 g，酒 500 ml 浸，每次服 1 杯，每日两次；或干根 30 g，水煎服。

4. 治跌打损伤：九龙藤干根、茎 15~30 g。水煎调酒服。

5. 本植物的叶、种子（过江龙子）亦供药用。九龙藤叶：理气止痛，活血利尿；主治腰痛，跌打损伤，无名肿痛，小便不利，痢疾。过江龙子：行气止痛，活血化瘀；主治胁肋胀痛，胃脘痛，跌打损伤。

九里香

【来源】 九里香为芸香科植物九里香 *Murraya exotica* L. 和千里香 *Murraya paniculata*（L.）Jack 的干燥叶和带叶嫩枝。主产于福建、台湾、湖南等地。

【性状】 九里香：嫩枝呈圆柱形，直径 1~5 mm。表面灰褐色，具纵皱纹。质坚韧，不易折断，断面不平坦。羽状复叶有小叶 3~9 片，多已脱落；小叶片呈倒卵形或近菱形，最宽处在中部以上；先端钝、急尖或凹入，基部略偏斜，全缘；黄绿色，薄革质，上表面有透明腺点，小叶柄短或近无柄，下部有时被柔毛（图 354-1）。气香，味苦、辛，有麻舌感。

千里香：小叶片呈卵形或椭圆形，最宽处在中部或中部以下，长 2~8 cm，宽 1~3 cm，先端渐尖或短尖。

均以质嫩、叶多、色绿、香气浓者为佳。

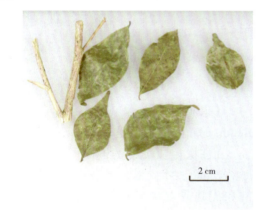

2 cm

图 354-1 九里香

【采收加工】 九里香全年均可采收，可结合摘心、修剪进行，采下嫩枝叶，除去老枝，及时阴干。药材水分不得超过 15.0%。

广西产九里香不同药用部位中橙皮内酯和脱水长叶九里香内酯含量测定，见图 354-1。

表 354-1 广西产九里香不同药用部位中橙皮内酯和脱水长叶九里香内酯含量测定（%）[1]

药用部位	茎部			叶部		
采集时间	5 月	6 月	7 月	5 月	6 月	7 月
橙皮内酯	0.21	0.31	0.44	0.43	1.15	1.45
脱水长叶九里香内酯	0.11	0.13	0.27	0.75	1.33	1.90

[1]姜平川，李嘉，杨海船，等 . HPLC 法同时测定九里香中橙皮内酯和脱水长叶九里香内酯的含量[J]. 中华中医药杂志，2012（1）：169-171.

1.广西产九里香7月采收橙皮内酯和脱水长叶九里香内酯含量较高,7月正是植株生长旺盛的时期,建议九里香7月左右采收。

2.九里香叶中橙皮内酯和脱水长叶九里香内酯含量均较茎中高,药用效果更好。

【贮藏】 九里香贮存不当,见光颜色易枯黄,香气易散失。建议在20℃以下,单包装密封,大垛黑色塑料布遮盖、密闭库藏。

【主要成分】 主要含香豆素类、黄酮类、生物碱类及挥发油等。

【性味归经】 辛、微苦,温;有小毒。归肝、胃经。

【功能主治】 行气止痛,活血散瘀。用于胃痛,风湿痹痛;外治牙痛,跌扑肿痛,虫蛇咬伤。

【用法用量】 内服:煎汤,6~12 g;或入散剂;或浸酒。外用:适量,捣敷或煎水洗。

【其他】

1.九里香具有抗菌、杀虫、消炎镇痛、抗生育和终止妊娠、保护关节软骨等药理作用,最新临床研究用于表面麻醉及局部麻醉、阑尾脓肿、胃溃疡、慢性胃炎。

2.治湿疹:九里香鲜枝叶。水煎,擦洗患处。

3.治胃痛:九里香叶9 g,煅瓦楞子30 g。共研末。每服3 g,每日3次。

九层塔

【来源】 九层塔又名罗勒、香佩兰、零陵香,为唇形科植物罗勒 *Ocimum basilicum* L. 的干燥地上部分。分布于西南、华南、华东、华北等地。

【性状】 九层塔长40~70 cm。茎呈方柱形,直径可达1 cm。表面黄绿色至黄褐色或带紫色,被柔毛。折断面纤维状,有白色的髓。叶对生,多皱缩、脱落,叶片展平后呈卵圆形至卵状披针形,全缘或有微锯齿,叶面有腺点。总状轮伞花序顶生,每轮有花6朵,花冠多已脱落;花萼棕褐色,膜质,5齿裂,边缘具柔毛,内有黑褐色果实,呈长圆形至卵形(图355-1)。气芳香,味辛凉。

以茎细、花多、果穗长、气芳香、无根者为佳。

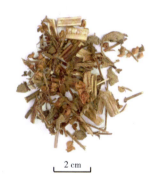

2 cm

图355-1 九层塔

【采收加工】 开花或结果时采割,除去杂质,鲜用或阴干。建议摊薄,低温烘干。药材水分不得过13.0%。

罗勒不同部位出油率,见表355-1。

表355-1 罗勒不同部位出油率[1]

部位	无花嫩鲜叶	含花鲜叶	全花	全叶	茎
出油率/(ml/100 g)	0.03	0.13	0.20	0.16	0

经测定:罗勒无花嫩叶出油率最低,全花出油率最高,顺序是:全花>全叶>含花鲜叶>无花嫩鲜叶,茎中不含精油。

不同干燥方式罗勒精油出油率,见表355-2。

[1]陈峰,李海龙,谭银丰,等.采收时期,部位,干燥方式对海南罗勒精油质量的影响[J].海南医学院学报,2012,18(3):297-300,304.

表 355-2　不同干燥方式罗勒精油出油率[1]

样品	鲜叶	冰冻鲜叶	50℃烘干	自然风干
出油率 /（ml/100 g）	0.27	0.27	0.20	0.20

自然风干或低温烘干（50℃）的甜罗勒叶和新鲜或冻干的罗勒叶相比，出油率减少了约35%，罗勒干燥过程中挥发性成分极易损失，有条件的地方宜采用鲜药提取。

【贮藏】　九层塔贮存不当，受潮易霉变，香气易散失。建议在 25℃以下，单包装遮光密封库藏；大垛用黑色塑料布遮盖，密闭库藏。

【主要成分】　主要含挥发油（如芳樟醇、丁香酚、柠檬醛）、黄酮类（如金丝桃苷、槲皮素、山奈酚）、苯丙素类、萜类、甾醇类等。

广东省中药材标准（第三册）（2019 年版）：醇溶性浸出物不得少于 8.5%。

【性味归经】　辛、温。归肺、脾、胃、大肠经。

【功能主治】　消肿止痛，活血通经，解热消暑，调中和胃。用于月经不调，痛经，胃痛腹胀，瘾疹瘙痒，跌打损伤。

【用法用量】　内服：煎汤，5~15 g，大剂量可用至 30 g，后下；或捣汁；或入丸散。外用：适量，捣敷；煎水洗或研末调敷；亦可煎汤洗或含漱。

【其他】

1. 九层塔具有抗炎镇痛、抗氧化、抗肿瘤转移、抗血栓形成、抗菌、抗消化道溃疡、降血糖、降血脂、心肌保护、杀虫等药理活性。

2. 胃肠胀气：九层塔、元胡、香附各 9 g，生姜 6 g。水煎服。

3. 月经不调：香佩兰 12 g，丹参 15 g。水煎服。

4. 本植物的果实（罗勒子）、根（罗勒根）亦供药用。罗勒子清热，明目，祛翳；主治目赤肿痛，倒睫目翳，走马牙疳。罗勒根收湿敛疮；主治黄烂疮。

九香虫

【来源】　九香虫为蝽科昆虫九香虫 *Aspongopus chinensis* Dallas 的干燥体。主产于四川、贵州、云南、广西等地。

【性状】　九香虫略呈六角状扁椭圆形，长 1.6~2 cm，宽约 1 cm。表面棕褐色或棕黑色，略有光泽。头部小，与胸部略呈三角形，复眼突出，卵圆状，单眼 1 对，触角 1 对各 5 节，多已脱落。背部有翅 2 对，外面的 1 对基部较硬，内部 1 对为膜质，透明；胸部有足 3 对，多已脱落。腹部棕红色至棕黑色，每节近边缘处有突起的小点。质脆，折断后腹内有浅棕色的内含物（图 356-1）。气特异，味微咸。

以个均匀、棕褐色、油性大、无虫蛀者为佳。

【采收加工】　每年 11 月至次年 3 月捕捉，置适宜容器内，用酒少许将其闷死，取出阴干；或置沸水中烫死，取出晒干或低温烘干。药材水分不得过 9.0%。

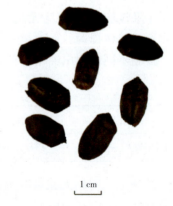

1 cm

图 356-1　九香虫

[1] 陈峰，李海龙，谭银丰，等. 采收时期、部位、干燥方式对海南罗勒精油质量的影响 [J]. 海南医学院学报，2012，18（3）：297-300，304.

【贮藏】 九香虫贮存不当，极易虫蛀，易受潮发霉，堆积过高则易碎。建议单包装密封，放纸箱、木箱或其他硬质容器中（内衬防潮纸），冷藏；药房配方使用前密封保管。

【主要成分】 主要含臭气类成分（如十三烷、反 –2– 己烯醛、3，4– 二甲基 –2– 己烯）、生物碱、倍半萜等。

药典标准：醇溶性浸出物不得少于 10.0%。

【性味归经】 咸，温。归肝、脾、肾经。

【功能主治】 理气止痛，温中助阳。用于胃寒胀痛，肝胃气痛，肾虚阳痿，腰膝酸痛。

【用法用量】 内服：煎汤，3~9 g；或入丸、散，0.6~1.2 g。

【其他】

1. 黄曲霉毒素不得超过限量。

2. 九香虫具有抗菌、抗癌、止癌痛、促血管生成等药理作用，临床用于止癌痛、下焦虚寒病症、小儿厌食症、阳痿、血管瘤等。

3. 肾虚阳痿：九香虫 30 g。油炒熟，放入花椒粉、食盐少许嚼食，用酒或温开水送下。

4. 此物易掺假，销量大于产量。九香虫常见的伪品有小皱蝽、锯齿蝽，使用时应尽量先化验或鉴别确定。

九眼独活

【来源】 九眼独活是五加科植物柔毛九眼独活 *Aralia henryi* Harms 和食用土当归 *Aralia cordata* Thunb. 的干燥根茎及根。主产于湖北、重庆、四川、甘肃等地。

【性状】 九眼独活根茎粗大，圆柱形，常呈扭曲状，直径 3~9 cm，表面灰棕色或棕褐色，粗糙。上表面有 6~11 个圆形凹窝，呈串珠状排列，凹窝直径 1.5~2.5 cm，深约 1 cm，底部或侧面有残留数条圆柱形不定根，长 2~15 cm，直径 4~10 mm，表面有纵皱纹，根的横断面有木心。体稍轻，质硬脆，易折断，断面黄白色，有裂隙，显纤维性（图 357–1）。气微香，味微苦、辛。

以根茎粗壮、多眼、有油性、香气足者为佳。

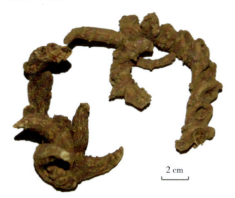

2 cm

图 357–1 九眼独活

【采收加工】 春、秋二季采挖，除去茎叶、泥土，晒干。建议趁鲜切片，低温烘干。药材水分不得过 13.0%。

【贮藏】 九眼独活贮存不当，易生虫、易发霉、易走油，香气易散失。建议在 20℃ 以下，单包装密封，大垛用黑色塑料布遮盖、密闭库藏。

【主要成分】 主要含挥发油成分：正己醛、α – 蒎烯、β – 蒎烯、对聚伞花素、柠檬烯、α – 樟脑烯醛、松香芹醇、松樟酮、桃金娘醛、马鞭烯酮等。

四川省中药材标准（2010 年版）：水溶性浸出物不得少于 20.0%。

【性味归经】 辛、苦，微温。归肝、肾经。

【功能主治】 祛风除湿，通痹止痛。用于风寒湿痹，腰膝疼痛，少阴伏风头痛。

【用法用量】 内服：煎汤，3~9 g；或泡酒。外用：适量，研末调敷；或煎汤洗。

【其他】

1. 阴虚内热者慎服。

2. 九眼独活具有抑制肿瘤、抗菌、镇痛、降低体温、抑制运动失调等药理活性。

435

3. 同属植物西藏九眼独活 *Aralia atropurpurea* Franch. 西藏地区作九眼独活入药。甘肃土当归 *Aralia kansuensis* Hoo 的干燥根及根茎也做九眼独活入药，收载于《甘肃省中药材标准》中。

儿 茶

【来源】 儿茶是豆科植物儿茶 *Acacia catechu* (L.f.) Willd. 的去皮枝、干的干燥煎膏。主产于云南西双版纳。

【性状】 儿茶呈方形或不规则块状，大小不一。表面棕褐色或黑褐色，光滑而稍有光泽。质硬，易碎，断面不整齐，具有光泽，有细孔，遇潮有黏性（图358-1）。无臭，味涩、苦，略回甜。

以色黑略棕、涩味重、火烧时产生紫红色烟雾时间长者为佳。

【采收加工】 冬季采收枝、干，除去外皮，砍成大块，粉碎，加水煎煮，浓缩，干燥，药材水分不得过 17.0%。

不同产地儿茶中儿茶素、表儿茶素含量测定，见表358-1。

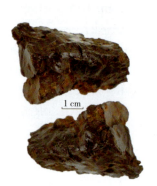

图 358-1 儿 茶

表 358-1 不同产地儿茶中儿茶素、表儿茶素含量测定[1]

产地	云南	广西	好望角	印度尼西亚	越南
儿茶素 + 表儿茶素 /%	31.85	13.80	30.81	27.78	16.31

云南（西双版纳）产儿茶含量最高。好望角、印度尼西亚进口儿茶也符合药典标准。

【贮藏】 儿茶为水溶性煎膏，贮存不当，易吸潮。建议在20℃以下，单包装双层密封，大垛密闭库藏；药房配方使用前密封保管。

【主要成分】 主要含儿茶素、表儿茶素等。

药典标准：含儿茶素和表儿茶素的总量不得少于 21.0%。

【性味归经】 苦、涩，微寒。归肺、心经。

【功能主治】 活血止痛，止血生肌，收湿敛疮，清肺化痰。用于跌扑伤痛，外伤出血，吐血衄血，疮疡不敛，湿疹、湿疮，肺热咳嗽。

【用法用量】 内服：包煎，1~3 g；多入丸散服。外用：适量，研末撒或调敷。

【其他】

1. 儿茶具有利肝、保胆，抗病原微生物，增强免疫力，抑制肠道运动及抗腹泻，降血糖，抗血小板聚集、抗血栓形成等药理作用。

2. 治疮疡久不收口、湿疹：儿茶、龙骨各 3 g，冰片 0.3 g。共研细粉，敷患处。

了哥王

【来源】 了哥王为瑞香科植物了哥王 *Wikstroemia indica* (Linnaeus) C. A. Mayer 的干燥根或根

[1]潘燕,高明,刘占岭.不同产地儿茶的质量比较研究[J].辽宁中医杂志,2012,39（9）：1821-1823.

皮。主产于江西、浙江、福建、湖南、广西、广东等地。

【性状】　了哥王根呈弯曲的长圆柱形，常有分枝，直径 0.5~6 cm；表面黄棕色或暗棕色，有略突起的支根痕及不规则的纵沟纹及少数横裂纹，有的可见横长皮孔状突起；质硬而韧，断面皮部类白色，易剥离，木部淡黄色，具同心性环纹。根皮呈扭曲的条带状，厚 1.5~4 mm，强纤维性，纤维绒毛状（图 359-1）。气微，味微苦、甘，嚼之后有持久的灼热辛辣不适感。

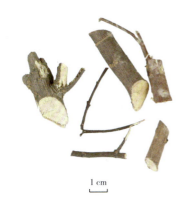

1 cm

图 359-1　了哥王

【采收加工】　全年均可采挖，秋末至仲冬叶片开始脱落时采收，有效成分含量最高。挖出根，除去杂质，晒干，或剥取根皮，晒干。建议趁鲜切片或段，快速干燥或低温烘干。药材水分不得超过 12.0%。

【贮藏】　了哥王贮存不当，易虫蛀。建议在 25℃以下，单包装密封，大垛密闭库藏。

【主要成分】　主要含香豆素类（西瑞香素、伞形花内酯等）、木质素类（罗汉松之酚、南荛酚、松脂醇等）、黄酮类、挥发油类、甾体类等。

湖南省中药材标准（2009 年版）：醇溶性浸出物不得少于 10%。

【性味归经】　苦，寒；有毒。归肺、胃经。

【功能主治】　清热解毒，散结逐水。用于肺热咳嗽、疰腮、瘰疬，风湿痹痛，疮疖肿毒，水肿腹胀。

【用法用量】　内服：根 10~15 g，根皮 9~12 g，久煎后服用。外用：鲜根捣敷。

【其他】

1. 孕妇忌服。了哥王粉碎或煎煮过程中易引起皮肤过敏，注意防护。

2. 了哥王中毒症状为呕吐、腹泻等。

3. 现代药理研究表明，了哥王具有抗菌、抗病毒、抗癌、抗炎镇痛等活性。主要用于治疗支气管炎、肺炎、扁桃体炎、腮腺炎、乳腺炎等由炎症引起的病症。

刀　豆

【来源】　刀豆为豆科植物刀豆 *Canavalia gladiata* (Jacq.) DC. 的干燥成熟种子。我国长江流域及南方各省均有栽培。

【性状】　刀豆呈扁卵形或扁肾形，长 2~3.5 cm，宽 1~2 cm，厚 0.5~1.2 cm。表面淡红色至红紫色，微皱缩，略有光泽。边缘具眉状黑色种脐，长约 2 cm，上有白色细纹 3 条，质硬，难破碎。种皮革质，内表面棕绿色而光亮；子叶 2，黄白色，油润。气微，味淡，嚼之有豆腥味。

以果实饱满，表皮淡红色至红紫色，有光泽，质坚实者为佳。

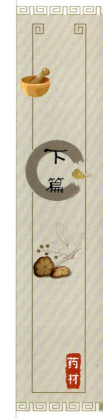

1 cm

图 360-1　刀　豆

【采收加工】　秋季采收成熟果实，剥取种子，晒干。

【贮藏】　刀豆贮存不当，易虫蛀，受潮易腐烂。建议在 25℃以下，单包装密封，大垛用黑色塑料布遮盖、密闭库藏。

437

【主要成分】 主要含胺类，还含有赤霉素 A21（刀豆赤霉素Ⅰ）、赤霉素 A22（刀豆赤霉素Ⅱ）及蛋白质等。

【性味归经】 甘、温，平。归胃、肾经。

【功能主治】 温中，下气，止呃。用于虚寒呃逆，呕吐。

【用法用量】 内服：煎汤，6~9 g。或烧存性研末。

【其他】

1. 用时捣碎。

2. 刀豆为药食两用品种，加热不彻底，易引起食物中毒。

3. 刀豆具有保护心血管系统、抗肿瘤、致炎等药理活性。

4. 鼻窦炎：老刀豆焙干研末。每次 6 g，早晚各 1 次，黄酒冲服。

5. 胃寒呕吐、呃逆：刀豆、柿蒂各 10 g，砂仁、半夏各 6 g。水煎服。

三 画

三七叶

【来源】 三七叶为五加科植物三七 *Panax notoginseng* (Burk.) F. H. Chen 的干燥叶。主产于云南省文山县。

【性状】 三七叶叶片皱缩，展开后呈掌状复叶，由小叶 3~7 枚组成；小叶片椭圆形，长 5~14 cm，宽 2~5 cm，中央数片较大，先端长尖，基部近圆形，边缘具细锯齿，齿端及表面沿脉可见细刺毛（图 361-1）。质脆，气微，味微苦。

【采收加工】 三七叶一般在三七采收期采收，也可在秋季花开前在不影响三七正常生长的情况下采收部分三七叶，除去杂质，鲜用或快速干燥。

【贮藏】 三七叶贮存不当，受潮易霉烂，见光色易枯黄。建议在 20℃以下，单包装密封，大垛用黑色塑料布遮盖、密闭库藏。鲜品不宜久贮，建议鲜采鲜食。

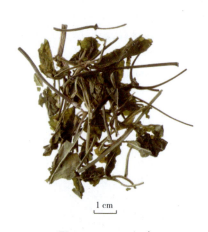

1 cm

图 361-1 三七叶

【主要成分】 主要含人参皂苷 Rh_2、F2、Rg_3、Rg_1、Rb_3、Rd、Rc，绞股蓝皂苷，三七皂苷 R1、Fe，甘草素，芹糖甘草苷，人参二醇，人参三醇等。

云南省食品安全地方标准：干制三七叶含人参皂苷 Rb_3 不得少于 0.5%。

【性味归经】 苦、微甘，温。归肝、胃经。

【功能主治】 散瘀止血，消肿定痛。用于吐血，衄血，便血，外伤出血，跌打肿痛，痈肿疮毒。

【用法用量】 内服：煎汤，3~10 g；或入丸、散；或冲泡代茶。外用：适量，研末撒或调敷。

【其他】

1. 三七叶具有中枢抑制、抗衰老、抗心律失常、降血脂、抗炎等药理作用。

2. 治痈疽初起：鲜三七叶捣烂外敷，干则更换。

3. 三七叶茶：三七叶（干品）2 g，绿茶 3 g。益气健脾，化痰降脂。主治脾气虚弱型脂肪肝。

三七花

【来源】 三七花为五加科植物三七 *Panax notoginseng*（Burk.）F. H. Chen 未开放的干燥花序。主产云南文山县。

【性状】 本品呈不规则半球形、球形或伞形，直径 0.5~2.5 cm，总花梗长 0.5~4.5 cm，圆柱形，常弯曲，具细纵纹。展开后，小花柄长 0.1~1.5 cm，基部具鳞毛状苞片。花萼黄绿色，先端 5 齿裂。花瓣 5 片，黄绿色。花药椭圆形，背着生，内向 5 纵裂。花柱 2 枚，基部合生（图 362-1）。质脆易碎。气微，味甘微苦。

以朵大、型好、洁净无异味，花苞锦簇、花色翠绿、水分含量低者为佳。

3 年花优于 2 年花；3 年花较 2 年花朵大，柄粗，冲泡后色深味浓。

【采收加工】 三七花生长到第 2 年亦可采收，但提前采收会影响三年生三七花和三七主根的生长，因此第 3 采收居多，最佳采摘时间为每年 6 月份、7 月份。当花蕾生长到直径 3~5 cm 时，从花蕾基部将花摘下，晒干或快速烘干，药材水分不得过 10.0%。

文山老回龙产区不同生长年限三七花蕾中总皂苷及单体皂苷的含量测定，见表 362-1。

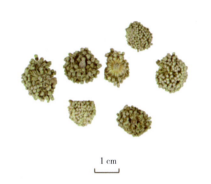

1 cm

图 362-1 三七花

表 362-1 文山老回龙产区不同生长年限三七花蕾中总皂苷及单体皂苷的含量测定[1]

生长年限	总皂苷 /%	人参皂苷 Rb_1/%	人参皂苷 Rb_3/%
2 年	9.78	1.03	2.95
3 年	19.81	1.85	5.63

3 年生的药材中总皂苷和单体皂苷含量都高于同产地 2 年生的药材，这符合民间"三七花入药用 3 年生"的传统。

【贮藏】 三七花贮存不当，受潮易发霉、易败色、易虫蛀、香气易散失。建议在 20℃ 以下，单包装密封，防压，大垛用黑色塑料布遮盖、密闭库藏。

【主要成分】 主要含人参皂苷 F2、Rd、Rc、Rb_3、Rb_2、Rb_1，三七花苷元 A、B、C、D、E、β-谷甾醇，胡萝卜苷，三七皂苷 Fe，绞股蓝皂苷Ⅸ等。

云南省食品安全地方标准：干制三七花含人参皂苷 Rb_3 不得少于 0.8%。

【性味归经】 甘、微苦，凉。归肝经。

【功能主治】 清热生津，平肝降压。用于津伤口渴，咽痛，音哑，眩晕。

【用法用量】 内服：适量，开水泡服。

【其他】

1. 三七花具有抗炎、镇痛、中枢神经抑制、降压、抗血栓等药理作用。

2. 治高血压：文山三七花 10 g，鸡蛋 4 个。花和鸡蛋煮 10 分钟，后将鸡蛋敲碎壳再煮 30 分

439

[1] 魏莉, 杜奕, 周浩. 不同产地和生长年限三七花蕾中总皂苷及单体皂苷的含量测定[J]. 方药揽胜, 2018, 42（2）：76-78.

钟，花和鸡蛋同吃。

3. 人参花和三七花外形极为相似，市场上不乏用人参花假冒三七花，购买时大家应注意识别：三七花花朵较大，紧实，小花数量多，颜色鲜绿，味甘苦；人参花花朵小，散乱，花柄较长，小花数量少，味苦。两者功效也有差别，三七花性凉，人参花性温，三七花活血，不破血，人参花活血，破血。

❧ 三叉苦 ❧

【来源】　三叉苦为芸香科植物三桠苦 *Evodia lepta*（Spreng.）Merr. 的干燥茎及带叶嫩枝。分布于江西、福建、台湾、广东、海南、广西、贵州和云南等地。

【性状】　三叉苦呈不规则的段或片状。茎直径1~1.0 cm，表面灰棕色至棕褐色，有密集的淡褐色皮孔，或间有白皮斑；质坚硬；切面皮部薄，灰棕色，易脱落，木部黄白色，有数个同心环纹，中央有极小的髓。嫩枝略呈方柱形，灰绿色或绿褐色；质硬而脆，易折断；切面中央有白色髓；味苦。三出掌状复叶，对生，具长柄；小叶多皱缩，完整叶片展平后呈长圆形，长 6~20 cm，宽 2~8 cm；先端渐尖或急尖，基部渐窄下延成小叶柄；全缘或不规则微波状；上表面黄绿色，光滑，可见小油点，下表面颜色较浅；纸质（图 363-1）；揉之有香气，味极苦。

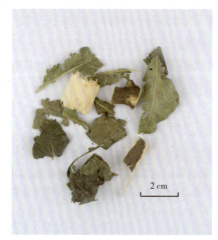

2 cm

图 363-1　三叉苦

以枝嫩、叶绿者为佳。

【采收加工】　全年采收，洗净，趁鲜切段或片，干燥，水分不得过 13.0%。

【贮藏】　三叉苦贮存不当，见光色易变淡，受潮发霉。色淡者药效低。建议在 25℃以下，单包装密封，大垛用黑色塑料布遮盖、防堆压、密闭库藏。

【主要成分】　主要含苯并吡喃类、生物碱类（如吴茱萸春、香草木宁、白鲜碱）、挥发油等。

广东省中药材标准（第三册）（2019 年版）：稀乙醇热浸出物不得少于 4.0%。

【性味归经】　苦、寒。归肝、肺、胃经。

【功能主治】　清热解毒，行气止痛，燥湿止痒。用于热病高热不退，咽喉肿痛，热毒疮肿，风湿痹痛，湿火骨痛，胃脘痛，跌打肿痛。外用治皮肤湿热疮疹，皮肤瘙痒，痔疮。

【用法用量】　内服：15~30 g，煎汤服。外用：适量，鲜叶捣烂或煎汤洗患处，也可阴干研粉调制软膏搽患处。

【其他】

1. 三叉苦具有解热、镇痛、抗炎、护肝、抗氧化等药理作用。

2. 本品为两广地区民间常用中草药，除作为清热解毒，行气止痛药用外，尚作凉茶配方。

3. 耳内生疖：三叉苦鲜叶适量，捣烂取汁滴耳。

4. 便秘：三叉苦 20 g，红糖少许。水煎服，冲红糖服。

5. 肺热咳嗽：三叉苦根 30 g，冰糖少许。水煎，调冰糖服。

中药材质量新说（第二版）ZHONGYAOCAI ZHILIANG XINSHUO（DIERBAN）药材

三白草

【来源】 三白草为三白草科植物三白草 Saururus chinensis（Lour.）Baill 的干燥地上部分。主产于江苏、浙江、湖南、广东等地。

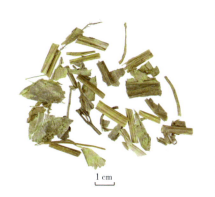

1 cm

图364-1 三白草

【性状】 三白草茎呈圆柱形，有纵沟4条，一条较宽广；断面黄棕色至棕褐色，纤维性，中空。单叶互生，叶片卵形或卵状披针形，长4~15 cm，宽2~10 cm；先端渐尖，基部心形，全缘，基出脉5条；叶柄较长，有纵皱纹。总状花序于枝顶与叶对生，花小，棕褐色。蒴果近球形（图364-1）。气微，味淡。

以叶多、灰绿色或棕绿色者为佳。

【采收加工】 全年均可采，以夏秋季为宜，收取地上部分，除去杂质，摊薄快速晒干。药材水分不得过13.0%。

三白草不同部位中三白草酮的含量测定，见表364-1。

表364-1 三白草不同部位中三白草酮的含量测定（%）[1]

样品	三白草酮含量		
	全草	地上部分	根茎
1	0.110	0.434	0.031
2	0.124	0.302	0.026
3	0.169	0.205	0.143

三白草酮含量：地上部分＞全草＞根茎。

不同产地三白草中三白草酮的含量测度，见表364-2。

表364-2 不同产地三白草中三白草酮的含量测度（%）[2]

产地	陕西	江苏	福建	河北	湖北
三白草酮含量	0.132	0.124	0.118	0.156	0.082

产自河北的三白草中三白草酮较高。

【贮藏】 三白草贮存不当，易受潮发霉、败色。建议在20℃以下，单包装密封，大垛用黑色塑料布遮盖、密闭库藏。

【主要成分】 主要含挥发油、黄酮类（如槲皮素、槲皮苷）、木脂素类、生物碱类、鞣质类、多糖等。

药典标准：含三白草酮不得少于0.10%，醇溶性浸出物不得少于10.0%。

【性味归经】 甘、辛，寒。归肺、膀胱经。

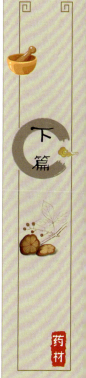

下篇

药材

441

---

[1]王晓燕，黄霞，王海波，等．HPLC测定三白草不同药用部位三白草酮的含量[J]．药物分析杂志，2015，35（8）：1505-1508.

[2]王隶书，赵大庆，程东岩，等．HPLC法测定不同产地三白草中三白草酮的含量[J]．中国药师，2008，11（3）：283-284.

【功能主治】 利尿消肿，清热解毒。用于水肿，小便不利，淋沥涩痛，带下；外治疮疡肿毒，湿疹。

【用法用量】 内服：煎汤，15~30 g；鲜品倍量。外用：鲜品适量，捣烂外敷。

【其他】

1. 三白草可治乳汁不足、风湿痹痛、脚气、全身瘙痒、腰痛、烫火伤、吐血、白喉等症。
2. 治尿路感染、尿路结石、肾炎水肿：三白草、车前草各 60 g，海金沙 15 g。水煎服。

三加皮

【来源】 三加皮又名白簕根，为五加科植物白簕 *Acanthopanax trifoliatus*（L.）Merr. 的干燥根或根皮。主产于华南、华东、西南等地。

【性状】 根呈圆柱形，稍弯曲，直径 0.3~3.5 cm，根皮厚 0.1~0.3 cm。表面淡灰色至灰褐色，稍粗糙，有细纵沟及皱纹。质坚实，皮较薄，可折断，断面平整，外围一层皮部灰色，木部黄白色，微呈放射状纹（图 365-1）。气微香，味微辛、微苦、涩。

根皮呈不规则的长条形，多扭曲，大小不一，有的断裂呈碎片状，厚 0.1~0.3 cm，外表面灰色，内表面灰褐色，有细纵皱纹（图 365-2）。味微辛，微苦、涩。

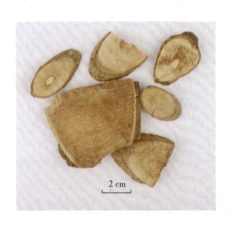

图 365-1 三加皮根

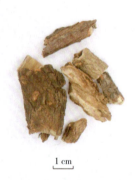

图 365-2 三加皮根皮

【采收加工】 秋末叶落时至次春发芽前采挖根部，干燥；或纵向剖开，剥取根皮，干燥。药材水分不得过 13.0%。

【贮藏】 三加皮受潮易霉变、易虫蛀，有效成分易流失。建议在 25℃ 以下，单包装遮光密封库藏；大垛用黑色塑料布遮盖、密闭库藏。

【主要成分】 主要含萜类（如贝壳杉烯酸、蒲公英萜醇、蒲公英萜醇乙酸酯）、苯丙素糖苷类、黄酮类、皂苷类、咖啡酸单宁等。

广东省中药材标准（第三册）（2019 年版）：根水溶性浸出物不得少于 13.0%；根皮水溶性浸出物不得少于 22.0%。

【性味归经】 苦、涩，微寒。归脾、肝经。

【功能主治】 祛风除湿，清热解毒，散瘀止痛。用于风湿痹痛，湿热痢疾，黄疸。外用治疮痈肿毒，跌打损伤，皮肤湿疹。

【用法用量】 内服：煎汤，15~30 g，大剂量可用至 60 g；或浸酒。外用：适量，捣敷或煎水洗患处。

中药材质量新说（第二版）ZHONGYAOCAI ZHILIANG XINSHUO（DIERBAN）药材

【其他】

1. 三加皮具有抗疲劳、抗癌、抗衰老、抗菌消炎、增强免疫等药理活性。

2. 治风湿关节痛：三加皮根 30~60 g。酌加酒水各半炖服。

3. 治喉炎：三加皮 30~60 g。煎服。

4. 治湿疹：三加皮根 30 g，炖肥肉服；另取三加皮根适量，水煎外洗。

5. 本植物的叶、花也供药用。三加皮枝叶：清热解毒，活血消肿，除湿敛疮；主治感冒发热，咳嗽胸痛，痢疾，风湿痹痛，跌打损伤，骨折，刀伤，痈疮疔疖，口疮，湿疹，疥疮，毒虫咬伤。三加花：解毒敛疮；主治漆疮。

6. 刚毛白簕 *Acanthopanax trifoliatus*（L.）Merr. var. *Setosus* Li，康定五加 *Acantuopanax lasiogyne* Harms 在部分地区亦作为三加皮药材使用。

干 漆

【来源】 干漆为漆树科植物漆树 *Toxicodendron vernicifluum*（Stokes）F. A. Barkl. 的树脂经加工后的干燥品。除黑龙江、吉林、内蒙古、新疆以外，各地均有分布。

【性状】 干漆呈不规则块状，黑褐色或棕褐色，表面粗糙，有蜂窝状细小孔洞或呈颗粒状。质坚硬，不易折断，断面不平坦（图366-1）。具特殊臭气。

以块整、色黑、坚硬，漆臭重者为佳。

【采收加工】 割伤漆树树皮，收集自行流出的树脂为生漆，干固后凝成的团块即为干漆，但商品多收集漆缸壁或底部黏着的干渣，干燥，水分不得过 7.0%。

【贮藏】 干漆易散发臭气，贮存不当易着火。建议在25℃以下，单包装密封，大垛密闭库藏；药房配方使用前密封保管。

注：干漆易燃，贮藏过程中注意防火。

【主要成分】 主要含漆酚、漆酶、漆树多糖、含氮物、树胶质等。

药典标准：乙醇浸出物不得少于1.2%。

【性味归经】 辛，温；有毒。归、脾经。

【功能主治】 破瘀通经，消积杀虫。用于瘀血经闭，癥瘕积聚，虫积腹痛。

【用法用量】 内服：入丸、散，2~5 g；内服宜炒或煅后用。外用：烧烟熏。

【其他】

1. 干漆具有强心、血压升高、促凝血、解痉等作用。

2. 本品有毒，不宜多服久服，宜中病即止。孕妇及对漆过敏者禁用。

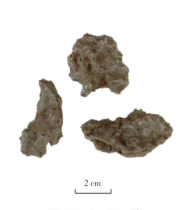

2 cm

图 366-1 干 漆

土木香

【来源】 土木香是菊科植物土木香 *Inula helenium* L. 的干燥根。分布于东北、西北、华北等地。

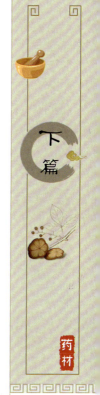

【性状】　土木香呈圆锥形，略弯曲，长 5~20 cm。表面黄棕色或暗棕色，有纵皱纹及须根痕。根头粗大，顶端有凹陷的茎痕及叶鞘残基，周围有圆柱形支根。质坚硬，不易折断，断面略平坦，黄白色至浅灰黄色，有凹点状油室（图 367-1）。气微香，味苦、辛。

以根粗壮、质坚实、香气浓者为佳。

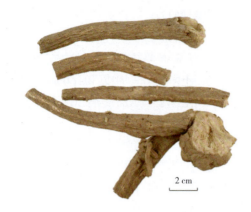

图 367-1　土木香

【采收加工】　秋季地上茎叶开始枯萎时采收，挖出全根，除去茎叶、泥沙和须根（忌用水洗），晒干。建议晒至三四成干后切片干燥，以节约干燥时间。药材水分不得过 14.0%。

青海产土木香不同采收期土木香内酯、异土木香内酯含量测定，见表 367-1。

表 367-1　青海产土木香不同采收期土木香内酯、异土木香内酯含量测定[1]

采收期	土木香内酯 /%	异土木香内酯 /%	总量 /%
5 月	2.23	2.49	4.72
6 月	2.24	2.30	4.54
7 月	1.92	1.82	3.74
8 月	2.00	1.97	3.97
9 月	2.29	2.48	4.77
10 月	2.10	2.04	4.17

9 月份青海产土木香中土木香内酯和异土木香内酯的总量高，为最佳采收期。不同产地由于气候、海拔等因素影响采收期可适当提前或延后。

土木香趁鲜切制和传统切片方法比较，见表 367-2。

表 367-2　土木香趁鲜切制和传统切片方法比较[2]

加工方法	土木香内酯 /%	异土木香内酯 /%	总黄酮 /%
趁鲜切片	2.24	1.28	1.50
传统切片	2.29	1.32	1.41

注：趁鲜切片指土木香药材含水量约 35% 时切制的饮片。

土木香趁鲜切制与传统切片方法，有效成分差异不大。

【贮藏】　土木香贮存不当，易走油变色、香气散失，有效成分下降快。建议在 20℃ 以下，单包装密封，大垛用黑色塑料布遮盖、密闭库藏。

【主要成分】　主要含挥发油（如土木香内酯、异土木香内酯、土木香酸、土木香醇）、菊糖等。

药典标准：醇溶性浸出物不得少于 55.0%；含土木香内酯和异土木香内酯的总量不得少于 2.2%。

【性味归经】　辛、苦，温。归肝、脾经。

【功能主治】　健脾和胃，行气止痛，安胎。用于胸胁、脘腹胀痛，呕吐泻痢，胸胁挫伤，岔

［1］董琦，马世震，胡凤祖．HPLC 法测定不同采收期栽培藏木香中内酯类成分［J］．中草药，2010，41（7）：1186-1187.

［2］马玉斌．土木香趁鲜切制与传统切片方法的比较［J］．中国实验方剂学杂志，2013，19（21）：30-32.

气作痛，胎动不安。

【用法用量】 内服：3~9 g，多入丸散服。

【其他】

1. 土木香具有抗菌、抗肿瘤、保肝、驱虫、降血糖、胰岛素增敏等药理活性。

2. 土木香虽无肾毒性，但稍大剂量服用能使人呕吐、腹泻等胃肠道反应。

3. 治胸胁胃胀痛不适：土木香、藿香、枳壳、陈皮各9 g。水煎服。

土贝母

【来源】 土贝母为葫芦科植物土贝母 *Bolbostemma paniculatum*（Maxim.）Franquet 的干燥块茎。分布于河南、陕西、山西、河北等地。

【性状】 土贝母为不规则的块，大小不等。表面淡红棕色或暗棕色，凹凸不平。质坚硬，不易折断，断面角质样，气微，味微苦。

以质坚实、个大、色淡红棕、断面角质样者为佳（图368-1）；陈久、霉变，质次（图368-2）。

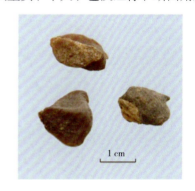

图368-1 个大、色淡红棕，质优

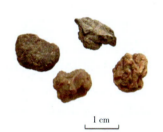

图368-2 陈久、霉变，质次

【采收加工】 寒露节茎叶枯萎后，或早春萌芽前收刨。洗净，掰开，煮至无白心，取出，晒干，水分不得过12.0%。

土贝母不同加工炮制方法的比较，见表368-1。

表368-1 土贝母不同加工炮制方法的比较（%）[1]

样品名	成品率	成品含水率	扣水后成品率	乙醇出膏率	扣水后成品总皂苷含量	扣水后成品土贝母苷甲含量	成品中土贝母苷甲的净收率（以鲜品计）	成品中总皂苷的净收率（以鲜品计）
煮制品	34.2	10.25	32.23	46.7	21.60	1.05	0.34	6.96
蒸制品	34.8	12.58	30.42	42.76	22.52	1.06	0.32	6.85
50℃烘干品	21.8	8.32	19.99	43.92	20.68	1.37	0.27	4.13
阴干品	34.4	8.49	31.48	34.64	16.28	1.41	0.44	5.12

传统的2种加工炮制方法（煮制法、蒸制法）在折干率、出膏率、总皂苷含量上都优于50℃烘干品与阴干品，炮制品在外观上也比较美观。

【贮藏】 土贝母贮存不当，易受潮发霉，有效成分含量下降。建议在25℃以下，单包装密

［1］卢颖，傅延龄，马泽新，等．土贝母不同加工炮制方法的比较［J］．北京中医药大学学报，2011，34（7）：482-485.

封，大垛用黑色塑料布遮盖、密闭库藏。

【主要成分】 主要含皂苷，还含有甾醇、糖苷、酯、生物碱等。

药典规定：醇溶性浸出物不得少于17.0%，含土贝母苷甲不得少于1.0%。

【性味归经】 苦，微寒。归肺、脾经。

【功能主治】 解毒，散结，消肿。用于乳痈，瘰疬，痰核。

【用法用量】 内服：煎汤，5~10 g。或和丸、散。外用：适量，研末调敷或敷膏贴敷患处。

【其他】

1. 用时打碎，利于有效成分煎出。

2. 乳痈初起：白芷、土贝母各等份。研为细末，每服9 g，陈酒热服，护暖取汗即消，重者再一服。

3. 颈淋巴结核未破者：土贝母9 g。水煎服。同时用土贝母研粉，醋调外敷。

土荆芥

【来源】 土荆芥为藜科植物土荆芥 *Chenopodium ambrosioides* L. 的带有果穗的干燥地上部分。主产于广西、广东、福建、江苏、湖南、四川等地。

【性状】 土荆芥下部茎呈圆柱形，粗壮，光滑；上部茎呈方形，有纵沟，具毛茸。叶片多皱缩或破碎，完整者展平后呈矩圆状披针形至披针形，先端急尖或渐尖，边缘具稀疏不整齐的锯齿。花着生于叶腋。胞果扁球形，触之即落，外被宿萼，淡绿色或黄绿色。种子黑色或暗红色，平滑（图369-1）。有强烈而特殊的香气，味辣而微苦。

【采收加工】 夏、秋季果实完全成熟时收割，除去杂质，阴干或晒干。药材水分不得过14.0%。

【贮藏】 土荆芥贮存不当，受热易霉变，香气易散失。建议在25℃以下，单包装遮光密封库藏；大垛用黑色塑料布遮盖、密闭库藏。

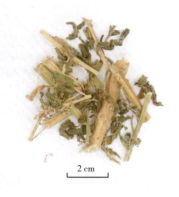

2 cm

图369-1 土荆芥

【主要成分】 主要含黄酮类（如槲皮素、山奈素、异鼠李素）、生物碱类（如甜菜碱）、皂苷类、挥发油等。

广东省中药材标准（第三册）（2019年版）：醇溶性浸出物不得少于12.0%。

陕西省药材标准（2015年版）：醇溶性浸出物不得少于10.0%；含总黄酮以槲皮素计不得少于0.50%，含挥发油不得少于0.50%。

【性味归经】 辛、苦，微温；有小毒。归脾经。

【功能主治】 祛风除湿，杀虫止痒，活血消肿。主治钩虫病、蛔虫病、蛲虫病，头虱，皮肤湿疹，疥癣，风湿痹痛，经闭，痛经，口舌生疮，咽喉肿痛，跌打损伤，蛇虫咬伤。

【用法用量】 内服：3~9 g，或入丸、散，或提取土荆芥油，成人用量0.8~1.2 ml，最大量1.5 ml，儿童每岁0.05 ml。外用：适量，煎水洗或捣敷。

【其他】

1. 不宜多服、久服、空腹服，服前不宜用泻药。孕妇及有肾、心、肝功能不良或消化道溃疡者禁服。

2. 土荆芥具有抗寄生虫、抗菌、抗癌、抗氧化、抑制血栓、保护胃、镇痛止痒等药理活性。

3.头虱：土荆芥，捣烂，加茶油敷。

4.关节风湿痛：土荆芥鲜根 15 g。水炖服。

土茯苓

【来源】 土茯苓为百合科植物光叶菝葜 *Smilax glabra* Roxb. 的干燥根茎。主产于西南、华南、华东等地。

【性状】 土茯苓略呈圆柱形，稍扁或呈不规则条块，有结节状隆起，具短分枝，长 5~22 cm，直径 2~5 cm。表面黄棕色或灰褐色，凹凸不平，有坚硬的须根残基，分枝顶端有圆形芽痕，有的外皮现不规则裂纹，并有残留的鳞叶。质坚硬。切片呈长圆形或不规则，厚 1~5 mm，边缘不整齐；切面类白色至淡红棕色，粉性，可见点状维管束及多数小亮点；质略韧，折断时有粉尘飞扬，以水湿润后有黏滑感（图 370-1）。气微，味微甘、涩。

以个头大（形大质重），粉性大、筋脉少，切面淡棕色者为佳。

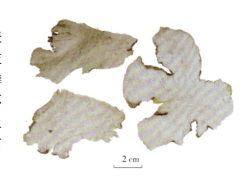

2 cm

图 370-1 土茯苓

含量测定结果表明，断面红棕色土茯苓中落新妇苷含量范围在 2.0%~6.0%，断面类白色土茯苓落新妇苷含量范围在 0.20%~3.0%。检测的 25 个样品中有 4 个样品含量低于现行版药典所规定的最低限量 0.45%，且全部为断面类白色药材（图 370-2）。

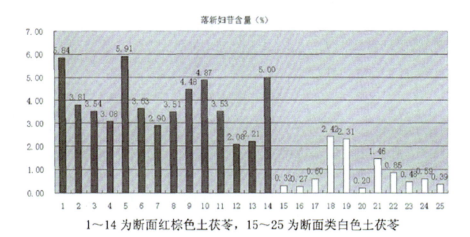

落新妇苷含量（%）

1~14 为断面红棕色土茯苓，15~25 为断面类白色土茯苓

图 370-2 不同产地的土茯苓中落新妇苷的含量比较[1]

【采收加工】 采收生长 4 年以上，（根茎）个头直径 6 cm 以上，鲜切片断面数分钟后变红者[2]。秋末冬初采挖，除去杂质及泥沙，趁鲜切片，晒干或低温烘干，水分不得超过 15.0%。

【贮藏】 土茯苓贮存不当，黄酮类等成分含量下降快。建议在 25℃以下，单包装密封，大垛用黑色塑料布遮盖、密闭库藏。

【主要成分】 主要含皂苷，还含有鞣质、树脂、黄酮（如落新妇苷、异落新妇苷、土茯苓苷）、生物碱、挥发油、六碳糖类、甾醇等。

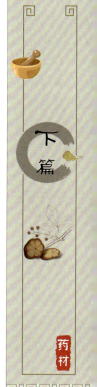

[1]董凯旋.不同产地断面红棕色及类白色土茯苓的生药学研究[D].贵阳:贵阳中医学院,2011.

[2]严爱娟,郭增喜,张文婷,等.产地及生长年限对土茯苓中落新妇苷含量的影响[J].中国现代应用药学,2016,33(6):803-806.

447

药典标准：醇溶性浸出物不得少于15.0%；含落新妇苷不得少于0.45%。

【性味归经】　甘、淡，平。归肝、胃经。

【功能主治】　解毒，除湿，通利关节。用于梅毒及汞中毒所致的肢体拘挛，筋骨疼痛；湿热淋浊，带下，痈肿，瘰疬，疥癣。

【用法用量】　内服：煎汤，15~60 g。外用：适量，研末调敷。

【其他】

1. 肝、肾阴虚者慎服。

2. 治梅毒：土茯苓60 g，银花12 g，威灵仙、白鲜皮各9 g，苍耳子15 g，生甘草6 g。水煎服。

3. 土茯苓9 g，川芎3 g，木通4.5 g，银花9 g，茯苓6 g，大黄4.5 g，防风6 g。祛毒，养血，活络。主治外感毒邪，浸淫肌肤。

4. 越南土茯苓个头普遍较大，直径3.5~8 cm，长8~23 cm，且大多呈圆柱形，鲜切面初为白色，即刻发红，晒干后整体呈红棕色，表面有少量发亮的颗粒，落新妇苷含量均高于国产土茯苓[1]。

大风子

【来源】　大风子为大风子科植物大风子 *Hydnocarpus anthelmintica* Pierre、海南大风子 *Hydnocarpus hainanensis*（Merr.）Sleum 的干燥成熟种子。大风子分布于台湾、海南、云南等地；海南大风子分布于海南、广西等地。

【性状】　大风子：呈不规则的圆形或类多面形，有钝棱，长2~3 cm，直径1~2 cm。表面灰棕色至棕褐色，较小的一端有放射沟纹，另一端有珠孔。种皮坚硬，用力击之易碎，厚1.5~2 mm，内表面光滑，浅黄色至黄白色。种仁与种皮分离，胚乳白色，富脂肪略似蜡质，中央有胚，子叶两片，黄白色，胚根位于较大的一端（图371-1）。无臭，无味。

海南大风子：略呈四面体，一面隆起，三面稍平坦；长1~2 cm，宽0.5~1 cm。表面灰黄色至灰棕色，有多数隆起的纵脉纹，种脐位于种子的一端。种皮硬而脆，厚0.5 mm，易碎。种仁不规则长卵形，外被暗紫褐色薄膜，具微细皱纹；胚乳黑棕色，子叶心脏形稍尖，色较浅。

以个大、种仁饱满、色白、油足者为佳。

【采收加工】　果实成熟时采收，摊放至果肉软化，去皮，将种子洗净，晒干。药材水分不得过8.0%。

【贮藏】　大风子贮存不当，受潮易虫蛀、发霉，受热走油。建议在20℃以下，单包装密封，大垛用黑色塑料布遮盖、密闭库藏。

【主要成分】　主要含黄酮类、糖类、五环三萜类、挥发油类等。

【性味归经】　辛，热；有毒。归肝、脾经。

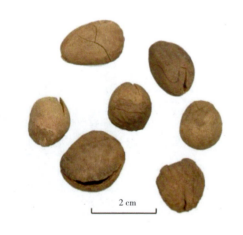

图371-1　大风子

[1]严爱娟,郭增喜,张文婷,等.产地及生长年限对土茯苓中落新妇苷含量的影响[J].中国现代应用药学，2016, 33（6）：803-806.

【功能主治】 祛风燥湿，攻毒杀虫。用于麻风，杨梅疮，疥癣，酒皶鼻，痤疮。

【用法用量】 内服：0.3~1 g，研末入丸、散剂，不入煎剂。外用：适量，捣敷；或煅存性研末调敷。

【其他】

1. 大风子有毒，一般只作外用，内服宜慎。必须作内服剂用时，当稀释于复方中用，并不得过量或持续服用。外用也不得过量或久用。

2. 大风子具有抗肿瘤、抗菌等药理活性，临床上可用于麻风病、牛皮癣、风湿病等。

3. 治乳房结块：大风子 15 g，草乌 9 g。共捣烂局部外敷。

大叶紫珠

【来源】 大叶紫珠为马鞭草科植物大叶紫珠 *Callicarpa macrophylla* Vahl 的干燥叶或带叶嫩枝。主产于华南、西南等省。

【性状】 大叶紫珠多皱缩、卷曲，有的破碎。完整叶片展平后呈长椭圆形至椭圆状披针形，长 10~30 cm，直径 5~11 cm。上表面灰绿色或棕绿色，被短柔毛，较粗糙；下表面淡绿色或淡棕绿色，密被灰白色绒毛，主脉和侧脉突起，小脉伸入齿端，两面可见腺点。先端渐尖，基部楔形或钝圆，边缘有锯齿。叶柄长 0.8~2 cm。纸质（图 372-1）。气微，味辛微苦。

以叶多、色绿、完整、无杂质者为佳。

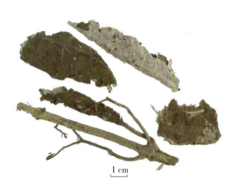

1 cm

图 372-1 大叶紫珠

【采收加工】 传统上夏、秋二季枝叶茂盛时采收，建议秋末寒露后霜降前采收，摘下叶片或带叶嫩枝，除去杂质，晒干。药材水分不得过 15.0%。

不同采收时间中大叶紫珠的黄酮类成分含量测定，见表 372-1。

表 372-1 不同采收时间中大叶紫珠的黄酮类成分含量测定（mg/g）[1]

采收时间	木犀草素	木犀草苷	木犀草素 + 木犀草苷
8 月 16 日	0.079	0.287	0.366
8 月 18 日	0.071	0.283	0.354
9 月 15 日	0.089	0.357	0.446
9 月 19 日	0.093	0.358	0.451
9 月 24 日	0.085	0.349	0.434
10 月 16 日	0.082	0.422	0.504
10 月 19 日	0.082	0.418	0.500

10 月中旬大叶紫珠中黄酮（如木犀草苷）含量达到最高值。

【贮藏】 大叶紫珠贮存不当，受潮易发霉、败色，受压易碎。建议在 25℃以下，单包装密封，大垛用黑色塑料布遮盖、密闭库藏。

【主要成分】 主要含黄酮类、糖类、鞣质、酚类、氨基酸、有机酸等。

药典标准：醇溶性浸出物不得少于 15.0%。含毛蕊花糖苷不得少于 0.15%。

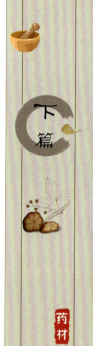

[1]柏帆，洪薇. HPLC 法同时测定大叶紫珠中 3 种有效成分含量[J]. 中医药导报，2016，22（13）：94-96.

【性味归经】辛、苦，平。归肝、肺、胃经。

【功能主治】散瘀止血，消肿止痛。用于衄血，咯血，吐血，便血，外伤出血，跌扑肿痛。

【用法用量】内服：煎汤，15~30 g。外用：适量，研末敷于患处。

【其他】

1. 大叶紫珠临床上治疗消化道出血、溃疡病出血、手术出血，有较好的止血效果。所含乌苏酸有抗菌、抗炎、中枢抑制作用；木犀草素有抗菌、抗炎、平滑肌的解痉作用。芹菜苷元对平滑肌有解痉作用，并有抗实验性胃溃疡作用。

2. 衄血：大叶紫珠叶 15 g。水煎服。

3. 跌打外伤出血：鲜大叶紫珠叶 100 g。捣烂敷患处。

4. 胃肠出血：大叶紫珠叶适量，当茶饮。

大头陈

【来源】大头陈为玄参科植物球花毛麝香 *Adenosma indianum*（Lour.）Merr. 的干燥带花全草。分布于广东、广西、云南等地。

【性状】大头陈主根不明显，多为须根。地上部分被白色绒毛。茎类方柱形或圆形，有分枝，长 15~60 cm，直径 0.1~0.3 cm；表面棕褐色或黑褐色，具细纵纹，节稍膨大；质稍韧，断面黄白色或中空。叶对生，有短柄；叶片多脱落或皱缩、破碎，完整者展开后呈卵形或长卵圆形，长 1.5~6 cm，宽 0.5~1.5 cm；先端钝，基部宽楔形，边缘有钝齿。穗状花序顶生或腋生，呈球状或长圆状。花萼筒状，5 裂，花冠多脱落（图 373-1）。气香，味辛凉、微苦。

以叶多、带花、香气浓者为佳。

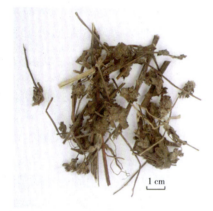

图 373-1　大头陈

【采收加工】秋季花开时采挖，除去杂质，晒干，建议趁鲜切段，摊薄快速晒干。药材水分不得过 13.0%。

【贮藏】大头陈贮存不当，受潮易霉变，叶易掉落，香气易散失。建议在 25℃ 以下，单包装遮光密封库藏；大垛用黑色塑料布遮盖、密闭库藏。

【主要成分】主要含有机酸、糖类、黄酮苷、酚类、氨基酸、挥发油（如雪松醇、柠檬烯、α-蒎烯）、三萜类（如桦木醇、白桦脂酸）等。

广东省中药材标准（第三册）（2019 年版）：醇溶性浸出物不得少于 12.0%。

【性味归经】辛，微温。归肺、脾经。

【功能主治】疏风解表，化湿消滞。用于风寒感冒，咳嗽，头痛，消化不良，腹胀泄泻。

【用法用量】内服：煎汤，15~30 g，鲜品加倍。外用：鲜品，捣敷。

【其他】

1. 大头陈具有抗炎、镇静、抗腹泻、抗菌等药理活性。大头陈对小鼠有急性毒性。

2. 感冒、咳嗽、发热头痛：大头陈 15~30 g。水煎服。

3. 消化不良，腹胀腹泻：大头陈 15~30 g。水煎服。

4. 皮炎：大头陈适量。捣烂敷患处。

中药材质量新说（第二版）ZHONGYAOCAI ZHILIANG XINSHUO（DIERBAN）药材

大豆黄卷

【来源】 大豆黄卷为豆科植物大豆 *Glycine max*（L.）Merr. 的成熟种子经发芽干燥的炮制加工品。全国各地均有栽培。

【性状】 大豆黄卷略呈肾形，长约 8 mm，宽约 6 mm。表面黄色或黄棕色，微皱缩，一侧有明显的脐点；一端有 1 弯曲胚根。外皮质脆，多破裂或脱落。子叶 2，黄色（图374-1）。气微，味淡，嚼之有豆腥味。

以粒大饱满、有皱纹及短芽者为佳。

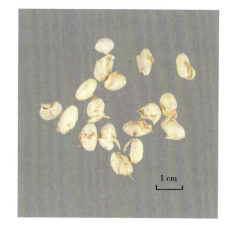

图 374-1　大豆黄卷

【制法】 选择肥壮饱满的种子，于冷水中泡涨后，用湿布盖好，或放入麻袋、蒲包中，置于温暖处，经常翻动和洒少量的水，促其发芽。待芽长至 0.5~1 cm 时，用清水洗净，晒干，水分不得超过 11.0%。

【贮藏】 大豆黄卷贮存不当，受潮易虫蛀、发霉。建议在 20℃以下，单包装密封，大垛用黑色塑料布遮盖、密闭库藏。

【主要成分】 主要含蛋白质、氨基酸类，还含有微量元素等。

药典标准：含大豆苷和染料木苷的总量不得少于 0.080%。

【性味归经】 甘，平。归脾、胃、肺经。

【功能主治】 解表祛暑，清热利湿。用于暑湿感冒，湿温初起，发热汗少，胸闷脘痞，肢体酸重，小便不利。

【用法用量】 内服：煎汤，9~15 g；或入丸、散；或鲜品捣汁服。

【其他】

1. 大豆黄卷对肺炎球菌、金黄色葡萄球菌等均有抑制作用，还有抗病毒作用。可用于治疗病毒性感冒、流感。

2. 治头风，湿痹，筋挛膝痛，胃中积热，大便结涩：大豆黄卷炒干，为末，食前温水服一勺，每日 2 服。

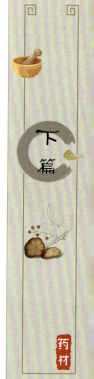

大皂角

【来源】 大皂角为豆科植物皂荚 *Gleditsia sinensis* Lam. 的干燥成熟果实。主产于河南、山东、陕西等地。

【性状】 大皂角呈扁长的剑鞘状，有的略弯曲，长 15~40 cm，宽 2~5 cm，厚 0.2~1.5 cm。表面棕褐色或紫褐色，被灰色粉霜，擦去后有光泽，种子所在处隆起。基部渐窄而弯曲，有短果柄或果柄痕，两侧有明显的纵棱线。质硬，摇之有声，易折断，断面黄色，纤维性。种子多数，扁椭圆形，黄棕色至棕褐色，光滑（图375-1）。气

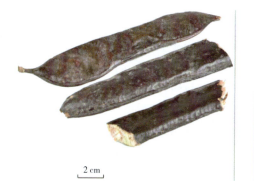

图 375-1　大皂角

特异，有刺激性，味辛辣。

以个匀、肥厚、饱满、质坚者为佳。

【采收加工】秋季果实成熟后采收。打下果实，拣净杂质，晒干。

【贮藏】大皂角贮存不当，易虫蛀。建议在25℃以下，单包装密封，大垛用黑色塑料布遮盖、密闭库藏。

【主要成分】主要含三萜皂苷及醇类等成分。

【性味归经】辛、咸，温；有小毒。归肺、大肠经。

【功能主治】祛痰开窍，散结消肿。用于中风口噤，昏迷不醒，癫痫痰盛，关窍不通，喉痹痰阻，顽痰喘咳，咳痰不爽，大便燥结；外治痈肿。

【用法用量】内服：1~1.5 g，多入丸散用。外用：适量，研末吹鼻取嚏或研末调敷患处。

【其他】

1. 孕妇及咯血、吐血患者忌服。

2. 大皂角捣碎入药，利于有效成分煎出；压裂提取，利于有效成分溶出。

3. 大皂角具有祛痰、抗菌、溶血等药理作用。

❧ 大青盐 ❧

【来源】大青盐为卤化物类石盐族湖盐结晶体，含氯化钠（NaCl）。主产于青海、内蒙古、新疆、西藏、四川等地。

【性状】大青盐为立方体、八面体或菱形的结晶，有的为歪晶，直径0.5~1.5 cm。白色或灰白色，半透明，具玻璃样光泽。质硬，易砸碎，断面光亮（图376-1）。气微，味咸、微涩苦。

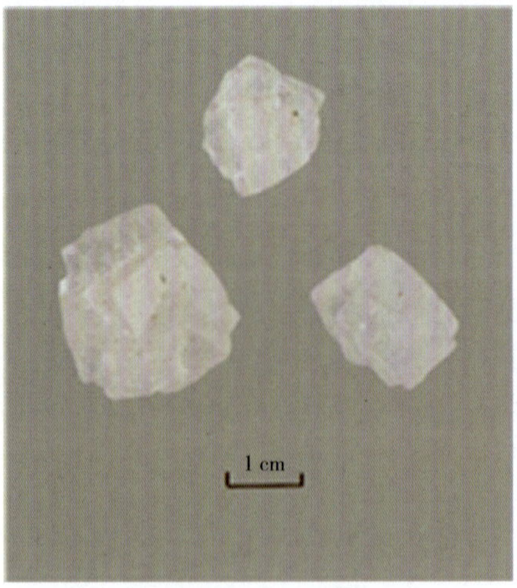

以颗粒大、有空洞、立方形、色暗白、洁净者为佳。

【采收加工】全年均可采，多在6—8月进行，自盐湖中取出，除去杂质，晒干。

【贮藏】大青盐贮存不当，受空气、温湿度影响，易出现液化、变色、板结等现象。建议在25℃以下单包装密封，大垛密闭库藏；药房配方使用前密封保管。

【主要成分】主要含氯化钠，夹杂有氯化钾、氯化镁、氯化钙、硫酸镁、硫酸钙和铁等。

药典标准：含氯化钠不得少于97.0%。

图376-1　大青盐

【性味归经】咸，寒。归心、肾、膀胱经。

【功能主治】清热，凉血，明目。用于吐血，尿血，牙龈肿痛出血，目赤肿痛，风眼烂弦。

【用法用量】内服：1.2~2.5 g；或入丸散用。外用适量，研末擦牙或水化漱口、洗目。

【其他】

1. 水肿者慎用。

2. 大青盐具有调节细胞渗透压，控制渗透平衡的药理作用。

3. 治口腔齿龈肿痛：生蒲黄6 g，红花4.5 g，归尾4.5 g，没药6 g，大青盐12 g。水煎，漱口。

大 蒜

【来源】 大蒜为百合科植物大蒜 *Allium sativum* L. 的鳞茎。全国各地均产。

【性状】 大蒜呈类球形，直径 3~6 cm。表面被白色、淡紫色或紫红色的膜质鳞皮。顶端略尖，中间有残留花葶，基部有多数须根痕。剥去外皮，可见独头或 6~16 个瓣状小鳞茎，着生于残留花茎基周围。鳞茎瓣略呈卵圆形，外皮膜质，先端略尖，一面弓状隆起，剥去皮膜，白色，肉质（图 377-1~图 377-2）。气特异，味辛辣，具刺激性。

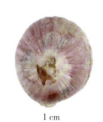

1 cm

图 377-1 大蒜（一） 　　　　 图 377-2 大蒜（二）

【采收加工】 叶枯、蒜瓣突出时采收。挖出大蒜磷茎，除去须根和泥沙，扎把悬挂通风处，阴干；或通风晾晒至外皮干燥。

【贮藏】 大蒜贮存不当，易出现蜡质败坏、发芽等现象。建议保持稳定的低温（-1~3℃），单包装密封，保冷密闭库藏。

【主要成分】 主要含硫有机化合物和皂苷等。

药典标准：水溶性浸出物不得少于 63.0%；含大蒜素不得少于 0.15%。

【性味归经】 辛，温。归脾、胃、肺经。

【功能主治】 解毒消肿，杀虫，止痢。用于痈肿疮疡，疥癣，肺痨，顿咳，泄泻，痢疾。

【用法用量】 内服：生食，9~15 g。或作为辛香料、做菜食用。外用：适量，捣烂外敷患处。

【其他】

1. 眼病患者、虚弱有热者、肝病患者、脾虚腹泻患者忌食。

2. 大蒜具有杀菌、抑制肿瘤和癌症、排毒清肠、降低血糖、防治心脑血管疾病、预防感冒、抗疲劳、抗衰老、保护肝功能、治疗阳痿、抗过敏、预防女性霉菌性阴道炎、降低血糖水平等药理作用。

3. 肺痨咳嗽：大蒜 50 g，百部 15 g，紫菀 9 g。百部、紫菀水煎，大蒜捣泥取汁兑入当茶常服。

4. 中暑昏迷不醒：大蒜头 3~6 瓣。捣烂取其汁滴鼻，促使昏迷者苏醒，醒后停用。

小叶莲

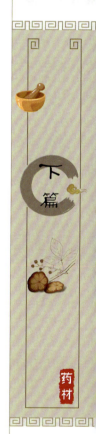

【来源】 小叶莲系藏族习用药材。为小檗科植物桃儿七 *Sinopodophyllum hexandrum*（Royle）Ying 的干燥成熟果实。主产于陕西、甘肃、宁夏、青海、湖北等地。

【性状】 小叶莲呈椭圆形或近球形，多压扁，长3~5.5 cm，直径 2~4 cm。表面紫红色或紫褐色，皱缩，有的可见露出的种子。顶端稍尖，果梗黄棕色，多脱落。果皮与果肉粘连成薄片，易碎，内具多数种子。种子近卵形，长约 4 mm；表面红紫色，具细皱纹，一端有小突起；质硬；种仁白色，有油性（图378-1）。气微，味酸甜、涩；味苦。

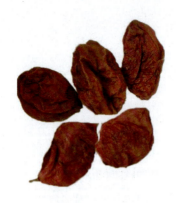

图 378-1　小叶莲

【采收加工】 秋季果实成熟时采摘，除去杂质，晒干或烘干。药材水分不得过 11.0%。

【贮藏】 小叶莲贮存不当，有效成分易流失。建议在 25℃以下，单包装密封，大垛密闭库藏。

【主要成分】 主要含鬼臼脂素、槲皮素、山柰酚、香草酸、原儿茶酸、β-谷甾醇、胡萝卜苷等。

【性味归经】 甘，平；有小毒。

【功能主治】 调经活血。用于血瘀经闭，难产，死胎、胎盘不下。

【用法用量】 3~9 g，多入丸散服。

【其他】 小叶莲含有的鬼臼脂素有抗癌作用、抗单纯性疱疹病毒和免疫抑制、抗生育等作用，毒性较大。黄酮部分毒性较小，有镇咳，平喘、祛痰、抑菌作用。

小驳骨

【来源】 小驳骨为爵床科植物小驳骨 *Gendarussa vulgaris* Nees 的干燥地上部分。主产于广东、广西、海南、云南、台湾等地。

【性状】 小驳骨茎呈圆柱形，有分枝，长 40~90 cm，直径 0.2~3 cm。茎表面黄绿色、淡绿褐色或褐绿色，有稀疏的黄色小皮孔；小枝微具四棱线，节膨大。质脆，易折断，断面黄白色。叶对生，卷缩破碎，展平后呈狭披针形或条状披针形，长 4~14 cm，直径 1~2 cm。先端渐尖，基部楔形，全缘，叶脉略带紫色。有的可见穗状花序，顶生或生于上部叶腋，苞片窄细，花冠二唇形（图379-1）。气微，味微辛、酸。

以茎圆柱形、叶多、色绿、光亮者为佳。

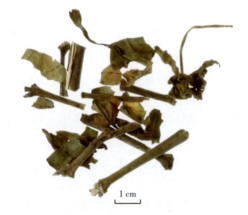

1 cm

图 379-1　小驳骨

【采收加工】 全年均可采收，除去杂质，晒干。药材水分不得超过 13.0%。建议低温（如 40℃）烘干，避免小驳骨的挥发油（如广藿香醇）受影响，降低药效。

【贮藏】 小驳骨贮存不当，挥发油易散失，受潮易霉变败色。建议在 20℃以下，单包装密封，大垛用黑色塑料布遮盖、密闭库藏。

【主要成分】 主要含挥发油（如广藿香醇）、生物碱、黄酮类（如芹菜素、牡荆黄素）、糖苷类、香豆素类等。

药典标准：水溶性浸出物不得少于 8.0%。

【性味归经】 辛，温。归肝、肾经。

【功能主治】 祛瘀止痛，续筋接骨。用于跌打损伤，筋伤骨折，风湿骨痛，血瘀经闭，产后腹痛。

中药材质量新说（第二版）
ZHONGYAOCAI ZHILIANG XINSHUO (DIERBAN)
药材

【用法用量】 内服：煎汤，9~15 g；或研末服。外用：适量，捣烂敷，研末调敷或煎水洗。

【其他】

1. 孕妇慎用。

2. 药理研究表明，小驳骨具有抗炎镇痛、保肝、抗氧化、免疫抑制、抗生成血管和抗人获得性免疫缺陷病毒等药理活性。

3. 治无名肿毒：鲜小驳骨全草。捣烂敷患处。

4. 小驳骨挥发油的得油率可达 0.79%，油中含植物醇、植物酮、1- 辛烯 -3- 醇、广藿香醇、α- 紫罗兰酮[1]。

小罗伞

【来源】 小罗伞又名血党，为紫金牛科植物小罗伞 *Ardisia punctata* Lindl. 的根或全株。主要分布于浙江、福建、江西、湖南、广东、广西等地。

【性状】 小罗伞根略膨大，上端残留有数条茎基，表面灰褐色，具不规则皱纹。枝根圆柱形，呈不规则弯曲，长短不一，直径 5~13 cm，灰棕色或暗棕色，常附有黑褐色分泌物，具细纵纹及横向断裂痕。质硬，易折断，断面皮部常与木部分离，皮部厚，约占横面的 1/2，浅棕黄色，具紫褐色斑点，木部淡黄色，具放射状纹理。叶互生，叶片长圆形至椭圆状披针形，长 10~15 cm，宽 2~3.5 cm；先端急尖或渐尖，基部楔形，近全缘或微具波状齿，齿尖具边缘腺点，边缘反卷，背面被细微柔毛（图 380-1）。气微，味苦、麻辣，有刺喉感。

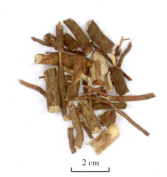

2 cm

图 380-1　小罗伞

【采收加工】 全年均可采收，以 7~10 月采收为宜，除去泥沙等杂质，鲜用或晒干。药材水分不得过 14.0%。

【贮藏】 小罗伞贮存不当，易受潮霉变。建议在 25℃以下，单包装遮光密封库藏；大垛用黑色塑料布遮盖、密闭库藏。

【主要成分】 主要含内酯（如岩白菜素）、黄酮（如槲皮素 -3-*O*-α-L- 鼠李糖苷）、1，4-苯醌衍生物、酚类、三萜及甾体等。

贵州省中药、民族药药材标准（第一册）（2019 年版）：醇溶性浸出物不得少于 12.0%；含岩白菜素不得少于 1.0%。

【性味归经】 辛、微苦，温。归肺、肝经。

【功能主治】 祛风除湿，活血调经，消肿止痛。用于风湿痹痛，痛经经闭，跌打损伤，咽喉肿痛。

【用法用量】 内服：煎汤，9~15 g；或研末调服。外用：适量，鲜品捣烂外敷。

【其他】

1. 孕妇慎用。

2. 小罗伞具有抗生育、止咳平喘、抑菌等药理作用。

3. 跌打损伤：小罗伞根 30~60 g。煎水兑酒服。或加大血藤。

4. 风湿关节痛，咽喉肿痛：小罗伞根 15~30 g，鸡血藤 30 g。水煎服。

455

[1]苏玲,蔡毅,朱华,等.小驳骨挥发油化学成分 GC-MS 分析[J].广西中医药大学学报,2009,12（002）：56-58.

山麦冬

【来源】 山麦冬是百合科植物湖北麦冬 Liriope spicata（Thunb.）Lour. var. prolifera Y. T. Ma 或短葶山麦冬 Liriope muscari（Decne.）Baily 的干燥块根。主产于湖北襄阳。

【性状】 湖北麦冬又名襄麦冬，呈纺锤形，两端略尖，长 1.2~3 cm，直径 0.4~0.7 cm，表面淡黄色至棕黄色，具不规则纵皱纹。质柔韧，干后质硬脆，易折断，断面淡黄色至棕黄色，角质样，中柱细小（图 381-1）。气微，味甜，嚼之发黏。

短葶山麦冬：稍扁，长 2~5 cm，直径 0.3~0.8 cm，具粗纵纹。味甘、微苦。

以肥大、色淡黄者为佳。

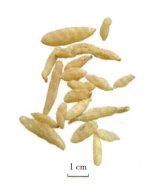

图 381-1 山麦冬

【采收加工】 栽种后次年 4 月即可收获，挖出山麦冬，抖落根部泥土，割下块根和须根，除去泥沙及杂质，反复暴晒、堆置、干燥。

建议采用 50~60℃烘干法：每 3~4 小时翻匀一次，烘 2~3 天即可干燥[1]。

不同采收期短葶山麦冬中短葶山麦冬皂苷 C 含量测定（福建洛江区马甲村），见表 381-1。

表 381-1 不同采收期短葶山麦冬中短葶山麦冬皂苷 C 含量测定（福建洛江区马甲村）（%）[2]

采收时间	12 月 12 日	1 月 12 日	2 月 12 日	3 月 12 日	4 月 12 日	5 月 12 日	6 月 12 日	7 月 12 日
短葶山麦冬皂苷 C	0.093	0.143	0.123	0.128	0.229	0.204	0.231	0.285

短葶山麦冬 7 月中旬短葶山麦冬皂苷 C 含量高。兼顾产量及多糖含量，以及福建省短葶山麦冬适宜的移栽时期为 4 月初至 5 月初[3]，故短葶山麦冬可在 4 月中旬至 4 月底采收。

【贮藏】 山麦冬贮存不当，易受潮发霉、泛油变色。建议在 20℃以下单包装密封，大垛用黑色塑料布遮盖、密闭库藏。

注：山麦冬含有黏性糖质，在重压下易结成砣，贮藏时不要堆积过高或需定时翻垛。

【主要成分】 主要含甾体皂苷类，还含有多糖等。

药典标准：水溶性浸出物不得少于 75.0%。

【性味归经】 甘、微苦，微寒。归心、肺、胃经。

【功能主治】 养阴生津，润肺清心。用于肺燥干咳，阴虚痨嗽，喉痹咽痛，津伤口渴，内热消渴，心烦失眠，肠燥便秘。

【用法用量】 内服：煎汤，9~15 g；或入丸、散、膏。外用：适量，研末调敷；或煎汤涂；或鲜品捣搽。

【其他】

1. 山麦冬入药时需压扁，便于有效成分的煎出。

2. 山麦冬具有强心、扩冠、抗心肌缺血、抗心律失常等药理作用。

3. 久咳咽干：山麦冬 10 g，北沙参 10 g，玄参 10 g，款冬花 9 g。水煎服。

[1]徐榕青.福建道地药材现代研究[M].福州：福建科学技术出版社，2014.

[2]王宪民，吴炎，张闻，等.不同采收期短葶山麦冬中短葶山麦冬皂苷 C 差向异构体含量测定[J].中国实验方剂学杂志，2015，21（14）：28-31.

[3]陈菁瑛，苏海兰，黄颖桢，等.不同移栽期对短葶山麦冬产量和质量的影响[J].中国农学通报，2011，24：191-196.

中药材质量新说（第二版）ZHONGYAOCAI ZHILIANG XINSHUO（DIERBAN）药材

山香圆叶

【来源】 山香圆叶为省沽油科植物山香圆 *Turpinia arguta* Seem. 的干燥叶。主产于江西、福建、湖南、广东、广西等地。

【性状】 山香圆叶呈椭圆形或长圆形，长 7~22 cm，宽 2~6 cm。先端渐尖，基部楔形，边缘具疏锯齿，近基部全缘，锯齿的顶端具有腺点。上表面绿褐色，具光泽；下表面淡黄绿色，较粗糙，主脉淡黄色至浅褐色，于下表面突起，侧脉羽状；叶柄长 0.5~1 cm。近革质而脆（图 382-1）。气芳香，味苦。

以叶大、色绿、香气浓、味苦者为佳。

【采收加工】 夏、秋二季叶茂盛时采收，除去杂质，晒干，水分不得超过 13.0%。

【贮藏】 山香圆叶贮存不当，受潮发霉、败色，有效成分含量下降。建议在 25℃ 以下，单包装密封，大垛用黑色塑料布遮盖、密闭库藏。

【主要成分】 主要含三萜类（如熊果酸、齐墩果酸）、黄酮类（如野漆树苷、女贞苷）和酚酸类。

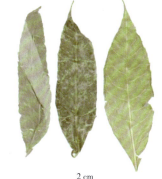

图 382-1 山香圆叶

药典标准：水溶性浸出物不得少于 20.0%。含女贞苷不得少于 0.30%，含野漆树苷不得少于 0.10%。

【性味归经】 苦，寒。归肺、肝经。

【功能主治】 清热解毒，利咽消肿，活血止痛。用于乳蛾喉痹，咽喉肿痛，疮疡肿毒，跌扑伤痛。

【用法用量】 内服：煎汤，15~30 g。外用：适量。

【其他】

1. 脾胃虚寒者慎服。

2. 山香圆叶具有抗炎、增强免疫功能的作用。临床常用于乳蛾、喉痹、跌打损伤、筋骨痛、外伤痛、偏头痛。

3. 疮疖肿毒：鲜山香圆叶。捣烂敷患处。

山葡萄

【来源】 山葡萄为葡萄科植物蘡薁 *Vitis adstricta* Hance 的干燥茎和叶。分布于华北、华东、西南等地。

【性状】 山葡萄为藤本，常缠绕成束。茎细长，扁圆柱形，幼枝密被深灰色或灰棕色茸毛。下部茎皮呈长裂片状剥落。质硬脆，断面较平坦，灰棕色。卷须与叶对生。单叶互生，多皱缩，完整叶片阔卵圆形，长宽 6~14 cm，通常 3~5 深裂，基部心形，边缘具浅而不整齐的粗锯岗，上表面灰棕色，疏生短茸毛，下表面色浅，密被灰棕色茸毛；叶柄通常被毛

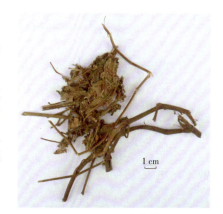

图 383-1 山葡萄

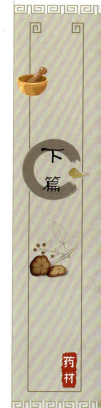

下篇

药材

（图 383-1）。气微，味酸、甘、涩。

【采收加工】 7—8 月采收，将根、茎、叶分别晒干或鲜用。果成熟时摘下，晒干供药用。药材水分不得过 14.0%。

【贮藏】 山葡萄贮存不当，受潮易霉变。建议在 25℃以下，单包装遮光密封库藏；大垛用黑色塑料布遮盖、密闭库藏。

【主要成分】 主要含黄酮类（如杨梅素、旗松素）、挥发油（如芳樟醇、香叶基丙酮、柏木脑）、三萜类、酚酸类、甾醇类、芪类等成分。

广东省中药材标准（2011 年版）：水溶性浸出物不得少于 5.0%。

【性味归经】 甘、淡，凉。归心、肾经。

【功能主治】 清热利湿，解毒消肿，凉血止血。用于淋证，痢疾，哕逆，风湿痹痛，跌打损伤，瘰疬、湿疹，疮痈肿毒，崩漏，血淋，外伤出血。

【用法用量】 内服：煎汤，15~30 g。外用：适量，煎水洗。

【其他】

1. 孕妇忌服。

2. 山葡萄具有抗氧化、抗衰老、抗高血压、保护肝脏、抗炎、保护心脑血管、利尿、抗肿瘤、抗菌、抗过敏等药理作用。

3. 消风止痛宁：山葡萄藤、松节油。祛风通络，消肿止痛；用于急、慢性风湿性关节炎，肩周炎。

4. 葡萄科植物光叶蛇葡萄的根及根皮中药材药名亦为山葡萄。功能主治：清热利湿，解毒消肿；主湿热黄疸，肠炎，痢疾，无名肿毒，跌打损伤。

5. 吉林省中药材标准（第一册）（2019 年版）：山葡萄藤为葡萄科植物山葡萄 *Vitis amurensis* Rupr. 的干燥藤茎；祛风通络，活血止痛；用于风湿热痹，头风，胃脘痛，以及跌打损伤。

山楂叶

【来源】 山楂叶为蔷薇科植物山里红 *Crataegus pinnatifida* Bge. var. *major* N. E. Br. 或山楂 *Grataegus pinnatifida* Bge. 的干燥叶。主产于山西、河南、山东等地。

【性状】 本品多已破碎，完整者展开后呈宽卵形，长 6~12 cm，宽 5~8 cm，绿色至棕黄色，先端渐尖，基部宽楔形，具 2~6 羽状裂片，边缘具尖锐重锯齿；叶柄长 2~6 cm，托叶卵圆形至卵状披针形（图 384-1）。气微，味涩、微苦。

以叶多、完整、色绿、气清香者为佳。

【采收加工】 夏、秋二季山楂叶生长旺盛时采收，拣净小枝及杂质，晒干。药材水分不得过 12.0%。

不同月份山楂叶中总黄酮、金丝桃苷含量测定，见表 384-1。

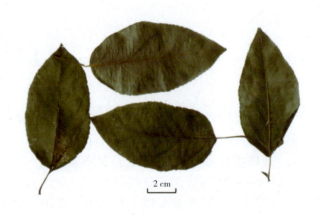

2 cm

图 384-1 山楂叶

表 384-1 不同月份山楂叶中总黄酮、金丝桃苷含量测定（%）[1]

指标成分	5 月	6 月	7 月	8 月	9 月	10 月	11 月
总黄酮	6.243	7.859	6.961	7.510	5.814	7.378	6.664
金丝桃苷	0.165	0.175	0.159	0.171	0.134	0.160	0.171

6 月山楂叶总黄酮、金丝桃苷含量最高，为山楂叶的最优采收时间，其次为 8 月、10 月。由于山楂花期 5—6 月，果期 9—10 月，采收叶片时不得影响山楂花、果的正常生长。

【贮藏】 山楂叶贮存不当，见光色易变黄，受压易碎，气味易散失。建议在 25℃以下，单包装密封，大垛用黑色塑料布遮盖、密闭库藏，贮藏时不宜堆积过高。

【主要成分】 主要含槲皮素、芦丁、金丝桃苷、金丝桃素、牡荆素、牡荆素鼠李糖苷、荭草素、异荭草素等。

药典标准：醇溶性浸出物不得少于 20.0%；含总黄酮以无水芦丁计不得少于 7.0%，含金丝桃苷不得少于 0.050%。

【性味归经】 酸，平。归肝经。

【功能主治】 活血化瘀，理气通脉，化浊降脂。用于气滞血瘀，胸痹心痛，胸闷憋气，心悸健忘，眩晕耳鸣，高脂血症。

【用法用量】 内服：煎汤，3~10 g；或泡茶饮。外用：适量，煎汤洗。

【其他】

1. 山楂叶具有保护心脑血管、降血脂、保护肝脏、抗炎、活血化瘀等药理作用。

2. 山楂为药食同源品种，叶和花泡茶服用可治高血压。

山楂叶和云南山楂叶指标成分含量测定，见表 384-2。

表 384-2 山楂叶和云南山楂叶指标成分含量测定（%）[2]

品种	总黄酮	金丝桃苷
山楂叶	7.70	0.143
云南山楂叶	6.79	0.289

3. 云南山楂叶为蔷薇科植物云南山楂 *Grataegus Scabrifilia*（Franch.）Rehd. 的干燥叶，在一些地区当作山楂叶使用。经测定，山楂叶中总黄酮含量较云南山楂叶高，云南山楂叶金丝桃苷含量较高。两者指标成分含量有一定的差异，临床使用时应注意分辨。

山慈菇

【来源】 山慈菇为兰科植物杜鹃兰 *Cremastra appendiculata*（D. Don）Makino、独蒜兰 *Pleione bulbocodioides*（Franch.）Rolfe 或云南独蒜兰 *Pleione yunnanensis* Rolfe 的干燥假鳞茎。前者习称"毛慈菇"，后二者习称"冰球子"。主产于四川、云南、贵州等地。

【性状】 毛慈菇：呈不规则扁球形或圆锥形，顶端渐突起，基部有须根痕。长 1.8~3 cm，膨

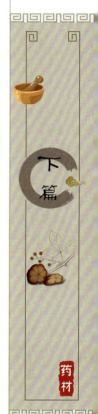

459

[1] 王肖，杜义龙，赵胜男，等. 承德产山楂叶中总黄酮和 5 种黄酮类成分含量的动态分析 [J]. 中国实验方剂学杂志，2013，19（17）：171-175.

[2] 王敏，万丽，周立，等. 北山楂叶与云南山楂叶中总黄酮与金丝桃苷含量的比较 [J]. 现代生物医学进展，2008，8（4）：694-695.

大部直径 1~2 cm。表面黄棕色或棕褐色，有纵皱纹或纵沟，中部有 2~3 条微突起的环节，节上有鳞片叶干枯腐烂后留下的丝状纤维。质坚硬，难折断，断面灰白色或黄白色，略呈角质（图 385-1）。气微，味淡，带黏性。

冰球子：呈圆锥形，瓶颈状或不规则团块，直径 1~2 cm，高 1.5~2.5 cm。顶端渐尖，尖端断头处呈盘状，基部膨大且圆平，中央凹入，有 1~2 条环节，多偏向一侧。撞去外皮者表面黄白色，带表皮者浅棕色，光滑，有不规则皱纹。断面浅黄色，角质半透明（图 385-2）。

以个大、饱满、色白、半透明、质坚实、无毛须者为佳。

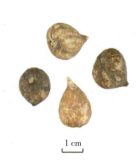
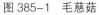

1 cm

图 385-1 毛慈菇

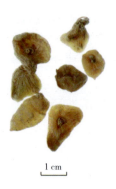

1 cm

图 385-2 冰球子

【采收加工】 夏、秋二季采挖，建议秋末倒苗（期）后采挖，除去杂质，分开大小置沸水锅中蒸煮至透心，干燥。

丽江山慈菇中秋水仙碱的含量与采收时间（云南农科院高山经济植物研究所种植基地），见表 385-1。

表 385-1 丽江山慈菇中秋水仙碱的含量与采收时间（云南农科院高山经济植物研究所种植基地）[1]

采收时间	物候期	鲜重 /g	干重 /g	秋水仙碱含量 /%	秋水仙碱总量 /mg
7 月 24 日	挂果初期	19.56	7.81	0.13	10.15
8 月 9 日	盛果期	18.90	7.62	0.22	16.76
9 月 5 日	果实饱满	18.00	7.42	0.38	28.20
9 月 20 日	果熟期	20.11	8.47	0.36	30.49
10 月 10 日	倒苗期	21.11	9.22	0.34	31.35
11 月 11 日	全部倒苗	19.00	8.89	0.35	31.12

鳞茎中秋水仙碱含量于果实刚饱满时最高，秋水仙碱总量于倒苗期最高。

【贮藏】 山慈菇贮存不当，受潮易发霉、虫蛀。建议在 25℃ 以下，单包装密封，大垛用黑色塑料布遮盖、密闭库藏。

【主要成分】 主要含菲类、联苄类、多酚类、苷类、木脂素类及黄烷类等。

【性味归经】 甘、微辛，凉。归肝、脾经。

【功能主治】 清热解毒，化痰散结。用于痈肿疔毒，瘰疬痰核，蛇虫咬伤，癥瘕痞块。

【用法用量】 内服：煎汤，3~9 g，或入丸散（减半），或磨汁。外用：适量，磨汁涂或研末调敷。

【其他】

1. 用时捣碎入药。

[1]袁理春,徐中志,赵琪,等.丽江山慈菇最佳采收期研究[J].中药材,2007,30（3）：266-268.

2. 山慈菇具有抗肿瘤、降压、抗菌等药理作用。

3. 治诸疔疮：山慈菇 6 g，苍耳子 9 g，当归 30 g，白芷 6 g，王不留行 9 g，天花粉 9 g。水煎服。

4. 皮肤癌：取鲜山慈菇根适量，捣烂，用米醋调涂患处。

5. 乳腺纤维瘤：山慈菇 21 g，研极细末，每天服 3 g，温水送服，连服 7 天。

千斤拔

【来源】 千斤拔为豆科植物（蔓性）千斤拔 *Flemingia philippinensis* Merr. et Rolfe 的干燥根，大叶千斤拔 *F. macrophylla*（Willd.）Prain 的干燥根和根茎。分布于华南、华中、西南等地。

【性状】 （蔓性）千斤拔根呈长圆锥形，不分支或少分支，形似牛尾，长 30~70 cm，直径 0.5~1.5 cm。表面灰棕色或红棕色，有细纵纹及横长皮孔样斑痕；顶端有圆形疤痕和茎残基，下部渐细。质硬，断面纤维性，皮部薄，棕红色；木部黄白色，具放射状纹理（图 386-1）。微具豆腥气，味微甘涩。

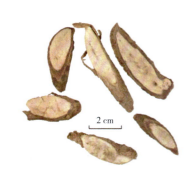

2 cm

图 386-1 千斤拔

大叶千斤拔根有多数分支，头部常呈结节状膨大。长 5~10 cm，直径 0.5~8 cm。表面灰棕色或红棕色，有细纵纹及横长皮孔样斑痕。质硬，不易折断。茎呈圆柱形，直径 0.5~2 cm。表面红棕色，有细纵纹及点状皮孔。质坚硬，切面皮部薄，棕红色；木部黄白色，具放射状纹理。髓居中，多中空。微具豆腥气，味微甘涩。

以根条粗壮而长、色黄白者为佳。

【采收加工】 全年可采收，秋末落叶后采收最为适宜，除去杂质，鲜用或晒干。建议趁鲜切片，快速干燥。药材水分不得超过 15.0%。

大叶千斤拔不同采收期各部位总黄酮含量测定，见表 386-1。

表 386-1　大叶千斤拔不同采收期各部位总黄酮含量测定（%）[1]

采收时间	10月5日	10月15日	10月25日	11月5日	11月15日	11月25日	12月5日	12月15日	12月25日	1月5日
茎含量	0.553	0.611	0.557	0.757	0.773	0.806	0.836	0.898	1.309	1.332
根含量	1.825	1.684	1.798	1.679	1.652	1.823	1.642	1.596	1.698	1.740

千斤拔植株落叶进入休眠期后，茎中总黄酮含量不断增高，可在 1.3% 以上，略低于根中，而根中总黄酮变化则不是太大。

【贮藏】 千斤拔贮存不当，受潮易发霉、虫蛀，有效成分下降。建议在 25℃ 以下，单包装密封，大垛用黑色塑料布遮盖、密闭库藏。

【主要成分】 主要含黄酮类、萜类（如羽扇豆醇、齐墩果酸和 α - 香树脂醇）、生物碱、挥发油等。

药典标准：醇溶性浸出物不得少于 10.0%。

【性味归经】 甘、温。归肝、肾经。

【功能主治】 祛风除湿，强筋壮骨，活血解毒。用于风湿骨痛，腰肌劳损，偏瘫，痈肿，带下。

[1]刘佳胜.人工栽培大叶千斤拔总黄酮含量的动态变化研究[J].湖南中医药大学学报，2012，32（5）：43-45.

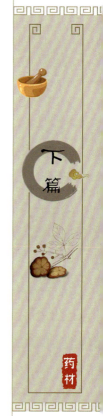

下篇

药材

461

【用法用量】 内服：煎汤，用量 10~30 g。外用：适量，磨汁涂，或研末调敷。

【其他】

1. 千斤拔具有镇痛、抗血栓、类雌激素和抗雌激素活性、调节免疫和抗疲劳、抗炎作用。

2. 治风湿性关节炎，腰腿痛：千斤拔 30 g，半枫荷 15 g。水煎服。

3. 治坐骨神经痛：千斤拔根、肖梵天花根各 30 g。水煎服。

千里光

【来源】 千里光为菊科植物千里光 *Senecio scandens* Buch. -Ham. 的干燥地上部分。主产于湖北、江苏、河南、四川等地。

【性状】 千里光茎呈细圆柱形，稍弯曲，上部有分枝；表面灰绿色、黄棕色或紫褐色，具纵棱，密被灰白色柔毛。叶互生，多皱缩破碎，完整叶片展平后呈卵状披针形或长三角形，有时具 1~6 侧裂片，边缘有不规则锯齿，基部戟形或截形，两面有细柔毛。头状花序；总苞钟形；花黄色至棕色，冠毛白色（图 387-1）。气微，味苦。

以叶多、色绿、带花序者为佳。

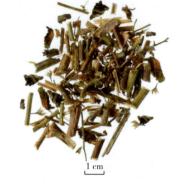

图 387-1　千里光

【采收加工】 夏季 8 月，茎叶繁茂，花将开放时采收，其有效成分含量较高。采割地上部分，建议摊薄快速晒干。药材水分不得超过 14.0%。

不同采收时间千里光中总生物碱的含量，见表 387-1。

表 387-1　不同采收时间千里光中总生物碱的含量（mg/g）[1]

采收时间	1 月	3 月	5 月	7 月	8 月	9 月	11 月
总生物碱	34.93	33.58	34.83	41.56	64.36	59.78	29.69

生物碱和黄酮类是千里光主要活性物质，8 月贵州产千里光中总生物碱含量最高，9 月份含量开始下降。

【贮藏】 千里光贮存不当，受潮易发霉败色。建议在 25℃ 以下，单包装密封，大垛用黑色塑料布遮盖、密闭库藏。

【主要成分】 主要含生物碱、酚酸类、黄酮类、挥发油和萜类等。

药典标准：含阿多尼弗林碱不得超过 0.004%；含金丝桃苷不得少于 0.030%。

【性味归经】 苦，寒。归肺、肝经。

【功能主治】 清热解毒，明目，利湿。用于痈肿疮毒，感冒发热，目赤肿痛，泄泻痢疾，皮肤湿疹。

【用法用量】 内服：煎汤，15~30 g。外用：适量，煎水熏洗。

【其他】

1. 千里光具有抗菌、抗炎、抗病毒及抗肿瘤、抗氧化等作用，治疗急性炎症性疾病，各种眼科疾病等。

2. 治上呼吸道感染：鲜千里光、爵床各 30 g，野菊花 15 g。水煎服。

[1]李燕，蒙慧形，韩忠耀，等. 不同采收期和不同药用部位黔产千里光中总生物碱含量动态比较[J]. 黔南民族医专学报，2016，29（4）：235-237.

千层塔

【来源】 千层塔为石松科植物蛇足石杉 *Lycopodium serratum* Thunb. 的全草。分布于东北、华北、西南等地。

【性状】 千层塔茎呈方柱形，长短不等，直径 1~4 mm，表面紫色或黄紫色，有纵沟纹，具柔毛；质坚硬，断面黄白色，有白色的髓。叶多脱落或破碎，完整者展平后呈卵圆形或卵状披针形，先端钝或尖，基部渐狭，边缘有不规则尖锯齿或近全缘。假总状花序微被毛，花冠脱落；苞片倒针形，宿萼钟状，黄棕色，膜质，有网纹。宿萼内含小坚果（图388-1）。搓碎后有强烈香气，味辛，有清凉感。

以叶片茂密、色青绿者为佳。

【采收加工】 夏末秋初茎叶生长旺盛时采收，割取地上部分，除去杂质，摊薄快速晒干。

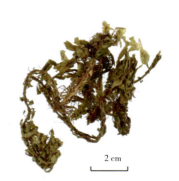

2 cm

图388-1 千层塔

不同采收日期千层塔中石杉碱甲和石杉碱乙含量测定，见表388-1。

表388-1 不同采收日期千层塔中石杉碱甲和石杉碱乙含量测定[1]

采收日期	石杉碱甲 /%	石杉碱乙 /%	采收日期	石杉碱甲 /%	石杉碱乙 /%
4 月 13 日	0.002 9	0.001 7	10 月 07 日	0.003 6	0.001 9
5 月 12 日	0.006 0	0.002 0	11 月 09 日	0.002 5	0.002 1
6 月 12 日	0.005 1	0.001 7	12 月 12 日	0.011 3	0.009 9
7 月 10 日	0.012 0	0.003 6	1 月 11 日	0.014 0	0.010 6
8 月 18 日	0.023 6	0.012 4	2 月 16 日	0.012 5	0.008 3
9 月 11 日	0.006 9	0.006 7	3 月 15 日	0.005 5	0.003 7

石杉碱甲和石杉碱乙为千层塔中的主要活性成分，经测定，8月中旬采收的千层塔药材石杉碱甲和石杉碱乙含量高。

千层塔不同部位石杉碱甲含量测定，见表388-2。

表388-2 千层塔不同部位石杉碱甲含量测定[2]

部位	叶	茎	根
石杉碱甲含量 /%	0.079	0.060	0.008

千层塔叶中石杉碱甲含量较高，茎部含量和叶部接近，根中含量最低。

【贮藏】 千层塔贮存不当，见光色易变淡，受潮易发霉，香气易散失。建议在 25℃以下，单

[1]周小雷，袁经权，王硕，等.HPLC法测定不同季节千层塔中石杉碱甲和石杉碱乙含量[J].中华中医药杂志，2013（2）：504-506.

[2]徐玲玲，陈习，易立，等.千层塔形态与石杉碱甲含量的关系研究[J].山东农业科学，2013，45（9）：36-38.

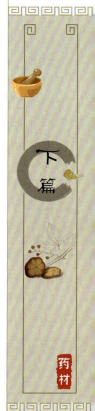

下篇

药材

包装密封，大垛用黑色塑料布遮盖、密闭库藏。

【主要成分】 主要含石松碱、石松定碱、蛇足石松碱、石松灵碱、棒石松宁碱、千层塔碱、千层塔宁碱等。

【性味归经】 苦、微甘，平，有小毒。归肺、大肠、肝、肾经。

【功能主治】 散瘀止血，清热解毒，消肿止痛。主治跌打损伤，瘀血肿痛，内伤吐血；外用治痈疖肿毒，毒蛇咬伤，烧烫伤。

【用法用量】 内服：5~15 g；或捣汁。外用：鲜品适量，煎水洗；研末撒；或捣烂敷患处。

【其他】

1. 孕妇禁服。本品有小毒，中毒时可出现头昏、恶心、呕吐等症，内服不宜过量。

2. 千层塔有抑制中枢神经、抗胆碱酯酶、松弛肌肉神经、保护神经细胞、增强记忆力的药理作用，临床用于治疗精神分裂症、重症肌无力、老年性记忆功能减退等。

3. 治肺痈吐脓血：千层塔鲜叶 30 g。捣烂绞汁，蜂蜜调服，每日 1~2 次。

千金子

【来源】 千金子为大戟科植物续随子 *Euphorbia lathyris* L. 的干燥成熟种子。主产于河北、河南、浙江等地。

【性状】 千金子呈椭圆形或倒卵形，长约 5 mm，直径约 4 mm。表面灰棕色或灰褐色，具不规则网状皱纹，网孔凹陷处灰黑色，形成细斑点。一侧有纵沟状种脊，顶端为突起的合点，下端为线形种脐，基部有类白色突起的种阜或具脱落后的疤痕。种皮薄脆，种仁白色或黄白色，富油质（图 389-1）。气微，味辛。

以粒饱满、种仁白色、油性足者为佳。

【采收加工】 夏、秋二季果实成熟时采收，除去杂质，晒干。用时打碎。

千金子不同部位有效成分的含量，见表 389-1。

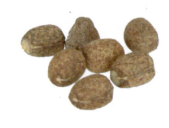

1 cm

图 389-1 千金子

表 389-1 千金子不同部位有效成分的含量[1]

部位	秦皮乙素 /（mg/g）	千金子甾醇 /%	脂肪油 /%
种子	4.68	0.40	45.40
种仁	0.05	0.59	61.39
种皮	13.3	0.03	49.42

千金子种皮占种子比例较大，种仁中脂肪油、千金子甾醇含量远高于种皮中的含量；而香豆素类集中在千金子种皮中，种仁中含量甚微。若应用千金子泻下等功效，去皮取仁是合理的。若应用千金子抗菌抗炎功效，建议使用种皮单独入药或全种入药。

千金子水煎液中有效成分的含量，见表 389-2。

[1]邓德英,张宏伟,张振凌,等.千金子种子、种仁及种皮有效成分含量比较[J].中医学报,2014,29（12）：1783-1785.

中药材质量新说（第二版）ZHONGYAOCAI ZHILIANG XINSHUO (DIERBAN) 药材

表 389-2　千金子水煎液中有效成分的含量（%）[1]

	千金子甾醇	秦皮乙素
碎个	0.0 159	0.6 936
整个	—	0.2 882

千金子打碎入煎剂的有效成分含量均高于整个入煎剂。故千金子入药前打碎是合理的。

【贮藏】　千金子贮存不当，易虫蛀、泛油。建议在 20℃ 以下，单包装密封，大垛用黑色塑料布遮盖、密闭库藏。

泛油对千金子主要有效成分含量的影响，见表 389-3。

表 389-3　泛油对千金子主要有效成分含量的影响（%）[2]

	脂肪油	千金子甾醇
泛油	53.66	1.10
未泛油	62.48	1.20

千金子泛油后，其脂肪油和千金子甾醇含量均降低，泛油千金子质量及临床疗效都会降低。

【主要成分】　主要含脂肪油、蛋白质类成分，还含有甾醇、二萜酯及游离的二萜醇、香豆素类等。

药典标准：含脂肪油不得少于 35.0%，含千金子甾醇不得少于 0.35%。

【性味归经】　辛，温；有毒。归肝、肾、大肠经。

【功能主治】　泻下逐水，破血消癥；外用疗癣蚀疣。用于二便不通，水肿，痰饮，积滞胀满，血瘀经闭；外治顽癣，赘疣。

【用法用量】　内服：1~2 g，去壳，去油用，多入丸散服。外用：适量，捣烂敷患处。

【其他】

1. 用时捣碎，便于有效成分的煎出。

2. 孕妇禁用，以免中毒。

3. 千金子有抗肿瘤、致泻、抗炎、抑制黑色素生成、美白等药理作用，在治疗膀胱癌、白血病、银屑病、血吸虫腹水、毒蛇咬伤等方面有临床应用。

4. 治血瘀经闭：千金子 3 g，丹参、制香附各 9 g。煎服。

❧ 川明参 ❧

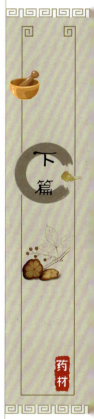

【来源】　川明参为伞形科植物川明参 *Chuanminshen violaceum* Sheh et Shan 的干燥根。分布于四川、湖北等地。

【性状】　川明参，呈长圆柱形或长纺锤形，略扭曲，长 7~30 cm，直径 0.5~2 cm。表面黄白

465

[1]吴瑞环，张振凌，王瑞生，等.千金子水煎液中 4 种有效成分含量测定[J].中国中医药信息杂志，2015，22（7）：89-92.

[2]张宏伟，金锋，张振凌.泛油对千金子主要有效成分含量的影响[J].中国实验方剂学杂志，2012，18（022）：124-126.

色或淡黄棕色，较光滑，可见不规则纵沟及微细皱纹，散在棕色或淡棕色细长横向皮孔样痕迹。质坚硬，易折断，断面淡黄色或淡黄白色，半透明，有角质样光泽，皮部约占半径的1/2，有2~3个白色断续同心环纹，可见淡黄棕色小油点，木部有放射状纹理；较粗者一侧常不规则开裂（图390-1）。气微，味淡，嚼之发黏。

以条粗、质地坚实、外皮黄白色、细致光滑、有光泽、断面半透明为佳。

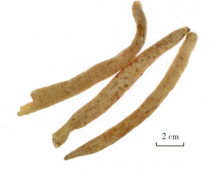

图390-1　川明参

【采收加工】移栽后第2年3月左右，叶茂盛枯黄前、花茎已伸长未开花时采挖，除去杂质，建议不去皮（欧前胡素等有效成分存在于皮部），高温短时蒸制，晒干或低温烘干，有效成分含量高。药材水分不得过12.0%。

注：川明参药材鲜品易褐变、不耐储存，采后需及时加工。

3~5月青白江产川明参生长动态及有效成分含量测定，见表390-1。

表390-1　3~5月青白江产川明参生长动态及有效成分含量测定[1]

采收时间	外观形态	折干率/%	单株干重/g	浸出物/%	欧前胡素/（mg/100 g）
3月5日	叶茂盛，抽薹现蕾	45.3	13.8	27.05	1.24
3月11日	叶茂盛，花茎伸长	52.5	20.0	18.06	1.17
3月18日	叶茂盛，花茎伸长	46.4	15.6	31.24	1.40
3月25日	部分叶枯黄，花茎伸长	41.1	12.5	35.99	2.04
4月1日	叶枯萎，顶端花序开花	32.9	8.8	45.07	3.45
4月8日	叶枯萎，中部花序开花	32.0	7.6	51.94	2.38
4月15日	叶脱落，顶端花序结实	30.1	8.6	33.55	1.91
4月22日	无叶，果实生长	25.6	6.8	48.22	2.39
4月29日	果实生长，花凋谢	26.1	7.5	58.50	4.18
5月6日	果实生长，花茎下部枯萎	30.7	8.7	45.07	2.69
5月13日	果实饱满，花茎干枯	25.7	3.7	48.87	4.09

综合产量及有效成分含量考虑：3月中旬为青北江产川明参的最佳采收期。

不同加工方法对川明参多糖及欧前胡素含量的影响，见表390-2。

表390-2　不同加工方法对川明参多糖及欧前胡素含量的影响[2]

加工方法	水溶性多糖/%	欧前胡素/%
直接晒干	28.53	0.288 8
除去外皮后晒干	25.10	0.050 8
煮后晒干	13.11	0.215 6

[1]孙佩，童文，叶霄，等.川明参栽培后期生长动态与品质相关性探讨[J].天然产物研究与开发，2017，29（7）：1154-1159.

[2]雷晓莉，张梅.不同加工方法对川明参多糖及欧前胡素含量的影响[J].中药与临床，2012（02）：38-39+42.

中药材质量新说（第二版）ZHONGYAOCAI ZHILIANG XINSHUO（DIERBAN）药材

加工方法	水溶性多糖 /%	欧前胡素 /%
除去外皮煮后晒干	10.29	0.049 0
蒸后晒干	20.56	0.281 1
除去外皮蒸后晒干	12.65	0.034 4
传统加工品（煮至无白心干燥）	8.55	0.000 3

川明参药材采用不去皮高温短时蒸制的方法为相对较好的产地加工方法。

【贮藏】 川明参有较强的吸湿性，吸潮后易发霉、易虫蛀、泛油。受潮品颜色变深、返软，有的表面会出现油粘物或霉斑。建议在 20℃ 以下单包装密封，大垛用黑色塑料布遮盖、密闭库藏。

注：川明参极易虫蛀，夏季高温季节来临前宜采取抽氧充氮或其他方法进行养护。

【主要成分】 主要含欧前胡素（主要分布于根皮及须根中）、多糖、黄酮类等化合物。
四川省中药材标准（2010 年版）：水溶性浸出物不得少于 10.0%。

【性味归经】 甘、平，微苦，凉。归肺、胃、肝经。

【功能主治】 滋阴清肺，健脾。用于肺阴虚证，热病伤阴，肺燥咳嗽，脾虚食少，病后体弱。

【用法用量】 内服：煎汤，6~15 g。

【其他】
1. 川明参水煎液有明显的化痰、镇咳及增强免疫力、抗氧化作用。
2. 治肺虚咳嗽有痰：川明参、菊花、瓜蒌壳、杏仁、桔梗、前胡各 9 g，甘草 3 g。水煎服。
3. 治脾虚食少：川明参、白扁豆、莲米、芡实各 15 g，陈皮 3 g。炖羊肚服。

川黄芪

【来源】 川黄芪为豆科植物梭果黄芪 *Astragalus ernestii* Comb.、多花黄芪 *Astragalus floridus* Benth.、金翼黄芪 *Astragalus chrysopterus* Bge. 的干燥根。主产于四川省理塘县。

【性状】 梭果黄芪：呈圆柱形，少分枝，表面淡棕色或灰棕色，有横向突起的皮孔，外皮和木心易剥离，不易折断，横切面皮部乳白色，木部淡棕黄色（图 391-1）。质韧、味淡。有豆腥气。

多花黄芪：呈长圆柱形，表面灰棕色，表皮下层红棕色，常扭曲分枝。质较硬，断面具放射状纹理。皮部味苦。味淡，微涩。

金翼黄芪：呈圆柱形，长 20~30 cm，直径 0.5~1 cm，上部有细密环纹；表面灰黄棕色至浅棕褐色，有纵皱纹。质硬略韧，粉性，断面纤维性强；气微，味甜，嚼之有豆腥味。

以味甜，豆腥气浓者质优。

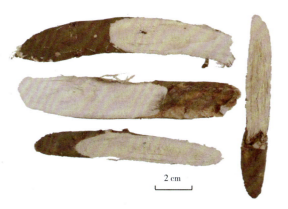
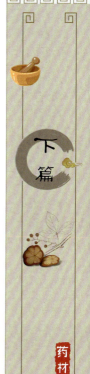

2 cm

图 391-1 川黄芪

【采收加工】 秋末茎叶近枯萎时至第 2 年发苗前均可采挖，去掉茎叶、泥沙，剔去根头、须尾，晒干。建议趁鲜切片，摊薄快速晒干或低温烘干。药材水分不得过 11.0%。

467

【贮藏】 川黄芪极易受潮发霉、变色，极易虫蛀，气味易散失。建议在20℃以下，单包装密封，大垛黑色塑料布遮盖、密闭库藏。

注：川黄芪极易受潮变色和虫蛀，夏季高温季节来临前可充氮气或二氧化碳进行养护。

【主要成分】 主要含皂苷、多糖、黄酮、氨基酸等成分。还含有微量元素、维生素P、淀粉E等。

四川省中药材标准（2010年版）：水溶性浸出物不得少于10.0%。

【性味归经】 甘，温。归肺、脾经。

【功能主治】 补气固表，利尿脱毒，排脓，敛疮生肌。用于气虚乏力，食少便溏，中气下陷，久泻脱肛，便血崩漏，表虚白汗，气虚水肿，痈疽难溃，久溃不敛，血虚萎黄，内热消渴，慢性肾炎蛋白尿，糖尿病。蜜制黄芪益气补中，用于气虚乏力，食少便溏。

【用法用量】 内服：煎汤，9~30 g。

【其他】

1. 川黄芪具有降血糖，抗疲劳、免疫调节等药理作用。

2. 川黄芪和药典收载的黄芪是同科同属不同种植物，使用时要注意区分。恒山黄芪属药典收载的膜荚黄芪，与川黄芪指标成分检测对比如下：

恒山黄芪和川黄芪中黄芪甲苷和毛蕊花糖苷含量测定，见表391-1。

表391-1　恒山黄芪和川黄芪中黄芪甲苷和毛蕊花糖苷含量测定[1]

品种	恒山黄芪	川黄芪
黄芪甲苷 /%	0.118 0	—
毛蕊花糖苷 /%	0.143 2	0.011 8

川黄芪中未检出黄芪甲苷，且毛蕊异黄酮葡糖苷含量低于恒山黄芪。

广东紫珠

【来源】 广东紫珠为马鞭草科植物广东紫珠 *Callicarpa kwuang-tungensis* Chun 的干燥茎枝和叶。主产于广东、广西、江西、湖南等地。

【性状】 广东紫珠茎呈圆柱形，分枝少，长10~20 cm，直径0.2~1.5 cm；表面灰绿色或灰褐色，有的具灰白色花斑，有细纵皱纹及多数长椭圆形稍突起的黄白色皮孔；嫩枝可见对生的类三角形叶柄痕，腋芽明显。质硬，切面皮部呈纤维状，中部具较大类白色髓。叶片多已脱落或皱缩、破碎，完整者呈狭椭圆状披针形，顶端渐尖，基部楔形，边缘具锯齿，下表面有黄色腺点；叶柄长0.5~1.2 cm（图392-1）。气微，味微苦涩。

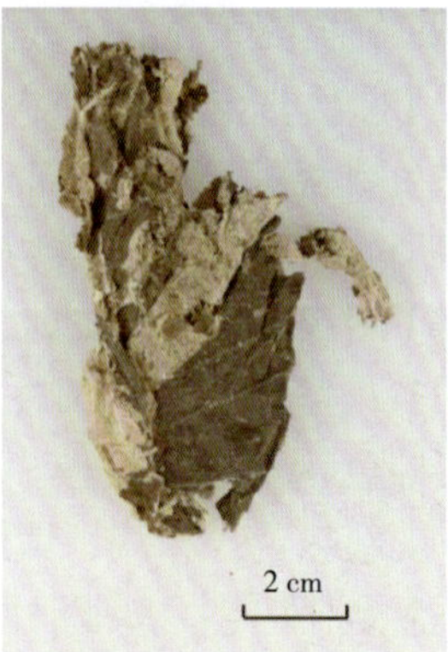

以叶片多、完整者为佳。

图392-1　广东紫珠

【采收加工】 夏、秋二季，采收茎枝和叶，建议在秋末寒露后、霜降前采收，切成10~20 cm的段，40~60℃烘干。药材水分不得过12.0%。

不同采收期的广东紫珠的有效成分的含量，见表392-1。

[1]何盼，李震宇，范圣此，等. 基于代谢组学技术和ITS2序列的恒山黄芪与川黄芪差异性研究[J]. 药学学报，2013, 48（10）：1595-1601.

表 392-1　不同采收期的广东紫珠的有效成分的含量[1]

采收时间	6月15日	7月15日	8月15日	9月15日	10月15日	11月15日	12月15日
连翘酯苷 B/%	1.19	5.38	0.82	2.72	7.30	8.26	2.24
金石蚕苷 /%	0.04	0.05	0.03	0.48	1.11	0.93	0.76
产量 / (kg/hm²)	3 075	3 675	4 080	4 965	4 865	3 705	3 330
连翘酯苷 B 净获量 /kg	36.59	197.72	33.46	135.05	355.15	306.03	74.59
金石蚕苷净获量 /kg	1.23	1.84	1.22	23.83	54.00	34.46	25.31

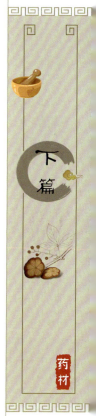

江西产广东紫珠中连翘酯苷 B 和金石蚕苷在 10~11 月含量较高，但其在 10 月中旬净获量最高。

广东紫珠不同部位有效成分的含量，见表 392-2。

表 392-2　广东紫珠不同部位有效成分的含量（%）[2]

部位	连翘酯苷 B	金石蚕苷	总黄酮
叶	3.28	5.72	9.87
茎枝	0.71	1.38	3.83

广东紫珠叶中连翘酯苷 B 和金石蚕苷含量显著高于茎枝。

不同干燥温度的广东紫珠有效成分的含量，见表 392-3。

表 392-3　不同干燥温度的广东紫珠有效成分的含量（%）[3]

温度	晒干	40℃	60℃	105℃
连翘酯苷 B	1.37	3.38	3.26	2.40
金石蚕苷	0.67	2.21	2.08	1.48

广东紫珠晾晒耗时长，连翘酯苷 B 和金石蚕苷酶解较快，含量较低；高温烘干破坏指标成分，含量降低；40~60℃干燥广东紫珠，连翘酯苷 B 和金石蚕苷含量较高，药材品质较好。

【贮藏】　广东紫珠贮存不当，易受潮发霉、败色。建议在 25℃以下，单包装密封，大垛用黑色塑料布遮盖、密闭库藏。

【主要成分】　主要含黄酮类（如鼠李素）、苯丙素糖苷类（如连翘酯苷 B、金石蚕苷）、酚酸类、三萜类（如齐墩果酸、熊果酸）、挥发油等。

药典标准：水溶性浸出物不得少于 5.0%；含连翘酯苷 B 和金石蚕苷总量不得少于 0.50%。

【性味归经】　苦、涩，凉。归肝、肺、胃经。

【功能主治】　收敛止血，散瘀，清热解毒。用于衄血，咯血，吐血，便血，崩漏，外伤出血，肺热咳嗽，咽喉肿痛，热毒疮疡，水火烫伤。

【用法用量】　内服：煎汤，9~15 g。外用：适量，研粉敷患处。

【其他】

1. 广东紫珠具有抗菌、止血凝血等药理作用。

　[1]孙刚，晏晨，陈维，等.广东紫珠药材最适采收期的研究[J].农业科学与技术（英文版），2016，17（009）：2171-2173,2182.

　[2]刘灿，黄取.广东紫珠不同产地、不同部位中连翘酯苷 B 和金石蚕苷含量的测定[J].中国中药杂志，2013，38（19）：3324.

　[3]孙刚.干燥温度对广东紫珠药材质量的影响[J].北方药学，2015，12（11）：15-16.

2. 广东紫珠已经作为抗宫炎片、抗宫炎胶囊等的原料，用于治疗宫颈糜烂等妇科疾病。

3. 治吐血胸闷：广东紫珠 16 g，茜草、仙桃草各 9 g，白茅根 3 g。水煎服。

4. 治跌打损伤：广东紫珠 30 g。水煎服。

广 枣

【来源】 广枣系蒙古族习用药材，为漆树科植物南酸枣 *Choerospondias axillaris*（Roxb.）Burtt et Hill 的干燥成熟果实。分布于安徽、浙江、江西、福建、湖北等地。

【性状】 广枣呈椭圆形或近卵形，长 2~3 cm，直径 1.4~2 cm，表面黑褐色或棕褐色，稍有光泽，具不规则的皱褶，基部有果梗痕。果肉薄，棕褐色，质硬而脆。核近卵形，黄棕色，顶端有 5 个（偶有 4 个或 6 个）明显的小孔，每孔内各含种子 1 枚（图 393-1）。气微，味酸。

以个大、肉厚、色黑褐者为佳。

【采收加工】 秋季果实成熟时采收，除去杂质，干燥。水分不得超过 13.0%。

【贮藏】 广枣贮存不当，易霉变、虫蛀。建议在 20℃以下，单包装密封，大垛用黑色塑料布遮盖、密闭库藏。

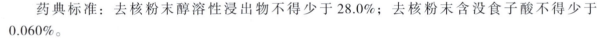

图 393-1 广 枣

【主要成分】 主要含黄酮类、酚酸类、脂肪酸等。

药典标准：去核粉末醇溶性浸出物不得少于 28.0%；去核粉末含没食子酸不得少于 0.060%。

【性味归经】 甘、酸，平。

【功能主治】 行气活血，养心，安神。用于气滞血瘀，胸痹作痛，心悸气短，心神不安。

【用法用量】 内服：煎汤，1.5~2.5 g。外用：果核煅炭研末，调敷。

【其他】

1. 用时捣碎。

2. 广枣具有抗心律失常、改善心肌缺血、抑制血小板聚集、抗氧化、增强免疫、抗肿瘤等药理活性，可用于防治冠心病、心绞痛等。

3. 七味广枣丸：广枣 450 g，肉豆蔻 75 g，丁香 75 g，木香 75 g，枫香脂 75 g，沉香 75 g，牛心粉 75 g。用于胸闷疼痛，心悸气短，心神不安，失眠健忘。

4. 治食滞腹痛：广枣鲜果 2~3 枚。嚼食。

5. 南酸枣树皮入药有解毒收敛、止血止痛之效，外用可治大面积水火烧烫伤。

飞扬草

【来源】 飞扬草为大戟科植物飞扬草 *Euphorbia hirta* L. 的干燥全草。分布于浙江、江西、福建、台湾、湖南等地。

【性状】 飞扬草茎呈近圆柱形，长 15~50 cm，直径 1~3 mm 表面黄褐色或浅棕红色；质脆，易折断，断面中空；地上部分被长粗毛。叶对生，皱缩，展平后叶片椭圆状卵形或略近菱形，长 1~4 cm，宽 0.5~1.3 cm；绿褐色，先端急尖或钝，基部偏斜，边缘有细锯齿，有 3 条较明显的叶脉。聚伞花序密集成头状，腋生。蒴果卵状三棱形（图 394-1）。气微，味淡、微涩。

以茎粗壮、叶多、色绿者为佳。

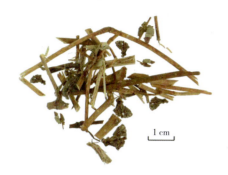

图 394-1　飞扬草

【采收加工】　夏、秋二季植株生长旺盛时采挖。挖取全草，除去杂质、摊薄快速晒干。水分不得超过 13.0%。

不同产地飞扬草中杨梅苷含量测定，见表 394-1。

表 394-1　不同产地飞扬草中杨梅苷含量测定 /（mg/g）[1]

产地	杨梅苷	产地	杨梅苷
广西桂林	3.18	福建莆田	5.58
广西柳江	3.43	广东江门	2.13
广西南宁	3.06	广东梅州	1.95
福建福州	5.19	广东肇庆	1.86
福建漳州	6.02	浙江衢州	1.32

飞扬草总黄酮对急性炎症有较强的抑制作用，具有明显的抗炎、止泻、镇痛作用，杨梅苷在总黄酮中含量较高，是药材发挥疗效的物质基础。

经测定，福建产飞扬草中杨梅苷含量较其他产地高，以杨梅苷为检测标准，福建产飞扬草质量较好。

【贮藏】　飞扬草贮存不当，易受潮发霉，见光色易变淡。建议在 25℃以下，单包装密封，大垛黑色塑料布遮盖、密闭库藏。

【主要成分】　主要含黄酮苷、没食子酸、蒲公英赛醇、蒲公英赛酮、β-谷甾醇、葡萄醇、槲皮素、蜂花酸等。

药典标准：醇溶性浸出物不得少于 12.0%。

【性味归经】　辛、酸，凉；有小毒。归肺、膀胱、大肠经。

【功能主治】　清热解毒，利湿止痒，通乳。用于肺痈，乳痈，疔疮肿毒，牙疳，痢疾，泄泻，热淋，血尿，湿疹，脚癣，皮肤瘙痒，产后少乳。

【用法用量】　内服：煎汤，6~9 g；鲜品，30~60 g。外用：适量，捣敷，或煎水洗。

【其他】

1. 孕妇慎用。

2. 飞扬草具有抗过敏、镇静、抗焦虑、镇痛、止泻、抗病原微生物、消炎、退热、抑制高血压、水肿等作用；临床用于治疗细菌性痢疾、急性肠炎、消化不良、肠道滴虫、慢性气管炎、湿疹、脚癣等病症。

3. 飞扬草 120 g，桔梗 9 g。加水煮沸，对慢性气管炎的咳嗽，咳痰及肺部干湿性啰音有较好的疗效。

4. 小飞扬草为大戟科植物千根草 *Euphorbia thymifolia* L. 的全草。具有清热，解毒，利湿，止痒的功效；主治痢疾，肠炎，过敏性皮炎，湿疹，皮肤瘙痒，乳痈。飞扬草又名大飞扬草，两者名称相近，功能主治略有不同，入药时注意分辨。

471

[1]曾勇,胡筱梅,瞿京红.高效液相色谱法测定不同地区飞扬草中杨梅苷的含量[J].湖北中医药大学学报,2012,14(6):43-45.

马兰草

【来源】 马兰草为菊科植物马兰 *Kalimeris indica*（L.）Sch.–Bip 的全草，鲜用或晒干。全国大部分地区均有分布。

【性状】 根茎呈圆柱形，多弯曲，长 8~55 cm，着生多数浅黄棕色根。茎类圆柱形，直径 0.1~0.3 cm；表面灰绿色或紫褐色，略具纵纹，断面中部有髓。叶互生，近无柄，叶片皱缩卷曲，多已破碎，完整者展平后呈椭圆形至披针形，边缘有疏粗齿或羽状浅裂，茎上部小叶常全缘，叶缘及叶面被疏毛。头状花序单生于叶端（图 395-1）。

以叶多、色绿者为佳。

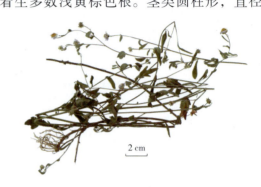

图 395-1　马兰草

【采收加工】 7~10 月生长旺盛时采收，鲜用，或摊薄快速晒干。干药材水分不得超过 14.0%。

【贮藏】 马兰草贮存不当，易受潮发霉、易变色。建议在 25℃以下，单包装密封，大垛用黑色塑料布遮盖、密闭库藏。

【主要成分】 主要含黄酮、多酚、生物碱和鞣质等。

【性味归经】 苦，辛，凉。归肺、肝、胃、大肠经。

【功能主治】 凉血止血，清热利湿，解毒消肿。用于吐血，衄血，血痢，崩漏，创伤出血，黄疸，水肿，淋浊，感冒，咳嗽，咽痛喉痹，痔疮，痈肿，丹毒，小儿疳积。

【用法用量】 内服：煎汤，10~30 g，鲜品 30~60 g。外用：捣汁，研末掺水调敷或煎水洗。

【其他】

1. 马兰草具有镇咳、镇痛作用，常用于治疗风热感冒，为治疗温热入营血之要药。

2. 治疗慢性气管炎：马兰草鲜草 120 g 或干品 60 g。水煎。

3. 治疗黄疸型肝炎：用新鲜马兰草、车前草。水煎，口服。

马尾连

【来源】 马尾连为毛茛科植物金丝马尾连 *Thalictrum glandulosisimum*（Finet et Gagnep）W. T. Wang et S. H. Wang、高原唐松草 *T. cultratum* Wall.、多叶唐松草 *T. foliolosum* DC.，或唐松草 *T. aquilegifolium* L. var. *sibiricum* Regel et Tilin 等的干燥根茎及根。主产于西南、西北等地。

【性状】 金丝马尾连：根茎上端有多数残存的茎基，根茎由数个或十余个结节连生；细根数条至数十条密生于连接的根茎下面，长 10~20 cm，直径约 1 mm。棕色木栓层常脱落，脱落处金黄色，光滑。质脆，易折断，断面平坦（图 396-1）。气微，味苦，嚼之粘牙。

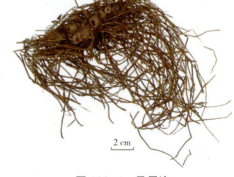

图 396-1　马尾连

中药材质量
新说
（第二版）
ZHONGYAOCAI
ZHILIANG
XINSHUO
（DIERBAN）
药材

高原唐松草：根茎由数个结节连生，细根数十条密生于根茎。根细长，长 5~10 cm，直径约 1 mm；表面棕色，木栓层有时脱落，脱落处浅棕色。质脆，易折断，断面略呈纤维性。气微，味苦。

多叶唐松草：根茎横生，由数个至十余个结节连生，每个节结上面具圆形凹陷的茎痕，直径约 1 cm。细根数条至十余条密生于根茎下侧，直径 3 mm；表面灰棕色。质硬，易折断，断面中心可见圆形金黄色木心。气微，味稍苦。

唐松草：根茎短棒状或不规则块状。簇生多数须状根，表面棕黄色或灰土黄色，断面淡土黄色。气微，味稍苦。

均以根条均匀、色金黄者为佳。

【采收加工】 春、秋二季采挖，挖出全根，除去杂质，洗净，晒至八成干，搓去外层棕色栓皮，再晒干。

【贮藏】 马尾连贮存不当，易受潮霉变、易变质。建议在 25℃以下，单包装密封，大垛密闭库藏。

【主要成分】 主要含小檗碱、小檗胺、棕榈碱、木兰花碱、药根碱等。

山东省中药材标准（2012 年版）：含盐酸小檗碱不得少于 0.50%。

【性味归经】 苦，寒。归心、肝、胆、大肠经。

【功能主治】 清热，燥湿，解毒。用于痢疾，肠炎，传染性肝炎，感冒，麻疹，咽喉炎，痈肿疮疖，结膜炎；外用于烫火伤。

【用法用量】 内服：煎汤，3~9 g，或研末，或制成冲剂。外用：适量，鲜品捣敷，或煎水洗，或干品研末撒，或制成软膏敷。

【其他】

1. 马尾连有抗癌、抗菌、扩张血管、解痉等药理作用。

2. 治胃热疼痛、吐酸：马尾连 4.8 g，吴茱萸 1.2 g。水煎服。

3. 治痈肿疮疡：马尾连 9 g，蒲公英 24 g，甘草 6 g。水煎服。

马钱子

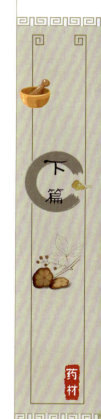

【来源】 马钱子为马钱科植物马钱 *Strychnos nux-vomica* L. 的干燥成熟种子。分布于云南省。

【性状】 马钱子呈纽扣状圆板形，常一面凹下，一面微突起，直径 1.5~3 cm，厚 0.3~0.6 cm。表面密被灰棕或灰绿色绢状茸毛，自中间向四周呈辐射状排列，有丝状光泽。边缘稍隆起，较厚，有突起的珠孔，底面中心有突起的圆点状种脐。质坚硬，平行剖面可见淡黄白色胚乳，角质状，子叶心形，叶脉 5~7 条（图 397-1）。气微，味极苦；剧毒。

【采收加工】 冬季果实成熟时，取出种子，去净附着的果肉，晒干。药材水分不得超过 13.0%。

【贮藏】 马钱子贮存不当，易霉变，有效成分易流失。建议在 25℃以下，单包装密封，大垛用黑色塑料布遮盖、密闭库藏。

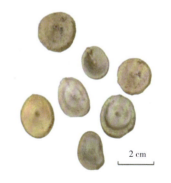

2 cm

图 397-1 马钱子

注：马钱子有大毒，需单独存放，专人保管。

【主要成分】 主要含番木鳖碱（即士的宁）、伪番木鳖碱、马钱子碱（即布鲁生）、伪马钱

473

子碱等。以士的宁和马钱子碱含量最大。

药典标准：含士的宁应为 1.20%~2.20%，马钱子碱不得少于 0.80%。

【性味归经】 苦，温；有大毒。归肝、脾经。

【功能主治】 通络止痛，散结消肿。用于跌打损伤，骨折肿痛，风湿顽痹，麻木瘫痪，痈疽疮毒，咽喉肿痛。

【用法用量】 0.3~0.6 g，炮制后入丸散用。

【其他】

1. 药材黄曲霉毒素不得超过限量。

2. 生马钱子有大毒，孕妇禁用；不宜多服久服及生用；运动员慎用；有毒成分能经皮肤吸收，外用不宜大面积涂敷。

3. 马钱子具祛风湿、舒筋活络、止痛、抗癌的功效。马钱子提取物士的宁主要用于轻瘫、偏瘫和弱视。马钱子碱具有镇痛、抗炎免疫、抗肿瘤、对抗心律失常等药理作用。

4. 马钱子中毒的表现为：口干、舌麻、头晕、头痛和胃肠道刺激症状，全身肌肉轻微抽搐，精神轻度失常（好奇、醉酒感、恐惧等）。亦可见心慌、肢体不灵、癫痫样发作。中毒严重者可出现全身肌肉强直性痉挛，并因外界声、光、风等刺激而反复发作，但患者神志始终清醒。成人一次服士的宁 5~10 mg 可致中毒，30 mg 可致死亡。

5. 马钱子有大毒，弊大于利，随时代进步应尽量不用或选其他药物替代。

马蔺子

【来源】 马蔺子为鸢尾科植物马蔺 *Iris 1actea Pall.*var. *chinensis*（Fisch.）Koidz. 的干燥成熟种子。主产于江苏、辽宁、河北、甘肃等地。

【性状】 马蔺子呈不规则多面体，或扁卵形，长 4~5 mm，宽 3~4 mm。表面红棕色至棕褐色，多数边缘隆起，基部有浅色种脐，先端略有突起的合点。质坚硬，不易破碎。切断面胚乳肥厚，灰白色，角质；胚位于种脐的一端，黄白色，细小弯曲（图 398-1）。气微，味淡。

以身红、色赤褐、粒大者为佳。

【采收加工】 秋季果实成熟时采收，晒干，搓出种子，除去果壳及杂质，晒干。药材水分不得过 13.0%。

【贮藏】 马蔺子贮存不当，易受潮发霉、易虫蛀。建议在 25℃以下，单包装遮光密封库藏；大垛用黑色塑料布遮盖、密闭库藏。

【主要成分】 主要含脂肪酸、脂肪酸酯、长链烷烃、苯醌类（如马蔺子甲素、马蔺子乙素、马蔺子丙素）、酚类、甾体等。

江苏省中药材标准（2016 年版）：醇溶性浸出物不得少于 15.0%。

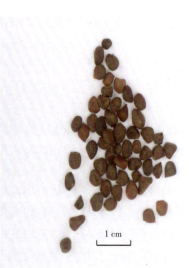

图 398-1 马蔺子

【性味归经】 甘，平。归脾、胃、肺、大肠经。

【功能主治】 清热利湿，消肿解毒。用于黄疸，泻痢，小便不利，吐血，衄血，血崩，便血，喉痹痛肿，疝气，疮肿，烫伤。

【用法用量】 内服：煎汤，3~9 g；或入丸、散。外用：适量，捣末调敷。

【其他】

1. 燥热者禁用。

2. 马蔺子具有增强免疫、抗肿瘤、放射增敏、抑菌、抗炎镇痛、退热、抗生育等药理活性。马蔺子提取物马蔺子素属广谱抗肿瘤药，对食管癌、鼻咽癌、肺癌、淋巴肉瘤、肝癌和艾氏腹水瘤、预防放射性肺损伤等均有明显作用。

3. 小便不利：马蔺子 6 g，车前草 9 g。水煎服。

4. 马蔺的根、叶、花也有很好的药用价值。马蔺根可用于清热解毒，治疗喉痹、痈疽、风湿痹痛等；马蔺叶可用于治喉痹、痈疽及淋病；马蔺花味咸、酸、微苦，性微凉，可清热解毒，止血利尿，主治喉痹、吐血、衄血、淋病、疝气及痈疽等症。

马鞭草

【来源】 马鞭草为马鞭草科植物马鞭草 *Verbena Officinalis* L. 的干燥地上部分。主产于湖北、湖南、江苏、浙江、贵州等地。

【性状】 马鞭草茎呈方柱形，多分枝，四面有纵沟，长 0.5~1 m；表面绿褐色，粗糙；质硬而脆，断面有髓或中空。叶对生，皱缩，多破碎，绿褐色，完整者展平后叶片 3 深裂，边缘有锯齿。穗状花序细长，有小花多数（图 399-1）。气微，味苦。

以干燥、色青绿、带花穗、无根及杂质者为佳。

【采收加工】 6—8 月开花时采割，除去残根及杂质，摊薄快速晒干。药材水分不得过 10.0%。

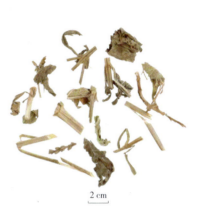

图 399-1 马鞭草

杭州不同生长期马鞭草中槲皮素和芹菜素的含量测定，见表 399-1。

表 399-1 杭州不同生长期马鞭草中槲皮素和芹菜素的含量测定（mg/g）[1]

生长期	5 月	6 月	7 月	8 月	9 月	10 月
槲皮素含量	0.415	0.431	0.427	0.398	0.332	0.297
芹菜素含量	0.236	0.255	0.263	0.236	0.172	0.131

6 月槲皮素含量达到最高，7 月芹菜素含量达到最高。

【贮藏】 马鞭草贮存不当，易受潮霉变，颜色易变黄，有效成分易流失。建议在 25℃ 以下，单包装密封，大垛用黑色塑料布遮盖、密闭库藏。

【主要成分】 主要含马鞭草苷、齐墩果酸、熊果酸、戟叶马鞭草苷、羽扇豆醇、桃叶珊瑚苷、蒿黄素等。

药典标准：含齐墩果酸和熊果酸的总量不得少于 0.30%。

【性味归经】 苦，凉。归肝、脾经。

【功能主治】 活血散瘀，解毒，利水，退黄，截疟。用于癥瘕积聚，痛经经闭，喉痹，痈肿，水肿，黄疸，疟疾。

【用法用量】 内服：煎汤，15~30 g，鲜品 30~60 g；或入丸、散。外用：适量，捣敷；或煎水洗。

[1]吕兰. 不同产地及生长期马鞭草中槲皮素和芹菜素含量变化的比较[J]. 海峡药学，2011，23（10）：65–67.

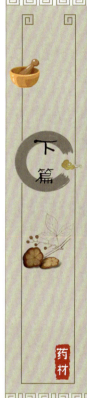

下篇

药材

475

【其他】

1. 马鞭草具有抗癌、抗早孕、促进乳汁分泌、抗炎止痛、镇咳等药理作用。临床用于治疗咽白喉、急性扁桃体炎、口腔炎、疱疹性口腔炎、闭合性软组织损伤等。

2. 治痛经：马鞭草 30 g，香附、益母草各 15 g。水煎服。

3. 治口腔炎症：马鞭草 30 g。水煎服，每日 1 剂。

四 画

天山雪莲

【来源】 天山雪莲系维吾尔族习用药材。为菊科植物天山雪莲 *Saussurea involucrata*（Kar. et Kir.）Sch.-Bip. 的干燥地上部分。主产于新疆天山沿线，乌鲁木齐南山有人工仿野生栽培。

【性状】 天山雪莲茎呈圆柱形，长 2~48 cm，直径 0.5~3 cm；表面黄绿色或黄棕色或微带紫色，具纵棱，中空。茎生叶密集排列，无柄，或脱落留有残基，完整叶片呈卵状长圆形或广披针形，两面被柔毛，边缘有锯齿和缘毛，主脉明显。头状花序顶生，10~42 个密集成圆球形，无梗。苞叶长卵形或卵形，无柄，中部凹陷呈舟状，膜质，半透明。总苞片 3~4 层，披针形，等长，外层多呈紫褐色，内层棕黄色或黄白色。花管状，紫红色，柱头 2 裂。瘦果圆柱形，具纵棱，羽状冠毛 2 层（图 400-1）。体轻，质脆。气微香，味微苦。

以茎短、叶绿且多、花大末开放、不带根品质为优。

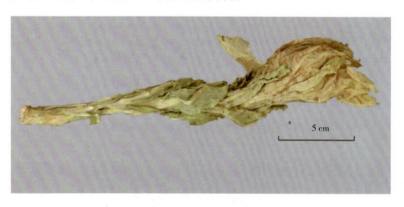

5 cm

图 400-1　天山雪莲

【采收加工】 夏、秋二季，花开但未完全开放时采收地上部分，不得带根，阴干，有条件的可冷冻干燥或低温烘干。药材水分不得过 10.0%。

不得日晒雨淋，叶枯、花已完全开放者质量较次。

不同栽培年限天山雪莲绿原酸和总黄酮含量比较，见表 400-1。

表 400-1　不同栽培年限天山雪莲绿原酸和总黄酮含量比较（%）[1]

有效成分	1 年	2 年	3 年	4 年
绿原酸	5.01	5.62	5.83	5.04
总黄酮	3.33	3.60	3.82	3.82

人工栽培天山雪莲在第 3 年绿原酸和总黄酮含量就可以达到最高。

天山雪莲不同部位提取物总黄酮和多酚含量比较，见表 400-2。

[1]陶海英，胡正梅，王雪莲，等.野生与人工种植天山雪莲的比较[J].新疆医学，2007，（06）：179-181.

中药材质量新说（第二版）ZHONGYAOCAI ZHILIANG XINSHUO（DIERBAN）药材

476

表 400-2　天山雪莲不同部位提取物总黄酮和多酚含量比较（mg/g）[1]

部位	茎	根	花	花苞片	叶
总黄酮含量	6.5	15.6	26.4	28.2	56.1
多酚含量	2.7	4.6	7.3	6.8	10.5

天山雪莲中以叶中总黄酮和多酚含量均最高，花和花苞片含量相近，根和茎中含量较低。故天山雪莲以叶多、花大、茎短、不带根者品质为优。

【贮藏】　天山雪莲易霉变、虫蛀。建议在 20℃以下单包装密封保存，或冷藏。

天山雪莲鲜用效果更好。新鲜天山雪莲冰放保存：把其放入有冰水的盒子里存放，不要过度光晒。

【主要成分】　主要含黄酮类、生物碱类、苯丙素类、倍半萜内酯及其苷类等。

药典标准：醇溶性浸出物不得少于 15.0%，含无水芦丁不得少于 0.15%，绿原酸不得少于 0.15%。

【性味归经】　维吾尔医：性质，二级湿热。中医：微苦，温。

【功能主治】　维吾尔医：补肾活血，强筋骨，营养神经，调节异常体液。用于风湿性关节炎，关节疼痛，肺寒咳嗽，肾与小腹冷痛，白带过多等。中医：温肾助阳，祛风胜湿，通经活血。用于风寒湿痹痛、类风湿性关节炎，小腹冷痛，月经不调。

【用法用量】　内服：3~6 g，水煎或酒浸服。外用适量。

【其他】

1. 孕妇忌用。

2. 目前天山雪莲有两种生产方式：一种是全仿野生生长，由直升机在天山沿线播撒种子，自然生长，3~5 年开花，一般认为质量较好；一种为半仿野生生长，种子由室内组培成苗，大棚炼苗 1 年后移栽至室外，2~3 年开花，一般认为质量较次。

3. 天山雪莲具有抗炎镇痛、抗早孕、抗衰老、降压、解痉、抗自由基和抗疲劳、抑制癌细胞增生等药理活性，临床可用于妇女崩带、风湿性关节炎、雪盲、牙痛等。

4. 治妇女小腹冷疼，月经不调，男子阳痿：雪莲 6 g，当归、枸杞各 3 g。水煎服。

🌸 天仙子 🌸

【来源】　天仙子为茄科植物莨菪 *Hyoscyamus niger* L. 的干燥成熟种子。分布于东北、华北、西北及西南等地。

【性状】　天仙子呈类扁肾形或扁卵形，直径约 1 mm。表面棕黄色或灰黄色，有细密的网纹，略尖的一端有点状种脐。切面灰白色，油质，有胚乳，胚弯曲（图 401-1）。气微，味微辛。

以粒大、饱满、无杂质者为佳。

【采收加工】　夏、秋二季果皮变黄色时，采摘果实，暴晒，打下种子，筛去果皮、枝梗，晒干。

【贮藏】　天仙子贮存不当，易受潮发霉，有效成分易流失。建议在 25℃以下，单包装密封，大垛用黑色塑料布遮

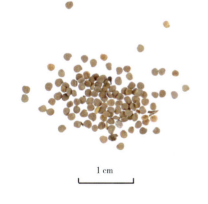

1 cm

图 401-1　天仙子

477

[1]陶海英，胡正梅，王雪莲，等 . 野生与人工种植天山雪莲的比较[J]. 新疆医学，2007，（06）：179-181.

盖、密闭库藏。

注：天仙子有大毒，需专人保管，单独存放，定期检查。

【主要成分】　主要含莨菪碱、阿托品、东莨菪碱、肉豆蔻酸、棕榈酸、硬脂酸、油酸、亚油酸等。

药典标准：含东莨菪碱和莨菪碱的总量不得少于 0.080%。

【性味归经】　苦、辛，温；有大毒。归心、胃、肝经。

【功能主治】　解痉止痛，平喘，安神。用于胃脘挛痛，喘咳，癫狂。

【用法用量】　内服：煎汤，0.6~1.2 g；入散剂，0.06~0.6 g。外用：适量，研末调敷；煎水洗；或烧烟熏。

【其他】

1. 天仙子具有心血管抑制、抗炎、镇痛、解热、抑制肿瘤等药理作用，外敷治疗皮肤肿块、疼痛、感染、溃烂等。

2. 天仙子有大毒，内服慎用，不能过量或持续服用。心脏病、心动过速、青光眼患者及孕妇禁用。

3. 天仙子中毒主要表现为：口干，咽痛，喑哑，心动过速，视物不清，排尿困难，眩晕，狂躁，昏迷，严重者可因呼吸中枢麻痹而死亡[1]。

4. 以成人体重 60 kg 计算，天仙子在 41.67~266.67 mg/kg，即可产生中毒症状，致死量约为 666.67 mg/kg[2]。

5. 天仙子有大毒，弊大于利，应尽量不用或选其他药物替代。

天胡荽

【来源】　天胡荽又名满天星，为伞形科植物天胡荽 *Hydrocotyle sibthorpioides* Lamarck 的干燥全草。产于华北、华中、华南、西南等地。

【性状】　天胡荽皱缩成团。根呈细圆柱形，外表面淡黄色或灰黄色。茎细长弯曲，黄绿色或淡棕色，节处残留细根或根痕。叶多皱缩或破碎，完整叶片展平后呈圆形或近肾形，掌状 5~7 浅裂或裂至叶片中部，淡绿色，叶柄扭曲状。可见伞形花序及双悬果（图 402-1）。气香，味淡。

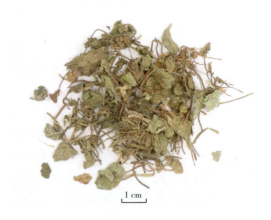

图 402-1　天胡荽

【采收加工】　天胡荽通常采取根茎拔取或离地面 2~3 cm 处割除法采收，因其用途不同，采收期不同。作为食用，一般在茎叶封行时开始采食，一直可采收到 4 月底至 5 月上旬始花时止。到了盛花期后，由于茎叶组织老化，纤维素含量增多，食用口味随之变差。故一般不再作采收食用。作为药用，一般可在封垄后 10~15 天至盛花期采收，这样有利于产量的提高，达到高产高效的目的。采收后拣去基部黄叶、杂草，洗净后以供食用或晒干后备作药用或销售。

天胡荽各器官提取物中黄酮类化合物含量测定结果，见表 402-1。

[1] 佚名. 大剂量中药临床应用 [M]. 太原: 山西科学技术出版社, 2016.

[2] 蒋一帆, 高建超, 田春华, 等. 毒性药材天仙子的文献研究及风险探讨 [J]. 中国药物警戒, 2016（3）: 165–168, 172.

表 402-1　天胡荽各器官提取物中黄酮类化合物含量测定结果（mg/g）[1]

器官	芦丁	槲皮苷	槲皮素
根	3.81	—	—
茎	5.67	—	—
叶	43.32	2.16	2.57

天胡荽叶中总黄酮含量高达 48.05 mg/g，在黄酮类物质的成分中，主要成分是芦丁，此外还有少量的槲皮苷与槲皮素。天胡荽的根部与茎部仅测得少量的芦丁。

【贮藏】　天胡荽贮存不当，受潮易霉变腐烂，香气易散失。建议在 25℃ 以下，单包装遮光密封库藏；大垛用黑色塑料布遮盖、密闭库藏。

【主要成分】　主要含挥发油（如镰叶芹醇、榄香烯）、黄酮类（如槲皮素、异鼠李素）、三萜类、甾醇、木质素、香豆素等。

湖北省中药材标准（2018 年版）：含槲皮素不得少于 0.050%。

注：1. 镰叶芹醇具有镇静、镇痛、抗癌、抗细菌、抗真菌和神经细胞保护等药理作用。天胡荽挥发油中含量最高的成分为镰叶芹醇，其含量从 3 月的 44.68% 提高到 5 月的 85.19%，5—8 月较为稳定，均在 80% 以上。

2. 天胡荽挥发油种类以醇类和烯烃为主，3—8 月样品含量均在 90%～94%。

【性味归经】　微苦、辛，凉。归脾、胆、肾经。

【功能主治】　清热利湿，解毒消肿。用于黄疸，痢疾，水肿，淋证，目翳，喉肿，痈肿疮毒，带状疱疹，跌打损伤。

【用法用量】　内服：煎汤，9~15 g；鲜品加倍。外用：适量，捣烂敷患处。

【其他】

1. 天胡荽具有抗病原微生物、抗疟、抗 HBsAg、抗肿瘤、降血糖、利尿、免疫调节等药理作用。

2. 百日咳：鲜天胡荽 15~30 g。捣烂绞汁，调蜂蜜或冰糖炖，温服。

3. 蛇头疔：鲜天胡荽加冷饭、红糖或雄黄少许。捣烂敷患处。

4. 鼻咽癌：1∶1 天胡荽注射液 3 ml，1 次肌注，每日 2 次。另以鲜品适量捣烂塞鼻。能使血性黏液停止，病情好转。

天葵子

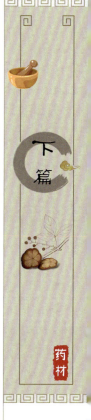

【来源】　天葵子为毛茛科植物天葵 Semiaquilegia adoxoides（DC.）Makino 的干燥块根。主产于湖南、湖北、江苏、安徽、广东等地。

【性状】　天葵子呈不规则短柱状、纺锤状或块状，略弯曲，长 1~3 cm，直径 0.5~1 cm。表面暗褐色至灰黑色，具不规则的皱纹及须根或须根痕。顶端常有茎叶残基，外被数层黄褐色鞘状鳞片。质较软，易折断，断面皮部类白色，木部黄白色或黄棕色，略呈放射状（图 403-1）。气微，味甘、微苦辛。

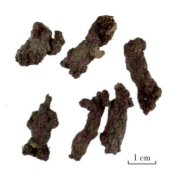

图 403-1　天葵子

[1] 吴旻. 高效液相色谱法（HPLC）测定天胡荽各器官中的黄酮类物质含量 [J]. 生物技术世界，2015（11）：257–257.

以干燥、形大、外黑内白、无须根杂质者为佳。

【采收加工】 移栽后第3年夏初植株未完全枯萎前采挖，较小的块根留作种用，较大的去除残叶、晒干，加以揉搓，去掉须根，抖去泥土、晒干。药材水分不得过15.0%。

【贮藏】 天葵子贮存不当，易受潮发霉、易虫蛀，有效成分易流失。建议在25℃以下，单包装密封，大垛用黑色塑料布遮盖、密闭库藏。

【主要成分】 主要含生物碱、内酯、香豆素、酚性成分及氨基酸等。

药典标准：醇溶性浸出物不得少于13.0%。

【性味归经】 甘、苦，寒。归肝、胃经。

【功能主治】 清热解毒，消肿散结。用于痈肿疔疮，乳痈，瘰疬，蛇虫咬伤。

【用法用量】 内服：煎汤，9~15 g；或研末，1.5~3 g；或浸酒。外用：捣敷；或捣汁点眼滴鼻。

【其他】

1. 天葵子具有抑菌、抗炎、抗氧化、抗衰老、抗肿瘤、调节血糖、调节机体免疫力、改善肝功能等药理作用。临床用于治疗肿瘤、乳房疾病、肾病、糖尿病并发症、尿路感染等。

2. 五味消毒化疗饮：金银花9 g，蒲公英7.5 g，紫花地丁草7.5 g，野菊花9 g，天葵子6 g，皂角刺4.5 g（为引）。治疗疮。

3. 天葵草为天葵的干燥全草，别名"紫背天葵"。具有消肿，解毒，利水的功效。用于瘰疬，疝气，小便不利。

天然冰片（右旋龙脑）

【来源】 天然冰片为樟科植物樟 *Cinnamomum camphora*（L.）Presl 的新鲜枝、叶经提取加工制成。主产于湖南、四川、江西等地。

【性状】 天然冰片（右旋龙脑）为白色结晶性粉末或片状结晶（图404-1）。气清香，味辛、凉。具挥发性，点燃时有浓烟，火焰呈黄色。

在乙醇、三氯甲烷或乙醚中易溶，在水中几乎不溶。

熔点为204~209℃。比旋度为 +34° ~+38°。

以片大而薄、色洁白、质松、气清香纯正者为佳。

【采收加工】 樟需要种植3年才能大量采收树叶，此后每年都可采收一次。将采收的新鲜枝、叶经提取加工制成天然冰片。

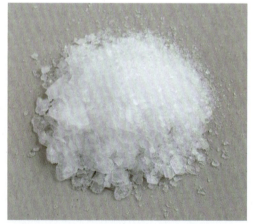

图404-1 天然冰片（右旋龙脑）

【贮藏】 天然冰片贮存不当，气味极易散失，受热易升华，有效成分极易流失。建议在20℃以下，单包装密封，大垛用黑色塑料布遮盖、密闭库藏；药房配方使用前密封保存。

【主要成分】 主要含右旋龙脑、葎草烯、石竹烯、齐墩果酸、麦珠子酸等。

药典标准：天然冰片含右旋龙脑不得少于96.0%，含樟脑不得过3.0%，异龙脑不得检出。

【性味归经】 辛、苦，凉。归心、脾、肺经。

【功能主治】 开窍醒神，清热止痛。用于热病神昏、惊厥，中风痰厥，气郁暴厥，中恶昏迷，胸痹心痛，目赤，口疮，咽喉肿痛，耳道流脓。

【用法用量】 内服：0.3~0.9 g，入丸散服。外用：适量，研粉点敷患处。

【其他】

1. 孕妇慎用。

2. 天然冰片具有抗炎镇痛、抗菌、促进药物透皮吸收、增加眼表湿度等药理作用，在药妆品中用于痤疮皮肤处理、烧烫伤皮肤护理、激素依赖性皮肤护理、湿疹皮肤护理、干眼症护理等。

3. 天然冰片对眼睛刺激性比合成冰片小，安全性比合成冰片高。

4. 天然冰片易掺杂、掺假，使用时应尽量先化验或鉴别确定。

❧ 无花果 ❧

【来源】 无花果为桑科植物无花果 *Ficus carica* L. 的成熟或近成熟内藏花和瘦果的花序托。全国各地均有栽培。

【性状】 多呈扁圆形，有的呈类圆形，梨状或挤压成不规则形，直径 2.5~4.5 cm，厚 0.5~2 cm，上端中央有脐状突起，并有孔隙；下端亦微凸起，有托梗相连，基部有 3 枚三角形的苞片或苞片的残基。表面淡黄棕色、黄棕色至暗紫褐色，有 10 条微隆起的纵皱和脉纹，加糖者皱纹不明显；切面黄白色、肉红色或黄棕色，内壁着生众多卵圆形黄棕色小瘦果和枯萎的小花，果长 0.1~0.2 mm（图 405-1）。质柔软，气微，嚼之微甜而有黏滑感，加糖者味甜。

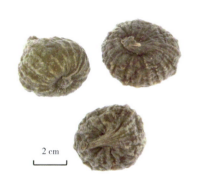

2 cm

图 405-1　无花果

【采收加工】 秋季果实成熟时采摘，随熟随采，鲜用或沸水燎后快速干燥。

不同干燥方式对无花果酚类物质含量的影响，见表 405-1。

表 405-1　不同干燥方式对无花果酚类物质含量的影响[1]

干燥方式	鲜果	真空冷冻干燥	自然晒干	烘箱干燥	远红外干燥	真空干燥
没食子酸 /（mg/100 g）	0.02	0.84	7.15	0.84	10.01	12.83
绿原酸 /（μg/100 g）	21.73	75.15	270.48	363.08	—	243.54
儿茶素 /（mg/100 g）	0.07	1.84	3.38	2.29	5.28	6.44
4-羟基苯甲酸 /（μg/100 g）	13.26	57.25	178.16	146.80	127.12	333.53
表儿茶素 /（mg/100 g）	0.09	0.71	—	1.27	—	—
芦丁 /（mg/100 g）	0.08	1.85	2.25	3.08	0.56	4.65
阿魏酸 /（μg/100 g）	23.63	271.50	146.13	661.31	255.54	758.16
槲皮苷 /（μg/100 g）	8.04	68.92	114.22	164.98	87.71	227.30
槲皮素 /（μg/100 g）	2.02	28.45	25.16	35.52	30.37	483.51
总酚 /（mg/100 g）	0.33	5.74	13.51	8.85	16.25	25.96

[1]秦丹丹, 张生万, 郭萌, 等 . 干燥方式对无花果酚类物质及其抗氧化活性的影响[J]. 食品科学, 2018, 39（9）：102-107.

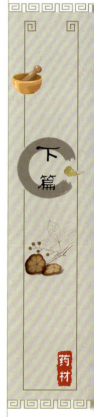

下篇

药材

481

不同干燥方式处理的无花果酚类物质含量依次为：真空干燥＞远红外干燥＞烘箱干燥＞自然晒干＞真空冷冻干燥。

【贮藏】　无花果极不耐贮运，鲜货常温条件下 1~2 天即软化、褐变、风味下降以及腐烂，极大地影响了无花果的食用价值与经济价值。干无花果极易虫蛀、易受潮发霉，贮藏时间不宜超过半年。建议在 25℃以下，单包装密封，大垛用黑色塑料布遮盖、密闭库藏。

无花果鲜食口感、效果均更好。鲜无花果冷藏（－1℃）可贮藏 30 天[1]。

【主要成分】　主要含多种氨基酸、不饱和脂肪酸、糖类、绿原酸、黄酮、花青素、酚类物质等。

【性味归经】　甘、平。归肺、胃、大肠经。

【功能主治】　健脾益胃，润肺止咳，解毒消肿。用于食欲不振，脘腹胀痛，痔疮便秘，咽喉肿痛，热痢，咳嗽多痰等症。

【用法用量】　内服：煎汤，9~15 g；大剂量可用至 30~60 g；或生食鲜果 1~2 枚。外用：适量，煎水洗；研末调敷或吹喉。

【其他】

1. 现代研究表明，无花果具有抗氧化、抗癌、降血糖、降血脂等药理活性。

2. 无花果口感好，营养价值高，已加工成多种果干、果脯、果酱、果汁、果粉、果酒、保健品和口服液等。

3. 肺热声嘶：无花果 7~14 个，麦冬 10~15 g。水煎调白糖或冰糖服。

无患子

【来源】　无患子又名木患子、洗手果，为无患子科植物无患子 *Sapindus mukorossi* Gaertn. 的干燥成熟种子。分布于我国华东、中南至西南地区。

【性状】　无患子呈球状，直径达 14 mm。外表黑色，光滑。种脐线形，周围附有白色绒毛。种皮骨质，坚硬。无胚乳，子叶肥厚，黄色，胚粗壮，稍弯曲（图 406-1）。气微，味苦。

【采收加工】　9~10 月，果实成熟时，采收已成熟的黄色或棕黄色果实，除去果肉，取出种子晒干即得。

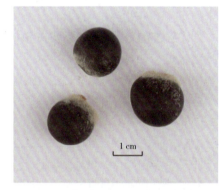

图 406-1　无患子

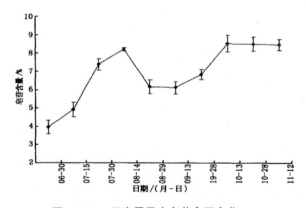

图 406-2　无患子果肉皂苷含量变化

[1]唐霞,张明,马俊莲,等.适宜贮藏温度保持鲜食无花果品质[J].农业工程学报,2015,31(12):282-287.

在无患子果实发育进程中，果肉皂苷含量累积出现 2 次较为明显的峰值，分别在 8 月中旬和 10 月中旬（图 406-2）[1]。

【贮藏】 无患子贮存不当，受潮易霉变、易虫蛀。建议在 20℃ 以下，单包装遮光密封库藏；大垛用黑色塑料布遮盖、密闭库藏。

【主要成分】 主要含无患子皂苷。果皮皂苷含量丰富，约为 5.33%[2]。

【性味归经】 味苦、辛，性寒。归心、肺经。

【功能主治】 清热，祛痰，消积，杀虫。主治喉痹肿痛，肺热咳喘，音哑，食滞，疳积，蛔虫腹痛，滴虫性阴道炎，癣疾，肿毒。

【用法用量】 内服：煎汤，3~6 g；或研末。外用：适量，烧灰或研末吹喉、擦牙，或煎汤洗；或熬膏涂。

【其他】

1. 脾胃虚寒者慎用。

2. 无患子具有抗菌、抗肿瘤、保肝、抗氧化、抗高血压、抗癫痫、驱虫、杀精等药理活性。

3. 百日咳，感冒发热：无患子仁 3 枚。水煎服。

4. 小儿腹中气胀：无患子仁 3~14 枚。煨熟食之，令放出矢气即消。

云 芝

【来源】 云芝是多孔菌科真菌彩绒革盖菌 *Coriolus versicolor*（L. ex Fr.）Quel 的干燥子实体。分布于东北、华北和南方林区。

【性状】 云芝菌盖单个呈扇形、半圆形或贝壳形，常数个叠生成覆瓦状或莲座状；直径 1~10 cm，厚 1~4 mm。表面密生灰、褐、蓝、紫黑等颜色的绒毛（菌丝），构成多色的狭窄同心环带，边缘薄；腹面灰褐色、黄棕色或淡黄色，无菌管处呈白色，菌管密集，管口近圆形至多角形，部分管口开裂成齿。革质，不易折断，断面菌肉类白色，厚约 1 mm；菌管单层，长 0.5~2 mm，多为浅棕色，管口近圆形至多角形，每 1 mm 有 3~5 个（图 407-1）。气微，味淡。

以朵大、肉厚、色鲜艳者为佳。

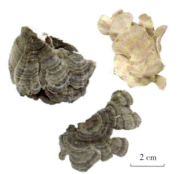

图 407-1 云 芝

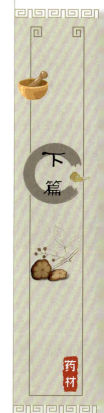

【采收加工】 菌盖由薄变厚，菌管内散发少量孢子粉时，云芝已成熟，应及时采收。从芝柄基部割下云芝，除去杂质，及时晒干或低温烘干，药材水分不得超过 13.0%。

不同来源云芝云芝多糖含量测定，见表 407-1。

表 407-1 不同来源云芝云芝多糖含量测定（%）[3]

类别	塑料栽培云芝	椴木林下栽培云芝	椴木大棚栽培云芝	野生云芝
多糖含量	2.90	3.05	3.04	3.20

[1]邵文豪，刁松锋，董汝湘，等.无患子果实发育动态及内含物含量变化[J].林业科学研究，2014，27（005）：697-701.

[2]谢志洁.广东省中药材标准[M].广州：广东科技出版社，2011.

[3]韩燕矫.海南云芝组培技术及其后续栽培品质的比较研究[D].海口：海南大学，2013.

483

野生云芝多糖含量较高。林下椴木栽培云芝含量虽较野生云芝多糖含量低，但相差不是很大，且其可以充分利用林下资源，为菌种生长提供充足的养分，具有较好的经济效益，可推广林下椴木栽培云芝模式。

【贮藏】 云芝贮存不当，易受潮发霉、虫蛀。建议在 25℃ 以下，单包装密封，大垛黑色塑料布遮盖、密闭库藏。

【主要成分】 主要含多糖、麦角甾醇、白桦脂酸、多糖肽，葡聚糖、氨基酸、蛋白质、木质素等。

药典标准：水溶性浸出物不得少于 18.0%；含云芝多糖以无水葡萄糖计，不得少于 3.2%。

【性味归经】 甘，平。归心、脾、肝、肾经。

【功能主治】 健脾利湿，清热解毒。用于湿热黄疸，胁痛，纳差，倦怠乏力。

【用法用量】 内服：煎汤，9~27 g。宜煎 24 小时以上，或制成片剂、冲剂、注射剂使用。

【其他】

1. 云芝多糖和糖肽具有抗肿瘤，镇痛，辅助治疗慢性乙型肝炎，降低血脂和抗动脉粥样硬化，抗衰老，抗氧化，益气解毒，体外抗微生物活性，增强免疫力等多种生理活性和功能。

2. 治疗乙型肝炎：云芝 15 g，广金钱草 30 g。水煎服。每日 1 剂，半个月 1 个疗程。

3. 治疗肿瘤，白血病：云芝 15 g，喜树皮 30 g。水煎服。

木芙蓉叶

【来源】 木芙蓉叶为锦葵科植物木芙蓉 *Hibiscus mutabilis* L. 的干燥叶。分布于河南、广西、四川等地，成都周边栽培最多。

【性状】 木芙蓉叶多卷缩、破碎，全体被毛。完整叶片展平后呈卵圆状心形，宽 10~20 cm，掌状 3~7 浅裂，裂片三角形，边缘有钝齿。上表面暗黄绿色，下表面灰绿色，叶脉 7~11 条，于两面突起。叶柄长 5~20 cm）。气微，味微辛。

以叶大、色绿、厚实者为佳（图 408-1），叶破碎、色暗黄，质较次（图 408-2）。

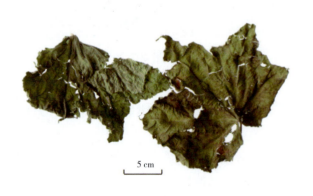

图 408-1 叶大、色绿，质优

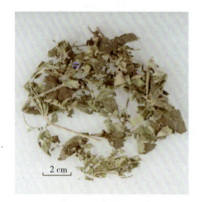

图 408-2 叶破碎、色暗黄，质较次

【采收加工】 夏、秋二季采收，以秋季花谢后采收为宜，采摘完整青叶，晒干或烘干。药材水分不得过 15.0%。

浙江温州产木芙蓉叶不同采收期芦丁的含量测定，见表 408-1。

表 408-1　浙江温州产木芙蓉叶不同采收期芦丁的含量测定[1]

采收期	嫩叶	盛叶	花蕾	花期	花后
采收时间	2011 年 6 月	2011 年 8 月	2011 年 9 月	2011 年 10 月	2011 年 11 月
芦丁含量 /%	0.182	0.071	0.049	0.104	0.148

木芙蓉叶嫩叶期和花后期中芦丁含量较高，结合木芙蓉叶的干燥率（花后期干燥率最高），以花后期采收为佳。

不同木芙蓉叶样品中总黄酮含量测定，见表 408-2。

表 408-2　不同木芙蓉叶样品中总黄酮含量测定（mg/g）[2]

样品	鲜叶	晒干叶	烘干叶	脱落叶
总黄酮	19.26	21.47	24.87	11.95

采收、加工方法不同导致木芙蓉叶中总黄酮含量不同，总黄酮含量从高到低依次为：烘干叶＞晒干叶＞鲜叶＞脱落叶。利用木芙蓉叶作制剂时，最佳的是鲜叶直接入药；干燥加工木芙蓉叶以烘干最为适宜。

【贮藏】　木芙蓉叶贮存不当，受潮易霉变，见光色变淡，受压易碎。建议在 25℃以下，单包装密封，大垛用黑色塑料布遮盖、密闭库藏，贮藏时不宜堆积过高。

【主要成分】　主要含黄酮苷、酚类、氨基酸、鞣质、还原糖、甾类化合物和挥发油等。药典标准：含无水芦丁不得少于 0.070%。

【性味归经】　辛，平；归肺、肝经。

【功能主治】　凉血，解毒，消肿，止痛。治痈疽焮肿，缠身蛇丹，烫伤，目赤肿痛，跌打损伤。

【用法用量】　内服：煎汤，10~30 g。外用：适量，鲜品捣烂敷患处；干品研末油调或熬膏。

【其他】

1. 木芙蓉叶具有抗感染、体外抑菌、保护肾缺血再灌注损伤、对慢性肝损伤的保护、抗病毒等药理活性，临床用于治疗局部化脓性感染、烫伤、流行性腮腺炎等病症。

2. 治赤眼肿痛：芙蓉叶末。水和，贴太阳穴。

3. 木芙蓉花亦作药用，具有清肺凉血，散热解毒，消肿排脓的功效。用于肺热咳嗽，瘰疬，肠痈，白带；外治痈疖脓肿，脓耳，无名肿毒，烧、烫伤。

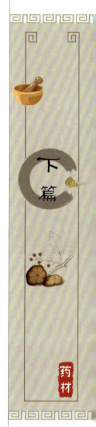

木姜子

【来源】　木姜子是樟科植物毛叶木姜子 *Litsea mollis* Hemsl.、清香木姜子 *Litsea euosma* W.W.Smith、及木姜子 *Litsea pungens* Hemsl. 的新鲜或干燥成熟果实。产于华中、西南等地。

【性状】　木姜子呈类圆球形，直径 4~5 mm。外表面鲜品绿色，干品黑褐色或棕褐色，有网状皱纹，先端钝圆，基部可见果柄脱落的圆形疤痕，少数残留宿萼及折断的果柄。除去果皮，可见硬脆的果核，表面暗棕褐色。质坚脆，有光泽，外有一隆起纵横纹。破开后，内含种子 1 粒，胚具子叶 2 片，黄色，富油性（图 409-1）。

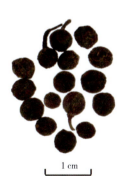

1 cm

图 409-1　木姜子

485

[1]喻琴云.不同采收期木芙蓉叶中芦丁的含量测定［J］.中华中医药学刊，2013（09）：227-229.

[2]傅军霞.木芙蓉叶不同加工方法对总黄酮含量的影响［J］.西北药学杂志，2006，21（3）：110-111.

气芳香，味辛辣，微苦而麻。

以粒大，油性足，香气浓为佳。

【采收加工】 8—9月果实成熟时采收，除去杂质，鲜用或晒干，遇潮湿天气可低温烘干。

【贮藏】 木姜子贮存不当，香气极易散失。建议在20℃以下，单包装密封，大垛用黑色塑料布遮盖、密闭库藏。

【主要成分】 主要含挥发油、萜类、黄酮、脂肪酸、木脂素、生物碱等。

【性味归经】 辛、苦，温。归脾、肾经。

【功能主治】 温中行气，燥湿健脾，解毒消肿。主治胃寒腹痛，暑湿吐泻，食滞饱胀，痛经，疝痛，疟疾，疮疡肿痛。

【用法用量】 内服：煎汤 3~10 g；研末吞服 1~1.5 g。外用：捣敷或研粉调敷。

【其他】

1. 用时捣碎，利于药效煎出；压裂提取，利于有效成分溶出。

2. 木姜子具有抗菌、抗肿瘤、平喘、抗心律失常等药理活性。

3. 木姜子可作为辛香料和调味品食用。

4. 治消化不良，胸腹胀：木姜子研末，每次吞服 1~1.5 g。

5. 木姜子叶具有祛风行气，健脾利湿，外用解毒的功效；用于腹痛腹胀，暑湿吐泻，关节疼痛，水肿，无名肿毒。

木 贼

【来源】 木贼为木贼科植物木贼 *Equisetum hyemale* L. 的干燥地上部分。主产于东北、华北、西北、西南等地。

【性状】 木贼呈长管状，不分枝，长 40~60 cm，直径 0.2~0.7 cm。表面灰绿色或黄绿色，有 18~30 条纵棱，棱上有多数细小光亮的疣状突起；节明显，节间长 2.5~9 cm，节上着生筒状鳞叶，叶鞘基部和鞘齿黑棕色，中部淡棕黄色。体轻，质脆，易折断，断面中空，周边有多数圆形的小空腔（图410-1）。气微，味甘淡、微涩，嚼之有沙粒感。

以茎粗长、色绿、质厚、不脱节者为佳。

【采收加工】 夏、秋二季采割，秋季采收的木贼中山柰酚含量较高，除去杂质，晒干或阴干。建议摊薄快速晒干。药材水分不得过13.0%。

不同采收时期木贼中山柰酚的含量，见表410-1。

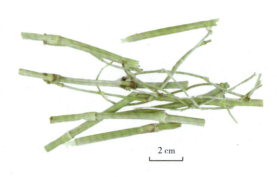

2 cm

图410-1 木 贼

表410-1 不同采收时期木贼中山柰酚的含量（%）[1]

采收时期	4月4日（春）	7月15日（夏）	9月25日（秋）
山柰酚含量	0.136	0.168	0.188

秋季9月采收的木贼所含山柰酚最高。

【贮藏】 木贼贮存不当，色易变黄，含量易流失。建议在25℃以下，单包装密封，大垛用黑

[1]隋长惠，王玉新 . 木贼合理采收期的考察［J］.沈阳药科大学学报，1998，（4）：276–278.

色塑料布遮盖、密闭库藏。

【主要成分】 主要含挥发油、山柰酚、琥珀酸、延胡索酸、草棉苷等。

药典规定：醇溶性浸出物不得少于 5.0%。含山柰酚不得少于 0.20%。

【性味归经】 甘、苦，平。归肺、肝经。

【功能主治】 疏散风热，明目退翳。用于风热目赤，迎风流泪，目生云翳。

【用法用量】 内服：煎汤，3~9 g；或入丸散。外用：适量，研末撒敷。

【其他】

1. 木贼表面颜色呈绿色者，有效成分含量较高；颜色黄白色者，有效成分含量极低。

2. 木贼具有降压、镇静镇痛、抗血小板聚集和抗血栓、利尿、降血脂、抗衰老、抗凝、抗蛇毒、抗菌抗病毒、止血等药理作用。

3. 目昏多泪：木贼（去节）、苍术（泔浸）各 30 g。共研末，每服 6 g。

木棉花

【来源】 木棉花为木棉科植物木棉 *Gossampinus malabarica*（DC.）Merr. 的干燥花。分布于广东、广西、海南、台湾、云南和四川等地。

【性状】 木棉花常皱缩成团。花萼杯状，厚革质，长 2~4 cm，直径 1.5~3 cm，顶端 3 或 5 裂，裂片钝圆形，反曲；外表面棕褐色，有纵皱纹，内表面被棕黄色短绒毛。花瓣 5 片，椭圆状倒卵形或披针状椭圆形，长 3~8 cm，宽 1.5~3.5 cm；外表面浅棕黄色或浅棕褐色，密被星状毛，内表面紫棕色，有疏毛。雄蕊多数，基部合生呈筒状，最外轮集生成 5 束，柱头 5 裂（图 411-1）。气微，味淡、微甘、涩。

以花朵大、完整、色棕黄者为佳。

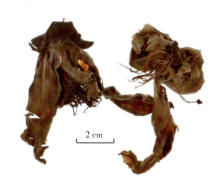

图 411-1 木棉花

【采收加工】 春季花盛开时采收，除去杂质，晒干或低温烘干。

【贮藏】 木棉花贮存不当，易受潮发霉，色易变黯淡。建议在 25℃以下，单包装密封，大垛用黑色塑料布遮盖、密闭库存。

【主要成分】 主要含挥发油类、黄酮类（如槲皮素、牡荆素）、苯丙素类，甾体类、脂肪酸类、三萜类化合物、酚酸类化合物、微量元素等。

药典标准：水溶性浸出物不得少于 15.0%。

【性味归经】 甘、淡，凉。归大肠经。

【功能主治】 清热利湿，解毒。用于泄泻，痢疾，痔疮出血。

【用法用量】 内服：煎汤，6~9 g；或研末服。

【其他】

1. 木棉花具有抗炎、抗菌、抗肿瘤、保肝等药理活性，常用制剂有二十五味松石丸、八味沉香散、十一味甘露胶囊等。

2. 治湿热腹泻，痢疾：木棉花 15 g，凤尾草 30 g。水煎服。

3. 藏药中木棉花以未开放的花蕾入药，功能主治：清肺、肝、心热；用于心脏病、肝病、肺病的热证。

木馒头（薜荔果）

【来源】 木馒头为桑科植物薜荔 *Ficus pumila* L. 的干燥隐花果。分布华东、华中等地。

【性状】 木馒头呈梨形或倒卵形，长 3.5~5 cm，直径 2.5~4 cm。表面黄棕色至黑褐色。顶端截形，中央圆突，正中有小孔，孔内充塞膜质小苞片，孔外通常有细密的褐色绒毛，下端渐狭细或柄状，有短的果柄或果柄痕。体轻，质坚硬，切开后内壁黄棕色，疏松似海绵，内表面密生众多枯萎的花及细小淡棕色圆球状果实（图412-1）。气微，味淡。

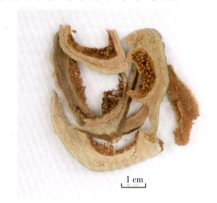

图 412-1　木馒头

以身干、完整、无枝叶、无霉蛀者为佳。

【采收加工】 果实成熟时（果顶上的小孔渐渐裂开，果皮上的网纹明显可见），选晴天分期分批采收，采收时注意轻放，勿伤及果皮。运回稍烫，晒干或低温烘干。药材水分不得过 13.0%。

【贮藏】 木馒头贮存不当，易受潮发霉、易虫蛀。建议在 25℃以下，单包装遮光密封库藏；大垛用黑色塑料布遮盖、密闭库藏。

【主要成分】 主要含三萜类（如 β - 香树精、蒲公英赛醇、羽扇豆醇、桦木酸）、倍半萜类、甾体类、黄酮类、香豆类素、酚酸及其衍生物等。

江苏省中药材标准（2016年版）：醇溶性浸出物不得少于21.0%。

【性味归经】 甘，平。归肾、胃、大肠经。

【功能主治】 补肾，利湿，活血，催乳，解毒。主治肾虚遗精，阳痿，小便淋浊，久痢，痔血，肠风下血，久痢脱肛，闭经，疝气，乳汁不下，咽喉痛，疬腮痈肿，疥癣。

【用法用量】 内服：煎汤，6~15 g；或入丸、散。外用：适量，煎水洗。

【其他】

1. 木馒头具有抗菌、增强免疫、抗肿瘤、抗诱导、抗风湿、抑制癌细胞生长、抗炎镇痛和驱蛔虫等药理活性。

2. 乳汁不通：用木馒头 2 个、猪前蹄 1 个，煮烂连汁服，一日即可通乳。

3. 薜荔果、天仙果、无花果性状相似，商品销售中常常混淆，购买时应注意分辨。

薜荔果、天仙果、无花果特征比较，见表412-1。

表 412-1　薜荔果、天仙果、无花果特征比较[1]

特征	无花果	薜荔果	天仙果
形状	倒圆锥形或类圆形	梨形或倒卵形	球形或近梨形
大小	长 1.5~3 cm，直径 1.5~2 cm	长 3.5~5 cm，直径 2.5~4 cm	长 1~1.5 cm，直径 1~1.5 cm
外表面	黄棕色，灰绿色或棕褐色。有略波状弯曲的纵棱线	黄棕色至黑褐色	棕红色至棕褐色
横截面	中间充实，黄白色至浅黄棕色	中间充实，黄棕色，内壁蓬松似海绵	中空，内壁棕红色或棕褐色

---

[1]袁瑶，胡浩彬．无花果与薜荔果、天仙果的鉴别[J]．现代中药研究与实践，2001，15（4）：36．

中药材质量新说（第二版）ZHONGYAOCAI ZHILIANG XINSHUO（DIERBAN）药材

续表

特征	无花果	薜荔果	天仙果
顶部	略平截，中央有一半圆球形突起	平截，边缘稍凹后中央向上圆突	较凸，中央有小圆突
基部	渐狭成果柄，有时可见果柄下端有 3 枚残存苞片	渐狭成柄柱，连有短果柄，果柄下端 3 枚残存苞片，多除去	急缩成短柄状，基部有苞片 4 枚，不脱落

木蝴蝶

【来源】 木蝴蝶为紫葳科植物木蝴蝶 *Oroxylum indicum*（L.）Vent. 的干燥成熟种子。主产于云南、广西、贵州等地。

【性状】 木蝴蝶为蝶形薄片，除基部外三面延长成宽大菲薄的翅，长 5~8 cm，宽 3.5~4.5 cm。表面浅黄白色，翅半透明，有绢丝样光泽，上有放射状纹理，边缘多破裂。体轻，剥去种皮，可见一层薄膜状的胚乳紧裹于子叶之外。子叶 2，蝶形，黄绿色或黄色，长径 1~1.5 cm（图 413-1）。气微，味微苦。

以干燥、色白、大而完整者为佳。

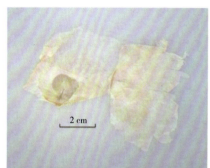

图 413-1 木蝴蝶

【采收加工】 秋、冬二季采收成熟果实，暴晒至果实开裂，取出种子，晒干。药材水分不得超过 6.0%。

蝴蝶不同部位蝴蝶苷 B、黄芩苷、黄芩素的含量测定，见表 413-1。

表 413-1 蝴蝶不同部位蝴蝶苷 B、黄芩苷、黄芩素的含量测定（%）[1]

部位	木蝴蝶苷 B	黄芩苷	黄芩素
翅	0.3	0.3	0.06
基部	4.12	1.7	2.57

木蝴蝶基部蝴蝶苷 B、黄芩苷、黄芩素含量远高于翅部。

【贮藏】 木蝴蝶贮存不当，易受潮、虫蛀。建议在 25℃ 以下，单包装密封，大垛密闭用黑色塑料布遮盖库藏。

【主要成分】 主要含黄酮类（如白杨素、木蝴蝶苷 B、黄芩素）、对羟基苯乙醇及环己醇类（如红景天苷、麦角甾苷）、三萜类、挥发油、有机酸类等。

药典标准：含木蝴蝶苷 B 不得少于 2.0%；醇溶性浸出物不得少于 20.0%。

【性味归经】 苦、甘，凉。归肺、肝、胃经。

【功能主治】 清肺利咽，疏肝和胃。用于肺热咳嗽，喉痹，音哑，肝胃气痛。

【用法用量】 内服：煎汤，6~9 g；研末，1~3 g。外用：敷贴；或研末撒患处。

【其他】

1.木蝴蝶具有抗白内障、抗炎、抗诱变、抗菌、抗癌、止咳等药理作用。木蝴蝶黄酮成分有非常好的抗菌消炎作用。

[1]成旭东, 刘扬. HPLC 法同时测定木蝴蝶中 3 种黄酮成分[J]. 中成药, 2013, 35（3）: 567–570.

2. 治干咳，声音嘶哑，咽喉肿痛：木蝴蝶 2.4 g，胖大海 9 g，蝉蜕 3 g，甘草 6 g，冰糖适量。水煎服。

3. 治声带小结：木蝴蝶 9~12 g，麦冬 12~15 g，丹皮 9~12 g，赤芍 9~12 g，白花蛇草 30 g。水煎服。

五味藤

【来源】 五味藤又名丢了棒，为远志科植物蝉翼藤 *Securidaca inappendiculata* Hassk. 的干燥根皮。分布于广东、广西、云南、海南等地。

【性状】 五味藤卷筒状或槽状，长短不一，厚 2~10 mm，外表面灰白色或土黄色，有瘤状突起。稍粗糙，内表面浅黄色，略平坦，常成纵裂状。质韧，不易折断，断面不平坦，外层颗粒状，内层富纤维，色浅黄（图 414-1）。气微，味甘、酸、苦、咸、辛且麻舌刺喉。飞扬的粉尘能引起喷嚏。

【采收加工】 夏季至次年春前挖取地下部分，除去泥沙，剥取根皮，晒干或烘干。

【贮藏】 五味藤贮存不当，受潮易霉变、易虫蛀。建议在 25℃ 以下，单包装遮光密封库藏；大垛用黑色塑料布遮盖、密闭库藏。

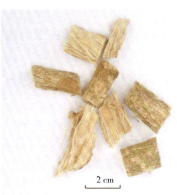

图 414-1 五味藤

【主要成分】 主要含苯骈色原酮类（如 1，7- 二羟基苯骈色原酮）、𬭩及其苷类、二苯酮类、木脂素及其苷类、糖酯类、有机酸类等。

【性味归经】 甘、酸、咸、苦、辛，微寒。有小毒。归肝、脾经。

【功能主治】 祛风湿，消肿止痛，活血化瘀。用于风湿骨痛，跌打损伤。

【用法用量】 内服：煎汤，6~9 g。外用：适量，浸酒搽；或研末调敷。

【其他】

1. 孕妇及久病弱者忌服。

2. 五味藤具有抗肿瘤、抗炎镇痛、抗病毒、保肝、抗氧化、免疫调节、降血糖等药理活性。

3. 肠炎：五味藤根 3~6 g，水煎服；或用其根研末，每次 1.5~3 g，开水送服。

4. 跌打损伤：五味藤根浸酒搽患处，或用其根研粉，酒调涂患处。

5. 广西壮族自治区瑶药材质量标准（第一卷）（2013 年版）：本植物的干燥全株作五味藤药材使用，具有祛风湿，消肿止痛，活血化瘀的功效；用于风湿骨痛，骨折，跌打损伤，产后恶露不净，妇女体虚，咳嗽，消瘦无力，过敏性皮疹。

五指毛桃

【来源】 五指毛桃为桑科植物粗叶榕 *Ficus hirta* Vahl 的干燥根。分布于华南、西南等地。

【性状】 五指毛桃略呈圆柱形，有分枝，常切成短段或不规则块片，段长 2~4 cm，直径 1~4 cm；片厚 0.5~1 cm。表面灰黄色或黄棕色，有红棕色斑纹及细密纵皱纹，可见横长皮孔。质坚硬，不易折断。断面皮部薄而韧，易剥离，富纤维性；木部宽广，淡黄白色，有较密的同心性环纹（图 415-1~ 图 415-2）。气微香特异，味微甘。

以皮厚、气香者为佳。

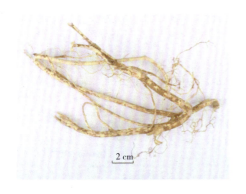

图 415-1　五指毛桃药材

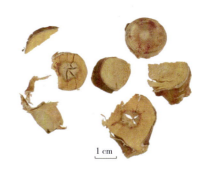

图 415-2　饮　片

【采收加工】　全年可采，多在秋季采用轮流采挖方式挖取根部（即挖一边留一边的根，让基部萌出新根，2~3 年再次采收，留下的老根第 2 年采收）。除去细根，泥沙，洗净，趁鲜切成短段或块片，晒干，水分不得过 12.0%。

生长年龄对五指毛桃质量的影响，见表 415-1。

表 415-1　生长年龄对五指毛桃质量的影响[1]

年限	补骨脂素 /（mg/g）	佛手柑内酯 /（mg/g）	芹菜素 /（mg/g）
1 年	1.01	1.23	0.41
2 年	1.32	1.39	0.45
3 年	1.51	1.71	0.51

五指毛桃的有效成分含量变化趋势：3 年生＞ 2 年生＞ 1 年生。

【贮藏】　五指毛桃贮存不当，受潮易虫蛀、霉变，有效成分下降快。建议在 25℃以下，单包装密封，大垛用黑色塑料布遮盖、密闭库藏。

【主要成分】　主要含香豆素（如补骨脂素、佛手柑内酯），还含有挥发油、黄酮、多糖、多酚、氨基酸、甾类、矿质元素等。

湖南省中药材标准规定（2009 年版）：水溶性浸出物不得少于 7.0%

广西壮族自治区壮药质量标准（第二卷）（2011 年版）：含补骨脂素不得少于 0.008%。

【性味归经】　甘，微温。归肺、脾、胃、大肠、肝经。

【功能主治】　益气健脾，祛痰化湿，舒筋活络。用于肺虚痰喘，脾胃气虚，肢倦无力，食少腹胀，水肿，带下，风湿痹痛，腰腿痛。

【用法用量】　内服：煎汤，15~30 g。

【其他】

1. 五指毛桃为岭南常用草药。客家人有采挖五指毛桃根用来煲鸡、煲猪骨、煲猪脚作为保健汤饮用的习惯。用五指毛桃煲鸡、煲猪骨汤其味道鲜美、气味芳香、营养丰富具有很好的保健作用；特别是对支气管炎、气虚、食欲不振、贫血、胃痛、慢性胃炎及产后少乳等病症都有一定的作用。用五指毛桃煲出的汤有椰奶香味，因此，五指毛桃又习称五指牛奶。

2. 治产后无乳：五指毛桃 60 g，炖猪脚服。

3. 治老年气虚浮肿：五指毛桃 90 g，千斤拔 30 g，水煎服；或五指毛桃 90 g，炖猪脊骨食。

[1]杨燕军, 代军 . HPLC 法测定五指毛桃中补骨脂素、佛手柑内酯、芹菜素的含量［J］. 南方医科大学学报，2010（11）：2565-2567.

4. 不同叶型五指毛桃中补骨脂素的含量，叶裂数越多，含量越高[1]。

瓦 松

【来源】　瓦松为景天科植物瓦松 *Orostachys fimbriata*（Turcz.）Berg. 的干燥地上部分。全国大部分地区均有分布。

【性状】　瓦松茎呈细长圆柱形，长 5~27 cm，直径 2~6 mm，表面灰棕色，具多数突起的残留叶基，有明显的纵棱线。叶多脱落，破碎或卷曲，灰绿色。穗状圆锥花序，小花白色或粉红色，花梗长约 5 mm（图 416-1）。体轻，质脆，易碎。气微，味酸。

以花穗带红色、老者为佳。

【采收加工】　瓦松药材目前全部来源于野生。夏、秋季开花时采收地上部分，除去根及杂质，鲜用或晒干。鲜用效果更好。药材水分不得超过 13.0%。

【贮藏】　瓦松贮存不当，易变色。建议在 25℃以下，单包装密封，大垛用黑色塑料布遮盖、密闭库藏。

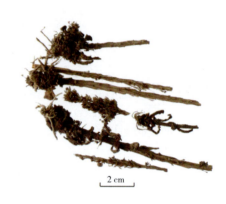

图 416-1　瓦　松

【主要成分】　主要含黄酮类（槲皮素、山柰素）、有机酸类、多糖类、脂类、萜类等。

药典标准：醇浸出物不得少于 3.0%，含槲皮素和山柰酚总量不得少于 0.020%。

【性味归经】　酸、苦，凉。归肝、肺、脾经。

【功能主治】　凉血止血，解毒，敛疮。用于血痢，便血，痔血，疮口久不愈合。

【用法用量】　内用：3~9 g。外用：适量，煎水洗或研末涂敷患处。

【其他】

1. 瓦松具有抗癌、抗炎、抗菌、强心、抗病毒和免疫调节等药理作用，单方制成瓦松栓用于治疗宫颈糜烂，煎水洗可治疗肾性皮肤瘙痒等。

2. 治痔疮肿痛出血：瓦松 18 g，金银花、连翘各 6 g，薏苡仁 24 g。水煎服。

瓦楞子

【来源】　瓦楞子为蚶科动物毛蚶 *Arca subcrenata* Lischke、泥蚶 *Arca granosa* Linnaeus 或魁蚶 *Arca inflata* Reeve 的贝壳。在我国沿海地区均有分布，以辽宁、山东产量最多。

【性状】　毛蚶：略呈三角形或扇形，长 4~5 cm，高 3~4 cm。壳外面隆起，有棕褐色茸毛或已脱落；壳顶突出，向内卷曲；自壳顶至腹面有延伸的放射肋 30~34 条。壳内面平滑，白色，壳缘有与壳外面直楞相对应的凹陷，铰合部具小齿 1 列。质坚（图 417-1）。气微，味淡。

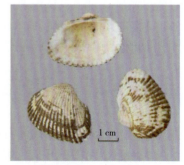

图 417-1　瓦楞子

[1]王晓平,黄翔,陆奇丰,等.HPLC 测定不同叶型五指毛桃中补骨脂素的含量[J].中国实验方剂学杂志,2013,19(5)：93-95.

泥蚶：长 2.5~4 cm，高 2~3 cm。壳外面无棕褐色茸毛，放射肋 18~21 条，肋上有颗粒状突起。

魁蚶：长 7~9 cm，高 6~8 cm。壳外面放射肋 42~48 条。

以整齐，洁净、无残肉、无沙土者为佳。

【采收加工】 秋、冬至次年春捕捞，洗净泥沙，置沸水中略煮，去肉，干燥。

粉碎度对瓦楞子煎出率的影响，见表 417-1。

表 417-1　粉碎度对瓦楞子煎出率的影响[1]

粉碎度	20 目	40 目	60 目	80 目	120 目
CaCO₃煎出率 /%	0.041	0.045	0.051	0.047	0.033

瓦楞子粉碎度为 60 目时 $CaCO_3$ 煎出率最高，粉碎度增加煎出率降低。

【贮藏】 置干燥处贮存；煅瓦楞子，炮制后趁热贮干燥容器内，密封。

【主要成分】 主要含碳酸钙、磷酸钙，尚含少量镁、铁、硅酸盐、硫酸盐和氯化物及有机质。药典标准：含碳酸钙不得少于 93.0％。

【性味归经】 咸，平。归肺、胃、肝经。

【功能主治】 消痰化瘀，软坚散结，制酸止痛。用于顽痰胶结，黏稠难咯，瘿瘤，瘰疬，癥瘕痞块，胃痛泛酸。

【用法用量】 内服：煎汤，9~15 g，宜打碎先煎；研末，每次 1~3 g；或入丸、散。外用：适量，煅后研末调敷。

【其他】

1. 瓦楞子应打碎入药，或煅至酥脆后使用。

2. 瓦楞子具有抗溃疡、抑菌等药理作用。

3. 治胃炎：煅瓦楞子 9 g，良姜 3 g，香附 6 g，甘草 6 g。共研末，每服 6 g，日服 2 次。

4. 治烧烫伤：将煅瓦楞子研成细末，加冰片少许，用香油调匀，涂患处。

水飞蓟

【来源】 水飞蓟是菊科植物水飞蓟 *Silybum marianum*（L.）Gaertn. 的干燥成熟果实。主产于黑龙江黑河、伊春等地。

【性状】 水飞蓟呈长倒卵形或椭圆形，长 5~7 mm，宽 2~3 mm。表面淡灰棕色至黑褐色，光滑，有细纵花纹。顶端钝圆，稍宽，有一圆环，中间具点状花柱残迹，基部略窄。质坚硬。破开后可见子叶 2 片，浅黄白色，富油性（图 418-1）。气微，味淡。

【采收加工】 8 月中旬至 10 月上旬，苞片枯黄向内卷曲成筒，顶部冠毛微张开，种子为黑褐色时分批采收。采收成熟果序，晒干后打下果实，除去杂质，晒干。

水飞蓟果实、果皮、种仁中水飞蓟宾含量测定，见表 418-1。

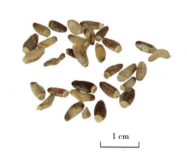

1 cm

图 418-1　水飞蓟

[1]马爱华.粉碎度对石决明、珍珠母、牡蛎、瓦楞子煎出率的影响[J].云南中医学院学报，1997（3）：19-20.

表 418-1　水飞蓟果实、果皮、种仁中水飞蓟宾含量测定（%）[1]

部位	水飞蓟宾 A	水飞蓟宾 B	合计
果实	0.54	0.91	1.45
果皮	0.88	1.94	2.82
种仁	0.20	0.33	0.53

水飞蓟果皮中水飞蓟宾含量高，果皮质量占果实质量的 50% 左右，水飞蓟有效成分主要存在于果皮中。

【贮藏】　水飞蓟贮存不当，易虫蛀，受潮易霉变。建议在 20℃以下，单包装密封，大垛用黑色塑料布遮盖、密闭库存。

【主要成分】　主要含水飞蓟宁、水飞蓟亭、水飞蓟宾 A、水飞蓟宾 B、异水飞蓟宾 A、异水飞蓟宾 B。

药典标准：醇溶性浸出物不得少于 18.0%；水飞蓟宾不得少于 0.60%。

【性味归经】　苦，凉。归肝、胆经。

【功能主治】　清热解毒，疏肝利胆。用于肝胆湿热，胁痛，黄疸。

【用法用量】　供配制成药用。

【其他】

1. 水飞蓟碾碎入药，利于有效成分煎出；压裂提取，利于有效成分溶出。

2. 水飞蓟具有保肝、抗血脂、抗动脉粥样硬化、保护心脑血管、保护肾脏、防治糖尿病、抗肿瘤等药理作用。

3. 治乙型病毒性肝炎：水飞蓟种子研成细粉，分装在袋中，每袋 20 g，每次 1 袋，每日 3 次。

水半夏

【来源】　水半夏为天南星科植物水半夏 *Typhonium flagelliforme*（Lodd.）Blume 的干燥块茎。分布于广东、广西、云南等地。

【性状】　水半夏略呈椭圆形、圆锥形或半圆形，直径 0.5~1.5 cm，高 0.8~3 cm。表面类白色或淡黄色，略有皱纹，并有多数隐约可见的细小根痕，上端类圆形，有凸起的叶痕或芽痕，呈黄棕色。有的下端略尖。质坚实，断面白色，粉性（图 419-1）。气微，味辛辣，麻舌而刺喉。

以质坚实、粉性足者为佳。

【采收加工】　冬季地上部分开始枯萎后，至初春发芽前采收，采挖后用石灰水浸泡 24 小时，除去外皮，晒干或烘干。

【贮藏】　水半夏贮存不当，易受潮发霉、虫蛀。建议在 25℃以下，单包装密封，大垛用黑色塑料布遮盖、密闭库藏。

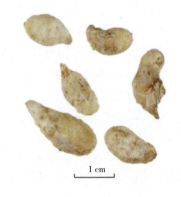

1 cm

图 419-1　水半夏

[1] 刘佳鑫, 齐文, 彭希凤, 等. HPLC 法同时测定水飞蓟果实不同部位及其提取物中水飞蓟亭等 7 种黄酮类成分的含量 [J]. 沈阳药科大学学报, 2016, 33（1）: 56-62.

注：水半夏有毒，需单独存放，专人保管。

【主要成分】 主要含生物碱、酚类化合物、鞣质、甾醇及有机酸等。

【性味归经】 辛，温，有毒。归肺经。

【功能主治】 燥湿，化痰，止咳。用于咳嗽痰多，支气管炎。

【用法用量】 内服：煎汤，6~15 g。外用：捣敷或研末调敷。

【其他】

1. 用时捣碎。

2. 不宜与乌头类药材同用。生品内服宜慎。处方时写水半夏需付制水半夏（法水半夏、姜水半夏），需付生品的必须注明是生水半夏。

3. 水半夏毒性高于半夏，有报道称水半夏的毒性为半夏的 3.2 倍[1]。

4. 水半夏具有镇咳、祛痰、抗炎、抗肿瘤、镇吐、抗心律失常等药理作用。

❦ 水红花子 ❦

【来源】 水红花子是蓼科植物红蓼 *Polygonum orientale* L. 的干燥成熟果实。除西藏外，广布于全国各地。

【性状】 水红花子呈扁圆形，直径 2~3.5 mm，厚 1~1.5 mm。表面棕黑色，有的红棕色，有光泽，两面微凹，中部略有纵向隆起。顶端有突起的柱基，基部有浅棕色略突起的果梗痕，有的有膜质花被残留。质硬（图 420-1）。气微，味淡。

以粒大、饱满、色棕黑者为佳。

【采收加工】 秋季果实成熟时采收。割下果穗，晒干，打下果实，除去杂质后再晒干。

不同采收期水红花子中的花旗松素含量测定（大连市），见表 420-1。

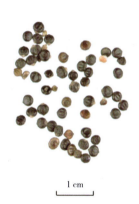

1 cm

图 420-1 水红花子

表 420-1 不同采收期水红花子中的花旗松素含量测定（大连市）[2]

采集时间	8 月 3 日	8 月 13 日	8 月 23 日	9 月 2 日	9 月 16 日
花旗松素 /（mg/g）	1.28	2.12	4.49	5.63	6.28
采集时间	9 月 28 日	10 月 7 日	10 月 14 日	10 月 21 日	11 月 4 日
花旗松素 /（mg/g）	7.54	8.73	11.67	8.34	6.94

10 月中旬水红花子中花旗松素含量高，为最佳采收时间。

【贮藏】 水红花子贮存不当，易虫蛀，受潮易霉变。建议在 25℃以下，单包装密封，大垛用黑色塑料布遮盖、密闭库藏。

不同贮存期水红花子中花旗松素的含量比较，见表 420-2。

[1] 金阿响 . 半夏与水半夏的药理特点及配伍应用 [J]. 北方药学 , 2014（11）: 64-65.

[2] 郑宗建, 崔延君, 张慧, 等 . HPLC 法测定不同采收期水红花子中的花旗松素 [J]. 中草药, 2008, 39（12）: 1890-1891.

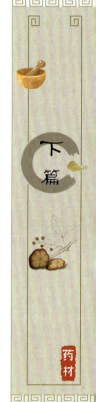

贮存期	1 年	5 年	6 年	7 年	10 年
花旗松素 /（mg/g）	2.16	1.99	1.75	1.36	0.84

【主要成分】　主要含花旗松素、槲皮素等。

药典标准：含花旗松素不得少于 0.15%。

【性味归经】　咸，微寒。归肝、胃经。

【功能主治】　散血消癥，消积止痛，利水消肿。用于癥瘕痞块，瘿瘤，食积不消，胃脘胀痛，水肿腹水。

【用法用量】　内服：煎汤，15~30 g；研末、熬膏或浸酒。外用：适量，熬膏；或捣烂敷患处。

【其他】

1. 水红花子碾碎入药，利于药效煎出；压裂提取，利于有效成分溶出。

2. 水红花子具有抗氧化、抗肿瘤、抗肝纤维化、抑制肝细胞再生及骨髓细胞增殖、提高免疫等药理作用。

3. 水红花子制用性温气香，长于行气止痛，多疗胃痛食滞。用热高压法炮制，爆花率高，花旗松素含量高[2]。

4. 治慢性肝炎、肝硬化腹水：水红花子 15 g、大腹皮 12 g、黑丑 9 g。水煎服。

5. 治结膜炎：水红花子 9 g，黄芩 9 g，菊花 12 g，龙胆草 6 g。水煎服。

水线草

【来源】　水线草为茜草科植物水线草 *Hedyotis corymbosa*（L.）Lam. 的干燥全草。分布于我国东南、西南各地。

【性状】　水线草多皱缩成团状。茎四棱形，多分枝，长 15~50 cm，质脆易折断，叶对生，多皱缩，完整者展开后呈线状披针形或线型，长 1.5~3 cm，宽 1.5~3.5 mm，边缘粗糙，常向背面卷曲，表面深灰绿色，托叶小，合生，膜质，无柄或具短柄；花序腋生，多为 2~5 朵排成伞房花序，稀有单生，蒴果圆球形，先端平坦，具宿存萼片，种子细小，多数（图 421-1）。气微，味微苦。

以叶多、色灰绿、具花果者为佳。

【采收加工】　夏、秋二季采收，以植株花果期采收为宜。采收全草，除去杂质，晒干。建议摊薄快速晒干或烘干。药材水分不得过 13.0%。

【贮藏】　水线草贮存不当，易变色，受潮易霉变、腐烂。建议在 25℃ 以下，单包装遮光密封

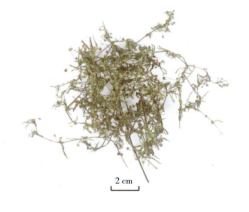

2 cm

图 421-1　水线草

[1]谭亚南, 佟苗苗, 张宇瑶, 等. 不同贮存期水红花子中花旗松素的含量比较[J]. 中国中药杂志, 2013, 38（17）：2779-2781.

[2]周晓玉, 苏丙贺, 张宇瑶, 等. HPLC 分析比较不同炮制方法对水红花子活性成分的影响[J]. 中药材, 2012, 35（4）：540-542.

中药材质量新说（第二版）ZHONGYAOCAI ZHILIANG XINSHUO (DIERBAN) 药材

库藏；大垛用黑色塑料布遮盖、密闭库藏。

【主要成分】 主要含皂苷类（如齐墩果酸、熊果酸、胡萝卜苷）、环烯醚萜类、黄酮类、蒽醌类、苯丙素类、酚酸类、挥发油等。

广东省中药材标准（第一册）（2004年版）：醇溶性浸出物不得少于5.0%。含齐墩果酸和熊果酸的总量不得少于0.08%。

【性味归经】 性寒、味微苦。归脾、肺经。

【功能主治】 清热解毒。用于疟疾，肠痈，肿毒，烫伤。

【用法用量】 内服：煎汤，15~30 g。外用：鲜品适量，煎水洗。

【其他】

1. 水线草具有抗肿瘤、保肝、抗炎镇痛、抗氧化、抗疟、抗菌、驱虫等药理活性。

2. 疟疾：水线草、常山、马鞭草各6 g。混合煎服。

3. 烫伤：水线草煎洗。

4. 同属植物白花蛇舌草与本品性状很相似，故常混用。其主要区别是：白花蛇舌草，花单生或对生于叶腋，花冠白色，无花梗或具粗短花梗。

❧ 水翁花 ❧

【来源】 水翁花为桃金娘科植物水翁 *Cleistocalyx operculatus*（Roxb.）Merr. 的干燥花蕾。主要分布于广东、广西、海南、云南、台湾等地。

【性状】 水翁花呈卵形或类球形，两端稍尖，长0.4~0.6 cm，直径0.2~0.4 cm，表面稍皱缩，花梗多已脱落。萼筒钟状，顶端近截平，萼裂片合生成帽状，顶端尖，有腺点。花瓣4枚，包裹于帽状萼裂片内。雄蕊多数，花丝棕黑色，向萼筒内弯曲，花药藏于萼筒内，雌蕊一枚，黑褐色，质硬（图422-1）。气微香，味苦。

以粒大、体重、色淡黄黑色、无枝梗者为佳。

【采收加工】 夏季开花前采收有花蕾的花枝，用水淋湿，堆叠3~5天，使花蕾自然脱落后，收集花蕾，晒干。药材水分不得过14.0%。

不同产地、批次水翁花熊果酸含量测定结果，见表422-1。

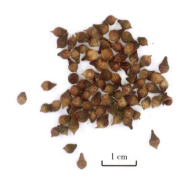

图 422-1 水翁花

表 422-1 不同产地、批次水翁花熊果酸含量测定结果[1]

产地批次	广东1	广东2	广东3	广东4	广东5	广西	海南	云南
熊果酸/（mg/g）	1.351	1.545	1.224	1.312	1.519	1.126	0.550	1.021

经测定，广东产水翁花药材中熊果酸含量最高，海南产水翁花含量最低。

【贮藏】 水翁花贮存不当，受潮易霉变。建议在25℃以下，单包装遮光密封库藏；大垛用黑色塑料布遮盖、密闭库藏。

【主要成分】 主要含黄酮类、酚酸类（如没食子酸、没食子酸乙酯）、三萜类（如齐墩果

[1]邱宏聪,陈昭,柴玲,等.高效液相色谱法同时测定不同来源水翁花中的2种活性成分[J].世界中医药,2017（10）：217-220.

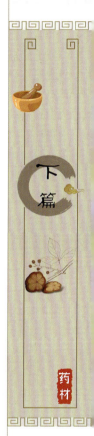

酸）、木脂素类（如桂皮酸）、甾醇类、挥发油等。

广东省中药材标准（第三册）（2019年版）：水溶性浸出物不得少于27.0%。

【性味归经】 苦，寒。归脾、胃经。

【功能主治】 清热解暑，祛湿消滞。用于感冒发热，头痛，腹胀，呕吐，泄泻。

【用法用量】 内服：煎汤，15~30 g；泡水代茶；或煮粥。

【其他】

1. 水翁花具有抑菌、强心、保护神经细胞、抗内毒素、抗炎解热镇痛、保肝、提高脂肪细胞的葡萄糖摄取率、抑制胰脂肪酶和胰 α-淀粉酶活性、降低血糖、诱导肝癌细胞凋亡、逆转多药耐药性等药理活性。

2. 感冒发热，细菌性痢疾，胃肠炎，消化不良：水翁花 15~30 g。水煎服。

3. 食滞腹泻：干水翁花 155 g，或加布渣叶 155 g。水煎服。

4. 水翁的树皮、叶、根均可入药，成分与花蕾相同，性寒，味苦、涩。具有杀虫、行气、止痒之功效。水翁叶鲜品捣汁稀释，灌胃对马钱科胡蔓藤属植物胡蔓藤之叶（断肠草、钩吻）中毒有解救作用[1]。

手掌参

【来源】 手掌参为兰科植物手参 *Gymnadenia conopsea*（L.）R. Br. 或粗脉手参 *Gymnadenia crassinervis* Finet 的干燥块茎。手参分布于东北、华北、西北及四川、云南、西藏等地；粗脉手参分布于四川、云南、西藏等地。

【性状】 手掌参块茎稍扁，形如手掌，长 1~4.5 cm，直径 1~3 cm，表面浅黄色或暗棕色，有细横皱纹，顶端有茎残基，其周围有点状根痕；下部有 4~12 指状分枝，分枝长 0.3~2.5 cm，直径 2~8 mm。质坚硬，不易折断，断面黄白色，角质样（图 423-1）。气微，味淡，嚼之发黏。

以色黄白、质坚实、断面角质样、嚼之黏性大者为佳。

【采收加工】 秋季茎叶枯萎时即可采收。挖出参根，抖去泥土，去净茎叶，并按大小分等。将参根洗净，剪去须根及侧根，晒干或烘干，为生晒参。选择体形好、浆足、完整无损的大参根用清水冲洗干净，刮去

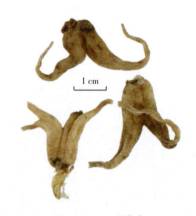

图 423-1　手掌参

疤痕上的污物，掐去须根和不定根，蒸 3~4 小时，取出晒干或 60℃烘干，即得红参。

【贮藏】 手掌参贮存不当，易受潮、易虫蛀，有效成分易流失。建议在 20℃以下，单包装密封，大垛用黑色胶布遮盖、密闭库藏。

【主要成分】 主要含挥发油，主要成分为甲基香荚兰醛、向日葵素。块根中含黏液质、淀粉、蛋白质、糖分、草酸钙、无机盐。

安徽省中药饮片炮制规范（第3版）（2019年版）：醇溶性浸出物不得少于15.0%。

【性味归经】 味甘，性平。归肺、脾、胃经。

【功能主治】 止咳平喘，益肾健脾，理气和血，止痛。用于肺虚咳喘，虚劳消瘦，神经衰弱，肾虚腰腿酸软，阳痿，滑精，尿频，慢性肝炎，久泻，失血，带下，乳少，跌打损伤。

[1]广东食药监局.广东省中药材标准（第三册）[M].广州：广东科技出版社，2018.

【用法用量】 内服：煎汤，9~15 g 或研末；或浸酒。

【其他】

1. 表邪未解者慎服。

2. 手掌参具利尿、降血糖、收缩下肢血管、镇咳、祛痰、免疫调节、神经保护、抑制乙型肝炎病毒表面抗原、促进祖细胞增殖等药理作用。临床用于慢性肝炎、肺结核、神经衰弱、糖尿病肾病的辅助治疗等。

3. 治肺虚咳喘：手掌参 9 g，天冬、麦冬各 6 g，五味子 4.5 g，桑白皮、百部各 3 g。水煎服。

4. 手掌参食疗作用：滋补益精，壮阳。用于遗精，滑精，阳痿，消瘦无力，久病体虚，神志恍惚，风湿病，巴木病。

牛大力

【来源】 牛大力为豆科崖豆藤属植物美丽崖豆藤 *Millettia speciosa* Champ 的根。分布于长江流域以南各地。

【性状】 本品呈圆柱形或似多个纺锤形连接在一起，长 5~50 cm，直径 1~4 cm。表面黄白色或褐黄色，粗糙，有环状横纹。质脆，难折断，断面皮部灰白色，放射状纹理明显，纤维性，中间灰白色而略松泡，富粉性（图 424-1）。气微，味微甜。

牛大力饮片为不规则的片状，表面淡黄色或类白色，粉质。周边粗糙，灰黄色，易折断。气微，味甜。

牛大力根以无须根、粉性大、色黄白、味甜者为佳。

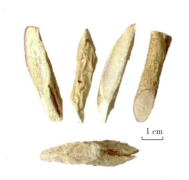

1 cm

图 424-1　牛大力

【采收加工】 秋季茎叶枯萎时采收。挖出全根，除去芦头和须根，晒干捆成小捆。建议趁鲜切片，晒干或烘干。药材水分不得过 12.0%。

【贮藏】 牛大力贮存不当，易受潮发霉、易虫蛀。建议在 25℃以下，单包装密封，大垛用黑色塑料布遮盖，密闭库藏。

【主要成分】 主要含黄酮类（高丽槐素、槲皮素、蔓性千斤拔素 C、蔓性千斤拔素 D）、生物碱类、三萜类化合物、植物甾醇、多糖和微量元素等。

山西省中药材标准（2013 年公示）：水溶性浸出物不得少于 15.0%。

广东省中药饮片炮制规范（第一册）：牛大力饮片醇溶性浸出物不得少于 10.0%。

【性味归经】 甘，平。归肺、脾、肾经。

【功能主治】 补虚润肺，强筋活络。用于病后虚弱，阴虚咳嗽，肺痨，咳喘，腰痛，风湿痹痛，遗精，带下。

【用法用量】 内服：煎汤，9~30 g；或浸酒。

【其他】

1. 牛大力具有增强免疫力、抗氧化、降尿酸、抑癌等药理作用。

2. 治胸膜炎：牛大力藤 15 g，一见喜 3 g，水煎服。

3. 治体虚白带：牛大力、杜仲藤各 12 g，千斤拔、五指毛桃各 9 g，大血藤 15 g，水煎服；或将上药炖猪脚，去药渣，吃肉喝汤。

4. 习用牛大力分甜味和苦味两种，甜味牛大力为美丽崖豆藤的根，苦味牛大力为紫花崖豆藤的根。甜味和苦味牛大力功能主治相同，但各地方标准均以美丽崖豆藤的根为牛大力药材的来

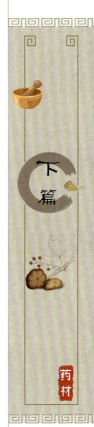

源，紫花崖豆藤的根不作为牛大力药材来源。购买时可通过尝味有效区分。

牛耳枫

【来源】 牛耳枫为虎皮楠科（或交让木科）植物牛耳枫 *Daphniphyllum calycinum* Benth. 的干燥全草或地上部分。分布于江西、福建、广东、广西、海南、云南等地。

【性状】 牛耳枫根类圆柱形，弯曲有分枝，直径5~50 mm。表面棕褐色，具细点状皮孔，在弯曲处常见横皱纹，质坚硬，不易折断，断面灰黄色或浅紫色，木质细密。常见受虫蛀形成的空洞。气微腥，味苦涩。茎表面灰黄色或黑褐色，有细小的点状突起，可见叶痕，无横皱纹，髓部疏松易成空隙。其余与根类同。叶片略皱缩，宽椭圆形或倒卵形，长 10~15 cm，宽 3~9 cm，先端钝或近圆形，有时急突，基部宽楔形或近圆形，边全缘，叶柄长 3~15 cm，中脉于下表面显著突起，侧脉明显。上表面灰绿色、黄棕色或红棕色；下表面淡灰色或灰褐色。革质（图425-1）。气微，味苦涩。

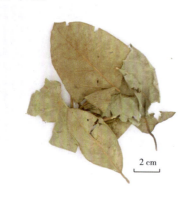

图 425-1 牛耳枫

【采收加工】 全年可采收，除去杂质，茎及较大枝趁鲜切斜片、小枝趁鲜切段和鲜叶干燥。药材水分不得过 11.0%。

牛耳枫药材不同部位山柰酚 –3–*O*– 芸香糖苷含量测定，见表 425-1。

表 425-1 牛耳枫药材不同部位山柰酚 –3–*O*– 芸香糖苷含量测定（mg/g）[1]

产地	叶子	嫩枝	茎
海南	2.182	0.019	0.004
海南	1.295	0.011	0.003
广东	0.525	0.013	0.005

牛耳枫叶子中山柰酚 –3–*O*– 芸香糖苷含量最高，茎中几乎没有。

【贮藏】 牛耳枫贮存不当，受潮易霉变、叶易变色、易腐烂脱落、易虫蛀。建议在 25℃ 以下，单包装遮光密封库藏；大垛用黑色塑料布遮盖、密闭库藏。

【主要成分】 主要含生物碱类（如牛耳枫碱甲、灰青碱）、黄酮类（如槲皮素、芦丁、木犀草素）等。

广东省中药材标准（第一册）（2004 年版）：水溶性浸出物不得少于 11.0%。

贵州省中药、民族药药材标准（第一册）（2019 年版）：醇溶性浸出物不得少于 12.0%，含芦丁不得少于 0.030%。

【性味归经】 辛、苦，凉；有毒。归肺、肾经。

【功能主治】 清热解毒，活血舒筋。用于感冒发热，扁桃体炎，风湿关节痛，跌打肿痛，骨折，毒蛇咬伤，疮疡肿毒，乳腺炎，皮炎，无名肿毒。

【用法用量】 内服：煎汤，9~15 g（鲜品加倍）。外用：适量，煎水洗。

【其他】

1. 牛耳枫具有抗氧化、抗肿瘤、抗胆碱酯酶活性等药理活性。

---

[1] 何远景 . HPLC 法测定牛耳枫中山柰酚 –3–*O*– 芸香糖苷的含量 [J]. 四川中医，2017, 35（2）：57-59.

2.跌打肿痛，骨折：鲜牛耳枫叶适量。捣烂外敷患处。

3.疮疡肿毒：鲜牛耳枫叶适量。煎水洗患处。

4.不同地方中药材标准，牛耳枫用药部位不一样。

牛 至

【来源】 牛至为唇形科植物牛至 *Origanum vulgare* Linnaeus 的干燥全草。主要为栽培品，野生品亦有。主产于西南及陕西、甘肃、新疆、江苏等地。

【性状】 牛至长 20~60 cm，根直径 0.2~0.4 cm，表面灰棕色，稍弯曲而略有韧性，断面黄白色。茎呈方柱形，上部稍有分枝，表面黄棕色至紫棕色，有的被茸毛。叶对生，稍皱缩或多破碎，完整者展平后呈卵形至宽卵形，长 1~4 cm，宽 0.4~1.5 cm；黄绿色或棕褐色，全缘，两面被棕黑色腺点；叶柄被毛，长 2~7 mm。聚伞花序顶生，花萼钟状，5 裂。小坚果扁卵形，红棕色（图 426-1）。气微香，味微苦。

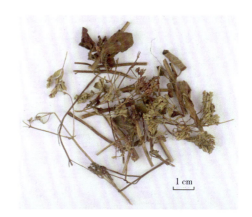

图 426-1 牛 至

以枝叶、花穗齐全、叶色暗绿、无杂质者为佳。

【采收加工】 夏末秋初开花时采收，将全草齐根头割起，或将全草连根拔起，抖净泥沙，除去杂质，置阴凉通风处，晾干。

【贮藏】 牛至贮存不当，易受潮发霉。建议在 25℃ 以下，单包装遮光密封库藏；大垛用黑色塑料布遮盖、密闭库藏。

【主要成分】 主要含挥发油（如桉树脑、丁香油酚甲醚、大根香叶烯）、黄酮类、酚酸类、苯丙素类、三萜类（齐墩果酸）等成分。

湖北省中药材标准（2018 年版）：花、叶不得少于 45%。按干燥品计，含麝香草酚不得少于 0.020%。

【性味归经】 辛、微苦，凉。归肺、胃、肝经。

【功能主治】 清暑解表，利水消肿。用于中暑，感冒，头痛身重，急性胃肠炎，腹痛吐泻，水肿。

【用法用量】 内服：煎汤，3~9 g，大剂量用至 15~30 g；或泡茶。外用：适量，煎水洗；或鲜品捣敷。

【其他】

1.表虚汗多者禁服，孕妇慎服。

2.牛至具有抗菌、抗氧化、增强机体免疫力和解热镇痛等作用。

3.伤风发热、呕吐：牛至 9 g，紫苏、枇杷叶各 6 g，灯心草 3 g。煎水服，每日 3 次。

4.昆虫（蜈蚣等）咬伤：牛至适量。捣汁，敷患处。

5.溃疡病：牛至、红木香各 9 g，蒲公英 30 g，徐长卿 6 g。水煎服。

牛蒡根

【来源】 牛蒡根为菊科植物牛蒡 *Arctium lappa* L. 的干燥根。主产于江苏、山东等地，全国大部分地区都有栽培。

【性状】 本品呈圆柱形，长 10~30 cm，直径 1~4 cm，上部稍膨大，根头部可见叶柄残基或凹陷的茎痕；向下渐细；表面暗棕色至褐色，粗糙，多具不规则扭曲纵皱纹及横向皮孔。质硬，不易折断，断面略平坦，形成层环类圆形，木部淡黄色放射状，中央灰白色或成裂隙（图 427-1）。气微香，味甘，嚼之微有黏性。

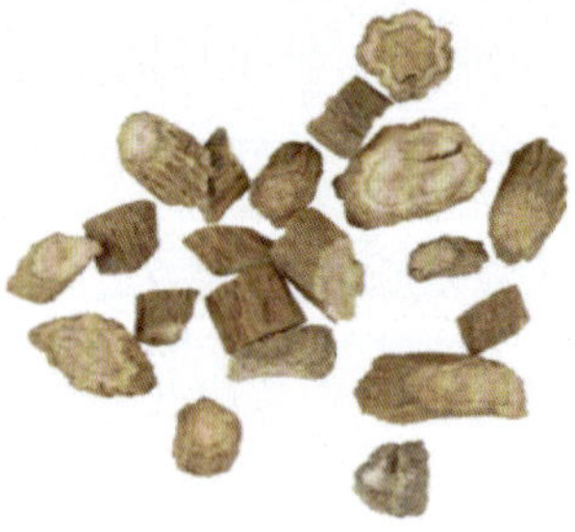

以药材干燥、质硬、干净无杂质者为佳。

【采收加工】 牛蒡为 2 年生植物，1 年可播种两次。春牛蒡根 10 月左右收获，秋牛蒡根立夏前后收获；或果熟收子后采挖。除去杂质，趁鲜切厚片，摊薄快速晒干或低温烘干。药材水分不得过 13.0%。

作为药用时，建议牛蒡根 8~10 月采收，有效成分含量高。

四川藏羌地区不同生长月份牛蒡根有效成分含量测定，见表 427-1。

1 cm

图 427-1　牛蒡根

表 427-1　四川藏羌地区不同生长月份牛蒡根有效成分含量测定[1]

生长月份	浸出物 /%	多糖 /%	黄酮 /（mg/g）	牛蒡苷 /（mg/g）
1 月	59.55	9.10	10.65	0.28
2 月	61.25	6.75	11.36	0.02
3 月	64.54	5.91	13.50	—
4 月	63.15	8.06	16.54	—
5 月	67.46	9.53	18.65	0.07
6 月	65.58	9.88	20.15	—
7 月	71.53	10.43	23.46	0.27
8 月	68.83	11.35	21.24	1.07
9 月	69.46	10.21	19.51	3.74
10 月	63.75	9.27	15.22	3.02
11 月	62.23	8.09	14.66	0.42
12 月	61.32	5.12	14.32	0.12

【贮藏】 牛蒡根贮存不当，易虫蛀、易受潮，质地不断变硬。建议在 20℃以下单包装密封，大垛用黑色塑料布遮盖、密闭库藏。

鲜牛蒡根用食品保鲜膜密封，0~5℃冷藏，不易褐变，营养成分损失少，可保鲜 3 个月以上[2]。

【主要成分】 主要含有咖啡酰奎尼酸衍生物、糖类、炔类、黄酮类、氨基酸类、微量元素等。

山东省中药材标准（2012 年版）：水溶性浸出物不得少于 50.0%；含绿原酸不得少于 0.040%。

【性味归经】 苦、微甘，凉。归肺、心经。

【功能主治】 散风热，消毒肿。主治风热感冒，头痛，咳嗽，热毒面肿，咽喉肿痛，齿龈肿

[1] 刘春林 . 四川藏羌地区人工种植的牛蒡根和茎叶生药学研究 [D]. 成都：西南民族大学，2018.
[2] 王静 . 鲜切牛蒡品质控制技术的研究 [D]. 扬州：扬州大学，2008.

痛，风湿痹痛，癥瘕积块，痈疽恶疮，痔疮脱肛。

【用法用量】 内服：煎汤 6~15 g；或捣汁；或研末；或浸酒。外用：捣敷；或熬膏涂；或煎水洗。

【其他】

1. 女性月经期禁服。

2. 牛蒡根有促进血液循环、清除肠胃垃圾、防止人体过早衰老、润泽肌肤、防止中风和高血压、清肠排毒、降低胆固醇和血糖急性等作用，对癌症和尿毒症也有很好地预防和抑制作用。

3. 牛蒡根 30 g。水煎服或作茶饮，治疗乳腺炎早期未化脓患者，疗效好。

4. 治虚劳证：牛蒡根 60 g，瘦肉 250 g。慢火煨炖直至熟烂，喝汤吃肉。

5. 疏风清热，解毒止痒：牛蒡根 6 g、荆芥 2 g。加水煎服，每日 1 剂。

毛冬青

【来源】 毛冬青为冬青科植物毛冬青 *Ilex pubescens* Hook. et Arn. 的干燥根。主要分布在长江以南地区。

【性状】 毛冬青呈块片状，大小不等，厚 0.5~1 cm。外皮灰褐色或棕褐色，稍粗糙，有细皱纹和横向皮孔。切面皮部薄，老根稍厚，木部黄白色或淡黄棕色，有致密的纹理。质坚实，不易折断（图 428-1）。气微，味苦、涩而后甘。

以断面色黄、味苦者佳。

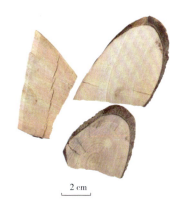

2 cm

图 428-1　毛冬青

【采收加工】 夏、秋季采收，挖取根部，洗净泥土，趁鲜切片，晒干。

【贮藏】 毛冬青贮存不当，有效成分易流失。建议在 25℃以下单包装密封，大垛密闭库藏。

【主要成分】 主要含三萜皂苷类、黄酮类、木脂素类、酚酸类、内酯类等。

广东省中药材标准（2011 年版）：醇溶性浸出物不得少于 5.0%。含总黄酮以无水芦丁计不得少于 0.6%。

【性味归经】 苦、涩，凉。归心、肺经。

【功能主治】 清热解毒，活血通络，止咳平喘。用于风热感冒，肺热喘咳，咽痛，乳蛾，痢疾，牙龈肿痛，胸痹心痛，中风偏瘫，血栓闭塞性脉管炎，中心性视网膜炎，丹毒，痈疽；外用治疗烧烫伤。

【用法用量】 内服：煎汤 30~90 g。外用：适量，煎汁涂或浸泡，研末调敷。

【其他】

1. 毛冬青具有影响心血管、影响脂质代谢、抑菌、镇咳、祛痰等药理作用。临床用于治疗冠状动脉粥样硬化性心脏病、脑血栓形成、血栓闭塞性脉管炎、烧伤、中心性视网膜炎、葡萄膜炎、动脉粥样硬化症等疾病。

2. 治感冒、扁桃体炎、痢疾：毛冬青根 15~30 g。水煎服。

3. 降血脂：毛冬青 60 g，山楂 30 g。每日一剂，分 2 次服。

片姜黄

【来源】 片姜黄是姜科植物温郁金 *Curcuma wenyujin* Y. H. Chen et C. Ling 的干燥根茎。主产于浙江、福建等地。

【性状】 片姜黄呈长圆形或不规则的片状，大小不一，长 3~6 cm，宽 1~3 cm，厚 0.1~0.4 cm。外皮灰黄色，粗糙皱缩，有时可见环节及须根痕。切面黄白色至棕黄色，有一圈环纹及多数筋脉小点。质脆而坚实。断面灰白色至棕黄色，略粉质（图 429-1）。气香特异，味微苦而辛凉。

【采收加工】 冬季茎叶枯萎后采收。挖出根茎，剪去须根，洗净泥土，趁鲜纵切厚片，晒干或低温烘干。

干、鲜温郁金的主、侧根茎中挥发油、姜黄素含量测定，见表 429-1。

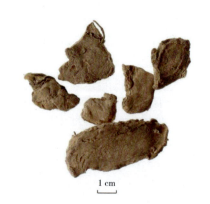

1 cm

图 429-1　片姜黄

表 429-1　干、鲜温郁金的主、侧根茎中挥发油、姜黄素含量测定[1]

样品	主根茎（干）	侧根茎（干）	主根茎（鲜）	侧根茎（鲜）
姜黄素 /（mg/g）	1.04	0.89	0.40	0.33
挥发油 /%	1.54	1.25	0.60	0.47

1. 温郁金主根茎中姜黄素、挥发油含量高于侧根茎。

2. 鲜品温郁金主、侧根茎换算成干品（测得鲜品的水分含量分别为 69% 和 71%），计算挥发油含量较干品含量分别高出 25.97% 和 29.60%，温郁金干燥过程中挥发油有较大的损耗。建议用新鲜根茎提取挥发油，提取率高，经济效益好。

【贮藏】 片姜黄贮存不当，极易虫蛀、易发霉，有效成分易挥发，香气易变淡。无香味者药效低。建议在 20℃ 以下单包装密封，大垛用黑色塑料布遮盖、密闭库存。

【主要成分】 主要含挥发油、姜黄素等。

药典标准：含挥发油不得少于 1.0%。

【性味归经】 辛、苦，温。归脾、肝经。

【功能主治】 破血行气，通经止痛。用于胸胁刺痛，胸痹心痛，痛经经闭，癥瘕，风湿肩臂疼痛，跌扑肿痛。

【用法用量】 内服：煎汤，3~9 g。

【其他】

1. 片姜黄具有抗肿瘤、抗炎、镇痛、保肝、抗氧化、抗血栓等药理活性，临床上常用于治疗宫颈癌等多种癌肿，效果明显。

2. 姜黄与片姜黄为不同品种，两者注意区分。姜黄为姜科植物姜黄 *Curcuma Longa* L. 的根茎，煮或蒸至透心后晒干。其质坚实，不易折断，断面棕黄色至金黄色，角质样，有蜡样光泽。

3. 温郁金的块根或根茎，因入药部位和加工方法不同，其名称不一样：

温郁金：为温郁金的块根，蒸或煮至透心后干燥，能活血止痛，行气解郁，清心凉血，利胆退黄。

温莪术：为温郁金的根茎，蒸或煮至透心后干燥，能行气破血，消积止痛。

[1]蔡定多, 苏孝共, 郑冰珊. 温郁金主根茎与侧根茎姜黄素及挥发油含量测定［J］. 中药材, 2015, 38（7）: 1447-1448.

中药材质量新说（第二版）ZHONGYAOCAI ZHILIANG XINSHUO (DIERBAN) 药材

片姜黄：将温郁金的根茎，趁鲜纵切厚片干燥，能破血行气，通经止痛。

月季花

【来源】 月季花为蔷薇科植物月季 *Rosa chinensis* Jacq. 的干燥花。全国各地均有栽培。

【性状】 月季花呈类球形，直径 1.5~2.5 cm。花托长圆形，萼片 5，暗绿色，先端尾尖；花瓣呈覆瓦状排列，有的散落，长圆形，紫红色或淡紫红色；雄蕊多数，黄色（图430-1）。体轻，质脆。气清香，味淡、微苦。

以紫红色、半开放的花蕾、不散瓣、气味清香者为佳。

【采收加工】 全年可采收，于晴天，采摘微开的花，阴干或低温干燥。药材水分不得过 12.0%。

【贮藏】 月季花贮存不当，易虫蛀，香气极易散失，无香气者已基本无药效。建议在 20℃ 以下，单包装密封；大垛用黑色塑料布遮盖、密闭库藏。

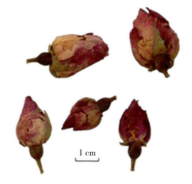

图 430-1　月季花

【主要成分】 主要含挥发油、黄酮类、酚酸类、芳香油、鞣质、色素等。

药典标准：含金丝桃苷和异槲皮苷的总量不得少于 0.38%。

【性味归经】 甘，温。归肝经。

【功能主治】 活血调经，疏肝解郁。用于气滞血瘀，月经不调，痛经，闭经，胸胁胀痛。

【用法用量】 内服：煎汤或开水泡服，3~6 g，鲜品 9~15 g。外用：鲜品捣敷患处，或干品研末调搽。

【其他】

1. 月季花用量不宜过大，多服久服可引起腹痛及便溏腹泻。孕妇慎用。

2. 月季花具有抗氧化、抗真菌、抗病毒、抗肿瘤、增强机体免疫力等药理活性，临床用于治疗隐性冠状动脉性心脏病、月经不调、颈淋巴结炎、无名肿痛、月经痛、肺虚咳嗽咯血、产后阴挺等。

3. 治月经不调，少腹胀痛：月季花 9 g，丹参 9 g，香附 9 g。水煎服。

凤眼草

【来源】 凤眼草为苦木科植物臭椿 *Ailanlthus altissirma*（Mill.）Swingle 的干燥成熟果实。全国大部分地区有分布，主产于江苏、山东等地。

【性状】 凤眼草呈长椭圆形，扁平，两端稍卷曲，长 3~4.5 cm，宽 1~1.5 cm。表面黄棕色、淡黄褐色，微具光泽，有细密的纵脉纹。中部具一条横向的凸纹，中央隆起呈扁球形，内含种子一枚，少数翅果有残存的果柄。膜质。种子扁圆形，种皮黄褐色，子叶 2，黄绿色，油性（图431-1）。气微，味苦。

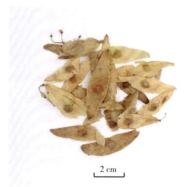

图 431-1　凤眼草

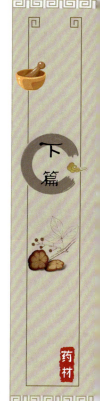

以干燥、饱满、无杂质、色黄褐者为佳。

【采收加工】 秋季果实成熟时采收，除去果柄和杂质，晒干。药材水分不得过 10.0%。

【贮藏】 凤眼草贮存不当，易受潮发霉、易虫蛀。建议在 25℃以下，单包装遮光密封库藏；大垛用黑色塑料布遮盖、密闭库藏。

【主要成分】 主要含挥发油（如邻苯二甲酸异丁辛酯）、苦味成分（如凤眼草酮、卡帕里酮）、黄酮类、三萜类、甾体类、脂肪油等成分。

山东省中药材标准（2012 年版）：醇溶性浸出物不得少于 20.0%。

【性味归经】 苦、涩，寒。归脾、大肠、小肠经。

【功能主治】 清利湿热，止痢止血，疏风止痒。用于痢前疾，便血，尿血，崩漏，白带，阴道滴虫，湿疹。

【用法用量】 内服：煎汤，3~9 g；或研末。外用：煎水洗。

【其他】

1. 脾胃虚寒便溏者慎服。

2. 凤眼草具有抗菌、抗氧化、抗肿瘤、抗肺结核、抗疟原虫、灭阴道滴虫等药理活性。

3. 治高血压：凤眼草 30 g。水煎冲红糖服。

4. 治股癣：凤眼草 15 g。水煎服，并取药汁外洗患处。

六神曲

【来源】 六神曲 *Massa Medicata* Fermentata 为辣蓼、青蒿、苍耳草与苦杏仁、赤小豆等药加入面粉或麸皮混合后，经发酵而成的曲剂。现各地均产，但各地所用药物及制作工序，稍有差别。

【性状】 六神曲呈方形或不规则块状。外表灰黄色，粗糙，质脆易断。断面黄白色，渣状，可见未被粉碎的残渣及发酵后的空洞（图 432-1）。有发酵的特异香气，味微苦辛。

以身干、陈久、无虫蛀、杂质少，具芳香气，无霉烂臭气味者为佳。

【制法】 苦杏仁、赤小豆粉碎成粗粉，与面粉、麦麸混匀，另取净制的辣蓼、苍耳草、青蒿加水煎煮 1 小时，滤过，滤液浓缩成清膏，趁热与上述药粉拌匀，制成大小适宜的团块，保持适当温度和湿度，使其发酵至表面遍生黄白色或灰白色霉衣，干燥。药材水分不得过 13.0%。

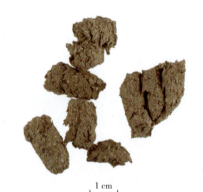

1 cm

图 432-1 六神曲

【贮藏】 六神曲贮存不当，极易虫蛀、受潮，香气易散失。建议在 20℃以下，单包装密封，大垛用黑色塑料布遮盖、密闭库藏；药房配方使用前密封保管。

【主要成分】 主要含酵母菌、乳酸菌和淀粉及维生素 B 和苷类。

【性味归经】 辛、甘，温。归脾、胃经。

【功能主治】 健脾养胃，行气消食。用于食积不消，脘腹胀满，食少泄泻，胃纳不佳。

【用法用量】 内服：煎汤，6~12 g，宜后下。或入丸、散。

【其他】

1.六神曲有健脾胃止泻和清热的作用。

中药材质量新说（第二版）ZHONGYAOCAI ZHILIANG XINSHUO (DIERBAN) 药材

2. 神曲山楂粥：神曲 15 g，山楂 20 g，粳米 100 g。将神曲和山楂煎煮，去渣留汁，放入粳米煮至成粥即可。具有消食散结的功效，适于因食滞胃肠所致泄泻患者食用。

3. 和胃调脾茶：白术 3 g，茯苓 3 g，薏苡仁 3 g，神曲 2 g，菊花 2 g，花茶 3 g。用于脾胃失调而致胃脘胀满、纳呆食滞。

4. 建神曲不是六神曲。虽同有健脾消食的作用，但建神曲含有薄荷、防风、荆芥、紫苏、柴胡等解表药，能搜风解表，对感冒头痛、头眩发热，加生姜煎汤温服，有很好的发汗解表作用；六神曲则没有解表作用。不可相互代用。

五 画

玉叶金花

【来源】 玉叶金花为茜草科植物玉叶金花 *Mussaenda pubescens* Ait. f. 的干燥全草。主要分布于我国长江以南各地。

【性状】 玉叶金花根呈圆柱形，直径 6~20 mm，表面红棕色或淡绿色；具细侧根，长 3~12 cm，直径 1~3 mm；质坚硬，不易折断，断面黄白色或淡黄色。茎呈圆柱形，直径 3~10 mm；表面棕色或棕褐色，具细纵皱纹、点状皮孔及叶柄痕；质坚硬，不易折断，断面黄白色或淡黄绿色，髓部明显，白色；气微，味淡。叶多皱缩卷曲，多破碎；外表灰褐色或浅黑色，完整叶片展平后呈卵状长圆形或卵状披针形，长 5~8 cm，宽 2~2.5 cm，先端渐尖，基部楔尖，上表面无毛或被疏毛，下表面密被短柔毛，叶脉于背面较明显（图 433-1）。质脆，气微香，味微苦。

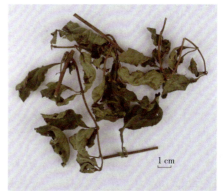
图 433-1 玉叶金花

【采收加工】 玉叶金花地上部分夏、秋二季茎叶旺盛时采收，根及根茎全年可采。除去杂质，切段，摊薄快速晒干。药材水分不得过 14.0%。

玉叶金花不同部位有效成分含量测定，见表 433-1。

表 433-1 玉叶金花不同部位有效成分含量测定（%）[1]

部位	根	嫩茎	中茎	老茎	叶	花	果实
玉叶金花苷酸甲酯	2.07	1.56	1.21	0.39	3.08	8.99	0.99
东莨菪内酯	0.001 76	0.002 83	0.004 65	0.003 95	0.001 83	0.002 44	0.001 78

玉叶金花花部玉叶金花苷酸甲酯含量最高，老茎玉叶金花苷酸甲酯含量最低。茎部东莨菪内酯含量普遍较高，根部东莨菪内酯含量最低。

【贮藏】 玉叶金花贮存不当，受潮易霉变。建议在 25℃以下，单包装遮光密封库藏；大垛用黑色塑料布遮盖、密闭库藏。

【主要成分】 叶、茎含三萜酸类（如阿江酸、苏索酸、咖啡酸、对-羟基桂皮酸、阿魏酸、山栀苷甲酯），还含有豆甾醇等。

广东省中药材标准（第三册）（2019 年版）：水溶性浸出物不得少于 18.0%。

【性味归经】 甘、微苦，凉。归肝、脾经。

【功能主治】 清热解毒，利湿消肿。用于感冒，中暑，肠炎，肾炎水肿，咽喉肿痛，支气

507

[1]潘利明.玉叶金花抗炎物质基础及质量标准研究[D].广州:广州中医药大学,2013.

管炎。

【用法用量】 内服：煎汤，15~30 g。外用：适量。

【其他】

1. 玉叶金花具有抗炎镇痛、抗糖尿病及并发症、止血、保肝利胆、抗癌、脑神经和脑血管保护、抗氧化等药理作用。

2. 感冒发热：玉叶金花 30 g，马兰 30 g。水煎服。

3. 支气管炎、扁桃体炎：玉叶金花 30 g，八爪金龙 10 g，矮地茶 30 g。水煎服。

玉米须

【来源】 玉米须为禾本科植物玉蜀黍 *Zea mays* L. 的干燥花柱和柱头。全国大部分地区均产。

【性状】 玉米须常集结成疏松团簇，花柱线状或须状，完整者长至 30 cm，直径约 0.5 mm，淡黄色、淡绿色、黄绿色至棕红色，有光泽，略透明，柱头 2 裂，叉开，长至 3 mm，质柔软（图 434-1）。气微，味淡或微甜。

以柔软、光亮者为佳。

【采收加工】 夏、秋二季玉米成熟时采收，摘取花柱，晒干。药材水分不得过 13.0%。

【贮藏】 玉米须贮存不当，受潮易发霉、易虫蛀。建议在 25℃以下，单包装密封、大垛用黑色塑料布遮盖，密闭库藏。

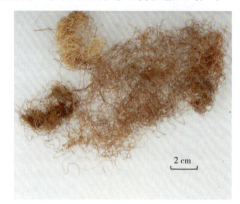

图 434-1 玉米须

【主要成分】 主要含脂肪油、挥发油、树脂、苦味糖苷、皂苷、生物碱、隐黄素、抗坏血酸、泛酸、肌醇等成分。

【性味归经】 甘、淡，平。归肾、膀胱、肝、胆经。

【功能主治】 利尿消肿，清肝利胆。用于水肿，小便淋沥，黄疸，胆囊炎，胆结石，高血压，糖尿病，乳汁不通。

【用法用量】 内服：煎汤，15~30 g；大剂量 60~90 g；或烧存性研末。外用：适量，烧烟吸入。

【其他】

1. 玉米须水提物具有利尿，降血压，降血脂，降血糖，保肝，利胆，镇静，增强免疫，抗菌，止血，抗肿瘤等功能。小剂量兴奋心脏，大剂量抑制心脏。并有致突变、促诱变倾向。

2. 玉米收获季节，用新鲜玉米须效果更好。鲜玉米须用量应加倍。

3. 治糖尿病：玉米须 60 g，薏苡仁、绿豆各 30 g。水煎服。

功劳木

【来源】 功劳木为小檗科植物阔叶十大功劳 *Mahonia bealei*（Fort.）Carr. 或细叶十大功劳 *Mahonia fortunei*（Lindl.）Fedde 的干燥茎。阔叶功劳木主产于陕西、河南、安徽、浙江、江西、福建、湖北、湖南、四川等地；细叶功劳木主产于四川、湖北、浙江等地。

【性状】 功劳木为不规则的块片，大小不等。外表面灰黄色至棕褐色，有明显的纵沟纹和横向细裂纹，有的外皮较光滑，有光泽，或有叶柄残基。质硬，切面皮部薄，棕褐色，木部黄色，可见数个同心性环纹及排列紧密的放射状纹理，髓部色较深（图435-1）。气微，味苦。

以粗壮、质坚实、断面黄色、味苦者为佳。

【采收加工】 全年可采收，8月果实成熟后的生物碱总含量较高，趁鲜切片，晒干或烘干。药材水分不得过9.0%。

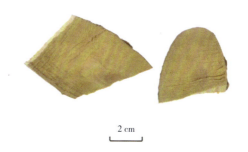

2 cm

图435-1 功劳木

5年生不同采收期阔叶十大功劳茎中三种生物碱的含量测定（广西凌云县），见表435-1。

表435-1 5年生不同采收期阔叶十大功劳茎中三种生物碱的含量测定（广西凌云县）（%）[1]

月份	小檗碱	巴马汀	药根碱	总量
4月	0.45	0.50	0.46	1.41
5月	0.36	0.37	0.57	1.30
6月	0.35	0.39	0.65	1.39
7月	0.40	0.41	0.68	1.49
8月	0.49	0.47	0.77	1.73
9月	0.47	0.46	0.78	1.71
10月	0.40	0.45	0.79	1.64
11月	0.38	0.43	0.80	1.61

8月（果实成熟）之后，生物碱总含量稍高，故倾向在果熟以后的几个月采收。

【贮藏】 功劳木贮存不当，受潮会发霉，引起质量下降。建议在25℃以下，单包装密封，大垛密闭库藏。

【主要成分】 主要含小檗碱、药根碱、尖刺碱、巴马汀等。

药典标准：含非洲防己碱、药根碱、巴马汀、小檗碱的总量不得少于1.5%，浸出物不得少于3.0%。

【性味归经】 苦，寒。归肝、胃、大肠经。

【功能主治】 清热燥湿，泻火解毒。用于湿热泻痢，黄疸尿赤，目赤肿痛，胃火牙痛，疮疖痈肿。

【用法用量】 内服：煎汤，9~15 g。外用：适量，煎水洗；或研末调敷。

【其他】

1. 功劳木具有抗肿瘤、抗病毒、抗氧化、抗耐药等药理作用。

2. 功劳叶具有退火泻热，化痰止咳，滋阴治蒸，清燥利湿的功效，用于治疗肺痨咯血，骨蒸潮热，头晕耳鸣，腰酸腿软，心烦目赤，温病发热等。

3. 治肠炎、痢疾：功劳木15 g，桃金娘根30 g，石榴叶（或凤尾草）15 g。水煎服。

[1]韦柳花，黄庶识，黄荣韶，等．HPLC测定不同采收季节阔叶十大功劳茎中生物碱含量[J]．南方农业学报，2009，40（12）：1595-1598.

509

艾片（左旋龙脑）

【来源】艾片为菊科植物艾纳香 *Blumea balsamifera*（L.）DC. 的新鲜叶经提取加工制成的结晶。主产于广东、广西、贵州等地。

【性状】 艾片为白色半透明片状、块状或颗粒状结晶，质稍硬而脆，手捻不易碎（图436-1）。具清香气，味辛、凉，具挥发性，点燃时有黑烟，火焰呈黄色，无残迹遗留。在乙醇、三氯甲烷或乙醚中易溶，在水中几乎不溶。熔点为 201~205℃。

以片大、质薄、洁白、松脆、清香者为佳。

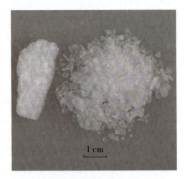

图436-1 艾 片

【采收加工】 霜降以后，当艾纳香叶片呈黄绿色时，及时采收。采收的艾纳香叶，入蒸器中加热使之升华，结晶为灰白色粉状物，即为"艾粉"。艾粉经压榨去油，炼成块状结晶，再劈削成颗粒状或片状，即为艾片。

【贮藏】 艾片贮存中，气味极易散失，受热易升华。建议在20℃以下，单包装密封，大垛用黑色塑料布遮盖、密闭库藏。药房配方使用前密封保存。

【主要成分】 主要含左旋龙脑、樟脑、异龙脑等。

药典标准：含左旋龙脑以龙脑计，不得少于 85.0%，含樟脑不得过 10.0%，含异龙脑不得过 5.0%。

【性味归经】 辛、苦，微寒。归心、脾、肺经。

【功能主治】 开窍醒神，清热止痛。用于热病神昏、痉厥，中风痰厥，气郁暴厥，中恶昏迷，目赤，口疮，咽喉肿痛，耳道流脓。

【用法用量】 内服：0.15~0.3 g，入丸散用。外用：研粉点敷患处。

【其他】

1. 孕妇慎用。

2. 艾片对金黄色葡萄球菌、白色葡萄球菌、绿色链球菌、溶血性链球菌、肺炎链球菌有抑制作用。能抑制猪霍乱弧菌、大肠杆菌的生长。

3. 艾片 50 g，白酒 500 ml。溶解均匀，密封保存，涂擦癌症放射疼痛处，对食管癌、胃癌、骨转移癌等引起的疼痛效果较好。

4. 此物易掺杂、掺假，使用时应尽量先化验或鉴别确定。

石上柏

【来源】 石上柏为卷柏科卷柏属植物深绿卷柏 *Selaginella doederleinii* Hieron. 的全草。分布于西南及安徽、浙江、江西、福建、台湾、湖南、广东、广西等地。

【性状】 石上柏全长约35 cm，主茎类扁形，略扭曲，黄绿色，基背部略隆起，具2列斜展的背叶；基腹部有3条纵沟，并具2列指向枝顶的腹叶。侧支密，多回分支，常在分支处生出支撑根。叶二形，展平后，背叶呈卵状矩圆形，钝头，上缘有微齿，下缘全缘；腹叶呈矩圆形，龙骨状，具短刺头，边缘有细齿。叶多卷曲，上表面绿色或黄绿色，下表面灰绿色或淡灰绿色。孢子囊穗四棱形，直径 1.4 mm，顶生，常有二穗（图437-1）。气微，

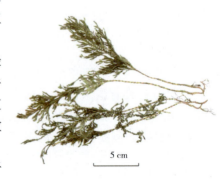

图 437-1 石上柏

味淡。

以叶多、色灰绿者为佳。

【采收加工】 多于7—11月采收，除去杂质，洗净，鲜用或晒干。药材水分不得过14.0%。

【贮藏】 石上柏贮存不当，受潮易霉变，见光色易变淡。建议在25℃以下，单包装密封，大垛用黑色塑料布遮盖、密闭库藏。

【主要成分】 主要含双黄酮、罗伯斯特双黄酮、芹菜素、异回芹素、大麦芽碱、β-谷甾醇等。

广东省药材标准（2011年版）：水溶性浸出物不得少于11.0%。

【性味归经】 甘、微苦、涩，凉。归肺、胃、肝经。

【功能主治】 清热解毒，祛风除湿。用于咽喉肿痛，目赤肿痛，肺热咳嗽，乳腺炎，湿热黄疸，风湿痹痛，外伤出血。

【用法用量】 内服：10~30 g。外用：适量，鲜品捣烂敷患处，或干品研粉调香油涂患处。

【其他】

1.石上柏具有抗肿瘤、抗病毒、降血压、治疗皮肤创伤等药理作用，临床常用于治疗鼻咽癌、肺癌、白血病及其他恶性肿瘤。

2.治目赤肿痛：石上柏30 g，千里光30 g，蒲公英15 g。水煎服。

3.治肺炎，扁桃体炎，眼结膜炎：石上柏30 g，加猪瘦肉30 g。水煎服。

❧ 石 韦 ❧

【来源】 石韦为水龙骨科植物庐山石韦 *Pyrrosia sheareri*（Bak.）Ching、石韦 *Pyrrosia lingua*（Thunb.）Farwell 或有柄石韦 *Pyrrosia petiolosa*（Christ）Ching 的干燥叶。庐山石韦主产于江西、湖南、贵州、四川，石韦主产于长江以南各地，有柄石韦主产于东北、华东、华中等地区。

【性状】 庐山石韦：叶片略皱缩，展平后呈披针形，长 10~25 cm，宽 3~5 cm。先端渐尖，基部耳状偏斜，全缘，边缘常向内卷曲；上表面黄绿色或灰绿色，散布有黑色圆形小凹点；下表面密生红棕色星状毛，有的侧脉间布满棕色圆点状的孢子囊群。叶柄具四棱，长 10~20 cm，直径 1.5~3 mm，略扭曲，有纵槽。叶片革质。气微，味微涩苦。

石韦：叶片披针形或长圆披针形，长 8~12 cm，宽 1~3 cm。基部楔形，对称。孢子囊群在侧脉间，排列紧密而整齐。叶柄长 5~10 cm，直径约 1.5 mm。

有柄石韦：叶片多卷曲呈筒状，展平后呈长圆形或卵状长圆形，长 3~8 cm，宽 1~2.5 cm。基部楔形，对称；下表面侧脉不明显，布满孢子囊群。叶柄长 3~12 cm，直径约 1 mm。

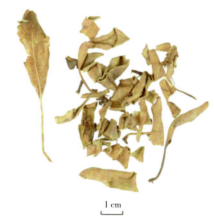

1 cm

图 438-1 石 韦

以身干、叶大、质厚、完整、背面有毛、黄绿色者为佳（图 438-1）。

【采收加工】 四季均可采收，除去根茎及须根，阴干或晒干。水分不得过13.0%。

不同品种石韦的总多糖含量，见表438-1。

表 438-1　不同品种石韦的总多糖含量（％）[1]

样品	庐山石韦	有柄石韦	石韦	中越石韦	华北石韦	纸质石韦	绒毛石韦	毡毛石韦	西南石韦
产地	四川	山东	福建	广西	山东	贵州	云南	安徽	云南
总多糖	3.526	2.839	2.812	2.267	2.002	1.969	1.737	1.562	1.382

不同品种石韦多糖含量不同，庐山石韦总多糖含量最高，有柄石韦和石韦含量次之，西南石韦含量最少，其他品种石韦含量不高但相差不大。

【贮藏】　石韦贮存不当，受潮易霉变败色，有效成分流失快。建议在 25℃ 以下，单包装密封，大垛用黑色塑料布遮盖、密闭库藏。

【主要成分】　主要含多糖、三萜类、黄酮类、甾体及挥发油成分。

药典标准：醇溶性浸出物不得少于 18.0%，含绿原酸不得少于 0.20%。

【性味归经】　甘、苦，微寒。归肺、膀胱经。

【功能主治】　利尿通淋，清肺止咳，凉血止血。用于热淋，血淋，石淋，小便不通，淋沥涩痛，肺热喘咳，吐血，衄血，尿血，崩漏。

【用法用量】　内服：煎汤，6~12 g。研末入散剂。外用：适量，研末涂敷。

【其他】

1. 石韦具有抗泌尿系统结石、双向调节免疫系统、抗菌、降压、降血糖，延缓皮肤老化、抑制基质金属蛋白酶，抗氧化等药理活性。

2. 小叶石韦主要对肾炎、尿道炎有一定疗效，大叶石韦对气管炎疗效较好。

3. 治尿路结石：石韦、车前草各 50 g，生栀子 25 g，甘草 15 g。水煎服。

石见穿

【来源】　石见穿为唇形科植物华鼠尾草 *Salvia chinensis* Bentham 的干燥全草。分布于浙江、江苏、安徽、湖北、四川、广西、广东、湖南等地。

【性状】　石见穿根直立或多分支，残留支根或根痕呈棕红色或棕褐色。茎呈方柱形，有纵棱，有的有分支，长 20~70 cm，直径 0.1~0.4 cm，表面灰绿色至暗紫色，被白色柔毛；质脆，易折断，断面黄白色至棕黄色，髓部大。叶对生，有柄，为单叶或三出复叶，多皱缩、破碎。完整者展平后呈卵形或卵状椭圆形，长 1.5~8 cm，宽 0.8~4.5 cm，边缘有钝圆齿，两面被白色茸毛。轮伞花序多轮，每轮有花约 6 朵，组成假总状花序，萼筒外面脉上有毛，筒内喉部有长硬毛；花冠二唇形，蓝紫色（图 439-1）。气微，味微苦、涩。

以叶多、色绿、带花者为佳。

【采收加工】　夏、秋二季花期采割，除去杂质，快速晒干。药材水分不得过 14.0%。

石见穿不同部位中主要三萜酸含量测定，见表 439-1。

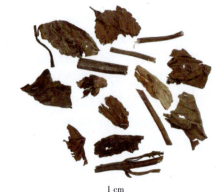

图 439-1　石见穿

[1] 高丽丽. 不同种类石韦的总多糖含量分析 [J]. 中国野生植物资源，2016，35（1）：35-36.

表 439-1　石见穿不同部位中主要三萜酸含量测定（mg/g）[1]

部位	坡模酸	山楂酸	科罗索酸	齐墩果酸	熊果酸
叶	0.243	1.50	1.43	2.45	5.81
茎	—	0.346	0.319	0.946	2.49

石见穿叶部三萜酸含量远高于茎部。

【贮藏】　石见穿受潮易霉变、易变色，无绿色者药效差。建议在 20℃以下，单包装密封，大垛用黑色塑料布遮盖、密闭库藏。

【主要成分】　主要含迷迭香酸、丹酚酸 B、齐墩果酸、科罗索酸、山楂酸、熊果酸、大黄素、大黄酚、五味子甲素、戈米辛 N、胡萝卜苷等。

四川省中药材标准（2010 年版）：醇溶性浸出物不得少于 5.0%。

湖北省中药饮片炮制规范（2018 年版）：水溶性浸出物不得少于 13.0%。含迷迭香酸不得少于 0.15%。

【性味归经】　辛、苦，微寒。归肝、脾经。

【功能主治】　活血化瘀，清热利湿，散结消肿。用于月经不调，痛经，经闭，崩漏，便血，湿热黄疸，热毒血痢，淋痛，带下，风湿骨痛，瘰疬，疮肿，乳痈，带状疱疹，麻风，跌打瘀肿。

【用法用量】　内服：煎汤 9~15 g；或绞汁。外用：适量，捣敷患处。

【其他】

1. 石见穿具有抗肿瘤、抗氧化等药理活性，临床上可用于肝炎、胃癌、肺癌、直肠癌、妇科疾病等。

2. 治痛经：石见穿 15 g，生姜 2 片，红糖适量。煎服。

3. 治菌痢：石见穿、陈皮各 30 g，甘草 3~6 g。水煎服。

石　耳

【来源】　石耳为石耳科植物石耳 Umbilicaria esculenta（Miyoshi）的干燥地衣体。分布于吉林、黑龙江、浙江、安徽、江西、湖北、西藏等地。

【性状】　石耳地衣体多干裂皱缩，呈片状，平展后完整者呈不规则圆形，直径 12 cm 左右，边缘有时碎裂，小穿孔较大。脐背突起。上表面灰棕色较光滑；下表面棕黑色至灰黑色，较粗糙，有由多数珊瑚状黑色假根组成的毡毡层。干时质脆，易碎。折断面可见明显的黑白二层（图 440-1）。气微，味淡。

以片大、完整者为佳。

【采收加工】　5~7 月雨后或细雨天采收，洗净，晒干或烘干。

【贮藏】　石耳贮存不当，易受潮霉变。建议在 25℃以下，单包装遮光密封库藏；大垛用黑色塑料布遮盖、密闭库藏。

【主要成分】　主要含麦角甾醇、顺式 3- 己烯 -1- 醇、苔黑酚羧酸乙酯、松萝酸、苔色酸、苔黑酚羧酸、扁枝衣酸乙酯等成分。

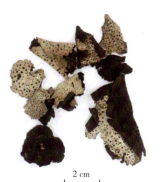

2 cm

图 440-1　石　耳

513

---

[1] 姜琼，邹盛勤 . RP-HPLC-PDA 同时测定石见穿不同部位中 5 个三萜酸[J]. 中国中药杂志，2014，39（22）：4379.

【性味归经】 甘，凉。归肺、心、胃经。

【功能主治】 养阴润肺，凉血止血，清热解毒。治疗肺虚劳咳，吐血，崩漏，肠风下血，痔漏，脱肛，淋浊，带下，毒蛇咬伤，烫伤和刀伤。

【用法用量】 内服：煎汤，9~15 g；或入丸、散。外用：适量，研末调敷。

【其他】

1. 阳虚体质，脾胃虚寒的病人不宜。

2. 石耳有抗凝血、抗血小板聚集、抗血栓形成、提升白细胞、促进免疫、延缓衰老、抗辐射、抗溃疡、降血糖、降压、抗癌等药理作用，临床用于治疗慢性支气管炎。

3. 治肠炎：石耳 9 g，沙参 15 g。水煎服。

4. 治鼻出血：石耳 15 g，鸭蛋 2 个。煮食，连服 3 剂。

石吊兰

【来源】 石吊兰是苦苣苔科植物吊石苣苔 *Lysionotus pauciflorus* Maxim. 的干燥地上部分。主产于云南、贵州等地。

【性状】 石吊兰茎呈圆柱形，长 25~60 cm，直径 0.2~0.5 cm；表面灰褐色或淡棕色，有纵皱纹，节膨大，常有不定根；质脆，易折断，断面黄棕色或黄绿色，中心有空隙。叶轮生或对生，有短柄；叶多脱落，脱落后有明显的叶柄痕；叶片披针形至狭卵形，长 1.5~6 cm，宽 0.5~1.5 cm，边缘反卷，边缘上部有齿，两面灰绿色至灰棕色（图 441-1）。气微，味苦。

以叶多、茎细者为佳。

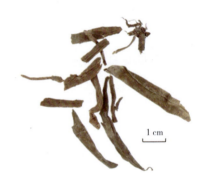

图 441-1 石吊兰

【采收加工】 夏秋二季，茎叶茂盛时，多在现蕾开花前采收，除去杂质，阴干或晒干。建议 40 ℃低温烘干，有效成分含量高。药材水分不得过 13.0%。

不同采收期吊石苣苔中石吊兰素含量（贵州省黔东南苗族侗族自治州雷公山），见表 441-1。

表 441-1 不同采收期吊石苣苔中石吊兰素含量（贵州省黔东南苗族侗族自治州雷公山）[1]

采收日期	石吊兰素含量 /%		采收日期	石吊兰素含量 /%	
	叶	茎		叶	茎
1月13日	0.671 3	0.252 8	6月11日	0.901 9	0.298 5
2月9日	0.892 3	0.296 0	7月1日	0.870 6	0.292 9
3月1日	0.896 5	0.296 4	7月11日	0.841 8	0.291 6
4月1日	0.904 7	0.301 7	8月13日	0.780 1	0.290 7
4月11日	0.905 6	0.299 6	9月23日	0.692 5	0.289 3
5月1日	0.911 2	0.303 5	10月15日	0.615 6	0.281 3
5月11日	0.909 6	0.302 9	11月12日	0.692 5	0.287 7
6月1日	0.908 7	0.301 8	12月1日	0.517 2	0.246 4

[1]王绍云，唐文华，曹晖. 不同采收期吊石苣苔中石吊兰素含量的动态研究[J]. 凯里学院学报，2007, 25（6）：46-47.

中药材质量新说（第二版）ZHONGYAOCAI ZHILIANG XINSHUO (DIERBAN) 药材

（黔东南州雷公山）石吊兰叶中吊兰素的含量，春夏二季现蕾开花前（7月以前）的含量最高，开花后呈下降趋势。

不同加工方法石吊兰中石吊兰素测定，见表441-2。

表441-2　不同加工方法石吊兰中石吊兰素测定[1]

加工方法	烘干（40℃）	晒干	阴干
石吊兰素 /%	0.77	0.17	0.33

不同加工方法石吊兰中石吊兰素含量：烘干（40℃）＞阴干＞晒干。

【贮藏】 石吊兰贮存不当，受潮易发霉败色，有效成分下降快。建议在25℃以下，单包装密封、避光，大垛用黑色塑料布遮盖、密闭库藏。

【主要成分】 主要含黄酮（如石吊兰素），还含有苯乙醇类、β-谷甾醇、微量元素等。

药典标准：醇溶性浸出物不得少于17.0%，含石吊兰素不得少于0.10%。

【性味归经】 苦，温。归肺经。

【功能主治】 化痰止咳，软坚散结。用于咳嗽痰多，瘰疬痰核。

【用法用量】 内服：9~15 g。外用：适量，捣敷或煎水外洗。

【其他】

1. 石吊兰在抗结核分枝杆菌、抗炎、抗肝毒、止咳、祛痰、平喘、降压、清除自由基、抗肿瘤等多个方面具有显著的作用。

2. 治风寒咳嗽：石吊兰 15 g，前胡 6 g，生姜 3 片。煎服。

3. 治热咳：石吊兰、青鱼胆草、岩白菜各 15 g。水煎服。

石榴皮

【来源】 石榴皮为石榴科植物石榴 *Punica granatum* L. 干燥的果皮。主产于陕西、山东、四川、云南等地。

【性状】 石榴皮呈不规则的片状或瓢状，大小不一，厚度 1.5~3 mm。外表面红棕色、棕黄色、暗棕色，略有光泽，粗糙，有多数疣状突起，有的有突起的筒状宿萼及粗短果梗或果梗痕。内表面黄色或红棕色，有隆起呈网状的果蒂残痕。质硬而脆，断面黄色，略显颗粒状（图442-1）。气微，味苦涩。

以皮厚实、色红褐、整洁者为佳。

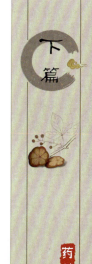

1 cm

图442-1　石榴皮

【采收加工】 秋季果实成熟后收集果皮，晒干。建议 60℃ 热风干燥。药材水分不得过 17.0%。

【贮藏】 石榴皮贮存不当，受潮易发霉、虫蛀、败色。建议在 25℃ 以下，单包装密封，大垛用黑色塑料布遮盖、密闭库藏。

【主要成分】 主要含鞣质类、黄酮类、有机酸类和生物碱类等。

药典标准：醇溶性浸出物不得少于15.0%，含鞣质不得少于10.0%，含鞣花酸不得少于0.30%。

【性味归经】 酸、涩，温。归大肠经。

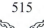

[1]潘雯婷,张丽艳,李燕,等.主成分分析法对贵州石吊兰药材的综合评价研究[J].中国实验方剂学杂志,2012,18（20）:78-80.

【功能主治】 涩肠止泻，止血，驱虫。用于久泻，久痢，便血，脱肛，崩漏，带下，虫积腹痛。

【用法用量】 内服：煎汤，3~9 g。或入丸、散。外用：煎水熏洗或研末调敷。

【其他】

1. 石榴皮具有抗氧化、抗菌、抗病毒、抗肿瘤、降血脂、降血压、抗消化性溃疡等药理活性，临床上主要用于治疗腹泻、溃疡性结肠炎、鸡眼、新生儿尿布皮炎、无排卵性功能失调子宫出血等。

2. 治久泄久痢：石榴皮 9 g。煎汤服。

3. 治脱肛：石榴皮 30 g，五倍子 9 g，白矾 3 g。水煎洗患处。

4. 有报道称石榴皮的酚得率最高的干燥方式分别为 60℃热风干燥与真空干燥[1]。

布渣叶

【来源】 布渣叶为椴树科植物破布叶 *Microcos paniculata* L. 的干燥叶。分布于广东、广西、海南、云南等地，广东阳西、湛江是主产地。

【性状】 布渣叶多皱缩或破碎。完整叶展平后呈卵状长圆形或卵状矩圆形，长 8~18 cm，宽 4~8 cm。表面黄绿色、绿褐色或黄棕色。先端渐尖，基部钝圆，稍偏斜，边缘具细齿。基出脉 3 条，侧脉羽状，小脉网状。具短柄，叶脉及叶柄被柔毛。纸质，易破碎（图 443-1）。气微，味淡，微酸涩。

以叶片大而完整、色黄绿、少叶柄者为佳。

【采收加工】 夏、秋二季采收，以 4~8 月为宜。摘取叶片，除去枝梗和杂质，阴干或晒干（不宜曝晒，否则叶片色黄质次）。水分不得过 12.0%。

不同采摘时间，布渣叶中指标成分含量测定（广东省阳东县大八镇太安村），见表 443-1。

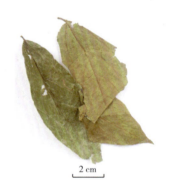

2 cm

图 443-1 布渣叶

表 443-1 不同采摘时间，布渣叶中指标成分含量测定（广东省阳东县大八镇太安村）[2]

采摘时间	1 月 19 日	2 月 18 日	3 月 18 日	4 月 20 日	5 月 20 日	6 月 22 日
牡荆苷 /（mg/g）	0.31	0.20	0.12	0.68	0.45	0.49

采摘时间	7 月 20 日	8 月 20 日	9 月 22 日	10 月 21 日	11 月 20 日	12 月 20 日
牡荆苷 /（mg/g）	0.43	0.53	0.30	0.09	0.35	0.30

布渣叶中牡荆苷的含量随季节的变化较大，整体上以 4—8 月较高，由此可知，布渣叶药材的采收可以 4~8 月份为宜。

【贮藏】 布渣叶见光色易变黄，受压易碎。建议在 25℃以下，单包装密封，大垛用黑色塑料布遮盖、密闭库藏，贮藏时不宜堆积过高。

【主要成分】 主要含生物碱类（如布渣叶碱Ⅰ、Ⅱ、Ⅲ、Ⅳ）、黄酮类（如牡荆苷、异牡荆苷）等化合物。

[1]张艳霞.不同方式干燥的石榴皮多酚抗氧化活性及石榴皮品质研究[D].西安：陕西师范大学，2016.
[2]冯燕燕，梁秋娴，李小青，等.布渣叶中总黄酮与牡荆苷质量分数的季节动态变化[J].广东药学院学报，2013，29（1）：35-38.

药典标准：醇溶性浸出物不得少于 17.0%；含牡荆苷不得少于 0.040%。

【性味归经】 微酸，凉。归脾、胃经。

【功能主治】 消食化滞，清热利湿。用于饮食积滞，感冒发热，湿热黄疸。

【用法用量】 内服：煎汤，15~30 g，鲜品 30~60 g。外用：适量，煎水洗，或捣敷。

【其他】

1. 布渣叶具有调血脂、解热、退黄、镇痛、抗炎、抗衰老、防治心血管疾病等药理作用，临床用于小儿厌食症、小儿积滞、小儿呼吸道感染、小儿久咳、慢性结肠炎、肠炎、慢性泄泻、糖尿病及其并发症、慢性肾炎蛋白尿等病症。

2. 在岭南地区，布渣叶常与其他中草药制成凉茶来饮用。如布渣叶茶（布渣叶 10 g，绿茶适量，冲入开水），有较好的消滞除积，和胃降逆的功效，小儿发生呃逆，常饮此茶可见效。

❀ 龙脷叶 ❀

【来源】 龙脷叶为大戟科植物龙脷叶 *Sauropus spatulifolius* Beille 的干燥叶。主产于广东、广西。

【性状】 龙脷叶呈团状或长条状皱缩，展平后呈长卵形、卵状披针形或倒卵状披针形，表面黄褐色、黄绿色或绿褐色，长 5~9 cm，宽 2.5~3.5 cm。先端圆钝稍内凹而有小尖刺，基部楔形或稍圆，全缘或稍皱缩成波状。下表面中脉腹背突出，基部偶见柔毛，侧脉羽状，5~6 对，于近外缘处合成边脉；叶柄短（图 444-1）。气微，味淡、微甘。

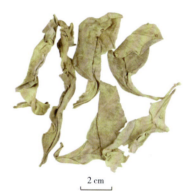

2 cm

图 444-1 龙脷叶

【采收加工】 夏、秋二季采收，晒干或烘干。药材水分不得过 15.0%。

【贮藏】 龙脷叶贮存不当，见光易败色。建议在 25℃以下，单包装密封，大垛用黑色塑料布遮盖、密闭库藏。

【主要成分】 主要含单萜、倍半萜、香豆素、黄酮，挥发油（如油酸酰胺）等类成分。

药典标准：醇溶性浸出物不得少于 22.0%。含山奈酚 –3–*O*– 龙胆二糖苷不得少于 0.035%。

【性味归经】 甘、淡，平。归肺、胃经。

【功能主治】 润肺止咳，通便。用于肺燥咳嗽，咽痛失音，便秘。

【用法用量】 内服：9~15 g，煎服。

【其他】

1. 龙脷叶具有止咳祛痰、抗炎镇痛、抑菌、抗过敏、抗乙肝等药理作用。

2. 治痰火咳嗽：龙脷叶和猪肉煎汤服。

3. 治支气管炎，上呼吸道炎，支气管哮喘：龙脷叶 6~12 g（鲜用 9~39 g）。水煎服。

❀ 龙 葵 ❀

【来源】 龙葵为茄科茄属植物龙葵 *Solanum nigrum* L. 的干燥地上部分。全国大部分地区均有分布。

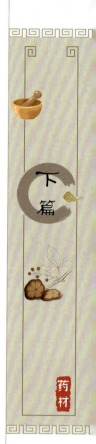

517

【性状】 龙葵茎圆柱形，多分枝，表面黄绿色，皱缩成沟槽状。质硬而脆，断面黄白色，中空。叶对生，皱缩或破碎，呈卵形或椭圆形，先端锐尖或钝，全缘或有不规则波状锯齿，暗绿色，两面光滑或被短柔毛。花、果少见，聚伞花序侧生，花4~10朵，花萼杯状，棕褐色，花冠棕黄色。浆果球形，紫黑色或棕褐色，皱缩。种子多数，棕色（图445-1）。气微，味苦。

以茎叶色绿、带果者为佳。

【采收加工】 夏、秋季茎叶茂盛、果实色青，未成熟时采收，除去杂质，鲜用或晒干。药材水分不得超过12.0%。

不同采收期龙葵的指纹图谱相似度和去半乳糖替告皂苷含量，见表445-1。

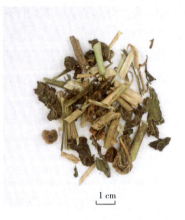

1 cm

图 445-1 龙 葵

表 445-1 不同采收期龙葵的指纹图谱相似度和去半乳糖替告皂苷含量[1]

采收日期	相似度	去半乳糖替告皂苷含量 / （mg/g）	采收日期	相似度	去半乳糖替告皂苷含量 / （mg/g）
6 月 20 日	32.2	0.298	8 月 19 日	97.3	0.407
7 月 5 日	42.2	0.592	9 月 4 日	97.2	0.320
7 月 20 日	94.8	0.734	9 月 19 日	98.3	0.276
8 月 5 日	99.4	0.624	10 月 5 日	81.4	0.477

7月开始，龙葵药材内的去半乳糖替告皂苷含量开始升高，在7月下旬达到峰值，后缓慢下降。

根据药材相似度结合不同采收期药材的活性变化趋势线，基本上可以确定药材的采收期为7月上旬至9月初[2]。

不同产地龙葵茎叶和果实中澳洲茄碱的测定，见表445-2。

表 445-2 不同产地龙葵茎叶和果实中澳洲茄碱的测定[3]

产地	澳洲茄碱 / （mg/g）	
	茎叶	果实
南京江宁	0.685	0.855
南京栖霞	0.544	1.606
连云港灌南	1.504	3.440
泰州泰兴	0.835	0.898
徐州新沂	1.116	2.412
镇江丹徒	0.993	1.369

龙葵生物碱是龙葵药材发挥抗肿瘤作用的主要有效成分，同一产地的龙葵果实比龙葵茎叶中澳洲茄碱的平均量高出7.55%~195.13%。

不同时期龙葵全草中澳洲茄胺含量测定结果，见表445-3。

[1] [2] 王珏，金一宝，王铁杰，等. 不同采收期龙葵药材质量研究[J]. 中国现代中药，2018，20（01）：66-69.

[3] 袁海建，贾晓斌，陈彦，等. 不同产地龙葵药材中澳洲茄碱量的分析研究[J]. 中草药，2008，39（5）：772-774.

中药材质量新说（第二版）ZHONGYAOCAI ZHILIANG XINSHUO (DIERBAN) 药材

表 445-3 不同时期龙葵全草中澳洲茄胺含量测定结果[1]

物候期	幼苗期	花期	幼果期	青果期	熟果期
澳洲茄胺含量 /%	—	—	0.012 5	0.106 3	0.023 7

青果期龙葵全草中澳洲茄胺的含量较其他时期高，幼苗期和花期时含量最低。因此，建议全草的最佳采收期应确定为青果期，以青果较多者质量为佳。

【贮藏】 龙葵贮存不当，易受潮发霉、易变色。建议在 25℃以下，单包装遮光密封库藏；大垛用黑色塑料布遮盖、密闭库藏。

【主要成分】 主要含生物碱类（如茄碱、茄解碱、澳洲茄碱、澳洲茄边碱、生物碱苷）、皂苷类、有机酸类、多糖类、木脂素类等成分。

【性味归经】 苦、微甘，寒；有小毒。归肺、胃、膀胱经。

四川省中药材标准（2010 年版）：醇溶性浸出物不得少于 17.0%。

【功能主治】 清热解毒，活血化瘀，利水消肿，止咳祛痰。用于痈疮疔疖，跌打扭伤，咳嗽痰多，水肿，小便不利。

【用法用量】 内服：煎汤，9~30 g。外用：适量，捣敷或煎水熏洗。

【其他】

1. 龙葵具有抗肿瘤、抗菌抗病毒、抗炎、抗休克、保护肝脏、免疫调节、镇静、祛痰止咳等药理活性，主要用于原发性肝癌、肺癌、肾小球肾炎、尿毒症、湿热型尿结石、膀胱癌等。

2. 龙葵全草中所含生物碱为其主要活性成分，也是发挥抗肿瘤作用的主要物质。其中龙葵未成熟果实中生物碱含量最丰富，生物碱中又以澳洲茄胺在未成熟果实中含量为最多。在果实成熟后则减少或者消失。所以未成熟的龙葵果的抗肿瘤作用更强。

3. 跌打扭筋肿痛：鲜龙葵叶 1 握，连须葱白 7 个。切碎，加酒酿糟适量，同捣烂敷患处，每日换 1~2 次。

4. 肾炎，浮肿，小便少：鲜龙葵、鲜芫花各 15 g，木通 6 g。水煎服。

北刘寄奴

【来源】 北刘寄奴为玄参科植物阴行草 *Siphonostegia chinensis* Benth. 的干燥全草。主产河北、吉林、黑龙江、山东、河南等地。

【性状】 北刘寄奴长 30~80 cm，全体被短毛。根短而弯曲，稍有分枝。茎圆柱形，有棱，有的上部有分枝，表面棕褐色或黑棕色；质脆，易折断，断面黄白色，中空或有白色髓。叶对生，多脱落破碎，完整者羽状深裂，黑绿色。总状花序顶生，花有短梗，花萼长筒状，黄棕色至黑棕色，有明显 10 条纵棱，先端 5 裂，花冠棕黄色，多脱落。蒴果狭卵状椭圆形，较萼稍短，棕黑色。种子细小（图 446-1）。气微，味淡。

【采收加工】 夏秋季，茎叶生长茂盛、花开并带少量果实时采收。割取地上部分或者带根拔起，洗净，鲜用，或晒干，防夜露雨淋变黑。建议摊薄快速晒干。药材水分不得超过 12.0%。

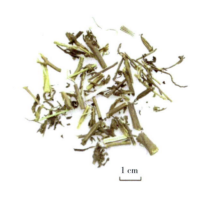

1 cm

图 446-1 北刘寄奴

519

[1] 王桂艳，刘娟. 黑龙江产不同时期龙葵全草中澳洲茄胺含量测定 [J]. 黑龙江医药科学，2008（04）：72-72.

【贮藏】 北刘寄奴贮存不当，易吸潮发霉，叶片易变黄，有效成分流失快。建议在 25℃ 以下，单包装密封，大垛用黑色塑料布遮盖、密闭库藏。

【主要成分】 主要含黄酮（如芹菜素、木犀草素）、强心苷及挥发油等。

药典标准：含木犀草素不得少于 0.050%，含毛蕊花糖苷不得少于 0.060%。醇溶性浸出物不得少于 10.0%。

【性味归经】 苦，寒。归脾、胃、肝、胆经。

【功能主治】 活血祛瘀，通经止痛，凉血，止血，清热利湿。用于跌打损伤，外伤出血，瘀血经闭，月经不调，产后瘀痛，癥瘕积聚，血痢，血淋，湿热黄疸，水肿腹胀，白带过多。

【用法用量】 内服：水煎服，6~9 g。外用：适量，研末敷患处。

【其他】

1. 北刘寄奴具有利胆、保肝、抗血小板聚集、降低血清胆固醇、活血化瘀、抗菌作用等。主要用于治疗急慢性及黄疸性肝炎、胆囊炎、小便不利、水肿腹胀、血痢、产后停瘀腹痛等。

2. 北刘寄奴单用研末以酒调服，亦可配伍骨碎补、延胡索等，治疗跌打损伤，瘀滞肿痛。

3. 黄疸型肝炎：北刘寄奴 30 g。水煎服。

4. 肠炎、痢疾：北刘寄奴 30 g，委陵菜 15 g。水煎服。

北豆根

【来源】 北豆根为防己科植物蝙蝠葛 *Menispermum dauricum* DC. 的干燥根茎。主产于东北、华北、西北等地。

【性状】 本品呈细长圆柱形，弯曲，有分枝，长可达 50 cm，直径 0.3~0.8 cm。表面黄棕色至暗棕色，多有弯曲的细根，并可见突起的根痕和纵皱纹，外皮易剥落。质韧，不易折断，断面不整齐，纤维细，木部淡黄色，呈放射状排列，中心有髓（图 447-1）。气微，味苦。

以条粗长、外皮色黄棕、断面色淡黄者为佳。

【采收加工】 早春发芽前，或秋末冬初（10—11 月）采挖，除去须根和泥沙，建议产地趁鲜切段，快速晒干或烘干。药材水分不得过 12.0%。

【贮藏】 北豆根贮存不当，吸潮后易发生虫蛀发霉现象。建议在 20℃ 以下，单包装密封，大垛用黑色塑料布遮盖、密闭库藏。

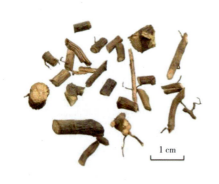

图 447-1 北豆根

【主要成分】 主要含生物碱（如蝙蝠葛苏林碱、蝙蝠葛碱）、挥发油、多糖等。

药典标准：北豆根的醇溶性浸出物不得少于 13.0%，并且含蝙蝠葛苏林碱和蝙蝠葛碱的总量不得少于 0.60%。

【性味归经】 苦，寒；有小毒。归肺、胃、大肠经。

【功能主治】 清热解毒，祛风止痛。用于咽喉肿痛，热毒泻痢，风湿痹痛。

【用法用量】 内服：煎汤，3~9 g；外用：适量，煎煮取水洗患处，碾细撒用，或鲜品捣烂外敷。

【其他】

1. 北豆根具有抑菌、抗炎、保护心血管系统、保护脑缺血、免疫调节、抗肿瘤等药理活性；临床上主要用于扁桃体炎、咽喉炎、气管炎和支气管炎，也可用于治疗和预防因心肌缺血导致的冠心病。

2. 治咽喉肿痛：北豆根 9 g，玄参 4 g，桔梗 6 g，金银花 10 g。水煎服。

3. 治扁桃体炎：北豆根 10 g，一点红 15 g，马兰 15 g。水煎服。

北寒水石

【来源】 北寒水石为硫酸盐类矿物硬石膏族红石膏，含含水硫酸钙（$CaSO_4 \cdot 2H_2O$）。产于东北、华北、西北等地。

【性状】 北寒水石呈不规则的扁平块状，大小不等，厚 0.5~1.5 cm。粉红色，微有光泽。表面凹凸不平。质硬而脆，断面具纵纹理，状如纤维（图 448-1）。气微，味淡。

以粉红色、半透明、片薄、断面细丝纹者为佳。

【采收加工】 石膏采出后选出粉红色、灰白色、块状或纤维状集合体即红石膏药用，为北寒水石。

【贮藏】 建议在 30℃ 以下，单包装密封置干燥处贮存。

【主要成分】 主要含含水硫酸钙（$CaSO_4 \cdot 2H_2O$），尚含铁、铝等杂质。

【性味归经】 辛、咸、寒。归心、胃、肾经。

【功能主治】 清热降火，利窍，消肿。用于时行热病，积热烦渴、吐泻、水肿、尿闭、齿衄、丹毒、烫伤。

【用法用量】 内服：煎汤，9~15 g；或入丸、散。外用：研末掺；或调敷。

【其他】

1. 用时捣碎或煅后捣碎使用。

2. 胃虚寒及无实热者忌服。

3. 药用寒水石有两种，即红石膏（北寒水石）与方解石（南寒水石）。红石膏为一种天然的硫酸钙矿石；方解石为碳酸钙矿石。

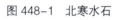

2 cm

图 448-1 北寒水石

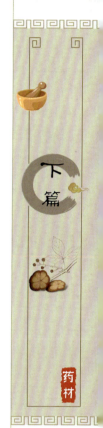

叶下珠

【来源】 叶下珠为大戟科植物叶下珠 *Phyllanthus urinaria* L. 的干燥全草。主产于广东、广西、四川等地。

【性状】 叶下珠长短不一，根茎圆锥形，直径 1~4 mm，表面棕黄色，有纵皱纹，具细支根，支根有纵皱。茎丛生，纤细，长 12~30 cm，灰棕色、灰褐色或棕红色，质脆易断，断面中空；分枝有纵皱及不甚明显的膜翅状脊线。叶互生，灰绿色，多皱缩，易脱落；完整叶片展开后，薄而小，长椭圆形，长 0.5~1.8 cm，宽 2~8 mm，尖端有短突尖，基部圆形或偏斜，边缘有白色短毛。花细小，腋生于叶背之下，蒴果近球形，直径约 2 mm，表面灰黄色，具鳞片状凸起，常 6 纵裂，有宿存叶状小苞片 2 枚（图 449-1）。气微香，味微苦。

药材以叶多者为佳。

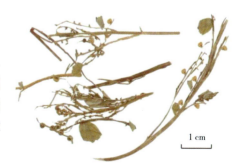

1 cm

图 449-1 叶下珠

521

【采收加工】 秋末寒露前采收全草，建议只采收地上部分，除去杂质，干燥或鲜用。药材水分不得过 10.0%。

不同采收期叶下珠药材没食子酸、咖啡酸的含量（湖南衡阳），见表 449-1。

表 449-1　不同采收期叶下珠药材没食子酸、咖啡酸的含量（湖南衡阳）（mg/g）[1]

采收期	没食子酸	咖啡酸	柯里拉京
7 月 20 日	0.391	1.411	1.730
8 月 5 日	0.420	1.475	1.734
8 月 20 日	0.460	1.517	1.462
9 月 5 日	0.533	1.521	1.707
9 月 20 日	0.545	1.630	2.502
10 月 5 日	0.639	1.837	4.090
10 月 20 日	0.524	1.339	3.193

不同采收期叶下珠药材没食子酸、咖啡酸、柯里拉京含量在 10 月 5 日最高（湖南衡阳）。

【贮藏】 叶下珠贮存不当，易受潮霉变、虫蛀。建议在 25℃ 以下，单包装密封，大垛用黑色塑料布遮盖、密闭库藏。

【主要成分】 主要含黄酮类、鞣质类、香豆素类、木脂素类、酚酸类及三萜类等化学成分。

陕西省药材标准（2015 年版）：醇溶性浸出物不得少于 10.0%，柯里拉京不得少于 0.10%。

【性味归经】 微苦、凉。归肝、脾、肾经。

【功能主治】 清热解毒，利水消肿，明目，消积。用于痢疾，泄泻，黄疸，水肿，热淋，石淋，目赤，夜盲，疳积，痈肿，毒蛇咬伤。

【用法用量】 内服：煎汤，15~30 g；外用：鲜品适量，捣烂敷伤口周围。

【其他】

1. 药理研究显示有保护肝脏，以及对痢疾杆菌、溶血性链球菌、伤寒杆菌等的抑制作用；现代临床用于治疗肠炎、痢疾，病毒性肝炎，无名肿毒和痈疽疮疡等。

2. 湿热泻痢：叶下珠、铁苋菜各 30 g。水煎服。

3. 湿热黄疸：鲜叶下珠 60 g，鲜马鞭草 90 g，鲜半边莲 60 g。水煎服。

4. 痈疖初起：鲜叶下珠适量。捣烂外敷患处。

田基黄

【来源】 田基黄为藤黄科植物地耳草 *Hypericum japonicum* Thunb. 的干燥全草。广布于长江流域及其以南各地。

【性状】 全草长 10~40 cm。根须状，黄褐色。茎单一或基部有枝，有 4 棱，表面黄绿色或黄棕色：质脆，易折断，断面中空。叶对生，无柄；叶片卵形或卵圆形，长 0.4~1.6 cm，全缘，具腺点，基出脉 3~5 条。聚伞花序顶生，花小，橙黄色或黄色，萼片、花瓣均为 5 片（图 450-1）。无臭、味微苦。

以色黄绿、带花者为佳。

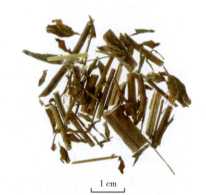

1 cm

图 450-1　田基黄

[1]范适. HPLC 法同时测定叶下珠药材没食子酸、咖啡酸的含量[J]. 杨凌职业技术学院学报，2016, 15(4)：22-25.

中药材质量
新说
（第二版）
ZHONGYAOCAI
ZHILIANG
XINSHUO
(DIERBAN)
药材

【采收加工】 6~7月花开时采收全草。拔取全株，抖净泥沙，鲜用，或摊薄快速晒干。田基黄不同部位总黄酮含量测定，见表450-1。

表450-1 田基黄不同部位总黄酮含量测定[1]

部位	全草	叶	根
总黄酮/%	4.22	5.47	1.51

经测定：田基黄叶部总黄酮含量高，根部总黄酮含量较低。

【贮藏】 田基黄贮存不当，易受潮，见光色易枯黄。建议在25℃以下，单包装密封，大垛用黑色塑料布遮盖、密闭库藏。

【主要成分】 主要含槲皮苷、异槲皮苷、槲皮素、田基黄苷、摁贝素、紫金牛醌、三叶豆苷、金丝桃苷等。

【性味归经】 苦、辛、平。归肺、肝、胃经。

【功能主治】 清热利湿，解毒，散瘀消肿。主治湿热黄疸，泄泻，痢疾，肠痈，痈疖肿毒，乳蛾，口疮，目赤肿痛，毒蛇咬伤，跌打损伤。

【用法用量】 内服：煎汤，15~30 g，鲜品30~60 g，大剂可用至120 g；或捣汁。外用：适量，捣烂外敷，或煎水洗。

【其他】

1. 田基黄有利尿、镇痛、抗菌、抗疟、保肝、利胆、抗蛇毒、抑制肿瘤等药理作用。临床用于治疗急慢性肝炎、晚期血吸虫病肝硬化腹水、蛇咬伤、糜烂型手足癣及亚湿疹等病症。

2. 治疗疮，一切阳性肿毒：鲜田基黄适量，加食盐数粒同捣烂，敷患处，有黄水渗出，渐愈。

3. 治晚期血吸虫病腹水、肾炎水肿：田基黄50~100 g。煎服。

四季青

【来源】 四季青为冬青科植物冬青 *Ilex chinensis* Sims 的干燥叶。分布于中国长江以南各地。

【性状】 四季青呈椭圆形或狭长椭圆形，长6~12 cm，宽长2~4 cm。先端急尖或渐尖，基部楔形，边缘具疏浅锯齿。上表面棕褐色或灰绿色，有光泽；下表面色较浅；叶柄长0.5~1.8 cm。革质（图451-1）。气微清香，味苦、涩。

以叶大，色绿、无枝梗、干燥者为佳。

【采收加工】 秋、冬二季采收。摘取叶片，除去杂质，晒干，水分不得超过12.0%。

【贮藏】 四季青贮存不当，受潮易霉变败色。建议在25℃以下，单包装密封，大垛用黑色塑料布遮盖、密闭库藏。

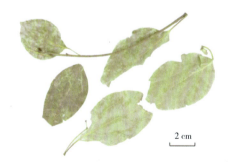

图451-1 四季青

【主要成分】 主要含三萜及苷类（如长梗冬青苷，熊果酸，冬青三萜苷A），酚酸类（如原儿茶酸、咖啡酸）等化合物。

[1]席仲洪,虞金宝,吕武清,等.不同采收季节及部位田基黄药材中黄酮类成分的含量测定[J].中国药房，2009（21）：1635–1637.

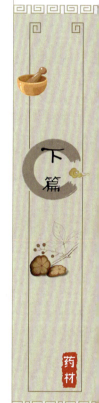

药典标准：含长梗冬青苷不得少于 1.35%。

【性味归经】 苦、涩，凉。归肺、大肠、膀胱经。

【功能主治】 清热解毒，消肿祛瘀。用于肺热咳嗽，咽喉肿痛，痢疾，胁痛，热淋；外治烧烫伤，皮肤溃疡。

【用法用量】 内服：煎汤，15~60 g。外用：适量，鲜品捣敷；或水煎洗、涂。

【其他】

1. 四季青有抗菌、消炎，治疗烧烫伤，扩张冠脉、抑制血小板聚集，抗肿瘤等药理作用。

2. 治感冒、扁桃体炎：四季青、马兰各 30 g。水煎，分 3 次服。

3. 治热毒疮疡：鲜四季青叶洗净，捣烂敷患处。

代代花

【来源】 代代花又称玳玳花，为芸香科植物代代花 *Citrus aurantium* L. var. *amara* Engl. 的干燥花蕾。分布于我国南部各地，浙江、江苏、广东、福建、贵州、四川、重庆等地有栽培。主产于江苏、浙江等。

【性状】 代代花略呈长卵圆形，顶端稍膨胀。长 1~2 cm，有梗。花萼基部联合，先端 5 裂，灰绿色，有凹陷的小油点，花瓣 5 片，覆瓦状抱合，黄白色或浅黄棕色，可见棕色油点和纵脉。雄蕊多数，花丝基部联合成数束，子房倒卵形。体轻，质脆（图 452-1）。气香，味微苦。

药材以身干、完整无破碎、色黄白、香气浓者为佳。

【采收加工】 5—6 月，选择晴天分批采摘未开放的花蕾，及时晒干或低温烘干。药材水分不得过 12.0%。

【贮藏】 代代花贮存不当，香气易散失，易虫蛀、生霉。建议在 20℃以下，单包装密封，大垛用黑色塑料布遮盖、密闭库藏。

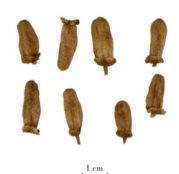

1 cm

图 452-1 代代花

不同贮藏年限的代代花挥发油含量，见表 452-1。

表 452-1 不同贮藏年限的代代花挥发油含量[1]

贮藏年限	当年	一年	两年以上
挥发油含量 /（ml/100 g）	0.91	0.28	0.14

代代花贮藏一年后挥发油降低非常快，宜当年使用。

【主要成分】 主要含挥发油、黄酮类（如芸香柚皮苷、柚皮苷、橙皮苷、新橙皮苷）、生物碱类、强心苷类、香豆素类、皂苷类、甾醇类等。

卫生部药品标准·中药材（第一册）（1992 年版）：含挥发油不得少于 0.25%。

【性味归经】 甘、微苦、平。

【功能主治】 理气、宽胸、开胃。用于胸脘胀闷、恶心、食欲不振。

【用法用量】 内服：煎汤，1.5~2.5 g；或泡茶。

【其他】

1. 孕妇禁用。

[1] 江苏省卫生厅. 江苏省中药材标准 [M]. 南京：江苏科学技术出版社，1989.

2. 代代花具有抗氧化、抗炎、抗肿瘤、抗病毒、促进胃肠蠕动、强心、利尿、镇静等药理作用。主要用于治疗胸腹满闷胀痛、胃部下垂、食积不化、脱肛及妇科疾病等。

3. 慢性咽炎：代代花、玉兰花、玫瑰花、月季花、野菊各 10 g。用沸水冲泡或水煎，加入白糖适量，代茶饮。

仙人掌

【来源】 仙人掌为仙人掌科植物仙人掌 *Opuntia dillenii*（Ker-Gawl.）Haw. 的新鲜或干燥地上部分。分布于云南、四川、贵州、广东、广西、福建等地。

【性状】 仙人掌近基部老茎略近圆柱形，其余均呈掌状，扁平，每节呈倒卵形至椭圆形，每节长 6~25 cm 或更长，直径 4~15 cm，厚 2~6 mm，表面灰绿色至黄棕色，具多数因削除小瘤体上的利刺和刺毛而残留的痕迹。质松脆，易折断，断面略呈粉性，灰绿色、黄绿色至黄棕色（图 453-1~ 图 453-2）。气微，味酸。

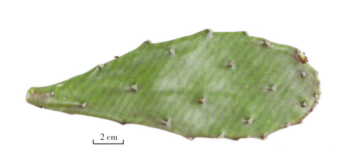
图 453-1 鲜仙人掌

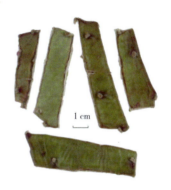
图 453-2 饮 片

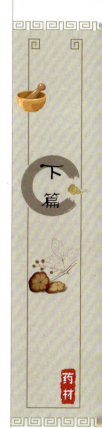

【采收加工】 全年可采，多在秋季进行，用刀削除小瘤体上的利刺和刺毛，除去杂质，鲜用或切片，及时晾晒成干品。

【贮藏】 仙人掌贮存不当，易吸潮霉变，药效下降。建议在 25℃以下，单包装密封，大垛用黑色塑料布遮盖、密闭库藏。

鲜仙人掌久放营养成分和药效降低，建议随采随用。

【主要成分】 主要含糖类、有机酸类、甾醇类、生物碱类、黄酮类、萜类等。糖类主要存在于茎的黏液质中。

【性味归经】 味苦，性寒。归胃、肺、大肠经。

【功能主治】 行气活血，凉血止血，解毒消肿。用于胃痛，痞块，痢疾，喉痛，肺热咳嗽，痔血，疮疡疔疖，乳痈，疟腮，蚊虫咬伤，烫伤。

【用法用量】 内服：煎汤，10~30 g。或焙干研末，3~6 g。外用：适量，研末调敷或鲜品捣烂敷。

【其他】

1. 仙人掌有抑菌作用，对急、慢性炎症都有明显的抗炎作用，并是免疫增强剂，有降血糖作用，有抗胃溃疡作用。

2. 菌痢：鲜仙人掌 30~60 g。水煎服。

3. 烫火伤：鲜仙人掌，去外皮取肉，捣烂，外敷患处，每日换药两次。

白子菜

【来源】 白子菜为菊科植物白子菜 *Gynura divaricata*（L.）DC. 的干燥叶。分布于新疆、黑龙江、吉林、内蒙古等地。

【性状】 本品多皱缩卷曲，较完整。完整者有柄，叶片展平呈卵形或椭圆形，长 7~14 cm，宽 3~5 cm；先端渐尖，基部楔形，边缘有浅锯齿。上表面棕褐色或黄棕色，下表面颜色较绿，叶脉突出。质硬而脆（图 454-1~ 图 454-2）。气微，味淡。

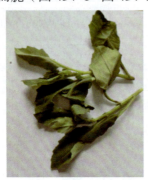

图 454-1　白子菜鲜品

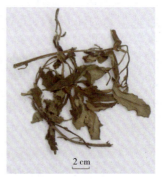

图 454-2　白子菜干品

【采收加工】 一年四季均可采集，除去杂质，鲜用、晾干或晒干。建议摊薄快速晒干。药材水分不得过 10.0%。

白子菜叶片中总黄酮含量变化，见表 454-1。

表 454-1　白子菜叶片中总黄酮含量变化[1]

采样日期	总黄酮 /（mg/g）	采样日期	总黄酮 /（mg/g）
6 月 15 日	6.231	9 月 29 日	4.913
7 月 2 日	4.644	10 月 16 日	7.242
7 月 16 日	4.303	10 月 30 日	8.504
8 月 1 日	17.381	11 月 15 日	3.827
8 月 15 日	9.283	11 月 30 日	6.461
8 月 30 日	7.530	12 月 14 日	5.366
9 月 16 日	11.571		

黄酮类成分是白子菜降血糖作用的有效成分之一。8 月初总黄酮含量急剧增加，达到最高值，之后含量有所下降。

白子菜地上部分不同部位叶和茎中总黄酮含量的比较，见表 454-2。

表 454-2　白子菜地上部分不同部位叶和茎中总黄酮含量的比较[2]

部位	上部叶	中部叶	下部叶	上部茎	中部茎	下部茎
总黄酮 /（mg/g）	12.405	7.261	5.532	9.536	8.621	4.204

[1][2] 吴菊兰, 李维林, 汪洪江, 等. 红凤菜和白子菜总黄酮含量的动态变化 [J]. 植物资源与环境学报, 2009, 18 (4)：79-81.

中药材质量 新说 （第二版） ZHONGYAOCAI ZHILIANG XINSHUO （DIERBAN） 药材

各部位总黄酮含量趋势为：上部叶＞上部茎＞中部茎＞中部叶＞下部叶＞下部茎。

【贮藏】 白子菜贮存不当，易受潮发霉、易变色，有效成分易流失。

建议在25℃以下，单包装密封，大垛用黑色塑料布遮盖、密闭库藏；使用前后密封置干燥处保管。

【主要成分】 主要含挥发油（如 α - 石竹烯、δ - 荜澄茄烯、大叶香烯 D）、黄酮（如槲皮素、芦丁）、三萜类等。

福建省中药饮片炮制规范（2012年版）：含总黄酮以芦丁计，不得少于0.8%。

【性味归经】 咸、微辛，寒。

【功能主治】 清热舒筋，止血，去瘀。用于百日咳，风湿痛，骨折，创伤出血，痈肿疮疖。

【用法用量】 内服：10~15 g。水煎或泡酒服。外用：适量，鲜草捣烂敷患处。

【其他】

1. 白子菜具有降"三高"、治疗坏血病及贫血、解毒、防癌、抗氧化、抗诱变、抗炎、抗菌、抗肿瘤、保肝利胆及调节免疫功能等生物活性。

2. 白子菜经国家卫生部公告（2010年第3号）批准为新资源食品。

3. 治风湿痛：白子菜叶 9~15 g。加糖适量煮鸡蛋吃。

白花菜子

【来源】 白花菜子为白花菜科植物白花菜 Cleome gynandra L. 的干燥成熟种子。分布于我国华北及其以南至台湾、广东、海南等地，主产于河北省。

【性状】 种子扁圆形，直径 1~1.5 mm，厚约 1mm，边缘有一深沟。表面棕色或棕黑色，粗糙不平，表面有突起的细密网纹，网孔方形或多角形，排列较规则或呈同心环状。纵切面可见 "U" 字形弯曲的胚，胚根深棕色，子叶与胚根等长，淡棕色，胚乳包干胚外，淡黄色，油质（图 455-1）。气微，味微苦。

以粒饱满，色黑绿者为佳。

【采收加工】 夏、秋二季采摘成熟果实或割取全株，晒干，打下种子，除去杂质。

【贮藏】 白花菜子贮存不当，受潮易霉变、易虫蛀。建议在25℃以下，单包装遮光密封库藏；大垛用黑色塑料布遮盖、密闭库藏。

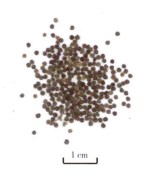

图 455-1　白花菜子

【主要成分】 种子中含有约0.25%醉蝶花素；尚含挥发油（如香芹酚、反式 - 植醇）、三萜类（如 β - 谷甾醇及其苷）、黄酮类等化合物。

【性味归经】 苦、辛，温，有小毒。归心，脾经。

【功能主治】 祛风散寒，活血止痛。主风寒筋骨麻木，肩背酸痛，腰痛，腿寒，外伤瘀肿疼痛，骨结核，痔疮瘘管。

【用法用量】 内服：煎汤，9~15 g。外用：煎水熏洗；或研末调敷。

【其他】

1. 白花菜子具有抗炎、镇痛、抗氧化、驱虫、抑菌、舒张血管等药理活性。

2. 骨结核：白花菜子研粉，与面粉加冷开水调成糊状，煮熟外敷。

3. 跌打损伤：白花菜子 15 g，透骨草 30 g。煎水熏洗患处。

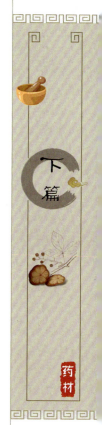

4. 本植物的全草（白花菜）、根（白花菜根）也供药用。白花菜：祛风除湿，清热解毒；主治风湿痹痛，跌打损伤，淋浊白带，痔疮，痢疾，疟疾，蛇虫咬伤。白花菜根：祛风止痛，利湿通淋；主治跌打骨折，淋证。

白附子

【来源】 白附子是天南星科植物独角莲 *Typhonium giganteum* Engl. 的干燥块茎。主产于河南、陕西、四川、湖北等地。

【性状】 本品呈椭圆形或卵圆形，长 2~5 cm，直径 1~3 cm。表面白色至黄白色，略粗糙，有环纹及须根痕，顶端有茎痕或芽痕。质坚硬，断面白色，粉性（图 456-1~ 图 456-2）。气微，味淡、麻辣刺舌。

本品以个大、身干、完整、质坚实沉重、色白、粉性足者为佳。

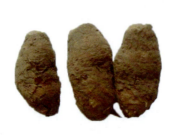

图 456-1 白附子

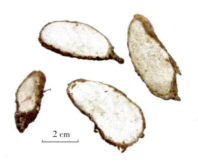

图 456-2 白附子饮片

【采收加工】 霜降后，白附子倒苗后，采取人工采挖块茎，大的加工作药材，小的留作种栽。将挖取的块茎，除去残茎、须根及外皮，洗净，晒干或烘干。药材水分不得超过 15.0%。

【贮藏】 白附子贮存不当，易受潮发霉、易虫蛀。建议在 25℃ 以下，单包装密封，大垛用黑色塑料布遮盖、密闭库藏。

注：白附子生品有毒，需单独存放，专人保管。

【主要成分】 主要含 β-谷甾醇、β-谷甾醇-D-葡萄糖苷、内消旋肌醇、胆碱、尿嘧啶、琥珀酸、棕榈酸、亚油酸、油酸，并含白附子凝集素等。

药典标准：醇溶性浸出物不得少于 7.0%。

【性味归经】 辛，温；有毒。归胃、肝经。

【功能主治】 祛风痰，定惊搐，解毒散结，止痛。用于中风痰壅，口眼㖞斜，语言謇涩，惊风癫痫，破伤风，痰厥头痛，偏正头痛，瘰疬痰核，毒蛇咬伤。

【用法用量】 内服：煎汤 3~6 g；研末服 0.5~1 g，生品有毒，一般炮制后使用。外用：生品适量捣烂，熬膏或研末以酒调敷患处。

【其他】

1. 血虚生风、内热生惊及孕妇禁服；生品有毒，供外用。

2. 治腰腿痛，关节痛：制白附子 4.5 g，鸡血藤 12 g，牛膝 9 g，独活 9 g，五加皮 12 g。水煎服。

3. 治偏、正头痛，三叉神经痛：制白附子、白芷、猪牙皂角各 30 g。共研为细末，每次 3 g，每日 2 次，开水送服。

中药材质量新说（第二版）ZHONGYAOCAI ZHILIANG XINSHUO (DIERBAN) 药材

白 英

【来源】 白英别名白草、排风藤，为茄科植物白英 *Solanum lyratum* Thunberg 的干燥全草。主产于甘肃、陕西、山西、河南、山东等地。

【性状】 白英根较细，稍弯曲，浅棕黄色。茎圆柱形，稍有棱，直径 0.2~0.7 cm，外表面灰绿色或灰黄色，密被灰白色的茸毛。老茎茸毛较少或无，具纵皱纹，质硬而脆，断面淡绿色，纤维性，中央形成空洞。叶皱缩卷曲，密被茸毛，叶柄长 1~2 cm。有的带有淡黄色至暗红色的果实。种子近圆形，扁平（图 457-1）。气微，味淡。

以粗壮、叶绿者为佳。

【采收加工】 夏、秋季采收全草，鲜用或晒干。药材水分不得过 13.0%。

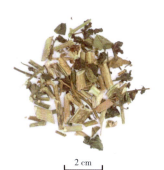

2 cm

图 457-1 白 英

白英不同药用部位在不同生长期中总生物碱含量，见表 457-1。

表 457-1 白英不同药用部位在不同生长期中总生物碱含量（%）[1]

部位	5 月	6 月	7 月	8 月	9 月	10 月	11 月	平均
根	0.264	0.245	0.233	0.297	0.216	0.214	0.263	0.247
下部茎	0.106	0.092	0.094	0.112	0.084	0.080	0.096	0.095
上部茎	—	0.063	0.056	0.063	0.054	0.038	0.043	0.053
叶	—	0.122	0.136	0.143	0.125	0.121	0.121	0.128
果实	—	—	—	—	0.108	0.175	0.119	0.134

从含量测定来看，白英各不同部位的总生物碱的含量相差很大，根总生物碱含量最高；根、下部茎、上部茎、叶中总生物碱均在八月份达到最高值，其后含量相对降低；果实在 10 月份达到最高值，11 月含量降低，与中药大辞典苦茄记载一致。白英为多年生藤本植物，根、茎、叶的比重大，果的比重很小，由此单从总生物碱的含量看，采收以 8 月份枝繁叶茂时为宜。

白英不同药用部位不同生长期薯蓣皂苷元的含量，见表 457-2。

表 457-2 白英不同药用部位不同生长期薯蓣皂苷元的含量（mg/g）[2]

部位	5 月	6 月	7 月	8 月	9 月	10 月	11 月	平均
根	1.011	0.943	1.297	1.945	1.314	1.264	0.7735	1.216
下部茎	0.992	0.735	0.941	1.467	1.524	0.679	0.393	0.962
上部茎	—	0.399	0.285	0.350	0.456	0.318	0.263	0.345
叶	—	0.365	1.499	1.575	0.248	0.225	0.190	0.717
果实	—	—	—	—	0.874	1.716	0.774	1.121

白英不同药用部位薯蓣皂苷元的含量相差很大，根中含量最高。白英根、叶中薯蓣皂苷元的

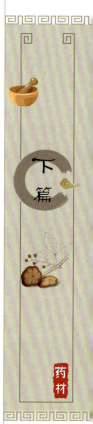

[1]舒翔,陈军,林世和,等.白英不同药用部位在不同生长期中总生物碱含量分布规律的研究[C]/中国医学会,2013 全国医院药学（药学服务与实践）学术会议.2013.

[2]林世和,易艳东,肖宏,等.白英不同药用部位不同生长期薯蓣皂苷元含量分布规律的研究[J].中国药房,2012,23（27）：2544-2545.

含量在 8 月份最高，上、下部茎中薯蓣皂苷元的含量在 9 月份最高，果实中薯蓣皂苷元的含量在 10 月份较高。白英为多年生藤本植物，根、茎、叶的比重大，果实的比重很小，由此单从薯蓣皂苷元的含量看，采收以 8—9 月份枝繁叶茂时质量最好。

【贮藏】 白英贮存不当，受潮易腐烂，叶易掉落。建议在 25℃ 以下，单包装遮光密封库藏；大垛用黑色塑料布遮盖、密闭库藏。

【主要成分】 主要含皂苷类、黄酮类、有机酸类、生物碱类、倍半萜类、甾醇类、香豆素类等化合物。

四川省中药材标准（2010 年版）：醇溶性浸出物不得少于 18.0%。

【性味归经】 甘、苦，寒。小毒。归肝、胆、肾经。

【功能主治】 清热利湿，解毒消肿。用于湿热黄疸，胆囊炎，胆石症，肾炎水肿，风湿关节痛，湿热带下，小儿高热惊搐，痈肿瘰疬，湿疹瘙痒，带状疱疹。

【用法用量】 内服：煎汤，9~15 g，鲜品 15~30 g。外用：适量，鲜草捣烂敷患处。

【其他】

1. 有小毒，不宜过量服用，否则可出现咽喉灼热感及恶心、呕吐、眩晕、瞳孔散大等中毒反应。

2. 白英具有抗肿瘤、抗过敏、增强免疫功能、抗炎、抗真菌、抗病原微生物、抗寄生虫、保护肝脏及治疗内毒素血症等药理作用。

3. 白英是我国常用的抗癌中草药，临床上多用于治疗肺癌、膀胱癌、子宫颈癌、食管癌、胃癌、肝癌、胰腺癌、乳癌等多种癌症。

4. 治中耳化脓：白英绞汁，滴耳中。

5. 治风湿关节痛：白英 30 g，忍冬 30 g，五加皮 30 g。好酒 500 g 泡服。

6. 本植物的根（白毛藤根）、果实（鬼目）亦供药用。根用于治疗风火牙痛，头痛，瘰病，痈肿，痔漏。果实用于治疗目赤，牙痛。

白 矾

【来源】 白矾为硫酸盐类矿物明矾石族明矾石经加工提炼制成。含含水硫酸铝钾〔$KAl(SO_4)_2 \cdot 12H_2O$〕。分布于浙江、甘肃、河北、安徽、福建、山西、湖北等地。

【性状】 白矾呈不规则的块状或粒状。无色或淡黄白色，透明或半透明。表面略平滑或凹凸不平，具细密纵棱，有玻璃样光泽（图 458-1）。质硬而脆。气微，味酸、微甘而极涩。

以无色、透明、无杂质者为佳。

【采收加工】 明矾矿石采得后，打碎，用水溶解，收集溶液，蒸发浓缩，放冷后即析出结晶为白矾。

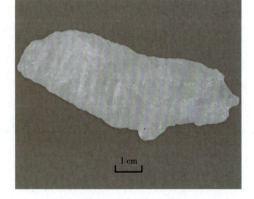

图 458-1 白 矾

【贮藏】 白矾贮存不当，受阳光直接照射或与干燥空气接触易失去结晶水变成粉末状，受潮变软。建议在 25℃ 以下，单包装密封，大垛密闭库藏；药房配方使用前密封保管。

【主要成分】 主要含含水硫酸铝钾。

药典标准：含含水硫酸铝钾不得少于 99.0%。

【性味归经】 酸、涩，寒。归肺、脾、肝、大肠经。

【功能主治】 外用解毒杀虫，燥湿止痒；内服止血止泻，祛除风痰。外治用于湿疹，疥癣，脱肛，痔疮，聤耳流脓；内服用于久泻不止，便血，崩漏，癫痫发狂。

枯矾收湿敛疮，止血化腐。用于湿疹湿疮，脱肛，痔疮，聤耳流脓，阴痒带下，鼻衄齿衄，鼻瘜肉。

【用法用量】 内服：0.6~1.5 g。外用：适量，研末敷或化水洗患处。

【其他】

1. 铜盐与锌盐、铁盐应符合规定；含铵盐以总氮（N）计，不得过 0.3%；重金属含量不得超标。

2. 白矾具有抗菌、抗阴道滴虫、止血、利胆、凝固蛋白等药理作用。

白屈菜

【来源】 白屈菜为罂粟科植物白屈菜 *Chelidonium majus* L. 的干燥全草。全国大部分地区均有分布。

【性状】 白屈菜根呈圆锥状，多有分枝，密生须根。茎干瘪中空，表面黄绿色或绿褐色，有的可见白粉。叶互生，多皱缩、破碎，完整者为一至二回羽状分裂，裂片近对生，先端钝，边缘具不整齐的缺刻；上表面黄绿色，下表面绿灰色，具白色柔毛，脉上尤多。花瓣 4 片，卵圆形，黄色，雄蕊多数，雌蕊 1。蒴果细圆柱形；种子多数，卵形，细小，黑色（图 459-1）。气微，味微苦。

以主根粗壮、茎叶黄绿色、花枝多、无杂草、无霉变者为佳。

【采收加工】 夏、秋二季采挖，除去泥沙，阴干或晒干。建议摊薄快速干燥。药材水分不得过 13.0%。

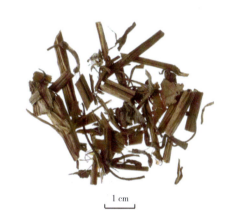

1 cm

图 459-1 白屈菜

【贮藏】 白屈菜贮存不当，易受潮发霉，见光色易变淡。色淡者药效低。建议在 25℃以下，单包装密封，大垛用黑色塑料布遮盖、密闭库藏。

【主要成分】 主要含生物碱类（如白屈菜碱、白屈菜红碱、血根碱、小檗碱、黄连碱）、有机酸类、黄酮类、挥发油等。

药典标准：醇溶性浸出物不得少于 17.0%；含白屈菜红碱不得少于 0.020%。

【性味归经】 苦，凉；有毒。归肺、胃经。

【功能主治】 解痉止痛，止咳平喘。用于胃脘挛痛，咳嗽气喘，百日咳。

【用法用量】 内服：煎服，9~18 g。外用：适量，捣汁涂或捣烂敷患处，研粉调膏搽。

【其他】

1. 白屈菜具有麻醉镇痛、抗癌、平滑肌、抗菌、祛痰镇咳、兴奋心脏、升高血压、扩张冠脉等药理作用，临床用于治疗胃炎、胃溃疡、腹痛、肠炎、痢疾、支气管炎、百日咳、水田皮炎、毒虫咬伤、湿疣等。

2. 治胃痛、泻痢腹痛、咳嗽：白屈菜 3~6 g，水煎服。

白药子

【来源】 白药子为防己科植物头花千斤藤 *Stephania cepharantha* Hayata 的干燥块根。主产于浙江、江苏、安徽、福建、江西、湖南、云南等地。

【性状】 白药子为不规则的块状，直径 2~7 cm，厚 0.2~1.5 cm。外皮暗褐色，有皱纹及须根痕。切面类白色或灰白色，可见筋脉纹（维管束），有的略呈环状排列。质硬而脆，易折断，断面显粉性（图 460-1）。气微，味苦。

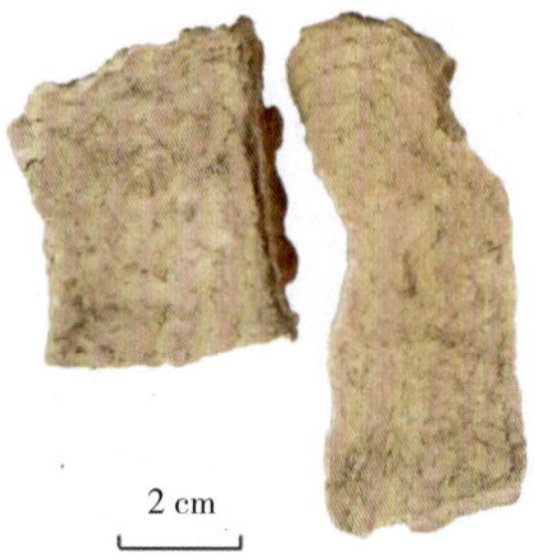

以干燥、片大、粉性足、色白者为佳。

【采收加工】 10~11 月叶落后采挖，除去须根，洗净趁鲜切片，晒干。

【贮藏】 白药子贮存不当，易虫蛀。建议在 25℃ 以下，单包装密封，大垛用黑色塑料布遮盖，密闭库藏。

【主要成分】 主要含生物碱，包括原小檗碱型、阿朴啡型、原阿朴啡型、吗啡型、苄基异喹啉型、双苄基异喹啉型等。

【性味归经】 苦，寒，有小毒。归脾、胃、肾经。

【功能主治】 散瘀消肿，止痛。用于痈疽肿毒，腮腺炎，毒蛇咬伤，跌打肿痛。

【用法用量】 内服：9~15 g；酒泡治跌扑肿痛。外用：适量，研末涂敷患处。

【其他】

1. 白药子具有抗肿瘤、镇静、镇痛、抗菌消炎、抗变态反应、抗心律失常等药理活性，用于肝炎、细菌性痢疾、阑尾炎、胃痛；外用治流行性腮腺炎，淋巴结炎，神经性皮炎。

2. 治扭挫伤：白药子 30 g，连钱草 30 g，三七草 15 g。捣烂敷伤处。

3. 治鹤膝风：白药子 120 g，大蒜 1 个，葱 30 根，韭菜蔸 7 个。捣烂敷患处。

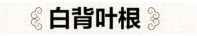

2 cm

图 460-1　白药子

白背叶根

【来源】 白背叶根为大戟科植物白背叶 *Mallotus apelta*（Lour.）Mueller Argoviensis 的干燥根及根茎。分布于陕西、江苏、安徽、浙江、江西等地。

【性状】 根茎稍粗大，直径 1~6 cm，表面黑褐色或棕褐色，具细纵裂纹，刮去栓皮呈棕红色；根呈长圆锥形，弯曲，有小分枝，表面棕黄色或浅棕褐色，具小的横向皮孔，刮除栓皮显暗紫红色，质坚硬，切面黄白色，木质部细密，花纹不明显；皮部纤维性（图 461-1）。无臭，味苦微涩。

【采收加工】 全年可采，除去杂质，晒干。建议趁鲜切片，晒干或低温烘干。药材水分不得过 13.0%。

【贮藏】 白背叶根贮存不当，易受潮霉变、易虫蛀。建议在 25℃ 以下，单包装遮光密封库藏；大垛用黑色塑料

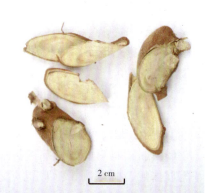

2 cm

图 461-1　白背叶根

中药材质量新说（第二版）

ZHONGYAOCAI
ZHILIANG
XINSHUO
(DIERBAN)

药材

布遮盖、密闭库藏。

【主要成分】 主要含萜类（如乙酸基油桐酸、高根二醇醋酸酯）、黄酮类（槲皮素、勾儿茶素）、香豆素类、挥发油等成分。

【性味归经】 微苦、涩，平。归肝经。

【功能主治】 清热，祛湿，收敛，消瘀。主治肝炎、癥瘕痞块，白带淋浊，子宫下垂，产后风瘫，肠风泻泄，脱肛，疝气，赤眼，喉蛾，肝脾肿大，跌打扭伤，耳风流脓等。

【用法用量】 内服：煎汤，15~30 g。外用：适量，研末撒；或浸酒搽；或煎水洗。

【其他】

1. 白背叶根具有保肝、抗肝纤维化、抗病毒、抗肿瘤、抗氧化、抗炎、抑菌等药理活性。

2. 痢疾，肠炎：白背叶根、地锦草各 34 g，焦山楂 15 g。煎服。

3. 扭挫伤：白背叶根 60 g，甜酒、白糖适量。水煎，去渣，加甜酒、白糖，分 2 次服。

4. 白带过多：白背叶根 15 g，白鸡冠花 9 g，乌贼骨 9 g。水煎去渣，分 2 次兑对水酒服，每日 1 剂。

5. 本植物的叶（白背叶）亦供药用：清热解毒，利湿，止痛，止血。用于淋浊，胃痛，口疮，痔疮，溃疡，跌打损伤，蛇虫咬伤，外伤出血。

❀ 白 前 ❀

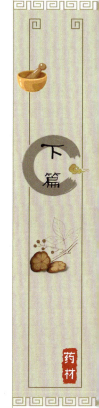

【来源】 白前是萝藦科植物柳叶白前 *Cynanchum stauntonii*（Decne.）Schltr. ex Lévl. 或芫花叶白前 *Cynanchum glaucescens*（Decne.）Hand.-Mazz. 的干燥根茎和根。分布于长江流域附近及以南的广大地区。

【性状】 柳叶白前：根茎呈细长圆柱形，有分枝，稍弯曲，长 4~15 cm，直径 1.5~4 mm。表面黄棕色或黄白色，节明显，节间长 1.5~4.5 cm，顶端有残茎。质脆，断面中空。节处簇生纤细弯曲的根，长可达 10 cm，直径不到 1 mm，有多次分枝呈毛须状，常盘曲成团（图 462-1）。气微，味微甜。

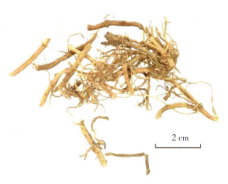

芫花叶白前：根茎较短小或略呈块状；表面灰黄色或灰绿色，节间长 1~2 cm。质较硬。根稍弯曲，直径约 1 mm，分枝少。

图 462-1 白 前

【采收加工】 栽后第 2 年秋季或第 3 年春季发芽前选晴天挖取全株，除去杂质，晒干或烘干。水分不得超过 12.0%。

【贮藏】 白前贮存不当，易发霉生虫，有效成分流失快。建议在 25℃以下单包装密封，大垛用黑色塑料布遮盖、密闭库藏。

【主要成分】 主要含 C_{21} 甾体皂苷、挥发油类、三萜类、黄酮类、苯酮及其衍生物、甾醇类、木脂素类等成分。

【性味归经】 辛、苦，微温。归肺经。

【功能主治】 降气，消痰，止咳。用于肺气壅实，咳嗽痰多，胸满喘急。

【用法用量】 内服：煎汤，3~10 g；或入丸、散。

【其他】

1. 柳叶白前醇提物和醚提物具有明显的镇咳作用和祛痰作用，水提物有一定的祛痰和抗炎作用，镇咳作用不明显。3 种提取物中醇提物镇咳祛痰作用最强，传统水煎剂作用不明显，因此临床用于镇咳祛痰目的时不宜用水煎剂。

2. 芫花叶白前水、醇、醚提取物都有明显的镇咳作用，水提物和醇提物有明显的祛痰作用，水提物还有明显的平喘和非常明显的抗炎作用。

白 薇

【来源】 白薇为萝藦科植物白薇 *Cynanchum atratum* Bge. 或蔓生白薇 *Cynanchum versicolor* Bge. 的干燥根和根茎。白薇主产于安徽、湖北、辽宁等地。蔓生白薇主产于河北、河南、山西、山东、安徽等地。

【性状】 本品根茎粗短，有结节，多弯曲。上面有圆形的茎痕，下面及两侧簇生多数细长的根，根长 10~25 cm，直径 0.1~0.2 cm。表面棕黄色。质脆，易折断，断面皮部黄白色，木部黄色（图463-1）。气微，味微苦。

以根色黄棕、粗壮、条匀、断面白色实心者为佳。

【采收加工】 栽种 2~3 年，早春或晚秋挖取根部，晒干或 60℃ 以下烘干。药材水分不得过 11.0%。

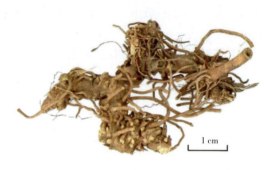

图 463-1 白 薇

【贮藏】 白薇贮存不当，易发霉生虫，有效成分易流失。建议在 25℃ 以下，单包装密封，大垛用黑色塑料布遮盖、密闭库藏。

【主要成分】 （直立）白薇根中含 C_{21} 甾体皂苷：直立白薇苷 A、B、C、D、E、F，白前苷 C、H。

蔓生白薇含 C_{21} 甾体皂苷：蔓生白薇苷 A、B、C、D、E，蔓生白薇新苷和白前苷 H。

药典标准：醇溶性浸出物不得少于 19.0%。

【性味归经】 苦、咸，寒。归胃、肝、肾经。

【功能主治】 清热凉血，利尿通淋，解毒疗疮。用于温邪伤营发热，阴虚发热，骨蒸劳热，产后血虚发热，热淋，血淋，痈疽肿毒。

【用法用量】 内服：煎汤，5~10 g；或入丸、散。外用：研末撒敷；或用鲜品捣烂敷。

【其他】

1. 白薇具有退热，消炎，镇咳、祛痰、平喘，抗肿瘤等药理作用。

2. 治尿道感染：白薇 25 g，车前草 50 g。水煎服。

瓜子金

【来源】 瓜子金为远志科植物瓜子金 *Polygala japonica* Houtt. 的干燥全草。主产于安徽、浙江、江苏等地。

【性状】 瓜子金根呈圆柱形，稍弯曲，直径可达 4 mm；表面黄褐色，有纵皱纹；质硬，断面黄白色。茎少分枝，长 10~30 cm，淡棕色，被细柔毛。叶互生，展平后呈卵形或卵状披针形，长 1~3 cm，宽 0.5~1 cm；侧脉明显，先端短尖，基部圆形或楔形，全缘，灰绿色；叶柄短，有柔毛。总状花序腋生，最上的花序低于茎的顶端；花蝶形。荚果圆而扁，直径约 5 mm，边缘具膜质宽翅，无毛，萼片宿存。种子扁卵形，褐色，密被柔毛（图 464-1）。气微，味微辛苦。

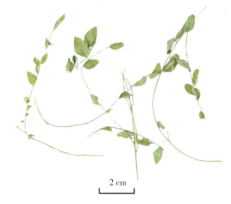

图 464-1　瓜子金

以全株完整、连根、叶多、干燥、无杂草泥沙者为佳。

【采收加工】　茎叶茂盛，花开时采收全草，除去泥沙，摊薄快速晒干。药材水分不得超过 12.0%。

【贮藏】　瓜子金不耐贮藏，建议尽量减少贮藏时间[1]。贮存不当，易受潮发霉、虫蛀、败色。建议在 25℃以下，单包装密封，大垛用黑色塑料布遮盖、密闭库藏。

【主要成分】　主要含皂苷，还含有黄酮、树脂等。

药典标准：含瓜子金皂苷己不得少于 0.60%。

【性味归经】　辛、苦，平。归肺经。

【功能主治】　祛痰止咳，活血消肿，解毒止痛。用于咳嗽痰多，咽喉肿痛；外治跌打损伤，疔疮疖肿，蛇虫咬伤。

【用法用量】　内服：煎汤，15~30 g，鲜品 30~60 g；或研末或浸酒。外用：适量，捣敷或研末调敷。

【其他】

1. 瓜子金具有抗炎、抗肿瘤、抗抑郁、保护细胞等药理活性，临床上可用于扁桃体炎、咽喉炎、口腔炎、肺结核、食管癌等。

2. 咳嗽：瓜子金 60 g，柿根 30 g，南沙参 15 g。煎服。

3. 跌打损伤，疔疮痈疽：瓜子金研末。每次 6 g，每日 3 次，用黄酒送服。另取药粉适量，用黄酒调敷。

冬瓜皮

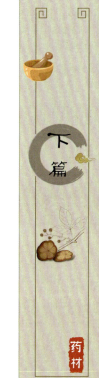

【来源】　冬瓜皮为葫芦科植物冬瓜 *Benincasa hispida*（Thunb.）Cogn. 的干燥外层果皮。全国大部分地区均产。

【性状】　冬瓜皮为不规则的碎片，常向内卷曲，大小不一。外表面灰绿色或黄白色，被有白霜，有的较光滑不被白霜；内表面较粗糙，有的可见筋脉状维管束。体轻，质脆（图 465-1）。气微，味淡。

以皮薄、色灰绿、有粉霜、干燥为佳。

【采收加工】　食用冬瓜时，洗净，削取外层果皮，切块或宽丝，晒干。药材水分不得过 12.0%。

不同干燥方式对冬瓜皮中生物活性成分含量的影

图 465-1　冬瓜皮

[1] 王若楠，张蜀，邓红，等．瓜子金皂苷提取物 UPLC 指纹图谱的研究 [J]．广东药学院学报，2018，034（002）：159-164.

535

响，见表 465-1。

表 465-1　不同干燥方式对冬瓜皮中生物活性成分含量的影响[1]

干燥方式	多糖 /（mg/100 g）	黄酮 /（mg/100 g）	叶绿素 /（mg/100 g）	多酚 /（mg/100 g）
晒干	2 197.79	62.80	44.50	69.85
60℃烘干	2 985.46	39.30	43.93	49.92
75℃烘干	2 857.88	40.83	21.17	62.26
90℃烘干	2 641.39	29.75	19.95	68.11
105℃烘干	2 529.51	27.23	16.90	94.70

冬瓜皮 60℃烘干多糖含量最高，晒干黄酮、叶绿素含量最高，105℃烘干多酚含量最高。综合考虑，晒干和 60℃烘干冬瓜皮活性成分保存较好，是较为适宜的干燥方式。

【贮藏】冬瓜皮贮存不当，受潮易霉烂。建议在 25℃以下，单包装密封，大垛密闭库藏。

【主要成分】主要含挥发性成分：正己烯醛、甲酸正己醇酯、E-2-己烯醛等，又含三萜类化合物：黏霉烯醇、西米杜鹃、乙酸异多花独尾草烯醇酯等。

【性味归经】甘，凉。归脾、小肠经。

【功能主治】利尿消肿。用于水肿胀满，小便不利，暑热口渴，小便短赤。

【用法用量】内服：煎汤，9~35 g；或入散剂。外用：煎水洗或研末调敷。

【其他】

1. 冬瓜皮具有抗氧化，解毒，治疗荨麻疹，降糖，降压利尿，配合治疗慢性肾小球肾炎、肝炎、肝硬化腹水等作用。临床上冬瓜皮多用于治疗营养不良性水肿、荨麻疹等，冬瓜皮炭制后可用于治疗肾病，疗效好。

2. 治夏日暑热口渴，小便短赤：冬瓜皮、西瓜皮各等量，水煎代茶饮。

3. 治乳汁不通：冬瓜皮 30 g，加鲜鲫鱼，同炖服。

4. 冬瓜、冬瓜子、冬瓜瓤也可药用。

（1）冬瓜：利尿，清热，化痰，生津，解毒；主治水肿胀满，淋病，脚气，痰喘，暑热烦闷，消渴，痈肿，痔漏；并解丹石毒，鱼毒，酒毒。

（2）冬瓜子：润肺，化痰，消痈，利水；治痰热咳嗽，肺痈，肠痈，淋病，水肿，脚气，痔疮，鼻面酒皶；炒冬瓜子增强利湿排脓的功效。

（3）冬瓜瓤：清热，止渴，利水，消肿；治烦渴，水肿，淋病，痈肿。

冬凌草

【来源】冬凌草为唇形科植物碎米桠 *Rabdosia rubescens*（Hemsl.）Hara 的干燥地上部分。主产于河南、山西等地。

【性状】冬凌草茎基部近圆形，上部方柱形，长 30~70 cm。表面红紫色，有柔毛；质硬而脆，断面淡黄色。叶对生，有柄；叶片皱缩或破碎，完整者展平后呈卵形或卵形菱状，长 2~6 cm，宽 1.5~3 cm；先端锐尖或渐尖，基部宽楔形，急缩下延成假翅，边缘具粗锯齿；上表面

[1]陈月华,李嘉,符锋,等.不同干燥方法对冬瓜皮活性成分的影响[J].食品与发酵工业,2017（2）：133-137.

棕绿色，下表面淡绿色，沿叶脉被疏柔毛。有时带花，聚伞状圆锥花序顶生，花小，花萼筒状钟形，5裂齿，花冠二唇形（图466-1）。气微香，味苦、甘。

以叶多、色绿者为佳。

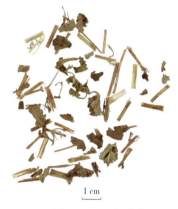

图466-1　冬凌草

【采收加工】　春、夏二季开花前茎叶茂盛时采割，建议摊薄快速晒干。药材水分不得过12.0%。

【贮藏】　冬凌草贮存不当，易受潮发霉、易变色，无绿色者基本无疗效。建议在25℃以下，单包装密封，大垛用黑色塑料布遮盖、密闭库藏。

【主要成分】　主要含单萜、二萜、三萜等萜类化合物。叶中萜类化合物主要含冬凌草甲素、乙素、丙素、丁素等；茎叶尚含挥发油等。

药典标准：醇溶性浸出物不得少于6.0%；含冬凌草甲素不得少于0.25%。

【性味归经】　苦、甘，微寒。归肺、胃、肝经。

【功能主治】　清热解毒，活血止痛。用于咽喉肿痛，癥瘕痞块，蛇虫咬伤。

【用法用量】　内服：煎汤，30~60 g；或泡酒。外用：适量，煎汤洗。

【其他】

1. 冬凌草具有抗肿瘤、抗氧化、抗炎、抗菌、免疫增强等药理活性，临床上可用于扁桃体炎、咽喉炎、口腔炎、肺结核、食管癌等。

2. 治关节痛：冬凌草250 g，煨水洗患处。

3. 喉痹：冬凌草10 g。代茶饮。

4. 蚊虫叮咬：鲜冬凌草，捣烂外涂患处。

冬葵果

【来源】　冬葵果系蒙古族习用药材。为锦葵科植物冬葵 *Malva verticillata* L. 的干燥成熟果实。主产于四川、云南、贵州、湖南、湖北、陕西等地。

【性状】　冬葵果呈扁球状盘形，直径4~7 mm。外被膜质宿萼，宿萼钟状，黄绿色或黄棕色，有的微带紫色，先端5齿裂，裂片内卷，其外有条状披针形的小苞片3片。果梗细短。果实由分果瓣10~12枚组成，在圆锥形中轴周围排成1轮，分果类扁圆形。表面黄白色或黄棕色，具隆起的环向细脉纹。种子肾形，棕黄色或黑褐色（图467-1）。气微，味涩。

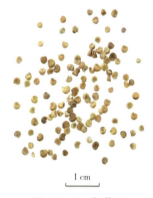

图467-1　冬葵果

【采收加工】　夏、秋二季果实成熟时采收，除去杂质，阴干或低温烘干。药材水分不得过10.0%。

【贮藏】　冬葵果贮存不当，有效成分易流失。建议在25℃以下，单包装密封，大垛密闭库藏。

【主要成分】　主要含酸性多糖、脂肪油、花青素等。

药典标准：含总酚酸以咖啡酸计，不得少于0.15%。

【性味归经】　甘、涩，凉。归肝、大肠、膀胱经。

【功能主治】　清热利尿，消肿。用于尿闭，水肿，口渴；尿路感染。

【用法用量】　内服：煎汤，3~9 g；或入散剂。

【其他】

1. 用时捣碎，利于有效成分煎出。

2. 脾虚便溏者忌用，孕妇慎用。

3. 冬葵果具有利尿、缓泻、促乳汁分泌等药理作用。

❦ 玄明粉 ❦

【来源】 玄明粉为芒硝经风化干燥制得。含硫酸钠（Na_2SO_4）。全年均可制作。

【性状】 玄明粉为白色粉末（图468-1）。气微，味咸。有引湿性。

以粉细、色白、干燥者为佳。

【制法】 将芒硝放平底盆内或用纸包裹，置通风干燥处，令其风化，使水分消失，成为白色粉末即为玄明粉。风化时气温不宜高于32℃，否则会使芒硝液化。此法所得玄明粉，常因风化不完全而残留部分水分。

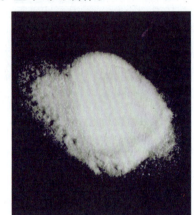

图 468-1　玄明粉

或将芒硝放入瓷盆（忌用铁锅）内，再将盆放在水锅上加热，使结晶熔化，后水分逐渐散失，留存白色粉末。水分消失较上法彻底。

【贮藏】 玄明粉贮存不当，极易受潮结块。建议30℃以下，单包装密封，大垛密闭库藏；药房配方使用前密封保管。

【主要成分】 主要含无水硫酸钠。由于产地及提炼方法不同，所含杂质及含量亦不同，常见的有硫酸钙、硫酸铁、硫酸钾。

药典标准：含硫酸钠不得少于99.0%。

【性味归经】 咸、苦，寒。归胃、大肠经。

【功能主治】 泻下通便，润燥软坚，清火消肿。用于实热积滞，大便燥结，腹满胀痛；外治咽喉肿痛，口舌生疮，牙龈肿痛，目赤，痈肿，丹毒。

【用法用量】 内服：3~9 g，溶入煎好的汤液中服用。外用：适量。

【其他】

1. 孕妇慎用；不宜与硫黄、三棱同用。

2. 含重金属不得过 20 mg/kg，含砷量不得过 20 mg/kg；铁盐与锌盐、镁盐、氯化物应符合规定；酸碱度应符合规定。

3. 治早期肝硬化腹水：杜仲 15 g，猪苓 12 g，煎水冲玄明粉 15~25 g，内服。

❦ 半边莲 ❦

【来源】 半边莲为桔梗科植物半边莲 *Lobelia chinensis* Lour. 的干燥全草。分布于长江流域各省及南部各地，主产于江苏、浙江、安徽，以安徽安庆地区产量最大。

【性状】 本品常缠结成团。根茎极短，直径 1~2 mm；表面淡棕黄色，平滑或有细纵纹。根细小，黄色，侧生纤细须根。茎细长，有分枝，灰绿色，节明显，有的可见附生的细根。叶互生，无柄，叶片多皱缩，绿褐色，展平后叶片呈狭披针形，长 1~2.5 cm，宽 0.2~0.5 cm，边缘具疏而浅的齿或全缘。花梗细长，花小，单生于叶腋，花冠基部筒状，上部 5 裂，偏向一边，浅紫红色，花冠筒内有白色茸毛（图 469-1）。气微特异，味微甘而辛。

以茎、叶色绿、根黄者为佳。

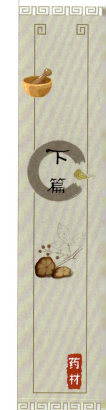

【采收加工】 栽种后可连年收获多年。夏秋季茎叶生长茂盛时，割取地上部分或者带根拔起，除去泥沙，鲜用或快速晒干。药材水分不得过 10.0%。

【贮藏】 半边莲易吸潮发霉，颜色变淡，并易发生虫串现象。建议在 25℃ 以下，单包装密封，大垛用黑色塑料布遮盖，密闭库藏。

图 469-1 半边莲

【主要成分】 主要含生物碱类、有机酸类，尚含皂苷类、黄酮类、氨基酸类等化合物。

药典标准：醇溶性浸出物不得少于 12.0%。

【性味归经】 辛，平。归心、小肠、肺经。

【功能主治】 清热解毒，利尿消肿。用于痈肿疔疮，蛇虫咬伤，膨胀水肿，湿热黄疸，湿疹湿疮。

【用法用量】 内服：煎汤，9~15 g，或捣汁。外用：捣敷，或捣汁调涂，或滴耳。

【其他】

1. 开花前的半边莲比开花后的半边莲利尿作用弱[1]。

2. 半边莲具有抗肿瘤、调节内皮细胞、镇痛抗炎、抗氧化、抑菌、抑制 α-葡萄糖苷酶等药理活性，主要用于支气管炎、呼吸道感染、支气管肺炎、腹泻等。

3. 治黄疸，水肿，小便不利：半边莲 30 g，白茅根 30 g。水煎，分 2 次用白糖调服。

4. 二丁颗粒：紫花地丁 250 g，半边莲 250 g，蒲公英 250 g，板蓝根 250 g。清热解毒。用于火热毒盛所致的热疖痈毒、咽喉肿痛、风热火眼。

❧ 半边旗 ❧

【来源】 半边旗为凤尾蕨科植物半边旗 *Pteris semipinnata* Linn. 的干燥全草。分布于我国华南、西南及浙江、江西、福建、湖南、台湾等地。

【性状】 半边旗根和叶柄近簇生于根状茎上。根状茎呈圆柱形，长 2~7 cm，直径 0.3~1 cm，具密生披针形鳞片与丛生须根；质脆，断面不平整；木质部类白色，呈间断环状排列；皮部黑褐色。根呈圆柱形，黑褐色，纤细，多碎断。叶细长，叶柄红褐色，具四棱，长 15~60 cm；叶片多破碎卷曲，革质或近纸质，完整者展开后为二回羽状复叶；顶生羽片阔披针形，深羽裂几达叶轴；侧生羽片上侧仅有一条阔翅，下侧羽状深裂，不育叶叶缘具软骨质刺尖头，其小脉常达锯齿基部（图 470-1）。气微，味淡。

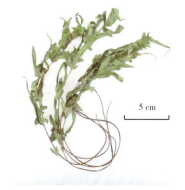

【采收加工】 全年可采，除去杂质，晒干。建议趁鲜切段，摊薄快速晒干。药材水分不得过 13.0%。

图 470-1 半边旗

539

[1] 张耕, 马威, 徐宏峰. 常用中药毒性研究进展及应用[M]. 武汉：湖北科学技术出版社, 2013.

不同月份半边旗黄酮含量测定，见表470-1。

表470-1　不同月份半边旗黄酮含量测定[1]

采收时间	含量/%	采收时间	含量/%
5月	2.71	9月	1.27
6月	0.76	10月	0.78
7月	0.89	11月	1.39
8月	1.01	12月	0.55

经测定，5月采收的半边旗黄酮含量较高，12月采收的半边旗含量最低。

【贮藏】　半边旗贮存不当，受潮易霉变。建议在25℃以下，单包装遮光密封库藏；大垛用黑色塑料布遮盖、密闭库藏。

【主要成分】　主要含倍半萜及其苷类、二萜及其苷类、黄酮类、木脂素类、多糖类、挥发油等类化合物。

广西壮药质量标准（第二卷）（2011年版）：醇溶性浸出物不得少于12.5%。

【性味归经】　苦、辛，凉。归肝、大肠经。

【功能主治】　清热利湿，凉血止血，解毒消肿。用于泄泻，痢疾，黄疸，目赤肿痛，牙痛，吐血，痔疮出血，外伤出血，跌打损伤，皮肤瘙痒，毒蛇咬伤。

【用法用量】　内服：煎汤，9~15 g。外用：适量，捣敷、研末撒患处或水煎熏洗。

【其他】

1. 半边旗具有抗癌、抗炎、抗肿瘤、抗菌、抗细胞纤维化等药理活性。
2. 细菌性痢疾：鲜半边旗60 g，鲜鱼腥草、鲜凤尾草各30 g。水煎服。
3. 虫牙痛：半边旗根、拦路蛇根各适量，生盐少许。共捣烂，敷患处。

<h1 align="center">丝瓜络</h1>

【来源】　丝瓜络为葫芦科植物丝瓜 *Luffa cylindrica*（L.）Roem. 的干燥成熟果实的维管束。全国大部分地区均有栽培。

【性状】　丝瓜络为丝状维管束交织而成，多呈长棱形或长圆筒形，略弯曲，长30~70 cm，直径7~10 cm。表面黄白色。体轻，质韧，有弹性，不能折断。横切面可见子房3室，呈空洞状（图471-1）。气微，味淡。

以个大、完整、筋络清晰、质韧、色淡黄白、无种子者为佳。

【采收加工】　夏、秋二季果实成熟、果皮变黄、内部干枯时采摘，除去外皮和果肉，洗净，晒干，除去种子，药材水分不得过9.5%。

由于采收季节不同，丝瓜络又分为伏瓜和秋瓜；伏瓜较

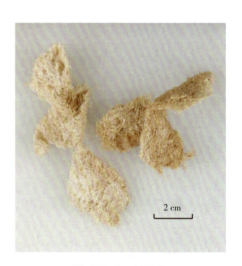

图471-1　丝瓜络

[1]傅玉萍, 苟占平, 胡菊英, 等. 分光光度法测定不同时期半边旗总黄酮含量[J]. 时珍国医国药, 2001（12）：1080-1081.

中药材质量新说（第二版）

ZHONGYAOCAI ZHILIANG XINSHUO (DIERBAN)

药材

坚硬个大，秋瓜长而稍软，组织致密，药用品质好。故丝瓜络以采收秋瓜加工为主。

【贮藏】 丝瓜络贮存不当，受潮易发霉、长黑斑。建议在25℃以下单包装密封、大垛用黑色塑料布遮盖、密闭库藏。

【主要成分】 主要含丝瓜皂苷、木聚糖、甘露聚糖、半乳聚糖、纤维素、木质素、氨基酸等。

【性味归经】 甘，平。归肺、胃、肝经。

【功能主治】 祛风，通络，活血，下乳。用于痹痛拘挛，胸胁胀痛，乳汁不通，乳痈肿痛。

【用法用量】 内服：煎汤，5~12 g；或烧存性研末，每次1.5~3 g。外用：适量，煅存性研末调敷。

【其他】

1. 丝瓜络具有利尿消肿、祛痛风、抗炎、镇痛、降血脂、降血糖、抗氧化、预防心肌缺血等药理作用。

2. 治湿疹：丝瓜络60 g。水煎，熏洗患处。

3. 治风湿性关节痛：丝瓜络15 g，忍冬藤24 g，威灵仙12 g，鸡血藤15 g。水煎服。

六画

吉祥草

【来源】 吉祥草为百合科植物吉祥草 *Reineckea carnea*（Andrews）Kunth 的干燥全草或带根全草。遍布于中国长江以南，以西南地区。

【性状】 吉祥草根状茎呈圆柱形，直径2~5 mm，表面黄棕色或黄绿色，节明显，有纵皱纹；节稍膨大，具皱缩纹，常有残留的膜质叶鞘和须根。叶簇生于茎顶或节处，叶片绿褐色或棕褐色，多皱折，或破碎，完整者展平后呈条状披针形，全缘，无柄，叶脉平行，中脉明显（图472-1）。气微，味甘、微苦。

【采收加工】 全年可采收，除去杂质，洗净，晒干。水分不得超过12.0%。

【贮藏】 吉祥草贮存不当，见光色易变淡，受潮发霉。建议在25℃以下，单包装遮光密封库藏；大垛用黑色塑料布遮盖、密闭库藏。

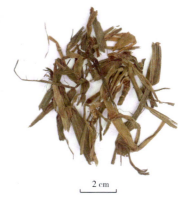

2 cm

图472-1 吉祥草

【主要成分】 主要含甾体皂苷及其苷元、黄酮类、萜类、木脂素类、有机酸等成分。

云南省中药饮片标准（第二册）（2005年版）：热水浸出物不得少于30.0%。

陕西省药材标准（2015年版）：70%乙醇热浸出物不得少于18.0%。

【性味归经】 甘，凉。归肺、肝、脾经。

【功能主治】 清肺止咳，凉血解毒。用于肺热咳嗽，咯血，咽喉肿痛，目赤翳障，痈肿疮毒。

【用法用量】 内服：煎汤，15~30 g；或捣汁、浸酒。外用：适量，捣烂敷患处。

【其他】

1. 吉祥草具有杀灭钉螺、溶血、止咳、化痰、镇痛、抗炎、降血糖等药理作用。

2. 咳嗽出血：用吉祥草30 g，生侧柏叶30 g。水煎服。

3. 喘咳：吉祥草30 g。炖猪肺吃。

老鹳草

【来源】 老鹳草是牻牛儿苗科植物牻牛儿苗 *Erodium stephanianum* Willd.、老鹳草 *Geranium wilfordii* Maxim. 或野老鹳草 *Geranium carolinianum* L. 的干燥地上部分，前者习称"长嘴老鹳草"，后两者习称"短嘴老鹳草"。长嘴老鹳草分布于天津、河北、山东等地。短嘴老鹳草分布于东北、华北、西北、西南等地。

【性状】 长嘴老鹳草：茎长 30~50 cm，直径 0.3~0.7 cm，多分枝，节膨大。表面灰绿色或带紫色，有纵沟纹和稀疏茸毛。质脆，断面黄白色，有的中空。叶对生，具细长叶柄；叶片卷曲皱缩，质脆易碎，完整者为二回羽状深裂，裂片披针线形。果实长圆形，长 0.5~1 cm。宿存花柱长 2.5~4 cm，形似鹳喙，有的裂成 5 瓣，呈螺旋形卷曲。气微，味淡。

短嘴老鹳草：茎较细，略短。叶片圆形，3 或 5 深裂，裂片较宽，边缘具缺刻。果实球形，长 0.3~0.5 cm。花柱长 1~1.5 cm，有的 5 裂向上卷曲呈伞形。野老鹳草叶片掌状 5~7 深裂，裂片条形，每裂片又 3~5 深裂。

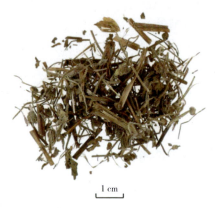

1 cm

图 473-1　老鹳草

均以灰绿色、果实多、无根及泥土者为佳（图 473-1）。

【采收加工】 夏、秋二季，果实将成熟时采收。齐根割下全株，除去杂质，摊薄快速晒干。药材水分不得超过 12.0%。

南京江宁产野老鹳草不同物候期有效成分含量测定，见表 473-1。

表 473-1　南京江宁产野老鹳草不同物候期有效成分含量测定[1]

物候期	采集时间	没食子酸 /%	鞣花酸 /%
幼苗期 （3 月下旬）	3 月 20 日	0.50	0.05
	3 月 29 日	0.48	0.06
生长期 （4 月上旬至中旬）	4 月 4 日	0.76	0.05
	4 月 12 日	1.20	0.09
	4 月 18 日	1.30	0.10
开花期 （4 月中旬至下旬）	4 月 24 日	1.39	0.27
	4 月 30 日	1.37	0.67
始果期 （5 月上旬至中旬）	5 月 8 日	1.87	0.74
	5 月 16 日	2.26	0.15
果实成熟期 （5 月中旬至 6 月上旬）	5 月 23 日	1.47	0.14
	5 月 29 日	1.89	0.13
	6 月 8 日	1.69	0.14

野老鹳草始果期有效成分没食子酸、鞣花酸含量高。

不同基源的老鹳草中有效成分含量测定，见表 473-2。

[1]李丰文,金欣,姚岚,等.不同采收时期内野老鹳草中活性成分的动态变化研究[J].中药材,2010,33（10）：1545-1548.

表 473-2　不同基源的老鹳草中有效成分含量测定[1]

基源	没食子酸 /%	柯里拉京 /%
老鹳草	0.25	0.20
野老鹳草	0.75	1.63
牻牛儿苗	0.93	3.00

柯里拉京具有抗肿瘤、抗氧化、抗菌、抗炎等广泛的生物活性，具有很大的药用价值。基源为牻牛儿苗的老鹳草有效成分没食子酸、柯里拉京含量较野老鹳草、老鹳草高。

【贮藏】　老鹳草贮藏不当，见光色易变淡。建议在 20℃以下，单包装密封，大垛用黑色塑料布遮盖、密闭库藏。

【主要成分】　主要含柯里拉京、鞣花酸、原儿茶酸、没食子酸等。

药典标准：水溶性浸出物不得少于 18.0%。

【性味归经】　辛、苦，平。归肝、肾、脾经。

【功能主治】　祛风湿，通经络，止泻痢。用于风湿痹痛，麻木拘挛，筋骨酸痛，泄泻痢疾。

【用法用量】　内服：煎汤，9~15 g；或浸酒；或熬膏。外用：捣烂加酒炒热敷，或制成软膏涂敷；或煎汤漱口、涂搽。

【其他】

1. 老鹳草具有祛风活血，补充维生素、抗病毒，止泻等药理作用，临床用于治疗风湿、骨质疏松、感染性皮肤病、溃疡性结肠炎等病症。

2. 老鹳草单方制剂老鹳草软膏用于湿毒蕴结所致的湿疹、痈、疔、疮、疖及小面积水、火烫伤。

地枫皮

【来源】　地枫皮为木兰科植物地枫皮 *Illicium difengpi* K.I.B.et K.I.M. 的干燥树皮。主产于广西等地。

【性状】　地枫皮，呈卷筒状或槽状，长 5~15 cm，直径 1~4 cm，厚 0.2~0.3 cm。外表面灰棕色至深棕色，有的可见灰白色地衣斑，粗皮易剥离或脱落，脱落处棕红色。内表面棕色或棕红色，具明显的细纵皱纹。质松脆，易折断，断面颗粒状（图 474-1）。气微香，味微涩。

以皮厚宽阔、质松脆、香气浓烈、油性大者为佳。

【采收加工】　春、秋二季剥取，晒干或低温干燥，水分控制在 11.0%~14.0%。

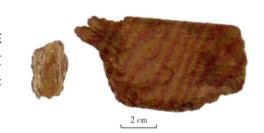

图 474-1　地枫皮

【贮藏】　地枫皮贮存不当，香味易散失。建议在 25℃以下，单包装密封，大垛密闭库藏；药房配方使用前密封保管。

【主要成分】　主要含木脂素类、苯丙素类、三萜类（如白桦脂酸）、倍半萜类、黄酮类（如槲皮苷）、酚类及挥发油等。

【性味归经】　微辛、涩，温；有小毒。归膀胱、肾经。

[1]许敏, 陈颖, 段素敏, 等 . HPLC 法测定 3 种老鹳草药材中没食子酸和柯里拉京的含量 [J]. 中国野生植物资源, 2013, 32（6）：39-41.

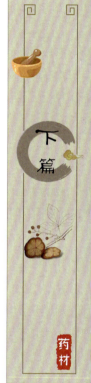

【功能主治】 祛风除湿，行气止痛。用于风湿痹痛，劳伤腰痛。

【用法用量】 内服：煎汤，6~9 g。或入丸、散用，或浸酒用。外用：适量，研末，以酒调敷。

【其他】

1. 地枫皮有小毒，不宜超量、久服。

2. 地枫皮具有抗炎、镇痛作用。目前以地枫皮为主药或辅以相关药材制成的制剂有风湿关节炎片、风寒双离拐片、风湿安泰片、追风舒经活血片等。

3. 风湿癣痛：地枫皮适量，水煎，去渣，取汁，清洗患处。

地胆草

【来源】 地胆草为菊科植物地胆草 *Elephantopus scaber* Linnaeus 的干燥全草。分布于我国西南及华南地区。

【性状】 地胆草全长 15~40 cm。根茎长 2~5 cm，直径 0.5~1 cm；具环节，密被紧贴的灰白色茸毛，着生多数须根。茎圆柱形，常二歧分支，密被紧贴的灰白色粗毛，茎生叶少而小。叶多基生，皱缩，完整叶片展平后呈匙形或倒披针形，长 6~20 cm，宽 1~4.5 cm；黄绿色或暗绿色，多有腺点，先端钝或急尖，基部渐狭，边缘稍具钝齿；两面均被紧贴的灰白色粗毛，幼叶尤甚；叶柄短，稍呈鞘状，抱茎（图475-1）。气微，味苦。

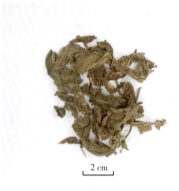

2 cm

图 475-1 地胆草

【采收加工】 地胆草为多年宿根草本植物，可在当年采收，也可第 2~3 年采收。地胆草的收获期可在抽花束前至种子成熟后进行，即 9—12 月份；以收集全草作为中药的，一般在抽花前收获；为大量采收地胆草种子的，在种子成熟后，先采收种子。割取地上部分，或挖出全草，除去杂质，晒干。药材水分不得过 15.0%。

【贮藏】 地胆草贮存不当，易变色，无绿色者基本无疗效。建议在 25℃以下，单包装遮光密封库藏；大垛用黑色塑料布遮盖、密闭库藏。

【主要成分】 主要含倍半萜内酯类（如去氧地胆草内酯、异去氧地胆草内酯）、三萜类、黄酮类、甾体类、蒽醌类等成分。

广东省中药材标准（第三册）（2019 年版）：水溶性浸出物不得少于 11.0%。含去氧地胆草内酯不得少于 0.08%。

【性味归经】 苦、辛，寒。归肺、肝、肾经。

【功能主治】 清热泻火，凉血解毒，清热利湿。用于感冒发热，咽喉肿痛，肺热咳嗽，顿咳，目赤肿痛，痢疾，湿热黄疸，内热消渴，水肿尿少，腹水鼓胀，月经不调，带下，痈疮肿毒，湿疹，蛇虫咬伤。

【用法用量】 内服：煎汤，15~30 g。外用：鲜草适量捣烂敷患处。

【其他】

1. 孕妇慎服。

2. 地胆草中提取的黄酮类、萜类、肽类化合物具有抗炎、抗病毒等方面的功效，地胆草全草提取物有抗菌抗炎的作用，地胆草倍半萜内酯化合物有抗肿瘤作用。成药兰草胶囊、妇炎净颗粒、三金感冒片、感冒茶颗粒等都含有地胆草。

3. 风火牙痛：鲜地胆草 2~3 株，鸭蛋 1 枚。水煎去渣，以汤煮鸭蛋食之。

中药材质量新说（第二版）ZHONGYAOCAI ZHILIANG XINSHUO (DIERBAN) 药材

4. 眼结膜炎：地胆草 20 g，犁头草 30 g，野菊花 15 g。水煎服，每日 1 剂，连服 3~5 天。

5. 尿闭，尿黄：地胆草 30 g，白茅根 30 g。水煎服。

地锦草

【来源】 地锦草是大戟科植物地锦 *Euphorbia humifusa* Willd. 或斑地锦 *Euphorbia maculata* L. 的干燥全草。主产于河南、安徽、浙江、江西、湖南等地。

【性状】 地锦：常皱缩卷曲，根细小。茎细，呈叉状分枝，表面带紫红色，光滑无毛或疏生白色细柔毛；质脆，易折断，断面黄白色，中空。单叶对生，具淡红色短柄或几乎无柄；叶片多皱缩或脱落，展平后呈长椭圆形，长 5~10 mm，宽 4~6 mm；绿色或带紫红色，通常无毛或疏生细柔毛；先端钝圆，基部偏斜，边缘有小锯齿或呈微波状。杯状聚伞花序腋生，细小。蒴果呈三棱状球形，表面光滑。种子细小，卵形，褐色。气微，味微涩。

斑地锦：叶上表面有红斑。蒴果被稀疏白色短柔毛。

均以叶色绿、茎色绿褐或带紫红色、具花果者为佳（图 476-1），色枯黄，叶少，质次（图 476-2）。

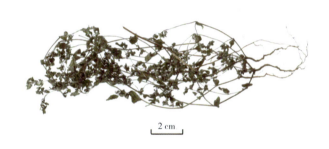

图 476-1 色绿，质优

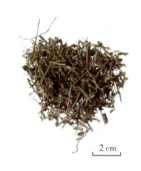

图 476-2 色枯黄，叶少，质次

【采收加工】 夏秋二季，植株生长茂盛、花开并有少量果实时，采收，除去杂质，鲜用，或摊薄快速晒干。药材水分不得过 10.0%。

地锦草不同部位总黄酮和槲皮素的含量测定，见表 476-1。

表 476-1 地锦草不同部位总黄酮和槲皮素的含量测定（%）[1]

部位	根	茎	叶	种子	全草
总黄酮	0.74	1.05	4.32	1.86	2.76
槲皮素	0.16	0.40	1.78	0.62	1.17

地锦草叶部总黄酮含量高，根部总黄酮含量低。

【贮藏】 地锦草贮存不当，易吸潮发霉，色泽变暗、变淡。建议在 25 ℃ 以下，单包装密封，大垛用黑色塑料布遮盖、密闭库藏。

【主要成分】 主要含黄酮类（如槲皮素）、萜类、酚类和生物碱类等成分。

药典标准：醇溶性浸出物不得少于 18.0%；含槲皮素不得少于 0.10%。

【性味归经】 辛，平。归肝、大肠经。

【功能主治】 清热解毒，凉血止血，利湿退黄。用于痢疾，泄泻，咯血，尿血，便血，崩

[1]江超,陈小军,张建超,等.UV 和 HPLC 法测定地锦草不同部位中总黄酮和槲皮素的含量[J].湖南农业大学学报:自然科学版,2008,34(5):572-575.

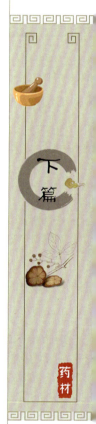

下篇

药材

545

漏，疮疖痈肿，湿热黄疸。

【用法用量】 内服：煎汤，19~20 g，鲜品 30~60 g。或入散剂。外用：鲜品捣敷或干品研末撒。

【其他】

1.地锦草具有抗氧化、抗炎、抗菌、抗病毒、止血、降血糖、免疫调节、抗癌、降血脂等药理作用。

2.不同品种地锦草止血效果存在差异，斑地锦能明显的缩短凝血时间，止血效果最明显。

3.治细菌性痢疾：地锦草 50 g，铁苋菜 50 g，凤尾草 50 g。水煎服。

芒果核

【来源】 芒果核为漆树科植物杧果 *Mangifera indica* L. 的干燥带内果皮种子（俗称果核）。主要为栽培。

【性状】 芒果核呈扁肾形或扁长卵形，长 5~15 cm，宽 2~5 cm，厚 1~3 cm。表面黄白色或浅黄棕色，间有浅棕色，具数条斜向筋脉纹（内果皮维管束）并被绒毛状纤维。中央稍隆起，一侧边缘扁薄，另一侧较厚钝。果核坚硬，摇之作响，破开后内表面黄白色，光滑，内有种子一枚，外种皮薄，纸质，类白色；种仁肥厚，表面黄白色至暗棕色，断面色较表面浅，肥厚（图 477-1）。气微，味微酸、涩。

以个均匀、饱满、色黄白色者为佳。

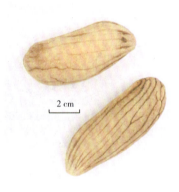

图 477-1 芒果核

【采收加工】 夏、秋二季果实成熟时，收集果核，干燥备用。药材水分不得少于 11.0%。

不同品种芒果不同部位多酚的得率，见表 477-1。

表 477-1 不同品种芒果不同部位多酚的得率（%）[1]

部位	紫花芒	苹果芒
肉	0.11	0.04
皮	2.30	1.72
核仁	4.16	6.83

不同品种之间多酚的提取得率略有差异，从核仁中提取的多酚得率大大高于皮和肉。

【贮藏】 芒果核贮存不当，受潮易霉变、易虫蛀。建议在 25℃ 以下，单包装遮光密封库藏；大垛用黑色塑料布遮盖、密闭库藏。

【主要成分】 主要含机酸类（如没食子酸、没食子酸乙酯），各种甘油酯类，以及香豆素、熊果苷、香兰素、β-谷甾醇等成分。

广东省中药材标准（第三册）（2019 年版）：醇溶性浸出物不得少于 16.0%。

【性味归经】 酸、涩，平。归肺、胃、肝经。

【功能主治】 清热消滞。用于内积不消，停滞不化，疝气。

【用法用量】 内服：煎汤，6~12 g；或研末。

[1]李春美.芒果多酚的提取、分离纯化及抗氧化、抑菌作用研究[D].武汉：华中农业大学.2007.

【其他】

1.芒果核具有明目、抗菌消炎、防癌抗癌、祛痰止咳、降低胆固醇及甘油三酯等药理作用。

2.芒果带湿毒，若本身患有皮肤病或肿瘤，应谨记避免进食。

3.芒果叶味酸、甘、凉，性平。行气疏滞，去瘀积；治疗热滞腹痛，气胀，小儿疳积，消渴。芒果叶在工业上多用于提取芒果苷。

❧ 芒 硝 ❧

【来源】 芒硝为硫酸盐类矿物芒硝族芒硝，经加工精制而成的结晶体。含含水硫酸钠（$Na_2SO_4 \cdot 10H_2O$）。湖北省储量居全国之首，全国大部分地区均有分布。

【性状】 芒硝为棱柱状、长方形或不规则块状及粒状。无色透明或类白色半透明。质脆，易碎，断面呈玻璃样光泽（图478-1）。气微，味咸。

【采收加工】 全年均可采制。取天然产的芒硝，用热水溶解，过滤，放冷即析出结晶，通称朴硝。再取萝卜洗净切片，置锅内加水煮透后，加入朴硝共煮，至完全溶化，取出过滤或澄清后取上层液，放冷，待析出结晶。干燥后即为芒硝（每100 kg朴硝，用萝卜10~20 kg）。也有取天然产的芒硝，经煮炼、过滤，冷却后，取上层的结晶为芒硝，下层的结晶为朴硝。

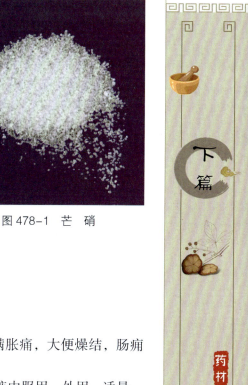

图478-1 芒 硝

【贮藏】 芒硝贮存不当，受阳光直接照射或与干燥空气接触易失去结晶水变成粉末状，极易受潮结块，有效成分易流失。建议在25℃以下单包装密封，大垛用黑色塑料布遮盖、密闭库藏。

【主要成分】 主要含含水硫酸钠，有少量的氯化钠、硫酸钙等。

药典标准：按干燥品计算，含硫酸钠不得少于99.0%。

【性味归经】 咸、苦、寒。归胃、大肠经。

【功能主治】 泻下通便，润燥软坚，清火消肿。用于实热积滞，腹满胀痛，大便燥结，肠痈肿痛；外治乳痈，痔疮肿痛。

【用法用量】 内服：6~12 g，一般不入煎剂，待汤剂煎得后，溶入汤液中服用。外用：适量，研末敷；或化水点眼；或煎水熏洗。

【其他】

1.孕妇慎用；不宜与硫黄、三棱同用。

2.铁盐与锌盐、镁盐、氯化物应符合规定；含重金属不得过10 mg/kg；含砷量不得过10 mg/kg；酸碱度应符合规定。

3.芒硝具有吸湿蓄冷、抑菌抗炎、泻下消肿、化石溶石等药理作用，临床用于物理性降温、小儿化脓性淋巴结炎、皮肤病、乳痈、肠痈、静脉炎、结石症、虹膜睫状体炎、回乳等。

547

❧ 亚乎奴（锡生藤）❧

【来源】 本品系傣族习用药材。为防己科植物锡生藤 Cissampelos pareira L. var. hirsuta

（Buch. ex DC.）Forman 的干燥全株。主产于广西西北部、贵州西南部和云南南部。

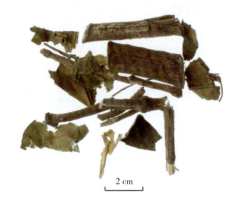

图 479-1　亚乎奴（锡生藤）

【性状】　锡生藤根呈扁圆柱形，多弯曲，长短不一，直径约 1 cm。表面棕褐色或暗褐色，有皱纹及支根痕；断面枯木状。匍匐茎圆柱形，节略膨大，常有根痕或细根；表面棕褐色，节间有扭旋的纵沟纹；易折断，折断时有粉尘飞扬，断面具放射状纹理。缠绕茎纤细，有分枝，表面被黄棕色绒毛。叶互生，有柄，微盾状着生；叶片多皱缩，展平后呈心状扁圆形，先端微凹，具小突尖，上表面疏被白色柔毛，下表面密被褐黄色绒毛（图 479-1）。气微，味苦、微甜。

以根粗、叶及茎上密生细毛茸者为佳。

【采收加工】　全年可采，多在春夏二季采挖，除去泥沙，晒干。建议趁鲜切段，摊薄快速晒干。鲜品随用随采。

【贮藏】　锡生藤贮存不当，受潮易霉变。建议在 25℃以下，单包装密封，大垛密闭库藏。

【主要成分】　主要含生物碱。全株含锡生藤碱等。根含海牙亭碱、筒碱毒次碱、锡生藤醇灵和软齿花根碱等。

【性味归经】　甘、苦，温。

【功能主治】　消肿止痛，止血，生肌。用于外伤肿痛，创伤出血。

【用法用量】　外用：适量，鲜品捣敷，或煎水洗，或研末撒或敷。外伤肿痛，干粉适量加酒或蛋清调敷患处。创伤出血，干粉适量外敷，一日 1 次。

【其他】

1. 重症肌无力患者禁止服用本品。

2. 锡生藤具有肌松、强心、降压、抗癌等药理作用，可在手术时用作肌肉（横纹肌）松弛剂。

亚麻子

【来源】　亚麻子为亚麻科植物亚麻 *Linum usitatissimum* L. 的干燥成熟种子。主产于内蒙古、黑龙江、吉林、辽宁、陕西等地。

【性状】　亚麻子呈扁平卵圆形，一端钝圆，另端尖而略偏斜，长 4~6 mm，宽 2~3 mm。表面红棕色或灰褐色，平滑有光泽，种脐位于尖端的凹入处；种脊浅棕色，位于一侧边缘。种皮薄，胚乳棕色，薄膜状；子叶 2，黄白色，富油性（图 480-1）。气微，嚼之有豆腥味。

以籽粒饱满、色红棕、有光泽、富油性、嚼之有豆腥气者为佳。

【采收加工】　秋季果实成熟时采收植株，晒干，打下种子，除去杂质，再晒干。

【贮藏】　亚麻子贮存不当，易虫蛀霉变、易走油。建议在 25℃以下，单包装密封，大垛用黑色塑料布遮盖、密闭库藏。

【主要成分】　主要含脂肪油，还含有甾体、三萜等。

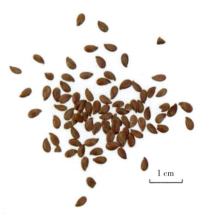

图 480-1　亚麻子

药典标准：含亚油酸和 α-亚麻酸的总量不得少于 13.0%。

【性味归经】 甘，平。归肺、肝、大肠经。

【功能主治】 润燥通便，养血祛风。用于肠燥便秘，皮肤干燥，瘙痒，脱发。

【用法用量】 内服：入汤剂 9~15 g；或入丸、散。外用：适量，捣服或煎水洗。

【其他】

1. 大便滑泻者禁用。

2. 用时捣碎，便于有效成分溶出。

3. 亚麻中丰富的膳食纤维对控制肥胖症有一定的作用，木脂素对减缓肾功能的衰退，减轻和辅助治疗狼疮性肾炎有一定的作用。

4. 治肠燥便秘：亚麻子、决明子、紫苏子各 12 g。水煎服。

5. 治皮肤干燥瘙痒，头发枯萎脱落：亚麻子、枸杞子、女贞子、红枣、熟地黄、生地黄各 15 g。炖瘦肉。

过岗龙

【来源】 过岗龙为豆科植物榼藤 *Entada phaseoloides*（Linnaeus）Merrill 的干燥藤茎。分布于我国台湾、福建、广东、广西、海南、云南、西藏等地。

【性状】 过岗龙呈不规则的块片状，斜而扭曲，大小不等，厚 1~2 cm。外皮棕褐色或淡棕色，粗糙，有地衣斑，具明显纵皱纹或沟纹，可见侧枝痕及皮孔，常有 1 条棱脊状突起。切面皮部深棕色，有红棕色或棕黑色树脂状物，木部棕色或淡棕色，有多数小孔，可见红棕色树脂状物环绕髓部呈偏心环纹，髓部较小，类圆形，有的呈小空洞状，偏于有棱脊的一侧。质坚硬，不易折断（图 481-1）。气微，味微涩。

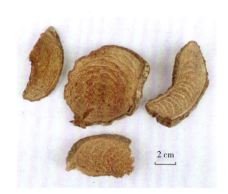

图 481-1 过岗龙

以藤茎粗大，片块厚薄均匀，棕红色者为佳。

【采收加工】 全年均可采收，除去杂质，切厚片，鲜用或晒干。药材水分不得过 14.0%。

【贮藏】 过岗龙贮存不当，受潮易霉变。建议在 25℃ 以下，单包装遮光密封库藏；大垛用黑色塑料布遮盖、密闭库藏。

【主要成分】 主要含三萜类（如藤子酸）、黄酮类（如落新妇苷、圣草次苷）、酚酸类、甾醇类等成分。

广东省中药材标准（第三册）（2019 年版）：醇溶性浸出物不得少于 18.0%。

【性味归经】 涩、微苦，凉。有小毒。归肝、脾经。

【功能主治】 祛风除湿，活血行瘀。用于风湿痹痛，腰腿疼痛，跌打肿痛。

【用法用量】 内服：煎汤，9~15 g；或浸酒。外用：捣敷或煎水洗。

【其他】

1. 过岗龙具有抗炎镇痛、调节免疫、活血通络、抑菌、抗氧化、强心等多种药理活性，临床上主要用于治疗风湿性关节炎、腰腿疼痛、四肢痹痛、大骨节病等疾病。

2. 榼藤茎水煎或酒浸内服或外敷，用于治疗风湿、骨痛、狂犬咬伤。榼藤干燥根用水煎服，用于治疗腰痛骨病、目痛。

3. 本品的茎皮浸液含两种毒性皂苷，能催吐、泻下，有强烈的刺激性，误入眼中可引起结膜炎。误食过量树皮可引起头晕、呕吐、血压急剧下降、呼吸减缓乃至死亡。需采取洗胃、导泻，服稀醋酸或鞣酸等解救手段。

西瓜霜

【来源】 西瓜霜为葫芦科植物西瓜 *Citrullus lanatus*（Thunb.）Matsumu. et Nakai 的成熟新鲜果实与皮硝经加工制成。全国各地均产。

【性状】 西瓜霜为类白色至黄白色的结晶性粉末，形似盐，遇热熔化（图482-1）。气微、味咸。

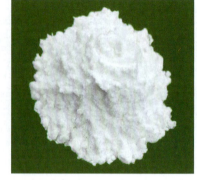

图 482-1　西瓜霜

【制法】 制法一：取新鲜西瓜，沿蒂头切一厚片作顶盖，挖去瓜瓤及种子，将芒硝填入瓜内，盖上顶盖，用竹签插牢，放入瓦盆内，盖好，置阴凉通风处，待析出白霜时，随时刷下，直至无白霜析出为度。

制法二：将西瓜皮切碎（约5 kg）和皮硝（2.5 kg）拌匀，装入黄沙罐内，盖好，挂于阴凉通风处，待砂罐外面有白霜冒出，用干净毛笔或纸片刷下，装入瓶内备用。

【贮藏】 西瓜霜贮存不当，易吸潮，遇强光及高温易熔化，导致药品变质。建议在20℃以下，用深色玻璃瓶或陶瓷瓶单包装密封库藏；药房配方使用前密封保管。

【主要成分】 主要含硫酸钠、二氧化硅、甜菊素、枸橼酸等。

药典标准：含硫酸钠不得少于90.0%。

【性味归经】 咸，寒。归肺、胃、大肠经。

【功能主治】 清热泻火，消肿止痛。用于咽喉肿痛，喉痹，口疮。

【用法用量】 0.5~1.5 g。外用适量，研末吹敷患处。

【其他】

1. 虚寒者忌用。

2. 含重金属不得过 10 mg/kg。含砷量不得过 10 mg/kg。

3. 西瓜霜具有抑菌、抗炎镇痛、祛痰等药理作用。临床用于治疗口腔溃疡、慢性牙周炎、口腔护理，压疮、重度宫颈糜烂等。

西河柳

【来源】 西河柳为柽柳科植物柽柳 *Tamarix chinensis* Lour. 的干燥细嫩枝叶。主产于河北、河南等地，全国大部分地方有栽培。

【性状】 西河柳茎枝呈细圆柱形，直径0.5~1.5 mm。表面灰绿色，有多数互生的鳞片状小叶。质脆，易折断。稍粗的枝表面红褐色，叶片常脱落而残留突起的叶基，断面黄白色，中心有髓（图483-1）。气微，味淡。

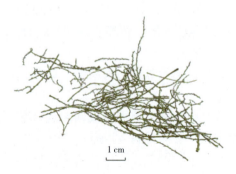

1 cm

图 483-1　西河柳

以枝叶细嫩、色绿者为佳。

【采收加工】春、夏季花未开放时采收嫩枝叶，快速晒干，或鲜用。药材水分不得过15.0%。湖南不同季节西河柳不同部位槲皮素和异鼠李素含量比较，见表483-1。

表483-1　湖南不同季节西河柳不同部位槲皮素和异鼠李素含量比较（%）[1]

采收时间	有效成分	嫩枝叶	树皮
清明节	槲皮素含量	0.08	0.01
	异鼠李素含量	0.11	0.07
端午节	槲皮素含量	0.05	0.01
	异鼠李素含量	0.07	0.05
中秋节	槲皮素含量	0.03	0.01
	异鼠李素含量	0.06	0.05
冬至	槲皮素含量	–	0.01
	异鼠李素含量	–	0.06

嫩枝叶中槲皮素与异鼠李素含量明显高于树皮，且春季明显高于其他季节。

东营产不同年限不同部位西河柳中芦丁和槲皮素含量比较，见表483-2。

表483-2　东营产不同年限不同部位西河柳中芦丁和槲皮素含量比较（%）[2]

部位	芦丁含量	槲皮素含量
1年生嫩枝叶	0.090	0.002
1年生花叶混合	0.078	0.014
花	0.111	0.019
1年生枝	0.033	0.005
2年生枝	0.005	0.015

花中芦丁和槲皮素含量均为最高，2年生老枝中芦丁含量最低。故西河柳应在春季花含苞待放时采收。

【贮藏】西河柳贮存不当，易变色。建议在25℃以下，单包装密封，大垛用黑色塑料布遮盖、密闭库藏。

【主要成分】主要含黄酮类、酚酸类、三萜类、甾体类、烷烃、脂肪醇及脂肪酸等。药典标准：水溶性浸出物不得少于25.0%。

【性味归经】甘、辛，平。归心、肺、胃经。

【功能主治】发表透疹，祛风除湿。用于麻疹不透，风湿痹痛。

【用法用量】内服：3~6g，水煎服。外用：适量，煎汤擦洗。

【其他】

1. 西河柳具有保肝、抗炎、抗菌、解热、镇痛、镇咳等药理作用，临床上主要用于温病发疹、慢性支气管炎、急慢性肾炎、类风湿性关节炎、麻疹合并肾炎等，鲜用治疗寻常疣。

2. 治感冒，发热，头痛：西河柳、薄荷各9g，荆芥6g，绿豆衣9g，生姜3g。水煎服。

3. 治风湿痹痛：西河柳、虎杖根、鸡血藤各30g。水煎服。

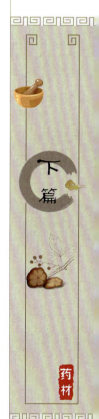

[1]宋霞林，黄子君.西河柳中槲皮素与异鼠李素在植物体内分布及随季节变化[J].中国药师，2007，（5）：459-461.

[2]刘会.西河柳的生药学研究[D].济南：山东中医药大学，2010.

百合花

【来源】 百合花为百合科植物卷丹 *Lilium tigrinum* Ker Gawler 的干燥花。主产于湖南、甘肃等地。

【性状】 百合花多皱缩，展平后花被片6枚，红棕色或黄褐色，长6~10 cm，宽1~2 cm，内面可见紫黑色斑点；雄蕊6枚，长约花被之半，花药线形，丁字着生，多已脱落；雌蕊1枚（图484-1）。质柔韧，气香，味酸，微苦。

【采收加工】 4~10月花枝上第一朵花蕾充分膨胀，呈现乳白色光泽时，即在花朵开放前2~3天为最佳采收期；如果采收的花茎上有10个以上的花蕾，需有3个以上花蕾着色后再采收；若花瓣已打开，可及早摘除花朵，防止花粉散出。选晴天，摘下花朵，及时晒干或低温烘干。

【贮藏】 百合花贮存不当，易生虫，受潮易发霉，色易变黯淡，香气易散失。建议在20℃以下单包装密封，大垛用黑色塑料布遮盖、密闭库藏。

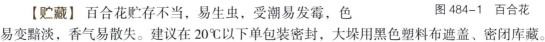

图484-1　百合花

【主要成分】 主要含蛋白质、脂肪、淀粉、还原糖、维生素B、维生素C、β-胡萝卜素等。湖南省中药材标准（2009年版）：醇溶性浸出物不得少于12.0%。

【性味归经】 甘、微苦，微寒。归肺、肝、心经。

【功能主治】 清热润肺，宁心安神。用于咳嗽痰少或黏，眩晕，心烦，夜寐不安。

【用法用量】 内服：煎汤，6~12 g。外用：研末调敷。

【其他】

1. 百合花具有镇咳祛痰、镇静、滋阴润肺、抗癌等药理作用。

2. 治老弱虚晕，有痰有火，头目眩晕：百合花3朵，皂角子7个（微焙），与蜜或砂糖同煎服。

百蕊草

【来源】 百蕊草为檀香科植物百蕊草 *Thesium chinense* Turcz. 干燥全草。分布于辽宁、吉林、黑龙江、山西、广东、四川等地。

【性状】 百蕊草全草长20~40 cm。根呈细圆锥形，表面黄白色。茎簇生，淡绿色或灰绿色，有细纵棱，质脆，断面中空。叶互生，近无柄，呈线形，长1.5~3.5 cm，宽0.5~1.5 mm，全缘，暗绿色。小花少见，果实单生于叶腋，坚果椭圆形或球形，直径约3 mm，表面有桃核状雕纹（图485-1）。气微香，味微苦、涩。

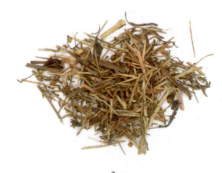

图485-1　百蕊草

以果多、色灰绿、无泥沙者为佳。

【采收加工】 夏季茎叶茂盛期采收，除去杂质，晒干，有条件的地方可采用60℃烘干，干燥速度快，所得药材有效成分含量高。

不同分枝等级百蕊草化学成分含量测定，见表485-1。

表485-1 不同分枝等级百蕊草化学成分含量测定[1]

分枝数量	总黄酮 /%	山柰酚 /（mg/g）
1~3 分枝	4.02	3.38
4~6 分枝	3.33	2.86
7~9 分枝	3.25	2.83
10~20 分枝	3.28	2.54
20 分枝以上	3.24	2.52

百蕊草分枝数量对其药材品质影响较大，从外在品质考虑，百蕊草分枝数量越多其产量越高，且种子数量也越多，但其有效成分的量却越低。

不同部位百蕊草中两种黄酮醇苷含量，见表485-2。

表485-2 不同部位百蕊草中两种黄酮醇苷含量 /（mg/g）[2]

部位	山柰素醇苷	槲皮素醇苷
种子	6.46	0.21
根	0.00	0.10
茎	10.20	0.61
叶	52.45	1.83

百蕊草不同部位中山柰素醇苷、槲皮素醇苷由高至低为：叶＞茎＞种子＞根。

不同干燥方法对百蕊草中两种黄酮醇苷含量的影响，见表485-3。

表485-3 不同干燥方法对百蕊草中两种黄酮醇苷含量的影响 /（mg/g）[3]

干燥方式	阴干	80℃烘干	60℃烘干	晒干	150℃杀青后 80℃烘干	霉变 80℃烘干
山柰素醇苷	16.40	26.55	27.15	23.15	27.20	0.20
槲皮素醇苷	0.70	0.70	1.05	0.80	0.90	0.10

不同干燥方法处理百蕊草，其两种黄酮醇苷含量：烘干＞晒干＞阴干＞霉变。

【贮藏】 百蕊草贮存不当，受潮易霉变，霉变者几无药效。建议在25℃以下，单包装遮光密封库藏；大垛用黑色塑料布遮盖、密闭库藏。

【主要成分】 主要含黄酮及黄酮苷类（如芹菜苷、木犀草苷、芸香苷、山柰酚、紫云英苷）、生物碱类、多糖类、甾类、有机酸等。

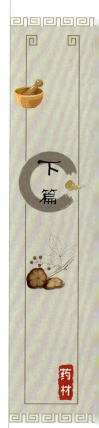

553

[1]宋玲珊，张晓明，郭巧生，等. 百蕊草地上茎分枝数量对其药材品质的影响[J].中草药，2017, 48（7）：1420-1423.

[2][3]吴兆喜，王黔阳，朱克松，等. 不同干燥方式对百蕊草中两种黄酮醇苷含量影响[J].云南农业大学学报（自然科学），2016, 31（4）：696-699.

【性味归经】 味淡、微苦，寒；归肺、脾、肾经。

【功能主治】 清热解毒，利湿，补肝肾。用于风热感冒，中暑，肺痈，乳痈，疖肿，淋证，腰痛。

【用法用量】 内服：煎汤，9~30 g。外用适量，研末调敷。

【其他】

1. 百蕊草具有抗菌抗病毒、消炎、镇痛、抗氧化等药理活性。

2. 百蕊草单方制剂有百蕊颗粒、胶囊、片剂等，具有清热消炎、止咳化痰功效。用于急慢性咽喉炎、气管炎、鼻炎、感冒发热、肺炎等。

3. 治感冒：百蕊草 15~30 g。开水泡当茶饮。

4. 治扁桃体炎，肾炎：百蕊草、鸭跖草、白茅根各 30 g。开水泡当茶饮。

5. 本植物的根（百蕊草根）亦供药用。百蕊草根：行气活血，通乳；主治月经不调，乳汁不下。

✦列当✦

【来源】 列当为列当科植物列当（紫花列当）*Orobache coerulescens* Steph. 和黄花列当 *Orobache pycnostachya* Hance. 的干燥全草。分布于东北、华北、西北地区。

【性状】 列当茎单一，呈圆柱形，被白色蛛丝状长绵毛，直径 0.5~3.5 cm，长 15~35 cm，表面黄褐色或暗褐色，具纵沟。略肉质，质稍硬而脆，较易折断，断面中空或有浅黄色髓，内层类白色，中层棕色。鳞叶互生，卵状披针形，呈黄棕色。花序穗状，黄褐色，花冠淡紫色或黄褐色（图486-1）。气微，味微苦。

以干燥、茎肉质、粗壮、红褐色者为佳。

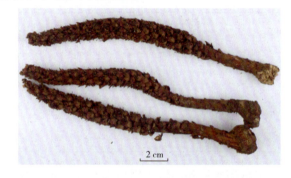

图 486-1 列 当

【采收加工】 春、秋二季采收，除去泥沙，晒干。水分不得（或不宜）超过 10.0%。

【贮藏】 列当贮存不当，受潮易发霉。建议在 25℃ 以下，单包装遮光密封库藏；大垛用黑色塑料布遮盖、密闭库藏。

【主要成分】 主要含脂肪族类（如二十九烷酸、二十六醇）、苯乙醇苷类（如麦角甾苷）、木脂素类、黄酮类、三萜、甾体类等成分。

吉林省中药材标准（第一册）（2019 年版）：按干燥品计算，含毛蕊花糖苷不得少于 2.0%。

宁夏中药材标准（2018 年版）：50% 乙醇热浸出物不得少于 24.0%。

【性味归经】 甘，温。归肝、肾、大肠经。

【功能主治】 补肾助阳，强筋健骨，润肠通便。用于肾虚阳痿，遗精，腰膝疼痛，耳鸣，肠燥便秘，宫冷不孕。

【用法用量】 内服：煎汤，10~15 g；外用：适量，煎水洗脚。

【其他】

1. 列当具有抗氧化、抗乙肝病毒、抗衰老，清除自由基方面等药理活性。

2. 肾虚阳痿、遗精：列当、肉苁蓉、枸杞子各 9 g。水煎服。

3. 头晕耳鸣，腰酸腿软：列当、首乌、桑寄生、续断各 9 g。水煎服。

当归藤

【来源】 当归藤为紫金牛科植物当归藤 *Embelia parviflora* Wall. ex A. DC. 的干燥地上部分。主产于广西、云南、贵州等地。

【性状】 当归藤茎呈圆柱形，长短不一，直径3~10 mm，表面灰褐色，上有白色皮孔。质硬，折断面不平坦，黄白色。嫩枝密被锈色柔毛。叶片多皱缩，或破碎，完整者展开后呈卵形，长 10~15 mm，宽 5~7 mm，全缘；上表面褐色，无毛，中脉下陷；下表面棕褐色，密被小凹点，中脉突起，被短柔毛。伞形或聚伞花序，腋生。果呈球形，暗红色，无毛，宿存萼反卷（图 487-1）。气香，味微苦、涩。

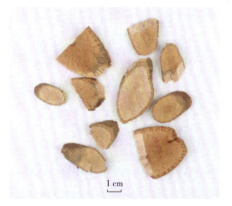

图 487-1 当归藤

【采收加工】 全年可采，趁鲜切段或片，晒干或烘干。

【贮藏】 当归藤贮存不当，受潮易霉变、易虫蛀。建议在 25℃以下，单包装遮光密封库藏；大垛用黑色塑料布遮盖、密闭库藏。

【主要成分】 主要含黄酮类、有机酸类、三萜及甾体类、挥发油（如 2，4- 二叔丁基苯酚）等成分。

【性味归经】 苦、涩，平。归肝、肾经。

【功能主治】 补血调经，强腰膝。用于贫血，闭经，月经不调，带下，腰腿痛。

【用法用量】 内服：煎汤，15~30 g。外用：鲜品适量，捣烂敷患处。

【其他】

1. 当归藤具有抗炎、镇痛、抗凝血、抗氧化等药理活性。
2. 骨折：当归藤、车前草、锅铲叶、细黑心。捣烂敷患部，隔日换药 1 次。

当 药

【来源】 当药为龙胆科植物瘤毛獐牙菜 *Swertia pseudochinensis* Hara 的干燥全草。分布于华北、东北、西北等地。

【性状】 当药，长 10~40 cm。根呈长圆锥形，长 2~7 cm。表面黄色或黄褐色，断面类白色。茎方柱形，常具狭翅，多分枝，直径 1~2.5 mm；表面黄绿色或黄棕色带紫色，节处略膨大；质脆，易折断，断面中空。叶对生，无柄；叶片多皱缩或破碎，完整者展平后呈条状披针形，长 2~4 cm，宽 0.3~0.9 cm，先端渐尖，基部狭，全缘。圆锥状聚伞花序顶生或腋生。花萼 5 深裂，裂片线形。花冠淡蓝紫色或暗黄色，5 深裂，裂片内侧基部有 2 腺体，腺体周围有长毛。蒴果椭圆形（图 488-1）。气微，

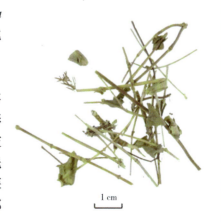

图 488-1 当 药

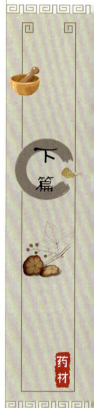

555

味苦。

以叶黄绿、花多、味苦者为佳。

【采收加工】 夏秋二季茎叶茂盛，花盛开时采收全草，除去杂质，晒干。建议摊薄快速晒干。药材水分不得过 10.0%。

【贮藏】 当药贮存不当，受潮易发霉、败色，无绿色者基本无疗效。建议在 25℃ 以下，单包装密封，大垛用黑色塑料布遮盖、密闭库藏。

【主要成分】 主要含环烯醚萜类（獐牙菜苦苷、龙胆苦苷、当药苷等）、三萜类（齐墩果酸、熊果酸、龙胆碱等）、咕吨酮类等成分。

药典标准：含当药苷不得少于 0.070%，含獐牙菜苦苷不得少于 3.5%。

【性味归经】 苦，寒。归肝、胃、大肠经。

【功能主治】 清湿热，健胃。用于湿热黄疸，胁痛，痢疾腹痛，食欲不振。

【用法用量】 内服：煎汤，6~12 g，儿童酌减；或研末冲服。外用：适量，捣烂外敷；或取汁外涂。

【其他】

1. 当药习称"肝炎草"，具有保肝、抗炎等药理活性，与水飞蓟配伍制成的当飞利肝宁胶囊是临床治疗肝炎的常用制剂，用于治疗湿热型黄疸、黄疸型肝炎、传染性肝炎、慢性肝炎等。

2. 黄疸型传染性肝炎：当药 15 g。水煎服。

3. 急、慢性细菌性痢疾，腹痛：当药 10 g。水煎服。

4. 疮毒肿痛：当药鲜草适量。捣烂外涂。

虫白蜡

【来源】 虫白蜡为蜡蚧科昆虫白蜡蚧（白蜡虫）*Ericerus pela*（Chavannes）Guerin 的雄虫群栖于木犀科植物白蜡树 *Fraxinus chinensis* Roxb.、女贞 *Ligustrum lucidum* Ait. 或女贞属他种植物枝干上分泌的蜡，经精制而成。主产于四川、湖南、贵州、云南等地。以四川产量最大，品质亦佳。

【性状】 虫白蜡呈块状，白色或类白色。表面平滑，或稍有皱纹，具光泽。体轻，质硬而稍脆，搓捻则粉碎。断面呈条状或颗粒状（图 489-1）。气微，味淡。

熔点：为 81~85℃。

以色白、质硬、致密而无气泡、无败油气味者为佳。

【采收加工】 处暑、白露节前后采收。阴天可以全天采摘；晴天早晚采摘。用利刀将包有蜡质的树枝切下，放入沸水锅中煮之，虫体下沉，蜡质溶化而浮于水面，冷后凝结成块。取出后再加水加热熔化，过滤后凝固即成。

【贮藏】 虫白蜡贮存不当，受热易融化、粘黏。建议在 20℃ 以下，单包装密封，大垛密闭库藏。

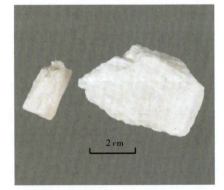

图 489-1　虫白蜡

【主要成分】 主要含酯类成分以及少量烃类、蜡类、磷脂类、游离脂肪酸等。

药典标准：酸值应不大于 1；皂化值应为 70~92；碘值应不大于 9。

【性味归经】 味甘，性温。归肝、肺经。

【功能主治】 止血，生肌，止痛，解毒；用于金疮出血，尿血，下血，下痢，疮疡久溃不敛等症。

【用法用量】 内服：入丸、散，3~6 g。外用：适量，融化调制药膏。制剂生产中作为赋形剂，制丸、片的润滑剂。

【其他】

1. 市场上不法商人常在虫白蜡中掺入猪油、漆蜡、石蜡等杂质，可检测虫白蜡的熔点、酸值、皂化值、碘值进行鉴别。

2. 止痛止血，治打伤、烫伤等：白蜡 30 g，藤黄 9 g。入麻油溶化，涂伤处。

朱砂根

【来源】 朱砂根是紫金牛科植物朱砂根 *Ardisia crenata* Sims 的干燥根。主产于广西、广东、湖南等地。

【性状】 朱砂根的根簇生于略膨大的根茎上，呈圆柱形，略弯曲，长 5~30 cm，直径 0.2~1 cm。表面灰棕色或棕褐色，可见多数纵皱纹，有横向或环状断裂痕，皮部与木部易分离。质硬而脆，易折断，断面不平坦，皮部厚，占断面的 1/3~1/2，类白色或粉红色，外侧有紫红色斑点散在，习称"朱砂点"；木部黄白色，不平坦（图490-1）。气微，味微苦，有刺舌感。

以条粗、皮厚、无杂质者为佳。

【采收加工】 秋、冬二季采挖。挖出全根，洗净，晒干。建议趁鲜切段后晒干。药材水分不得过 13.0%。

【贮藏】 朱砂根贮存不当，有效成分易流失。建议在 25℃以下，单包装密封，大垛密闭库藏。

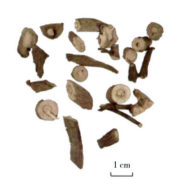

图 490-1 朱砂根

【主要成分】 主要含三萜皂苷类，还有香豆素和其他的甾醇类成分。

药典标准：醇溶性浸出物不得少于 18.0%；含岩白菜素不得少于 1.5%。

【性味归经】 微苦、辛，平。归肺、肝经。

【功能主治】 解毒消肿，活血止痛，祛风除湿。用于咽喉肿痛，风湿痹痛，跌打损伤。

【用法用量】 内服：煎汤，3~9 g；或研粉入丸、散；或浸酒服。外用：适量，以鲜根皮捣烂敷。

【其他】

1. 咽喉肿痛：朱砂根 9~15 g。水煎服。

2. 肺病、劳伤吐血：朱砂根 9~15 g，同猪肺炖服。连吃 3 次为 1 个疗程。

3. 上呼吸道感染、扁桃体炎、白喉、丹毒、淋巴结炎：朱砂根 9~15 g。煎服。

4. 跌打损伤、关节风痛：朱砂根 9~15 g。水煎服。

竹节参

【来源】 竹节参为五加科植物竹节参 *Panax japonicus* C. A. Mey. 的干燥根茎。主产于云南、四

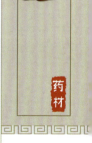

557

川、贵州等地。

【性状】 竹节参略呈圆柱形，稍弯曲，有的具肉质侧根，长 5~22 cm。表面黄色或黄褐色，粗糙，有致密的纵皱纹及根痕。节明显，节间长 0.8~2 cm，每节有 1 凹陷的茎痕。质硬，断面黄白色至淡黄棕色，黄色点状维管束排列成环（图 491-1）。气微，味苦、后微甜。

以条粗、质硬、断面色黄白者为佳。

【采收加工】 9—10 月采收。挖出根茎后，除去茎叶，将根茎与肉质根分开，洗净，除去须根，晒干或 60℃ 以下烘干。药材水分不得超过 13.0%。

不同生长年限竹节参 3 种皂苷的含量测定，见表 491-1。

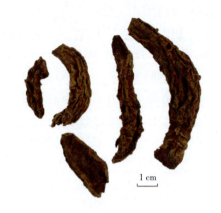

图 491-1　竹节参

表 491-1　不同生长年限竹节参 3 种皂苷的含量测定（%）[1]

生长年限	竹节参皂苷 V	竹节参皂苷 IVa	竹节参皂苷 IV	总量
1 年生	3.92	14.20	2.50	20.62
2 年生	4.36	14.26	3.86	22.48
3 年生	3.89	12.73	3.45	20.07
4 年生	1.73	5.70	1.53	8.96
5 年生	1.57	5.14	1.39	8.10

生长年限在 1~3 年，竹节参皂苷含量相对稳定，生长 3 年之后，皂苷含量快速下降。

鄂产竹节参中不同部位的总皂苷含量测定，见表 491-2。

表 491-2　鄂产竹节参中不同部位的总皂苷含量测定（%）[2]

不同部位	根茎干	芦头结节	地上茎叶
竹节参皂苷	14.49	11.91	0.56

鄂产竹节参不同部位中总皂苷成分的含量差异为：根茎干＞芦头结节＞地上茎叶。

【贮藏】 竹节参贮存不当，易虫蛀。建议在 25℃ 以下，单包装密封，大垛用黑色塑料布遮盖、密闭库藏。

【主要成分】 主要含皂苷（如竹节参皂苷 III、IV、V，人参皂苷 Rd、Re、Rg_1、Rg_2、Rh_1，三七皂苷 R_2），还含有糖、多炔、氨基酸、挥发油等。

药典标准：含人参皂苷 Ro 和竹节参皂苷 IVa 分别不得少于 1.5%。

【性味归经】 甘、微苦，温。归肝、脾、肺经。

【功能主治】 散瘀止血，消肿止痛，祛痰止咳，补虚强壮。用于痨嗽咯血，跌扑损伤，咳嗽痰多，病后虚弱。

【用法用量】 入汤剂 6~9 g；或泡酒；或入丸、散用。

【其他】

1. 竹节参有三七和人参的综合功用，现代药理研究表明竹节参具有镇静、镇痛、抗惊厥、强心、扩管、保护缺血心肌、抗炎、抗病毒、抗肿瘤等作用。

[1] 李玉洲，何航敏，孙志伟，等. 不同栽培年限竹节参中主要成分含量的动态变化[J]. 安徽农业科学 2011，39（33）：20411-20413.

[2] 贾放，陈平，王如锋，等. 竹节参药材不同部位皂苷成分的分析研究[J]. 时珍国医国药，2012，23（007）：1682-1684.

中药材质量新说（第二版）ZHONGYAOCAI ZHILIANG XINSHUO（DIERBAN）药材

2. 治吐血：竹节参 9 g，麦冬 6 g，丝毛根 9 g。水煎服。

3. 治虚劳：竹节参 9 g，党参 9 g，当归 6 g。水煎服。

竹 黄

【来源】　竹黄为肉座真菌科竹黄菌 *Shiraia bambusicola* P. Henn. 的干燥子座。寄生于禾本科植物短穗竹属 *Brachystachyum*、刺竹属 *Bambusa*、刚竹属 *Phyllostachys* 等植物的小枝上。主产于浙江、福建、四川、安徽、江苏、贵州、江西等地。

【性状】　竹黄呈短圆柱形或纺锤形，略扁，长 1~5 cm，直径 0.5~2.5 cm。表面灰白色、粉红色或棕红色，凹凸不平；有瘤状突起或具细小龟裂状的灰色斑点；底面有 1 条凹沟，紧裹于竹枝上。体轻，质脆，断面浅红色至红色，中央色较浅（图 492-1）。气微，味苦，舐之微粘舌。

以个大、色灰白、质细、体轻、吸湿性强者为佳。

【采收加工】　清明前后采收。除去杂质，晒干或烘干。药材水分不得过 13.0%。

【贮藏】　竹黄贮存不当，极易吸潮发霉、易虫蛀、易酸败产生臭味。建议在 20℃ 以下，单包装密封、避光，大垛用黑色塑料布遮盖、密闭库藏。

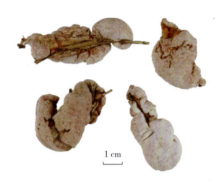

1 cm

图 492-1　竹　黄

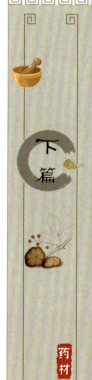

【主要成分】　主要含竹红菌素 A、B、C，甘露醇，硬脂酸，麦角甾醇，竹黄色素 A、B、C 等。

湖南省中药材标准（2009 年版）：含竹红菌素以竹红菌甲素计，不得少于 0.44%。

【性味归经】　淡、平。归肺、胃、心、肝经。

【功能主治】　化痰止咳，活血通络，祛风利湿。用于咳嗽痰多，百日咳，带下，胃痛，风湿痹痛，小儿惊风，跌打损伤。

【用法用量】　内服：6~15 g；或浸酒。外用适量，酒浸敷。

【其他】

1. 孕妇及高血压患者禁服，服药期间忌食萝卜、酸辣。

2. 竹黄有镇痛、抗炎、抗菌、抗病毒、抗肿瘤、抗癌、护肝、护心血管、利尿等药理作用，临床用于治疗慢性腰肌劳损、寻常性银屑病、痛风等。

3. 治咳嗽多痰型气管炎：竹黄 30 g，加蜂蜜 60 g，浸于 500 g、50 度白酒内，24 小时后即可服用。每日早晚各服 9 g。

4. 治小儿百日咳：竹黄 6~9 g。水煎服。

华山参

【来源】　华山参为茄科植物漏斗泡囊草 *Physochlaina infundibularis* Kuang 的干燥根。主产于华山，陕西、山西、河南等地也有分布。

【性状】　华山参呈长圆锥形或圆柱形，略弯曲，有的有分枝，长 10~20 cm，直径 1~2.5 cm。表面棕褐色，有黄白色横长皮孔样突起、须根痕及纵皱纹，上部有环纹。顶端常有 1 至数个根

茎，其上有茎痕和疣状突起。质硬，断面类白色
或黄白色，皮部狭窄，木部宽广，可见细密的放
射状纹理（图493-1）。具烟草气，味微苦，稍
麻舌。

【采收加工】 栽培3年后采挖。春季4~5月
地上苗开始枯萎时及时采挖，除去须根，洗净，
晒干。药材水分不得过12.0%。

【贮藏】 华山参贮存不当，易虫蛀、发霉。
建议在25℃以下，单包装密封，大垛用黑色塑料
布遮盖、密闭库藏。

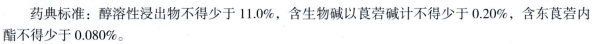

图493-1 华山参

【主要成分】 主要含生物碱（阿托品、东莨
菪碱、山莨菪碱），还含有氨基酸、多糖、还原糖、淀粉和甾醇等。

药典标准：醇溶性浸出物不得少于11.0%，含生物碱以莨菪碱计不得少于0.20%，含东莨菪内
酯不得少于0.080%。

【性味归经】 甘、微苦，温；有毒。归肺、心经。

【功能主治】 温肺祛痰，止咳平喘，安神镇惊。用于寒痰咳喘，惊悸失眠。

【用法用量】 内服：煎服，0.1~0.2 g。临用捣碎，或制成喷雾剂吸入，也可制成片剂。

【其他】

1. 华山参忌铁器、五灵脂、皂荚、黑豆、卤水，反藜芦。

2. 华山参具有镇咳、祛痰、平喘、抑制中枢神经等药理活性，临床上可用于慢性支气管炎、
虚寒型失眠。

3. 华山参中毒主要表现为口干，便秘，头晕，视物模糊，手足、眼睑肿胀，甚至呕吐、昏
迷，瞳孔散大，血压下降，也有血压升高，尿闭者。大剂量使用可导致呼吸中枢抑制、心脏神经
末梢麻痹而死亡[1]。

自然铜

【来源】 自然铜为硫化物类矿物黄铁矿族黄铁矿，含二硫化铁（FeS_2）。主产于辽宁、江苏、
广东、四川、云南等地。

【性状】 自然铜晶形多为立方体，集合体呈致密块状。表
面亮淡黄色，有金属光泽；有的黄棕色或棕褐色，无金属光
泽。具条纹，条痕绿黑色或棕红色（图494-1）。体重，质坚
硬或稍脆，易砸碎，断面黄白色，有金属光泽；或断面棕褐
色，可见银白色亮星。

以块整齐、色黄而光亮、断面有金属光泽者为佳。

【采收加工】 全年皆可采，采挖后，拣净杂石及有黑锈
者，选黄色明亮的入药。

【贮藏】 建议30℃以下单包装密封，大垛密闭库藏。

【主要成分】 主要含二硫化铁（FeS_2），亦含铜、镍、
砷、锑、硅、钡、铅等杂质。

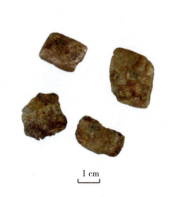

图494-1 自然铜

药典标准：本品含铁（Fe）应为40.0%~55.0%。

[1]于智敏.常用有毒中药的毒性分析与配伍宜忌[M]，北京：科学技术文献出版社，2005.

中药材质量新说（第二版）
ZHONGYAOCAI
ZHILIANG
XINSHUO
(DIERBAN)
药材

【性味归经】 辛，平。归肝经。

【功能主治】 散瘀止痛，续筋接骨。用于跌打损伤，筋骨折伤，瘀肿疼痛。

【用法用量】 内服：3~9 g，多入丸散服，若入煎剂宜先煎。外用：适量。

【其他】

1. 打碎入药。

2. 自然铜具有促进骨骼愈合、抑制肺癌骨转移肿瘤生长、抗真菌等药理作用。临床上常用的含自然铜的骨伤科中成药有愈骨胶囊、祛瘀接骨丸、伤科接骨片、骨折挫伤胶囊等。

3. 自然铜可用于抑制肿瘤转移导致的骨破坏，缓解骨痛。副作用较帕米膦酸二钠少。

血见愁

【来源】 血见愁为大戟科植物铁苋菜 *Acalypha australis* L. 的干燥地上部分。除西部高原或干燥地区外，大部分地区均产。

【性状】 血见愁长 20~40 cm，全体被灰白色细柔毛，粗茎近无毛。茎类圆柱形，有分枝，表面黄棕色或黄绿色，具纵直条纹。质硬，易折断，断面黄白色，中空或有髓。叶多皱缩、破碎，完整者展平后呈卵形或卵状菱形，长 2.5~5.5 cm，宽 1.2~3 cm，黄绿色，边缘有钝齿，两面略粗糙。花序腋生，苞片三角状肾形，合抱如蚌。蒴果小，三角形扁圆状（图 495-1）。气微，味淡。

以叶多、色灰绿、气香者为佳。

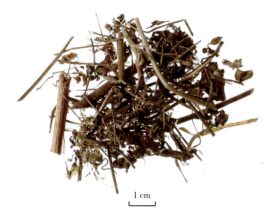

1 cm

图 495-1　血见愁

【采收加工】 夏、秋二季茎叶茂盛时采收，割取地上部分，摊薄快速晒干。药材水分不得过 10.0%。

【贮藏】 血见愁贮存不当，色易变淡，受潮易霉变。建议在 25℃以下，单包装密封，大垛用黑色塑料布遮盖、密闭库藏。

【主要成分】 主要含没食子酸、铁苋碱、铁苋菜素、胡萝卜苷、十六烷基棕榈酸、L- 三十烷醇等。

辽宁省中药材标准（2009 年版）：醇溶性浸出物不得少于 10.0%。

【性味归经】 苦、涩，凉。归心、肺经。

【功能主治】 清热解毒，利湿，收敛止血。用于湿热泄泻，痢疾，血热，吐血、衄血、便血、尿血，崩漏；外治痈疖，疮疡，湿疹，皮炎。

【用法用量】 内服：煎汤，10~30 g。外用：鲜品适量，捣烂敷患处。

【其他】

1. 老弱气虚者慎服，孕妇禁用。

2. 血见愁 30 g。煎服。治吐血，尿血，便血。或配地榆、甘草，疗效更好。

3. 治疳积：血见愁 30~60 g。同猪肝煎煮服用，

4. 血见愁在全国有近 40 种原植物，不同来源血见愁的功效及使用地区各异。现在选用比较多的基源植物有铁苋菜、耧斗菜、地锦和唇形科血见愁等。铁苋菜、地锦使用范围较大，使用时间也较久，在长江流域一带使用比较多。

血风藤

【来源】 血风藤又名紫九牛、青藤，为鼠李科植物翼核果 *Ventilago leiocarpa* Benth. 的干燥根、根茎和藤茎。主产于广东、广西、云南、福建、湖南等地。

【性状】 血风藤根呈圆柱形，稍弯曲，极少分枝，直径 2~7 cm；切片为椭圆形，厚 2~4 mm，外皮红棕色，呈不规则鳞片状，易剥落。体轻，质硬。断面淡黄色，略呈纤维性，形成层环明显，射线呈放射状，木部可见数个同心环，导管为针孔状（图 496-1）。气微，味苦，微涩。

藤茎切片椭圆形、长圆形或不规则的斜切片，厚 0.3~1 cm。栓皮灰棕色，栓皮脱落处现红棕色。切面木部黄色，导管孔单个或多个放射状排列；质坚硬。气微，味微苦。

以皮部暗红色、木部淡黄色、皮部少脱落者为佳。

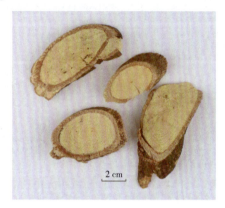

图 496-1　血风藤

【采收加工】 茎：春、秋季采收，切段晒干。根：冬季采挖，除去杂质，切片晒干。药材水分不得过 13.0%。

广西产血风藤中大黄素的含量测定，见表 496-1。

表 496-1　广西产血风藤中大黄素的含量测定[1]

产地	防城那勤	那坡县百省乡	金秀县金秀镇	荔浦县蒲卢乡	靖西县龙邦镇	防城那勤十万山
大黄素含量 /%	0.16	0.11	026	026	0.06	0.25

金秀县金秀镇、荔浦县蒲卢乡、防城那勤十万山等地采集的血风藤中大黄素含量较高，靖西县龙邦镇、那坡县百省乡采集的血风藤样品中大黄素含量较低。

【贮藏】 血风藤贮存不当，受潮易霉变、易虫蛀。建议在 25℃以下，单包装遮光密封库藏；大垛用黑色塑料布遮盖、密闭库藏。

【主要成分】 主要含蒽醌类（如大黄素、大黄素甲醚、1,2,4,8- 四羟基 -3- 甲基蒽醌）、奈醌类、黄酮、三萜类等成分。

广东省中药材标准（2011 年版）：醇溶性浸出物不得少于 5.0%；含大黄素不得少于 0.07%。

【性味归经】 甘、苦，温。归肝、肾经。

【功能主治】 补气养血，祛风通络，强筋健骨。用于气血虚弱，风湿痹痛，腰膝酸软，筋骨痿弱，四肢麻木，跌打损伤，月经不调，血虚经闭。

【用法用量】 内服：煎汤，15~30 g；或浸酒。

【其他】

1. 血风藤（翼核果）具有增加血细胞、降低血压、抗肿瘤等药理作用。

2. 气血亏虚腰痛：血风藤 30 g，地钻 30 g，骨碎补 20 g，刺五加 20 g，韧筋草 30 g，当归藤 15 g，红九牛 30 g，配猪脊骨一节。炖服。

3. 闭经：血风藤、红丝线、九层风、五爪风、益母草各 15 g，两面针 10 g。水煎服。

[1]梁冰,覃兰芳,赖茂祥,等. HPLC 法测定广西壮药血风藤中大黄素的含量[J]. 中医药导报, 2012, 018 (006)：68-69.

中药材质量新说（第二版）ZHONGYAOCAI ZHILIANG XINSHUO (DIERBAN) 药材

❈ 血余炭 ❈

【来源】 血余炭为人发制成的炭化物。全国各地多有制备。

【性状】 血余炭呈不规则块状，乌黑光亮，有多数细孔。体轻，质脆（图497-1）。用火烧之有焦发气，味苦。

以色黑、发亮、质轻者为佳。

【采收加工】 取头发，除去杂质，碱水洗去油垢，清水漂净，晒干，焖煅成炭，放凉后研成小块。

【贮藏】 建议在25℃以下单包装密封，大垛密闭库藏。

【主要成分】 主要含优角蛋白及钙、钾、锌、铜、铁、锰、砷等元素。

【性味归经】 苦，平。归肝、胃经。

【功能主治】 收敛止血，化瘀，利尿。用于吐血，咯血，衄血，血淋，尿血，便血，崩漏，外伤出血，小便不利。

【用法用量】 内服：煎汤，5~10 g；研末，每次1.5~3 g。外用：研末掺或油调、熬膏涂敷。

【其他】

1. 血余炭具有凝血、抗菌、促进血管栓塞等药理作用。

2. 治血管肉瘤：血余炭、棕炭、蜂房、蛇蜕各30 g，地龙、木鳖子各15 g。共研细末，炼蜜和丸。

3. 兽医用血余炭治疗动物鼻出血、肺出血、胃出血、便血、尿血、子宫出血、外伤出血、治疗四肢炎性肿胀等。

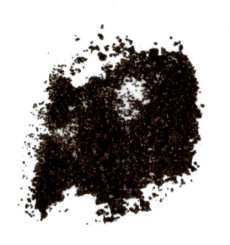

图497-1 血余炭

❈ 合欢花 ❈

【来源】 合欢花为豆科植物合欢 *Albizia julibrissin* Durazz. 的干燥花序或花蕾。主产于湖北、江苏、浙江、安徽等地，以湖北产量最大。

【性状】 合欢花：头状花序，皱缩成团。总花梗长3~4 cm，有时与花序脱离，黄绿色，有纵纹，被稀疏毛茸。花全体密被毛茸，细长而弯曲，长0.7~1 cm，淡黄色或黄褐色，无花梗或几无花梗。花萼筒状，先端有5小齿；花冠筒长约为萼筒的2倍，先端5裂，裂片披针形；雄蕊多数，花丝细长，黄棕色至黄褐色，下部合生，上部分离，伸出花冠筒外。气微香，味淡（图498-1）。

合欢米：呈棒槌状，长2~6 mm，膨大部分直径约2 mm，淡黄色至黄褐色，全体被毛茸，花梗极短或无。花萼筒状，先端有5小齿；花冠未开放；雄蕊多数，细长并弯曲，基部连合，包于花冠内。气微香，味淡（图498-2）。

合欢花以花萼灰绿色、花丝淡黄棕色、新货淡粉色、花柄短者为佳。合欢米以花蕾完整，灰

563

绿色，花柄少者为佳。二者虽然均作合欢花用，但以合欢米为优。

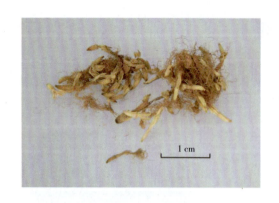

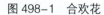

图 498-1 合欢花

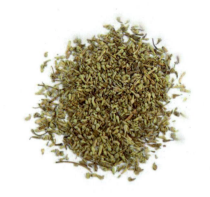

图 498-2 合欢米

【采收加工】 夏季花蕾形成时采收或花初开放时择晴天采收，除去枝叶等杂质，及时晒干或烘干。前者习称"合欢米"，后者习称"合欢花"。药材水分不得过 15.0%。

【贮藏】 合欢花贮存不当，受潮会霉变败色。建议在 25℃ 以下，单包装密封，大垛用黑色塑料布遮盖、密闭库藏。

【主要成分】 主要含槲皮苷、异槲皮苷、芦丁、槲皮素、异鼠李素、山奈酚、木犀草素等黄酮类化合物，以及挥发油类、多糖类等成分。

药典标准：含槲皮苷不得少于 1.0%，醇溶性浸出物不得少于 25.0%。

【性味归经】 甘，平。归心、肝经。

【功能主治】 解郁安神。用于心神不安，忧郁失眠。

【用法用量】 内服：煎汤，5~10 g。或入丸、散。

【其他】

1. 合欢花有宁神作用，主要用于郁结胸闷、失眠、健忘、滋阴补阳、眼疾、神经衰弱等疾病的治疗。

2. 蜂蜜方：黑豆、合欢花、小麦各 30 g。煎汤，熟后兑入蜂蜜 50 g 调服，每晚临睡前一剂。用于心肾不交引起的心烦失眠、头晕健忘。

冰片（合成龙脑）

【性状】 冰片（合成龙脑）为无色透明或白色半透明的片状松脆结晶；气清香，味辛、凉；具挥发性，点燃发生浓烟，并有带光的火焰（图 499-1）。

本品在乙醇、三氯甲烷或乙醚中易溶，在水中几乎不溶。

熔点为 205~210℃。

【制作】 以松节油中的 α－蒎烯做原料，经有机酸加成反应成酯，再经皂化反应制得合成冰片。

【贮藏】 冰片贮存不当，气味极易散失，受热易升华。建议在 20℃ 以下，单包装密封，大垛用黑色塑料布遮盖、密闭库藏。药房配方使用前密封保存。

【主要成分】 主要含右旋龙脑、异龙脑、樟脑等。

药典标准：冰片含龙脑不得少于 55.0%，含樟脑不得过

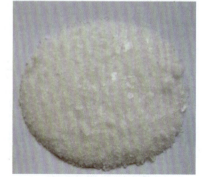

图 499-1 冰 片

0.50%。

【性味归经】 辛、苦，微寒。归心、脾、肺经。

【功能主治】 开窍醒神，清热止痛。用于热病神昏、惊厥，中风痰厥，气郁暴厥，中恶昏迷，胸痹心痛，目赤，口疮，咽喉肿痛，耳道流脓。

【用法用量】 内服：0.15~0.3 g，入丸散用。外用：研粉点敷患处。

【其他】

1. 孕妇慎用。

2. 冰片不挥发物不得过 0.035%，含砷量不得过 2 mg/kg，含重金属不得过 5 mg/kg。

冰凉花

【来源】 冰凉花又名福寿草、侧金盏花，为毛茛科冰凉花属植物冰凉花 *Adonis amurensis* Regel et Radde 的全草。主产于吉林、辽宁、黑龙江、江苏、山东等地。

【性状】 冰凉花根茎短粗，长 1~3 cm，直径 0.3~0.7 cm；密生多数细根呈疏松团状。根长 3~8 cm，直径约 0.1 cm；表面黄棕色或暗褐色，稍有皱纹。茎细弱，黄白色，基部具黄白色膜质鳞叶数片。叶互生，二间羽状复叶，多未展开。花顶生，黄色，花萼 6~8 片，与花瓣相似，倒卵形，外面显暗绿色，花瓣 12~16 片，雄蕊多数（图 500-1）。质脆，易碎。气微，味苦。

以根多而色棕褐、味苦者为佳。

【采收加工】 春季花开时采挖带根全草，洗净，及时晒干。建议趁鲜切段，摊薄快速晒干。

冰凉花不同生长期地下部分总强心苷含量，见表 500-1。

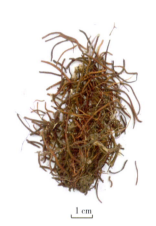

1 cm

图 500-1 冰凉花

表 500-1 冰凉花不同生长期地下部分总强心苷含量[1]

物候期	萌动		花			果前	果后			枯萎期	
采样日期	3月25日	4月10日	4月30日	5月20日	6月10日	7月10日	8月9日	8月21日	9月11日	9月23日	10月21日
总强心苷/%	0.653	0.489	0.446	0.331	0.276	0.360	0.424	0.426	0.503	0.453	0.462

萌动期冰凉花根部总强心苷含量最高，其次为花期。果后期和枯萎初期含量最低。

冰凉花不同生长期地上部分总强心苷含量测定，见表 500-2。

表 500-2 冰凉花不同生长期地上部分总强心苷含量测定[2]

物候期	花	果前	果后
采样日期	4月10日	4月30日	5月20日
总强心苷/%	0.321	0.178	0.118

[1] [2] 王栋，刘玫. 福寿草不同生长期总强心甙变化规律的研究 [J]. 中药材，1991，14（12）：7–8.

花期冰凉花地上部分总强心苷含量最高，果后期最低。

【贮藏】 冰凉花贮存不当，受潮易霉变，霉变者药效低。建议在25℃以下，单包装遮光密封库藏；大垛用黑色塑料布遮盖、密闭库藏。

【主要成分】 主要含强心苷类、香豆素类、黄酮类等化合物。

【性味归经】 苦，平。有小毒。

【功能主治】 强心，利尿。用于充血性心力衰竭，心脏性水肿，心房纤维性颤动。

【用法用量】 内服：酒浸或水浸，1.5~3 g；或口服全草细粉，一次 25 mg，一日 1~3 次。

【其他】

1. 本品毒性较大，应慎用。

2. 冰凉花具有强心、抑制希氏束传导、抗心律失常、利尿、减慢心率、镇静、局部麻醉、升高血压等药理活性。

3. 冰凉花单方制剂福寿草片，具有强心、利尿、镇静、减慢心率等功效，用于室性期前收缩、慢性心力衰竭等病症。

❀ 冰糖草 ❀

【来源】 冰糖草别名野甘草、土甘草，为玄参科植物野甘草 *Scoparia dulcis* Linn. 的全草。主产于江西、福建、广东、广西、云南等地。

【性状】 冰糖草主根圆柱形，平直或带弯曲，往往分生侧根，再生细根；表面淡黄色，有纵皱纹；质坚脆。茎多分枝，黄绿色；小枝有棱角及狭翅，光滑无毛。叶常卷缩，黄棕色，展开成菱状卵形或菱状披针形；易脱落。蒴果小球形，多开裂（图 501-1）。气微，味甜。

以枝茎细嫩、叶多、色青绿、带小果者为佳。

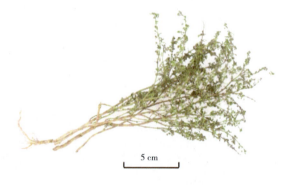

5 cm

图 501-1 冰糖草

【采收加工】 全年均可采，除去杂质鲜用或晒干。药材水分不得过 13.0%。

【贮藏】 冰糖草贮存不当，受潮易腐烂、易虫蛀。建议在25℃以下，单包装遮光密封库藏；大垛用黑色塑料布遮盖、密闭库藏。

【主要成分】 主要含萜类及甾体类、黄酮类、有机酸类等化合物。

广西壮药质量标准（第二卷）（2011 年版）：醇溶性浸出物不得少于 10.0%。

【性味归经】 甘，凉。归肺、脾、肾、大肠经。

【功能主治】 疏风清热，祛湿止痒。用于感冒发热，肺热咳嗽，咽喉肿痛，肠炎，细菌性痢疾，小便不利，脚气水肿，湿疹，痱子。

【用法用量】 内服：煎汤，15~30 g，鲜品 60~90 g。外用：适量，鲜品捣敷。

【其他】

1. 冰糖草具有抗病毒、抗菌、抗氧化、镇痛抗炎、保肝、胃保护、抗癌、降血糖、降血压、心脏兴奋等药理作用。

2. 感冒咳嗽：鲜冰糖草 30 g，薄荷 9 g，鱼腥草 15 g。水煎服。

灯台叶

【来源】 灯台叶为夹竹桃科植物灯台树 *Alstoniae Scholariss*（L.）R. Br. 的干燥叶子。主产于广东、云南等地。

【性状】 灯台叶完整的叶披针形，长 12~20 cm，宽 4~5 cm 叶柄长 5~9 mm；叶缘微波状，叶端渐尖，基部对称。上表面绿色，下表面灰绿色，密生短毛茸，叶脉突出，侧脉羽状，边缘连接。将叶放于水中，正面沾水，下表面不湿。革质（图502-1）。气微，味苦。

以叶片大而完整、色绿者为佳。

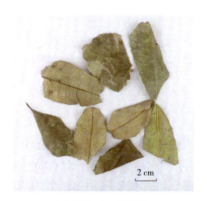

图 502-1　灯台叶

【采收加工】 全年可以采收，10 月至来年 2 月采收最为适宜，摘取叶片，除去枝梗等杂质，晒干或低温烘干。

不同采收期灯台叶样品中鸭脚树叶碱含量，见表 502-1。

表 502-1　不同采收期灯台叶样品中鸭脚树叶碱含量[1]

采收时间	1 月	2 月	3 月	4 月	5 月	6 月
鸭脚树叶碱 /%	0.99	1.67	0.69	1.31	0.80	0.69
采收时间	7 月	8 月	9 月	10 月	11 月	12 月
鸭脚树叶碱 /%	1.06	0.97	0.28	1.17	0.87	1.14

经测定，灯台叶止咳平喘有效成分鸭脚树叶碱在不同采收期样品中含量差异较大，其中 10、11、12、1、2 月份含量较高且相对稳定，因此灯台叶最佳采收期应为每年 10 月至次年 2 月（傣族冷季）。

不同干燥方法灯台叶中鸭脚树叶碱、熊果酸和齐墩果酸含量，见表 502-2。

表 502-2　不同干燥方法灯台叶中鸭脚树叶碱、熊果酸和齐墩果酸含量[2]

干燥方法	晒干	阴干	50℃	70℃	90℃
鸭脚树叶碱 /（mg/g）	0.616 6	0.507 6	0.859 3	0.637 7	0.518 5
熊果酸 /（mg/g）	4.90	5.13	4.71	5.49	5.96
齐墩果酸 /（mg/g）	5.18	5.42	5.15	5.59	6.01

经测定：常规晒干样品中鸭脚树叶碱较高，阴干样品中该成分含量明显降低。随着烘干温度的升高，鸭脚树叶碱含量先升高后降低，50℃时含量最高，70℃时与晒干样品中含量相当，90℃时已明显下降。因此，临床上在治疗呼吸系统疾病时，以晒干或低温烘干为较好的干燥方式。

灯台叶及嫩茎中鸭脚树叶碱、熊果酸、齐墩果酸含量，见表 502-3。

表 502-3　灯台叶及嫩茎中鸭脚树叶碱、熊果酸、齐墩果酸含量[3]

部位	鸭脚树叶碱 /（mg/g）	熊果酸 /（mg/g）	齐墩果酸 /（mg/g）
叶片	0.79	8.47	7.51
嫩茎	0.21	1.67	1.78

[1][2][3] 杨妮娜. 灯台叶及其制剂的质量控制技术研究 [D]. 昆明：云南中医学院，2016.

灯台叶中平均含量均明显高于嫩茎（鸭脚树叶碱含量约为嫩茎中的 3.8 倍，熊果酸含量约为嫩茎中的 5.1 倍，齐墩果酸含量约为嫩茎中的 4.2 倍）。

【贮藏】 灯台叶贮存不当，易受潮霉变。建议在 25℃以下，单包装遮光密封库藏；大垛用黑色塑料布遮盖、密闭库藏。

【主要成分】 主要含生物碱类（如鸭脚树叶碱、灯台树明碱、灯台碱）、黄酮类（如山萘酚、槲皮素）、萜类等活性成分。

【性味归经】 凉，苦。

【功能主治】 止咳祛痰，退热消炎。用于慢性气管炎，百日咳等症。

【用法用量】 内服：煎汤，6~9 g。外用：适量，捣敷。

【其他】

1. 灯台叶具有止咳平喘、解痉、抗炎、镇痛、抗肿瘤、抗疟疾、抗氧化、免疫调节、调节肠胃、调节血脂和血糖等药理作用。

2. 盆架树 *Winchia calophylla* A. DC. 又称小叶灯台树，分布云南和海南省。全株含多种生物碱，叶和树皮供药用，效用与灯台叶相同。

灯盏细辛（灯盏花）

【来源】 灯盏细辛为菊科植物短葶飞蓬 *Erigeron breviscapus*（Vant.）Hand.–Mazz. 的干燥全草。云南产量约占全国的 90%，主要分布于文山、红河、玉溪、楚雄、大理、曲靖等地。

【性状】 灯盏细辛长 15~25 cm。根茎长 1~3 cm，直径 0.2~0.5 cm；表面凹凸不平，着生多数圆柱形细根，直径约 0.1 cm，淡褐色至黄褐色。茎圆柱形，长 14~22 cm，直径 0.1~0.2 cm；黄绿色至淡棕色，具细纵棱线，被白色短柔毛；质脆，断面黄白色，有髓或中空。基生叶皱缩、破碎，完整者展平后呈倒卵状披针形、匙形、阔披针形或阔倒卵形，长 1.5~9 cm，宽 0.5~1.3 cm；黄绿色，先端钝圆，有短尖，基部渐狭，全缘；茎生叶互生，披针形，基部抱茎。头状花序顶生。瘦果扁倒卵形（图 503-1）。气微香，味微苦。

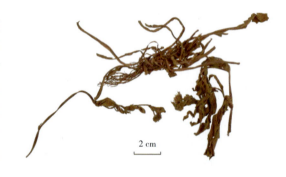

图 503-1　灯盏细辛

以叶多、色绿、带花蕾或花者为佳。

【采收加工】 夏、秋二季，茎叶生长茂盛，现蕾后至盛花期采割取地上部分，除去杂质，鲜用或晒干。药材水分不得过 12.0%。

灯盏花不同生育期灯盏乙素和咖啡酸酯的含量测定，见表 503-1。

表 503-1　灯盏花不同生育期灯盏乙素和咖啡酸酯的含量测定[1]

生育期	产量 /（g/ 株）	灯盏乙素 /%	咖啡酸酯 /%
100 天	1.44	1.26	4.41
110 天	1.60	1.11	5.47
120 天	1.58	1.01	4.87

[1]杨生超,张雪峰,张丽梅,等.灯盏花最佳采收期研究[J].中国中药杂志,2008,33（23）：2744-2746.

续表

生育期	产量/（g/株）	灯盏乙素/%	咖啡酸酯/%
130 天	4.90	0.60	4.61
140 天	4.50	0.50	5.39
150 天	4.22	0.41	4.76

出苗后 130 天左右，灯盏花处于初花期，其单株干重达到最大，植株灯盏乙素量和咖啡酸酯量最大，是灯盏花的最佳采收期。

灯盏花不同部位中灯盏乙素的含量测定，见表 503-2。

表 503-2　灯盏花不同部位中灯盏乙素的含量测定（%）[1]

部位	根	茎	花	叶
灯盏乙素	0.07	1.00	0.66	4.12

灯盏花的叶中灯盏乙素的含量最高，叶片占全草的 45%，因此叶片是灯盏花药材种植收获的主要目标部位。

【贮藏】　灯盏花贮存不当，易发霉、气味易散失。建议在 25℃ 以下，单包装密封，大垛用黑色塑料布遮盖、密闭库藏。

【主要成分】　主要含黄酮（如野黄芩苷、芹菜素），还含有咖啡酸酯、酚酸、植物甾醇、倍半萜、挥发油、焦性儿茶酚、氨基酸、微量元素等。

药典标准：含野黄芩苷不得少于 0.30%，醇溶性浸出物不得少于 7.0%。

【性味归经】　辛、微苦，温。归心、肝经。

【功能主治】　活血通络止痛，祛风散寒。用于中风偏瘫，胸痹心痛，风湿痹痛，头痛，牙痛。

【用法用量】　内服：入汤剂 9~15 g；或泡酒服；或研粉蒸蛋服。外用：适量，捣敷。

【其他】

1.灯盏花，传统上采收时整株连根采挖，然而近几年的研究认为，把采收部位调整为地上部分的茎、叶和花更科学合理。

2.灯盏细辛（灯盏花）具有抗凝血、抗心肌缺血、抗脑缺血、抗氧化、扩张血管等作用。

3.灯盏细辛 9~15 g。水煎服。治感冒头疼、筋骨疼痛、鼻窍不通，小儿疳积、蛔虫病、感冒、肋痛等。

4.治腹泻：灯盏花 9 g，白头翁 6 g。水煎服。

寻骨风

【来源】　寻骨风又名绵毛马兜铃，为马兜铃科植物寻骨风 *Aristolochia mollissima* Hance 的干燥全草。分布于江苏、湖南、江西等地。

【性状】　寻骨风茎呈细圆柱形，多分枝，长短不一，直径 0.2~0.5 cm；表面棕黄色，有细纵纹及节，节处有须根，有的有芽痕；质韧，断面黄白色，有放射状纹理。茎细长，淡绿色，密被白

569

---

[1]杨文宇, 张艺, 段俊国. 高效液相色谱法测定灯盏细辛中灯盏乙素的含量[J]. 成都中医药大学学报, 2001, 24（3）：37–38.

柔毛。叶互生，叶柄长 1.5~3 cm；叶片灰绿色；皱缩，展平后呈卵圆形或卵状心形，先端钝圆或短尖，基部心形，两面密被白柔毛，下表面更多，全缘，脉网状（图 504-1）。气微香，味苦而辛。

以叶色绿、根茎多、香气浓者为佳。

【采收加工】 夏秋二季，开花前采收，连根挖出，除去杂质，摊薄快速晒干。

【贮藏】 寻骨风贮存不当，易发霉败色。建议在 25℃以下，单包装密封，大垛用黑色塑料布遮盖、密闭库藏。

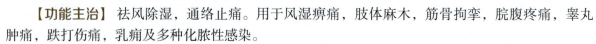

图 504-1　寻骨风

【主要成分】 主要含生物碱，还含有挥发油、糖等。

【性味归经】 辛、苦，平。归肝经。

【功能主治】 祛风除湿，通络止痛。用于风湿痹痛，肢体麻木，筋骨拘挛，脘腹疼痛，睾丸肿痛，跌打伤痛，乳痈及多种化脓性感染。

【用法用量】 内服：煎汤 9~15 g，或浸酒服。外用：适量。

【其他】

1. 寻骨风含马兜铃酸，马兜铃酸有引起肾脏损害等不良反应的报道；儿童及老年人慎用；孕妇、婴幼儿及肾功能不全者禁用。此药材内服尽量不用，用他药代替。

2. 寻骨风具有镇痛、抗炎、抗肿瘤等药理活性，临床用于关节炎、胃痛、化脓性感染等。

红大戟

【来源】 红大戟为茜草科植物红大戟 *Knoxia valerianoides* Thorel et Pitard 的干燥块根。主产于云南、广东、广西、贵州等地。

【性状】 红大戟略呈纺锤形，偶有分枝，稍弯曲，长 3~10 cm，直径 0.6~1.2 cm。表面红褐色或红棕色，粗糙，有扭曲的纵皱纹。上端常有细小的茎痕。质坚实，断面皮部红褐色，木部棕黄色（图 505-1）。气微，味甘、微辛。

以个大、质坚实、色红褐、无须根者为佳。

【采收加工】 种植后第 2~3 年，春季未发芽前或秋季茎叶枯萎时采挖根部，但以秋季为佳，除去残茎、须根，洗净，置沸水中略烫，及时晒干或烘干，药材水分不得过 11.0%。

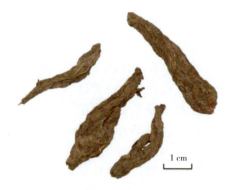

图 505-1　红大戟

注：红大戟鲜时易霉烂，切忌堆放以免变质，建议略烫后，趁鲜切片，及时干燥。

【贮藏】 红大戟贮存不当，受潮受热会发霉变色。建议在 20℃以下，单包装密封，大垛密闭库藏。

【主要成分】 主要含蒽醌成分：虎刺醛、甲基异茜草素、3-羟基巴戟醌、红大戟素、丁香酸等，及三萜类等成分。

药典标准：醇溶性浸出物不得少于 7.0%，含 3-羟基巴戟醌不得少于 0.030%，含芦西定应为 0.040%~0.15%。

【性味归经】 苦，寒；有小毒。归肺、脾、肾经。

【功能主治】 泻水逐饮，消肿散结。用于水肿胀满，胸腹积水，痰饮积聚，气逆咳喘，二便不利，痈肿疮毒，瘰疬痰核。

中药材质量新说（第二版）
ZHONGYAOCAI ZHILIANG XINSHUO (DIERBAN)
药材

【用法用量】内服：1.5~3 g。入丸散服，每次 1 g；内服醋制用。外用：适量，生用，捣敷；或煎汤洗。

【其他】

1. 红大戟反甘草，不宜与甘草同用。体虚者及孕妇禁用。

2. 红大戟具有抑菌、利尿等药理活性，临床用于治疗水肿、精神分裂症。

红木香

【来源】红木香又名五香血藤，为五味子科植物（长梗）南五味子 *Kadsura longipedunculata* Finet et Gagnep. 的干燥根和藤茎。分布于长江流域以南各地。

【性状】根呈圆柱形，不规则扭曲。表面灰棕色至棕紫色，略粗糙，有细纵皱纹和多数深达木部的横裂纹，扭曲处尚有横深沟，偶有栓皮脱落露出棕色皮部。质坚硬，难折断，断面粗纤维性，皮部与木部易分离，皮部宽厚、棕色，木部浅棕色，密布小孔（导管）（图506-1）。气微香而特异，味微甜、后苦而辛。

藤茎呈圆柱形。外皮灰黄色或灰紫褐色，有纵沟纹及皮孔。质坚硬，断面皮部为木部直径的 1/3~1/4，皮部赤褐色，木质部黄白色或淡棕色，可见细小导管孔，髓部明显，与皮部颜色相同。气香，味微苦。

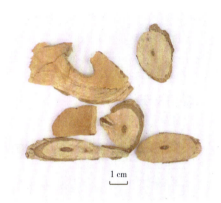

1 cm

图 506-1　红木香

【采收加工】全年均可采收，除去杂质，晒干。建议趁鲜切段或片，晒干或烘干。药材水分不得过 14.0%。

【贮藏】红木香贮存不当，受潮易霉变、易虫蛀。建议在 25℃以下，单包装遮光密封库藏；大垛用黑色塑料布遮盖、密闭库藏。

【主要成分】主要含木脂素（五味子醇甲、五味子甲素、五味子乙素等）、三萜、挥发油等成分。

【性味归经】辛、苦，温。归脾、胃、肝经。

【功能主治】理气止痛，祛风通络，活血消肿。用于胃痛，腹痛，风湿痹痛，痛经，月经不调，产后腹痛，咽喉肿痛，痔疮，无名肿毒，跌扑损伤。

【用法用量】内服：煎汤，9~15 g；或研末，1~1.5 g。外用：适量，煎水洗，或研末调敷。

【其他】

1. 红木香具有抗氧化、抗肿瘤、抗 HIV、抗 HBV 等药理活性。

2. 治胃、十二指肠溃疡：南五味子根研末。每日 6~9 g，开水冲服。

3. 治疗病毒性肝炎：红木香适量。研成细末。每天 9~18 g，分 3~4 次口服。

4. 治冷滞腹痛：南五味子根 30 g。水煎成半碗，温服，每日 2 次。

5. 胜红清热片：红木香、三叶鬼针草、连翘、胜红蓟。清热解毒，理气止痛，化瘀散结。用于湿热下注，气滞血瘀的慢性盆腔炎见有腹部疼痛者。

红曲米

【来源】红曲米为曲霉科真菌紫色红曲霉 *Monascus purpureus* Went. 寄生在粳米上而成的红曲

米。主产于江西、浙江、福建、广东、台湾等地。

【性状】 红曲米为不规则形的颗粒，状如碎米；外表棕红
色，质脆，断面粉红色（图 507-1），微有酸气，味淡。

以红透质酥，陈久者为佳。

【制法】 取稻米，蒸煮灭菌，接种紫色红曲霉菌，发酵、
干燥，除去灰屑等杂质。药材水分不得过 12.0%。

各地红曲米制法不一，所制得的药材质量差异大，用药时
宜选用大品牌，正规厂家的红曲米产品。

【贮藏】 红曲米贮存不当，易受潮发霉、易虫蛀、易酸败
变质。霉变者含大量黄曲霉，不可药用。建议在 25℃以下单
包密封，大垛用黑色塑料布遮盖、密闭库藏。

【主要成分】 主要含糖化酶、麦芽糖酶、果胶酶、糊精化
酶、蛋白酶、红曲酶葡萄糖淀粉酶、潘红、梦那玉红、梦那玉等成分。

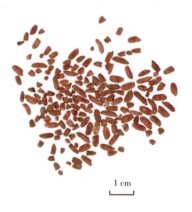

图 507-1　红曲米

四川省中药饮片炮制规范（2015 年版）：每 1 000 g 含黄曲霉毒素 B_1 不得过 5 μg；每 1 000 g
含桔青霉素不得过 50 μg；每 1 g 含洛伐他汀不得少于 0.40 mg。

【性味归经】 甘，温。归肝、脾、大肠经。

【功能主治】 消食健脾，活血化瘀，降脂化浊。用于食积腹胀，泻痢腹痛，瘀滞腹痛，产后
恶露不尽，跌打损伤，高脂血症。

【用法用量】 内服：煎服，6~12 g；泡服每次 2~3 g。或研末入丸、散。外用：适量，捣敷。

【其他】

1. 脾阴不足及无食积瘀滞者慎用。孕妇及哺乳期妇女慎用。

2. 红曲米中提取的红曲菌具降低总胆固醇、降低低密度脂蛋白胆固醇、降低血清甘油三酯、
降低动脉粥样硬化指数、升高高密度脂蛋白胆固醇的显著疗效，能有效地治疗冠心病、脑中风等
心脑血管疾病，及与高血脂相关的疾病，如糖尿病、肾病综合征及脂肪肝等。

3. 治饮食停滞，胸膈满闷，消化不良：红曲 9 g，麦芽 6 g，山楂 9 g。水煎服。每日 2 次。

4. 治妇女血气痛：红曲 6 g。水煎，热酒服。每日 3 次。

5. 治跌打损伤：红曲 6 g，铁苋菜 31 g。水煎服。1 次服完，每日 3 次。

红花子（白平子）

【来源】 红花子又名白平子，为菊科植物红花 Carthamus tinctorius L. 的种子。主产于新疆裕
民县，云南、河南、四川等地亦产。

【性状】 红花子略呈卵圆形，长 5~7 mm，宽约 4 mm。表面
白色或灰白色，光滑，具 4~5 条明显纵棱线，先端截行有花柱
痕，基部钝圆，果皮厚。破开后，可见子叶 2 片，淡黄白色，富
油性（图 508-1）。气微，味辛。

以身干、粒大、饱满、色白、无霉蛀者为佳。

【采收加工】 秋季果实成熟时，割取地上部分，晒干，打下
果实，除去杂质，再晒干。药材水分不得过 10.0%。

【贮藏】 红花子贮存不当，受湿热易生虫、发霉、泛油。
建议在 20℃以下，单包装密封，大垛用黑色塑料布遮盖、密闭
库藏。

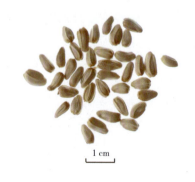

图 508-1　红花子

【主要成分】 主要含油量可达 50%，油中的主要成分为亚油酸甘油酯、蛋白质、木脂素、红花子甾苷等[1]。

【性味归经】 甘，温。归心、肺经。

【功能主治】 活血祛湿，解毒，止痛。治痘疹不出，痈疽无头，妇女血气瘀滞腹痛。

【用法用量】 内服：3~9 g，煎汤或入丸、散。

【其他】

1. 用时捣碎，随用随捣。

2. 红花子主要用于压榨红花子油，红花子油有防血清胆固醇在血管壁里沉积，防治动脉粥样硬化及心血管疾病的医疗保健效果。

红花龙胆

【来源】 红花龙胆为龙胆科植物红花龙胆 *Gentiana rhodantha* Franch. 的干燥全草。主产于我国云南、四川、贵州、广西等地。

【性状】 红花龙胆长 30~60 cm。根茎短，具数条细根；根直径 1~2 mm，表面浅棕色或黄白色。茎具棱，直径 1~2 mm，黄绿色或带紫色，质脆，断面中空。花单生于枝顶及上部叶腋，花萼筒状，5 裂；花冠喇叭状，长 2~3.5 cm，淡紫色或淡黄棕色，先端 5 裂，裂片间褶流苏状。蒴果狭长，2 瓣裂。种子扁卵形，长约 1 mm，具狭翅（图 509-1）。气微清香，茎叶味微苦，根味极苦。

以花叶多、色绿者为佳。

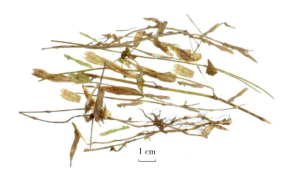

图 509-1 红花龙胆

【采收加工】 一般秋、冬二季，茎叶茂盛，开花并有少量蒴果时采挖，挖出全草或只收割地上部分，除去杂质，快速晒干。药材水分不得过 9.0%。

红花龙胆不同部位芒果苷含量测定，见表 509-1。

表 509-1 红花龙胆不同部位芒果苷含量测定（mg/g）[2]

部位	根	茎	叶	花
芒果苷	21.11	22.78	51.59	41.52

红花龙胆叶中芒果苷含量最高，其次为花部，根部含量最低，红花龙胆药材叶多者质较优。

【贮藏】 红花龙胆贮存不当，受潮易霉变，见光色易枯黄。建议在 25℃ 以下，单包装密封，大垛黑色塑料布遮盖、密闭库藏。

【主要成分】 主要含芒果苷、当药苷、马钱苷酸、正三十一碳烷、正三十二碳酸乙酯、正三十二碳酸己酯等。

药典标准：含芒果苷不得少于 2.0%。

【性味归经】 苦，寒。归肝、胆经。

[1]赵庆年. "十三五" 规划教材. 天然药物学 [M]. 第 2 版. 南京: 江苏科学技术出版社, 2018.

[2]沈涛, 张霁, 赵艳丽, 等. 红花龙胆不同药用部位 UV-Vis 和 UPLC 指纹图谱研究及资源评价 [J]. 中草药, 2016, 47（2）: 309-317.

【功能主治】 清热除湿，解毒，止咳。用于湿热黄疸，小便不利，肺热咳嗽。

【用法用量】 内服：煎汤，9~15 g。外用：适量，捣烂外敷或水煎浓缩涂患处。

【其他】

1. 红花龙胆主成分芒果苷，有降血糖、抗肿瘤、抗氧化、抗辐射、免疫调节、减肥等作用。芒果苷在止咳、消炎中疗效明确。

2. 咽喉肿痛：红花龙胆适量。泡水饮。

红 芪

【来源】 红芪是豆科植物多序岩黄芪 *Hedysarum polybotrys* Hand. -Mazz. 的干燥根。主产于甘肃、四川等地。

【性状】 红芪呈圆柱形，少有分枝，上端略粗，长10~50 cm，直径 0.6~2 cm。表面灰红棕色，有纵皱纹、横长皮孔样突起及少数支根痕，外皮易脱落，剥落处淡黄色。质硬而韧，不易折断，断面纤维性，并显粉性，皮部黄白色，木部淡黄棕色，射线放射状，形成层环浅棕色（图 510-1）。气微，味微甜，嚼之有豆腥味。

以粉质多、味甘者为佳。

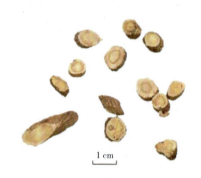

1 cm

图 510-1 红 芪

【采收加工】 种植 3 年后，9—10 月植株茎叶枯萎，土地未上冻前采收。割去地上部分，挖出全根，除去须根和根头，晒干。建议趁鲜切片干燥。

注：红芪采收时要深挖，不要伤根，防止挖断主根。

不同生长年限对红芪产量和品质的影响，见表 510-1。

表 510-1　不同生长年限对红芪产量和品质的影响[1]

生长年限	根重 /g	黄酮 /%	多糖 /%
1 年生	5.77	0.42	4.93
2 年生	25.47	0.53	6.20
3 年生	34.59	0.81	7.08
4 年生	42.11	0.74	7.15

随着生长年限的增长，红芪的单位根重、多糖含量均有所增加，但 4 年生红芪较 3 年生红芪提升不大，且 3 年生红芪黄酮含量最高。结合红芪的产量、品质和市场效益，建议红芪种植 3 年后采收。

甘肃红芪不同采收期产量及浸出物含量测定，见表 510-2。

表 510-2　甘肃红芪不同采收期产量及浸出物含量测定[2]

采收时间	鲜根产量 /（kg/hm²）	干根产量 /（kg/hm²）	折干率 /%	浸出物 /%
9 月 10 日	7 492.6	3 948.1	51.1	38.8

[1]叶菊, 蔺海明, 程卫东, 等. 生长年限及坡向对红芪产量和品质的影响[J]. 草地学报, 2013, 21（2）：288-294.

[2]孙连虎. 红芪规范化栽培技术研究[D]. 兰州：甘肃农业大学, 2013.

采收时间	鲜根产量 /（kg/hm²）	干根产量 /（kg/hm²）	折干率 /%	浸出物 /%
9 月 20 日	7 442.2	4 311.1	57.8	32.7
9 月 30 日	8 101.9	4 851.9	59.9	44.7
10 月 10 日	7 888.9	4 731.5	59.4	39.3
10 月 20 日	8 892.6	6 174.1	67.8	50.4
10 月 30 日	7 525.9	4 922.6	65.6	40.7
11 月 10 日	7 888.9	5 100.0	62.9	42.2

10 月 20 日左右甘肃产红芪产量和浸出物含量达到最大值，采收适宜。

【贮藏】 红芪贮存不当，易受潮霉变、易虫蛀，见光有效成分易流失。建议在 20℃ 以下单包装密封、大垛黑色胶布遮盖、密闭库藏。

【主要成分】 主要含多糖、毛蕊花糖苷、芒柄花苷、毛蕊异黄酮、异甘草素、毛柄花素等。

药典标准：醇溶性浸出物不得少于 25.0%。

【性味归经】 甘，微温。归肺、脾经。

【功能主治】 补气升阳，固表止汗，利水消肿，生津养血，行滞通痹，托毒排脓，敛疮生肌。用于气虚乏力，食少便溏，中气下陷，久泻脱肛，便血崩漏，表虚自汗，气虚水肿，内热消渴，血虚萎黄，半身不遂，痹痛麻木，痈疽难溃，久溃不敛。

【用法用量】 内服：煎汤，9~30 g。

【其他】

1. 药典中红芪性味归经、功能主治、用法用量与黄芪一样。

2. 红芪具有抗自由基，抗肿瘤，减轻糖尿病并发症，免疫调节，内皮细胞损伤保护，促进血管生成、抑制血栓等药理作用。临床用于治疗慢性肾炎蛋白尿、糖尿病。

红豆蔻

【来源】 红豆蔻为姜科植物大高良姜 *Alpinia galangal* Willd. 的干燥成熟果实。主产于广东、广西、海南等地。

【性状】 红豆蔻呈长球形，中部略细，长 0.7~1.2 cm，直径 0.5~0.7 cm。表面红棕色或暗红色，略皱缩，顶端有黄白色管状宿萼，基部有果梗痕。果皮薄，易破碎。种子 6，扁圆形或三角状多面形，黑棕色或红棕色，外被黄白色膜质假种皮，胚乳灰白色（图 511-1）。气香，味辛辣。

以粒大、饱满、气味浓者为佳。

【采收加工】 栽培第 3 年开花结果，秋季果实刚呈红色时采收。将果穗割回，摊放阴凉通风处 4~7 天，等果实皮变成深红色时脱粒，去除枝秆等杂质，晒干或低温烘干。

注：刚收割的果实不宜在太阳下晒，否则晒干的果实表皮呈白色或淡红色，质量欠佳[1]。

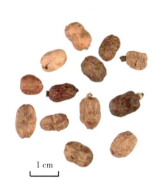

1 cm

图 511-1 红豆蔻

575

[1] 肖杰易, 周正, 余明安. 红豆蔻栽培技术 [J]. 中国中药杂志, 1995, 20（4）: 208-209.

【贮藏】 红豆蔻贮存不当，易生虫、发霉，挥发油含量易减失，香气易散失。建议在20℃以下，单包装密封，大垛用黑色塑料布遮盖、密闭库藏。

【主要成分】 主要含挥发油、黄酮类、皂苷、脂肪酸等类成分。

药典标准：含挥发油不得少于0.40%。

【性味归经】 辛，温。归脾、肺经。

【功能主治】 散寒燥湿，醒脾消食。用于脘腹冷痛，食积胀满，呕吐泄泻，饮酒过多。

【用法用量】 内服：煎汤，3~6 g；或研末。外用：研末搐鼻或调搽。

【其他】

1. 入药前需捣碎。

2. 红豆蔻具有抗溃疡、抗病原微生物、抗肿瘤、降血糖等药理作用。

3. 胃脘疼痛（包括慢性胃炎、神经性胃痛）：红豆蔻、香附、生姜各9 g。每日1剂，水煎，分2次服。

红 粉

【来源】 红粉为红氧化汞（HgO）。主产于河北、天津、湖北、湖南、江苏等地。

【性状】 红粉为橙红色片状或粉状结晶，片状的一面光滑略具光泽，另一面较粗糙。粉末橙色（图512-1）。质硬，性脆；遇光颜色逐渐变深。气微。

以片状、色橙红、有光泽者为佳。

【贮藏】 建议在20℃以下，用铁箱或瓷坛密封、避光库藏。

注：红粉有大毒，需单独存放，专人保管。

【主要成分】 主要含氧化汞。

药典标准：含氧化汞不得少于99.0%。

【性味归经】 辛，热；有大毒。归肺、脾经。

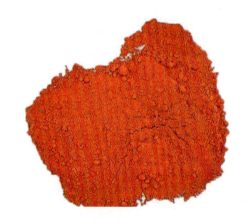

图512-1 红 粉

【功能主治】 拔毒，除脓，去腐，生肌。用于痈疽疔疮，梅毒下疳，一切恶疮，肉暗紫黑，腐肉不去，窦道瘘管，脓水淋漓，久不收口。

【用法用量】 外用适量，研极细粉单用或与其他药味配成散剂或制成药捻。

【其他】

1. 红粉有大毒，只可外用，切不可内服；外用亦不宜大量久用；孕妇禁用。外疡腐肉已祛或脓水已尽者不宜。

2. 红粉具有抗菌、促进机体组织再生和伤口愈合等药理作用。

3. 氧化汞既是红粉的活性药理成分，也是红粉的毒性物质基础。氧化汞的人致死量为0.1~0.7 g。

4. 红粉中毒症状：如恶心呕吐，口中有金属味，口腔黏膜充血，齿龈肿胀、溢血，腹泻，肾脏损害，肌肉震颤，心、肾、肝、小脑等脏器损伤。严重时可因全身极度衰竭而死亡[1]。

5. 红粉有大毒，弊大于利，时代进步尽量不用或选其他药物替代。

[1]张耕,马威,徐宏峰.常用中药毒性研究进展及应用[M].武汉:湖北科学技术出版社,2013.

麦冬须根

【来源】 麦冬须根为百合科植物麦冬 *Ophiopogon japonicas*（L.f.）Ker-Gaw1 的干燥须根。主产于四川绵阳三台。

【性状】 麦冬须根呈散乱的细须短节状，瘦小细长，长 20~50 mm 或更长不等，粗 2~3 mm，外表黄白色或淡棕黄色，可见木心，体轻，干时可脆断，受潮后质坚韧不易断折（图 513-1）。剪口断面呈黄白色，味微苦带甜。

【采收加工】 清明（节）雨前采收麦冬时，收集须根，挑选除去杂质，晒干或低温烘干。药材水分不得过10.0%。

川产麦冬和麦冬须根中总皂苷和麦冬皂苷 D 含量测定，见表 513-1。

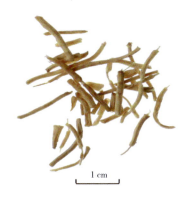

图 513-1 麦冬须根

表 513-1 川产麦冬和麦冬须根中总皂苷和麦冬皂苷 D 含量测定[1]

样品	总皂苷 /（mg/g）	麦冬皂苷 D/（mg/g）
麦冬	12.041	0.348 0
麦冬须根	28.465	0.408 4

川产麦冬须根总皂苷含量明显高于麦冬，而麦冬皂苷 D 含量与麦冬无显著性差异。

麦冬块根和麦冬须根中多糖含量测定，见表 513-2。

表 513-2 麦冬块根和麦冬须根中多糖含量测定[2]

样品	麦冬块根	麦冬须根
多糖 /%	16.949	20.120
黄酮 /%	0.805	0.799

麦冬须根中多糖含量较块根高，黄酮含量相差不大。

【贮藏】 麦冬须根易霉变、易虫蛀。建议在 25℃以下，单包装密封，大垛用黑色塑料布遮盖、密闭库藏。

【主要成分】 化学成分在种类和含量上皆与块根相似，主要有糖、皂苷、酚类、脂肪油、内酯类、蛋白质、氨基酸、维生素等。

四川省地方标准：麦冬总皂苷（以鲁斯可皂苷元计）不少于 0.40%。

【用法用量】 四川省地方标准推荐每日食用量不得过 3 g。婴幼儿、孕妇、乳母不建议食用，对该产品过敏人群禁用。

【其他】

1. 麦冬须根有增强免疫功能、抗氧化、抗辐射、心肌缺血保护、镇咳、降血糖等药理作用。

[1] 金虹，王化东，何礼，等 . 川产麦冬及其须根组织学与麦冬皂苷的含量对比研究 [C]. 2013 年中国药学大会暨第十三届中国药师周 .

[2] 马军守，别继明，金虹 . 川麦冬及其须根中多糖和黄酮类有效成分定量分析 [J]. 西南科技大学学报，2008（01）：86-89.

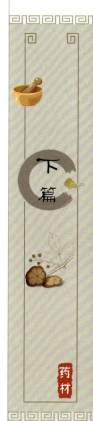

2. 麦冬须根与块根所含化学成分的种类及含量类似，须根占块根总重量的50%~70%，具有很大的开发利用价值。

玛 咖

【来源】 玛咖为十字花科独行菜属植物玛咖 *Lepidium meyenii* Walp. 的干燥根及根茎。原产于秘鲁安第斯山脉，我国云南丽江、迪庆州有大面积种植，新疆、西藏四川等地少数地区也有少量种植。

【性状】 玛咖为一年生或两年生草本，地下根（茎）膨大呈粗糙倒梨形，玛卡根部的形状和体积差距很大，有三角形、椭圆形或矩形。直径 2~8 cm 不等，表面颜色可能呈金色或者淡黄色、红色、紫色、蓝色、黑色或者绿色，肉质白色或淡黄色，具有刺激性气味（图 514-1）。

玛咖干品以个头均匀，质坚实，不枯心、不空心、断面胶质样，香气浓者为佳。

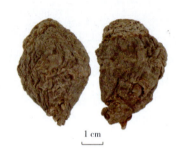

1 cm

图 514-1 玛 咖

【采收加工】 多于深秋，多数植株叶色转黄萎缩后采挖，清除杂质，晒干或低温烘干。建议趁鲜切片，摊薄快速晒干或低温烘干。水分不得过 12.0%。

注：蒸制或高温热风杀青处理后再干燥，玛咖的外观品质，营养成分（淀粉、蛋白质和多糖），功效成分（芥子油苷、玛咖酰胺）显著降低，冷风（2 m/s，在 20℃）干燥或自然晾干营养成分及功效成分保存较好。

不同产地玛咖中总生物碱的含量测定研究，见表 514-1。

表 514-1　不同产地玛咖中总生物碱的含量测定研究[1]

产地	颜色	海拔 /m	总生物碱含量 / (mg/g)
秘鲁	黄色	3 550	5.01
丽江玉龙雪山	白色	3 600	4.72
迪庆香格里拉	黄色	3 300	4.48
新疆塔什库尔干	紫色	3 100	4.16
四川阿坝	黄色	2 900	3.62
曲靖会泽	紫色	2 200	2.89
大理宾川	紫色	2 400	2.76
昆明禄劝	黄色	2 100	2.26
东川因民	白色	2 300	2.22

秘鲁产的玛咖中生物碱的含量较高，丽江、迪庆两个地区次之，东川、禄劝、宾川较低。总生物碱含量基本上与海拔高度呈相关性关系。

【贮藏】 玛咖贮存不当，玛咖总生物碱、芥子油苷易降解，香气易散失。建议在 25℃ 以下，单包装密封，大垛用黑色塑料布遮盖、密闭库藏。

【主要成分】 主要含多糖、生物碱类（如玛咖酰胺类、咪唑类、羟基吡啶类、咔啉类、有机

---

[1]范祥,蔺苗,杨永寿,等.不同产地玛咖中总生物碱的含量测定研究[J].大理学院学报,2016(12):43-46.

胺类）、芥子油苷类、硫代乙内酰脲类、玛咖烯类、甾醇类等成分。

【性味归经】 甘、辛，微温；归肾、肝、脾经。

【功能主治】 补肾益精，强筋壮骨，疏肝健脾。用于肾精亏虚，性欲淡漠，肝肾不足，筋骨萎软，脾气虚弱，倦怠乏力；肝郁气滞，抑郁烦躁。

【用法用量】 内服：水煎，3~24 g，或1.5~6 g研末冲服。

【其他】

1. 不宜长期、过量食用，以防对机体产生一些副作用。

2. 玛咖具有壮阳、增强免疫、抗疲劳、调节内分泌、抗抑郁、抑癌、提高记忆力和学习能力、抗压力等作用。

3. 玛咖经卫生部公告（2011年第13号）批准为新资源食品。

4. 由于产地环境的影响，国产玛咖中芥子油苷含量在0.65%~1.83%，且根须含量高于块茎、叶子。

扶芳藤

【来源】 扶芳藤为卫矛科植物扶芳藤 *Euonymus fortune* （Turcz.） Hand.-Mazz. 的干燥带叶茎枝。分布于湖北、湖南、四川、贵州、云南、广西等地。

【性状】 扶芳藤茎枝呈圆柱形，直径0.1~0.3 cm，粗至3 cm；表面灰褐色、灰黄色或灰绿色，通常有纤细的气生根；小枝常有细瘤状皮孔。叶对生，叶片革质，宽椭圆形至长圆状倒卵形，长5.0~8.5 cm，宽1.5~4.0 cm，先端急尖，基部宽楔形或近圆形，边缘具锯齿，侧脉5~6对，稍突起，网脉不明显；叶柄长0.4~1.5 cm。有的可见密集的花序或果序。老茎质坚硬，难折断，断面皮部棕褐色，可见白色丝状物，木部黄白色；小枝质脆，易折断。断面通常中空（图515-1）。气微，味淡。

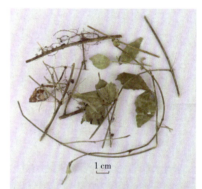

图515-1 扶芳藤

【采收加工】 全年均可采挖，除去泥沙，切段，茎叶分开，摊薄快速晒干或烘干。

【贮藏】 扶芳藤贮存不当，受潮易霉变，叶易腐烂脱落。建议在25℃以下，单包装遮光密封库藏；大垛用黑色塑料布遮盖、密闭库藏。

【主要成分】 主要含萜类（如木栓酮、绿舒筋酮）、黄酮类（如儿茶素、没食子儿茶素）、甾体类、木质素类、有机酸类等化合物。

【性味归经】 苦，温。归肝经。

【功能主治】 补肝肾，强筋骨，活血，止血。用于治疗肾虚腰痛，慢性腹泻，跌打损伤，月经不调。

【用法用量】 内服：煎汤，15~30 g；或浸酒，或入丸、散。外用：研粉调敷，或煎水熏洗。

【其他】

1. 孕妇忌服。

2. 扶芳藤具有抗氧化、抗衰老、凝血、脑组织保护、细胞保护、增强免疫、改善心力衰竭、抗HIV、抗炎镇痛等药理活性。

3. 治腰肌劳损，关节酸痛：扶芳藤50 g，大血藤25 g，梵天花根25 g。水煎，冲红糖、黄酒服。

4.风湿疼痛：扶芳藤泡酒，每日2次。

走马胎

【来源】 走马胎为紫金牛科植物走马胎 *Ardisia gigantifolia* Stapf 的干燥根及根茎。分布于福建、江西、广东、广西、云南、贵州、海南等地。

【性状】 走马胎呈圆柱形，常膨大呈念珠状，直径1.5~4 cm。表面灰褐色或暗紫色，有纵向沟纹（俗称蛤蟆皮皱纹），皮部易剥离，厚约2 mm。质坚硬，断面皮部淡紫红色，有紫色小窝点，木部白色。研细的粉末于手指上捻擦具滑腻感（图516-1）。气微，味淡。

以根条粗大、有较大的结节、无茎枝、表面"蛤蟆皮"明显、断面白色带粉性及纹理清晰者为佳。

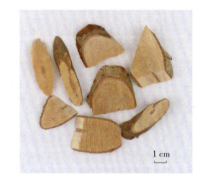

图516-1 走马胎

【采收加工】 全年均可采挖，挖取根部，除去泥土及须根，干燥。建议趁鲜切片，摊薄快速晒干或烘干。

【贮藏】 走马胎贮存不当，易受潮霉变、易虫蛀。建议在25℃以下，单包装遮光密封库藏；大垛用黑色塑料布遮盖、密闭库藏。

【主要成分】 主要含三萜皂苷类、岩白菜素类（如岩白菜素、11-O-紫丁香基岩白菜素）、酚酸类、甾醇类、苯醌类、挥发油类、黄酮类等成分[1]。

【性味归经】 辛，温。归肝经。

【功能主治】 祛风湿，壮筋骨，活血去瘀。用于风湿筋骨疼痛，跌打损伤，产后血瘀，痈疽溃疡。

【用法用量】 内服：煎汤，9~15 g，煎服或浸酒服。外用：适量，研末调敷。

【其他】

1.走马胎具有抗肿瘤、抗氧化、抗血栓、抗炎等药理作用。

2.妇女产后关节痛：走马胎60 g，大风艾60 g。水煎，洗患处。

3.风湿性关节炎：走马胎15 g，半枫荷15 g，五加皮15 g。酒、水各半煎服。

4.本植物的叶（走马胎叶）亦供药用。主治疮疖肿痛，下肢溃疡，跌打扭伤。

赤石脂

【来源】 赤石脂为硅酸盐类矿物多水高岭石族多水高岭石，含四水硅酸铝〔Al$_4$（Si$_4$O$_{10}$）（OH）$_3$·4H$_2$O〕。分布于福建、河南、陕西、湖北、山西等地。

【性状】 赤石脂为块状集合体，呈不规则的块状。粉红色、红色至紫红色，或有红白相间的花纹。质软，易碎，断面有的具蜡样光泽（图517-1）。吸水性强。具黏土气，味淡，嚼之无沙粒感。

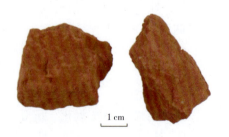

图517-1 赤石脂

[1]龙杰超,徐传贵,韦贵元,等.中药走马胎研究进展[J].中医药导报,2017,23(21)：75-78,81.

以色红，光滑细腻，易碎，舌舔之黏性强者为佳。

【采收加工】 全年皆可采，挖出后，选择红色滑腻如脂的块状体，拣去杂石、泥土。

【贮藏】 赤石脂贮存不当，极易受潮，药效易流失。建议 30℃ 以下，单包装密封库藏；药房配方使用前密封保管。

【主要成分】 主要含四水硅酸铝，尚含相当多的氧化铁，还含有钛、镍、锶、钡等微量元素。

【性味归经】 甘、酸、涩，温。归大肠、胃经。

【功能主治】 涩肠，止血，生肌敛疮。用于久泻久痢，大便出血，崩漏带下；外治疮疡久溃不敛，湿疮脓水浸淫。

【用法用量】 内服：煎汤，9~12 g，先煎；或入丸、散。外用：适量，研末敷患处或调敷。

【其他】

1. 用时打碎，利于有效成分煎出。

2. 有湿热积滞者忌服。孕妇慎服。

3. 不宜与肉桂同用。

4. 赤石脂具有止血祛瘀、抗炎、止泻、保护消化道黏膜等药理作用。临床用于烧烫伤、体表溃疡、慢性腹泻、出血、坐骨神经痛、脱肛、癫痫、脑动脉硬化等病症的治疗。

扭肚藤

【来源】 扭肚藤为木犀科植物扭肚藤 *Jasminum elongatum*（Bergius）Willd. 的干燥嫩茎及叶。主要分布于广东、海南、广西、云南等地。

【性状】 扭肚藤茎呈圆柱形，长 3~5 cm，直径 1~5 mm；表面绿棕色或淡褐色，粗枝光滑，幼枝茶褐色被疏毛，或近光滑，节部稍膨大。质坚，断面粗糙，木部白色，中央具有明显的髓部或形成空洞。叶对生，具叶柄，叶片卵状披针形，绿褐色，稍有光泽，基部浑圆，略呈心形，全缘，质脆易碎（图 518-1）。

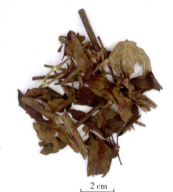

以叶片多、完整、青褐色、无老枝茎者为佳。

【采收加工】 夏季采收嫩茎叶，除去杂质，趁鲜切段，晒干。

【贮藏】 扭肚藤贮存不当，受潮易霉变，叶易腐烂脱落。建议在 25℃ 以下，单包装，遮光密封库藏；大垛用黑色塑料布遮盖、密闭库藏。

图 518-1 扭肚藤

【主要成分】 主要含断环烯醚萜苷类（扭体藤苷 A、B、C，10- 羟基女贞苷，素馨属苷等）、生物碱类、黄酮类、木质素类、香豆素类、苯丙酸类等成分。

广东省中药材标准（第三册）（2019 年版）：水溶性浸出物不得少于 9.0%。

【性味归经】 微苦，凉。归胃、大肠经。

【功能主治】 清热解毒，利湿消滞。主治湿热泻痢，食滞脘胀，风湿热痹，瘰疬，疮疥。

【用法用量】 内服：煎汤，15~30 g。外用：煎水洗、研末撒；或捣敷。

【其他】

1. 扭肚藤具有止泻、镇痛、抗炎等药理活性。

2. 四肢麻痹肿痛（风湿热并病引起）：扭肚藤适量，与猪蹄煎汤服。

芫 花

【来源】 芫花是瑞香科植物芫花 *Daphne genkwa* Sieb. et Zucc. 的干燥花蕾。主产于安徽、江苏、浙江、四川、山东等地。

【性状】 芫花常 3~7 朵簇生于短花轴上，基部有苞片 1~2 片，多脱落为单朵。单朵多弯曲，呈棒槌状，长 1~1.7 cm，直径约 1.5 mm。花被筒表面密被短柔毛，淡紫色或灰绿色，先端 4 裂，裂片淡紫色或黄棕色。质软（图 519-1）。气微，味甘、微辛。

以花淡紫色或灰紫色、无杂质者为佳。

【采收加工】 春季花未开放时采摘花蕾，除去杂质，晒干或烘干。水分不得超过 11.0%。

芫花不同药用部位芫花素和芫花酯甲含量比较，见表 519-1。

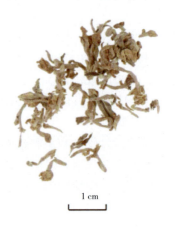

1 cm

图 519-1 芫 花

表 519-1 芫花不同药用部位芫花素和芫花酯甲含量比较[1]

芫花部位	芫花素 /%	芫花酯甲 /（mg/g）
花蕾	0.300	0.039
叶	0.038	0.280
根	—	0.250

芫花花蕾中芫花素含量远高于芫花叶，芫花根中未检出芫花素；芫花叶中芫花酯甲含量较高，可作为提取芫花酯甲的重要来源。

【贮藏】 芫花贮存不当，易虫蛀、受潮，气味变淡甚至无气味。建议在 20 ℃以下单包装密封，大垛用黑色塑料布遮盖、密闭库藏。

【主要成分】 主要含芫花素、芫花酯甲、木犀草素、芹菜素等。

药典标准：醇溶性浸出物不得少于 20.0%，含芫花素不得少于 0.20%。

【性味归经】 苦、辛，温；有毒。归肺、脾、肾经。

【功能主治】 泻水逐饮；外用杀虫疗疮。用于水肿胀满，胸腹积水，痰饮积聚，气逆咳喘，二便不利；外治疥癣秃疮，痈肿，冻疮。

【用法用量】 内服：1.5~3 g。醋芫花研末吞服，一次 0.6~0.9 g，一日 1 次。外用：适量，研末调敷或煎水洗。

【其他】

1. 本品有毒，使用时应注意。孕妇禁用。

2. 甘草能促使芫花中二萜类毒性成分溶出率提高，导致两药合煎毒性显著增加，芫花不宜与甘草同用。

3. 芫花具有终止妊娠及平滑肌影响、抗肿瘤、利尿、促进肠蠕动、镇咳、祛痰、改善心血管系统、镇痛、抗惊厥、抑制黄嘌呤氧化酶等药理作用。

[1] 徐子芳, 李娆娆, 龚千锋, 等. 芫花不同药用部位芫花素和芫花酯甲含量比较[J]. 中国中医药信息杂志, 2011, 18（4）：59-61.

芸香草

【来源】 芸香草为禾本科植物芸香草 *Cymbopogon distans*（Nees）Wats. 的干燥地上部分。主产于陕西、甘肃南部、四川、云南、西藏（墨脱）等地。

【性状】 芸香草茎长 40~110 cm，直径约 0.3 cm；表面灰绿色或棕绿色，有的带紫色，节处膨大；质脆，易折断。叶片狭条形，长 30~70 cm，宽 0.1~0.6 cm；叶鞘包茎，茎基的叶鞘多破裂，离茎内卷，上部的叶鞘短于节间；叶舌钝圆，长 0.2~0.4 cm，膜质，先端多不规则破裂（图 520-1）。气香特异，味辛辣，有麻凉感。

以色灰绿、粗壮、叶多、香气浓烈者佳。

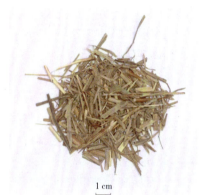

图 520-1　芸香草

【采收加工】 夏、秋两季开花前采割，阴干或晒干。药材水分不得过 15.0%。

【贮藏】 芸香草贮存不当，受热易霉变，香气易散失。建议在 25℃以下，单包装遮光密封库藏；大垛用黑色塑料布遮盖、密闭库藏。

【主要成分】 主要含挥发油（如龙脑、橙花醇、芳香醇、柠檬烯）、酸性皂苷类、鞣质、黏液质、苦味质等。

【性味归经】 辛、苦，温。

【功能主治】 解表，利湿，止咳平喘。用于风寒感冒，伤暑，吐泻腹痛，小便淋痛，风湿痹痛，咳嗽气喘。

【用法用量】 内服：煎汤，9~15 g（大剂量 30~60 g）；或浸酒。外用：捣敷或煎水熏洗。

【其他】

1. 芸香草具有镇咳、平喘、抗菌、杀虫、中枢抑制等药理活性。

2. 芸香草在工业上常用于提取芸香草精油，作皂用和化妆品用香精，还可用于制作杀虫剂和消毒剂。

3. 风湿瘫痪（全身不遂或半身不遂）：芸香草 1 kg，舒筋草 250 g。水煎洗或熏。

花生衣

【来源】 花生衣为豆科植物落花生 *Arachis hypogaea* L. 的干燥种皮。全国各地均产。

【性状】 花生衣为不规则菲薄的碎片或略呈不规则的囊状，皱缩卷曲，大小不一，厚约 0.1 mm。外表面紫红或红棕色、红黄色，具纵向皱棱；内表面淡黄棕色或黄白色，较光滑。质轻易碎（图 521-1）。具清香气，味淡。

以种皮完整、表面光滑无杂色者为佳。

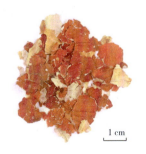

图 521-1　花生衣

【采收加工】 秋末挖取果实，剥去果壳，种子用热水烫后剥下种皮，晒干；或在花生仁榨油作坊或其他花生加工厂，收

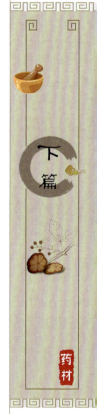

583

集洁净种皮，晒干。

【贮藏】 花生衣贮存不当，见光色易变淡，受潮发霉。建议在25℃以下，单包装遮光密封库藏；大垛用黑色塑料布遮盖、防堆压、密闭库藏。

【主要成分】 主要含甾醇及脂肪酸类（如β–谷甾醇、棕榈酸、硬脂酸）、黄酮类（如木犀草素、金圣草素）等成分。

【性味归经】 甘、微苦、涩，平。归肝、脾经。

【功能主治】 止血、散瘀、消肿。用于血友病、原发性及继发性血小板减少性紫癜，各种出血。

【用法用量】 内服：1~30 g；外用：适量，煎水洗。

【其他】

1. 花生衣具有抗氧化、防止血小板减少、抑菌等药理活性。

2. 血小板减少性紫癜：花生衣20 g，小红枣30 g。水煎服。

3. 湿脚气：花生连衣、红枣、赤小豆、薏苡仁各40 g，大蒜20 g。水煎，每日分2次服。

4. 白细胞减少症、贫血：花生衣500 g。炒香研末，与糯米粉500 g炒香同拌成炒米，可放糖，每日随意服用。

5. 变质有异味的花生衣，不得食用。

花蕊石

【来源】 花蕊石为变质岩类岩石蛇纹大理岩。含碳酸钙（$CaCO_3$）。主产于河南省三门峡市的灵宝市一带。

【性状】 花蕊石为粒状和致密块状的集合体，呈不规则的块状，具棱角，而不锋利。白色或浅灰白色，其中夹有点状或条状的蛇纹石，呈浅绿色或淡黄色，习称"彩晕"，对光观察有闪星状光泽（图522-1）。体重，质硬，不易破碎。气微，味淡。

以质坚硬、包白带"彩晕"者为佳。

【采收加工】 全年可采。采挖后，敲去杂石，选取有淡黄色或黄绿色彩晕的小块。

【贮藏】 建议30℃以下单包装密封库藏。

【主要成分】 主要含钙、镁的碳酸盐，并混有少量铁盐、铝盐，及锌、铜、钴、镍、铬、镉、铅等元素以及少量的酸不溶物。

药典标准：含碳酸钙不得少于40.0%。

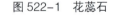

图522-1 花蕊石

【性味归经】 酸、涩，平。归肝经。

【功能主治】 化瘀止血。用于咯血，吐血，外伤出血，跌扑伤痛。

【用法用量】 内服：4.5~9 g，多研末服。外用适量。

【其他】

1. 孕妇忌服。

2. 花蕊石有凝血、抗惊厥等药理作用；用于治疗重症咯血、崩漏、阴道出血、血肿机化、氟骨症等病症。临床上常用的花蕊石方剂有止血定痛片、止血宁片、花蕊石止血散、颈复康颗粒。

3. 治咳血，吐血，及二便下血：煅花蕊石9 g，三七6 g，血余炭3 g。研为细末，分2次冲服。

中药材质量新说（第二版）ZHONGYAOCAI ZHILIANG XINSHUO (DIERBAN) 药材

芥 子

【来源】 白芥子是十字花科植物白芥 *Sinapis alba* L. 的干燥成熟种子。黄芥子是十字花科植物芥 *Brassica juncea*（L.）Czern. et Coss. 的干燥成熟种子。主产于四川省中江县、青海省大通县。

【性状】 白芥子呈球形，直径 1.5~2.5 mm。表面光滑，呈灰白色至淡黄色，具细微的网纹、有明显的点状种脐。种皮薄而脆，破开后内有白色折叠的子叶，有油性（图 523-1）。气微，味辛辣。

黄芥子较小，直径 1~2 mm。表面黄色至黄棕色，少数呈暗红棕色（图 523-2）。研碎加水浸湿后，则产生辛烈的特异臭气。

以粒大、饱满者为佳。

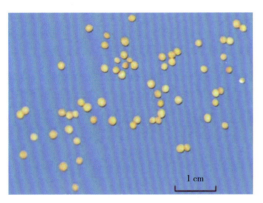

图 523-1 白芥子

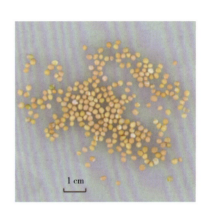

图 523-2 黄芥子

【采收加工】 夏末秋初果实成熟时采收。将地上部分割回，暴晒，打出种子，去净杂质，再晒至全干。药材水分不得过 14.0%。

【贮藏】 芥子贮存不当，易受潮发霉、受热走油，气味易变淡。建议在 25℃ 以下单包装密封、大垛用黑色塑料布遮盖、密闭库存。

注：芥子易串味，应单独保管。

【主要成分】 主要含黑芥子苷、芥子酶、芥子酸、芥子碱、葡萄糖芸苔素、芥酸、新葡萄糖芸苔素等。

药典标准：芥子碱以芥子碱硫氰酸盐计，不得少于 0.50%；水溶性浸出物不得少于 12.0%。

【性味归经】 辛，温。归肺经。

【功能主治】 温肺豁痰利气，散结通络止痛。用于寒痰咳嗽，胸胁胀痛，痰滞经络，关节麻木、疼痛，痰湿流注，阴疽肿痛。

【用法用量】 内服：煎汤，3~9 g；或入丸、散。外用：适量，研末调敷患处。

【其他】

1. 用时捣碎或压裂，利于有效成分溶出。

2. 芥子中芥子碱多以硫氰酸盐形式存在，具有抗辐射、抗氧化、抗衰老、抗雄激素、降血压等多种生物活性。

3. 黄芥子功效与白芥子相似，但白芥子去痰平喘的功效比黄芥子好。

4. 白芥子 9 g，苏子 9 g，莱菔子 9 g。具有祛痰，降气，消食之功效。现代常用于治疗慢性支气管炎、支气管哮喘、肺气肿等辨证属寒痰壅盛，肺气不利者。

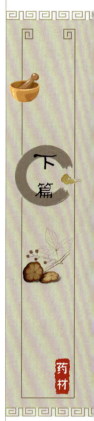

苎麻根

【来源】 苎麻根为荨麻科植物苎麻 *Boehmeria nivea*（L.）Gaud. 的干燥根茎及根。主产于江苏、山东、山西等地。

【性状】 苎麻根根茎呈不规则圆柱形，稍弯曲，长 8~25 cm，直径 0.4~2.5 cm。表面灰棕色，有纵皱纹及横长皮孔，并有多数疣状突起、残留细根及根痕。质硬而脆，断面纤维性，皮部灰褐色，木部淡棕色，有的中间有数个同心环纹，髓部棕色或中空。根略呈纺锤形，稍膨大，长 7~15 cm，直径 0.5~1.5 cm。表面灰棕色，有纵皱纹及横长皮孔。断面粉性，无髓（图 524-1）。气微，味淡，嚼之有黏性。

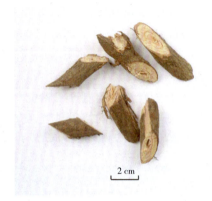

图 524-1 苎麻根

以色灰棕、无空心者为佳。

【采收加工】 冬、春二季采挖，除去地上茎、细根及泥土、干燥。建议趁鲜切片，晒干或烘干。

【贮藏】 苎麻根贮存不当，受潮易霉变、易虫蛀。建议在 25℃以下，单包装遮光密封库藏；大垛用黑色塑料布遮盖、密闭库藏。

【主要成分】 主要含有机酸类、倍半萜类（如 3-氧-α-紫罗兰醇）、三萜类、芪类、蒽醌类、黄酮类、甾醇类、酚类等成分。

【性味归经】 甘，寒。归心、肝、肾、膀胱经。

【功能主治】 止血，安胎。用于胎动不安，先兆流产，尿血；外治痈肿初起。

【用法用量】 内服：煎汤，9~30 g；或捣汁；外用：适量，鲜品捣敷；或煎汤熏洗。

【其他】

1. 苎麻根具有止血、抗炎、兴奋子宫肌、胚胎毒性、抑菌、抗 HBV、保肝抗氧化、抗糖苷酶与抗胆碱酯酶等药理作用。

2. 淋证尿血，小便不利：苎麻根、小蓟各 9~15 g，生蒲黄 4.5~9 g。水煎服。

3. 痛风：苎麻根 250 g，雄黄 15 g。共捣烂，敷患处。如痛不止，以莲叶包药，煨热，敷患处。

芭蕉根

【来源】 芭蕉根为芭蕉科植物芭蕉 *Musa basjoo* Sieb. Et Zucc. 的干燥根茎。主要分布于福建、广东、海南、广西、云南等地。

【性状】 芭蕉根呈圆柱形，具棕色鳞片，直径 10~20 cm。切片为不规则的块状，大小不等、厚 2~5.0 cm，表面棕黄色，质韧，不易折断，断面不整齐，纤维状（图 525-1）。气香，味淡。

【采收加工】 全年均可采收，除去须根及泥沙，洗净，切块，晒干或烘干。药材水分不得过 15.0%。

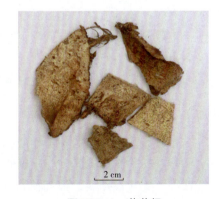

图 525-1 芭蕉根

贵州省天柱县凤城镇不同采收期芭蕉根总皂苷含量，见表525-1。

表525-1 贵州省天柱县凤城镇不同采收期芭蕉根总皂苷含量[1]

月份	1月	2月	3月	4月	5月	6月
含量/（mg/g）	5.474	6.891	23.193	25.126	11.192	49.434
月份	7月	8月	9月	10月	11月	12月
含量/（mg/g）	3.742	13.617	27.623	13.891	17.918	14.994

经测定：贵州省天柱县凤城镇不同采收期芭蕉根总皂苷含量差异非常大，其中以6月份含量最高，比8月、9月、10月份产的芭蕉根总皂苷含量高2倍左右，建议芭蕉根采收时间为6月。

同一植株芭蕉根、茎、叶总皂苷含量，见表525-2。

表525-2 同一植株芭蕉根、茎、叶总皂苷含量（mg/g）

产地	采收时间	根	茎	叶
贵阳市乌当区三江农场	2014月5日	10.94	23.38	19.61
贵州省天柱县清浪村	2014月5日	9.20	28.97	75.53
贵州省天柱县凤城镇	2014月5日	9.65	4.51	3.70
贵州省龙里县湾寨乡	2014月7日	12.03	3.40	26.27
贵阳市乌当区三江农场	2014月7日	15.59	14.45	20.26
贵州省天柱县清浪村	2014月7日	11.11	40.44	64.34

通过测定同一植株芭蕉根、茎、叶总皂苷含量，发现无一定规律，但均含有较高的总皂苷类成分，其中贵州省天柱县清浪村产芭蕉叶总皂苷含量高达75.53 mg/g，而芭蕉茎含量高达40.44 mg/g，其含量均较高，提示芭蕉茎、叶在皂苷类成分方面可进行开发研究。

【贮藏】 芭蕉根贮存不当，受潮易霉变。建议在25℃以下，单包装遮光密封库藏；大垛用黑色塑料布遮盖、密闭库藏。

【主要成分】 主要含酮类（如2′，3，4′－三羟基黄酮、3，3′－双羟基苯甲酮、羽扇豆酮）、醇类（如β－谷甾醇）、醛类、烯烃和酸类等化合物。

贵州省中药材民族药材标准（第一册）（2019年版）：醇溶性浸出物不得少于5.5%。

【性味归经】 甘，寒。归胃、脾、肝经。

【功能主治】 清热解毒，止渴，利尿。用于风热头痛，水肿脚气，消渴，崩漏，带下，血淋，丹毒。

【用法用量】 内服：煎汤，15~30 g，鲜品30~60 g；或捣汁；或研末调服。外用：捣敷、捣汁涂或煎水含漱。

【其他】

1.芭蕉根具有抗炎镇痛、抗菌、抑制α－葡萄糖苷酶活性、抗氧化等多种药理活性。

2.乳糜尿：鲜芭蕉根200 g，瘦猪肉200 g。水炖，服汤，分早晚2次服，每隔3天服1剂。

3.高血压：芭蕉根茎（15~30 g）煎汁，或同猪肉煮食。

587

[1]［2]梁玉清，王远敏，杨留波，等.同植株不同部位芭蕉根，茎及叶总皂苷的含量测定［J].时珍国医国药，2016（5）：1027-1029.

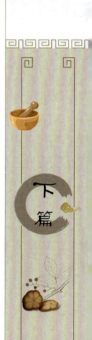

苏合香

【来源】 苏合香为金缕梅科植物苏合香树 *Liquidambar orientalis* Mill. 的树干渗出的香树脂经加工精制而成。主产于土耳其西南部，我国海南、广西、广东等地亦产。

【性状】 苏合香为半流动性的浓稠液体。棕黄色或暗棕色，半透明。质黏稠（图 526-1）。气芳香。

以黄白色、半透明、有香味者为佳。

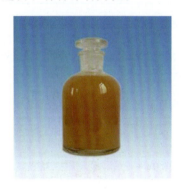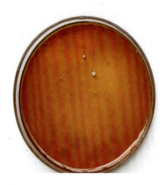

图 526-1　苏合香

【采收加工】 初夏将树皮割裂，深达木部，使分泌香脂，浸润皮部。至秋季剥下树皮，榨取香脂；残渣加水煮后再榨，除去杂质和水分，为苏合香的初制品。将苏合香初制品溶解于乙醇中，过滤，蒸去乙醇，为精制苏合香。

【贮藏】 苏合香贮存不当，香气极易散失，有效成分极易挥发，极易干结变性。建议置陶瓷瓶或深色玻璃瓶中，装少量清水，密封冷藏；药房配方使用前密封保管。

【主要成分】 主要含肉桂酸、齐墩果酮酸、3-表-齐墩果酸、苯甲酸、苯甲酸苄酯、苯甲醇、安息香酸、α-松油醇等。

药典标准：酸值应为 52~76，皂化值应为 160~190；含肉桂酸不得少于 5.0%。

【性味归经】 辛，温。归心、脾经。

【功能主治】 开窍，辟秽，止痛。用于中风痰厥，猝然昏倒，胸痹心痛，胸腹冷痛，惊痫。

【用法用量】 内服：0.3~1 g，宜入丸散服；或泡汤；不入煎剂。外用：溶于乙醇或制成软膏、搽剂涂敷。

【其他】

1.苏合香具有穿透血脑屏障、兴奋中枢、抗缺氧、抗心肌梗死、抗心肌缺血及抗凝血促纤溶活性、抗心律失常、抗血小板聚集、抗血栓、抗菌消炎等药理作用，临床用于流行性乙型肝炎、心绞痛、一氧化碳中毒后遗症、呃逆等病症。

2.苏合香丸：芳香开窍，行气止痛；用于痰迷心窍所致的痰厥昏迷、中风偏瘫、肢体不利，以及中暑、心胃气痛。

3.此物易掺杂、掺假，使用时应尽量先化验或鉴别确定。

杜仲雄花

【来源】 杜仲雄花为杜仲科植物人工种植杜仲雄株树 *Eucommia ulmoides* Oliv. 的干燥花。主产于四川、陕西、河南、贵州、云南等地。

【性状】 杜仲雄花，春季开花，花生于当年枝基部，簇生于短梗上的苞腋内。无花瓣（被），花梗长约 3 mm，无毛；苞片倒卵状匙形，长 6~8 mm，顶端圆形，边缘有睫毛，早落；有雄蕊 6~10 枚，长约 1 cm，无毛。雄蕊的花丝极短长约 1 mm，药隔突出，花药条形。花药由 4 个细长形小孢子囊组成，花粉粒从囊中散落时为 2 核（图527-1）。

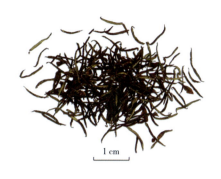

图 527-1 杜仲雄花

干燥杜仲雄花，花粉丰富，香味浓。

【采收加工】 春季，杜仲雄花盛开时采收，晒干，或炒制后热风干燥。杜仲雄花的盛花期是兼顾质量和产量的最佳采摘期[1]。

【贮藏】 杜仲雄花贮存不当，受潮易发霉，香气易散失。建议在 25℃以下，单包装密封；大垛用黑色塑料布遮盖、密闭库藏。

【主要成分】 主要含木质素类、环烯醚萜类、苯丙素类、多糖类、黄酮类、生物碱类、氨基酸、维生素及微量元素、挥发性物质等成分。

【用法用量】 食用量：每天不得过 6 g。

【其他】

1. 杜仲雄花具有降血压、降血脂、抗应激、抗氧化、抗疲劳、抗衰老、镇静催眠、抗过敏、抑菌、抗皮肤光老化、抗肿瘤等作用。

2. 杜仲芽（杜仲嫩叶）：补虚生津，解毒，止血。主治身体虚弱，口渴，脚气，痔疮肿痛，便血。

3. 杜仲叶：补肝肾，强筋骨。用于肝肾不足，头晕目眩，腰膝酸痛，筋骨痿软。

4. 杜仲（树皮）：补肝肾，强筋骨，安胎。用于肝肾不足，腰膝酸痛，筋骨无力，头晕目眩，妊娠漏血，胎动不安。

杠板归

【来源】 杠板归为蓼科植物杠板归 *Polygonum perfoliatum* L. 的干燥地上部分。全国多地均有分布，主产于贵州、江西、湖南、四川、广西等地。

【性状】 本品茎略呈方柱形，有棱角，多分枝，直径可达 0.2 cm；表面紫红色或紫棕色，棱角上有倒生钩刺，节略膨大，节间长 2~6 cm，断面纤维性，黄白色，有髓或中空。叶互生，有长柄，盾状着生；叶片多皱缩，展平后呈近等边三角形，灰绿色至红棕色，下表面叶脉和叶柄均有倒生钩刺；托叶鞘包于茎节上或脱落。短穗状花序顶生或生于上部叶腋，苞片圆形，花小，多萎缩或脱落（图528-1）。气微，茎味淡，叶味酸。

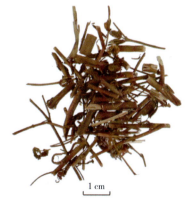

图 528-1 杠板归

以叶多、色绿、带花穗者为佳。

【采收加工】 夏、秋二季茎叶茂盛，开花时，割取地上部分，除去杂质，晒干。药材水分不得超过 13.0%。

【贮藏】 杠板归贮存不当，吸潮易发霉，会出现变色，质量

589

[1]叶东旭,杜红岩,李钦,等.杜仲雄花 HPLC 指纹图谱及成分积累规律的研究[J].中成药,2012,34（4）：706-709.

下降。建议在 25℃ 以下，单包装密封，大垛用黑色塑料布遮盖、密闭库藏。

【主要成分】 主要含黄酮类（如槲皮素），醌类、萜类、苯丙素糖酯类、酰胺类等成分。

药典标准：水溶性浸出物不得少于 15.0%。含槲皮素不得少于 0.15%。

【性味归经】 酸，微寒。归肺、膀胱经。

【功能主治】 清热解毒，利水消肿，止咳。用于咽喉肿痛，肺热咳嗽，小儿顿咳，水肿尿少，湿热泻痢，湿疹，疖肿，蛇虫咬伤。

【用法用量】 内服：煎汤，15~30 g。外用：适量，捣敷，或研末调敷，或煎水熏洗。

【其他】

1. 杠板归具有抗病毒、抗菌、抗炎、止咳祛痰等作用，临床用于治疗咳嗽、烧伤、带状疱疹、痢疾等疾病。

2. 治扁桃体炎：扛板归 30 g，石豆兰 20 g，一枝黄花 15 g。水煎服。

巫山淫羊藿

【来源】 巫山淫羊藿为小檗科植物巫山淫羊藿 *Epimedium wushanense* T. S. Ying 的干燥叶。主产于重庆、贵州、四川、陕西、广西等地。

【性状】 巫山淫羊藿为三出复叶，小叶片披针形至狭披针形，长 9~23 cm，宽 1.8~4.5 cm；先端渐尖或长渐尖，边缘具刺齿，侧生小叶基部的裂片偏斜，内边裂片小，圆形，外边裂片大，三角形，渐尖。下表面被绵毛或秃净。近革质（图 529-1）。气微，味微苦。

以色黄绿、无枝梗、叶整齐不碎者为佳。

【采收加工】 通常于夏秋季茎叶茂盛时采摘叶，除去杂质，晒干或阴干。建议在 10 月霜降前迅速采收，杀青后烘干或高温快速烘干。药材水分不得超过 12.0%。

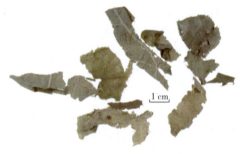

图 529-1 巫山淫羊藿

特别提示：巫山淫羊藿采收时，需要尽量避开现蕾开花期（4 月）和立冬前后，此阶段朝藿定 C 含量剧降。

不同生长季节巫山淫羊藿叶中朝藿定 C、淫羊藿苷的测定（陕西安康），见表 529-1。

表 529-1 不同生长季节巫山淫羊藿叶中朝藿定 C、淫羊藿苷的测定（陕西安康）[1]

采摘时间	朝藿定 C/%	淫羊藿苷 /%	采摘时间	朝藿定 C/%	淫羊藿苷 /%
1 月 15 日	0.983	0.49	7 月 15 日	1.355	0.555
2 月 15 日	1.988	0.282	8 月 18 日	1.249	0.262
3 月 15 日	1.972	0.258	9 月 15 日	1.325	0.338
4 月 16 日	0.955	0.929	10 月 15 日	2.228	0.376
5 月 16 日	2.021	0.645	11 月 16 日	1.287	0.459
6 月 15 日	1.864	0.497	12 月 15 日	1.81	0.323

巫山淫羊藿叶在 2、3、5、6 与 10、12 月的朝藿定 C 含量均较高，但前期（春夏二季）的生物量偏少，而后期生物量则较充足。

巫山淫羊藿不同部位中指标成分的含量，见表 529-2。

[1] 谢娟平, 孙文基. 生长期巫山淫羊藿不同部位 5 种黄酮类成分的动态积累研究 [J]. 中草药, 2009（9）：1480-1483.

中药材质量新说（第二版）
ZHONGYAOCAI ZHILIANG XINSHUO (DIERBAN)
药材

表 529-2 巫山淫羊藿不同部位中指标成分的含量[1]

部位	朝藿定 C/%	淫羊藿苷 /%
叶	2.021	0.645
茎	0.089	0.017
根	0.326	0.025

巫山淫羊藿叶中朝藿定 C 含量最高，茎中含量最低。

巫山淫羊藿不同部位 3 种成分含量测定，见表 529-3。

表 529-3 巫山淫羊藿不同部位 3 种成分含量测定[2]

	总黄酮 /%	朝藿定 C/%	淫羊藿苷 /%	淫羊藿次苷 Ⅱ /%
叶片	9.185	5.346	1.430	0.328
叶柄	2.143	0.653	0.047	0.077
叶	3.364	1.577	0.321	0.078
叶片与叶柄的含量比（倍）	4.3	8.2	30.4	4.3

巫山淫羊藿叶片中各成分的含量远大于叶柄，摘取叶片入药时应摘除叶柄是科学的。

【贮藏】 巫山淫羊藿贮存不当，易败色，有效成分降低。建议在 25℃ 以下，单包装避光密封，大垛用黑色塑料布遮盖、密闭库藏。

【主要成分】 主要含黄酮（如朝藿定 C）、多糖、生物碱、木脂素、萜类等。

药典标准：醇溶性浸出物不得少于 15.0%。含朝藿定 C 不得少于 1.0%。

【性味归经】 辛、甘，温。归肝、肾经。

【功能主治】 补肾阳，强筋骨，祛风湿。用于肾阳虚衰，阳痿遗精，筋骨痿软，风湿痹痛，麻木拘挛，绝经期眩晕。

【用法用量】 内服：水煎，3~9 g。外用：适量，煎水洗。

【其他】

1. 巫山淫羊藿具有壮阳、增强免疫、抗心律失常、促进骨细胞增殖、抗肿瘤、促进神经元分化等药理活性。

2. 巫山淫羊藿经加热炮制会促使其他黄酮苷降解或转化为淫羊藿苷。

3. 巫山淫羊藿油炙的最佳温度是在 120℃，炮制品淫羊藿苷和总黄酮的含量均最高，其他温度下总黄酮含量略有降低，淫羊藿苷含量均明显增加。

4. 有报道称巫山淫羊藿生长 2 年以后即可采收，以后每隔一年采收一次[3]。

豆豉姜

【来源】 豆豉姜为樟科植物山鸡椒 *Litsea cubeba*（Lour.）Pers. 的干燥根和根茎。主产于广东、广西、四川等地。

【性状】 豆豉姜呈圆锥形，多切成不规则块，长 3~8 cm，宽 3~5 cm，厚 0.5~2 cm，表面灰褐色或灰黄色，有纵皱和颗粒状突起，皮薄而脆，质轻泡，易折断，断面黄白色或淡黄色，有数圈圆环，有时可见众多针状小孔及放射状纹理（图 530-1）。气香，味辛微辣。

591

[1] 谢娟平, 孙文基. 生长期巫山淫羊藿不同部位 5 种黄酮类成分的动态积累研究 [J]. 中草药, 2009（9）: 1480-1483.

[2] 仲玲利, 徐娟, 谭鹏, 等. 巫山淫羊藿净制研究 [J]. 中国实验方剂学杂志, 2011, 17（12）: 3.

[3] 郭兰萍, 黄璐琦, 谢晓亮. 道地药材特色栽培及产地加工技术规范 [M]. 上海: 上海科学技术出版社, 2016.

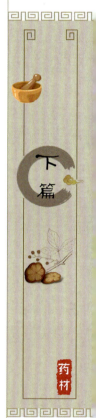

【采收加工】 9—10月挖取，除去杂质，晒干或低温烘干。

【贮藏】 豆豉姜贮存不当，受潮易霉变，腐烂，香气易散失，无香气者药效低。建议在25℃以下，单包装遮光密封库藏；大垛用黑色塑料布遮盖、密闭库藏。

【主要成分】 主要含脂肪酸、挥发油、生物碱类、黄酮类（如槲皮素、木犀草素）等化合物。

【性味归经】 辛，温。归脾、胃经。

【功能主治】 祛风除湿，温中散寒，行气活血。用于感冒风寒，水肿脚气，风寒湿痹产后腹痛，血瘀痛经，气滞胃寒之脘腹胀满。

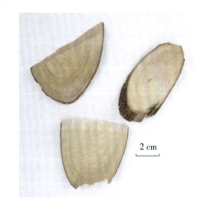

图 530-1　豆豉姜

【用法用量】 内服：煎汤，15~30 g，鲜品 15~60 g；或炖服；或泡酒服。外用：煎水洗。

【其他】

1. 豆豉姜具有防治心脑血管疾病、抗肿瘤、抗炎免疫、平喘抗过敏、抗氧化、抗菌、杀虫等药理作用。

2. 风湿骨痛，感冒头痛，营养性水肿，肋间神经痛：豆豉姜根、茎 15~30 g，水煎服。

3. 胃冷痛：豆豉姜干根 15~30 g，大枣 15 g。水煎服。

4. 同属植物木姜子 *L. pungens* Hemsl. 及清香木姜子 *L. euosma* W. W. Smith 的根，通称木姜子根在四川地区亦作豆豉姜使用。

两面针

【来源】 两面针为芸香科植物两面针 *Zanthoxylum nitidum*（Roxb.）DC. 的干燥根。主产于广西、广东等地。

【性状】 两面针为厚片或圆柱形短段，长 2~20 cm，厚 0.5~6（10）cm。表面淡棕黄色或淡黄色，有鲜黄色或黄褐色类圆形皮孔样斑痕。切面较光滑，皮部淡棕色，木部淡黄色，可见同心性环纹和密集的小孔。质坚硬（图531-1）。气微香，味辛辣麻舌而苦。

以根皮厚、气味浓者为佳。

【采收加工】 全年均可采收，通常于秋、冬季采挖。采挖两面针根部，除去泥沙，趁鲜切片或段，晒干。药材水分不得超过 10.0%。

不同采收年限的两面针中有效成分的含量，见表531-1。

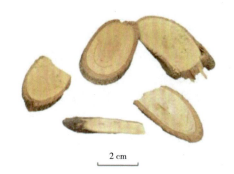

图 531-1　两面针

表 531-1　不同采收年限的两面针中有效成分的含量（mg/g）[1]

年限	2 年生	3 年生	5 年生	5 年生以上
氯化两面针碱	0.334	0.490	1.510	2.480

[1]刘文佳, 黄光伟, 覃青云, 等. 两面针四个不同部位氯化两面针碱含量的比较[J]. 口腔护理用品工业, 2016,（1）: 26-28.

两面针药材的生长年限越长，氯化两面针碱的含量越高。建议选择生长年限较长的两面针药材。

不同采收时间的两面针中有效成分的含量，见表531-2。

表531-2 不同采收时间的两面针中有效成分的含量（%）[1]

采收时间	氯化两面针碱	采收时间	氯化两面针碱
1月	0.172	7月	0.154
2月	0.181	8月	0.192
3月	0.169	9月	0.228
4月	0.156	10月	0.255
5月	0.177	11月	0.223
6月	0.118	12月	0.165

广西两面针指标成分含量在10—11月份达到最高，此时采收较适宜。

两面针不同部位中有效成分的含量，见表531-3。

表531-3 两面针不同部位中有效成分的含量（mg/g）[2]

部位	根	茎	枝	叶
氯化两面针碱	2.033	1.551	0.613	0.021

两面针根中氯化两面针碱含量显著高于茎、枝和叶中含量。

【贮藏】 两面针贮存不当，易受潮、易虫蛀。建议在25℃以下，单包装密封，大垛用黑色胶布遮盖、密闭库藏。

【主要成分】 主要含氧化两面针碱、二氢两面针碱、氯化两面针碱、别隐品碱、茵芋碱、乙氧基白屈菜碱、新棒状花椒酰胺等生物碱成分。

药典标准：醇溶性浸出物不得少于5.5%；含氯化两面针碱不得少于0.13%。

【性味归经】 苦、辛，平；有小毒。归肝、胃经。

【功能主治】 活血化瘀，行气止痛，祛风通络，解毒消肿。用于跌扑损伤，胃痛，牙痛，风湿痹痛，毒蛇咬伤；外治烧烫伤。

【用法用量】 内服：煎汤，5~10 g。外用：适量，研末调敷或煎水洗患处。

【其他】

1. 不能过量服用；忌与酸味食物同服。

2. 两面针具有良好的镇痛、抗炎、止血、抑菌等药理作用。

3. 治跌扑损伤：两面针50 g，积雪草30 g。水煎擦患处。

4. 治胃痛：两面针15 g，制香附9 g，山鸡椒果实6 g。水煎服。

连钱草

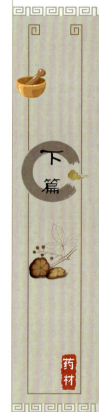

【来源】 连钱草为唇形科植物活血丹 *Glechoma longituha*（Nakai）Kupr. 的干燥地上部分。除

[1]何丽丽，林钻煌，胡永志，等. UPLC-DAD法研究栽培两面针不同生长期不同部位有效成分的动态积累[J]. 中国实验方剂学，2013，19（13）：165-168.

[2]刘文佳，黄光伟，覃青云，等. 两面针四个不同部位氯化两面针碱含量的比较[J]. 口腔护理用品工业，2016，（1）：26-28.

西北以外的全国各地均有分布，主产于河南、安徽、江苏、山东等地。

【性状】 连钱草长 10~20 cm，疏被短柔毛。茎呈方柱形，细而扭曲；表面黄绿色或紫红色，节上有不定根；质脆，易折断，断面常中空。叶对生，叶片多皱缩，展平后呈肾形或近心形，长 1~3 cm，宽 1.5~3 cm，灰绿色或绿褐色，边缘具圆齿；叶柄纤细，长 4~7 cm。轮伞花序腋生，花冠二唇形，长达 2 cm（图 532-1）。搓之气芳香，味微苦。

以叶花多，色黄绿，气芳香者质优。

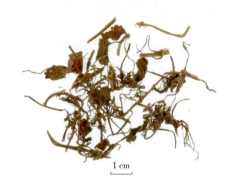

1 cm

图 532-1　连钱草

【采收加工】 通常在夏、秋季开花时采收。割取地上部分，除去杂质，晒干或低温烘干。药材水分不得超过 13.0%。

连钱草不同部位中黄酮、有机酸类成分的含量，见表 532-1。

表 532-1　连钱草不同部位中黄酮、有机酸类成分的含量[1]

	绿原酸 / (mg/g)	木犀草素 / (mg/g)	总黄酮 / (mg/g)
全草	1.63	0.096	76.92
茎	1.17	—	54.62
叶	2.48	0.122	87.68

连钱草叶中黄酮类、有机酸类成分含量均显著高于茎。

不同干燥温度连钱草中总黄酮的含量，见表 532-2。

表 532-2　不同干燥温度连钱草中总黄酮的含量[2]

干燥温度	80℃	60℃	40℃	室温	鲜品
总黄酮 /%	1.45	1.57	4.16	5.87	9.53

干燥温度越高，连钱草中总黄酮含量越低。鲜品中总黄酮含量显著高于干品。

【贮藏】 连钱草贮存不当，易发霉、易变棕黄色、易走味、有效成分易流失。茎叶无绿色者药效差。建议在 25℃ 以下，单包装密封，大垛用黑色塑料布遮盖、密闭库藏。

【主要成分】 主要含黄酮类（如木犀草素、芹菜素、蒙花苷）、有机酸类（如迷迭香酸甲酯、迷迭香酸、咖啡酸）、萜类、挥发油等成分。

药典标准：醇溶性浸出物不得少于 25.0%。

【性味归经】 辛、微苦，微寒。归肝、肾、膀胱经。

【功能主治】 利湿通淋，清热解毒，散瘀消肿。用于热淋，石淋，湿热黄疸，疮痈肿痛，跌打损伤。

【用法用量】 内服：煎药，15~30 g。外用：适量，煎汤洗或取鲜品捣烂敷患处。

【其他】

1. 连钱草鲜用效果较好。

2. 连钱草具有降血糖、利胆、利尿、溶结石、治疗腹泻、抑菌、抗氧化、抗肿瘤等药理活性。

3. 治肾炎水肿：连钱草、萹蓄草各 30 g，荠菜花 15 g。煎服。

4. 治膀胱结石：连钱草、龙须草、车前草各 15 g。煎服，利小便。

[1]黄天赐. 不同产地连钱草药材质量分析和比较的研究[D]. 武汉：湖北中医药大学，2013.

[2]辛敏甲，黎莉. 干燥温度和采收时间对湖北产连钱草总黄酮含量的影响[J]. 亚太传统医药，2009，5（12）：11-12.

中药材质量新说（第二版）
ZHONGYAOCAI ZHILIANG XINSHUO (DIERBAN)
药材

连翘叶

【来源】 连翘叶为木犀科植物连翘 *Forsythia suspensa*（Thunb.）Vahl 的干燥叶。主产于山西晋南、陕西、河南豫西等地。

【性状】 本品多皱缩，有的破碎。完整叶片卵形，革质，长 2~10 cm，宽 1.5~5 cm，先端锐尖，基部圆形、宽楔形至楔形，叶缘除基部外具锐锯齿或粗锯齿；上表面深绿色，下表面淡黄绿色，两面无毛；叶柄长 0.8~1.5 cm，光滑。主脉于下表面显著突起，侧脉羽状（图 533-1）。叶质脆，气微，味苦。

【采收加工】 4—9 月采收。摘下叶（做茶饮时摘取嫩枝叶），除去杂质，洗净，蒸或炒后低温干燥。药材水分不得超过 9.0%。

连翘不同部位中连翘苷含量比较，见表 533-1。

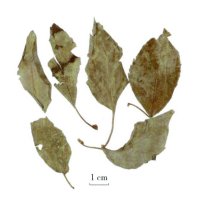

1 cm

图 533-1　连翘叶

表 533-1　连翘不同部位中连翘苷含量比较（%）[1]

部位	青翘	老翘	青翘时期叶	老翘时期叶	连翘花
连翘苷	0.385	0.207	3.217	2.943	0.800

连翘叶中连翘苷含量是连翘果实中含量的近 10 倍，连翘花中连翘苷含量也高于连翘果实，叶和花可作为提取连翘苷的原料进一步开发利用。

不同加工方式连翘叶中连翘酯苷 A 和连翘苷的含量测定，见表 533-2。

表 533-2　不同加工方式连翘叶中连翘酯苷 A 和连翘苷的含量测定[2]

样品加工方法	连翘酯苷 A 含量 /%	连翘苷含量 /%	样品加工方法	连翘酯苷 A 含量 /%	连翘苷含量 /%
晒干	1.94	1.57	蒸后烘干	3.66	2.71
烘干	2.13	1.74	炒后晒干	2.48	1.86
蒸后晒干	2.54	2.02	炒后烘干	3.57	2.53

连翘叶蒸、炒有杀酶保苷作用，蒸、炒后干燥连翘酯苷 A 和连翘苷成分含量高。烘干比晒干更有利于连翘酯苷 A 和连翘苷成分的保存，效率更高，样品的色泽和外观均一性也更好。

【贮藏】 连翘叶贮存不当，易破碎，受潮易腐烂，见光色易枯黄。建议在 25℃以下，单包装密封，大垛用黑色塑料布遮盖、密闭库藏。

【主要成分】 主要含连翘脂苷 A、连翘苷、连翘苷元、连翘属苷、连翘种苷、洋丁香酚苷、右旋松脂酚、芸香苷、右旋松脂酚葡萄糖苷等。

山西省中药材标准（2017 年版）：醇溶性浸出物不得少于 28.0%；含连翘苷不得少于 1.9%，连翘脂苷 A 不得少于 6.0%。

【性味归经】 苦，寒。归心、肺经。

———————
[1] 曹晓燕，王东浩，思培峰，等 . 连翘不同部位连翘苷含量的比较 [J]. 中成药，2009，31（4）：642-644.
[2] 麻景梅，王迎春，李琛，等 . 不同干燥条件连翘叶茶有效成分含量比较 [J]. 中国中医药信息杂志，2017，24（8）：76-79.

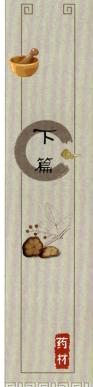

下篇

药材

595

【功能主治】 清热解毒。用于心烦尿赤，咽喉肿痛，口舌生疮。

【用法用量】 内服：煎汤，6~15 g。

【其他】

1. 连翘叶具有抑菌、护肝、抗氧化、抗衰老、降血脂等药理作用。

2. 连翘叶提取物具有保护骨骼肌细胞、预防与降低运动后骨骼肌微损伤的发生以及促进损伤恢复的作用。

3. 连翘叶和金银花，菊花放在一起浸泡冲服，可以治疗咳嗽，咽喉炎，支气管炎等症状。

岗 梅

【来源】 岗梅为冬青科植物秤星树（岗梅）*Ilex asprella*（Hooker et Amott）Champion ex Bentham 的干燥根及茎。主产于广西、广东、湖南、江西、福建等地。

【性状】 岗梅为类圆形或不规则片、段，厚 0.5~1.2 cm，宽 1.5~5 cm。根表面浅棕褐色、灰黄棕色或灰黄白色，稍粗糙，有的有不规则的纵皱纹或龟裂纹。茎表面灰棕色或棕褐色，散有多数灰白色的类圆形点状皮孔，似秤星。外皮稍薄，可剥落，剥去外皮处显灰白色或灰黄色，可见较密的点状或短条状突起。质坚硬，不易折断，断面黄白色或淡黄白色，有的略显淡蓝色，有放射状及不规则纹理（图 534-1）。气微，味微苦后甘。

以质坚、色白者为佳。

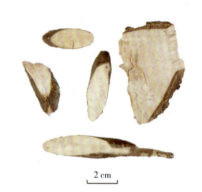

2 cm

图 534-1 岗 梅

【采收加工】 全年均可采收，除去嫩枝及叶，趁鲜切或劈成片或块，晒干。药材水分不得过 13.0%。

【贮藏】 岗梅贮存不当，易受潮，易虫蛀。建议在 25℃以下，单包装密封，大垛用黑色塑料布遮盖、密闭库藏。

【主要成分】 主要含三萜皂苷，还含有黄酮、酚、生物碱等。

【性味归经】 苦、微甘，凉。归肺、脾、胃经。

【功能主治】 清热解毒，生津止渴，利咽消肿，散瘀止痛。用于感冒发热，肺热咳嗽，津伤口渴，咽喉肿痛，跌打瘀痛。

【用法用量】 内服：煎汤，15~30 g。治跌打损伤可内服并外敷。

【其他】

1. 脾胃虚寒者慎用；孕妇慎用。

2. 岗梅具有抗炎、抗病毒、抗肿瘤、调节脂质代谢等药理活性。

3. 岗梅是王老吉等凉茶的主药，也是两广地区防治四季感冒凉茶中的重要成分。

4. 缺铁性贫血：鸡血藤、地稔、岗梅各 30 g，五指牛奶根（五指毛桃）60 g。水煎服，每日 1 剂。

牡丹花

【来源】 牡丹花为芍药科植物牡丹 *Paeonia suffruticosa* Andr. 的花。全国各地多有栽培，主产于山东菏泽、河南洛阳、安徽亳州、四川等地。

【性状】 花单生枝顶，直径 10~17 cm；花梗长 4~6 cm；苞片 5，长椭圆形，大小不等，萼片 5，绿色，宽卵形，大小不等；花瓣 5，或为重瓣，玫瑰色、红紫色、粉红色至白色，通常变异很大，倒卵形，长 5~8 cm，宽 4.2~6 cm，顶端呈不规则的波状；雄蕊长 1~1.7 cm，花丝紫红色、粉红色，上部白色，长约 1.3 cm，花药长圆形，长 4 mm；花盘革质，杯状，紫红色，顶端有数个锐齿或裂片，完全包住心皮，在心皮成熟时开裂；心皮 5，稀更多，密生柔毛。蓇葖长圆形，密生黄褐色硬毛（图 535-1）。

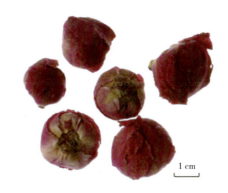

图 535-1 牡丹花

【采收加工】 4—5 月花含苞待放时采收，鲜用或低温干燥。

【贮藏】 牡丹花贮存不当，易虫蛀、易变色，香气极易散失。建议在 20℃以下，单包装密封，大垛用黑色塑料布遮盖、密闭库藏。

【主要成分】 主要含挥发油、酚酸类（如没食子酸）、黄酮（如紫云英苷）、类黄酮色素、糖苷类等。

【性味归经】 苦、淡，平。归肝经。

【功能主治】 活血调经。用于妇女月经不调，经行腹痛。

【用法用量】 内服：煎汤，3~9 g。

【其他】

1. 牡丹花具有抗氧化、抗炎、抗菌活性、抗病毒作用等生理活性。

2. 牡丹花已开发出花茶、饮料、花酒、糕点、精油及化妆品、保健食品等多种产品。

牡荆叶

【来源】 牡荆叶为马鞭草科植物牡荆 *Vitex negundo* L. var. *cannabifolia*（Sieb. et Zucc.）Hand.-Mazz. 的新鲜叶。主产于华东各省。

【性状】 牡荆叶为掌状复叶，小叶 5 片或 3 片，披针形或椭圆状披针形，中间小叶长 5~10 cm，宽 2~4 cm，两侧小叶依次渐小，先端渐尖，基部楔形，边缘具粗锯齿；上表面绿色，下表面淡绿色，两面沿叶脉有短茸毛，嫩叶下表面毛较密；总叶柄长 2~6 cm，有一浅沟槽，密被灰白色茸毛（图 536-1）。气芳香，味辛微苦。

以色绿、香气浓者为佳。

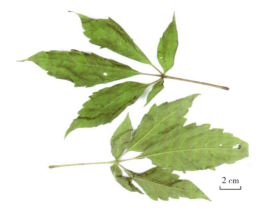

图 536-1 牡荆叶

【采收加工】 牡荆叶夏、秋二季叶茂盛时采收。摘取叶片，除去枝梗和杂质，及时提取牡荆油。或鲜品入药，有效成分含量高。

不同采收季节牡荆叶提取液中 β-丁香烯含量测定，见表 536-1。

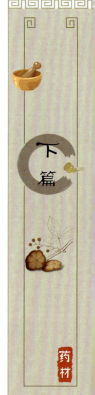

597

表 536-1　不同采收季节牡荆叶提取液中 β-丁香烯含量测定（%）[1]

产地	采收时间	β-丁香烯
江西上饶	6 月	36.12
	7 月	41.18
	9 月	43.39
江西吉水	6 月	28.32
	7 月	30.82
	9 月	34.58

产地和采收季节对 β-丁香烯含量有一定的影响。经测定，9 月份采收的牡荆叶提取液中 β-丁香烯含量最高，6 月份含量最低。同一采收时期，江西吉水产的牡荆叶含量比江西上饶高。

【贮藏】　牡荆叶鲜叶不宜久贮。鲜牡荆叶应置阴凉处，趁鲜提取，牡荆油得率高。

【主要成分】　主要含挥发油（β-丁香烯、香桧烯等）、苷类、黄酮类、二萜类等。

药典标准：牡荆油含 β-丁香烯不得少于 20.0%。

【性味归经】　微苦、辛，平。归肺经。

【功能主治】　祛痰，止咳，平喘。用于咳嗽痰多。

【用法用量】　内服：鲜用 30~60 g（干品减半），或捣汁饮。外用：捣敷；或煎水熏洗。鲜品主供提取牡荆油用。

【其他】

1. 牡荆叶具有镇咳、平喘、祛痰、降血压、增强免疫力、调节血清蛋白、镇静催眠、抗菌等药理作用，现代临床用于治疗慢性气管炎、头癣、脚癣等病症。

2. 治风寒感冒：鲜牡荆叶 24 g，或加紫苏鲜叶 12 g。水煎服。

3. 牡荆根也可药用，具有祛风利湿的功效，用于感冒头痛，关节风湿病等。

皂荚子

【来源】　皂荚子为豆科植物皂荚 *Gleditsia sinerisis* Lam. 的干燥成熟种子。皂角米为皂荚子去除外种皮后加工而成，分单荚和双荚。单荚皂角米分布于云南腾冲、梁河；双荚皂角米分布于河南、山东等地。

【性状】　皂荚子略呈卵圆形，一端略狭长，长 1~1.3 cm，宽 6~8 mm，厚 4~7 mm。表面黄棕色至棕褐色，平滑，略有光泽，具有不甚明显的横裂纹，较狭尖的一端有微凹的点状种脐，有的不甚明显。质坚硬，剥开种皮，可见半透明带黏液性的胚乳包围着胚。子叶 2 片，鲜黄色，基部有歪向一侧的胚根（图 537-1）。气微，味淡。

以颗粒饱满、坚实、无杂质、无虫蛀者为佳。

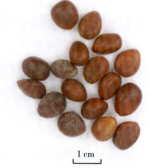

1 cm

图 537-1　皂荚子

[1]夏成凯，姚家忠.气相色谱测定不同采收季节牡荆叶中 β-丁香烯的含量[J].安徽医药，2010，14（2）：169-170.

【采收加工】 秋季果实成熟时采收，剥取种子，晒干即为皂荚子。皂荚子除去外种皮，即为皂角米。药材水分不得过 15.0%。

【贮藏】 皂荚子贮藏不当，易虫蛀。建议在 25℃以下，单包装遮光密封库藏；大垛用黑色塑料布遮盖、密闭库藏。

【主要成分】 主要含生物碱、黄酮及其苷类、皂苷、挥发油、多种矿物质元素，另外含有较多脂肪油，脂肪油含人体必需的脂肪酸、亚油酸。

山东省中药材标准（2012 年版）：醇溶性浸出物不得少于 6.0%。

【性味归经】 辛，温；有小毒。归肺、胃、大肠经。

【功能主治】 润燥通便，祛风消肿。用于大便燥结，肠风下血，下痢，疝气，瘰疬，肿毒，疮癣。

【用法用量】 内服：煎汤，4.5~9 g。外用：适量，研末调敷。

【其他】

1. 孕妇慎服。

2. 皂荚子生品有毒，少用，可散结消肿，治痈肿疮毒。炒后可降低毒性，长于润燥通便，祛风化痰，软坚散结，用于大便秘结，肠风下血，瘰疬，痰咳。

3. 皂角米属高能量、高碳水化合物、低蛋白，低脂肪食物。具有养心通脉、清肝明目、健脾滋肾、祛痰开窍、疏肠利尿、润肤养颜、提神补气等功效。

4. 雪燕桃胶皂角米：雪燕 5 g，皂角米 5 g，桃胶 5 g，冰糖 5 粒，纯净水 1 500 ml。桃胶、雪燕、皂角米泡发后，除去杂质，加糖和纯净水炖煮，熟后食用。

返魂草

【来源】 返魂草为菊科植物麻叶千里光 *Senecio cannabifolius* Less. 和全叶千里光 *Senecio cannabifolius* Less. var. *integrifolius*（Koidz.）Kitam. 的干燥地上部分。分布于黑龙江、吉林、内蒙古等地。

【性状】 麻叶千里光：茎呈细圆柱形，直立，无毛，上部多分枝，表面绿褐色、紫褐色、灰绿色或黄棕色，具细纵棱，体轻，质脆，易折断，断面不平整，灰白色，髓部宽广，疏松或中空。单叶互生，多皱缩破碎，完整叶片展开后，叶柄短，叶基部有两小耳，叶羽状或近掌状分裂，裂片披针形或条状披针形，先端渐尖，边缘有密锯齿。头状花序多数，生茎顶或枝端，排列成复伞房状；总苞筒状；舌状花黄色，筒状花多数。瘦果圆柱形，有纵沟，长约 4 mm；冠毛黄白色。气微，味淡。

全叶千里光：单叶互生，叶不分裂，长圆状披针形。

以叶多、色绿者质优（图 538-1）。

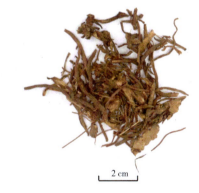

图 538-1 返魂草

599

【采收加工】 8 月中旬至 9 月下旬采收。为保证返魂草持续生长发育，一般收割部位在根茎离地面 15 cm 高为宜，除去杂质，晒干。或晒至半干，切段后低温烘干。药材水分不得过 13.0%。

不同产地返魂草茎、叶中绿原酸和金丝桃苷的含量，见表 538-1。

表 538-1 不同产地返魂草茎、叶中绿原酸和金丝桃苷的含量（%）[1]

来源	产地	茎		叶	
		绿原酸	金丝桃苷	绿原酸	金丝桃苷
野生	黑龙江北安	0.17	0.01	0.56	0.67
	吉林长白山	0.15	0.01	0.18	0.40
	内蒙古红花尔基	0.14	0.01	1.28	0.82
	内蒙古乌尔旗汗	0.09	0.05	0.71	1.11
家种	黑龙江北安	0.03.	0.05	0.04	0.04
	吉林珲春	0.03	0.07	0.04	0.05
	内蒙古呼伦贝尔	0.26	0.06	1.08	0.72
	内蒙古乌尔旗汗	0.10	0.17	0.07	0.07

返魂草药材茎、叶中有效成分含量存在显著差异，返魂草叶中有效成分含量明显高于茎中含量。

通化县兴林镇返魂草生产基地返魂草绿原酸含量测试结果，见表 538-2。

表 538-2 通化县兴林镇返魂草生产基地返魂草绿原酸含量测试结果[2]

日期	物候期	绿原酸含量 /（mg/g）	日期	物候期	绿原酸含量 /（mg/g）
6 月 20 日	现蕾前期	15.83	8 月 20 日	主花序果熟期	14.79
7 月 10 日	现蕾期	21.10	8 月 30 日	初枯期	7.87
7 月 21 日	初花期	14.68	9 月 17 日	初霜期	3.07
7 月 30 日	盛花期	9.30	9 月 27 日	霜期	2.97
8 月 10 日	末花期	8.60			

返魂草绿原酸的含量是 7 月中旬为最高，然后下降，8 月中旬为次高，再开始回落。这一变化规律与返魂草生长发育特点相对应，7 月中下旬植株由营养生长转入生殖生长，同时开始形成越冬芽，需大量消耗养分，有效成分绿原酸的含量开始由高到低；到 8 月中旬植株正成熟阶段，积累干物质增多，绿原酸含量再次回升。

根据返魂草不同生育期的产量和绿原酸含量的变化，来确定采收期。研究结果表明：通化县产返魂草的最适宜采收时期为 8 月中旬至下旬。

【贮藏】 返魂草贮存不当，受潮易发霉败色、易虫蛀。茎叶无绿色者药效差。建议在 25℃ 以下，单包装遮光密封库藏；大垛用黑色塑料布遮盖、密闭库藏。

【主要成分】 主要含生物碱类（如千里光啡啉，千里光碱 A、B、C）、酚酸类（如绿原酸、对羟基苯乙酸）、单萜苷类、黄酮类、挥发油等成分。

吉林省中药材标准（2019 年版）：含绿原酸不得少于 0.10，含金丝桃苷不得少于 0.050%。

【性味归经】 苦，平。归肺经。

【功能主治】 清热解毒，止咳平喘，散瘀止痛。用于肺热咳嗽，瘀血肿痛，跌打损伤。

【用法用量】 5~15 g。外用适量。

【其他】

1. 研究发现返魂草具有解热、镇痛、止咳、平喘、祛痰、抗炎、抗病毒、抗菌、抗氧化、抗

[1] 王春驰, 周婷婷, 纪圣君, 等. 返魂草茎、叶中有效成分含量测定及指纹图谱 [J]. 中国中医药科技, 2020, 27（3）：392-394, 500.

[2] 刘曼玲, 王国峰. 返魂草适宜采收期的研究初探 [J]. 人参研究, 2009, 21（3）：45-45.

肿瘤、调脂、调节免疫、预防肺损伤的药理作用。

2.返魂草中黄酮类成分含量不高，但是却具有良好的抗炎、防衰老、抗氧化作用，在不同疾病的预防、治疗过程中，黄酮类成分可以有效地辅助酚酸类成分起到一定治疗作用。

3.返魂草单味制剂肺宁颗粒，其功能与主治为清热化痰，镇咳平喘。用于肺内感染，慢性支气管炎，喘息性支气管炎等。

4.紫菀别名也为"返魂草"，具有温肺，下气，消痰，止咳等功效；主治风寒咳嗽气喘，虚劳咳吐脓血，喉痹，小便不利等。二者容易混淆，用药时应注意区分。

余甘子

【来源】 余甘子系藏族习用药材，为大戟科植物余甘子 *Phyllanthus emblica* L. 的干燥成熟果实。主产于云南省。

【性状】 余甘子呈球形或扁球形，直径 1.2~2 cm。表面棕褐色至墨绿色，有浅黄色颗粒状突起，具皱纹及不明显的 6 棱。外果皮厚 1~4 mm，质硬而脆。内果皮黄白色，硬核样，表面略具 6 棱，背缝线的偏上部有数条筋脉纹，干后可裂成 6 瓣。种子6，近三棱形，棕色（图 539-1）。气微，味酸涩，回甜。

以个大、肉厚、回甜味浓者为佳。

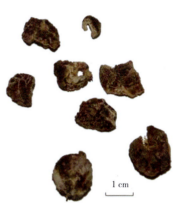

图 539-1 余甘子

【采收加工】 冬季至次年春季果实成熟时采收，除去杂质，晒干或者烘干。药材水分不得过 13.0%。

【贮藏】 余甘子贮存不当，易虫蛀、霉变、褐变，影响药材质量。建议在 20℃以下单包装密封，大垛用黑色塑料布遮盖、密闭库藏。

【主要成分】 主要含有机酸（没食子酸、并没食子酸、原诃子酸）、鞣质、多酚，还含有氨基酸、维生素等。

药典标准：水溶性浸出物不得少于 30%；含没食子酸不得少于 1.2%。

【性味归经】 甘、酸、涩，凉。归肺、胃经。

【功能主治】 清热凉血，健胃消食，生津止咳。用于血热血瘀，消化不良，腹胀，咳嗽，喉痛，口干。

【用法用量】 内服：3~9 g，多入丸散服。或鲜品取汁。

【其他】

1.余甘子具有抗氧化、防肿瘤、抗菌、抗病毒、增强免疫力、保肝、保护心血管、降血糖等多种药理活性，可用于消渴、高血压、高脂血症、糖尿病、消化不良等病症的治疗。

2.治感冒发热，咽喉疼痛：余甘子 20 枚，生食；或余甘子 20 枚，岗梅根、金银花、连翘各30 g。水煎服，每日 2 次。

谷 芽

【来源】 谷芽为禾本科植物粟 *Setaria italica*（L.）Beauv. 的成熟果实经发芽干燥的炮制加工品。主产华北地区。

【性状】谷芽呈类圆球形，直径约 2 mm，顶端钝圆，基部略尖。外壳为革质的稃片，淡黄色，具点状皱纹，下端有初生的细须根，长 3~6 mm，剥去稃片，内含淡黄色或黄白色颖果（小米）1 粒（图 540-1）。气微，味微甘。

以芽多，粒饱满、均匀、色黄、无杂质者为佳。

【采收加工】将粟谷用水浸泡后，保持适宜的温度和湿度，待须根长至约 6 mm 时，晒干或低温烘干。出芽率不得少于 85%，药材水分不得过 14.0%。

【贮藏】谷芽贮存不当，易虫蛀、易霉变，有效成分易流失。建议在 25℃以下，单包装密封，大垛用黑色塑料布遮盖、密闭库藏。

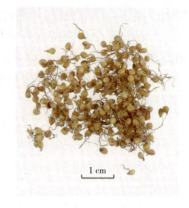

图 540-1 谷 芽

【主要成分】主要含蛋白质、脂肪油、淀粉、淀粉酶、麦芽糖等。

药典标准：出芽率不得少于 85%。

【性味归经】甘，温。归脾、胃经。

【功能主治】生谷芽具有消食和中，健脾开胃。用于食积不消，腹胀口臭，脾胃虚弱，不饥食少。炒谷芽偏于消食，用于不饥食少。焦谷芽善化积滞，用于积滞不消。

【用法用量】内服：入汤剂，9~15 g，大剂量 30 g；或研末。

【其他】

1. 现代药理研究表明谷芽具有助消化、抗氧化等作用。临床用于慢性胃炎、功能性消化不良等。

2. 治消化不良，食欲不振：炒谷芽 12 g，炒神曲 9 g，麦芽 12 g，炒山楂 9 g，鸡内金 9 g。水煎服。

3. 治胸闷腹胀：炒谷芽 12 g，炒莱菔子 9 g，陈皮 9 g。水煎服。

谷精草

【来源】谷精草为谷精草科植物谷精草 *Eriocaulon buergerianum* Koern. 的干燥带花茎的头状花序。主产于江苏、浙江、湖北、湖南等地。

【性状】谷精草头状花序呈半球形，直径 4~5 mm。底部有苞片层层紧密排列，苞片淡黄绿色，有光泽，上部边缘密生白色短毛；花序顶部灰白色。揉碎花序，可见多数黑色花药和细小黄绿色未成熟的果实。花茎纤细，长短不一，直径不及 1 mm，淡黄绿色，有数条扭曲的棱线。质柔软（图 541-1）。气微，味淡。

以珠（花序）大而紧、灰白色，花茎短、色黄绿，无根、叶及杂质者为佳。

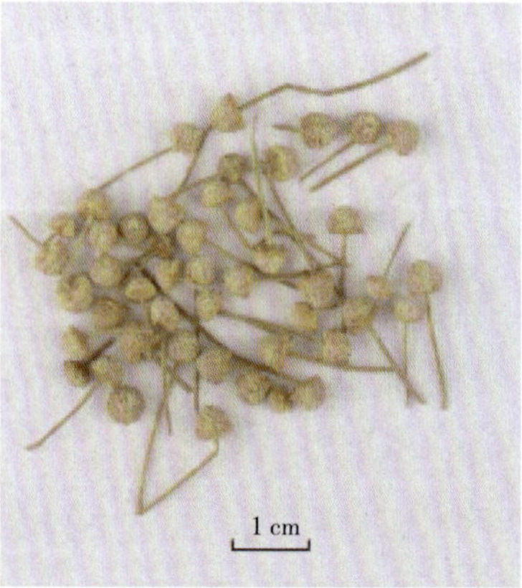

【采收加工】秋季开花结实时采收，将花序连同花茎拔出，除去杂质，及时晒干。

图 541-1 谷精草

【贮藏】谷精草贮存不当，易变棕褐色，有效成分流失快。建议在 20℃以下，单包装密封，大垛用黑色塑料布遮盖、密闭库藏。

【主要成分】主要含谷精草素、槲皮万寿菊素、万寿菊素、槲皮素等。

【性味归经】辛、甘，平。归肝、肺经。

【功能主治】 疏散风热，明目退翳。用于风热目赤，肿痛羞明，眼生翳膜，风热头痛。

【用法用量】 内服：煎药，5~10 g；或入丸、散。外用：煎汤外洗；或烧存性研末撒；或为末吹鼻、烧烟熏鼻。

【其他】

1. 血虚目疾慎服，忌用铁器煎药。

2. 谷精草具有抗菌、抗氧化、α - 葡萄糖苷酶抑制、致突变、神经损伤保护等药理作用，常用于治疗眼结膜炎、角膜云翳、夜盲症等眼部疾病。

3. 治翳膜攀睛，赤烂肿痛：谷精草 15 g，甘菊花 30 g，木贼 4.5 g，甘草、黄连各 9 g。研为细末，每服 6 g，用羊肝一块切开，入药末在内，炙熟，食后服。

❀ 沙棘叶 ❀

【来源】 本品为胡颓子科植物中国沙棘 Hippophae rhamnoides L. subsp. sinensis Rousi、云南沙棘 Hippophae rhamnoides L. subsp. yunnanensis Rousi 的干燥叶。主产于华北、西北、西南等地。

【性状】 沙棘叶多已破碎，卷缩，少数带有嫩茎或棘刺。完整者展开后呈披针形，长4~8 cm，宽 0.4~1.3 cm，叶片先端急尖或钝，基部楔形或钝尖，叶柄极短。叶缘无锯齿，上表面黄褐色，下表面灰白色，两面均有毛，下表面密被毛茸。叶微革质，脆，易破碎。味酸、涩。

完整、色绿，质优（图 542-1）；破碎，质次（图 542-2）。

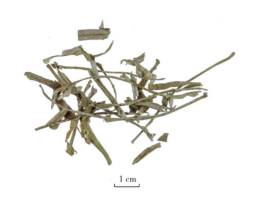

图 542-1　完整、色绿，质优

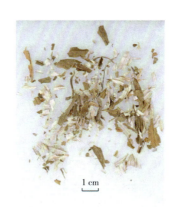

图 542-2　破碎，质次

【采收加工】 秋季果实刚成熟时采收叶，除去杂质，快速晒干。药材水分不得过 10.0%。

不同月份沙棘叶芦丁含量，见表 542-1。

表 542-1　不同月份沙棘叶芦丁含量（%）[1]

采收时间	4 月 26 日	5 月 13 日	6 月 16 日	7 月 16 日	8 月 15 日	9 月 13 日	10 月 16 日
沙棘（雄株）	0.317	0.492	0.424	0.896	0.980	0.386	1.461
沙棘（雌株）	0.441	0.531	0.730	0.933	1.361	0.877	0.930

除 10 月采收的沙棘叶外，其他月份沙棘雌株芦丁含量均高于沙棘雌株。沙棘雌株 8 月中旬芦丁含量最高，雄株 10 月中旬芦丁含量最高。

中国沙棘不同部位芦丁含量，见表 542-2。

[1] 杨雪芳, 张洋洋, 张琼妹, 等. 不同月份中国沙棘叶芦丁含量比较 [J]. 山西农业科学, 2017, 45（4）: 544-546, 566.

表 542-2　中国沙棘不同部位芦丁含量[1]

部位	根	茎	叶	果实
芦丁含量/%	0.132 1	0.216 3	0.930 2	0.127 0

沙棘叶中芦丁含量最高，有广阔的开发空间，可广泛应用于食品、医药、轻工业等产品加工中。

【贮藏】　沙棘叶粗放式贮藏，受潮易发霉、易虫蛀。建议在 25℃以下，单包装密封，大垛用黑色塑料布遮盖、密闭库藏。

【主要成分】　主要含维生素类、黄酮类、三萜类、甾体类、脂肪酸、有机酸、酚类等。

四川省藏药材标准（2014 年版）：醇溶性浸出物不得少于 20.0%；含异鼠李素与槲皮素的总量不得少于 0.30%。

【性味归经】　酸、涩，温。归肺、胃、肺、心经。

【功能主治】　健脾消食，止咳祛痰，活血散瘀。治脾虚食少，食积腹痛，咳嗽痰多，胸痹心痛，瘀血经闭，跌扑肿痛。

【用法用量】　内服：煎汤，10~30 g；或入丸、散。外用：适量，捣敷患处。

【其他】

1. 沙棘叶具有抗氧化、抗癌、调节血脂、润肠通便、抑菌、抗衰老、祛痰、镇咳、平喘等药理作用。

2. 沙棘叶中黄酮类及三萜类成分的含量均高于果实，目前已作为提取黄酮的原料广泛使用。

3. 沙棘籽可榨油食用，沙棘籽油具有治疗心血管疾病、降低肝毒性、抗氧化等功能。

没食子

【来源】　没食子为山毛榉科植物没食子树 *Quercus infectoria* Oliv. 幼枝上的干燥虫瘿，由没食子蜂 *Cynips gallae-tinctoriae* Hartig 寄生而形成。分布于地中海沿岸希腊、土耳其、叙利亚、伊朗及印度等地。

【性状】　没食子呈类球形，直径 1~2.5 cm，有短柄。表面灰绿色、灰黑色或灰黄色，有多数小瘤状突起。质坚不易破碎，破碎面不平坦，中央有一圆形空隙，有的可见通往表面的小孔道（图 543-1）。无臭，味涩、苦。

以个大，体重，色灰者为佳。已穿孔者，品质较次。

【采收加工】　3~9 月采收，采集尚未穿孔的虫瘿，晒干。药材水分不得超过 12.0%。

【贮藏】　没食子贮存不当，易吸潮、霉变、易虫蛀。建议在 20℃以下，用深色塑料包装袋单包装密封，大垛用黑色塑料布遮盖、密封库藏。

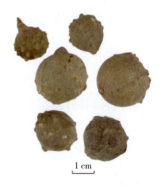

1 cm

图 543-1　没食子

【主要成分】　主要含土耳其没食子鞣质、没食子酸、并没食子酸、树脂、白桦脂甲酯等。

湖北中药材标准（2018 年版）：乙醇热浸出物不得少于 60.0%。

【性味归经】　涩、微苦，温。

【功能主治】　收敛止泻，敛肺止咳。用于久痢，久泻，久咳；外用于疮口久不收敛。

[1]杨雪芳，张洋洋，张琼姝，等．中国沙棘不同器官芦丁含量的比较[J]．山西农业科学，2017（5）：722-724.

【用法用量】 内服：煎汤，5~10 g；或入丸、散。外用：适量，研末，外撒或调敷。

【其他】

1. 用时捣碎。

2. 凡泻痢初起，湿热内郁或有积滞者忌服。

3. 没食子具有止痛、降血糖、抑制中枢神经、局部麻醉等药理作用。

沉香（白木香）

【来源】 沉香为瑞香科植物白木香 *Aquilaria sinensis*（Lour.）Gilg 含有树脂的木材。产于广东、海南、广西、福建、台湾等地。

【性状】 沉香呈不规则块、片状或盔帽状，有的为小碎块。表面凹凸不平，有刀痕，偶有孔洞，可见黑褐色树脂与黄白色木部相间的斑纹，孔洞及凹窝表面多呈朽木状。质较坚实，断面刺状（图544-1）。气芳香，味苦。

以体重、色棕黑油润、燃之有油渗出、香气浓烈者为佳。

【采收加工】 全年均可采收。把已结香的木材采回后，剔除不含香脂的白色轻浮木质和腐朽木质，留下黑色坚硬木质。再加工成块状或片状，置于室内阴干。

白木香的茎干正常情况下需经过刀砍、虫蛀及病腐后，才能形成树脂。可以通过人工干预促进其结香，目前有5种方法：吹伤法、凿洞法、半断干法、人工接菌结香法、枯树结香法。

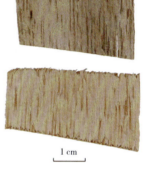

1 cm

图544-1 沉香

【贮藏】 沉香贮存不当，受潮会发霉，通风、温度过高易造成香气散失。建议在20℃以下，单包装密封，大垛密闭库藏；有条件的直接单包装密封冷藏；药房配方前密封保存。

注：沉香受潮时不宜在烈日下暴晒，亦不要在空气潮湿时通风。只能在干燥的空气中进行摊晾、除湿。

【主要成分】 主要含沉香螺醇、白木香酸、白木香醛、白木香醇、苄基丙酮等。

药典标准：醇溶性浸出物不得少于10.0%，含沉香四醇不得少于0.10%，特征图谱中应呈现规定的6个特征峰。

【性味归经】 辛、苦，微温。归脾、胃、肾经。

【功能主治】 行气止痛，温中止呕，纳气平喘。用于胸腹胀闷疼痛，胃寒呕吐呃逆，肾虚气逆喘急。

【用法用量】 内服：煎汤，1~5 g，后下。或用1~3 g，锉研末泡服，或磨汁冲服。

【其他】

1. 沉香（白木香），可用于循环系统疾病、腹痛、呕吐及呼吸困难等多种疾病的治疗。白木香浸膏及其单体化合物具有抑制 α–葡萄糖苷酶、抗炎、细胞毒性、神经保护、抗神经炎、抗菌和抑制乙酰胆碱酯酶等活性。

2. 腹胀气喘，坐卧不安：沉香、枳壳、木香各25 g，莱菔子（炒）50 g，每次25 g，姜3片。水煎服。

3. 哮喘：沉香100 g，莱菔子（淘净，蒸熟，晒干）250 g。研为细末，调生姜汁为细丸，每次3 g，开水送下。

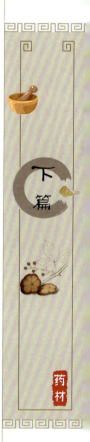

阿 魏

【来源】 阿魏为伞形科植物新疆阿魏 *Ferula sinkiangensis* K. M. Shen 或阜康阿魏 *Ferula fukanensis* K. M. Shen 的树脂。新疆阿魏主产于新疆伊宁县拜什墩山区；阜康阿魏在昌吉州辖区内东四县均有分布；伊朗、阿富汗亦产。

【性状】 阿魏呈不规则的块状和脂膏状。颜色深浅不一，表面蜡黄色至棕黄色。块状者体轻，质地似蜡，断面稍有孔隙；新鲜切面颜色较浅，放置后色渐深。脂膏状者黏稠，灰白色（图545-1）。具强烈而持久的蒜样特异臭气，味辛辣，嚼之有灼烧感。

以块状、气味浓、断面乳白色者为佳。

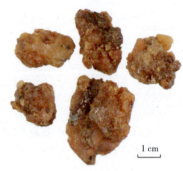

图 545-1 阿 魏

【采收加工】 春末夏初盛花期至初果期，分次由茎上部往下斜割，收集渗出的乳状树脂，每次待树脂流尽后再割下一刀，一般割 3~5 次，将收集的树脂置于容器，放通风干燥处，除去多余水分。

药材水分不得过 8.0%。

【贮藏】 阿魏具蒜样异臭，受热易融化、走失香味，有效成分易散失。建议单包装密封，用铅皮箱或缸包装，冷藏。

【主要成分】 主要含有挥发油、树脂、树胶、多糖等，特征性化学成分为倍半萜、挥发油、香豆素、苯丙素等。

药典标准：醇溶性浸出物不得少于 20.0%；含挥发油不得少于 10.0%。

【性味归经】 苦、辛，温。归脾、胃经。

【功能主治】 消积，化癥，散痞，杀虫。用于肉食积滞，瘀血癥瘕，腹中痞块，虫积腹痛。

【用法用量】 内服：入丸、散，1~1.5 g。外用：熬膏或研末入膏药内敷贴。

【其他】

1. 孕妇禁用。

2. 阿魏具有抗炎、免疫、抗氧化、抗肿瘤、抗过敏、抗凝血、抑菌杀虫等多种药理活性，临床上常用来治疗心血管疾病、消化性胃溃疡。

3. 新疆阿魏和阜康阿魏分布范围极窄，人工种植技术还未突破，均被列为国家二级保护植物。

4. 正品阿魏极少，俗称"黄金有价，阿魏无真"，市场上流通的阿魏多为阿魏属其他植物如多伞阿魏、全裂叶阿魏、准噶尔阿魏等分泌的树脂，气味与正品阿魏有很大不同。产地也有将未进入开花期的阿魏连根挖出，榨出汁液干燥后充当阿魏药材。

5. 产地将新疆阿魏、阜康阿魏及其他如荒地阿魏、香阿魏等植物的幼嫩枝叶直接或晒干食用，功效与阿魏树脂相似。

6. 阿魏侧耳 *Pleurotus ferulae* Lanzi，即阿魏菇，为寄生于死亡阿魏根基上的白蘑科真菌阿魏侧耳的子实体，可食用，功效与阿魏相似。

鸡矢藤

【来源】 鸡矢藤为茜草科植物鸡矢藤 *Paederia scandens*（Lour.）Merr. 的干燥地上部分。广泛分布于秦岭南坡以南各地及台湾，产于长江流域及其以南各地，多为野生，也有栽培品。

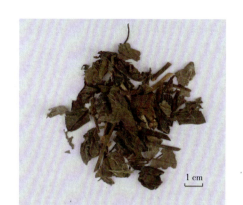

图 546-1　鸡矢藤

【性状】　鸡矢藤呈不规则的段。茎呈扁圆柱形，直径 0.2~0.5 cm；老茎灰白色，无毛，有纵皱纹或横裂纹，嫩茎黑褐色，被柔毛；质韧。断面纤维性，灰白色或浅绿色。叶对生，有柄；多卷缩或破碎，完整叶片展平后呈卵形或椭圆状披针形，长 5~10 cm，宽 3~6 cm；先端尖，基部圆形，全缘，两面被柔毛或仅下表面被毛，主脉明显（图 546-1）。气特异，味甘、涩。

以条匀、叶多、气浓者为佳。

【采收加工】　夏、秋二季采收地上部分，切段，鲜用、阴干或晒干。药材水分不得超过 13.0%。

【贮藏】　鸡矢藤贮存不当，见光色易变淡，受潮发霉。色淡者药效低。建议在 25℃以下，单包装遮光密封库藏；大垛用黑色塑料布遮盖、密闭库藏。

【主要成分】　主要含环烯醚萜苷（如鸡矢藤苷、鸡矢藤次苷、鸡矢藤苷酸）、黄酮类、挥发油、三萜类、甾体类、苯丙素等。

广东省中药材标准（第三册）（2019 年版）：水溶性浸出物不得少于 12.0%。

【性味归经】　甘、涩，平。归脾、胃、肝、肺经。

【功能主治】　除湿，消食，止痛，解毒。用于消化不良，胆绞痛，脘腹疼痛；外治湿疹，疮疡肿痛。

【用法用量】　内服：水煎服，30~60 g。外用：适量，煎水洗；或取鲜品捣烂敷患处。

【其他】

1. 鸡矢藤具有抗炎镇痛、降尿酸、降血糖、降血脂、抗菌、抗肿瘤、消食导滞等多种药理作用。

2. 小儿疳积：鸡屎藤干根 15 g，猪小肚一个。水炖服。

3. 治食积腹泻：鸡屎藤 30 g。水煎服。

4. 神经性皮炎：将鸡矢藤叶或嫩芽搽患处，每次 5 分钟，每日 2~3 次。治愈时间短者 2~3 日，长者 2~3 月，一般 7 日左右[1]。

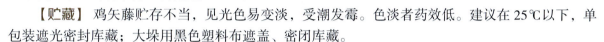

鸡骨草

【来源】　鸡骨草为豆科植物广州相思子 *Abrus cantoniensis* Hance 的干燥全株。主产于广西钦州、玉林、桂林，广东等地。

【性状】　鸡骨草根多呈圆锥形，上粗下细，有分枝，长短不一，直径 0.5~1.5 cm；表面灰棕色，粗糙，有细纵纹，支根极细，有的断落或留有残基；质硬。茎丛生，长 50~100 cm，直径约 0.2 cm；灰棕色至紫褐色，小枝纤细，疏被短柔毛。羽状复叶互生，小叶 8~11 对，多脱落，小叶矩圆形，长 0.8~1.2 cm；先端平截，有小突尖，下表面被伏毛（图 547-1）。气微香，味微苦。

以叶多、色绿者为佳。

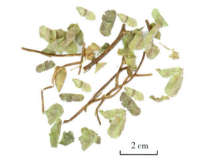

图 547-1　鸡骨草

607

[1] 轩宇鹏. 新编百草名方大全 [M]. 西安：陕西科学技术出版社，2010.

【采收加工】 全年均可以采挖，挖起全株，除去荚果（种子有毒），洗净根部泥土，晒干或烘干。水分不得过 15.0%。

不同月份鸡骨草中总皂苷含量变化，见表 547-1。

表 547-1 不同月份鸡骨草中总皂苷含量变化（%）[1]

生长期	总皂苷	生长期	总皂苷
7 月	0.195	11 月	0.260
9 月	0.200	12 月	0.326
10 月	0.208	2 月	0.250

12 月份鸡骨草中总皂苷含量最高。12 月底，由于气温下降，叶片迅速掉落，停止生长，其体内积累的物质开始分解、转化，总皂苷含量逐渐下降。以总皂苷为参考指标，11~12 月为鸡骨草的最佳采收时间。

鸡骨草不同部位总皂苷含量测定，见表 547-2。

表 547-2 鸡骨草不同部位总皂苷含量测定（%）[2]

部位	根	茎	叶
总皂苷	0.817	0.599	0.939

鸡骨草叶中总皂苷含量较高，其次为根部，茎部总皂苷含量最低。鸡骨草药材叶多者质较优。

【贮藏】 鸡骨草贮存不当，见光色易变淡，色淡者药效低。建议在 25℃ 以下单包装密封，大垛用黑色塑料布遮盖、密闭库藏。

【主要成分】 主要含鸡骨草甲素、齐墩果酸、熊果酸、相思子碱、相思子皂醇、大豆皂醇、葛根皂醇 A、槐花二醇、广东相思子三醇等。

药典标准：醇溶性浸出物不得少于 6.0%。

【性味归经】 甘、微苦，凉。归肝、胃经。

【功能主治】 利湿退黄，清热解毒，疏肝止痛。用于湿热黄疸，胁肋不舒，胃脘胀痛，乳痈肿痛。

【用法用量】 煎服，15~30 g。

【其他】

1. 鸡骨草具有保肝、抗炎、增强免疫、调节肠平滑肌、增强耐力等功能。在保肝护肝、治疗肝炎、肝硬化方面有较好的疗效。

2. 治疗传染性肝炎：干鸡骨草全草 60~90 g（儿童 30~60 g），瘦猪肉 60 g。加水同煎。

鸡骨香

【来源】 鸡骨香为大戟科植物鸡骨香 *Croton crassifolius* Geisel 的干燥根。分布于广东、广西、云南、海南等地。

[1]黄荣韶，罗永明，胡彦，等．毛鸡骨草总皂苷含量测定及其动态变化研究［J］．广东农业科学，2006（6）：28-30.

[2]单纯，江振洲，王涛，等．中药鸡骨草的化学成分及其研究近况［J］．药学进展，2011，35（6）：264-269.

【性状】 鸡骨香根呈细长条状，直径 0.2~1 cm，表面黄色或淡黄色，有纵纹及突起，有时栓皮脱落。质脆易断，断面不平坦，纤维性。皮部占半径的 1/3~1/4，呈淡黄色。木部黄色（图 548-1）。气微香，味苦涩。

以根条粗壮、色黄、气香者为佳。

【采收加工】 秋冬二季采收，挖取根部，除去杂质，晒干。建议趁鲜切片，摊薄快速晒干。药材水分不得过 15.0%。

【贮藏】 鸡骨香贮存不当，受潮易霉变，香气易散失，无香气者药效低。建议在 25 ℃以下，单包装遮光密封库藏；大垛用黑色塑料布遮盖、密闭库藏。

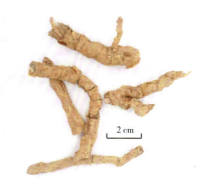

图 548-1 鸡骨香

【主要成分】 主要含倍半萜类、二萜类（如石岩枫二萜内酯 B、C）、三萜类（如羽扇豆醇）、挥发油类、甾醇类、氨基酸、有机酸等类化合物。

贵州省中药材民族药材标准（第一册）（2019 年版）：醇溶性浸出物不得少于 13.0%。

【性味归经】 辛、苦，温；小毒。归胃、大肠、肝经。

【功能主治】 行气止痛，祛风除湿。用于胃肠胀气，脘腹疼痛，疝气痛，风湿痹痛，腰腿痛，跌打扭伤。

【用法用量】 内服，煎汤，9~15 g；或研末，每次 0.9~1.5 g。外用：适量，研末调敷。

【其他】

1. 孕妇慎用。内服不可过量或久服。

2. 鸡骨香具有抗炎、镇痛、抗菌、抗病毒、抗肿瘤、抗血管形成等药理活性。

3. 治跌打损伤：鸡骨香 15 g，金牛 15 g，九层塔 15 g，血见愁 15 g，透骨消 15 g，山白芷 15 g。清水 4 碗，煎成 1 碗服。

鸡蛋花

【来源】 鸡蛋花是夹竹桃科植物鸡蛋花 *Plumeria rubra* L. 的花。原产于墨西哥，广东、海南、广西、福建、云南等地均有栽培。

【性状】 鸡蛋花皱缩，上部表面黄白色，下部表面黄褐色。完整花朵展开后，长 2~5 cm。花冠 5 裂，裂片呈倒卵形，长约 4 cm；下部边缘向左旋转覆盖合生成细管状，长约 1.5 cm；喉部着生雄蕊 5 枚，花丝极短；有时可见细小的卵状子房（图 549-1）。气芳香，味淡、微苦。

以净花、干燥、色黄褐、气芳香者为佳。

【采收加工】 夏、秋采摘盛开的花朵，除去杂质，鲜用或阴干。药材水分不得过 12.0%。

不同干燥方法对鸡蛋花挥发油含量的影响，见表 549-1。

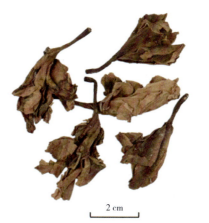

图 549-1 鸡蛋花

表 549-1　不同干燥方法对鸡蛋花挥发油含量的影响[1]

加工方式	鲜品	阴干品	晒干品
挥发油 /%	0.15	0.05	0.02

鸡蛋花鲜品中挥发油成分含量最高，其次是阴干品，阳光照射易造成挥发油成分损失，故建议有条件的地方使用鸡蛋花鲜品提取挥发油。

【贮藏】　鸡蛋花贮存不当，受潮易腐烂，香气易散失。建议在 25℃以下，单包装密封，大垛用黑色塑料布遮盖、密闭库藏。

【主要成分】　主要含 α - 松油醇、橙花叔醇等 27 种挥发性成分；另含 α - 香树脂醇、β - 香树脂醇、鸡蛋花苷、东莨菪素、13-去氧鸡蛋花苷等成分。

【性味归经】　甘、淡，凉。归胃、肺、大肠经。

【功能主治】　清热利湿，润肺解毒。用于湿热下痢，里急后重，肺热咳嗽。

【用法用量】　内服：煎汤，5~15 g。外用：适量，捣敷。

【其他】

1. 鸡蛋花具有抑菌、抗病毒、镇痛、消炎、伤口愈合、镇咳、祛痰、清热等药理作用。是王老吉凉茶的主要原料之一。

2. 治传染性肝炎：鸡蛋花 10 g，茵陈 30 g，秦皮 9 g，大黄 12 g。水煎服。每日 1~2 剂。

3. 治支气管炎：鸡蛋花 10 g，金银花 30 g，鱼腥草 30 g。加水 800 ml，煎至 200 ml，分 2 次服。

八画

青风藤

【来源】　青风藤是防己科植物青藤 Sinomenium acutum（Thunb.）Rehd. et Wils. 和毛青藤 Sinomenium acutum（Thunb.）Rehd. et Wils. var. cinereum Rehd. et Wils. 的干燥藤茎。主产于江苏、浙江、湖北、湖南、陕西等地。

【性状】　青风藤呈长圆柱形，常微弯曲，长 20~70 cm 或更长，直径 0.5~2 cm。表面绿褐色至棕褐色，有的灰褐色，有细纵纹和皮孔。节部稍膨大，有分枝。体轻，质硬而脆，易折断，断面不平坦，灰黄色或淡灰棕色，皮部窄，木部射线呈放射状排列，髓部淡黄白色或黄棕色（图 550-1）。气微，味苦。

以条匀、外皮绿褐色、质嫩、断面有"车轮纹"、味苦者为佳。

【采收加工】　传统上秋末冬初采割，经检测 6—7 月时有效成分（青藤碱）含量高。割取藤茎，去除叶片，扎把或切长段，晒干。药材水分不得超过 13.0%。

不同采集时间青风藤样品青藤碱含量测定，见表 550-1。

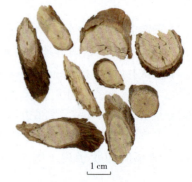

1 cm

图 550-1　青风藤

[1]张璐, 张斌. 不同干燥方法对鸡蛋花挥发油化学成分的影响[J]. 中国现代应用药学, 2012, 29（12）: 1097-1100.

表 550-1　不同采集时间青风藤样品青藤碱含量测定[1]

采集时间	青藤碱 /%	采集时间	青藤碱 /%
5 月 25 日	0.86	8 月 23 日	0.52
6 月 29 日	1.63	10 月 1 日	0.48
7 月 31 日	1.12	10 月 31 日	0.09

6 月末采集的青风藤样品中青藤碱含量高，之后含量不断下降，建议青风藤 6 月末到 7 月下旬采收。

青风藤不同粗细藤茎和根青藤碱含量测定，见表 550-2。

表 550-2　青风藤不同粗细藤茎和根青藤碱含量测定[2]

部位	直径 /cm	青藤碱 /%	部位	直径 /cm	青藤碱 /%
最细藤茎	0.3~0.7	1.07	主根平行位置上的较细根	1.0~1.4	2.30
略粗藤茎	0.7~0.9	1.21	主根上略粗支根	1.1~2.0	3.00
较粗藤茎	0.9~1.0	0.21	较粗主根部分	2.0~3.0	0.86
近基部粗藤茎	1.7~2.3	—	最粗主根部分	≥ 5.0	1.39
近基部藤茎上的不定根	≤ 0.2	1.18	侧根上的须状根毛	≤ 0.5	1.66

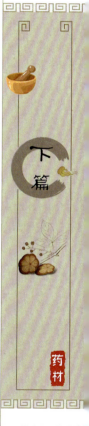

（1）青风藤根中青藤碱含量较藤茎高。

（2）青风藤侧根中青藤碱含量最高，须根次之，主根含量最低。

（3）青藤碱在藤茎中主要存在于韧皮部，藤茎中越粗的部分，青藤碱含量越低。

【贮藏】　青风藤贮存不当，易虫蛀、发霉，有效成分下降快。建议在 25℃以下，单包装密封，大垛用黑色塑料布遮盖、密闭库藏。

【主要成分】　主要含生物碱（如青藤碱、木兰花碱、尖防己碱、双青藤碱、四氢表小聚碱、青风藤碱、蝙蝠葛宁、千金藤宁）等。

药典标准：含青藤碱不得少于 0.50%。

【性味归经】　苦、辛，平。归肝、脾经。

【功能主治】　祛风湿，通经络，利小便。用于风湿痹痛，关节肿胀，麻痹瘙痒。

【用法用量】　内服：煎汤，6~12 g；或浸酒，或熬膏。外用：适量，煎水洗。

【其他】

1. 青风藤具有镇痛、镇静、镇咳、降压、抗炎、增加胃液分泌等药理作用。

2. 治腰椎间盘突出：青风藤、黑豆、黄芪各 50 g，水煎服；或加当归、枸杞子各 10 g 同煎效果更好。

❧ 青叶胆 ❧

【来源】　青叶胆为龙胆科植物青叶胆 *Swertia mileensis* T. N. Ho et W. L. Shih 的干燥全草。主

611

[1]李安娟.薄层扫描法测定青风藤中青藤碱的含量及含量与季节的关系[J].中药通报，1987，12（6）：332-334.

[2]陈曦.HPLC 法青风藤根中青藤碱含量的测定及其提取工艺的优化[J].安徽农业科学 2010，38（29）：16236-16238.

产于云南。

【性状】　本品长 15~45 cm，根长圆锥形，长 2~7 cm，直径约 0.2 cm，有的有分枝；表面黄色或黄棕色。茎四棱形，棱角具极狭的翅，表面黄绿色或黄棕色，下部常显红紫色，断面中空。叶对生，无柄；叶片多皱缩或破碎，完整者展平后呈条形或狭披针形。圆锥状聚伞花序，萼片 4，条形，黄绿色；花冠 4，深裂，黄色，裂片卵状披针形，内侧基部具 2 腺窝；雄蕊 4。蒴果狭卵形，种子多数，细小，棕褐色（图 551-1）。气微，味苦。

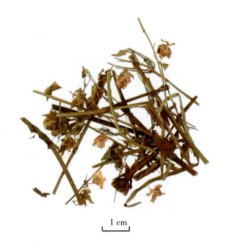

1 cm

图 551-1　青叶胆

以色绿、花多、味苦者为佳。

【采收加工】　秋季花、果期采收，挖取全草，除去杂质、晒干。药材水分不得过 12.0%。

【贮藏】　青叶胆贮存不当，见光色易枯黄。色枯黄者药效低。建议在 20℃以下单包装密封，大垛黑色塑料布遮盖、密闭库藏。

【主要成分】　主要含獐牙菜苦苷、獐牙菜苷、芒果苷、龙胆苦苷、异牡荆素、龙胆宁碱、次龙胆碱、龙胆黄碱、齐墩果酸、红白金花内酯等。

药典标准：含獐牙菜苦苷不得少于 8.0%。

【性味归经】　苦、甘，寒。归肝、胆、膀胱经。

【功能主治】　清肝利胆，清热利湿。用于肝胆湿热，黄疸尿赤，胆胀胁痛，热淋涩痛。

【用法用量】　内服：煎汤，10~15 g。外用：适量，鲜品捣敷或煎水洗。

【其他】

1. 虚寒者慎服。

2. 青叶胆具有保肝、减痉、镇静镇痛、保护皮肤等药理作用，临床用于治疗传染性肝炎、尿路感染等病症。

3. 治急慢性肝炎：青叶胆 9~16 g。每日 1 剂，水煎服。

4. 治结膜炎：青叶胆 16 g。水煎加白糖服。

青阳参

【来源】　青阳参为萝藦科植物青羊参 *Cynanchum otophyllum* C. K. Schneider 的干燥根。主产于湖南、广西、贵州、云南、四川和西藏等地。

【性状】　青阳参呈圆柱形，长 20~40 cm，直径 1.5~3 cm，表面黄褐色至棕褐色，有纵皱纹和纵沟槽，具横环纹及突起的线状皮孔；外皮脱落处显黄褐色。根头部疙瘩状，长约 2.5 cm，上有茎痕或残茎。质坚硬，难折断，折断时有粉尘，断面类白色或淡黄白色，有排列稀疏的黄色放射状纹理（图 552-1）。气辛香，味苦、微甜。

以条粗壮、坚实、断面色白、粉性者为佳。

【采收加工】　秋季采挖，除去杂质，晒干。药材水分不得过 13.0%。

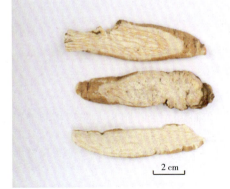

2 cm

图 552-1　青阳参

中药材质量新说（第二版）ZHONGYAOCAI ZHILIANG XINSHUO (DIERBAN) 药材

【贮藏】 青阳参贮存不当，易受潮发霉、易虫蛀。建议在 25℃ 以下，单包装遮光密封库藏；大垛用黑色塑料布遮盖、密闭库藏。

【主要成分】 主要含甾体类（如白首乌新苷 A、牛皮消素、徐长卿苷 A），生物碱类（如加加明），黄酮类（如槲柳黄素、山奈酚、槲皮苷）等成分。

云南省中药材标准（2005 年版）：醇溶性浸出物不得少于 16.0%。

【性味归经】 辛、甘，温。归心、肝、脾经。

【功能主治】 祛风湿，补虚羸，镇痉，拔毒。用于风湿骨痛，腰肌劳损，体虚神衰，小儿疳积、慢惊，癫痫，犬咬伤。

【用法用量】 内服：煎汤，9~30 g；或炖肉服。

【其他】

1. 忌与百草霜同用。

2. 青阳参有抗惊厥、抗癫痫、抗抑郁、抗衰老、镇痛、免疫调节、抗肝炎、抗梅尼埃综合征等药理作用。

3. 跌仆闪挫，肌肉扭伤：青羊参 50 g，加酒泡服。也可用青羊参 100 g，炖肉吃。

❊ 青葙子 ❊

【来源】 青葙子为苋科植物青葙 *Celosia argentea* L. 的干燥成熟种子。我国中部和南部地区均产。

【性状】 青葙子呈扁圆形，少数圆肾形，直径 1~1.5 mm，表面黑色或红黑色，光亮，中间微隆起。侧边微凹处有一突起的种脐，种皮薄而脆（图 553-1）。气微，味淡。

以色黑光亮、饱满者佳。

【采收加工】 秋季种子成熟时，割采植株或果穗，晒干，搓出种子，除去杂质。药材水分不得过 12.0%。

【贮藏】 青葙子贮存不当，受潮易霉变。建议在 25℃ 以下，单包装密封，大垛用黑色塑料布遮盖、密闭库藏。

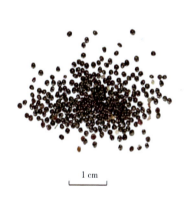

1 cm

图 553-1 青葙子

【主要成分】 主要含三萜皂苷类、氨基酸、不饱和脂肪酸、生物碱类等。

【性味归经】 苦，微寒。归肝经。

【功能主治】 清肝，泻火，明目，退翳。用于肝热目赤，目生翳膜，视物昏花，肝火眩晕。

【用法用量】 内服：煎汤，9~15 g。外用：研末调敷；捣汁灌鼻。

【其他】

1. 青葙子入药前宜捣碎。

2. 青葙子有扩瞳作用，青光眼患者禁用。

3. 青葙子具有保肝、降血脂、降血糖、抗菌、抗白内障等药理作用，临床上主要用于脂肪肝、化学性肝损伤、白内障等。

4. 治结膜炎，目赤涩痛：青葙子、黄芩、龙胆草各 9 g，菊花 12 g，生地 15 g。水煎服。

5. 治高血压：青葙子、决明子、菊花、夏枯草各 9 g，石决明 12 g。水煎服。

613

青 黛

【来源】 青黛为爵床科植物马蓝 *Baphicacanthus cusia*（Nees）Bremek.、蓼科植物蓼蓝 *Polygonum tinctorium* Ait. 或十字花科植物菘蓝 *Isatis indigotica* Fort. 的叶或茎叶经加工制得的干燥粉末、团块或颗粒。主产于福建莆田市仙游县，称为"建青黛"，云南、江苏、四川等地亦产。

【性状】 青黛为深蓝色的粉末，体轻，易飞扬；或呈不规则多孔性的团块、颗粒，用手搓捻即成细末（图554-1）。微有草腥气，味淡。

以体轻、粉细，能浮于水面，燃烧时生紫红色火焰者为佳。如质重坚实，呈团块状，有白色小点，置水中有颗粒状下沉者品质为次。

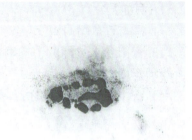

图554-1 青黛

【制法】 夏、秋季采收茎叶，置缸中，加清水浸2~3天，至叶腐烂、茎脱皮时，将茎枝捞出，加入石灰（每100 kg加石灰8~10 kg），充分搅拌，至浸液由深绿色转为紫红色时，捞出液面泡沫，于烈日下晒干。药材水分不得超过7.0%。

【贮藏】 青黛贮存不当，易吸潮结块。建议在20℃以下，单包装密封储存；药房配方使用前密封保管。

【主要成分】 主要含碳酸钙、二氧化硅及靛蓝、靛玉红、色胺酮等。

药典标准：含靛蓝不得少于2.0%；含靛玉红不得少于0.13%。

【性味归经】 咸，寒。归肝经。

【功能主治】 清热解毒，凉血消斑，泻火定惊。用于温毒发斑，血热吐血，胸痛咳血，口疮，痄腮，喉痹，小儿惊痫。

【用法用量】 内服：研末，1~3 g，宜入丸散用。外用：适量，干撒或调敷。

【其他】

1. 青黛具有抗菌、抗病毒、抗炎、镇痛、抗肿瘤、保肝等药理活性，临床上可用于带状疱疹后遗神经痛、静脉炎、尿布皮炎、银屑病、恶性肿瘤、早幼粒细胞白血病等。

2. 治口腔溃疡：青黛、五倍子、冰片按5:3:1的比例研极细末，外吹于口腔溃疡处，或香油调敷外涂之。

3. 治咯血：青黛5 g，白茅根15 g，侧柏叶15 g，马兰15 g。水煎服。

青礞石

【来源】 本品为变质岩类黑云母片岩或绿泥石化云母碳酸盐片岩。分布于江苏、浙江、河南、湖北、湖南、四川等地。黑云母片岩主产于河南省新乡地区；绿泥石化云母碳酸盐片岩主产于浙江省淳安地区。

【性状】 黑云母片岩，主为鳞片状或片状集合体。呈不规则扁块状或长斜块状，无明显棱角。褐黑色或绿黑色，具玻璃样光泽。质软，易碎，断面呈较明显的层片状。碎粉主为绿黑色鳞片（黑云母），有似星点样的闪光（图555-1）。气微，味淡。

绿泥石化云母碳酸盐片岩，为鳞片状或粒状集合体。呈灰色或绿灰色，夹有银色或淡黄色鳞片，具光泽。质松，易碎，粉末为灰绿色鳞片（绿泥石化云母片）和颗粒（主为碳酸盐），片状者具星点样闪光。遇稀盐酸产生气泡，加热后泡沸激烈。气微，味淡。

以色青、块整齐、破开面有星点、无泥土者为佳。

【采收加工】常年可采，采得后除净杂石、泥土即可。

【贮藏】建议30℃以下单包装密闭，置干燥处贮存。

【主要成分】主要含水的镁、铁、钾、铅、钠、钙的硅酸盐及钙、镁的碳酸盐。

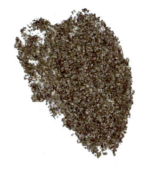

图555-1 青礞石

【性味归经】甘、咸，平。归肺、心、肝经。

【功能主治】坠痰下气，平肝镇惊。用于顽痰胶结，咳逆喘急，癫痫发狂，烦躁胸闷，惊风抽搐。

【用法用量】多入丸散服，3~6 g；煎汤10~15 g，布包先煎。

【其他】用时打碎，或煅制后使用。

玫瑰花

【来源】玫瑰花为蔷薇科植物玫瑰 *Rosa rugosa* Thunb. 的干燥花蕾。全国各地均有栽培，主产于山东平阴、北京妙峰山涧沟、河南商水县周口镇、浙江吴兴、新疆和田等地。

【性状】玫瑰花略呈半球形或不规则团状，直径0.7~1.5 cm。残留花梗上被细柔毛，花托半球形，与花萼基部合生；萼片5，披针形，黄绿色或棕绿色，被有细柔毛；花瓣多皱缩，展平后宽卵形，呈覆瓦状排列，紫红色，有的黄棕色；雄蕊多数，黄褐色。花柱多数，柱头在花托口集成头状，略突出，短于雄蕊。体轻，质脆（图556-1）。气芳香浓郁，味微苦涩。

以朵大、完整、色紫红、不露芯、香气浓者为佳。

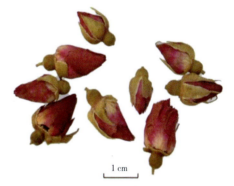

1 cm

图556-1 玫瑰花

【采收加工】春末夏初花将开放时分批采摘，及时低温干燥。药材水分不得过12.0%。

不同发育时期玫瑰花DPPH清除率及多酚、黄酮、氨基酸含量比较，见表556-1。

表556-1 不同发育时期玫瑰花DPPH清除率及多酚、黄酮、氨基酸含量比较（%）[1]

花期	DPPH 清除率	多酚含量	黄酮含量	氨基酸含量
花蕾期	55.70	15.08	0.64	1.70
初开期	63.90	9.30	0.55	1.14
半开期	68.76	7.77	0.42	1.05
盛开期	69.46	11.90	0.35	0.99

玫瑰花在发育过程中抗氧化活性呈升高趋势，而多酚、黄酮、氨基酸含量呈下降趋势。从营

615

[1]李凤英, 郑立红, 刘秀凤. 发育时期及干燥方法对玫瑰花抗氧化活性及主要成分的影响[J]. 安徽农业科学, 2009, 37（17）: 8169-8170.

养价值和抗氧化活性综合考虑，玫瑰花适宜在初开时采摘。

【贮藏】 玫瑰花贮存不当，香气极易散失，无香气者已基本无药效。建议在 20℃以下，单包装密封，大垛用黑色塑料布遮盖、密闭库藏。

【主要成分】 主要含挥发油，油中主要成分为香茅醇、牻牛儿醇、橙花醇、丁香油酚、苯乙醇等。尚含槲皮苷、苦味质、鞣质、脂肪油、有机酸等。

药典标准：醇溶性浸出物不得少于 28.0%。

【性味归经】 甘、微苦，温。归肝、脾经。

【功能主治】 行气解郁，和血，止痛。用于肝胃气痛，食少呕恶，月经不调，跌扑伤痛。

【用法用量】 煎服，3~6 g；浸酒或熬膏；或开水泡服。外用：适量，煎水作药浴治疗皮肤病。

【其他】

1. 月经过多或阴虚火旺者不宜使用。

2. 玫瑰花具有防治心血管疾病、抑菌、抗氧化、美容等作用。

3. 月季花和玫瑰花外形相似，药用功效不同，用药时应注意区分。月季花与玫瑰花鉴别要点：月季花花形为圆球，色泽粉红或紫红，花托呈长形。玫瑰花花形略似球，多呈紫红色，花托为球形。

4. 治胃痛：玫瑰花 9 g，香附 12 g，川楝子、白芍各 9 g。水煎服。

5. 玫瑰佛手茶：玫瑰花 1.5 g，佛手 3 g，花茶 3 g。用开水泡饮。可加适量冰糖。疏肝理气，调经止痛。

玫瑰茄

【来源】 玫瑰茄又名洛神花，为锦葵科植物玫瑰茄 *Hibicus sabdariffa* L. 的干燥花萼和小苞片。我国福建、台湾、广东、海南、广西和云南南部有引种栽培。

【性状】 玫瑰茄全体皱缩略压扁，表面紫红色或紫黑色。小苞片 8~12，披针形，长 5~10 mm，肉质，近顶端具刺状附属物，基部与花萼合生，疏被长硬毛。花萼杯状，长约 3 cm，厚软革质，5 裂，裂片顶端长渐尖，基部具 1 腺体，疏被小刺和粗毛（图 557-1）。

【采收加工】 11 月中下旬，叶黄籽黑时，将果枝剪下，摘取花萼连同果实，晒 1 天，待缩水后脱出花萼，晒干，有条件可采用真空干燥。

不同干燥方式对 1∶20（m/V）玫瑰茄水提物活性成分的影响，见表 557-1。

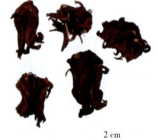

2 cm

图 557-1　玫瑰茄

表 557-1　不同干燥方式对 1∶20（m/V）玫瑰茄水提物活性成分的影响[1]

干燥方式	温度 /℃	总黄酮 /（μg/ml）	总多酚 /（μg/ml）	花青素 /（μg/ml）	多糖 /（mg/ml）
喷雾干燥	85	73.09	165.26	5.87	0.776
	90	73.09	167.04	5.89	0.777
	95	75.22	169.27	5.91	0.784
	100	80.76	176.40	5.93	0.755
	105	77.36	181.08	5.96	0.695
	110	73.95	177.29	6.00	0.699

[1]涂宗财，张璟，王辉，等.不同干燥方式对玫瑰茄水提物成分及活性的影响[J].食品科学，2013，34（21）：47-50.

续表

干燥方式	温度 /℃	总黄酮 / (μg/ml)	总多酚 / (μg/ml)	花青素 / (μg/ml)	多糖 / (mg/ml)
热风干燥	40	79.70	169.94	5.71	0.680
	50	78.85	169.53	4.94	0.683
	60	76.93	170.38	3.44	0.687
	70	76.72	167.26	2.13	0.709
	80	75.22	152.56	1.17	0.655
	90	62.23	151.89	0.33	0.564
真空干燥		85.24	188.88	6.51	0.850

玫瑰茄真空干燥总黄酮、总多酚、花青素、多糖等活性成分保存最好，喷雾干燥次之，热风干燥最差。

【贮藏】 玫瑰茄贮存不当，易发霉、虫蛀，香气极易散失。建议在25℃以下，单包装密封，大垛用黑色塑料布遮盖、密闭库藏。

【主要成分】 主要含花青素、多酚酸、黄酮，还含有氨基酸、果胶、维生素等。

【性味归经】 酸，凉。归肾经。

【功能主治】 清热解渴，敛肺止咳。用于高血压，咳嗽，中暑，酒醉。

【用法用量】 内服：9~15 g，煎服或开水泡。

【其他】

1. 玫瑰茄具有抗癌、抑菌、促吸收、利尿、促发汗等药理作用。

2. 玫瑰茄的嫩叶和叶柄作"色拉"食用；种子可榨油食用，出油率为14%~18%；茎皮纤维坚韧，可制绳索；茎干的木质部分可作造纸原料；其肉质花可以加工成为可口的果汁、果酱、果冻、果酒等。

3. 高血压病：玫瑰茄15 g，夏枯草15 g，萝芙木10 g，钩藤10 g，地龙6 g。水煎服。

4. 暑热口渴：玫瑰茄15 g，葛根20 g，石斛15 g，麦冬15 g，茅根15 g。水煎服。

茉莉花

【来源】 茉莉花为木犀科植物茉莉 *Jasminum sambac* (L.) Ait. 干燥的花。主产于江苏、浙江、福建、台湾、广东、四川、云南等地。

【性状】 茉莉花多扁缩，长1.5~2 cm，直径1 cm，基部连有短花梗，鲜时白色，干后黄棕色至棕褐色，花冠管基部颜色略深。花管萼状，先端具8~10个细长的裂齿，表面皱缩；花冠裂片椭圆形，长约1 cm，先端短尖或钝，基部成长管状，长5~12 mm，上部裂片多数，与管部近等长（图558-1）。气芳香、味涩。

以朵大、色黄白、气香浓者为佳。

【采收加工】 7月（大伏）前后花初开时，择晴天采收，依花朵开放的顺序进行分批采摘，及时摊平，晒干，或低温烘干。药材水分不得过13.0%。

广西横县茉莉花挥发油积累动态的研究，见表558-1。

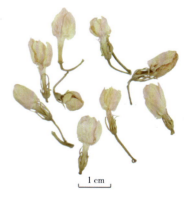

1 cm

图 558-1　茉莉花

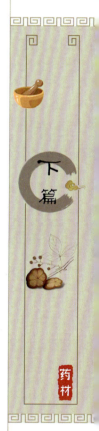

表 558-1　广西横县茉莉花挥发油积累动态的研究[1]

采集时间	顺二十三烯质量系数 /%	亚麻酸质量系数 /%	二十五烷质量系数 /%
4 月 27 日	0.231 2	1.178 9	1.051 3
5 月 15 日	0.664 1	1.245 2	1.819 0
6 月 15 日	7.880 0	2.827 2	5.182 0
7 月 20 日	15.195 4	19.144 8	13.793 0
8 月 20 日	29.881 6	19.569 9	20.926 1
9 月 20 日	26.708 7	5.947 0	10.139 0
10 月 20 日	12.039 1	0.634 8	8.673 9
11 月 15 日	12.020 2	0.333 9	6.917 9

　　茉莉花 3 种成分含量在 4—8 月呈上升趋势，8—11 月呈下降的趋势，故 8 月份为横县茉莉花最佳采收时间，此时间所得的挥发油成分比较纯且含量较高。

　　【贮藏】　茉莉花贮存不当，易败色，香气极易散失。建议在 25℃以下，单包装密封，大垛用黑色塑料布遮盖、密闭库藏。

　　【主要成分】　鲜花含挥发油，油中主要含素馨酮、苄醇及其酯类、芳樟醇等。

　　江西省中药饮片炮制规范（2008 年版）：醇溶性浸出物不得少于 28.0%。

　　【性味归经】　辛、微甘，温。归脾、胃、肝经。

　　【功能主治】　理气开郁，辟秽和中。用于泻痢腹痛，胸脘闷胀，头晕，头痛，目赤肿痛，疮毒。

　　【用法用量】　内服：煎药，3~6 g，后下。外用：煎水洗目或菜油浸滴耳。

　　【其他】

　　1. 茉莉花具有抗氧化、抗菌、降糖、扩张血管、促进免疫等药理作用。

　　2. 治湿浊中阻，脘腹闷胀，泄泻腹痛：茉莉花 6 g（后下），青茶 10 g，石菖蒲 6 g。水煎温服。

　　3. 治腹胀腹泻：茉莉花、厚朴各 6 g，木香 9 g，山楂 30 g。水煎服。

　　4. 茉莉叶具有疏风解表，消肿止痛的功效。用于外感发热，泻痢腹胀，脚气肿痛，毒虫螫伤。

　　5. 茉莉根具有麻醉，止痛的功效。用于跌打损伤及龋齿疼痛，亦治头痛，失眠。

苦　瓜

　　【来源】　苦瓜为葫芦科植物苦瓜 *Momordica charantia* Linnaeus 的干燥近成熟果实。全国各地均有栽培。主产于海南、广西、广东、云南、福建等地。

　　【性状】　苦瓜呈半月形、椭圆形、长条形或不规则的薄片。多皱缩不平，略扭曲或弯曲。外表面浅黄棕色、黄棕色或灰绿色，有皱缩的瘤状突起及深沟纹。内表面黄白色，可见种子脱落后残留的浅黄色孔痕（图 559-1）。气微，味苦。

　　以青边、肉白、子少者为佳。

　　【采收加工】　夏、秋季选取绿色近成熟时的果实，对半纵

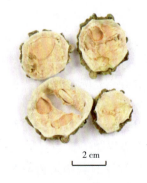

2 cm

图 559-1　苦　瓜

618

　　[1] 梁丹，陈丽玫，龚月嫔，等 . 广西横县茉莉花挥发油积累动态的研究 [J]. 江西中医药，2016，47（6）：69-70.

剖，去瓤和种子，切片，晒干或烘干，以 60℃烘干为宜。

苦瓜不同采收期总皂苷含量的变化，见表 559-1。

表 559-1 苦瓜不同采收期总皂苷含量的变化[1]

采收期/天	10	15	20	25
总皂苷/%	0.918	1.528	1.323	1.008

苦瓜果实中总皂苷含量随采收期呈现低—高—低的变化趋势。其中 10~15 天为果实迅速膨大期，这段时期也是苦瓜总皂苷含量迅速增长，15~20 天苦瓜总皂苷含量呈下降趋势，这时苦瓜体积增长缓慢，但下降速度缓慢，所以，这段时期为采收苦瓜的最佳时期。20~25 天为果实转色期，果实由绿色向红色转变，苦瓜总皂苷含量下降速度增快。因此，药用苦瓜在第 15 天左右采摘最为合适。

苦瓜不同部位总皂苷含量测定，见表 559-2。

表 559-2 苦瓜不同部位总皂苷含量测定[2]

部位	果	叶	种子	茎	根
总皂苷/%	1.644	0.981	0.667	0.458	0.074

苦瓜植株不同营养器官的总皂苷含量的高低依次为：果实＞叶片＞种子＞茎＞根。

干燥方法对苦瓜降糖成分含量的影响，见表 559-3。

表 559-3 干燥方法对苦瓜降糖成分含量的影响[3]

干燥条件	皂苷/%	多糖/%	多肽/%	颜色
45℃，18 小时	2.12	6.32	0.07	黄绿色
60℃，8 小时	2.31	7.43	0.11	褐绿色
75℃，5.5 小时	1.21	7.78	0.35	黄色

苦瓜经 60℃干燥 8 小时时皂苷的含量最高。在苦瓜中皂苷的降糖效果要优于多糖和多肽，因此从苦瓜主要降糖成分的含量、颜色考虑，热风干燥选择 60℃为宜。

【贮藏】 苦瓜贮存不当，易发霉、虫蛀。建议在 20℃以下，单包装遮光密封库藏；大垛用黑色塑料布遮盖、密闭库藏。

【主要成分】 主要含葫芦烷型三萜类、齐墩果烷型三萜类、甾体皂苷类、生物碱类、多肽类、维生素、矿物质等成分。

【性味归经】 苦，寒。归心、脾、肝经。

【功能主治】 清暑涤热，明目，解毒。用于暑热烦渴，消渴，赤眼疼痛，痢疾，疮痈肿毒。

【用法用量】 内服：煎汤，6~15 g，鲜品 30~60 g；或煅存性研末。外用：鲜品捣敷；或取汁涂。

【其他】

1. 脾胃虚寒者慎服。孕妇慎食苦瓜。

2. 苦瓜具有降血糖、抗癌、抗病毒、抗菌、抗突变等药理活性。

3. 暑天感冒发热、身痛口苦：苦瓜干 15 g，连须葱白 10 g，生姜 6 g。水煎服。

4. 痢疾：鲜苦瓜捣绞汁 1 小杯泡蜂蜜服。

[1][2]邱红.苦瓜（*Momordica charantia* L.）总皂苷提取方法及高皂苷苦瓜品种筛选研究[D].济南：山东农业大学.

[3]秦樱瑞，黄先智，曾艺涛，等.干燥方法对苦瓜降糖成分含量的影响[J].食品科学，2015（15）：56-61.

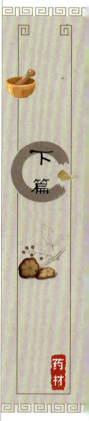

5. 本植物的种子、叶、花、根、茎亦供药用。苦瓜子温补肾阳；主治肾阳不足，小便频数，遗尿、遗精，阳痿。苦瓜叶清热解毒；主治疮痈肿毒，梅毒，痢疾。苦瓜花清热止痢，和胃；主治痢疾，胃气痛。苦瓜根清湿热，解毒；主湿热泻痢，便血，疔疮肿毒，风火牙痛。苦瓜藤清热解毒；主治痢疾，疮毒，胎毒，牙痛。

苦玄参

【来源】 苦玄参为玄参科植物苦玄参 *Picria fel-terrae* Lour. 的干燥全草。主产于广东、广西、贵州、云南等地。

【性状】 苦玄参须根细小。茎略呈方柱形，节稍膨大，多分枝，长 30~80 cm，直径 1.5~2.5 mm，黄绿色，老茎略带紫色；折断面纤维性，髓部中空。单叶对生，多皱缩，完整者展平后呈卵形或卵圆形，长 3~5 cm，宽 2~3 cm，黄绿色至灰绿色；先端锐尖，基部楔形，边缘有圆钝锯齿。叶柄长 1~2 cm。全体被短糙毛。总状花序顶生或腋生，花萼裂片 4，外 2 片较大，卵圆形，内 2 片细小，条形；花冠唇形。蒴果扁卵形，包于宿存的萼片内。种子细小，多数（图 560-1）。气微，味苦。

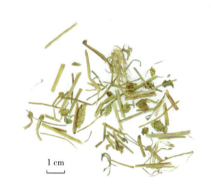

1 cm

图 560-1　苦玄参

【采收加工】 夏、秋茎叶茂盛时采收，除去杂质，晒干。药材水分不得超过 13.0%。

不同采收期苦玄参中苦玄参苷 IA 含量比较，见表 560-1。

表 560-1　不同采收期苦玄参中苦玄参苷 IA 含量比较（%）[1]

采收时间	叶	茎	根
6 月	0.37	0.24	–
7 月	0.66	0.38	0.18
8 月	0.59	0.36	–
9 月	0.45	0.24	–
10 月	0.35	0.13	–
11 月	0.34	0.08	–
12 月	0.31	0.03	–
1 月	0.23	0.02	–

苦玄参最佳采收时间应为 7—8 月，且苦玄参各部位中苦玄参苷 IA 含量大小顺序为：叶＞茎＞根，根中基本不含苦玄参苷 IA。

【贮藏】 苦玄参贮存不当，易受潮发霉、虫蛀，易变色，无绿色者基本无疗效。建议在 25℃以下，单包装密封，大垛用黑色塑料布遮盖、密闭库藏。

【主要成分】 主要含三萜类、黄酮类、环烯醚萜苷类、多种苯丙酸（如肉桂酸、咖啡酸）等

[1] 丘琴，苏春妹，甄汉深，等. 不同生产期苦玄参中苦玄参苷 IA 含量测定［J］. 中国实验方剂学杂志, 2013, 19 (5)：108-110.

成分。

药典标准：醇溶性浸出物不得少于 13.0%；含苦玄参苷 IA 不得少于 0.25%。

【性味归经】 苦，寒。归肺、胃、肝经。

【功能主治】 清热解毒，消肿止痛。用于风热感冒，咽喉肿痛，喉痹，痄腮，脘腹疼痛，痢疾，跌打损伤，疖肿，毒蛇咬伤。

【用法用量】 内服：9~15 g，煎药。外用：适量，鲜草捣烂外敷。

【其他】

1. 苦玄参具有抗炎、解热镇痛、中枢抑制、抗菌、抗肿瘤、影响胸主动脉环收缩等药理作用。

2. 治感冒高烧，扁桃体炎，肠胃炎，痢疾，胃热痛，肝炎：苦玄参 15 g。水煎，分 3 次调白糖服，每日 1 剂。

3. 治腮腺炎：苦玄参全草 15 g。煎服。

苦地丁

【来源】 苦地丁为罂粟科植物地丁草 *Corydalis bungeana* Turcz. 的干燥全草。主产于山西、甘肃、陕西、湖北、广西、四川等地。

【性状】 苦地丁皱缩成团，长 10~30 cm。主根圆锥形，表面棕黄色。茎细，多分枝，表面灰绿色或黄绿色，具 5 纵棱，质软，断面中空。叶多皱缩破碎，暗绿色或灰绿色，完整叶片二至三回羽状全裂。花少见，花冠唇形，有距，淡紫色。蒴果扁长椭圆形，呈荚果状。种子扁心形，黑色，有光泽（图 561-1）。气微，味苦。

以带花果、色绿、味苦者为佳。

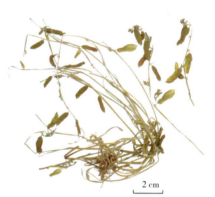

图 561-1 苦地丁

【采收加工】 夏季花果期，半籽半花时采收。割取地上全草，除去杂质，晒干。药材水分不得过 13.0%。

【贮藏】 苦地丁贮存不当，颜色由绿变黄，有效成分易流失。茎叶变黄者药效差。建议在 25℃以下，单包装密封，大垛用黑色塑料布遮盖、密闭库藏。

【主要成分】 主要含多种生物碱：紫堇醇灵碱、乙酰紫堇醇灵碱、四氢黄连碱等。另含香豆精类内酯、甾体皂苷、酚性物质、中性树脂和挥发油等。

药典标准：含紫堇灵不得少于 0.14%，水溶性浸出物不得少于 18.0%。

【性味归经】 苦，寒。归心、肝、大肠经。

【功能主治】 清热解毒，散结消肿。用于时疫感冒，咽喉肿痛，疔疮肿痛，痈疽发背，痄腮丹毒。

【用法用量】 内服：9~15 g，煎药。外用：适量，煎汤洗患处。

【其他】

1. 临床用于流行性感冒，上呼吸道感染，支气管炎，肾炎，黄疸，肠炎，疔疮肿毒，淋巴结结核，眼结膜炎，角膜溃疡等。

2. 治湿热疮疡：地丁 30 g，金银花 30 g，蒲公英 30 g，大青叶 9 g。水煎服。

3. 治前列腺炎：苦地丁、紫参、车前草各 15 g，海金沙 30 g。煎汤。

苦豆子

【来源】 苦豆子为豆科植物苦豆子 *Sophora alopecuroides* L. 的干燥成熟种子。主要分布于内蒙古、新疆、宁夏、陕西、甘肃、青海等地。

【性状】 苦豆子呈卵圆形或两端平截，略扁，长 0.3~0.4 cm，直径约 0.2 cm。表面黄色或淡棕黄色，光滑，具蜡样光泽，一侧有棕色条形种脐，较宽的一端可见圆形凹陷的珠孔。质坚，不易破碎。种皮革质，子叶两枚，黄色（图 562-1）。气微，味苦。

【采收加工】 秋季下霜后，果实成熟后收取果序，打下种子，除去杂质，晒干。药材水分不得过 9.0%。

【贮藏】 苦豆子贮存不当，易受潮发霉、易虫蛀。建议在 20℃以下，单包装遮光密封库藏；大垛用黑色塑料布遮盖、密闭库藏。

【主要成分】 主要含生物碱类（如苦参碱、氧化苦参碱、槐果碱、槐定碱）、黄酮类（如芦丁、苦豆双黄酮苷）、挥发油等成分。

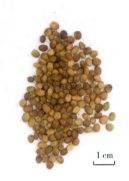

图 562-1 苦豆子

甘肃省中藏药材标准：水溶性浸出物不得少于 20.0%；含苦参碱和氧化苦参碱不得少于 2.8%。

【性味归经】 苦，寒；有毒。归心、肺经。

【功能主治】 清热燥湿，止痛，杀虫。用于痢疾，带下，湿疹，顽癣，牙痛胃痛，疮疡等症。

【用法用量】 内服：0.5~1 g。外用：适量，煎汤外洗患处，或配用其干馏油制成软膏外擦。

【其他】

1. 本品毒性较大，应用时宜控制剂量。

2. 苦豆子中毒时有头晕、恶心、腹胀等症状。可按生物碱中毒解救。

3. 苦豆子具有镇静、镇痛、抗惊厥、降温、抗心律失常、降压、降血脂、抗肿瘤、抑菌、抗病毒、抗炎、免疫调节、抗腹泻等药理活性。

4. 苦豆全草、根也供药用。全草：用于细菌性痢疾，阿米巴痢疾。根：清热解毒；主治痢疾，湿疹，牙痛，咳嗽。

苘麻子

【来源】 苘麻子为锦葵科植物苘麻 *Abutilon theophrasti* Medic. 的干燥成熟种子。主产于四川、湖北、河南、江苏等地。

【性状】 苘麻子呈三角状肾形，长 3.5~6 mm，宽 2.5~4.5 mm，厚 1~2 mm。表面灰黑色或暗褐色，有白色稀疏绒毛，凹陷处有类椭圆状种脐，淡棕色，四周有放射状细纹。种皮坚硬，子叶 2，重叠折曲，富油性（图 563-1）。气微，味淡。

以种子饱满、色黑灰者为佳。

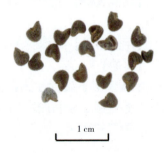

图 563-1 苘麻子

【采收加工】 秋季采收成熟果实，晒干，打下种子，除去杂质。药材水分不得过 10.0%。

【贮藏】 苘麻子贮存不当，易受潮虫蛀，有效成分易流失。建议在 20℃以下，单包装密封，大垛用黑色塑料布遮盖、密闭库藏。

【主要成分】 主要含挥发油、脂肪酸、亚油酸等，还含有钙、镁等微量元素。

药典标准：醇溶性浸出物不得少于 17.0%。

【性味归经】 苦，平。归大肠、小肠、膀胱经。

【功能主治】 清热解毒，利湿，退翳。用于赤白痢疾，淋证涩痛，痈肿疮毒，目生翳膜。

【用法用量】 内服：煎汤，3~9 g。或入散剂。

【其他】

1. 用时捣碎，便于有效成分煎出。

2. 治尿路感染，小便赤涩热痛：苘麻子、黄柏、桑寄生各 9 g，甘草 3 g。水煎服。

3. 尿血、蛋白尿：苘麻子 3 g。炒熟研末，蜂蜜调服。

4. 苘麻根、茎、叶均可入药，全草能解毒、祛风，治痢疾、中耳炎、耳鸣、耳聋、关节酸痛等。

❀ 茄 根 ❀

【来源】 茄根为茄科植物茄 *Solanum melongena* L. 的干燥根及根茎。全国各地均有栽培。

【性状】 茄根呈不规则的厚片或段。主根不明显，质坚实，易折断，切面黄白色，中心为木质部。茎呈圆柱形或扁压状圆柱形，有分枝，切面直径 1~2 cm。表面棕灰色，光滑，具细密的细纵皱纹外，并散布黄白色的点状皮孔，叶痕半月形，微隆起，每个叶痕上有残存的枝条或枝痕。质坚，切面浅黄白色，中央松软或中空（图 564-1）。稍臭，味淡。

以身干、无细枝叶、色淡黄、无变色者为佳。

【采收加工】 秋季挖取根及根茎，除去须根及杂质，晒干。建议趁鲜切片，晒干或烘干。药材水分不得过 13.0%。

【贮藏】 茄根贮存不当，受潮易霉变。建议在 25℃以下，单包装遮光密封库藏；大垛用黑色塑料布遮盖、密闭库藏。

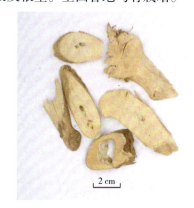

图 564-1 茄 根

【主要成分】 主要含木脂素酰胺类、内酯、木脂素类、苯丙酰胺等成分。

广东省中药材标准（第三册）（2019 年版）：醇溶性浸出物不得少于 6.0%。

【性味归经】 甘、辛，平。归胃、大肠经。

【功能主治】 清热利湿，祛风止咳，收敛止血。用于水肿，久咳，老年人慢性气管炎，久痢，白带，遗精，尿血，便血，风湿性关节炎。

【用法用量】 内服：煎汤，9~18 g。外用：适量，煎水洗或研细末调敷患处。

【其他】

1. 茄根具有镇痛、抗炎消肿、降低胆固醇、中枢神经抑制、抗厌氧菌等药理活性。

2. 慢性风湿性关节炎：茄子根 15 g，水煎服；或用茄子根 90 g，浸白酒 500 ml，浸泡，7 天后取服，每服药酒 15 ml，每日 2 次。

3. 久痢不止：茄根（烧灰）、石榴皮等份。为末，以砂糖水服之。

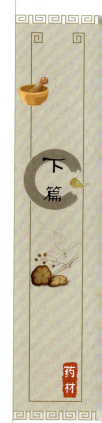

茅莓根

【来源】 茅莓根为蔷薇科植物茅莓 *Rubus parvifolius* L. 的干燥根。分布于华东、中南及四川、河北、山西、陕西等地。

【性状】 茅莓根呈圆柱形，多扭曲，长 10~30 cm，直径 0.3~1.2 cm，根头较粗大，多凹凸不平，可见茎残基。表面灰棕色至棕褐色，具纵皱纹，偶见外皮片状剥落，剥落处显红棕色。质坚硬，断面略平坦，淡黄色，可见放射状纹理（图 565-1）。气微，味微涩。

以根粗壮、棕褐色、不带地上残茎、质坚实者为佳。

【采收加工】 秋、冬季至次春采挖，除去须根及泥沙，洗净，干燥。药材水分不得过 15.0%。

茅莓根、茎、叶中表儿茶素含量测定结果，见表 565-1。

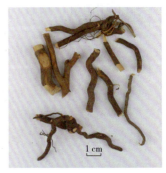

图 565-1　茅莓根

表 565-1　茅莓根、茎、叶中表儿茶素含量测定结果[1]

产地	部位	表儿茶素 /%	产地	部位	表儿茶素 /%
广东	茅莓根	0.28	广西	茅莓根	0.35
	茅莓茎	0.14		茅莓茎	0.22
	茅莓叶	0.54		茅莓叶	0.67

不同产地茅莓根、茎、叶中表儿茶素含量有一定差异，以广西产地的含量稍高；茅莓根、茎、叶等部位均含有表儿茶素，3 个药用部位的含量有明显差异，含量的大小顺序依次为：叶＞根＞茎。

【贮藏】 茅莓根贮存不当，受潮易霉变。建议在 25℃以下，单包装遮光密封库藏；大垛用黑色塑料布遮盖、密闭库藏。

【主要成分】 主要含黄酮类（如槲皮素、槲皮苷）、二萜类、三萜类（如乌苏酸、蔷薇酸）、甾体类等成分。

广东省中药材标准（第三册）（2019 年版）：醇溶性浸出物不得少于 12.0%。

【性味归经】 甘、苦，微寒。归膀胱、肺、肝经。

【功能主治】 清热解毒，祛风利湿，活血凉血。用于感冒发热，咽喉肿痛，风湿痹痛，湿热黄疸，湿热泄泻，热毒泻痢，水肿，热淋，石淋，血淋，咳血，吐血，崩漏，跌打损伤，疮痈肿毒，疟腮，瘰疬，湿疹，皮肤瘙痒。

【用法用量】 内服：煎汤，15~30 g。外用：适量，鲜叶捣烂外敷，或煎水熏洗。

【其他】

1. 孕妇禁用。

2. 茅莓具有抗脑缺血、抗肝炎、抗肿瘤、止血及活血化瘀、抑菌、神经元保护、抗氧化等药理活性。

3. 风湿关节痛：茅莓根 60 g，白酒 500 ml。浸泡 7 天，每次服 1 小杯，每日 2 次。

4. 过敏性皮炎：茅莓根 30 g。水煎，去渣，入明矾适量，洗患处。

[1] 黄镛，林钰文，杨柳青. 中药茅莓根、茎、叶中表儿茶素的含量测定 [J]. 北方药学，2016，13（7）：3-4.

枇杷花

【来源】 枇杷花为蔷薇科枇杷属植物枇杷 *Eriobotrya japonica*（Thunb.）Lindl. 的干燥花蕾及花序。全国各地都有栽培。

【性状】 多为花蕾密聚的花序小分枝，呈不规则圆锥状，长 1~5 cm。表面黄褐色或淡黄色，密被淡黄色绒毛。花萼呈壶形，上端 5 齿裂，萼片卵形，外表面黄褐色或淡黄色，被细绒毛，内表面深褐色，无毛；花冠 5，白色，倒卵形，先端急尖。质硬（图 566-1）。气香，味苦。

【采收加工】 冬、春季露白期（苞片微张、有白色花瓣裸露）时采收，除去杂质，烘干或晒干。水分不得过12.0%。

枇杷花不同花期黄酮、总酚和维生素 C 的含量变化，见表 566-1。

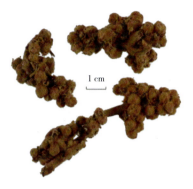

图 566-1 枇杷花

表 566-1 枇杷花不同花期黄酮、总酚和维生素 C 的含量变化[1]

花期	黄酮 /（mg/g）	总酚 /（mg/g）	维生素 C/（10^{-2} mg/g）
花蕾期（苞片完全包裹）	10.85	60.15	1.82
露白期（苞片微张、有白色花瓣裸露）	13.39	76.06	2.73
初放期（白色花瓣微张）	11.54	67.54	1.99
盛开期（花瓣基本张开）	11.01	57.32	1.73

枇杷花从花蕾期到盛开期，黄酮和总酚含量、抗氧化性能整体呈先上升后下降的趋势，其中在露白期的黄酮、总酚和维生素 C 含量最高。枇杷花采摘时期应以露白期为佳。

【贮藏】 枇杷花贮存不当，受潮易霉变，香气易散失。建议在 20℃ 以下，单包装密封，大垛用黑色塑料布遮盖、密闭库藏。

【主要成分】 主要含酚性成分、鞣质、生物碱、黄酮及其苷、挥发油、有机酸、皂苷、甾醇、三萜等化学成分。

四川省中药材标准（2010 年版）：水溶性浸出物不少于 16.0%；熊果酸含量不得少于 0.3%。

【性味归经】 味淡，性平。归肺经。

【功能主治】 疏散风邪，通鼻窍，止咳。用于外感风邪伤肺之咳嗽，鼻塞流涕，虚劳久嗽，痰中带血。

【用法用量】 入药内服：6~12 g。研末，每次 3~6 g，吞服；或入丸散剂。外用：适量，捣敷。

【其他】

1. 枇杷花提取物具有镇咳、平喘、祛痰、抗炎、抗氧化、促进小肠运动等作用。临床用于治疗蛲虫病，百日咳，感冒，气管炎，支气管炎咳嗽和青年痤疮等。

2. 枇杷花经国家卫生健康委员会公告（2019 年第 2 号）批准为新食品原料。

3. 头风、鼻流清涕：枇杷花、辛夷各等量研末。酒服 10 g，每日 2 服。

4. 咳嗽：枇杷花 30 g，蜜枣 4~6 枚。加 3 小碗水煮开 15 分钟，喝水吃蜜枣。枇杷花蒸蜂蜜，治伤风感冒，润喉止咳。

625

[1]芦艳,鲁周民,樊美丽.枇杷花不同花期醇提物抗氧化活性的比较[J].现代食品科技,2013,29（9）：2141-2146.

松花粉

【来源】 松花粉为松科植物马尾松 *Pinus massoniana* Lamb.、油松 *Pinus tabulieformis* Carr. 或同属数种植物的干燥花粉。全国大部分地区均产。

【性状】 松花粉为淡黄色的细粉。体轻，易飞扬，手捻有滑润感（图 567-1）。气微，味淡。

以黄色、细腻、无杂质、流动性较强者为佳。

【采收加工】 春季花刚开时，采摘花穗，晒干，收集花粉，除去杂质、干燥。药材水分不得过 13.0%。

作为保健养生食品时，建议经破壁处理后服用。

松花粉抗氧化活性与主要成分的关联分析，见表 567-1。

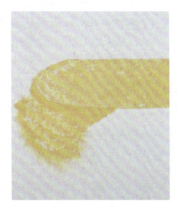

图 567-1 松花粉

表 567-1 松花粉抗氧化活性与主要成分的关联分析[1]

样品名	产地	清除羟基自由基 IC50/（g/L）	总黄酮含量 /%	总甾醇含量 /%	总多糖含量 /%
破壁马尾松	浙江	1.55	0.75	2.53	6.35
破壁云南松	云南	3.66	0.54	5.43	6.27
破壁云南松	云南	4.08	0.74	3.96	6.66.
破壁云南松	云南	4.49	0.67	4.61	6.73
云南松	云南玉溪	10.35	0.34	5.34	5.25
云南松	云南楚雄	10.37	0.26	2.13	6.64
马尾松	浙江千岛湖	14.16	0.31	7.24	6.29
云南松	云南丽江	14.41	0.3	2.79	6.06
马尾松	浙江富阳	21.34	0.36	7.67	6.27
云南松	云南普洱	24.07	0.23	2.95	6.44.
云南松	云南昆明	25.67	0.25	2.37	6.55
油松	山东烟台	28.93	0.25	3.96	6.37
云南松	云南大理	33.5	0.16	0.98	6.98

羟基自由基对人体危害较大。破壁松花粉的清除羟基自由基能力明显优于未破壁松花粉，提示松花粉破壁的必要性。

【贮藏】 松花粉贮存不当，受潮易霉变虫蛀，有效成分含量下降。建议在 20℃以下，单包装密封，大垛用黑色塑料布遮盖、密闭库藏；药房配方使用前密封保管。

【主要成分】 主要含油脂、蛋白质、核酸等，还含丰富的微量元素及多种酶。

【性味归经】 甘，温。归肝、脾经。

【功能主治】 收敛止血，燥湿敛疮。用于外伤出血，湿疹，黄水疮，皮肤糜烂，脓水淋漓。

[1]董素哲,裴瑾,刘薇,等.松花粉抗氧化活性与主要成分的关联分析[J].中药与临床,2012(3):5-7.

中药材质量新说（第二版）ZHONGYAOCAI ZHILIANG XINSHUO（DIERBAN） 药材

【用法用量】 内服：3~9 g，煎汤，或浸酒服用。外用：适量，干掺或调敷患处。

【其他】

1. 松花粉具有免疫调节、调节血脂血糖、抑制前列腺增生、抗氧化、抗衰老、抗疲劳、抗炎、保肝等药理活性，可用于高血脂、高血压、前列腺增生等。

2. 疲劳综合征：松花粉、白芍、当归、石膏、蒲黄各等份。研末，口服。

3. 胃溃疡、十二指肠溃疡、慢性便秘：松花粉 3 g。冲服。

4. 久痢不止：松花粉 15 g。饭前米汤调下。

枫香脂

【来源】 枫香脂为金缕梅科植物枫香树 *Liquidambar formosana* Hance 的干燥树脂。产于浙江、江西、福建、云南等地。

【性状】 枫香脂呈不规则块状，淡黄色至黄棕色，半透明或不透明。质脆，断面具光泽。气香，味淡（图 568-1）。

【采收加工】 选择生长 20 年以上的粗壮大树，于 7—8 月间凿开树皮，从树根起每隔 15~20 cm 交错凿开一洞。到 10 月至次年 4 月间采收流出的树脂，阴干。建议鲜用。

阴干对枫香脂中挥发油提取率的影响，见表 568-1。

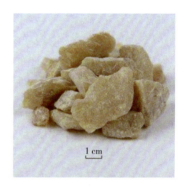

图 568-1 枫香脂

表 568-1 阴干对枫香脂中挥发油提取率的影响[1]

样品	阴干品	鲜品
挥发油提取率 /%	2.46	23.12

药典规定枫香脂的加工方法为阴干，但其挥发油提取率仅为鲜品的十分之一。

【贮藏】 枫香脂贮存不当，香气极易散失，受热易发黏，有效成分易挥发。无香气者药效低。建议单包装密封冷藏；药房配方使用前密封放冰箱里保存。

【主要成分】 主要含挥发油（如莰烯、月桂烯、水芹烯、蒎烯）、有机酸。

药典标准：含挥发油不得少于 1.0%。

【性味归经】 辛、微苦，平。归肺、脾经。

【功能主治】 活血止痛，解毒生肌，凉血止血。用于跌扑损伤，痈疽肿痛，吐血，衄血，外伤出血。

【用法用量】 内服：1~3 g，宜入丸散服。外用适量，研末撒或调敷或制膏摊贴，亦可制成熏烟药。

【其他】

1. 孕妇忌服。

2. 枫香脂具有抗血栓、抗心律失常、耐缺氧等药理作用。

3. 治臁疮：枫香脂、黄柏、软石膏各 30 g，青黛、龙骨各 15 g。共研细末，香油调敷。

627

[1] 李建明，宋清宏，耿洪亚，等. 阴干对枫香脂中挥发油成分的影响 [J]. 中成药，2014，36（4）：813-818.

刺玫果

【来源】 刺玫果为蔷薇科植物山刺玫 *Rosa davurica* Pall. 的干燥成熟果实。主产于黑龙江、吉林、辽宁、内蒙古、河北、山西等地。

【性状】 本品呈球形或卵圆形，直径 1~1.5 cm。外表面红色、橙红色或暗红色，略有光泽，常皱缩，顶部有宿存的萼片，去掉萼片可见中心有一圆形通到内面的小孔；内表面密被长而尖锐的非腺毛；瘦果 14~35 粒，长卵圆形并具有棱线，表面黄白色或淡黄棕色，果皮厚，质坚硬，微尖的末端生有淡黄色绒毛，每个瘦果内有一粒种子（图 569-1）。气微清香，略酸甜。

以身干、皮红、肉厚者为佳。

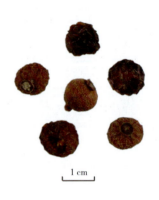

1 cm

图 569-1　刺玫果

【采收加工】 8—9 月果实近成熟时摘下，晒干，除去宿存萼片，或把新鲜果实切成两半，除去果核，晒干或低温烘干。药材水分不得过 8.0%。

不同刺玫果维生素 C 含量，见表 569-1。

表 569-1　不同刺玫果维生素 C 含量[1]

样品	果熟状态	维生素 C 含量 / (mg/%)	
		还原型	脱氢型
新采鲜果	半红（带绿）	1 420.0	—
新采鲜果	半红（带黄）	1 330.0	
新采鲜果	全红熟软	1 326.0	
短期冷藏果	失水约 10%	1 343.6	110.4
经霜半干果	失水约 57%	816.0	180.0

刺玫果新采鲜果维生素 C 含量特高，且经短期冷藏含量仍极大。果熟至半红，维生素 C 含量已接近最高值，直至霜冻前无大变化，但经霜后维生素 C 破坏很快。

【贮藏】 刺玫果贮存不当，易发霉、虫蛀。建议在 25℃ 以下，单包装密封，大垛用黑色塑料布遮盖、密闭库藏。

刺玫鲜果冻贮，维生素 C 保存率很高，可以作为主要鲜果贮存形式[2]。

【主要成分】 主要含有机酸类、黄酮类（如金丝桃苷）、糖类、维生素类，还含有酚性化合物。

黑龙江省中药饮片炮制规范（2012 年版）：水溶性浸出物不得少于 35.0%。

【性味归经】 甘、酸，微温。归脾、肝经。

【功能主治】 健脾理气，养血调经。用于气滞腹泻，胃痛，消化不良，月经不调。

【用法用量】 内服：煎汤，10~15 g。

[1][2]赵光仪, 侯爱菊, 高凤桐. 刺玫果及其在贮存加工中维生素 C 含量变化的研究[J]. 东北林业大学学报, 1988 (2)：39-41.

中药材质量 新说（第二版）ZHONGYAOCAI ZHILIANG XINSHUO (DIERBAN) 药材

【其他】

1. 刺玫果具有抗衰老、抗疲劳、抗辐射、耐缺氧、降血压、抗血栓、防癌等生理活性。

2. 刺玫其他部位刺玫花、刺玫根也作药用。刺玫花：行气，活血，止血；主治气滞胃痛，月经不调，痛经，崩漏，吐血，肋间神经痛。刺玫根：止咳祛痰、止痢，止血；主治慢性支气管炎，肠炎，细菌性痢疾，胃功能失调，膀胱炎，功能性子宫出血，跌打损伤。

刺 梨

【来源】 刺梨为蔷薇科植物单瓣缫丝花 *Rose roxburghii* Tratt. *f. nourmalis* Rehd. et Wils 及缫丝花 *Rose roxburghii* Tratt. 的果实。分布江苏、湖北、四川、贵州、云南、广东等地。

【性状】 刺梨呈扁球形，直径 3~4 cm，表面黄绿色或黄褐色，少数带红晕，被有密刺，有的具褐色斑点；顶端有宿萼 5 瓣，黄褐色，密生细刺；纵剖面观，果肉黄白色，脆。种子多数，着生于萼筒基部突起的花托上，卵圆形，浅黄色，骨质，直径 0.15~0.3 cm（图 570-1）。气微香，味酸甜，微涩。鲜果汁呈深棕色，味酸甜、涩。

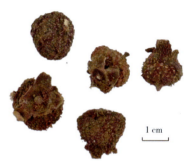

1 cm

图 570-1 刺 梨

【采收加工】 8—10 月刺梨果实成熟、果皮由绿转黄时，味甜酸微涩，刺梨香气浓郁时采收，鲜用或干燥后使用。药材水分不得过 14.0%。

【贮藏】 刺梨贮存不当，易虫蛀、易发霉。建议干刺梨在 25℃以下，单包装密封，大垛用黑色塑料布遮盖、密闭库藏。

鲜果 1℃冷藏（气调 3%~5%CO_2，3%~5%O_2），贮藏时间不宜超过 90 天。

【主要成分】 主要含多种维生素、多酚、单宁、黄酮、有机酸、多糖、三萜（如蔷薇酸）等类化合物。

安徽省中药饮片炮制规范（第 3 版）（2019 年版）：醇溶性浸出物不得少于 20.0%。

【性味归经】 甘、酸、涩，平。归脾、胃经。

【功能主治】 健脾消食，止咳，止痛，收涩，止泄。用于胃脘疼痛，牙痛，喉痛，消化不良，咳嗽，腹泻，遗精，带下，崩漏。

【用法用量】 内服：煎汤，6~15 g；或生食 3~5 个。

【其他】

1. 刺梨具有调节机体免疫功能、延缓衰老、解毒、抗动脉粥样硬化和抗肿瘤等作用。

2. 刺梨花、叶、籽、根皆可入药。刺梨根能使胃黏膜血流量增加，抑制胃黏膜脂质过氧化反应，对应激状态下胃黏膜损伤有保护作用；刺梨叶亦具有较好的抗氧化活性和 α-葡萄糖苷酶抑制活性，可作为降血糖药物进一步开发。

3. 刺梨粥：鲜刺梨 150 g，大米 100 g，白糖适量。早晚食用。清热解酒，生津止海。适用于醉酒及酒后烦渴、小便短黄者。

4. 刺梨茶：刺梨 3 枚，稍拍碎，沸水冲泡，每日 2 次，代茶饮用。健脾消食。适用于胃阴不足、食欲减退、消化不良。

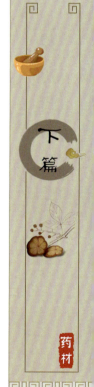

下篇

药材

奇亚籽

【来源】　奇亚籽是唇形科植物芡欧鼠尾草 *Salvia Hispanica* L. 的干燥成熟种子。原产于墨西哥南部和危地马拉等北美洲地区。

【性状】　奇亚籽较小，一般长约 2 mm，宽 1.2 mm，厚 0.8 mm，呈椭圆，表面光滑，颜色从米黄色到深咖啡色，表面带有大理石纹脉络线。浅色的种子略比黑色的种子饱满（图 571-1）。气微，味淡。

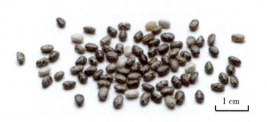

图 571-1　奇亚籽

【采收加工】　奇亚籽目前全部依赖进口，国内还未批准引种栽培。果实成熟时采收，打下种子，晒干。

【贮藏】　奇亚籽贮存不当，易受潮发霉，易泛油。建议在 25℃以下，单包装密封，大垛密闭库藏。

【用法用量】　内服：10~15 g，服用后喝 200~500 ml 温水。

【主要成分】　富含脂肪酸 α-亚麻酸、多种抗氧化活性成分（绿原酸，咖啡酸，槲皮素，山奈酚等），并含膳食纤维、蛋白质、维生素、矿物质等。

【其他】

1. 奇亚籽有降低胆固醇水平、抑制黑色素形成、抗氧化、抑制肿瘤等作用。

2. 奇亚籽含膳食纤维较高（每 12 g 奇亚籽含有约 5 g 纤维），非水溶性膳食纤维吸水后膨胀，体积为原来的数倍，使人产生饱腹感，减缓消化的速度，使得血糖以及胰岛素可以相对稳定在某一水平。

3. 奇亚籽经国家卫生计生委公告（2014 年第 10 号）批准为新食品原料。

虎耳草

【来源】　虎耳草为虎耳草科植物虎耳草 *Saxifraga stolonifera* Curtis 的新鲜或干燥全草。分布于华东、中南、西南等地。

【性状】　虎耳草多卷缩成团状，全体被毛。根茎短，丛生细短须状根，灰褐色至棕褐色；匍匐枝线状。基生叶数片，密被黄棕色茸毛；叶柄长 2~10 cm，稍扭曲，有纵皱纹，基部鞘状；叶片稍厚，展平后呈近圆形或肾形，红棕色或棕褐色或墨绿色，长 2~8 cm，宽 3~7 cm，边缘具不规则钝齿。狭圆锥花序顶生，花有梗，花瓣 5，其中 2 片较大（图 572-1~图 572-2）。无臭，味微苦。

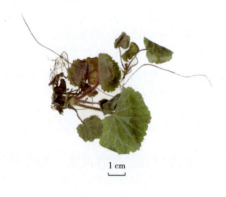

图 572-1　鲜虎耳草

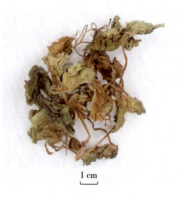

图 572-2　干虎耳草

中药材质量新说（第二版）ZHONGYAOCAI ZHILIANG XINSHUO (DIERBAN) 药材

【采收加工】 野生虎耳草多春、夏二季采收；人工栽培虎耳草可一年两收，移栽定植 6 个月后即可进行采收。除去杂质，洗净，鲜用或干燥。药材水分不得过 14.0%。

不同季节虎耳草岩白菜素和没食子酸含量测定，见表 572-1。

表 572-1　不同季节虎耳草岩白菜素和没食子酸含量测定[1]

季节	岩白菜素 /%	没食子酸 /%
春季	0.65	0.14
夏季	0.66	0.18
秋季	0.53	0.09
冬季	0.84	0.24

虎耳草中岩白菜素和没食子酸含量在冬季最高，夏季次之，秋季最低。

【贮藏】 虎耳草贮存不当，易受潮发霉、易虫蛀。建议在 25℃ 以下，单包装遮光密封库藏；大垛用黑色塑料布遮盖、密闭库藏。

【主要成分】 主要含黄酮类（如芦丁、槲皮素、山柰酚）、萜类（如虎耳草皂苷 A、桦木酸）、酚酸类、异香豆精类等成分。

广东省中药材标准（2019 年版）：醇溶性浸出物不得少于 23.0%。

【性味归经】 辛、苦，寒。小毒。归肺、胃经。

【功能主治】 疏风清热，凉血解毒。用于风热咳嗽，急性中耳炎，大泡性鼓膜炎，风疹瘙痒。

【用法用量】 内服：煎汤，9~15 g。外用：适量，鲜品捣烂取汁或涂敷。

【其他】

1. 孕妇慎服。

2. 虎耳草对变形杆菌、伤寒杆菌、痢疾杆菌、金黄色葡萄球菌、绿脓杆菌有不同程度抑制作用；还具有强心、利尿作用。

3. 虎耳草提取物对前列腺癌细胞有诱导凋亡的作用，乙醇提取物有抑菌作用，其活性成分槲皮素等对人胃腺癌细胞的增殖具有抑制作用等功效。

4. 荨麻疹：虎耳草 15 g，土茯苓 24 g，忍冬藤 30 g，野菊花 15 g。水煎，头汁内服，二汁熏洗患处。

5. 淋巴结核：虎耳草鲜草捣烂敷患处，连用 3~5 天。

❧ 肾　茶 ❧

【来源】 肾茶又名猫须草、猫须公、㮔蒙秒，为唇形科植物肾茶 *Clerodendranthus spicatus*（Thunberg）C. Y. Wu ex H. W. Li 的干燥地上部分。主产于广东、海南、广西南部、云南南部、台湾及福建等地。

【性状】 肾茶全长 30~70 cm。茎枝呈类方形，节稍膨大；老茎表面灰棕色或灰褐色，有纵皱纹或纵沟，断面木质性，黄白色，髓部白色；嫩枝对生，紫褐色或紫红色，被短小柔毛。叶对生，皱缩，易破碎，完整者展平后呈卵形或卵状披针形，长 2~5 cm，宽 1~3 cm，先端尖，基部楔形，中部以上的边缘有锯齿，叶脉紫褐色，两面呈黄绿色或暗绿色，均有小柔毛；叶柄长约 2 cm。轮伞花序每轮有 6 花，多已脱落（图 573-1）。气微，味微苦。

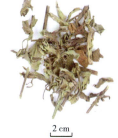

2 cm

图 573-1　肾　茶

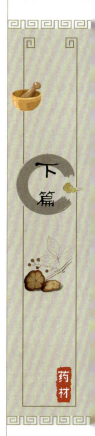

631

[1]贺安娜，李胜华，谭晓利，等．不同季节虎耳草的光合特性、岩白菜素及没食子酸含量比较[J]．中药材，2013（2）：202-205．

以茎枝幼嫩、色紫红、叶多者为佳。

【采收加工】 在高温高湿地区，肾茶终年生长，尤以 4~10 月生长旺盛，一般每年可采收 2~3 次，每次在现蕾开花前采收为佳，宜割下茎叶，晒干。药材水分不得过 14.%。

肾茶中各部位抗氧化成分含量，见表 573-1。

表 573-1 肾茶中各部位抗氧化成分含量（mg/g）[1]

抗氧化成分	根	茎	叶
多酚（以没食子酸计）	25.35	13.80	31.24
黄酮（以槲皮素计）	39.04	28.29	61.36

肾茶叶中多酚及黄酮含量均为最高，茎中多酚及黄酮含量最低，肾茶叶多者为佳。根部多酚和黄酮含量高于茎部，可进一步开发利用。

【贮藏】 肾茶贮存不当，受潮易霉变。建议在 25℃ 以下，单包装遮光密封库藏；大垛用黑色塑料布遮盖、密闭库藏。

【主要成分】 主要含黄酮类（如三裂鼠尾草素、甜橙素）、挥发油（如柠檬烯、龙脑）、二萜类、三萜类、酚酸类、木脂素类等成分。

广西壮药质量标准（第二卷）：水溶性浸出物不得少于 18.0%。

【性味归经】 中医：苦，凉。归肾、膀胱经。壮医：味甜、淡，凉。

【功能主治】 中医：清热解毒，利水通淋。用于膀胱湿热所致的尿急、尿热、尿痛。壮医：清热毒，除湿毒，通水道。用于笨浮（水肿），肉扭（淋证），尿路结石，胆结石，发旺（痹病）。

【用法用量】 内服：煎汤，30~60 g；鲜品用量 150~200 g。

【其他】

1. 脾胃虚寒者慎用。

2. 肾茶具有排石利尿、健肾、改善肾功能衰竭、抗菌、抗炎、抗氧化、免疫调节、抗血小板聚集和抗血栓、抗系膜细胞增殖、抗肿瘤、降压、改善微循环、保肝等药理活性。

3. 肾炎，膀胱炎：肾茶 60 g，一点红、紫茉莉根各 30 g。水煎服。

4. 尿路结石：肾茶，石韦（或荠菜）各 30 g，茅莓根 90 g，葡萄 60 g。水煎服。

明日叶

【来源】 明日叶为伞形科当归属植物明日叶 *Angelica keiskei* Koidzumi 的茎和叶。主产于广西、云南、台湾等地。

【性状】 明日叶与芹菜的外形颇为相似。株高 50~150 cm，茎直立，多分枝；圆形，切开有黄色汁液。基生叶丛生，具长柄，基部扩大抱茎，叶大形 1~2 回羽状 3 出复叶，浅裂或深裂，小羽叶卵形或广卵形，宽 4~8 cm，先端尖，细锯齿缘，两面光滑无毛；茎上叶渐小（图 574-1~图 574-3）。有特异香味。

[1]薛惠琴，蔡旋，熊慧慧，等.猫须草不同部位主要营养成分及抗氧化能力比较[J].上海农业学报，2016，32（3）：30-35.

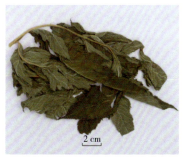
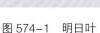

图 574-1　明日叶

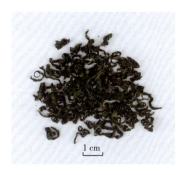

图 574-2　明日叶茶

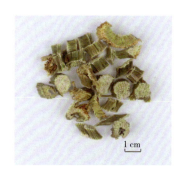

图 574-3　明日叶茎

【采收加工】　全年可采叶，洗净，鲜用或晒干备用。

【贮藏】　明日叶贮存不当，香气易散失。建议在 20℃以下，单包装密封，大垛密闭库藏。此贮存条件下，不易变质，营养成分不易流失。

【主要成分】　主要含查尔酮类和香豆素类化合物。另外，富含天然有机锗，还含有维生素 B_{12}、叶绿素、矿物元素、氨基酸、泛酸、胆碱等物质。

【性味归经】　性温，味甘，归肝、肾、脾、胃经。

【功能主治】　强肝健胃、清热利尿、预防高血压。主治高血压、低血压、动脉硬化、肝硬化、肝病、心悸、胃癌、乳癌、糖尿病、胃肠病、感冒、蓄脓症、失眠、肺癌、风湿症、坐骨神经痛、妇女乳汁不足症、便秘、鼻炎、肾炎水肿[1]。

【用法用量】　内服：水煎服，15~25 g，鲜品 100~150 g；晒干研末服；绞汁或打汁服用时，最好于 10 分钟内喝完。

【其他】

1. 明日叶具有降血压降血脂、降血糖降胆固醇，改善睡眠与视力及肠道功能，抗氧化、抗肿瘤、抗炎抗病毒及抗溃疡，预防糖尿病及心血管疾病等作用。

2. 明日叶经国家卫生健康委员会公告（2019 年第 2 号）批准为新食品原料。

3. 绝经期综合征：明日叶 25~50 g。水煎 2 次服。

4. 高血压或低血压改善体质：明日叶 20 g。水煎两次服。

5. 菊花明日叶减压茶：干菊花 4~5 朵，干明日叶 5 g，蜂蜜 10 g。

明党参

【来源】　明党参为伞形科植物明党参 *Changium smyrnioides* Wolff 的干燥根。主产于江苏、浙江、安徽等地。

【性状】　明党参呈细长圆柱形、长纺锤形或不规则条块，长 6~20 cm，直径 0.5~2 cm。表面黄白色或淡棕色，光滑或有纵沟纹和须根痕，有的具红棕色斑点。质硬而脆，断面角质样，皮部较薄，黄白色，有的易与木部剥离，木部类白色（图 575-1）。气微，味淡。

以粗壮均匀、质坚实而重，皮细、断面黄色而半透明者为佳。

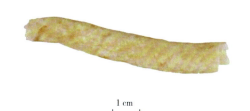

图 575-1　明党参

[1]李冈荣.汉方中草药对症图典.[M].第 2 册.长沙:湖南美术出版社,2010.

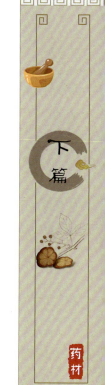

【采收加工】 4—5月采挖，除去须根，洗净，置沸水中煮至无白心，取出，刮去外皮，漂洗，干燥。建议鲜明党参保留外皮，产地趁鲜切厚片或段，烘干或晒干。药材水分不得超过13.0%。

明党参不同部位化学成分含量测定，见表575-1。

表575-1 明党参不同部位化学成分含量测定（%）[1]

部位	甘露醇	多糖	浸出物
表皮	0.85	9.97	30.97
皮层	1.00	11.33	31.63
中柱	1.31	10.91	32.62
上部	0.95	9.98	37.00
中部	1.56	9.94	30.82
下部	0.85	8.85	28.04

明党参表皮浸出物含量符合药典标准，甘露醇、多糖含量也与木部接近。明党参产地加工时不去皮，可节省加工时间，同时降低药材在蒸煮过程中药效的损失。

【贮藏】 明党参贮存不当，易受潮发霉、易虫蛀。建议在25℃以下，单包装密封，大垛用黑色塑料布遮盖、密闭库藏。

【主要成分】 主要含有机酸、多糖、挥发油，还含有氨基酸、微量元素等。

药典标准：水溶性浸出物不得少于20.0%。

【性味归经】 甘、微苦，微寒。归肺、脾、肝经。

【功能主治】 润肺化痰，养阴和胃，平肝，解毒。用于肺热咳嗽，呕吐反胃，食少口干，目赤眩晕，疔毒疮疡。

【用法用量】 内服：煎汤，6~12 g。或熬膏。

【其他】

1. 明党参有滋补强壮、抗疲劳、耐缺氧、抗氧化、抗肿瘤、祛痰、止咳、平喘、降血脂、抑制血小板聚集和抗凝血等药理作用。

2. 治肺热咳嗽：明党参、桑白皮、枇杷叶各9 g，生甘草3 g。水煎服。

3. 治妊娠呕吐：明党参、竹茹、生白术各9 g，黄芩5 g，甘草3 g。水煎服。

4. 明党参野生资源日趋减少，现市场上明党参基本上为川明参冒充，两者功效，性味归经均有一定的差异，购买、使用时应注意。

岩白菜

【来源】 岩白菜是虎耳草科植物岩白菜 Bergenia purpurascens （Hook.f.et Thoms.）Engl. 的干燥根茎。主产于云南、四川、西藏等地。

【性状】 岩白菜根茎呈圆柱形，略弯曲，直径0.6~2 cm，长3~10 cm；表面灰棕色至黑褐色，有密集或稀疏隆起的环节，节上有残存的棕黑色叶基，有皱缩条纹和须状根痕。质坚实而脆，易折断。断面类白色或粉红色，略显粉质，部分断面有网状裂隙，近边缘处有点状维管束环列（图576-1）。气微，味苦、涩。

以片大、根茎粗壮为佳。

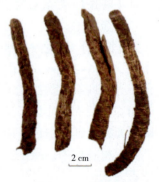

图576-1 岩白菜

[1]王长林,郭巧生,程搏幸,等.明党参化学成分分布规律研究[J].中国中药杂志,2010(20):2662-2665.

中药材质量新说（第二版）ZHONGYAOCAI ZHILIANG XINSHUO（DIERBAN） 药材

【采收加工】 栽种两年后，秋、冬二季采挖，除去叶鞘和杂质，晒干或烘干，水分不得过12.5%。

【贮藏】 岩白菜贮存不当，受热有效成分易流失。建议在20℃以下，单包装密封，大垛用黑色塑料布遮盖、密闭库藏。

【主要成分】 主要含酚，还含有黄酮、醌、鞣质、氢醌、挥发油、多糖、氨基酸、甾醇、有机酸等。

药典标准：醇溶性浸出物不得少于36.0%；含岩白菜素不得少于8.2%。

【性味归经】 苦、涩，平。归肺、肝、脾经。

【功能主治】 收敛止泻，止血止咳，舒筋活络。用于腹泻，痢疾，食欲不振，内外伤出血，肺结核咳嗽，气管炎咳嗽，风湿疼痛，跌打损伤。

【用法用量】 内服：煎汤，6~12 g。外用：适量，鲜品捣敷；或研末调敷。

【其他】

1. 岩白菜提取物岩白菜素具有镇痛、镇静、催眠及安定作用，其镇痛作用弱于哌替啶，强于一般解热镇痛药。治疗量无成瘾性。

2. 岩白菜须根中岩白菜素含量高，叶中岩白菜素含量低。采挖时可保留须根、不宜水洗。

岩白菜与厚叶岩白菜不同部位岩白菜素含量测定，见表576-1。

表576-1 岩白菜与厚叶岩白菜不同部位岩白菜素含量测定[1]

药材	部位	岩白菜素 /%
岩白菜	主根	9.41
	须根	11.42
	叶	0.12

岩 陀

【来源】 岩陀为虎耳科植物西南鬼灯檠 *Rodgersia sambucifolia* Hemsley 或羽叶鬼灯檠 *R. pinnata* Franchet 的干燥根茎。主产于云南、贵州、四川等地。

【性状】 岩陀呈扁圆柱形，长 8~30 cm，直径 1.5~6 cm。表面棕褐色或暗褐色，常有纵皱纹，上端有数个黄褐色的茎痕，其周围有棕褐色鳞片及残留叶基，下端有残存须根及根痕。质坚硬，不易折断，断面黄白色至棕红色，有纤维状突起及多数白色闪亮小点（图 577-1）。气微，味涩、苦。

【采收加工】 夏、秋两季采挖，除去泥沙，洗净，干燥。药材水分不得过 13.0%。

岩白菜和岩陀中岩白菜素含量比较，见表 577-1。

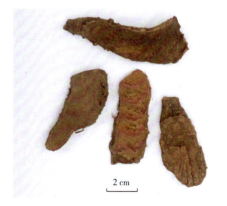

2 cm

图 577-1 岩 陀

[1]孙欣光,黄文华,马淼,等.岩白菜和厚叶岩白菜不同部位有效成分的比较研究[J].中国中药杂志,2010,35(16)：2079.

表 577-1　岩白菜和岩陀中岩白菜素含量比较[1]

品名	采收地点	采收部位	岩白菜素含量 /%
岩陀	鲁甸乡	根茎	4.63
岩陀	鸣音乡	根茎	4.29
岩陀	玉龙雪山	根茎	4.35
岩白菜	玉龙雪山	根茎	7.25
岩白菜	白沙乡	根茎	5.14
岩白菜	老君山	根茎	7.16
岩白菜	白沙乡	根茎	5.20
岩白菜	玉龙雪山	叶片	0.25
岩白菜	白沙乡	叶片	0.19
岩白菜	老君山	叶片	0.27
岩白菜	白沙乡	叶片	0.21

岩陀中岩白素含量略低于岩白菜根茎，远高于岩白菜叶片，可以替代岩白菜用于提取岩白菜素。

【贮藏】　岩陀贮存不当，易受潮发霉。建议在 25℃ 以下，单包装遮光密封库藏；大垛用黑色塑料布遮盖、密闭库藏。

【主要成分】　主要含香豆素类（如岩白菜素、7- 甲氧基岩白菜素）、黄酮类、挥发油、三萜类、酚酸类等成分。

【性味归经】　苦、涩，凉。

【功能主治】　活血调经，祛风除湿，收敛止泻。用于跌打损伤，骨折，月经不调，痛经，风湿疼痛，外伤出血，肠炎，痢疾。

【用法用量】　内服：9~15 g。外用：适量，研末敷。

【其他】

1. 孕妇禁服。

2. 岩陀具有抗病毒、抗菌、增强免疫、抗溃疡、护肝等药理活性。岩陀单方制剂有散痛舒分散片、散痛舒胶囊，主要用于跌打损伤，风湿疼痛等疾病的治疗。

3. 岩鹿乳康胶囊：岩陀 445 g，鹿衔草 62.5 g，鹿角霜 7.5 g，淀粉 167 g。活血，软坚散结。用于肾阳不足、气滞血瘀所致的乳腺增生。

垂盆草

【来源】　垂盆草为景天科植物垂盆草 Sedum sarmentosum Bunge 的干燥全草。主产于河南、陕西、湖北、重庆、浙江等地。

【性状】　垂盆草，茎纤细，长可为 20 cm 以上，部分节上可见纤细的不定根。3 叶轮生，叶片倒披针形至矩圆形，绿色，肉质，长 1.5~2.8 cm，宽 0.3~0.7 cm，先端近急尖，基部急狭，有距（图 578-1）。气微，味微苦。

以茎、叶、花齐全，叶棕绿色为佳。

【采收加工】　茎叶生长茂盛，有少量花刚开时采收。挖出全

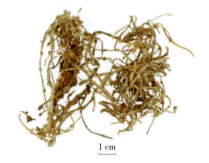

1 cm

图 578-1　垂盆草

[1]吕丽芬, 袁理春, 杨丽, 等. 岩白菜和岩陀中岩白菜素含量比较 [J] 中药材, 2008, 31（4）：488-489.

株，除去杂质，摊薄快速晒干。药材水分不得过 13.0%。

济南产垂盆草不同季节总黄酮含量测定，见表 578-1。

表 578-1　济南产垂盆草不同季节总黄酮含量测定[1]

采收季节 / 月	5	6	7	8	9	10	11
总黄酮 /%	2.07	2.15	2.26	2.56	2.20	2.01	1.83

济南产垂盆草 8 月采收总黄酮含量高。

垂盆草鲜品与干品黄酮类成分含量测定，见表 578-2。

表 578-2　垂盆草鲜品与干品黄酮类成分含量测定（%）[2]

样品	槲皮素	山奈素	异鼠李素	总含量
鲜品	0.38	0.49	0.07	0.94
干品	0.24	0.21	0.01	0.46

垂盆草鲜品有效成分含量明显高于干品，有条件的地方建议鲜品入药。

【贮藏】　垂盆草贮存不当，易虫蛀、发霉、色淡。建议在 25℃ 以下，单包装密封，大垛用黑色塑料布遮盖、密闭库藏。

【主要成分】　主要含生物碱（如消旋甲基异石榴皮碱、二氢异石榴皮碱）、垂盆草苷，还含有糖类、氨基酸、三萜类及植物固醇等。

药典标准：水溶性浸出物不得少于 20.0%；含槲皮素、山奈酚和异鼠李素的总量不得少于 0.10%。

【性味归经】　甘、淡，凉。归肝、胆、小肠经。

【功能主治】　利湿退黄，清热解毒。用于湿热黄疸，小便不利，痈肿疮疡。

【用法用量】　内服：煎汤，15~30 g，鲜品 50~100 g；或捣汁。外用：捣敷；或研末调搽；或取汁外涂；或煎水湿敷。

【其他】

1. 垂盆草具有保肝护肝、免疫抑制、雌激素作用、血管紧张素转化酶抑制作用及抑菌等功效。用于治疗各型肝炎、咽喉肿痛、水火烫伤、蛇虫咬伤等病症。

2. 治慢性肝炎：垂盆草 30 g，当归 9 g，红枣 10 枚。水煎服，每日 1 剂。

委陵菜

【来源】　委陵菜为蔷薇科植物委陵菜 *Potentilla chinensis* Ser. 的干燥全草。全国各地均有分布。

【性状】　本品根呈圆柱形或类圆锥形，略扭曲，有的有分枝，长 5~17 cm，直径 0.5~1.5 cm；表面暗棕色或暗紫红色，有纵纹，粗皮易成片状剥落；根茎部稍膨大；质硬，易折断，断面皮部薄，暗棕色，常与木部分离，射线呈放射状排列。叶基生，单数羽状复叶，有柄；小叶 12~31 对，狭长椭圆形，边缘羽状深裂，下表面和叶柄均灰白色，密被灰白色绒毛（图 579-1）。气微，味涩、微苦。

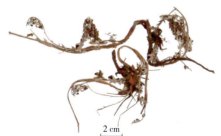

图 579-1　委陵菜

637

[1] 邵成雷. 垂盆草化学成分及其药理临床研究 [D]. 济南：山东大学，2006.

[2] 潘金火，杨洋. 垂盆草鲜品与干品黄酮类成分含量比较研究 [C]. 全国鲜药学术研讨会，2014.

以根粗壮，根头带叶多，无花茎者为佳。

【采收加工】 传统上，春季未抽茎时采收。挖取全草，除去杂质，晒干或低温烘干，水分不得超过 13.0%。

不同生长期委陵菜药材中委陵菜总黄酮的含量（天津蓟县），见表 579-1。

表 579-1 不同生长期委陵菜药材中委陵菜总黄酮的含量（天津蓟县）（‰）[1]

月份	5月	6月	7月	8月	9月	10月	11月
委陵菜总黄酮	0.774	0.895	1.018	0.863	0.680	0.555	0.190

天津蓟县委陵菜 7 月份采收总黄酮含量最高。

不同部位生长的委陵菜药材中委陵菜黄酮的含量（天津蓟县 7 月份），见表 579-2。

表 579-2 不同部位生长的委陵菜药材中委陵菜黄酮的含量（天津蓟县 7 月份）（‰）[2]

部位	根	茎	叶
委陵菜总黄酮	0.159	0.219	1.477

天津蓟县 7 月份委陵菜叶部总黄酮含量最高，根部总黄酮含量最低，且叶部总黄酮含量为根部含量的 10 倍左右。

注：关于委陵菜具体采收期，各地应深入考查研究后确定，以保证药材质量。

【贮藏】 委陵菜贮存不当，受潮易霉变。建议在 25℃ 以下，单包装密封，大垛用黑色塑料布遮盖、密闭库藏；药房配方使用前密封保管。

【主要成分】 主要含黄酮类（如芹菜素、槲皮素）、萜类（如委陵菜酸、积雪草酸、熊果酸）、鞣质等。

药典标准：醇浸出物不得少于 19.0%。含没食子酸不得少于 0.030%。

【性味归经】 苦，寒。归肝、大肠经。

【功能主治】 清热解毒，凉血止痢。用于赤痢腹痛，久痢不止，痔疮出血，痈肿疮毒。

【用法用量】 内服：煎汤，9~15 g。外用：适量，煎水洗或鲜品捣敷。

【其他】

1. 委陵菜具有抗菌、抗糖尿病、保肝、镇痛等药理活性。

2. 委陵菜临床用于治疗各种出血性疾病，如子宫功能性出血、月经过多、鼻出血、咯血、血尿和部分癌症出血等，对妇科疾病出血的治疗效果最好，止血作用以根部最强。

3. 治阿米巴痢疾：委陵菜、铁苋菜各 30 g。水煎服。

侧柏叶

【来源】 侧柏叶为柏科植物侧柏 *Platycladus orientalis* （L.）Franco 的干燥枝梢和叶。主产于安徽、山东、河南等地。

【性状】 侧柏叶多分枝，小枝扁平。叶细小鳞片状，交互对生，贴伏于枝上，深绿色或黄绿

[1]［2］黄颖瑜, 唐生安, 胡伟, 等. HPLC 测定不同生长期及不同部位委陵菜中委陵菜黄酮的含量 [J]. 天津医科大学学报, 2010, 16（3）：375-376.

色。质脆，易折断（图580-1）。气清香，味苦涩、微辛。

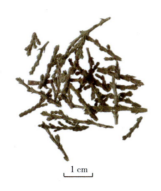

1 cm

图580-1　侧柏叶

以叶嫩、青绿色，无碎末者为佳。

【采收加工】　秋冬二季，多在立冬前后，采收带叶枝梢，除去杂质，阴干或低温烘干。药材水分不得超过11.0%。

侧柏叶中杨梅苷和槲皮苷的含量之和有两个较高的峰值时间节段，分别为立秋后一周内、11月至12月中旬，其中立冬前后（11月9日）达到最高值（图580-2）。

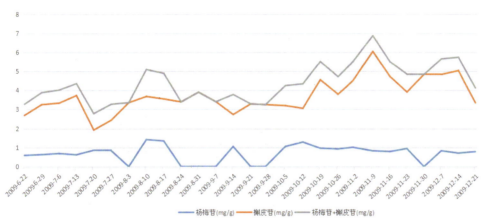

图580-2　不同采收期侧柏叶中杨梅苷和槲皮苷的含量

不同老嫩程度和不同用药部位侧柏叶中总黄酮的含量，见表580-1。

表580-1　不同老嫩程度和不同用药部位侧柏叶中总黄酮的含量（%）[1]

部位	茎	枝梢	叶	较老茎叶	较嫩茎叶
总黄酮	0.92	1.46	1.62	1.69	1.49

侧柏叶中较老茎叶的总黄酮含量最高，枝梢次之，茎最低。

【贮藏】　侧柏叶贮存不当，绿色易褪为棕黄色，有效成分易流失，不宜久贮。枝叶无绿色者药效差。建议在25℃以下，单包装密封，大垛用黑色塑料布遮盖，密闭库藏。

不同贮藏期（济南）侧柏叶中总黄酮的含量，见表580-2。

表580-2　不同贮藏期（济南）侧柏叶中总黄酮的含量（%）[2]

贮藏期	3个月	6个月	1年	2年	3年
总黄酮	1.38	1.29	1.13	0.93	0.89

[1][2]程立方.侧柏叶中有效成分的含量变化研究[J].时珍国药研究，1995，6（2）：14-15.

侧柏叶贮藏期延长，总黄酮含量逐渐降低。

【主要成分】 主要含黄酮类（如槲皮苷、槲皮素、芦丁、山柰酚、穗花杉双黄酮）、挥发油、鞣质等。

药典标准：醇溶性浸出物含量不得少于15.0%；含槲皮苷不得少于0.10%。

【性味归经】 苦、涩，寒。归肺、肝、脾经。

【功能主治】 凉血止血，化痰止咳，生发乌发。用于吐血，衄血，咯血，便血，崩漏下血，肺热咳嗽，血热脱发，须发早白。

【用法用量】 内服：煎汤，6~12 g。或入丸、散。外用：适量，煎水洗或捣敷，或以鲜品60 g，加60%酒精或白酒适量，浸泡7天，取药液涂擦头皮。

【其他】

1. 侧柏叶具有抗菌、抗炎、抗氧化、抗病毒、镇咳祛痰、凝血、神经保护等药理作用。

2. 治便血：侧柏叶炭12 g，荷叶、生地黄、百草霜各9 g。水煎服。

❧ 金不换 ❧

【来源】 金不换为防己科植物广西地不容 *Stephania kwangsiensis* H.S.Lo、小花地不容 *Stephania micrantha* H. S. Lo et M. Yang、桂南地不容 *Stephania kuinanensis* H. S. Lo et M. Yang 的干燥块根。分布于广西、云南。

【性状】 金不换呈不规则的类圆形片或不规则块片，稍卷曲，直径5~15 cm，厚3~5 mm。表面棕褐色，有粗糙的皱纹或不规则的龟壳状裂纹。切面暗黄色或淡黄色，可见维管束呈点状突起，排列成同心环或不规则性状。质硬而脆，易折断，断面淡黄色（图581-1）。气微，微苦。

【采收加工】 全年可采。除去杂质，趁鲜切片，晒干或低温烘干。

【贮藏】 金不换贮存不当，极易受潮发霉，易虫蛀。建议在25℃以下，单包装密封，大垛用黑色塑料布遮盖、密闭库藏。

【主要成分】 主要含生物碱类：罗通定、延胡索乙素、巴马汀、千金藤碱、药根碱等。

【性味归经】 苦，寒。归肺、胃、肝经。

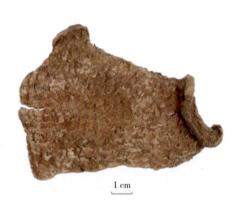

图 581-1 金不换

【功能主治】 清热解毒，散瘀消肿，健胃止痛。用于胃、十二指肠溃疡疼痛，上呼吸道感染，急性胃肠炎，菌痢，牙痛，神经痛，痈疮肿毒，跌打肿痛。

【用法用量】 内服：10~15 g；外用适量。

【其他】

1. 孕妇忌服。

2. 金不换具有抗疟、镇痛、肝保护、解痉等药理活性。

3. 金不换块根含较多量的罗通定（左旋四氢巴马汀），是生产这种生物碱的主要原料。

4. 大金不换为远志科植物华南远志 *Polygala chinensis* Linn. 的干燥全草。祛痰，消积，散瘀，解毒；用于咳嗽，咽痛，小儿疳积，跌打损伤，瘰疬，痈肿，毒蛇咬伤。

金龙胆草

【来源】 金龙胆草为菊科植物苦蒿 *Conyza blinii* Lévl. 的干燥地上部分。分布于四川攀西地区、云南中南部及贵州西部，主产于四川米易县。

【性状】 金龙胆草茎呈圆柱形，少分枝，长30~100 cm，直径0.2~0.6 cm；表面黄绿色或浅棕黄色，有纵棱和多数白色长绒毛；质硬而脆，易折断。单叶互生，叶片多卷缩、破碎，完整者展平后呈羽状深裂至全裂，裂片披针形，黄绿色，两面密被白色绒毛；下部叶具柄，上部叶几无柄。头状花序直径约1 cm，花黄白色。瘦果浅黄色，扁平，冠毛长5~6 mm（图582-1）。气微，味极苦。

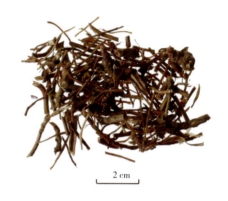

2 cm

图582-1 金龙胆草

【采收加工】 夏、秋季1/3~1/2的花开放时，选择晴天上午，割取地上部分的全草，除去杂质，摊薄快速晒干。药材水分不得过12.0%。

金龙胆草不同时期各部位苦蒿素含量测定，见表582-1。

表582-1 金龙胆草不同时期各部位苦蒿素含量测定（%）[1]

时期	花	叶	茎	根
苗期	—	0.96	0.23	0.26
花期	0.57	1.53	0.68	0.31

金龙胆草花期各部位苦蒿素均高于苗期，且叶＞茎＞花＞根，故金龙胆草应在花期采收，以枝繁叶茂为佳。

【贮藏】 金龙胆草贮存不当，易变色，无绿色者基本无疗效。建议在25℃以下，单包装密封，大垛用黑色塑料布遮盖、密闭库藏。

【主要成分】 主要含三萜皂苷类、黄酮类、萜类、挥发油、有机酸、生物碱等。

药典标准：含苦蒿素不得少于0.30%。

【性味归经】 苦，寒。归肺、肝经。

【功能主治】 清热化痰，止咳平喘，解毒利湿，凉血止血。用于肺热咳嗽，痰多气喘，咽痛，口疮，湿热黄疸，衄血，便血，崩漏，外伤出血。

【用法用量】 内服：煎汤，6~9 g。外用：适量，鲜草捣烂敷患处，或鲜枝叶绞汁滴耳、滴眼。

【其他】

1. 金龙胆草具有抗溃疡、抗肿瘤、抗菌、止咳平喘等药理活性，常用制剂有金龙胆草片、金龙胆草浸膏片等，临床用于治疗慢性气管炎。

2. 金龙胆草野生资源日渐枯竭，现人工种植成功，其产量、总皂苷含量都高于野生的金龙胆草。

[1] 刘姗. 攀西金龙胆草种质资源及其查尔酮合酶基因和β–香树酯合酶基因的克隆研究[D]. 雅安：四川农业大学, 2014.

金丝草

【来源】 金丝草为禾本科植物金丝草 *Pogonatherum crinitum*（Thunb.）Kunth 的干燥全草。分布于华东、华中、华南、西南等地。

【性状】 金丝草全草长 10~30 cm，根须状。秆成丛，黄色，纤细，直径约 1 mm。节明显，节上有白毛，少分枝。叶互生，抱茎，排成二列。叶片扁平，呈线形，长 2~4 cm，宽 1~3 mm，顶端尖，两面和叶缘均有微毛。叶鞘短于或长于节间，向上部渐狭，稍不抱茎，边缘薄纸质，鞘口及边缘被细毛。穗形总状花序单生于秆顶，长 1.5~3 cm（芒除外），柔软而微弯曲，乳黄色。芒刺金黄色，长 1.5~1.8 cm。颖果卵状长圆形，长约 0.8 mm（图 583-1）。气微，味淡。

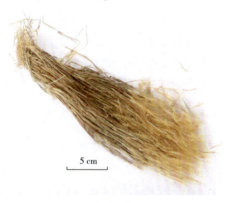

图 583-1 金丝草

【采收加工】 夏季采收，割取地上部分，捆成小把，晒干或鲜用。水分不得过 13.0%。

【贮藏】 金丝草贮存不当，受热易霉变。建议在 25℃以下，单包装遮光密封库藏；大垛用黑色塑料布遮盖、密闭库藏。

【主要成分】 主要含黄酮类、酚酸类、甾体类等。

广东省中药材标准（第三册）（2019 年版）：醇溶性浸出物不得少于 8.0%。

【性味归经】 甘，微寒。归肺、脾、肾经。

【功能主治】 清热解暑，利尿消肿。用于感冒发热，热病发热，热性水肿，小便不利；小儿久热不退，尿路感染，肾炎水肿，脾脘肿大，黄疸肝炎，糖尿病。

【用法用量】 内服：煎汤，9~30 g。外用：煎水洗或捣敷。

【其他】

1. 孕妇忌服。

2. 金丝草具有抗 HBV 活性、治疗慢性肾功能衰竭、降血糖、抑菌等药理活性。

3. 黄疸型肝炎：金丝草 30 g，龙胆草、栀子各 15 g。水煎服。

4. 尿路感染：金丝草、海金沙各 15 g。水煎服。

金针菇

【来源】 金针菇为白蘑科植物冬菇 *Collybia velutipes*（Curt. ex. Fr.）Quel. 的干燥子实体。全国大部分地区均有栽培。

【性状】 金针菇菌盖呈球形或扁半球形，直径 0.3~2.5 cm。表面黄白色至深黄褐色，有胶质薄层，湿时有黏性。菌肉厚约 0.2 cm，淡黄白色。菌柄圆柱形，基部常延伸成假根紧靠在一起，长 10~25 cm，直径 0.2~0.5 cm。表面黄褐色至深褐色，一般上部颜色较淡，有皱缩纵纹，表面质较硬，内部松软或中空（图 584-1）。气微香、特异。

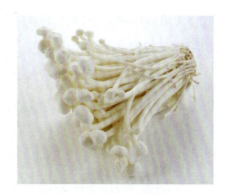

图 584-1 金针菇

【采收加工】 菌盖开始生长但菌盖不上卷时采收，上卷表明成熟过度，影响品质。除去杂质，晒干或烘干，亦可鲜用。

ZHONGYAOCAI ZHILIANG XINSHUO (DIERBAN)

晒干的金针菇色较深，不耐久藏。烘干的金针菇色泽好、质量高、耐久藏。

【贮藏】 金针菇不耐鲜贮，采收后需尽快处理，暂时存放在低温黑暗处或冷库。干品建议在20℃以下，单包装密封，置阴凉干燥处存放。

鲜品在 –0.5℃条件下用智能呼吸膜包装，对金针菇的保鲜效果最优，能够长时间保持菇体品质，使金针菇贮藏期延长至 30 天左右[1]。

【主要成分】 主要含有蛋白质、多糖、甾体类、萜类、多酚类、黄酮类等。

【性味归经】 咸、微苦，寒。

【功能主治】 利肝脏，益肠胃，抗癌。经常食用可预防和治疗肝病及胃肠道溃疡。

【用法用量】 15~30 g。

【其他】

1. 脾胃虚寒者不宜多吃。

2. 金针菇适合气血不足、营养不良的老人、儿童、癌症患者、肝病及胃、肠道溃疡、心脑血管疾病患者食用。

3. 金针菇具有抗氧化、抗肿瘤、调节免疫、降糖、降血脂、抑菌、抗病毒、提高记忆力、抗炎、保肝护肝等多种药理活性，对阿尔茨海默症、饮食性肥胖症也有一定疗效[2]。

金沸草

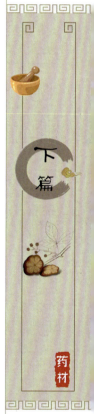

【来源】 金沸草为菊科植物条叶旋覆花 *Inula linariifolia* Turcz. 或旋覆花 *Inula japonica* Thunb. 的干燥地上部分。主产于江苏、四川、吉林、辽宁、黑龙江等地。

【性状】 条叶旋覆花：茎呈圆柱形，上部分枝，长 30~70 cm，直径 0.2~0.5 cm；表面绿褐色或棕褐色，疏被短柔毛，有多数细纵纹；质脆，断面黄白色，髓部中空。叶互生，叶片条形或条状披针形，长 5~10 cm，宽 0.5~1cm；先端尖，基部抱茎，全缘，边缘反卷，上表面近无毛，下表面被短柔毛。头状花序顶生，直径 0.5~1cm，冠毛白色，长约 0.2 cm。气微，味微苦。

旋覆花：叶片椭圆状披针形，宽 1~2.5 cm，边缘不反卷，头状花序较大，直径 1~2 cm，冠毛长约 0.5 cm。

均以色绿褐、叶多、带花者为佳（图 585-1）。

【采收加工】 夏、秋二季花未完全开放时采割。收割地上部分，除去杂质，晒干。建议趁鲜切段，摊薄快速晒干。药材水分不得过 12.0%。

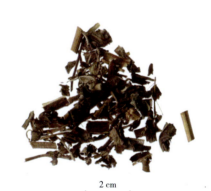

2 cm

图 585-1　金沸草

【贮藏】 金沸草贮存不当，见光色易淡、变枯黄。无绿色者药效低。建议在 25℃以下，单包装密封，大垛用黑色塑料布遮盖、密闭库藏。

【主要成分】 主要含旋覆花次内酯，蒲公英甾醇，旋覆花内酯 A、B、C，欧亚旋覆花内酯，银胶菊素，豚草素，槲皮素，木犀草素等。

药典标准：醇溶性浸出物不得少于 5.0%。

643

[1]马丽,乔勇进,张娜娜,等.不同贮藏温度及薄膜包装对采后金针菇品质的影响[J].上海农业学报, 2015, 31（2）: 40-44.

[2]谭一罗,杨和川,苏文英,等.金针菇活性成分及药理活性研究进展[J].江苏农业学报, 2018, 34（5）: 1191-1197.

【性味归经】苦、辛、咸，温。归肺、大肠经。

【功能主治】降气，消痰，行水。用于外感风寒，痰饮蓄结，咳喘痰多，胸膈痞满。

【用法用量】内服：煎汤，5~10 g；或捣汁鲜用。外用：捣敷；或煎水洗。

【其他】

1. 阴虚劳咳及温热燥嗽者忌用。

2. 金沸草对金黄色葡萄球菌、肺炎链球菌、绿脓杆菌、大肠杆菌有抑制作用。

金盏银盘

【来源】金盏银盘为菊科植物金盏银盘 *Bidens biternata*（Lour.）Merr. et Sherff 的干燥全草。主产于广东、广西等地。

【性状】金盏银盘茎略具四棱，长 30~150 cm，基部直径 1~9 mm，表面淡棕褐色。叶对生；一或二回三出复叶，卵形或卵状披针形，先端渐尖，基部楔形，叶缘具细齿。头状花序干枯，具长梗。瘦果易脱落，条形，具棱，顶端芒刺 3~4 枚，残存花托近圆形（图 586-1）。气微，味淡。

以叶多色绿，带花全草者为佳。

【采收加工】5—8 月植株茎叶旺盛，花含苞待放时采收，洗净，鲜用。或切段，摊薄快速晒干。药材水分不得过 13.0%。

金盏银盘不同部位总黄酮含量测定，见表 586-1。

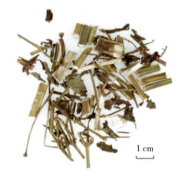

图 586-1　金盏银盘

表 586-1　金盏银盘不同部位总黄酮含量测定[1]

部位	茎	叶
总黄酮 /%	0.47	2.54

金盏银盘叶部总黄酮含量远高于茎部。

【贮藏】金盏银盘贮存不当，受潮易霉变、易败色。建议在 25℃ 以下，单包装密封，大垛用黑色塑料布遮盖，密闭库藏。

【主要成分】主要含槲皮素、金丝桃苷、槲皮苷、异槲皮苷、绿原酸、海生菊苷、三十烷酸、豆甾醇、鬼针聚炔苷、紫云英苷、D- 甘露醇等。

吉林省中药材标准（第一册）（2019 年版）：醇溶性浸出物不得少于 16.0%。

【性味归经】甘、微苦，凉。归肺、心、胃经。

【功能主治】疏风，清热，解毒。用于风热感冒，乳蛾，肠痈，毒蛇咬伤，湿热泻痢、黄疸；外用治疮疖，痔疮。

【用法用量】5~30 g。外用适量，捣烂敷患处或煎水熏洗患处。

【其他】

1. 菊科植物鬼针草 *Bidens pilosa* Linnaeus 也作金盏银盘用。

2. 金盏银盘具抗菌消炎、抗高血压、抗高血脂、保肝护肝、抗肿瘤、抗结石等药理作用。临床用于治疗小儿腹泻、流行性乙型脑炎、黄疸、跌打损伤、面部色斑等。

3. 治中暑腹痛吐泻：鲜金盏银盘 60~90 g，水煎服，或捣烂绞汁，调些食盐炖温服。

[1] 刘玉红, 徐凌川. 金盏银盘总黄酮的含量测定 [J]. 食品与药品, 2006, 8（3）: 49-50.

中药材质量新说（第二版）ZHONGYAOCAI ZHILIANG XINSHUO (DIERBAN) 药材

金莲花

【来源】金莲花为毛茛科植物金莲花 *Trollius chinensis* Bunge. 的干燥花。分布于四川、云南、西藏、陕西、甘肃、青海、新疆等地。

【性状】本品呈不规则团状，皱缩，直径 1~2.5 cm，金黄色或棕黄色。萼片花瓣状，通常 10~16 片，卵圆形或倒卵形，长 1.8~3 cm，宽 0.9~2 cm。花瓣多数，条形，长 1.4~2.5 cm，宽 0.1~0.3 cm，先端渐尖，近基部有蜜槽；雄蕊多数，长 0.7~1.5 cm，淡黄色；雌蕊多数，具短喙，棕黑色。体轻，疏松（图 587-1）。气芳香，味微苦。

以身干、色金黄、不带杂质者为佳。

【采收加工】6~7 月花开后 3~6 天采摘。除去杂质，晒干或 50℃低温烘干。

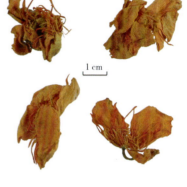

图 587-1　金莲花

不同采收期金莲花中 3 种碳苷黄酮成分含量测定，见表 587-1。

表 587-1　不同采收期金莲花中 3 种碳苷黄酮成分含量测定（%）[1]

采收期	部位	荭草苷	牡荆苷	半乳糖苷	合计
花蕾	花蕾	1.78	0.89	3.25	5.92
开花后 3 天	花	2.01	0.91	3.35	6.27
开花后 6 天	花	2.02	0.93	3.37	6.23
开花后 10 天	花	1.69	0.76	3.20	5.65
开花后 15 天	花	1.47	0.74	2.87	5.08
开花后 20 天	花	1.42	0.66	2.65	4.73

金莲花的主要药效成分是黄酮类化合物，经测定，金莲花开花后 3~6 天，黄酮类成分含量高，此时采收，药材质量好。

不同干燥方式对金莲花中总黄酮含量的影响，见表 587-2。

表 587-2　不同干燥方式对金莲花中总黄酮含量的影响[2]

干燥方式	50℃烘干	晒干
总黄酮 /%	9.03	7.99

金莲花 50℃烘干总黄酮含量高，建议有条件的地方采用烘干方式加工金莲花，干燥时间短，药材质量好。

【贮藏】金莲花贮存不当，易受潮发霉、易虫蛀。建议在 25℃以下，单包装密封，大垛用黑色塑料布遮盖、密闭库藏。

【主要成分】主要含藜芦酸、荭草苷、牡荆苷、藜芦酰胺、棕榈酸等。

【性味归经】苦，寒。归肺、胃经。

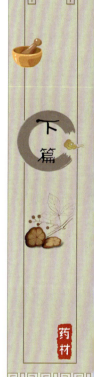

645

[1]南敏伦,赵昱玮,司学玲,等.不同采收期金莲花中 3 种碳苷黄酮成分动态变化[J].中国实验方剂学杂志,2013,19（4）：118-120.

[2]王振鹏,郭雅儒,刘艳庄.金莲花采收、加工对产量与药用价值的影响[J].河北林果研究,2011,26（1）：20-21.

【功能主治】 清热，解毒，消肿，明目。主治感冒发热，咽喉肿痛，口疮，牙龈肿痛，牙龈出血，目赤肿痛，疔疮肿毒，急性鼓膜炎，急性淋巴管炎。

【用法用量】 内服：煎汤，3~6 g，或泡水当茶饮。外用：适量，煎水含漱。

【其他】

1. 脾胃虚寒者慎服。

2. 金莲花有抗菌、抗病毒、抗肿瘤、抗氧化、抗炎镇痛、解热等药理作用，临床用于治疗慢性支气管炎、尿路感染、急性呼吸道感染等病症。

3. 治急慢性扁桃体炎：金莲花 6 g，蒲公英 15 g。开水沏，当茶饮，可含漱。

金钱白花蛇

【来源】 金钱白花蛇为眼镜蛇科动物银环蛇 *Bungarus multicinctus* Blyth 的幼蛇干燥体。分布于中国华中、华南、西南地区和台湾等地。

【性状】 金钱白花蛇呈圆盘状，盘径 3~6 cm，蛇体直径 0.2~0.4 cm。头盘在中间，尾细，常纳口内，口腔内上颌骨前端有毒沟牙 1 对，鼻间鳞 2 片，无颊鳞，上下唇鳞通常各为 7 片。背部黑色或灰黑色，有白色环纹 45~58 个，黑白相间，白环纹在背部宽 1~2 行鳞片，向腹面渐增宽，黑环纹宽 3~5 行鳞片，背正中明显突起一条脊棱，脊鳞扩大呈六角形，背鳞细密，通身 15 行，尾下鳞单行（图 588-1）。气微腥，味微咸。

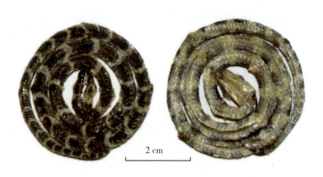

图 588-1 金钱白花蛇

以头尾齐全、肉色黄白、盘径小、无散盘、无焦糊、无残损、无臭味、光泽度好为优。

【采收加工】 金钱白花蛇幼蛇孵出 7 天左右，蜕完第一次皮后收获，此时加工成商品色泽好，质量佳；未蜕第一次皮加工成商品表皮无光亮，色泽差[1]。将幼蛇置水中闷死，剖开腹部，除去内脏，擦净血迹，用乙醇浸泡处理后，盘成圆形，用竹签固定，晒干或烘干。

建议有条件的地方将金钱白花蛇幼蛇直接冻杀，冷冻干燥。此方法加工，药材有效成分含量高，药效好。

【贮藏】 金钱白花蛇贮存不当，易受潮发霉、易虫蛀。建议单包装密封，防压控湿冷藏。

【主要成分】 主要含蛋白质，脂肪，氨基酸，钙、磷、镁、铁、铝、锌、锶、钛、锰、钒、铜等 21 种元素。

药典标准：醇溶性浸出物不得少于 15.0%。

【性味归经】 甘、咸，温；有毒。归肝经。

【功能主治】 祛风，通络，止痉。用于风湿顽痹，麻木拘挛，中风口眼㖞斜，半身不遂，抽搐痉挛，破伤风，麻风，疥癣。

【用法用量】 内服：煎汤 2~5 g；研粉吞服 1~1.5 g；或浸酒 3~9 g。

【其他】

1. 阴虚血少及内热生风者禁服。

2. 此物易掺假，销量大于产量。使用时应尽量先化验或鉴别确定。

3. 金钱白花蛇临床用于治疗类风湿性关节炎、小儿麻痹、破伤风、食管癌、胃癌、肝癌等。

[1]张万福.金钱白花蛇规范化养殖(GAP)研究及基地建设[C].全国天然药物资源学术研讨会.2004.

中药材质量新说（第二版）
ZHONGYAOCAI ZHILIANG XINSHUO (DIERBAN)
药材

金铁锁

【来源】 金铁锁是石竹科植物金铁锁 *Psammosilene tunicoides* W. C. Wu et C. Y. Wu 的干燥根。主产于云南省，分布于云南、四川、贵州、西藏等地。

【性状】 金铁锁呈长圆锥形，有的略扭曲，长8~25 cm，直径 0.6~2 cm。表面黄白色，有多数纵皱纹和褐色横孔纹。质硬，易折断，断面粉性，不平坦，皮部白色，木部黄色，有放射状纹理（图589-1）。气微，味辛、麻，有刺喉感。

以条粗、质硬、断面粉性者为佳。

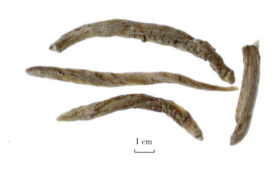

图 589-1　金铁锁

【采收加工】 直播金铁锁 3 年采收，育苗移栽的 2 年采收。秋末冬初植株枯萎时，将根全部挖起，除去茎、叶等杂质，晒干。药材水分不得过12.0%。

【贮藏】 金铁锁贮存不当，有效成分易流失。建议在 25℃以下，单包装密封，大垛用黑色塑料布遮盖、密闭库存。

【主要成分】 主要含三萜皂苷、环肽类、内酰胺物碱类、生物碱类、麦芽酚类、木脂素类等。

药典标准：醇溶性浸出物不得少于 18.0%。

【性味归经】 苦、辛，温；有小毒。归肝经。

【功能主治】 祛风除湿，散瘀止痛，解毒消肿。用于风湿痹痛，胃脘冷痛，跌打损伤，外伤出血；外治疮疖，蛇虫咬伤。

【用法用量】 内服：0.1~0.3 g，多入丸散服。外用：适量，研末撒。

【其他】

1. 孕妇慎用。本品味辛、辣，刺激喉舌，易致呕吐。
2. 黑骨藤与金铁锁配伍用于治疗类风湿性关节炎，处方用量比例为 6∶1。
3. 金铁锁适量，研粉敷患处。治创伤出血。
4. 市场上流通的金铁锁有带皮和不带皮两种。带皮根、去皮根的毒性差异较小。
5. 金铁锁有小毒，相关研究资料公开的少，服用剂量小，使用时应注意。

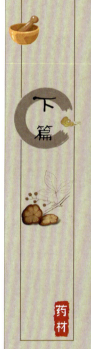

金樱根

【来源】 金樱根为蔷薇科植物金樱子 *Rosa laevigata* Michaux、小果蔷薇 *R. cymosa* Rattinnick 或粉团蔷薇 *R. multiflora* var. *cathayensis* Rehder et E. H. Wilson 的干燥根和茎。主产于西南、华中、华南、华东等地。

【性状】 金樱子：本品根呈圆柱形，稍扭曲，上粗下细，长 5~15 cm，直径 0.5~3 cm。表面棕褐色或紫黑色，有纵直条纹；栓皮易呈片状脱落，脱落处显棕色，有纵条纹，稍光滑。质坚硬，难折断，断面皮部棕红色，木部占大部分，淡棕黄色，有明显的放射状纹理。茎呈圆柱形，直径0.3~1 cm。表面灰黑色或紫黑色，有纵直条纹，有的具扁弯皮刺，皮刺脱落后有椭圆形的疤痕；老

647

茎栓皮易呈片状脱落。质坚硬，难折断，断面皮部黄棕色或棕红色，木部棕黄色，有明显的放射状纹理。髓部明显，大小不一，可见小亮点（图590-1）。气微，味微苦涩。

小果蔷薇：根直径最大可达5 cm，栓皮呈鳞片状脱落。茎直径0.5~5 cm，表面灰褐色或紫黑色，无皮刺，栓皮呈鳞片状脱落。

粉团蔷薇：栓皮易脱落，老根栓皮脱落处显黄棕色，小根栓皮脱落处显棕黄色，棕红色或橘红色。茎直径0.3~3 cm，表面有纵直条纹或棱纹。

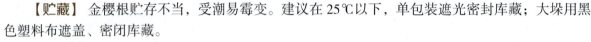

图590-1　金樱根

【采收加工】　全年可采收，挖取根及根茎部，除去杂质，砍成小段，干燥。建议趁鲜斜切成厚片，晒干或烘干。药材水分不得过14.0%。

【贮藏】　金樱根贮存不当，受潮易霉变。建议在25℃以下，单包装遮光密封库藏；大垛用黑色塑料布遮盖、密闭库藏。

【主要成分】　主要含三萜皂苷类、黄酮类、黄烷醇类、糖苷类、二苯烯及对二苯烯苷类、甾体及甾体皂苷类等成分。

湖南省中药材标准（2009年版）：醇溶性浸出物不得少于10.0%。

【性味归经】　苦、酸、涩，平。归脾、肝、肾经。

【功能主治】　清热利湿，解毒消肿，活血止血，收敛固涩。用于吐血，衄血，便血，外伤出血，疮疡，月经不调，带下，风湿痹痛，跌打损伤，遗尿，滑精，泄泻，子宫下垂。

【用法用量】　内服：煎汤，15~60 g。外用：捣敷；或煎水洗。

【其他】

1.金樱根具有抗炎、抗菌、解热、调整菌群、止泻、抗肿瘤、免疫调节、耐缺氧、抗氧化、降血压、预防和治疗高胆固醇血症等药理活性。

2.金樱根具有较强的抗炎作用，其醇提取物的抗炎作用效果比水提取物抗炎作用强。金樱茎不论是水提取物还是醇提取物，抗炎作用效果均不明显，在抗炎作用上金樱茎不能完全取代金樱根[1]。

3.遗精：金樱子根60 g，五味子9 g。和猪精肉煮服之。

4.不同中药材地方标准中，金樱根的来源和入药部位各有不同，有只用根不用根茎的。

金礞石

【来源】　金礞石为变质岩类蛭石片岩或水黑云母片岩。主产于湖南、河南、山西、河北等地。

【性状】　金礞石为鳞片状集合体。呈不规则块状或碎片，碎片直径0.1~0.8 cm；块状者直径2~10 cm，厚0.6~1.5 cm，无明显棱角。棕黄色或黄褐色，带有金黄色或银白色光泽。质脆，用手捻之，易碎成金黄色闪光小片。具滑腻感（图591-1）。气微，味淡。

以块整、色金黄、无杂质者为佳。

【采收加工】　全年可采。采挖后，除去杂石和泥沙。

【贮藏】　建议30℃以下单包装，置干燥处贮存。

【主要成分】　主要含含钾、镁、铝的硅酸盐。

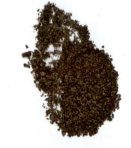

图591-1　金礞石

【性味归经】　甘、咸，平。归肺、心、肝经。

[1]王艳,杨静,李志响,等.金樱根、茎抗炎作用的对比研究[J].中国现代中药,2010,12（3）：34-35，52.

【功能主治】 坠痰下气，平肝镇惊。用于顽痰胶结，咳逆喘急，癫痫发狂，烦躁胸闷，惊风抽搐。

【用法用量】 多入丸散服，3~6 g；煎汤 10~15 g，布包先煎。

【其他】

1. 用时打碎，或煅制后使用。

2. 虚弱之人及孕妇禁服。

肿节风

【来源】 肿节风是金粟兰科植物草珊瑚 *Sarcandra glabra*（Thunb.）Nakai 的干燥全草。主产于四川、重庆、广西、江西等地。

【性状】 肿节风长 50~120 cm。根茎较粗大，密生细根。茎圆柱形，多分枝，直径 0.3~1.3 cm；表面暗绿色至暗褐色，有明显细纵纹，散有纵向皮孔，节膨大；质脆，易折断，断面有髓或中空。叶对生，叶片卵状披针形至卵状椭圆形，长 5~15 cm，宽 3~6 cm；表面绿色、绿褐色至棕褐色或棕红色，光滑；边缘有粗锯齿，齿尖腺体黑褐色；叶柄长约 1 cm；近革质。穗状花序顶生，常分枝（图 592-1）。气微香，味微辛。

以根粗、茎粗、叶多色绿、气微香为佳。

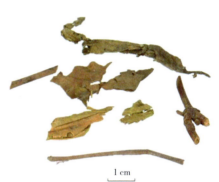

1 cm

图 592-1 肿节风

【采收加工】 夏、秋二季采收，建议初冬果实变红时带根采收，除去杂质，晒干或趁鲜切段后干燥，异嗪皮啶含量高、生物总产量大[1]。药材水分不得过 15%。

肿节风不同月份、不同部位异嗪皮啶含量测定，见表 592-1。

表 592-1 肿节风不同月份、不同部位异嗪皮啶含量测定（%）[2]

月份	部位			
	叶	茎	须根	根
3 月	0.020	0.049	0.048	0.086
5 月	0.019	0.058	0.047	0.088
8 月	0.021	0.061	0.052	0.094
10 月	0.027	0.068	0.055	0.105
12 月	0.028	0.066	0.057	0.106

10—12 月采收肿节风异嗪皮啶含量较高。

【贮藏】 肿节风贮存不当，见光药材颜色易变淡、变灰、药效差。建议在 20℃以下，单包装密封，大垛用黑色塑料布遮盖、密闭库藏。

【主要成分】 主要含香豆素类（如异嗪皮啶）、黄酮类和有机酸类，还含挥发油、酯类、酚类等。

药典标准：水溶性浸出物不得少于 10.0%；含异嗪皮啶不得少于 0.020%，含迷迭香酸不得少于 0.020%。

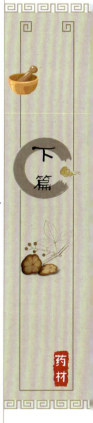

649

[1] 徐榕青. 福建道地药材现代研究 [M]. 福州：福建科学技术出版社，2014.

[2] 周斌，李忠贵，李雁霞，等. 中药肿节风不同部位中异嗪皮啶和总黄酮含量的动态分析 [J]. 时珍国医国药，2011，22（5）：1148-1149.

【性味归经】 苦、辛，平。归心、肝经。

【功能主治】 清热凉血，活血消斑，祛风通络。用于血热发斑发疹，风湿痹痛，跌打损伤。

【用法用量】 内服：煎汤，9~30 g；或浸酒。外用：适量，捣敷；研末调敷；或煎水熏洗。

【其他】

1.肿节风具有抗肿瘤、抗炎等药理作用，临床用于治疗上呼吸道感染、血小板减少、消化系统疾病、口腔疾病、银屑病等病症。

2.治跌打损伤：肿节风根 40 g，加酒适量，炖服；另用鲜叶适量捣烂敷患处。

3.治胃痛：肿节风 15 g。水煎服。

狗肝菜

【来源】 狗肝菜为爵床科植物狗肝菜 *Dicliptera chinensis*（L.）Juss. 的干燥全草。分布于福建、台湾、广东、海南、广西等地。

【性状】 狗肝菜长 30~80 cm，黄绿色。须根纤细。茎多分枝，呈不规则折曲状，节部膨大，表面具 6 条钝棱，呈膝状。单叶对生，多皱缩或破碎，完整叶片展平后呈卵状椭圆形，长 2~7 cm，宽 2~4 cm；顶端急尖至渐尖，全缘，基部楔尖。上表面叶脉有柔毛；下表面叶脉柔毛较少。叶柄浅槽内被短柔毛。有的带花，由数个头状花序组成的聚伞花序生于叶腋，叶状苞片一大一小，倒卵状椭圆形，花二唇形。有时可见蒴果，卵形。种子扁圆形，褐色，表面有小疣点（图 593-1）。气微，味淡、微甘。

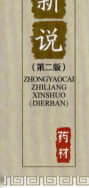

图 593-1 狗肝菜

以枝茎嫩、叶多、色绿者为佳。

【采收加工】 全年可采，以夏、秋季采收为佳，采收全株，除去杂质，鲜用或切段，晒干备用。药材水分不得过 13.0%。

不同季节南宁产狗肝菜多糖的含量比较，见表 593-1。

表 593-1 不同季节南宁产狗肝菜多糖的含量比较[1]

采集时间	野生品多糖含量 /%	栽培品多糖含量 /%	采集时间	野生品多糖含量 /%	栽培品多糖含量 /%
1 月	17.32	11.21	7 月	24.70	19.15
2 月	13.38	9.33	8 月	25.35	18.30
3 月	16.33	10.50	9 月	22.26	18.10
4 月	19.21	12.62	10 月	23.56	17.20
5 月	20.24	15.90	11 月	22.80	16.10
6 月	22.38	20.32	12 月	20.16	13.23

野生品种狗肝菜以 6—8 月份产的多糖含量最高，栽培品种狗肝菜以 6 月份产的为最高。野生品样品含量相对同时期栽培品含量高。

【贮藏】 狗肝菜贮存不当，受潮易霉变，叶易变色，易腐烂脱落。建议在 25℃以下，单包装遮光密封库藏；大垛用黑色塑料布遮盖、密闭库藏。

【主要成分】 主要含挥发油、脂肪酸类、黄酮类、苯丙素类、萜类、甾体及其苷类、多糖等

[1]傅鹏，朱华，邹登峰，等.不同采收季节的狗肝菜中多糖含量测定[J].华夏医学，2011（3）：300-303.

中药材质量新说（第二版）ZHONGYAOCAI ZHILIANG XINSHUO (DIERBAN) 药材

化合物。

广东省中药材标准（第三册）（2019 年版）：醇溶性浸出物不得少于 14.0%。

【性味归经】 甘、苦，微寒。归肝、小肠经。

【功能主治】 清热解毒、凉血止血，生津，利尿。用于感冒发热，暑热烦渴，乳蛾，疔疮，便血、尿血，小便不利。

【用法用量】 内服：煎汤，30~60 g；或鲜品捣汁。外用：适量，鲜品捣敷；或煎汤洗。

【其他】

1. 狗肝菜具有抗氧化、调节肝酶活性及抗炎性因子、免疫调节等药理活性。

2. 小便淋沥：新鲜狗肝菜 300 g，蜜糖 30 g。捣烂取汁，冲蜜糖和开水服。

3. 目赤肿痛：狗肝菜 30 g，野菊花 30 g。水煎服。

京大戟

【来源】 京大戟为大戟科植物大戟 *Euphorbia pekinensis* Rupr. 的干燥根。主产于江苏、四川、江西等地。

【性状】 京大戟呈不整齐的长圆锥形，略弯曲，常有分枝，长 10~20 cm，直径 1.5~4 cm。表面灰棕色或棕褐色，粗糙，有纵皱纹、横向皮孔样突起及支根痕。顶端略膨大，有多数茎基及芽痕。质坚硬，不易折断，断面类白色或淡黄色，纤维性（图 594-1）。气微，味微苦涩。

以条粗、断面色白者为佳。

【采收加工】 秋冬季地上茎苗开始枯萎时采挖，洗净，晒干。建议趁鲜切厚片，快速晒干或低温烘干。药材水分不得过 11.0%。

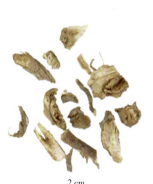

2 cm

图 594-1 京大戟

【贮藏】 京大戟贮存不当，易发霉、易虫蛀。建议在 25℃ 以下，单包密封，大垛用黑色塑料布遮盖、密闭库藏。

【主要成分】 主要含大戟苷、大戟二烯醇、大戟酸等，及有机酸、鞣质、树脂胶、多糖等成分。

药典标准：醇溶性浸出物不得少于 8.0%，含大戟二烯醇不得少于 0.60%。

【性味归经】 苦，寒；有毒。归肺、脾、肾经。

【功能主治】 泻水逐饮，消肿散结。用于水肿胀满，胸腹积水，痰饮积聚，气逆咳喘，二便不利，痈肿疮毒，瘰疬痰核。

【用法用量】 内服：1.5~3 g。入丸散服，每次 1 g；内服醋制用。外用：适量，生用，研末调敷，或煎水熏洗。

【其他】

1. 京大戟反甘草，不得与甘草同用。京大戟比红大戟毒性大，孕妇禁用。

2. 京大戟具有泻下、利尿、抗炎等药理活性，临床用于治疗肾炎水肿、结核性胸膜炎、百日咳等。

夜香牛

【来源】 夜香牛又名伤寒草，为菊科植物夜香牛 *Vernonia cinerea*（L.）Less. 的干燥全草或

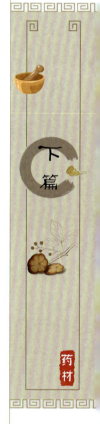

根。广布于浙江、江西、福建、云南、四川等地。

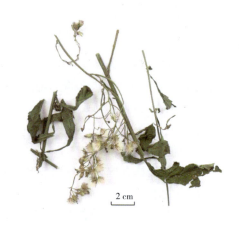

2 cm

图 595-1　夜香牛

【性状】　夜香牛全株长 20~80 cm，根浅黄色，细小，多分枝。茎呈圆柱形，上部有分枝，直径 0.2~0.4 cm；表面绿褐色，有纵皱纹，稍被白色短茸毛；质脆，易折断，断面髓部白色。叶互生、多皱缩脱落，完整叶展开后呈披针形、卵形或倒卵形，边缘有浅齿或呈微波状。头状花序顶生，总苞绿褐色或黄棕色。瘦果圆柱形，灰褐色，长约 0.2 cm，顶端被白色冠毛（图 595-1）。气微，味淡。

以叶多、绿褐色、无杂质者为佳。

【采收加工】　夏秋二季采收，除去杂质，鲜用或晒干。建议趁鲜切段，摊薄快速晒干或烘干。药材水分不得过 15.0%。

【贮藏】　夜香牛贮存不当，易变色，受潮易霉变、腐烂。建议在 25℃以下，单包装遮光密封库藏；大垛用黑色塑料布遮盖、密闭库藏。

【主要成分】　全草含黄酮类（如香叶木素、木犀草素、木犀草苷）、酚类、倍半萜内酯类、氨基酸类等类化合物；根主要含甾类和三萜类化合物。

广东省中药材标准（2011 年版）：水溶性浸出物不得少于 13.0%；含木犀草素不得少于 0.010%。

【性味归经】　苦、辛，凉。归肺、胃、大肠经。

【功能主治】　疏风清热，除湿，解毒。用于感冒发热，肺热咳嗽，湿热泄泻，热毒泻痢.湿热黄疸，带下黄臭，疮痈肿毒，蛇虫咬伤。

【用法用量】　内服：煎汤，干品 15~30 g，鲜草 30~60 g。外用：适量，研末调敷；或鲜品捣烂敷患处。

【其他】

1. 夜香牛具有抗菌，调节胃肠等药理作用。
2. 治乳疮：夜香牛全草 30 g。水煎服，或杵烂取汁冲酒服，渣贴患处。
3. 治腹胀：夜香牛根 15 g，鸡蛋 1 个。水煎，服汤食蛋。
4. 治肋间神经痛：夜香牛、六棱菊各 15 g，两面针 10 g。水煎服。

闹羊花

【来源】　闹羊花是杜鹃花科植物羊踯躅 *Rhododendron molle* G. Don 的干燥花。分布于湖南、湖北、江苏、浙江、安徽等地。

【性状】　闹羊花数朵花簇生于一总柄上，多脱落为单朵；灰黄色至黄褐色，皱缩。花萼 5 裂，裂片半圆形至三角形，边缘有较长的细毛；花冠钟状，筒部较长，约至 2.5 cm，顶端卷折，5 裂，花瓣宽卵形，先端钝或微凹；雄蕊 5，花丝卷曲，等长或略长于花冠，中部以下有茸毛，花药红棕色，顶孔裂；雌蕊 1，柱头头状；花梗长 1~2.8 cm，棕褐色，有短茸毛（图 596-1）。气

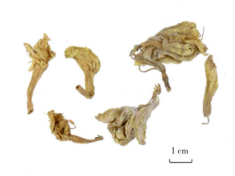

1 cm

图 596-1　闹羊花

微，味微麻。

以干燥、黄灰色、无杂质者为佳。

【采收加工】4—5月花初开放时，摘下花朵，及时晒干或烘干。药材水分不得过13.0%。

【贮藏】闹羊花贮存不当，易受潮发霉、易虫蛀。建议在25℃以下，单包装密封，大垛用黑色塑料布遮盖、密闭库藏。

注：闹羊花有大毒，需单独存放，专人保管。

【主要成分】主要含梫木毒素、石楠素、羊踯躅素Ⅲ、闹羊花毒素Ⅱ、闹羊花毒素Ⅲ、木藜芦毒素Ⅲ和日本杜鹃素Ⅲ、山月桂萜醇。

【性味归经】辛，温；有大毒。归肝经。

【功能主治】祛风除湿，散瘀定痛。用于风湿痹痛，偏正头痛，跌扑肿痛，顽癣。

【用法用量】内服：0.6~1.5 g，浸酒或入丸散。外用：适量，煎水洗。

【其他】

1. 不宜多服、久服；体虚者及孕妇禁用。

2. 现代研究结果提示，闹羊花具有抑制免疫、祛痰、镇痛、降压和杀虫等作用。

3. 闹羊花服用半小时后即有明显中毒反应。主要表现为恶心、呕吐、腹泻、腹痛、心跳缓慢，血压下降，动作失调，呼吸困难，昏迷，病情严重者可因呼吸停止而死亡。

4. 闹羊花有大毒，弊大于利，应尽量不用或选其他药物替代。

❧ 炉甘石 ❧

【来源】炉甘石为碳酸盐类矿物方解石族菱锌矿，含碳酸锌（$ZnCO_3$）。主产于广西、湖南等地。

【性状】炉甘石为块状集合体，呈不规则的块状。灰白色或淡红色，表面粉性，无光泽，凹凸不平，多孔，似蜂窝状（图597-1）。体轻，易碎。气微，味微涩。

以体轻、质松、色白者为佳。

【采收加工】采挖后，洗净，晒干，除去杂石。

【贮藏】建议在30℃以下，单包装密封，大垛密闭库藏。

【主要成分】主要含碳酸锌，并含氧化钙、氧化镁、氧化铁等。

药典标准：含氧化锌不得少于40.0%。

【性味归经】甘，平。归肝、脾经。

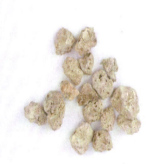

1 cm

图597-1　炉甘石

【功能主治】解毒明目退翳，收湿止痒敛疮。用于目赤肿痛，睑弦赤烂，翳膜遮睛，胬肉攀睛，溃疡不敛，脓水淋漓，湿疮瘙痒。

【用法用量】外用：适量。

【其他】

1. 用时捣碎或煅后照"水飞法"研磨成粉。

2. 炉甘石洗剂具有消炎、止痒、清凉、收敛、干燥、保护皮肤的作用，用于各类眼、皮肤、肛门疾病。

3. 治阴汗湿痒：炉甘石0.5 g，蚌粉0.25 g。共研为末，敷患处。

法落海

【来源】 法落海为伞形科植物阿坝当归 *Angelica apaensis* Shan et Yuan. 的干燥根及根茎。主产于四川阿坝、甘孜等地。

【性状】 法落海呈圆柱形或圆锥形，常单枝，少 2~4 分枝。长 7~25 cm；直径 1~4 cm。表面棕褐色或黑褐色，芦头周围有数层膜质叶鞘，呈紫红色，习称"红缨"。近芦头一端外表有多数密集的环纹。皮孔明显，下部有不规则皱纹。断面黄白色，有棕色环及裂隙，显菊花纹理，具有多数油点，近芦头一端纵切面有横隔（图 598-1）。体轻泡，香气浓烈，味苦，辛辣而麻舌。

以根条粗壮、气味浓、握之香气染手久留不散者为佳。

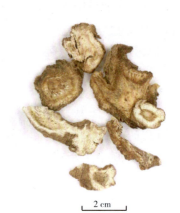

|← 2 cm →|

图 598-1 法落海

【采收加工】 秋末，冬初叶枯萎时采收，挖取根部，除去茎叶或保留长约 1 cm 的叶鞘残基，去净泥土，晒干。水分不得过 13.0%。

【贮藏】 法落海贮存不当，受潮易生虫发霉。建议在 25℃ 以下，单包装遮光密封库藏；大垛用黑色塑料布遮盖、密闭库藏。

【主要成分】 主要含香豆素（如氧化前胡素、欧前胡素、异欧前胡素）。另外还含有 β-谷甾醇、γ-谷甾醇、挥发油及橙皮苷等。

四川省中药材标准（2010 年版）：50% 乙醇热浸出物不得少于 15.0%。

云南省中药材标准（第二册·彝族药）（2005 年版）：冷水浸出物不得少于 15.0%。

【性味归经】 辛、苦，温；有毒。归肺、胃经。

【功能主治】 行气，镇痛。用于胃脘痛，头痛。

【用法用量】 内服：煎汤，6~12 g。或入丸、散。

【其他】

1. 含法落海的中成药有法落海片，具有行气定痛，疏风止咳的功效，用于胃腹胀痛，风寒头痛，咳嗽。

2. 面寒，背寒，胃气、心气、肝气疼，肺部疼，两肋胀疼：法罗海用新瓦焙为末。每服 3 g，热烧酒服[1]。

油松节

【来源】 油松节为松科植物油松 *Pinus tabulieformis* Carr. 或马尾松 *Pinus massoniana* Lamb. 的干燥瘤状节或分枝节。全国大部分地区均产。

【性状】 油松节呈扁圆节段状或不规则的块状，长短粗细不一。外表面黄棕色、灰棕色或红棕色，有时带有棕色至黑棕色油斑，或有残存的栓皮。质坚硬。横截面木部淡棕色，心材色稍

[1]国家中药学管理局《中华本草》编委会. 中华本草 [M]. 上海：上海科学技术出版社，1998.

深，可见明显的年轮环纹，显油性；髓部小，淡黄棕色。纵断面具纵直或扭曲纹理。有松节油香气，味微苦辛。

以个大、棕红色、油性足、味香，质优者佳（图599-1），油性差、味淡，质次（图599-2）。

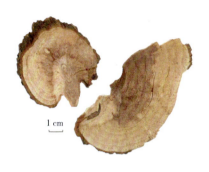

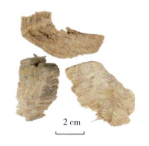

图599-1　油性足、味香，质优　　　　　　　图599-2　油性差、味淡，质次

【采收加工】　全年均可采收，锯取后劈成小块，阴干。

【贮藏】　油松节贮存不当，挥发油易散失，药效易下降。建议在20℃以下，单包装密封，大垛用黑色塑料布遮盖、密闭库藏。

【主要成分】　主要含挥发油，还含有树脂、木质素等。

药典标准：含挥发油不得少于0.40%；含 α-蒎烯不得少于0.10%。

【性味归经】　苦、辛，温。归肝、肾经。

【功能主治】　祛风除湿，通络止痛。用于风寒湿痹，历节风痛，转筋挛急，跌打伤痛。

【用法用量】　内服：煎汤，9~15 g。外用：适量，浸酒涂擦。

【其他】

1. 阴虚血燥者慎用。

2. 油松节具有抗炎、镇痛、抗肿瘤、免疫调节等药理活性，可用于早期尿潴留、老年腰椎间盘突出等。

3. 治风湿性关节炎：松节18 g，桑枝30 g，木瓜9 g。水煎服。

油菜花粉

【来源】　本品为蜜蜂科昆虫中华蜜蜂 *Apis cerana* Fabricius 等工蜂所采集的十字花科植物油菜 *Brassica campestis* Linn. 的干燥花粉。全国各地均产。

【性状】　本品为黄色至棕黄色扁圆形花粉团，直径2~4 mm（图600-1）。气微，味甜，微涩。

【采收加工】　春、夏二季油菜开花后，用专门的采粉器放在蜂箱门口采集。新采集的花粉晒干水分后，密封放冰箱保存。药材水分不得过15.0%。

【贮藏】　油菜花粉贮存不当，易虫蛀、受潮易霉烂、受热易酸败、香气易散失。建议单包装密封冷藏；使用前密封置阴凉干燥处保存。

【主要成分】　主要含蛋白质、17种氨基酸、维生素、脂类、多糖、黄酮、甾醇等。

浙江省中药材标准（第一册）（2017年版）：含总黄酮以无水芦

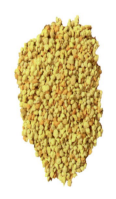

图600-1　油菜花粉

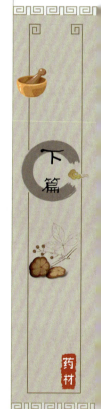

丁计，不得少于 3.0%；含氮量不得少于 3.5%。

【性味归经】 淡、微甘，平。归心、肾经。

【功能主治】 补肾固本。用于肾气不固，腰膝酸软，尿后余沥或失禁，及慢性前列腺炎，前列腺增生具有上述症候者。

【用法用量】 内服：一次 1.5~2.0 g，一日 3 次，温开水送服。外敷：适量，温水调稀后敷患处。

【其他】

1. 油菜花粉益肾、固本、强腰，而且含黄酮醇较高，具有抗动脉粥样硬化、治疗静脉曲张性溃疡、降低胆固醇和抗辐射的作用。

2. 油菜花粉鉴别

一看：油菜粉呈黄色，花粉团为扁圆形。无长虫、虫絮、霉变。

二闻：有油菜花粉的清香气味，无酸、臭味。

三尝：油菜花粉味道香甜，有涩的回味，无异味。

四压：用大拇指挤压，应无潮湿感。

❧ 泽 漆 ❧

【来源】 泽漆为大戟科植物泽漆 *Euphorbia helioscopia* L. 的干燥全草。除西藏外，全国各地均有分布，江苏、浙江产量较多。

【性状】 全草长约 30 cm，茎光滑无毛，多分枝，表面黄绿色，基部呈紫红色，具纵纹，质脆。叶互生，无柄，倒卵形或匙形，长 1~3 cm，宽 0.5~1.8 cm，先端钝圆或微凹，基部广楔形或突然狭窄，边缘在中部以上具锯齿；茎顶部具 5 片轮生叶状苞，与下部叶相似。多歧聚伞花序顶生，有伞梗；杯状花序钟形，黄绿色。蒴果无毛。种子卵形，表面有凸起网纹（图 601-1）。气酸而特异，味淡。

以身干、色绿、带有花序、无根者为佳。

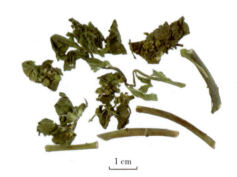

1 cm

图 601-1 泽 漆

【采收加工】 茎叶茂盛，开花时采收，除去杂质，鲜用，或摊薄快速晒干。药材水分不得过 12.0%。

【贮藏】 泽漆贮存不当，见光易变色。建议在 25℃ 以下，单包装密封，大垛用黑色塑料布遮盖、密闭库藏。

【主要成分】 主要含二萜酯类和黄酮类等。

江苏省中药材标准（2016 年版）：醇溶性浸出物不得少于 17.0%。

【性味归经】 辛、苦，微寒。有小毒。归大肠、小肠、肺、脾经。

【功能主治】 利水消肿，化痰止咳，解毒杀虫。主治水气肿满，痰饮喘咳，疟疾，菌痢，瘰疬，结核性瘘管，骨髓炎。

【用法用量】 内服：煎汤，3~9 g；或熬膏，入丸、散用。外用：适量，煎水洗，熬膏涂或研末调敷。

【其他】

1. 本品有小毒，不宜过量或长期使用。气血虚者和脾胃虚者慎用。

2. 泽漆有镇咳、祛痰、抗癌作用；临床用于治疗急、慢性支气管炎，流行性腮腺炎，结核性瘘管，食管癌，鼻咽癌，细菌性痢疾，无黄疸性传染性肝炎等病症。

中药材质量新说（第二版）

ZHONGYAOCAI ZHILIANG XINSHUO (DIERBAN)

药材

3. 鲜泽漆白浆敷癣上或用椿树叶捣碎同敷，治神经性皮炎。

贯叶金丝桃

【来源】 贯叶金丝桃是藤黄科植物贯叶金丝桃 *Hypericum perforatum* L. 的干燥地上部分。商品药材主要来源于野生，主产于河北、山西、新疆、湖北、陕西、甘肃等地。

【性状】 贯叶金丝桃茎呈圆柱形，长 10~100 cm，多分枝，茎和分枝两侧各具一条纵棱，小枝细瘦，对生于叶腋。单叶对生，无柄抱茎，叶片披针形或长椭圆形，长 1~2 cm，宽 0.3~0.7 cm，散布透明或黑色的腺点，黑色腺点大多分布于叶片边缘或近顶端。聚伞花序顶生，花黄色，花萼、花瓣各 5 片，长圆形或披针形，边缘有黑色腺点；雄蕊多数，合生为 3 束，花柱 3（图 602-1）。气微，味微苦涩。

以叶多、带花者为佳。

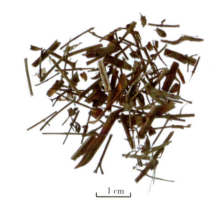

1 cm

图 602-1 贯叶金丝桃

【采收加工】 茎叶茂盛，花盛开时采收。收割带花的主杆分枝以上部位，阴干或低于 60℃烘干，水分不得过 12.0%。

不同药用部位、不同采收季节贯叶金丝桃抗抑郁活性成分的含量，见表 602-1。

表 602-1 不同药用部位、不同采收季节贯叶金丝桃抗抑郁活性成分的含量（%）[1]

部位	7月		9月	
	苯并二蒽酮	金丝桃素	苯并二蒽酮	金丝桃素
花	0.367	0.105	0.201	0.058
茎叶	0.130	0.038	0.075	0.021
全草	0.158	0.044	0.089	0.027

不同部位、不同采收季节贯叶金丝桃抗抑郁活性成分的含量：花＞全草＞茎叶。

不同干燥方法对贯叶金丝桃有效成分含量的影响，见表 602-2。

表 602-2 不同干燥方法对贯叶金丝桃有效成分含量的影响（%）[2]

干燥方法	日晒干燥	阴干	40℃烘干	60℃烘干	80℃烘干
金丝桃素	0.024	0.041	0.039	0.038	0.036
苯并二蒽酮	0.089	0.145	0.138	0.140	0.129

贯叶金丝桃阴干有效成分含量高，其次为 60℃烘干。大批量药材加工可采用 60℃以下低温烘干。

【贮藏】 贯叶金丝桃贮存不当，受潮易发霉、败色。色淡者药效低。建议在 25℃以下，单包装密封，大垛用黑色塑料布遮盖、密闭库藏。

---

[1] [2] 宋崎，宋英，王冰，等. 不同药用部位及采收方法对贯叶金丝桃中抗抑郁活性成分的影响 [J]. 中成药，2009，31（4）：588-590.

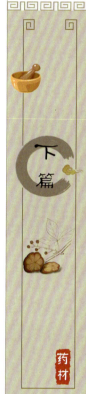

【主要成分】 主要含二蒽酮衍生物类、黄酮类（如金丝桃苷、槲皮素）、间苯三酚衍生物、香豆素类，还含有酚羧酸类、生物碱类、挥发油等。

药典标准：含金丝桃苷不得少于0.10%。

【性味归经】 辛，寒。归肝经。

【功能主治】 疏肝解郁，清热利湿，消肿通乳。用于肝气郁结，情志不畅，心胸郁闷，关节肿痛，乳痈，乳少。

【用法用量】 内服：煎汤，2~3 g。可入蜜膏、散剂、敷剂等制剂。外用：适量。

【其他】

1. 贯叶金丝桃具有抗抑郁、促进学习记忆、抗病毒、抗菌、抗炎镇痛、抗肿瘤、抗衰老、保护心血管等药理作用。

2. 无名肿毒、烫火伤：贯叶金丝桃鲜草捣敷；干粉用麻油或蛋清调敷。

3. 尿路感染、月经不调：贯叶金丝桃鲜草6~10 g。水煎服。

4. 情志不畅，气滞郁闷，关节肿痛，小便不利：贯叶金丝桃2~3 g。水煎服。

九 画

春根藤

【来源】 春根藤又名念珠藤、阿利藤，为夹竹桃科植物链珠藤 *Alyxia sinensis Champion* ex Bentham 的干燥地上部分。分布于浙江、江西、福建、湖南、广东、广西、贵州等地。

【性状】 春根藤茎呈圆柱形，节处稍膨大，直径0.2~1 cm。表面灰褐色，略具光泽，有突起的点状皮孔。质硬，难折断，断面皮部薄，易与木部分离，木部类白色，中心有髓。叶对生或3枚轮生，革质，有短柄；叶片卵形，倒卵形或椭圆形，顶端圆或微凹，长1.5~3 cm，宽0.8~1.6 cm，全缘，边缘向背面反卷，上表面黄褐色至暗绿色，下表面色较淡（图603-1）。气微，味微苦。

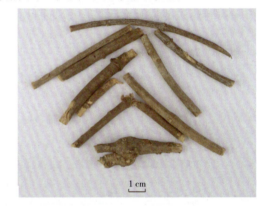

图603-1 春根藤

【采收加工】 全年均可采割，除去杂质，干燥；或鲜用。建议趁鲜切段，摊薄快速晒干或烘干。药材水分不得过13.0%。

【贮藏】 春根藤贮存不当，受潮易霉变。建议在25℃以下，单包装遮光密封库藏；大垛用黑色塑料布遮盖、密闭库藏。

【主要成分】 主要含三萜类（如熊果酸、齐墩果酸、白桦脂醇、羽扇豆醇、胡萝卜苷、豆甾醇、β-谷甾醇）、香豆素类、蒽醌类等成分。

广东省中药材标准（2011年版）：水溶性浸出物不得少于8.0%；含熊果酸不得少于0.10%。

【性味归经】 苦、辛，温。小毒。归肺、肝、脾经。

【功能主治】 祛风除湿，活血止痛。用于风湿痹痛，血瘀经闭，胃痛，泄泻，跌打损伤，湿脚气。

【用法用量】 内服：煎汤，15~30 g。

【其他】

1. 孕妇及体质阴虚者忌用。

2. 春根藤根有小毒，具有解热镇痛、消痈解毒作用。民间常用于治风火、齿痛、风湿性关节痛、胃痛和跌打损伤等。全株可作发酵药。

3. 经闭：春根藤 90 g。煎汤去渣，调红糖服。

4. 风湿性关节痛：春根藤根 30~45 g，猪蹄一只。酌加酒、水各半，炖服。

珍珠母

【来源】 珍珠母是蚌科动物三角帆蚌 *Hyriopsis cumingii*（Lea）、褶纹冠蚌 *Cristaria plicata*（Leach）或珍珠贝科动物马氏珍珠贝 *Pteria martensii*（Dunker）的贝壳。前两种在全国的江河湖沼中均产；后一种主产于海南岛、广东、广西沿海。

【性状】 三角帆蚌：略呈不等边四角形。壳面生长轮呈同心环状排列。后背缘向上突起，形成大的三角形帆状后翼。壳内面外套痕明显；前闭壳肌痕呈卵圆形，后闭壳肌痕略呈三角形。左右壳均具两枚拟主齿，左壳具两枚长条形侧齿，右壳具一枚长条形侧齿；具光泽。质坚硬。气微腥，味淡。

褶纹冠蚌：呈不等边三角形。后背缘向上伸展成大形的冠。壳内面外套痕略明显；前闭壳肌痕大呈楔形，后闭壳肌痕呈不规则卵圆形，在后侧齿下方有与壳面相应的纵肋和凹沟。左、右壳均具一枚短而略粗后侧齿和一枚细弱的前侧齿，均无拟主齿。

马氏珍珠贝：呈斜四方形，后耳大，前耳小，背缘平直，腹缘圆，生长线极细密，成片状。闭壳肌痕大，长圆形。具一凸起的长形主齿。

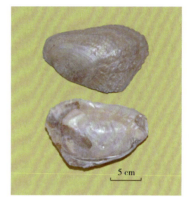

图 604-1　珍珠母

均以片大、色白、有"珠光"者为佳（图 604-1）。

【采收加工】 全年均可收获。捞取贝壳后，除去肉质、泥土，洗净，放入碱水中煮，然后放入淡水中浸洗，取出，刮去外层黑皮，晒干或烘干。

【贮藏】 建议 30℃以下，单包装密封，置干燥处库藏。

【主要成分】 主要含贝壳硬蛋白，碳酸钙，铝、铜、铁等金属元素，组氨酸、精氨酸、苏氨酸、丝氨酸等 14 种氨基酸。

【性味归经】 咸，寒。归肝、心经。

【功能主治】 平肝潜阳，安神定惊，明目退翳。用于头痛眩晕，惊悸失眠，目赤翳障，视物昏花。

【用法用量】 内服：煎汤，10~25 g，打碎先煎；或研末，每次 1.5~3 g；或入丸、散。

【其他】

1. 珍珠母应打碎入药，或煅至酥脆后使用。

2. 珍珠母具有治疗实验性白内障、抗溃疡、抗氧化等药理作用。临床用于治疗角膜白斑、小儿智力发育不全、压疮等症。

3. 珍珠母生用用于肝阳上亢、惊悸失眠、目赤目昏；制用用于湿疮瘙痒、吐衄血崩。

荜澄茄

【来源】 荜澄茄为樟科植物山鸡椒 *Litsea cubeba*（Lour.）Pers. 的干燥成熟果实。主产于广西、浙江、四川、福建、海南等地。

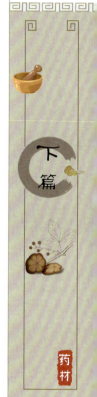

【性状】 荜澄茄呈类球形，直径 4~6 mm。表面棕褐色至黑褐色，有网状皱纹。基部偶有宿萼和细果梗。除去外皮可见硬脆的果核，种子 1，子叶 2，黄棕色，富油性（图 605-1）。气芳香，味稍辣而微苦。

以粒大、油性足、香气浓者为佳。

【采收加工】 秋季果实果皮变成紫黑色，油黑发亮，种仁红色且坚硬，成熟时采收，除去杂质，晒干。药材水分不得过 10.0%

【贮藏】 荜澄茄贮存不当，挥发油含量易降低，香气易散失、易走油。建议在 20℃以下，单包装密封，大垛密闭库藏。

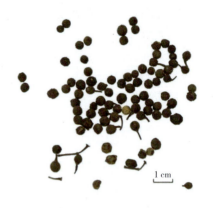

1 cm

图 605-1 荜澄茄

【主要成分】 主要含挥发油、月桂酸、油酸等。

药典标准：醇溶性浸出物不得少于 28.0%。

【性味归经】 辛，温。归脾、胃、肾、膀胱经。

【功能主治】 温中散寒，行气止痛。用于胃寒呕逆，脘腹冷痛，寒疝腹痛，寒湿郁滞，小便浑浊。

【用法用量】 内服：煎汤，1~3 g；或入丸、散。外用：研末擦牙或搐鼻。

【其他】

1. 荜澄茄使用前捣碎，提取前轧扁使用，利于有效成分煎出。

2. 阴虚火旺及实热火盛者禁服。

3. 荜澄茄具有解热、镇痛、镇静、抗真菌、抗细菌、抗虫、抗心血管疾病、平喘镇咳等药理作用。

4. 蛇虫咬伤：荜澄茄鲜果或鲜叶适量，捣汁涂患处。

5. 治胃寒腹痛：鲜荜澄茄、干姜各 6 g，香附 10 g，大枣 15 g，水煎服。

❧ 草乌叶 ❧

【来源】 本品系蒙古族习用药材。为毛茛科植物北乌头 *Aconitum kusnezoffii* Reichb. 的干燥叶。分布于东北三省、内蒙古、河北、山西等地。

【性状】 草乌叶多皱缩卷曲、破碎。完整叶片展平后呈卵圆形，3 全裂，长 5~12 cm，宽 10~17 cm；灰绿色或黄绿色；中间裂片菱形，渐尖，近羽状深裂；侧裂片 2 深裂；小裂片披针形或卵状披针形。上表面微被柔毛，下表面无毛；叶柄长 2~6 cm。质脆（图 606-1）。气微，味微咸辛。

【采收加工】 夏季叶茂盛花未开时采收，除去杂质，及时干燥。

【贮藏】 草乌叶贮存不当，易破碎，受潮会霉变。建议在 25℃以下，单包装遮光密封库藏；大垛用黑色塑料布遮盖、密闭库藏。

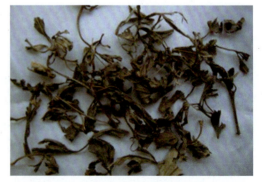

图 606-1 草乌叶

【主要成分】 主要含生物碱类（如乌头碱、乌头次碱、新乌头碱）、酚性成分等。

【性味归经】 苦、涩，平。有小毒。

中药材质量新说（第二版）
ZHONGYAOCAI
ZHILIANG
XINSHUO
(DIERBAN)
药材

660

【功能主治】 清热，解毒，止痛。用于热病发热，泄泻腹痛，头痛，牙痛。

【用法用量】 内服：1~1.2 g，多入丸散用。

【其他】

1. 孕妇慎用。

2. 草乌叶总生物碱有抗炎和镇痛作用，其中乌头碱具有镇痛、麻醉、消炎、降压、抗癌等作用。

胡芦巴

【来源】 胡芦巴为豆科植物胡芦巴 *Trigonella foenum-graecum* L. 的干燥成熟种子。全国各地均有栽培。

【性状】 胡芦巴略呈斜方形或矩形，长 3~4 mm，宽 2~3 mm，厚约 2 mm。表面黄绿色或黄棕色，平滑，两侧各具一深斜沟，相交处有点状种脐。质坚硬，不易破碎。种皮薄，胚乳呈半透明状，具黏性；子叶 2，淡黄色，胚根弯曲，肥大而长（图 607-1）。气香，味微苦。

以粒大、坚实、饱满者为佳。

【采收加工】 夏季植株由绿变黄，下部果荚变黄，果实成熟时。收割植株，晒干，打下种子，除去杂质。药材水分不得过 15.0%。

【贮藏】 胡芦巴贮存不当，受潮易霉变。建议在 25℃ 以下，单包装密封，大垛用黑色塑料布遮盖，密闭库藏。

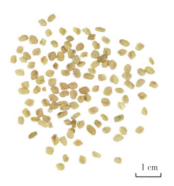

1 cm

图 607-1　胡芦巴

【主要成分】 主要含甾体皂苷、黄酮及其苷、三萜、生物碱、香豆素、木脂素、有机酸、油脂类等。

药典标准：醇溶性浸出物不得少于 18.0%；含胡芦巴碱不得少于 0.45%。

【性味归经】 苦、温。归胃经。

【功能主治】 温肾助阳，祛寒止痛。用于肾阳不足，下元虚冷，小腹冷痛，寒疝腹痛，寒湿脚气。

【用法用量】 内服：煎汤，5~10 g；或入丸、散。

【其他】

1. 胡芦巴用时捣碎或炒制后捣碎，利于有效成分煎出。

2. 胡芦巴具有降血糖、降血脂、抗溃疡、抗肿瘤、保护化学性肝损伤、保护脑缺血等药理活性。

3. 治寒疝腹痛：胡芦巴、乌药、小茴香各 9 g，吴茱萸 6 g，荔枝核 15 g。水煎服。

胡　椒

【来源】 胡椒为胡椒科植物胡椒 *Piper nigrum* L. 的干燥近成熟或成熟的果实。主产于海南、广东、广西等地。

【性状】 黑胡椒：呈球形，直径 3.5~5 mm。表面黑褐色，具隆起网状皱纹，顶端有细小花柱残迹，基部有自果轴脱落的疤痕。质硬，外果皮可剥离，内果皮灰白色或淡黄色。断面黄白色，粉性，中有小空隙（图608-1）。气芳香，味辛辣。

白胡椒：表面灰白色或淡黄白色，平滑，顶端与基部间有多数浅色线状条纹（图608-2）。

黑胡椒以粒大、饱满、色黑、皮皱、气味强烈者为佳。

白胡椒以粒大、个圆、质坚实、色白、气味强烈者为佳。

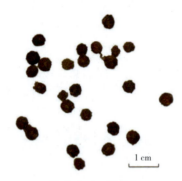

图608-1　黑胡椒

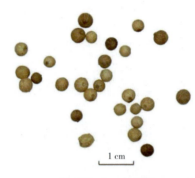

图608-2　白胡椒

【采收加工】　因采收期和处理方法不同分为黑胡椒和白胡椒，黑胡椒是胡椒果实已长大但未成熟，颜色呈暗绿色时采收，同外皮一起晒干或烘干。白胡椒是胡椒的果实成熟后，外皮变成红色时采收，先脱皮再晒干或烘干。药材水分不得过14.0%。

不同成熟度胡椒鲜果胡椒碱含量测定，见表608-1。

表608-1　不同成熟度胡椒鲜果胡椒碱含量测定（%）[1]

成熟度	特征	胡椒碱
五成熟	果实表面为深绿色，手掐果皮与种子不能分离	2.9
六成熟	果实表面为绿色，手掐果皮与种子不能分离	4.3
七八成熟	果实表面为黄色，手掐果皮与种子能分离	5.2
九成熟	果实表面为橙色，手掐果皮与种子能完全分离	5.8

胡椒成熟度越高，胡椒碱含量越高。

不同胡椒样品中胡椒碱含量测定，见表608-2。

表608-2　不同胡椒样品中胡椒碱含量测定（%）[2]

样品	胡椒根	黑胡椒	白胡椒		
			河水浸泡	盐水浸泡	醋浸泡
胡椒碱	0.36	4.48	5.60	6.56	5.2

盐水浸泡加工的白胡椒中胡椒碱含量高，为白胡椒最优脱皮方式。

【贮藏】　胡椒贮存不当，受潮易霉变，香气易散失，有效成分易下降。建议在20℃以下，单包装密封，大垛用黑色塑料布遮盖、密闭库藏。

注：胡椒易串味，应单独保管。

【主要成分】　主要含生物碱，还含有挥发油、有机酸、木质素、酚类化合物等。

[1] 吴桂苹，初众，魏来，等．不同成熟度胡椒果实中主要活性成分的含量及其相关性研究［J］．热带农业科学，2014，35（8）：1492-495.

[2] 张名楠，周雪晴，梁振益．不同胡椒粉中胡椒碱的含量比较［J］．热带农业科学，2011，31（8）：85-88.

中药材质量新说（第二版）ZHONGYAOCAI ZHILIANG XINSHUO（DIERBAN）药材

药典标准：胡椒碱不得少于 3.3%。

【性味归经】 辛，热。归胃、大肠经。

【功能主治】 温中散寒，下气，消痰。用于胃寒呕吐，腹痛泄泻，食欲不振，癫痫痰多。
白胡椒散寒、健胃功效更强。黑胡椒温补脾肾功效更明显。

【用法用量】 内服：0.6~1.5 g，研粉吞服。煎汤 1~3 g，用时捣碎。外用：研末调敷，或置膏
药内外贴。

【其他】

1. 胡椒捣碎入药、压裂提取，利于有效成分溶出。

2. 胡椒具有广谱抑菌、杀虫、抗惊厥、抗氧化等药理作用。临床用于治疗小儿消化不良性腹
泻、肾炎、慢性气管炎和喘息、神经衰弱等病症。

3. 治泄泻、腹痛：生姜 9 g，豆豉 9 g，胡椒 9 g。水煎热服。

4. 治寒冷咳逆，胸中有冷，咽中如有物状，吐之不出：胡椒 1.5 g，干姜 1.8 g，款冬花 1.5 g。

❧ 南瓜子 ❧

【来源】 南瓜子为葫芦科植物南瓜 *Cucurbita moschata*（Duch.ex Lam.）Duch.ex Poirte. 的干燥
成熟种子。全国各地普遍栽培。

【性状】 南瓜子呈扁椭圆形，长 1.0~2.0 cm，宽
0.5~1.5 cm。表面淡黄白色至淡黄色，光滑或粗糙，两面平坦
而微隆起，边缘稍有棱，一端略尖，先端有珠孔，种脐位于尖
的一端，种脐稍突起或不明显。种皮薄或稍厚，除去种皮，可
见绿色薄膜状的胚乳，子叶 2，黄色，肥厚，富油性（图 609-
1）。气微香，味淡。

以干燥、粒饱满、外壳黄白色者为佳。

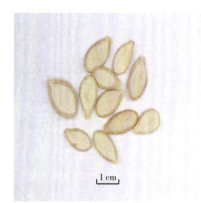

1 cm

图 609-1　南瓜子

【采收加工】 食用南瓜时，收集成熟种子，除去瓤膜，洗
净，晒干。药材水分不得过 6.0%。

【贮藏】 南瓜子贮存不当，易受潮发霉、易虫蛀。建议在
25℃以下，单包装遮光密封库藏；大垛用黑色塑料布遮盖、密
闭库藏。

【主要成分】 主要含脂肪酸类（如亚油酸、花生酸）、生物碱类（如南瓜子氨酸）、类脂类
等成分。

甘肃省中藏药材标准：醇溶性浸出物不得少于 18.0%。

【性味归经】 味甘，性平。归大肠经。

【功能主治】 驱虫，消肿，下乳。用于绦虫、蛔虫、钩虫、蛲虫、血吸虫病，四肢浮肿，痔
疮，产后缺乳。

【用法用量】 内服：煎汤，30~60 g；研末或制成乳剂。外用：适量，煎水熏洗。

【其他】

1. 南瓜子有驱虫、抗血吸虫、抗炎、抗氧化、降低胆固醇、缓解高血压、减少尿道压力、影
响前列腺细胞增殖、兴奋呼吸中枢、抑制回肠平滑肌收缩等作用。

2. 南瓜子汤：南瓜子 20 g，薏苡仁 30 g。加水煎服。有健脾利水，消肿作用；可用于脾虚水
肿，小便短少。

3. 产后缺奶：南瓜子 60 g。研末，加红糖适量，开水冲服。

南刘寄奴

【来源】 南刘寄奴为菊科植物奇蒿 *Artemisia anomala* S. Moore 的干燥全草。主要分布于江苏、浙江、江西等地。

【性状】 南刘寄奴全草高 60~120 cm，茎呈圆柱形，直径 2~4 mm，多折断。表面棕黄色至深褐色，有纵棱，被白色细毛。质坚，折断面纤维性，黄白色，中央具白色而疏松的髓，叶互生，通常干枯皱缩或脱落，完整叶展平后，呈卵状披针形，上面棕绿色，下面灰绿色，密披白毛。头状花穗密闭成圆锥状，淡黄色。瘦果有纵棱（图 610-1）。气芳香，味淡。

以叶绿、花穗黄而多、无霉斑及杂质者为佳。

【采收加工】 夏、秋季花初开放时采收。割取地上部分，除去杂质，晒干或低温烘干。建议趁鲜切段，摊薄快速干燥。药材水分不得过 13.0%。

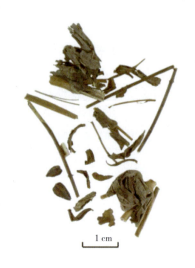

图 610-1　南刘寄奴

南刘寄奴不同部位黄酮含量测定，见表 610-1。

表 610-1　南刘寄奴不同部位黄酮含量测定[1]

部位	茎	叶	花
黄酮 /%	4.50	6.85	9.79

南刘寄奴的花中黄酮含量最高，其次为叶部，茎部黄酮含量最低。南刘寄奴夏末花初开放时采收药材质量好。

【贮藏】 刘寄奴贮存不当，见光色易变枯黄，受潮易发霉。建议在 20℃ 以下单包装密封、大垛用黑色塑料布遮盖、密闭库藏。

【主要成分】 主要含奇蒿黄酮、香豆精、香豆素、7- 甲氧基香豆素、棕榈酸、莨菪亭、苜蓿素、刘寄奴内酯等。

江苏省中药材标准（2016 年版）：醇溶性浸出物不得少于 15.0%。

【性味归经】 微苦，平。归心、脾经。

【功能主治】 清热解毒、行瘀消肿。用于阑尾炎，肾炎，胆囊炎，肠炎，菌痢，肝炎，腹膜炎，上感，流感，扁桃体炎，喉炎，闭经，汤火伤，毒蛇咬伤，跌打损伤，皮肤感染。

【用法用量】 内服：4.5~9 g，或入散剂。外用：捣敷或研末撒。

【其他】

1.气血虚弱，脾虚作泄者忌服。

2.南刘寄奴具有抑制血栓形成、调节生殖内分泌功能、抗菌、抗缺氧、抗癌、抗氧化、镇痛、保肝等药理作用，临床用于治疗烧烫伤、细菌性痢疾、溃疡性结肠炎、崩漏、结核性腹膜炎、冠心病心绞痛、前列腺肥大、血丝虫病、中暑等病症。

3.治冠心病心绞痛：南刘寄奴 9 g，王不留行 9 g。随证加味，水煎服。

[1]刘金武,刘添,王子金,等 . 南刘寄奴不同部位黄酮含量测定的分析研究［J］. 中西医结合心血管病电子杂志,2016,4（25）：25-25.

中药材质量 新说（第二版）ZHONGYAOCAI ZHILIANG XINSHUO (DIERBAN) 药材

南寒水石

【来源】 南寒水石为三方晶系方解石矿石，含碳酸钙（$CaCO_3$）。分布于河南、安徽、江苏、浙江、江西、广东、湖北等地。

【性状】 南寒水石呈不规则块状，大小不等，无色、白色、黄白色或灰色。透明、半透明或不透明，具玻璃样光泽。表面平滑。质坚硬，断面可见棱柱状或板状结晶，不规则地交互排列组成的层次；敲之多成斜方体小块，断面平坦，用小刀可以刻划（图611-1）。无臭，无味。

以色白、纯净、薄片状、易碎，有光泽者为佳。

【采收加工】 采挖后，除去泥沙及杂石。

【贮藏】 建议在30℃以下，单包装密封，置干燥处库藏。

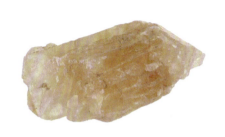

1 cm

图611-1 南寒水石

【主要成分】 主要含碳酸钙（$CaCO_3$），尚含有镁、铁、锰、锌等杂质。

【性味归经】 辛、咸，寒。归心、胃、肾经。

【功能主治】 清热降火，除烦止渴。用于热病烦渴，口干舌燥。

【用法用量】 内服：煎汤，10~30 g；先煎；或入丸、散。外用：研末掺；或调敷。

【其他】

1. 用时捣碎。

2. 脾胃虚寒者慎服。

3. 南寒水石具有平喘、化痰、下乳，经煅烧研末的粉末，具有杀菌、消毒、收敛等作用。

4. 药用寒水石有两种，即红石膏（北寒水石）与方解石（南寒水石）。红石膏为一种天然的硫酸钙矿石，方解石为碳酸钙矿石。

荔枝核

【来源】 荔枝核为无患子科植物荔枝 *Litchi chinensis* Sonn. 的干燥成熟种子。主产于福建、广东、广西等地。

【性状】 荔枝核呈长圆形或卵圆形，略扁，长1.5~2.2 cm，直径1~1.5 cm。表面棕红色或紫棕色，平滑，有光泽，略有凹陷及细波纹，一端有类圆形黄棕色的种脐。质硬。子叶2，棕黄色（图612-1）。气微，味微甘、苦、涩。

以干燥、粒大、饱满者为佳。

【采收加工】 夏季采摘成熟果实，除去果皮和肉质假种皮，洗净，晒干或60℃以下烘干。

【贮藏】 荔枝核贮存不当，易虫蛀。建议在25℃以下，单包装密封，大垛用黑色塑料布遮盖、密闭库藏。

【主要成分】 主要含挥发油、黄酮、皂苷、有机

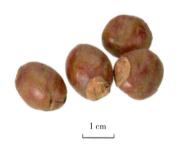

1 cm

图612-1 荔枝核

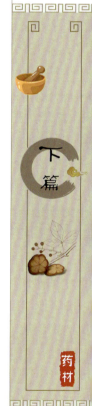

下篇

药材

酸、多糖、鞣质等成分。

【性味归经】 甘、微苦，温。归肝、肾经。

【功能主治】 行气散结，祛寒止痛。用于寒疝腹痛，睾丸肿痛。

【用法用量】 内服：煎汤，5~10 g；研末，1.5~3 g；或入丸、散。外用：研末调敷。

【其他】

1. 入药前需捣碎，有利于有效成分煎出。

2. 荔枝核具有降血糖、降血脂、抗乙肝病毒等药理作用。临床用于治疗乳腺增生病、糖尿病。

3. 治寒疝腹痛，睾丸肿痛：荔枝核、橘核、瓜蒌仁各15 g，小茴香6 g。水煎服。

南鹤虱

【来源】 南鹤虱是伞形科植物野胡萝卜 *Daucus carota* L. 的干燥成熟果实。分布于江苏、河南、湖北、浙江等地。

【性状】 南鹤虱为双悬果，呈椭圆形，多裂为分果，分果长3~4 mm，宽1.5~2.5 mm。表面淡绿棕色或棕黄色，顶端有花柱残基，基部钝圆，背面隆起，具4条窄翅状次棱，翅上密生1列黄白色钩刺，刺长约1.5 mm，次棱间的凹下处有不明显的主棱，其上散生短柔毛，接合面平坦，有3条脉纹，上具柔毛。种仁类白色，有油性。体轻（图613-1）。搓碎时有特异香气，味微辛、苦。

以饱满者为佳。

【采收加工】 7~9月果实表面变为淡绿棕色或棕黄色，种子饱满成熟时采收，收割果枝，晒干，打下果实，除去杂质。

【贮藏】 南鹤虱贮存不当，受潮易霉变，气味易散失。建议在25℃以下单包装密封，大垛用黑色塑料布遮盖、密闭库存。

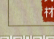

图613-1 南鹤虱

【主要成分】 主要含挥发油、脂肪油等。

【性味归经】 苦、辛，平；有小毒。归脾、胃经。

【功能主治】 杀虫消积。用于蛔虫病，蛲虫病，绦虫病，虫积腹痛，小儿疳积。

【用法用量】 内服：煎汤，3~9 g；或入丸散。外用：煎水熏洗。

【其他】

1. 南鹤虱对原核生物、哺乳动物体细胞和大鼠胚胎细胞基本无毒性作用，提取液凝血活性强，具有良好的止血、驱虫、抗菌、抗炎、镇痛、扩张冠状动脉和肝保护等药理活性，用于治疗蛔虫、痔瘘、病毒性角膜炎、钩虫病、肠道滴虫病和水肿等多种疾病。

2. 治阴痒：鹤虱6 g。煎水熏洗阴部。

枳椇子

【来源】 枳椇子为鼠李科植物北枳椇 *Hovenia dulcis* Thunb.、枳椇 *Hovenia acerba* Lindl. 和毛果枳椇 *Hovenia trichocarpa* Chun et Tsiang 的干燥成熟种子，亦有用带花序轴的果实。分布于华

北、西北、华东、中南、西南等地。

【性状】 枳椇带果柄的果实，果柄膨大，肉质肥厚，多分枝，弯曲不直，形似鸡爪，在分枝及弯曲处常更膨大如关节状。表面棕褐色，略具光泽。分枝的先端，着生1枚钝三棱状圆球形的果实。气微弱，味淡或稍甜。

枳椇子呈扁圆形，直径3~5 mm，厚约2 mm。表面棕红色、棕黑色或绿棕色，有光泽，平滑或可见散在的小凹点，顶端有微凸的合点，基部凹陷处有点状种脐，背面稍隆起，腹面有一条纵行隆起的种脊。种皮坚硬，不易破碎，胚乳乳白色，子叶淡黄色，肥厚，均富油性（图614-1）。气微，味微涩。

枳椇子以饱满、有光泽者为佳。

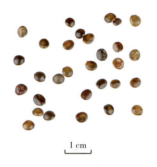

1 cm

图614-1 枳椇子

【采收加工】 9~12月果实成熟后连肉质花序轴一并摘下，晒干。或碾碎果壳，筛出种子，晒干。药材水分不得过13.0%。

【贮藏】 枳椇子贮存不当，易虫蛀，受潮易霉变。建议在25℃以下，单包装密封，大垛用黑色塑料布遮盖、密闭库藏。

【主要成分】 主要含黑麦草碱、枳椇苷C、枳椇苷D、枳椇苷G、枳椇苷H、欧鼠李碱、枳椇碱A、枳椇酸、葡萄糖、苹果酸钙等。

【性味归经】 甘，平。归心、脾经。

【功能主治】 止渴除烦，清湿热，解酒毒。用于酒精中毒，烦渴呕逆，二便不利等症。

【用法用量】 内服：煎汤，4.5~9 g；浸酒或入丸剂。用时捣碎，有利于有效成分煎出。

【其他】

1. 现代药理研究表明，枳椇子具有缓解酒精中毒、保肝、抗肿瘤、抗突变、抑制组胺释放、中枢抑制、抗脂质过氧化、降压、利尿等多种药理活性。

2. 解酒方：枳椇子12 g，葛花9 g。煎水冷服，治醉酒。

3. 治热病烦渴，小便不利：枳椇子、知母各9 g，金银花24 g，灯心草3 g。水煎服。

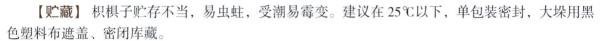

枸骨叶

【来源】 枸骨叶为冬青科植物枸骨 *Ilex cornuta* Lindl.ex Paxt. 的干燥叶。主产于浙江、安徽、江苏、河南、湖北等地。

【性状】 枸骨叶呈类长方形或矩圆状长方形，偶有长卵圆形，长3~8 cm，宽1.5~4 cm。先端具3枚较大的硬刺齿，顶端1枚常反曲，基部平截或宽楔形，两侧有时各具刺齿1~3枚，边缘稍反卷；长卵圆形叶常无刺齿。上表面黄绿色或绿褐色，有光泽，下表面灰黄色或灰绿色。叶脉羽状，叶柄较短。革质，硬而厚（图615-1）。气微，味微苦。

以叶大、色绿、厚而硬、无枝者为佳。

【采收加工】 全年均可采收。嫩叶在清明前后采摘，蒸制后晒干，作"苦丁茶"使用，治头痛、解热。成熟叶一般8—10月采收，拣去杂质，晒干。药材水分不得过8.0%。

不同枸骨叶中熊果酸含量，见表615-1。

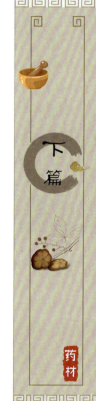

2 cm

图615-1 枸骨叶

667

表 615-1　不同枸骨叶中熊果酸含量（%）[1]

样品	枸骨嫩叶	成熟叶（2 月采集）	成熟叶（9 月采集）	成熟叶（12 月采集）
熊果酸	1.89	1.34	1.51	1.48

枸骨嫩叶中熊果酸含量最高，9 月份采集的成熟叶中熊果酸含量较其他月份采集的成熟叶含量高。

【贮藏】　枸骨叶贮存不当，见光色易变淡、变枯黄，变色后药效差。建议在 25℃以下，单包装密封，大垛用黑色塑料布遮盖、密闭库藏。

【主要成分】　主要含熊果酸、冬青苷Ⅱ、齐墩果酸、羽扇豆醇、咖啡碱、胡萝卜苷、地榆糖苷、苦丁茶苷、苦丁茶糖脂、枸骨叶皂苷等。

【性味归经】　苦，凉。归肝、肾经。

【功能主治】　清热养阴，益肾，平肝。用于肺痨咯血，骨蒸潮热，头晕目眩。

【用法用量】　内服：煎汤，9~15 g；浸酒或熬膏。外用：捣汁或煎膏涂敷。

【其他】

1. 脾胃虚寒及肾阳不足者慎服。

2. 枸骨叶具有增加冠脉流量、避孕抗生育、抗炎杀菌、抗氧化、抗肿瘤、降血脂等药理作用。

3. 治肝肾阴虚，头晕，耳鸣，腰膝酸痛：枸骨叶、枸杞子、女贞子、旱莲草各 15 g。水煎服。

柿 叶

【来源】　柿叶为柿科植物柿 *Diospyros kaki Thunb.* 的干燥叶。主产于河南、河北、山东，全国大部分地区均有栽培。

【性状】　柿叶完整叶片椭圆形或近圆形，先端渐尖，全缘，基部楔形，长 10~15 cm，宽 4~9 cm。上表面灰绿色至黄棕色，较光滑，下表面淡绿色至绿褐色，具短柔毛。叶脉突出，主脉两侧各有 4~7 条侧脉，侧脉向上斜生。叶柄长 0.8~2 cm，部分扭曲，绿褐色至褐色。质脆（图 616-1）。气微，味微苦。

以叶片完整、黄绿色或浅黄棕色、苦涩味明显者为佳。

【采收加工】　寒露前后，柿果成熟或近成熟时，采收柿叶，阴干或低温干燥。水分不得过13.0%。

陕西不同产地、不同季节柿叶中总黄酮、芦丁、齐墩果酸含量的变化，见表 616-1。

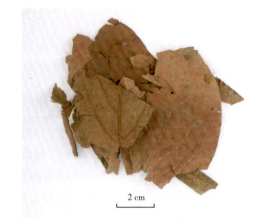

图 616-1　柿 叶

[1]刘宇文,殷红妹,邹耀华.HPLC—ELSD 法测定枸骨叶中熊果酸的含量[J].天津中医药,2010,27（1）:77-78.

表 616-1　陕西不同产地、不同季节柿叶中总黄酮、芦丁、齐墩果酸含量的变化（%）[1]

采样时间	总黄酮 /%		芦丁 /%		齐墩果酸 /%	
	秦巴山区	关中地区	秦巴山区	关中地区	秦巴山区	关中地区
5 月 10 日	2.92	3.02	0.14	0.14	1.33	1.41
6 月 10 日	3.88	3.54	0.19	0.17	1.41	1.49
7 月 10 日	3.8	3.68	0.27	0.25	2.61	2.41
8 月 10 日	2.58	2.98	0.23	0.23	2.16	2.01
9 月 10 日	2.38	2.76	0.21	0.2	2.01	1.93
10 月 10 日	3.64	3.28	0.23	0.21	2.59	2.21
11 月 10 日	2.58	2.22	0.12	0.11	1.24	1.24

陕西（秦巴山区、关中地区），7月和10月采收的柿叶中总黄酮、芦丁和齐墩果酸的含量较高。但7月左右柿果未成熟；10月（寒露左右）柿果已成熟或临近成熟，此时采叶对柿果影响较小。

【贮藏】　柿叶贮存不当，见光色易变淡，受潮发霉。建议在25℃以下，单包装遮光密封库藏；大垛用黑色塑料布遮盖、防堆压、密闭库藏。

【主要成分】　主要含黄酮类（如紫云英苷、异槲皮苷、芸香苷）、香豆素类、鞣质、酚类、有机酸类等成分。

陕西省药材标准（2015年版）：按干燥品计算，含槲皮素和山奈酚的总量不得少于0.20%。乙醇热浸出物不得少于15.0%。

【性味归经】　涩、苦，凉。归肺、脾经。

【功能主治】　凉血止血，清肺止咳。用于内出血，咳喘，口干口渴。

【用法用量】　内服：6~15 g，重症加倍，煎汤服。外用：适量，鲜品煎水洗或研末调敷，或煎取浓汁加等量凡士林混匀涂敷。

【其他】

1. 柿叶具有降糖、抗氧化、抗菌、抗肿瘤、止血、调血脂、改善全身血液循环、抑制纤维细胞增殖等药理作用。

2. 各种出血证。止血，取秋季自然脱落之柿树叶，洗净晒干，研细过筛内服；治血小板减少性紫癜，取经霜打落之柿树叶洗净晒干，研末服。

3. 雀斑，黄褐斑：柿叶煎汤外擦或泡水内服代茶饮，对雀斑、黄褐斑有疗效。

柿　蒂

【来源】　柿蒂为柿树科植物柿 *Diospyros kaki* Thunb. 的干燥宿萼。主产于河南、河北、山东，全国大部分地区均有栽培。

【性状】　柿蒂呈扁圆形，直径1.5~2.5 cm。中央较厚，微隆起，有果实脱落后的圆形疤痕，边缘较薄，4裂，裂片多反卷，易碎；基部有果梗或圆孔状的果梗痕。外表面黄褐色或红棕色，内表面黄棕色，密被细绒毛。质硬而脆（图617-1）。气微，味涩。

以红棕色、质厚、味涩、表面带柿霜者为佳。

【采收加工】　柿蒂冬季果实成熟时采摘，食用时收集，洗净，

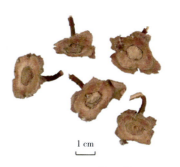

1 cm

图 617-1　柿　蒂

[1] 原江锋，杨建雄，张志琪，等. 产地和季节对柿叶中总黄酮、芦丁和齐墩果酸含量的影响[J]. 中成药，2006, 28（12）: 1757-1759.

晒干。水分不得过 14.0%。

注：现市场上销售的柿蒂多为产地收集掉果的青蒂为主，成熟果的熟蒂不好收集。

柿蒂样品中没食子酸含量测定，见表 617-1。

表 617-1　柿蒂样品中没食子酸含量测定（mg/g）[1]

样品	性状	没食子酸
帽柿蒂 1	青蒂：大多为花萼筒钟形，花萼裂片不翻卷而上收，为不成熟柿的萼片	0.434
帽柿蒂 2		0.421
平柿蒂 1	熟蒂：花萼筒扁平，花萼裂片反卷而平，为成熟柿的萼片	0.248
平柿蒂 2		0.117
平柿蒂 3		0.180

经测定，市场上销售的青蒂，没食子酸含量较成熟柿蒂含量高。

【贮藏】　柿蒂贮存不当，易虫蛀、易霉变，有效成分易流失。建议在 25℃以下单包装密封，大垛黑色塑料布遮盖、密闭库藏。

【主要成分】　主要含没食子酸、齐墩果酸、熊果酸、没食子酸乙酯、槲皮素、金丝桃苷等。

【性味归经】　苦、涩，平。归胃经。

【功能主治】　降逆止呃。用于呃逆。

【用法用量】　内服：煎汤，5~10 g；或入散剂。外用：适量，研末撒。

【其他】

1. 柿蒂具有抑制膈肌收缩、抗心律失常、镇静、抗生育等药理作用，临床用于呃逆、反流性食管炎、戒酒等。

2. 丹芪柿蒂汤：太子参 15 g，丹参、黄芪、赭石（先煎）各 30 g，丁香、柿蒂、白及各 10 g。用于中风后呃逆。

3. 柿蒂半柴汤：柿蒂 30 g，半夏、木香、旋覆花、茯苓、白术、延胡索、党参各 15 g，柴胡、黄连、甘草各 10 g。治疗胆汁反流性胃炎。

柠　檬

【来源】　柠檬为芸香科植物柠檬 *Citrus limon*（L.）Burm. f. 及其栽培变种的果实。我国南方地区均有栽培，以四川最多。

【性状】　干柠檬片呈圆形及类圆形厚片，直径 3~7 cm。外果皮鲜黄色至棕黄色，有颗粒状突起，突起的顶端有凹点状油室；有的残存有明显花柱残迹或果梗痕。切面中果皮黄白色而稍隆起，果皮厚 0.2~0.7 cm，边缘散有 1~2 列油室，瓤囊 7~12 瓣，汁囊干缩呈棕色至棕褐色，内藏种子。质坚硬，不易折断（图 618-1）。气清香，味极酸，微苦。

【采收加工】　一年四季开花，春、夏、秋季均能结果，以春果为主。春花果 11 月成熟，夏花果 12 月至次年 1 月成熟，秋花果次年 5~6 月成熟。待果实呈黄绿色时，采摘，鲜用或切厚片晒干。

【贮藏】　干柠檬片贮存不当，受潮易发霉变色。建议在 20℃以下，

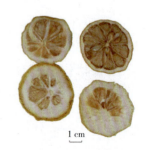

1 cm

图 618-1　柠檬

[1] 王初，胡晓炜，宋旭峰．柿蒂中没食子酸含量的 RP-HPLC 法测定［J］．中国中药杂志，2003，28（5）：463.

单包装密封，大垛用黑色塑料布遮盖、密闭库藏。鲜柠檬建议冷藏。

【主要成分】 主要含黄酮类、有机酸、香豆精类、甾醇、挥发油等化合物。

安徽省中药饮片炮制规范（第3版）（2019年版）：干柠檬水浸出物不得少于35.0%；含有机酸以枸橼酸计，不得少于6.0%。

【性味归经】 酸、甘，平。归胃、肝、肺经。

【功能主治】 生津健胃，化痰止咳。用于中暑烦渴，胃热津伤，食欲不振，妊娠呕吐，咳嗽痰多。

【用法用量】 内服：煎汤，6~9 g。鲜品，绞汁饮或生食。

【其他】

1. 柠檬具有抗菌消炎、软化血管、美容、防治结石的生理活性，用于支气管炎、百日咳、维生素缺乏。

2. 暑热烦渴，胸闷不舒，食欲缺乏：鲜柠檬100 g切成薄片装于大茶杯中，加白糖25 g，用沸水冲泡，泡浸半小时后当茶饮。

3. 消化不良：腌柠檬1~2个，送稀米粥食。早、晚各1次，连用2日。

<h1 style="text-align:center">树 舌</h1>

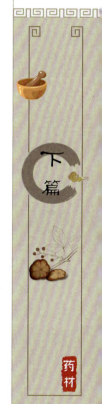

【来源】 树舌又名树舌灵芝，为灵芝科植物树舌灵芝 *Ganoderma applanatum*（Pers. ex Gray）pat. 的干燥子实体。分布于全国各地。

【性状】 树舌菌盖半圆形、新月形、肾脏形或缓山丘样形成半圆盘形。无柄，长径10~40 cm，短径8~30 cm，大者可达80 cm×30 cm，厚达15 cm；边缘钝，圆滑或呈云朵状；上表面呈灰褐色、褐色或灰色，无漆样光泽，有同心环状棱纹，高低不平或具大小不等的瘤突，皮壳脆，角质，厚1~2 mm。菌肉浅栗色，近皮壳处有时显白色，软木栓质，厚0.5~1.5 cm。菌管显著，多层，浅褐色，有的上部菌管呈白色，层间易脱离，每层厚约1 cm，有的层间夹栗色薄层菌肉。管口孔面近白色至淡黄色或暗褐色，口径极为微小，每1 mm有菌管5~6个，质硬而韧（图619-1）。气微，味微苦。

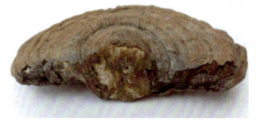

图 619-1 树 舌

【采收加工】 夏、秋季子实体成熟时采收，除去杂质、晒干或趁鲜切片，摊薄快速晒干。药材水分不得过13.0%。

【贮藏】 树舌贮存不当，受潮易霉变、易虫蛀。建议在25℃以下，单包装遮光密封库藏；大垛用黑色塑料布遮盖、密闭库藏。

【主要成分】 主要含多糖类、甾体类、三萜类、生物碱类、酚类、内酯类、香豆素类等成分。

黑龙江省中药材标准（2001年版）：醇溶性浸出物不得少于6.0%。

【性味归经】 微苦，平。

【功能主治】 消炎抗癌。主治咽喉炎，食管癌，鼻咽癌。

【用法用量】 10~30 g。多用于制剂。

【其他】

1. 树舌灵芝具有免疫调节、抗肿瘤、保肝、抗菌抗病毒、增加心肌供血供氧和降低心肌耗氧、止痛、耐缺氧、强心、阻碍血小板聚集等药理活性。

2. 食管癌：赤色老母菌（生于皂角树上者）30 g，炖猪心、肺服，每日 2~3 次。

3. 鼻咽癌：树舌、蒲葵子各 30 g。水煎分 3 次服。

4. 慢性咽喉炎：树舌 90 g，蜂蜜 60 ml。水煎分 3 次缓缓饮下。

厚朴花

【来源】 厚朴花为木兰科植物厚朴 *Magnolia officinalis* Rehd. et Wils. 或凹叶厚朴 *Magnolia officinalis* Rehd. et Wils. var. *biloba* Rehd. et Wils. 的干燥花蕾，分布于四川、湖北、浙江等地。

【性状】 本品呈长圆锥形，长 4~7 cm，基部直径 1.5~2.5 cm。红棕色至棕褐色。花被多为 12 片，肉质，外层的呈长方倒卵形，内层的呈匙形。雄蕊多数，花药条形，淡黄棕色，花丝宽而短。心皮多数，分离，螺旋状排列于圆锥形的花托上。花梗长 0.5~2 cm，密被灰黄色绒毛，偶无毛。质脆，易破碎（图 620-1）。气香，味淡。

以含苞未开、完整、柄短、色棕红、香气浓郁者为佳。

【采收加工】 春季，花含苞待放时采摘，稍蒸（8 分钟）后阴干或 40℃烘干，水分不得过 10%。

厚朴花不同蒸制时间厚朴酚含量，见表 620-1。

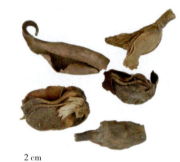

2 cm

图 620-1 厚朴花

表 620-1 厚朴花不同蒸制时间厚朴酚含量（mg/g）[1]

加工方法	厚朴酚含量	加工方法	厚朴酚含量
隔水蒸 5 分钟，40℃烘干	1.26	隔水蒸 15 分钟，40℃烘干	1.32
隔水蒸 8 分钟，40℃烘干	1.48	隔水蒸 18 分钟，40℃烘干	1.22
隔水蒸 10 分钟，40℃烘干	1.39	隔水蒸 20 分钟，40℃烘干	1.13
隔水蒸 12 分钟，40℃烘干	1.40		

隔水蒸 8 分钟，40℃烘干厚朴酚含量高。

厚朴花不同部位厚朴酚与和厚朴酚含量，见表 620-2。

表 620-2 厚朴花不同部位厚朴酚与和厚朴酚含量（%）[2]

部位	花被片	花梗	花托	雌蕊	雄蕊
厚朴酚	0.057	0.194	0.270	0.250	0.230
和厚朴酚	0.083	0.051	0.258	0.436	0.334

花蕊部位有效成分含量高。

【贮藏】 厚朴花贮存不当，易发霉、生虫。建议在 20℃以下，单包装密封，大垛用黑色塑料布遮盖，密闭库藏。

注：贮存时不要堆积过高，防破碎。

【主要成分】 主要含挥发油（石竹烯、香叶醇等）、酚酸类（厚朴酚、和厚朴酚、绿原酸、

[1]胡艳红，李志浩. 不同蒸制时间对厚朴花中厚朴酚含量的影响[J]. 儿科药学杂志，2013，19（4）：48-50.

[2]赵纯玉，饶伟文. 厚朴花不同部位厚朴酚及和厚朴酚含量的比较[J]. 首都医药，2011，18（20）：52-53.

中药材质量新说（第二版）ZHONGYAOCAI ZHILIANG XINSHUO（DIERBAN）药材

和厚朴新酚等）、黄酮类、苷类、醇类等成分。

药典标准：含厚朴酚和和厚朴酚总量不得少于 0.2%。

【性味归经】 苦，微温。归脾、胃经。

【功能主治】 芳香化湿，理气宽中。用于脾胃湿阻气滞，胸脘痞闷胀满，纳谷不香。

【用法用量】 内服：煎汤，3~9 g。

【其他】

1.厚朴花具有降血压、抗炎、镇痛、抗菌、抗焦虑、抗肿瘤等药理作用。

2.梅核气：（厚朴）花 15~30 g。水煎服。

轻 粉

【来源】 轻粉为氯化亚汞（Hg_2Cl_2）。主产于湖北、湖南、四川、天津、云南、河北等地。

【性状】 轻粉为白色有光泽的鳞片状或雪花状结晶，或结晶性粉末（图 621-1）。遇光颜色缓缓变暗。气微。

以雪花片状、色洁白、体轻、具银样光泽者为佳。

【贮藏】 轻粉见光、氧化、水化后颜色渐渐变深，分解生成氯化汞及金属汞，有剧毒。建议在 20℃以下，单包装密封，再用铁箱或瓷坛密封、遮光库藏。

注：轻粉有毒，需单独存放，专人保管。

【主要成分】 主要含氯化亚汞。

药典标准：含氯化亚汞不得少于 99.0%。

【性味归经】 辛，寒；有毒。归大肠、小肠经。

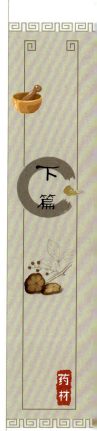

图 621-1 轻 粉

【功能主治】 外用杀虫，攻毒，敛疮；内服祛痰消积，逐水通便。外治用于疥疮，顽癣，臁疮，梅毒，疮疡，湿疹；内服用于痰涎积滞，水肿膨胀，二便不利。

【用法用量】 外用：适量，研末掺敷患处。内服：每次 0.1~0.2 g，一日 1~2 次，多入丸剂或装胶囊服，服后漱口。

【其他】

1.轻粉有毒，不可过量；内服慎用；孕妇禁服。人急性中毒致死量为 2~3 g[1]。

2.轻粉中的氯化亚汞是其主要药理活性成分，也是毒性物质基础，当在空气或与水共煮时易分解为氯化汞和金属汞，则毒性更大。

3.轻粉具有的毒性，主要为神经毒性、肾毒性、肝毒性，具有明显蓄积毒性，并引发皮肤、肌肉的麻木、疼痛或者痛觉过敏，出现口腔炎、腹痛、筋骨拘挛、肾炎、出血性肠炎、循环功能衰竭、气急发绀、尿闭、休克等。

鸦胆子

673

【来源】 鸦胆子为苦木科多年生植物鸦胆子 *Brucea javanica*（L.）Merr. 的干燥成熟果实。主产于广西、广东、海南、福建等地。

---

[1]陈明岭, 江海燕.皮肤病常用中药药理及临床.[M].第 2 版.北京: 中国科学技术出版社, 2017.

【性状】 鸦胆子呈卵形，长 6~10 mm，直径 4~7 mm。表面棕色至黑色，有隆起的网状皱纹，网眼呈不规则的多角形，两侧有明显的棱线，顶端渐尖，基部有凹陷的果梗痕。果壳质硬而脆，种子卵形，长 5~6 mm，直径 3~5 mm，表面类白色或黄白色，具网纹；种皮薄，子叶乳白色，富油性（图 622-1）。气微，味极苦。

以粒大、饱满、种仁白色、油性足者为佳。

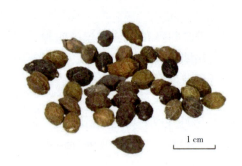

图 622-1　鸦胆子

【采收加工】 栽培当年即结果。秋季果实颜色变为紫色或紫黑色，成熟时采收，除去杂质，晒干。药材水分不得超过 10.0%。

市售不同大小鸦胆子不同部位中鸦胆子苦醇的含量比较，见表 622-1。

表 622-1　市售不同大小鸦胆子不同部位中鸦胆子苦醇的含量比较[1]

药材	鸦胆子苦醇含量 /%	药材	鸦胆子苦醇含量 /%
大药材	0.023	鸦胆子壳	0.004
小药材	0.009	鸦胆子仁	0.036

市售鸦胆子中苦醇含量，大药材含量高于小药材，鸦胆子仁中含量高于鸦胆子壳，说明鸦胆子中有效成分主要存在于成熟种子中。故鸦胆子应在种子成熟时采收，用时捣碎。

【贮藏】 鸦胆子贮存不当，易走油。建议在 20℃ 以下，单包装密封，大垛用黑色塑料布遮盖，密闭库藏。

【主要成分】 主要含油脂类、苦木内酯类、生物碱类及黄酮类等。

药典标准：含油酸不得少于 8.0%。

【性味归经】 苦，寒；有小毒。归大肠、肝经。

【功能主治】 清热解毒，截疟，止痢；外用腐蚀赘疣。用于痢疾，疟疾，外治赘疣，鸡眼。

【用法用量】 内服：0.5~2 g，用龙眼肉包裹或装入胶囊中吞服。外用：适量，捣敷；或制成鸦胆子油局部涂敷；或煎水洗。

【其他】

1. 鸦胆子用时捣碎。

2. 对胃肠道有刺激作用，可引起恶心，呕吐，腹痛，对肝肾也有损害，不宜多服久服。脾胃虚弱呕吐者禁服。

3. 鸦胆子具有抗肿瘤、抗病原虫、抗消化道溃疡、抑菌、抗炎、抗氧化、降血糖等药理作用，临床上主要用于恶性肿瘤、胃溃疡、尖锐湿疣、疟疾、阿米巴痢疾等。

4. 治鸡眼、赘疣：鸦胆子适量。去壳取仁，捣敷。

❧ 韭菜子 ❧

【来源】 韭菜子为百合科植物韭菜 *Allium tuberosum* Rottl. ex Spreng. 的干燥成熟种子。全国各地有栽培。

[1] 刘丽琼，邓小宽，朱颖秋，等 . 鸦胆子不同药材及部位中鸦胆子苦醇含量分析 [J]. 亚太传统医药，2016，12（15）：54-56.

【性状】 韭菜子呈半圆形或半卵圆形，略扁，长2~4 mm，宽 1.5~3 mm。表面黑色，一面突起，粗糙，有细密的网状皱纹，另一面微凹，皱纹不甚明显。顶端钝，基部稍尖，有点状突起的种脐。质硬（图 623-1）。气特异，味微辛。

以粒饱满、色黑者为佳。

【采收加工】 秋季韭菜种子陆续成熟，种壳变黑、种子变硬时，分批采收果序，晒至种子能脱粒时搓出种子，除去杂质，再晒干。

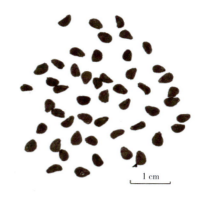

图 623-1 韭菜子

【贮藏】 韭菜子贮存不当，易虫蛀，霉变。建议在 25℃以下单包装密封、大垛用黑色塑料布遮盖、密闭库藏。

【主要成分】 主要含棕榈酸、亚油酸、油酸、角鲨烯、β-谷甾醇、尿苷、腺苷、硫化物等。

【性味归经】 辛、甘，温。归肝、肾经。

【功能主治】 温补肝肾，壮阳固精。用于肝肾亏虚，腰膝酸痛，阳痿遗精，遗尿尿频，白浊带下。

【用法用量】 内服：煎汤，3~9 g；或入丸、散。

【其他】

1. 用前捣碎入药，利于有效成分煎出。

2. 韭菜子具有改善性功能、增强免疫、增强抵抗力、抗氧化、抗衰老、抗诱变等药理活性，临床用于治疗牙痛、遗尿、呃逆、阳痿、肾虚遗精、小儿遗尿、慢性胃炎及消化性溃疡等病症。

3. 治中老年人肾阳虚损，阳痿不举，早泄精冷之症：韭菜子 10 g，巴戟天 10 g，胡芦巴 10 g，杜仲 10 g。水煎服。

4. 顽固性呃逆：韭菜子干品或炒后研末服，每次 9~15 g，每日 2 次。

钟乳石

【来源】 钟乳石为碳酸盐类矿物方解石族方解石，含碳酸钙（$CaCO_3$）。主产于云南、广西、贵州、湖北、四川等地。

【性状】 钟乳石为钟乳状集合体，略呈圆锥形或圆柱形。表面白色、灰白色或棕黄色，粗糙，凹凸不平。体重，质硬，断面较平整，白色至浅灰白色，对光观察具闪星状的亮光，近中心常有一圆孔，圆孔周围有多数浅橙黄色同心环层（图 624-1）。气微，味微咸。

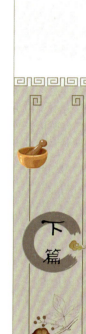

以色白或灰白、断面有闪星状亮光者为佳。

【采收加工】 全年可采收，石灰岩山洞中采集，采得后，除去杂石。粗如酒杯的称钟乳石，细如管状的称滴乳石。

【贮藏】 建议 30℃以下单包装密封，置干燥处库藏。

【主要成分】 主要为碳酸钙，含元素铁、铜、钾、锌、锰、镉等。

药典标准：含碳酸钙不得少于 95.0%。

图 624-1 钟乳石

【性味归经】 甘，温。归肺、肾、胃经。

【功能主治】 温肺，助阳，平喘，制酸，通乳。用于寒痰咳喘，阳虚冷喘，腰膝冷痛，胃痛泛酸，乳汁不通。

【用法用量】 内服：煎汤，3~9 g，打碎先煎；研末，1.5~3 g；或入丸、散。外用：研末调敷。

【其他】

1. 钟乳石应打碎入药，或煅制后使用。

2. 阴虚火旺肺热咳嗽者忌服。

3. 钟乳石临床用于哮喘、消化系统溃疡、阳痿、皮肤病、肿瘤、风湿性关节炎及运动损伤等病症的治疗。

4. 治胃溃疡：钟乳石 30 g，黄柏 10 g，肉桂 5 g，蒲公英 30 g，甘草 6 g。水煎服。

香 茅

【来源】 香茅为禾本科植物香茅 *Cymbopogon citratus*（DC.）Stapf 的全草。华南、西南等地多有栽培。

【性状】 香茅全草长 1~1.5 m，表面灰白色至灰黄色。秆粗壮，节处常被蜡粉。叶片长条形，长 40~80 cm 或更长，宽 1~1.5 cm，基部抱茎；两面和边缘粗糙，具纵纹，叶舌厚，鳞片状。质轻，纤维性（图 625-1）。具柠檬香气，味辛淡。

以香气浓郁者为佳。

【采收加工】 传统上全年可采，多以秋季采割，建议阴干或低温烘干。药材水分不得过 10.0%。

香茅油为香茅的新鲜茎和叶经蒸馏得到的挥发油。

【贮藏】 香茅贮存不当，挥发油易散失。建议在 20℃以下，单包装遮光密封，大垛用黑色塑料布遮盖、密闭库藏。

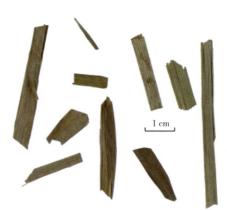

图 625-1 香 茅

【主要成分】 主要含挥发油，还含有黄酮、绿原酸、咖啡酸等。

广西壮药质量标准（第二卷）（2011 年版）：醇溶性浸出物不得少于 5.7%；挥发油不得少于 0.80%。

【性味归经】 辛、甘，温。归肺、胃、脾经。

【功能主治】 祛风通络，温中止痛，止泻。主治感冒头身疼痛，风寒湿痹，脘腹冷痛，泄泻，跌打损伤。

【用法用量】 内服：煎汤，6~15 g。外用：适量，水煎洗或研末敷。

【其他】

1. 香茅具抗菌、抗炎、抗癌、抗诱变、镇痛、抗线虫、杀螨等药理作用。

2. 香茅油具有祛风解表，温中止痛，祛瘀通络，用于感冒头身疼痛，风寒湿痹，脘腹冷痛，跌扑损伤。香茅草油具有浓郁的柠檬清香，常用作香水、化妆品、肥皂、乳霜等产品的香精用料。

3. 卫生部药品标准（维药分册）（1998 年版）曾收载：青香茅 *Cymbopogon caesius*（Ness）Stap f. 及同属数种植物的干燥茎叶作香茅使用，治疗瘫痪、口眼歪斜，痴呆健忘，感觉力下降，胃中不适，寒性疼痛，腹水经闭。

4. 治风寒湿全身疼痛：香茅 0.5 kg。煎水洗澡。

5. 治胃痛：香茅 30 g。煎水服。

中药材质量新说（第二版）ZHONGYAOCAI ZHILIANG XINSHUO（DIERBAN）药材

香 菇

【来源】 香菇为白蘑科真菌香菇 *Lentinus edodes*（Berk.）Sing. 的子实体。全国各地均产。

【性状】 香菇呈伞形，菌盖半肉质，扁半球形，盖顶凸出或平展，直径 3~12 cm。有时中央稍下陷，表面被有一层褐色小鳞片；呈辐射状或菊花状排列，露出菌肉，菌肉黄白色；菌柄中生或偏生，黄白色，肉实，常弯曲，有时分枝，各连着一个菌盖，菌环以下部分常覆有鳞片，菌环窄而易消失，菌褶黄白色，稠密，凹生。质硬，菌柄与菌盖易剥离（图 626-1）。气微香，味微甘。

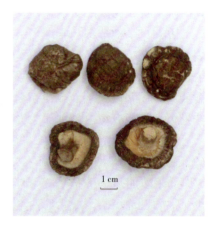

1 cm

图 626-1 香 菇

【采收加工】 野生香菇于冬、春季采收，晒干。栽培品于子实体香菇未开伞时（已从成型期达到成熟期，菌膜尚未破裂）采收。晒干或烘干。

【贮藏】 香菇贮藏不当，易吸潮、发霉、褐变、变质变味。干香菇建议在 20℃ 以下，单包装密封，置阴凉干燥处库藏。

鲜香菇贮藏保鲜的最佳条件为：贮藏温度 4℃，O_2 体积分数 2%，CO_2 体积分数控制在 11%。此贮藏条件下贮藏 40 天左右，虽有掉柄和菇盖破裂现象，但无腐烂出现，仍有商品价值[1]。

【主要成分】 主要含有香菇多糖、蛋白、阿糖醇、甘露醇、海藻糖、香菇嘌呤、腺苷、尿苷、尿嘧啶等成分。

【性味归经】 甘，平。归脾、肝、肾经。

【功能主治】 健脾益气，健胃消食。用于脾胃虚弱，食欲不振，消化不良，身体虚弱，神倦乏力，贫血，佝偻病，慢性肝炎，高血压，高脂血症，盗汗，小便不禁，水肿，麻疹透发不畅，荨麻疹，肿瘤。

【用法用量】 15~30 g。

【其他】

1. 香菇具有抗氧化、增强机体免疫力、抗肿瘤、抗病毒、抗肝炎、抑制血小板聚集等多种药理活性。

2. 据报道，香菇中含有的香菇多糖有抗癌作用，对肉瘤 S-180 抑制率 80.1%，对白血病也有一定防治效果。

3. 治盗汗、荨麻疹：香菇 15 g，酒酌量。炖后调白糖服。

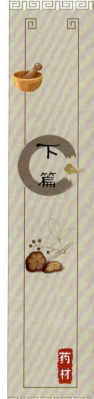

香 橼

【来源】 香橼是芸香科植物枸橼 *Citrus medica* L. 或香圆 *Citrus wilsonii* Tanaka 的干燥成熟果

[1]张红娟, 李劼, 唐丽丽. 采后贮藏温度及气体成分对鲜香菇品质的影响[J]. 山西农业科学, 2018, 46（9）：1540-1544.

实。主产于华中、华南、西南等地。

【性状】 枸橼：呈圆形或长圆形片，直径 4~10 cm，厚 0.2~0.5 cm。横切片外果皮黄色或黄绿色，边缘呈波状，散有凹入的油点；中果皮厚 1~3 cm，黄白色或淡棕黄色，有不规则的网状突起的维管束；瓤囊 10~17 室。纵切片中心柱较粗壮。质柔韧。气清香，味微甜而苦辛。

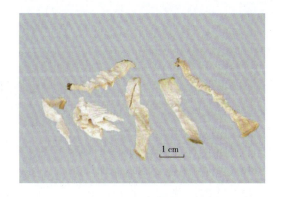

图 627-1 香橼

香圆：呈类球形，半球形或圆片，直径 4~7 cm。表面黑绿色或黄棕色，密被凹陷的小油点及网状隆起的粗皱纹，顶端有隆起的环圈及花柱残痕，基部有果梗残基。质坚硬。剖面或横切薄片，边缘油点明显；中果皮厚约 0.5 cm；瓤囊 9~11 室，棕色或淡红棕色，间或有黄白色种子。气香，味酸而苦。

枸橼以个大、片包黄白、香气浓者为佳。香圆以个大、皮粗、色黑绿、香气浓者为佳（图 627-1）。

【采收加工】 秋季香橼果实逐渐变黄，自然成熟时采摘。摘下果实，趁鲜切片，晒干或低温烘干。香圆亦可整个或对剖两半后，晒干或低温烘干。

不同基缘、不同产地香橼药材有效成分含量测定，见表 627-1。

表 627-1 不同基缘、不同产地香橼药材有效成分含量测定[1]

基缘	产地	柚皮苷 /%	橙皮苷 /%
香圆	四川	4.20	—
香圆	云南	3.48	—
香圆	湖南	3.07	—
香圆	湖北	5.60	—
香圆	安徽	1.71	—
香圆	广西	3.01	—
枸橼	四川	—	0.15
枸橼	云南	—	0.18

经测定：市场上的香圆样品柚皮苷含量基本符合药典要求，未检出橙皮苷含量。枸橼样品未检测出柚皮苷含量，橙皮苷含量最高为 0.18%。

枸橼在以前是香橼的主流品种，而市场现今流通的香橼主流品种为香圆，枸橼只占少部分。

【贮藏】 香橼贮存不当，易受潮发霉、虫蛀，香气极易散失。建议在 20℃ 以下单包装密封、大垛黑色胶布遮盖、密闭库藏。

【主要成分】 枸橼主要含橙皮苷、枸橼酸、苹果酸、挥发油等；香圆主要含柚皮苷、挥发油等。药典标准：香圆含柚皮苷不得少于 2.5%。

【性味归经】 辛、苦、酸，温。归肝、脾、肺经。

【功能主治】 疏肝理气，宽中，化痰。用于肝胃气滞，胸胁胀痛，脘腹痞满，呕吐噫气，痰多咳嗽。

【用法用量】 内服：3~10 g，水煎服。或入丸、散服。

【其他】

1. 香橼具有改善血液循环、血管保护、抗炎、肠道刺激、抑菌等药理作用。

2. 治浅表性胃炎：香橼、附子、吴茱萸各 10 g，神曲 20 g。水煎服。

[1]朱景宁.香橼药材化学成分及质量标准研究[D].北京:中国中医科学院,2007.

中药材质量新说（第二版）ZHONGYAOCAI ZHILIANG XINSHUO (DIERBAN) 药材

鬼针草

【来源】 鬼针草为菊科植物三叶鬼针草 *Bidens bipinnata* L. 或鬼针草 *Bidens pilosa* L. 的干燥地上部分。全国大部分地区均产。

【性状】 三叶鬼针草：茎钝四棱形。叶纸质而脆，大多已皱缩破碎，完整者多为三出复叶，叶片呈椭圆形或卵状椭圆形，叶缘具粗锯齿；头状花序总苞被短柔毛；果实棕黑色，长条形，具 3~4 棱，先端有针状冠毛 3~4 条，具倒刺。气微，味淡。

鬼针草：叶完整者呈羽状分裂，小裂片三角状或菱状披针形，边缘具不规则细齿或钝齿，两面略有短毛。

以色绿、叶多、带花者为佳（图 628-1）。

【采收加工】 夏、秋二季茎叶茂盛、花盛开时采收，收割地上部分，除去杂质，鲜用或晒干。药材水分不得少于 14%。

鬼针草不同部位总黄酮含量比较，见表 628-1。

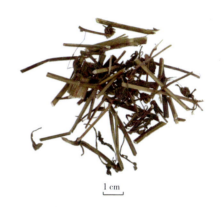

1 cm

图 628-1 鬼针草

表 628-1 鬼针草不同部位总黄酮含量比较（%）[1]

部位	全草	叶片	花序	茎	果实
总黄酮含量	5.40	6.66	6.68	0.89	3.24

鬼针草不同部位总黄酮含量大小顺序为花>叶>果实>茎。

【贮藏】 鬼针草贮存不当，易受潮发霉、败色。建议在 25℃ 以下，单包装密封，大垛用黑色塑料布遮盖、密闭库藏。

【主要成分】 主要含黄酮类、多炔类、甾醇类、有机酸、香豆素等成分。

陕西省药材标准（2015 年版）：醇溶性浸出物不得少于 15.0%；总黄酮含量以芦丁计不得少于 1.5%。

【性味归经】 苦、平，微寒。归胃、大肠经。

【功能主治】 清热解毒，祛风除湿，活血散瘀，消肿止痛。用于目赤，咽喉肿痛，胃痛，泄泻，痢疾，黄疸，肠痈，疔疮肿毒，湿痹痛，跌打损伤。

【用法用量】 内服：煎汤，10~30 g。外用：适量，捣敷或取汁涂于患处，或煎水熏洗。

【其他】

1. 鬼针草具有保肝护肝、抗高血脂和血栓形成、降血压、降血糖、抗炎镇痛、抗肿瘤、抗血小板凝集、抗结石等药理作用。

2. 痢疾：鬼针草柔芽 1 把。水煎汤，白痢配红糖，红痢配白糖，连服 3 次。

3. 黄疸：鬼针草、柞木叶各 15 g，青松针 30 g。煎服。

鬼箭羽

【来源】 鬼箭羽为卫矛科植物卫矛 *Euonymus alatus*（Thunb.）Sieb. 的具翅状物的枝条或翅状

[1]冯强 . 鬼针草不同部位总黄酮含量比色法比较[J]. 现代中药研究与实践, 2003（2）：25.

附属物。分布于我国北部、中部、华东以及西南各地，全国大部分地区均产。

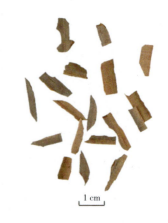

图 629-1　鬼箭羽

【性状】　本品茎枝呈圆柱形，有分枝，直径 0.3~1 cm。外表灰绿色或灰黄绿色，粗糙，有细纵棱及顺槽纹，四面生有灰褐色扁平的羽翅，形似箭羽。羽翅茎上轮状排列，呈薄片状，宽 0.3~1 cm，厚可达 0.2 cm。表面灰棕色至黄棕色，略有光泽，具细密的纵直纹理，质松脆，易折断或脱落，断面金黄色或棕色（日久呈灰褐色）。枝条木质，常残留羽翅痕迹，坚硬，难折断，断面黄白色，纤维状（图 629-1）。无臭，味淡、微苦涩。

以纯净、色红褐、无杂质者为佳。

【采收加工】　全年均可采，截取带翅枝条，除其嫩枝及叶，晒干。药材水分不得过 10.0%。

【贮藏】　鬼箭羽贮存不当，易受潮发霉。建议在 25℃以下，单包装密封，大垛用黑色塑料布遮盖、密闭库藏。

【主要成分】　主要含生物碱、黄酮类、强心苷、甾体、三萜类、多糖等。

江苏省中药材标准（2016 年版）：含槲皮素和山奈素的总量不得少于 0.090%。

山西省中药材标准（2014 年公示）：含总黄酮以芦丁计不得少于 2.5%。

【性味归经】　苦、寒。归肝。

【功能主治】　破血，通经，杀虫。用于妇女经闭，产后瘀血腹痛。

【用法用量】　内服：煎汤，5~9 g，或泡酒或入丸散。外用：适量，捣敷或煎汤洗；或研末调敷。

【其他】

1. 孕妇、气虚崩漏者禁服。

2. 鬼箭羽具有降血糖、调血脂、抗菌、抗肿瘤、调节免疫、抗过敏等药理活性。

3. 产后瘀血腹痛、月经困难、月经痛：鬼箭羽（去木枝，专用羽状片）、当归、红花各 9 g，水 600 ml，煎至 400 ml，一日 3 次分服，临时冲入热黄酒 10~30 ml，乘热服用。

禹州漏芦

【来源】　禹州漏芦为菊科植物驴欺口 *Echinops latifolius* Tausch. 或华东蓝刺头 *Echinops grijsii* Hance 的干燥根。分布于安徽、湖北、河南等地。

【性状】　本品呈类圆柱形，稍扭曲，长 10~25 cm，直径 0.5~1.5 cm。表面灰黄色或灰褐色，具纵皱纹，顶端有纤维状棕色硬毛。质硬，不易折断，断面皮部褐色，木部呈黄黑相间的放射状纹理（图 630-1）。气微，味微涩。

以根条粗长、外表土棕色、质坚实者为佳。

【采收加工】　春、秋二季采挖，除去须根和泥沙，晒干。秋季采收者粗大质佳。药材水分不得过 13.0%。

【贮藏】　禹州漏芦贮存不当，易受潮霉变、易虫蛀。建议在 25℃以下，单包装遮光密封，大垛用黑色塑料布遮盖、密闭库藏。

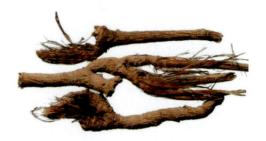

图 630-1　禹州漏芦

中药材质量新说（第二版）

ZHONGYAOCAI
ZHILIANG
XINSHUO
(DIERBAN)

药材

【主要成分】 主要含噻吩类（如 α–三联噻吩）、倍半萜类、黄酮类（如芦丁、槲皮素）、三萜类、甾体类、挥发油等。

药典标准：含 α–三联噻吩不得少于 0.20%。醇溶性浸出物不得少于 13.0%。

【性味归经】 苦，寒；归胃经。

【功能主治】 清热解毒，消痈，下乳，舒筋通脉。用于乳痈肿痛，痈疽发背，瘰疬疮毒，乳汁不通，湿痹拘挛。

【用法用量】 内服：煎服，5~10 g。

【其他】

1. 孕妇忌服。

2. 禹州漏芦有抗炎、抗菌、保肝等药理作用。临床上常用于治疗痈肿疮毒，乳房肿痛。

3. 风湿性关节炎：禹州漏芦、地龙（炒）各 15 g，鲜生姜 60 g（捣取汁），蜂蜜 90 g。水、酒各半，煎服。

4. 痈疖初起，红肿热痛：禹州漏芦、连翘各 9 g，大黄、甘草各 6 g。水煎服。

禹余粮

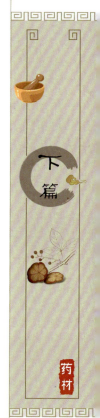

【来源】 禹余粮为氢氧化物类矿物褐铁矿，含碱式氧化铁［FeO（OH）］。主产于河南、江苏、浙江、河北等地。

【性状】 禹余粮为块状集合体，呈不规则的斜方块状，长 5~10 cm，厚 1~3 cm。表面红棕色、灰棕色或浅棕色，多凹凸不平或附有黄色粉末。断面多显深棕色与淡棕色或浅黄色间的层纹，各层硬度不同，质松部分指甲可划动。体重，质硬（图 631–1）。气微，味淡，嚼之无沙粒感。

以整齐不碎、赭褐色、断面显层纹无杂石者为佳。

【采收加工】 全年可采。挖出后除净杂石、泥土。

【贮藏】 建议在 30℃以下，单包装密封，置干燥处库藏。

【主要成分】 主要含碱式氧化铁及含水碱式氧化铁等。

【性味归经】 甘、涩，微寒。归胃、大肠经。

【功能主治】 涩肠止泻，收敛止血。用于久泻久痢，大便出血，崩漏带下。

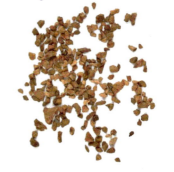

图 631–1 禹余粮

【用法用量】 内服：煎汤，9~15 g，先煎去渣，取汁再入其他药煎煮；或入丸散。外用：研末撒或调敷。

【其他】

1. 孕妇慎用。

2. 用时捣碎或煅制后使用。

3. 禹余粮具有抑制胃肠蠕动、影响凝血、抑制肿瘤等药理作用。

胆南星

【来源】 本品为制天南星的细粉与牛、羊或猪胆汁经加工而成，或为生天南星细粉与牛、羊或猪胆汁经发酵加工而成。全国大部分地区均有生产，主产于天津、河北等地。

【性状】 本品呈方块状或圆柱状。棕黄色、灰棕色或棕黑色。质硬（图632-1）。气微腥，味苦。

以色棕黑、油润、嗅之无腥臭、嚼之无麻辣感、味苦者为佳。

【采收加工】 为制天南星的细粉与牛、羊或猪胆汁经加工而成，或为生天南星细粉与牛、羊或猪胆汁经发酵加工而成。药材水分不得过10.0%。

【贮藏】 胆南星贮存不当，受潮易霉烂、易生虫。建议在25℃以下，单包装密封，大垛用黑色塑料布遮盖、密闭库藏。

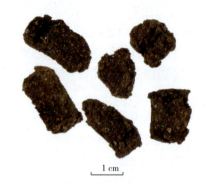

图632-1 胆南星

【主要成分】 主要含胆汁酸类、黄酮类、核苷类（尿嘧啶、次黄嘌呤、尿苷等）、酚类、糖类等成分。

北京市中药饮片炮制规范（2008年版）：含总胆酸不得少于15.0%。

【性味归经】 苦、微辛，凉。归肺、肝、脾经。

【功能主治】 清热化痰，息风定惊。用于痰热咳嗽，咯痰黄稠，中风痰迷，癫狂惊痫。

【用法用量】 内服：煎汤。3~6 g；或入丸剂。

【其他】

1. 现代常用于慢性支气管炎、支气管哮喘、脑血管意外、癫痫、精神分裂症、破伤风等。

2. 小活络丸：胆南星、制川乌、制草乌、地龙、乳香（制）、没药（制）。祛风散寒，化痰除湿，活血止痛。用于风寒湿邪闭阻、痰瘀阻络所致的痹病，症见肢体关节疼痛，或冷痛，或刺痛，或疼痛夜甚、关节屈伸不利、麻木拘挛。

独一味

【来源】 独一味系藏族习用药材。是唇形科植物独一味 *Lamiophlomis rotata* （Benth.）Kudo 的干燥地上部分。主产于西藏、甘肃、青海、四川等地。

【性状】 独一味叶莲座状交互对生，卷缩，展平后呈扇形或三角状卵形，长4~12 cm，宽5~15 cm；先端钝或圆形，基部浅心形或下延成宽楔形，边缘具圆齿；上表面绿褐色，下表面灰绿色；脉扇形，小脉网状，突起；叶柄扁平而宽。果序略呈塔形或短圆锥状，长3~6 cm；宿萼棕色，管状钟形，具5棱线，萼齿5，先端具长刺尖。小坚果倒卵状三棱形（图633-1）。气微，味微涩、苦。

【采收加工】 秋季花果期采收。割取地上部分，晒干或烘干。药材水分不得超过13.0%。

甘肃省玛曲县尼玛镇独一味不同生长时间山栀苷甲酯、8-*O*-乙酰山栀苷甲酯含量测定，见表633-1。

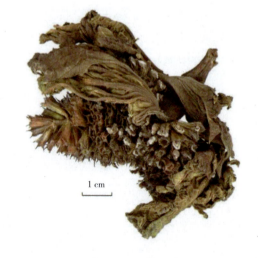

图633-1 独一味

表 633-1　甘肃省玛曲县尼玛镇独一味不同生长时间山栀苷甲酯、8-*O*-乙酰山栀苷甲酯含量测定[1]

采集时间	山栀苷甲酯 /%	8-*O*- 乙酰山栀苷甲酯 /%	总含量 /%
6月9日	1.90	0.19	2.09
6月20日	1.75	0.44	2.19
7月4日	1.88	0.78	2.66
7月18日	1.73	1.32	3.05
8月1日	1.76	1.27	3.03
8月15日	1.77	0.32	2.09
8月29日	0.86	0.28	1.14

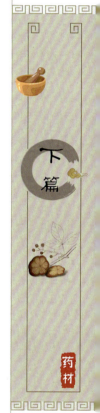

甘肃省玛曲县尼玛镇独一味 7 月中旬至 8 月初山栀苷甲酯、8-*O*- 乙酰山栀苷甲酯总含量最高。

【贮藏】　独一味贮存不当，受潮易霉变，见光色易变淡。建议在 25℃ 以下单包装密封，大垛用黑色塑料布遮盖、密闭库藏。

【主要成分】　主要含环烯醚萜类（8-*O*- 乙酰山栀苷甲酯、山栀苷甲酯等）、黄酮类、苯乙醇苷类、挥发油类等成分。

药典标准：醇溶性浸出物不得少于 20.0%；含山栀苷甲酯和 8-*O*- 乙酰山栀苷甲酯总量不得少于 0.50%。

【性味归经】　甘、苦，平。归肝经。

【功能主治】　活血止血，祛风止痛。用于跌打损伤，外伤出血，风湿痹痛，黄水病。

【用法用量】　内服：浸酒或作散剂，2~3 g。

【其他】

1. 独一味具有抗肿瘤、提高免疫力、镇痛、止血、抗菌等药理作用。临床用于瘀血性头痛、上环后出血、压疮等。

2. 独一味用于治疗视网膜静脉阻塞。可疏通血管、消除视网膜水肿，利于视功能的恢复，并减少并发症的发生。

3. 独一味单方制剂独一味片、独一味胶囊用于多种外科手术后的刀口疼痛、出血，外伤骨折，筋骨扭伤，风湿痹痛以及崩漏、痛经、牙龈肿痛、出血。

4. 治跌打损伤，腰部扭伤：独一味适量，捣烂敷患处。

5. 传统独一味的根及根茎入药治疗枪伤，具有独特的奇效，故取名"独一味"。属于一级濒危藏药品，从 2010 版起《中国药典》只收录独一味地上部分入药。

独脚金

【来源】　独脚金又名独脚柑，为玄参科植物独脚金 *Striga asiatica*（L.）Kuntze 的干燥全草。主产于广东、广西、贵州、福建、台湾等地。

【性状】　独脚金长 10~25 cm，表面黄褐色、绿褐色或灰黑色。茎细，单一或略有分枝，粗糙，被灰白色糙毛。叶小，线形或披针形，长约 1 cm 或更短，多数脱落。中部以上为稀疏的穗状

[1]郭敏，旺付田，王晓琳，等.不同生长期独一味中山栀苷甲酯和 8-*O*- 乙酰山栀苷甲酯的含量研究[J]. 药物分析杂志 2011，31（1）：479-1481.

花序，偶见数个未脱落的棕黄色或黄白色花冠，萼管状，蒴果黑褐色，内藏于萼筒中，花柱残存，种子细小，黄棕色。质脆，易碎断（图634-1）。气无，味微甘。

以植株完整、柔嫩、带绿色，无泥沙杂质者为佳。

【采收加工】 夏、秋季采收。拔取全株，除去杂质，扎成小束，晒干。建议摊薄快速晒干，药材水分不得过12.0%。

【贮藏】 独脚金贮存不当，受潮易霉变，色易变淡。建议在25℃以下，单包装遮光密封库藏；大垛用黑色塑料布遮盖、密闭库藏。

【主要成分】 主要含黄酮类、糖苷类、有机酸等类化合物。

广东省中药材标准（第一册）（2004年版）：水溶性浸出物不得少于19.0%。

【性味归经】 甘，平。归肝、脾、肾经。

【功能主治】 健脾，平肝消积，清热利尿。用于小儿伤食，疳积，黄肿，夜盲，小便不利。

【用法用量】 内服：煎汤，9~15 g。

【其他】

1. 孕妇慎服。

2. 独脚金具有抗氧化、抗生育、抗雄性激素、抗疟疾、抗疟原虫等药理作用。

3. 小儿疳积、夜盲：独脚金9~15 g。和猪肝煮熟服，日服1次。

4. 黄疸肝炎：独脚金全草15~30 g。水煎服。

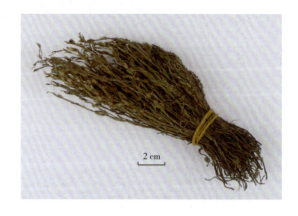

图634-1 独脚金

❀ 急性子 ❀

【来源】 急性子为凤仙花科植物凤仙花 *Impatiens balsamina* L. 的干燥成熟种子。全国各地均有分布，主产于江苏、浙江、河北、安徽等地。

【性状】 急性子呈椭圆形、扁圆形或卵圆形，长2~3 mm，宽1.5~2.5 mm。表面棕褐色或灰褐色，粗糙，有稀疏的白色或浅黄棕色小点，种脐位于狭端，稍突出。质坚实，种皮薄，子叶灰白色，半透明，油质（图635-1）。无臭，味淡、微苦。

以颗粒饱满者为佳。

【采收加工】 夏、秋季果实由绿转黄，即将成熟时，及时分批采收，晒干，脱粒，除去果皮和杂质。药材水分不得过11.0%。

【贮藏】 急性子贮存不当，易走油，有效成分易流失。建议在25℃以下，单包装密封，大垛用黑色塑料布遮盖，密闭库藏。

【主要成分】 主要含脂肪油、挥发油、黄酮类、萘醌类、皂苷类，另含有蛋白质、多糖、微量元素等。

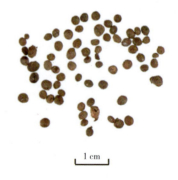

图635-1 急性子

药典标准：醇溶性浸出物不得少于10.0%；含凤仙萜四醇皂苷K和凤仙萜四醇皂苷A的总量不得少于0.20%。

【性味归经】 味微苦、辛，性温；有小毒。归肺、肝经。

中药材质量新说（第二版）ZHONGYAOCAI ZHILIANG XINSHUO（DIERBAN）药材

【功能主治】 破血，软坚，消积。用于癥瘕痞块，经闭，噎膈。

【用法用量】 内服：煎汤，3~5 g。外用：研末或熬膏敷贴。

【其他】

1. 内无淤积者或孕妇禁用。

2. 用时捣碎或研末。

3. 急性子具有促透皮、改善血液流变学、抗氧化、兴奋子宫平滑肌、抗生育、抗菌、抗肿瘤等药理活性。

4. 治经闭腹痛，产后瘀血未尽：急性子 9 g。捣碎，水煎，加红糖适量服。

5. 凤仙花的茎被称为凤仙透骨草，功效：祛风湿，活血，解毒。主治风湿痹痛，跌打肿痛，闭经，痛经，痈肿，丹毒，鹅掌风，蛇虫咬伤。

⸞ 洪 连 ⸟

【来源】 洪连系藏族习用药材。为玄参科植物短筒兔耳草 *Lagotis brevituba* Maxim. 的干燥全草。分布于青海、四川、云南、西藏等地。

【性状】 洪连长 5~15 cm。根茎呈圆柱形，略弯曲，节间紧密，形似蚕；表面灰褐色或浅紫褐色；质脆，易折断，断面棕褐色或灰黄色，有 3~4 个白色的点状维管束，排列成环。根细长，圆柱形，扭曲，表面浅黄褐色或灰褐色，有纵皱纹。基生叶，具长柄；叶片多卷曲破碎，完整者展平后呈圆形或卵圆形，先端钝圆，边缘具圆齿，基部宽楔形。穗状花序顶生。果长圆形，黑褐色（图 636-1）。气微，味微苦。

以叶多、色绿带紫者为佳。

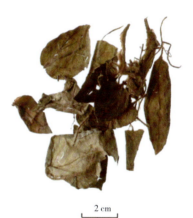

2 cm

图 636-1 洪 连

【采收加工】 夏、秋二季花开时采收。挖出全草或收割地上部分，除去杂质，晒干。建议摊薄快速晒干。药材水分不得过 8.0%。

【贮藏】 洪连贮存不当，色易变淡。色淡者药效低。建议在 25℃以下单包装密封，大垛黑色塑料布遮盖、密闭库藏。

【主要成分】 主要含松果菊苷、毛蕊花糖苷、木犀草苷、木犀草素、柯伊利素、芹菜素、槲皮素、芦丁等。

药典标准：醇溶性浸出物不得少于 8.0%，含松果菊苷不得少于 0.80%。

【性味归经】 苦、甘，寒。归肺、心、肝经。

【功能主治】 清热，解毒，利湿，平肝，行血，调经。用于发热烦渴，肺热咳嗽，头痛眩晕，湿热黄疸，月经不调，药食中毒。

【用法用量】 内服：煎汤，1~6 g；或研末，或浸酒。

【其他】

1. 脾胃虚寒者慎用。

2. 洪连具有抗溃疡、镇静、保肝等药理活性。

3. 乳腺癌：洪连鲜根 6~9 g，捣烂和适量烧酒浸泡后，去渣饮酒，分 3 次 1 天服完。同时取渣敷患处，并覆盖洪连叶（叶入烧酒中浸片刻），每日 1 次。

洋金花

【来源】 洋金花为茄科植物白花曼陀罗 *Datura metel* L. 的干燥花。主产于江苏、浙江、广东、福建等地。

【性状】 洋金花多皱缩成条状，完整者长 9~15 cm。花萼呈筒状，长为花冠的 2/5，灰绿色或灰黄色，先端 5 裂，基部具纵脉纹 5 条，表面微有茸毛；花冠呈喇叭状，淡黄色或黄棕色，先端 5 浅裂，裂片有短尖，短尖下有明显的纵脉纹 3 条，两裂片之间微凹；雄蕊 5，花丝贴生于花冠筒内，长为花冠的 3/4；雌蕊 1，柱头棒状。烘干品质柔韧，气特异（图 637-1）。晒干品质脆，气微，味微苦。

以去萼、朵大、质厚、整齐、黄棕色者为佳。

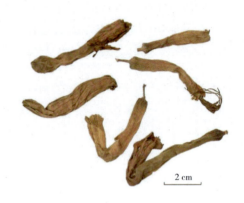

图 637-1　洋金花

【采收加工】 4—11 月盛花期时采收，下午 4~5 时采摘花冠伸长且露白的花朵，除去杂质，及时晒干或 60℃以下烘干。药材水分不得过 11.0%。

注：洋金花在采收 12 小时内应及时晒干或烘干，否则易发酵腐烂。

洋金花不同花期东莨菪碱和阿托品的含量测定，见表 637-1。

表 637-1　洋金花不同花期东莨菪碱和阿托品的含量测定（%）[1]

不同开花期	东莨菪碱	阿托品
开始时期	0.13	0.25
开花盛期	0.60	0.88
开花末期	0.49	0.58

洋金花在开花盛期，花中东莨菪碱和阿托品的含量最高，建议洋金花在开花盛期采收。

【贮藏】 洋金花贮存不当，易虫蛀、受潮，有效成分易流失。建议在 20℃以下，单包装密封，大垛用黑色塑料布遮盖、密闭库藏。

注：洋金花有毒，需单独存放，专人保管。

【主要成分】 主要含东莨菪碱、阿托品、天仙子胺等生物碱。

药典标准：含东莨菪碱不得少于 0.15%；醇溶性浸出物不得少于 9.0%。

【性味归经】 辛，温；有毒。归肺、肝经。

【功能主治】 平喘止咳，解痉定痛。用于哮喘咳嗽，脘腹冷痛，风湿痹痛，小儿慢惊；外科麻醉。

【用法用量】 内服：0.3~0.6 g，宜入丸散；亦可作卷烟分次燃吸（一日量不得过 1.5 g）。外用：适量，煎水洗；或研末调敷。

【其他】

1. 孕妇、外感及痰热咳喘、青光眼、高血压及心动过速患者禁用。

2. 洋金花具有镇静催眠、镇痛抗休克、抑制腺体分泌、抗炎、抗过敏、抗瘙痒等药理作用。

---

[1] 金斌, 金蓉鸾, 何宏贤. 高效液相色谱法测定洋金花不同采收时期东莨菪碱和阿托品的含量 [J]. 药物分析杂志, 1994（6）: 20-22.

中药材质量新说（第二版）ZHONGYAOCAI ZHILIANG XINSHUO (DIERBAN) 药材

3. 洋金花的中毒反应：脉率增快，躁动不安，头晕，颜面及皮肤潮红，幻觉，瞳孔放大，对光反射消失，口干，口渴，甚至抽搐等症状，症状严重时患者可因呼吸极度增快而陷入昏迷甚至死亡。

4. 成人干花中毒量为 1~30 g。中毒到开始发病，间隔短者仅 10 分钟，最长者为 3 小时，一般为 0.5~1 小时。

5. 洋金花有毒，弊大于利，时代进步已尽量不用或选其他药物替代。

珍珠透骨草（透骨草）

【来源】 珍珠透骨草又名透骨草，为大戟科植物地构叶 *Speranskia tuberculata*（Bunge）Bail. 的干燥全草。分布于华北、东北、华中、西南、西北等地。

【性状】 珍珠透骨草根呈圆柱形，外表灰白色或灰黄色。茎呈圆柱形，长 10~30 cm，直径 0.1~0.5 cm；表面淡绿色至灰绿色，多分枝状，被白色柔毛，微有棱。叶呈灰绿色，常破碎，完整者呈披针、椭圆状披针形，叶上部全缘、下部多具缺刻状齿，两面均被白色柔毛，下表面叶脉凸起。枝梢有时可见总状花序或残存果序，带有小花或三棱状果实，蒴果二棱状扁圆形，被疏毛及疣状小突。茎质脆，易折断，断面黄白色，中空，疏松呈纤维状。气微，味淡而后微苦。
以色绿、枝嫩、带有珍珠状果实者为佳。

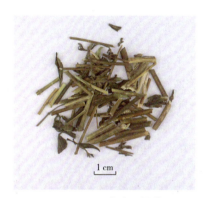

图 638-1　珍珠透骨草

【采收加工】 夏、秋季花果期割取地上部分，除去杂质，鲜用或晒干。
甘肃不同产地珍珠透骨草中总黄酮含量测定研究，见表 638-1。

表 638-1　甘肃不同产地珍珠透骨草中总黄酮含量测定研究[1]

产地	采集时间	总黄酮 /（mg/g）
正宁	2018 年 8 月	10.28
宁县	2018 年 8 月	9.48
宁台	2018 年 8 月	15.70
泾川	2018 年 8 月	7.67
崇信	2018 年 8 月	8.53
漳县	2018 年 8 月	10.44

甘肃不同产地珍珠透骨草中总黄酮含量存在一定差异。

【贮藏】 珍珠透骨草贮存不当，易受潮发霉，易变色，香气易散失。建议 20℃以下，单包装遮光密封库藏；大垛用黑色塑料布遮盖、密闭库藏。

【主要成分】 主含阿魏酸、香草酸、对香豆酸、软脂酸、胸腺嘧啶、尿嘧啶等成分。
甘肃省中药材标准（2009 年版）：水溶性浸出物不得少于 20.0%。

【性味归经】 辛，温。归肝、胃经。

【功能主治】 祛风除湿，消肿，舒筋通络，活血止痛。用于风湿痹痛，筋骨挛缩，风湿脚气，疮癣，肿毒，跌打损伤。

[1] 吕蓉，韦翡翡，何微微，等. 甘肃不同产地珍珠透骨草中总黄酮含量测定研究 [J]. 中兽医医药杂志，2019, 38（3）：4.

【用法用量】内服：煎汤，9~15 g。外用：适量，煎水熏洗，或切末外敷。

【其他】

1.珍珠透骨草具有抗炎镇痛的药理作用，临床用于风湿性关节炎、抗炎镇痛、治疗代指、溢脂性脱发、足跟痛、瘢痕疙瘩、肝硬化、肝腹水等。

2.伸筋草汤：伸筋草、透骨草、红花各 3 g。上药置盆中，加水 2 kg，煮沸 10 分钟后取用，每次浸泡 15~20 分钟，先浸泡手，后浸泡足部。舒筋活血通络，治脑卒中后手足拘挛症。

3.腰扭伤：透骨草根（鲜）适量，加盐少许，捣烂外敷。

扁豆花

【来源】 扁豆花为豆科植物扁豆 *Dolichos lablab* L. 的干燥花。主产于安徽、湖南、浙江、河南等地。

【性状】 花多皱缩，展开后呈不规则扁三角形，长 1~1.5 cm。花萼宽钟状，稍二唇形，黄色至黄棕色，外被白色短毛，上唇 2 齿几全部合生，较大，其余 3 齿较小，近等大；花冠蝶形，黄白色至黄棕色，龙骨瓣抱合成舟状，上弯几成直角；雄蕊 10，其中 1 个单生，另 9 个花丝基部合生成管状；雌蕊 1，黄色或微带绿色，上弯，柱头顶生，下方有短须毛，体轻（图 639-1）。气微，味微甘。

以朵大、色黄白、气香者为佳。

【采收加工】 7—8 月采摘未完全开放的花，除去杂质，摊薄快速晒干或低温烘干，晒时要经常翻动，至干足为止。鲜用时随用随采。

【贮藏】 扁豆花贮存不当，易受潮腐烂、易虫蛀，香气易散失。建议在 20℃以下，单包装遮光密封库藏；大垛用黑色塑料布遮盖、密闭库藏。

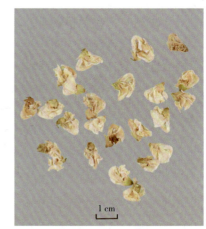

图 639-1 扁豆花

【主要成分】 主要含黄酮类（如木犀草素、大波斯菊苷、野漆树苷）、香豆素等成分。

【性味归经】 甘、平。归脾、胃、大肠经。

【功能主治】 解暑化湿，和中健脾。主夏伤暑湿，发热，泄泻，痢疾，赤白带下，跌打伤肿。

【用法用量】 4.5~9 g。

【其他】

1.扁豆花具有抑菌作用。

2.健脾止泻：扁豆花 10 g，橘皮 30 g。加水煎，代茶饮。

3.治子宫出血、白带过多：白扁豆花 6 g，海螵蛸 12 g，鸡冠花 15 g。加水煎服。

祖师麻

【来源】 祖师麻为瑞香科植物黄瑞香 *Daphne giraldii* Ntcsche. 或唐古特瑞香 *Daphne tangutica*

Maxim. 的干燥根皮及茎皮。主产于陕西、甘肃等地。

【性状】 祖师麻呈长条状，卷曲，厚0.5~2 mm。根皮外表面红棕色，较粗糙，茎皮外表面褐黄色或灰褐色，较光滑，具纵皱纹及横长皮孔，栓皮易成片脱落；内表面浅黄色至淡棕色，有纵长纹理。质韧，不易折断，断面具绒毛状纤维（图640-1）。气微，味微苦，有麻舌感。

以条宽长，皮厚，有香气者为佳。

【采收加工】 8—10月采挖，剥取茎皮和根皮，除去杂质，干燥。建议趁鲜切段，50℃以下低温烘干，有效成分含量高，干燥时间短。

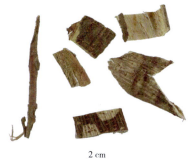

2 cm

图640-1 祖师麻

祖师麻不同部位中祖师麻甲素含量测定（甘肃省康县5月下旬），见表640-1。

表640-1 祖师麻不同部位中祖师麻甲素含量测定（甘肃省康县5月下旬）[1]

部位	根皮	根芯	老茎皮	老茎芯	嫩茎皮	嫩茎芯	叶
祖师麻甲素/（mg/g）	1.260	0.195	1.525	0.261	0.699	0.678	0.442

祖师麻甲素主要分布于根皮和老茎皮中，符合传统以条宽长，皮厚者为佳的入药习惯。

【贮藏】 祖师麻贮存不当，易受潮霉变、易虫蛀，香气易散失。建议在25℃以下，单包装遮光密封，大垛用黑色塑料布遮盖、密闭库藏。

【主要成分】 主要含萜类（如瑞香毒素、黄瑞香丙素）、香豆素类（如西瑞香素、祖师麻甲素）、黄酮类、木脂素类等化学成分。

山西省中药材标准（2013年版）：含祖师麻甲素不得少于1.0%。

【性味归经】 苦、辛，温；有小毒。归心、肝经。

【功能主治】 祛风通络，活血止痛。用于风湿痹痛，头痛，痈肿疮毒，跌打损伤，胃脘疼痛等症。

【用法用量】 内服：煎服，5~10 g；或泡酒、煅研为散冲服。外用：适量，浸酒，制膏涂搽。

【其他】

1. 孕妇忌服。

2. 祖师麻甲素以陕甘瑞香（唐古特瑞香）的含量相对较高，尤其以甘肃天水的含量为高，其中甘肃天水10月份祖师麻叶达1.602%，甘肃文县高楼山10月份祖师麻嫩皮达1.418%[2]，需要加以深入研究开发利用。

3. 祖师麻具抗炎，镇痛，镇静催眠，降压，降低血小板黏附性、延长凝血时间，降低免疫功能，抗生育等药理作用。

4. 治风寒感冒：祖师麻10 g，生姜、葱白为引。水煎服。

5. 治心胃疼痛：祖师麻7.5 g，甘草15 g。水煎服。

🐪 骆驼蓬子 🐪

【来源】 骆驼蓬子为蒺藜科植物骆驼蓬 *Peganum haumala* L. 的干燥成熟种子。分布于我国华

[1]张超，王京龙，林桂涛. 祖师麻不同部位中香豆素类成分的含量比较[J]. 中国实验方剂学杂志，2014，20（16）：105-108.

[2]蒋以号，杨武亮，陈海芳，等. HPLC测定不同基源及不同产地祖师麻中祖师麻甲素[J]. 中草药，2008，39（7）：1096-1098.

北、西北等地。

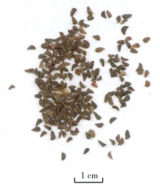

【性状】 种子呈圆锥状三角形四面体，长 2~4 mm，中部直径 1~2 mm，顶端较狭而尖，可见脐点，下端钝圆，表面粗糙，棕色至褐色。置放大镜下可见表面皱缩呈蜂窝状，用水浸泡后膨胀，表面平滑（图 641-1）。气微，味苦。

图 641-1　骆驼蓬子

【采收加工】 夏秋果实成熟时割取地上部分，打下种子，除去杂质，晒干。

【贮藏】 骆驼蓬子贮存不当，受潮易霉变，易虫蛀。建议在 25℃ 以下，单包装遮光密封库藏；大垛用黑色塑料布遮盖、密闭库藏。

【主要成分】 主要含生物碱类、蒽醌类、黄酮类、油脂类、甾类等成分。

【性味归经】 苦，温。归肺、肝经。

【功能主治】 止咳平喘，祛风湿，解郁。治咳嗽气喘，小便不利，关节酸痛，四肢麻木，精神郁闷，癔症。

【用法用量】 内服：煎汤，1.5~3 g；研末，0.6~1.2 g；或榨油。外用：适量，榨油涂。

【其他】

1. 内服应慎，不可过量。

2. 骆驼蓬子具有抗癌、兴奋中枢神经、降血脂、抗动脉粥样硬化、解痉、抗微生物、保护胃黏膜等多种药理活性。

3. 心慌烦躁，癔症，四肢麻木：骆驼蓬子油，每日 1~3 ml，口服。

4. 关节酸痛：骆驼蓬子油外涂患处。

5. 咳嗽气喘、小便不利：骆驼蓬子 0.6~1.2 g，研末，加白糖或蜂蜜适量，开水冲服。

6. 本植物的全草（骆驼蓬）也供药用：止咳平喘，祛湿，解毒。治咳嗽气喘，风湿痹痛，无名肿痛，皮肤瘙痒。

十　画

珠子参

【来源】 珠子参为五加科植物珠子参 *Panax japonicus* C. A. Mey. var. *major*（Burk.）C. Y. Wu et K. M. Feng 或羽叶三七 *Panax japonicus* C. A. Mey. var. *bipinnatifidus*（Seem.）C. Y. Wu et K. M. Feng 的干燥根茎。主产于我国云南、甘肃、陕西、四川、湖北等地。

【性状】 珠子参略呈扁球形、圆锥形或不规则菱角形，偶呈连珠状，直径 0.5~2.8 cm。表面棕黄色或黄褐色，有明显的疣状突起及皱纹，偶有圆形凹陷的茎痕，有的一侧或两侧残存细的节间。质坚硬，断面不平坦，淡黄白色，粉性。气微，味苦、微甘，嚼之刺喉。蒸（煮）者断面黄白色或黄棕色，略呈角质样（图 642-1）。味微苦、微甘，嚼之不刺喉。

以质坚硬、块大、色黄白，节间短者为佳；蒸品

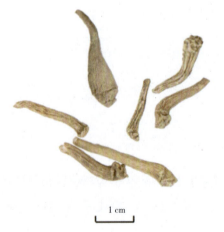

图 642-1　珠子参

以色红棕、透明、角质者为佳。

【采收加工】 秋季地上部分开始枯萎时采挖，除去粗皮和须根，宜直接干燥，蒸（煮）透后干燥含量降低。药材水分不得过 14.0%。

珠子参不同生长年限根茎皂苷含量比较（安徽大别山鹞落坪），见表 642-1。

表 642-1　珠子参不同生长年限根茎皂苷含量比较（安徽大别山鹞落坪）[1]

生长年限 / 年	8	7	6	5	4
皂苷含量 /（mg/g）	35.45	32.50	30.47	30.41	29.05

随着种植年限的增加，珠子参根茎皂苷含量在不断增加。

珠子参不同干燥方法竹节参皂苷Ⅳa 含量比较（云南丽江），见表 642-2。

表 642-2　珠子参不同干燥方法竹节参皂苷Ⅳa 含量比较（云南丽江）（%）[2]

品种	直接烘干	煮制烘干			蒸制烘干		
		5 分钟	10 分钟	15 分钟	5 分钟	10 分钟	15 分钟
大珠	3.16	2.86	2.21	2.15	2.74	1.74	1.62
中珠	2.70	2.57	2.56	2.28	2.26	2.44	1.98
小珠	2.32	2.23	2.26	2.12	2.12	2.06	2.00

珠子参直径越大，竹节参皂苷Ⅳa 含量越高。煮制和蒸制后竹节参皂苷Ⅳa 含量都会下降，且随着蒸煮时间的延长，下降得越多。

【贮藏】 珠子参贮存不当，易虫蛀，不宜久贮。建议在 20℃以下，单包装密封，大垛用黑色塑料布遮盖、密闭库藏；大货冷藏。

【主要成分】 主要含齐墩果烷型皂苷类，还有挥发油类、糖类、微量元素等。

药典标准：含竹节参皂苷Ⅳa 不得少于 3.0%。

【性味归经】 苦，甘，微寒。归肝、肺、胃经。

【功能主治】 补肺养阴，祛瘀止痛，止血。用于气阴两虚，烦热口渴，虚劳咳嗽，跌扑损伤，关节痹痛，咳血，吐血，衄血，崩漏，外伤出血。

【用法用量】 内服：煎汤 3~9 g。外用：适量，研末敷患处。

【其他】

1. 珠子参具有抗肿瘤、保护心血管系统、抗炎、镇痛、免疫调节、抗真菌等药理活性，也可用于白细胞减少症。

2. 治跌打损伤：珠子参、金不换根各 3 g。洗净，捣烂，温酒冲服。

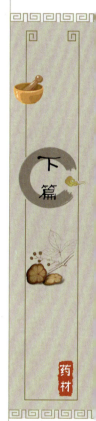

莲　房

【来源】 莲房为睡莲科植物莲 *Nelumbo nucifera* Gaertn. 的干燥花托。主产于湖南、福建、江苏、江西、浙江、山东等地。

691

[1] 王桂芹，努尔巴衣·阿布都沙勒克．珠子参根茎结构特征与皂苷积累的动态变化关系[J]．植物研究，2011，31（3）：284-288.

[2] 曹红云，牛延菲，罗宗斌，等．不同炮制方法对珠子参中竹节参皂苷Ⅳa 含量的影响[J]．云南中医中药杂志，2015，36（4）：66-68.

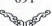

【性状】 莲房呈倒圆锥状或漏斗状，多撕裂，直径 5~8 cm，高 4.5~6 cm。表面灰棕色至紫棕色，具细纵纹和皱纹。顶面有多数圆形孔穴，基部有花梗残基。质疏松，破碎面海绵样，棕色（图 643-1）。气微，味微涩。

以个大、完整、色紫棕者为佳。

【采收加工】 9—10 月果实成熟时采收。割下莲蓬，除去果实（莲子）及梗，晒干或低温烘干。药材水分不得过 14.0%。

【贮藏】 莲房贮存不当，易受潮发霉，见光有效成分流失快。建议在 25℃以下单包装密封，大垛用黑色塑料布遮盖、密闭库藏。

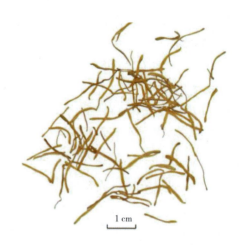

图 643-1 莲 房

【主要成分】 主要含原花青素、金丝桃苷、槲皮素二葡萄糖苷、槲皮素等。

【性味归经】 苦、涩，温。归肝经。

【功能主治】 化瘀止血。用于崩漏，尿血，痔疮出血，产后瘀阻，恶露不尽。

【用法用量】 内服：煎汤，用量 5~10 g。外用：适量，研末掺患处或煎汤熏洗。

【其他】

1. 莲房中含有丰富的原花青素，具有抗氧化、抑制肿瘤、改善记忆、保护心脑血管系统、调节血脂、抗辐射等多种药理作用。

2. 高温、光照和碱性环境对莲房中的原花青素均有较强的降解作用，且随着温度的升高、光照强度的增加、碱度增加而增强。因此，在莲房的加工、运输和贮藏过程中应避免高温、光照和碱性环境。

3. 治功能性子宫出血，尿血：莲房炭、荆芥碳、牡丹皮各 9 g，小蓟 12 g，白茅根 30 g。水煎服。

莲 须

【来源】 莲须为睡莲科植物莲 *Nelumbo nucifera* Gaertn. 的干燥雄蕊。主产于湖南、福建、江苏、江西、浙江、山东等地。

【性状】 莲须呈线形。花药扭转，纵裂，长 1.2~1.5 cm，直径约 0.1 cm，淡黄色或棕黄色。花丝纤细，稍弯曲，长 1.5~1.8 cm，淡紫色（图 644-1）。气微香，味涩。

以干燥、完整、色淡黄、质软者为佳。

【采收加工】 夏季花开时采收。采摘雄蕊，盖纸晒干或阴干。药材水分不得过 13.0%。

【贮藏】 莲须贮存不当，易受潮发霉，色变褐，有效成分易流失。建议在 25℃以下单包装密封，大垛用黑色塑料布遮盖、密闭库藏。

图 644-1 莲 须

【主要成分】 主要含木犀草素、山柰酚、槲皮素、异槲皮苷、木犀草素葡萄糖苷、二十四烷酸、棕榈酸等。

【性味归经】 甘、涩，平。归心、肾经。

中药材质量新说（第二版）ZHONGYAOCAI ZHILIANG XINSHUO（DIERBAN）药材

【功能主治】 固肾涩精。用于遗精滑精，带下，尿频。

【用法用量】 内服：煎汤，3~5 g；或入丸、散。

【其他】

1. 莲须具有美白，抗血栓，镇痛，抗溃疡，抗乙肝病毒表面抗原，治腹泻，促子宫收缩、促子宫增长等药理作用。

2. 治遗精：鲜莲须 30~60 g，大枣 30 g，水煎服。

❧ 荷 叶 ❧

【来源】 荷叶为睡莲科植物莲 *Nelumbo nucifera* Gaertn. 的干燥叶。主产于湖南、湖北、福建、江苏、安徽、浙江等地。

【性状】 荷叶呈半圆形或折扇形，展开后呈类圆形，全缘或稍呈波状，直径 20~50 cm。上表面深绿色或黄绿色，较粗糙；下表面淡灰棕色，较光滑，有粗脉 21~22 条，自中心向四周射出；中心有突起的叶柄残基。质脆，易破碎（图 645-1）。稍有清香气，味微苦。

以叶大、完整、色绿、无斑点者为佳。

【采收加工】 夏、秋二季，在荷花含苞欲放或盛开时采收，晒至七八成干时，除去叶柄，对折成半圆形或扇形，切丝晒干。药材水分不得过 15.0%。

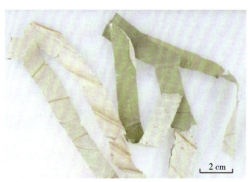

图 645-1 荷 叶

【贮藏】 荷叶贮存不当，易虫蛀发霉、败色。建议在 25℃以下，单包装遮光密封，大垛用黑色塑料布遮盖、密闭库藏。

【主要成分】 主要含生物碱（如荷叶碱、去甲荷叶碱）、黄酮，还含有三萜、多酚、多糖等。

药典标准：醇溶性浸出物不得少于 10.0%。含荷叶碱不得少于 0.070%。

【性味归经】 苦，平。归肝、脾、胃经。

【功能主治】 清暑化湿，升发清阳，凉血止血。用于暑热烦渴，暑湿泄泻，脾虚泄泻，血热吐衄，便血崩漏。荷叶炭收涩化瘀止血。用于出血症和产后血晕。

【用法用量】 内服：3~10 g，入汤剂。外用：捣敷或煎水洗患处。清暑热可选用鲜品，止血炒炭用（荷叶炭 3~6 g）。

【其他】

1. 现代药理研究表明，荷叶具有降脂减肥、抗氧化抗衰老、抑菌等功效。

2. 桂花荷叶茶：桂花 0.5 g，荷叶 3 g，绿茶 3 g，冰糖 10 g。用开水冲泡后饮用。清热胜湿，化痰散瘀。

3. 高血压兼有高脂血症者：山楂 15 g，荷叶 12 g，水煎代茶，活血化瘀，消导通滞。

❧ 桂 丁 ❧

【来源】 桂丁为樟科植物肉桂 *Cinnamomum cassia* Presl 的幼嫩果实。主产于广东、广西等地。

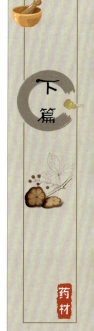

【性状】 干燥幼嫩的果实，包藏于宿存的花被内，全体呈倒圆锥形。外层的花被呈杯状，长 6~11 mm，顶端膨大，边缘 6 浅裂，表面暗棕色，有皱纹，基部有时带有果柄。剥去宿萼后可见未成熟的果实，呈扁圆形，直径 3~4 mm，厚约 2 mm，黄棕色，有光泽。上面正中有一微凸的花柱残基，下面有放射状皱纹，中央有凸起的子房柄。质松软，易压碎（图 646-1）。气芳香，味微甜。

以肉厚、香浓者为佳。

【采收加工】 10—11 月采摘未成熟的果实，晒干，去果柄。

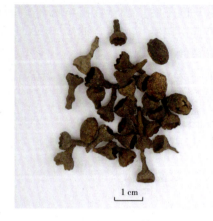

图 646-1 桂 丁

【贮藏】 桂丁受潮易霉变、易虫蛀，香气易散失。建议在 25℃ 以下，单包装遮光密封库藏；大垛用黑色塑料布遮盖、密闭库藏。

【主要成分】 主要含挥发油（如反式肉桂醛、邻甲氧基肉桂醛、苯甲醛、香豆素），其中主要成分为反式肉桂醛、邻甲氧基肉桂醛。

【性味归经】 辛、甘，性温。归脾、胃、肺经。

【功能主治】 温中散寒，止痛，止呃。主心胸疼痛，胃腹冷痛，恶心，嗳气，呃逆，呕吐，肺寒咳喘。

【用法用量】 内服：煎汤，3~6 g；或研末吞服，每次 1~3 g。

【其他】

1. 阴虚火旺者忌服。

2. 桂丁挥发油具有较强的药理活性，其中反式肉桂醛具有抗菌、抑菌、降血糖、抗血栓及抗肿瘤等作用。

3. 心痛、寒邪胃痛：桂丁研细，酒下 9 g。

4. 本植物的成熟果实（桂子）也作药用。桂子：温中，和胃；主治胃脘寒痛，哕逆。

桂 花

【来源】 桂花为木犀科植物木犀 *Osmanthus fragrans*（Thunb.）Lour. 的干燥花。主产于我国西南部，南方各地均有栽培。

【性状】 桂花为不规则形的花。花小，具细柄。花冠淡黄色至黄棕色，4 裂，裂片矩圆形，多皱缩，长 3~4 mm。花萼细小，浅 4 裂（图 647-1）。气芳香，味淡。

以身干、色淡黄、有香气者为佳。

【采收加工】 9—10 月，初花期（约 10% 花开放，大部分半闭合时）采收，阴干或采收后尽快提取精油。建议有条件的地方采用真空干燥，所得桂花有效成分高、质量好。药材水分不得过 13.0%。

桂花不同花期浸膏得率及浸膏中精油含量，见表 647-1。

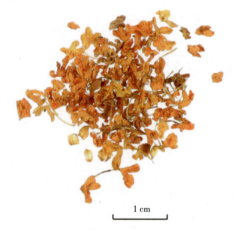

图 647-1 桂 花

表 647-1 桂花不同花期浸膏得率及浸膏中精油含量[1]

花期	香眼期 （开花前1天）	初花期 （约10%花开放）	盛花期 （70%以上花开放）	末花期 （盛花期后1~2天，开始落花）
浸膏得率/%	0.147	0.279	0.291	0.194
浸膏中精油含量/%	65.7	80.5	64.4	54.3

初花期采花，桂花精油产率最高，且初花期所得精油香气浓郁、留香持久，为桂花的最佳采收时期。

不同干燥方法保存的桂花营养成分及总黄酮含量，见表647-2。

表 647-2 不同干燥方法保存的桂花营养成分及总黄酮含量（mg/g）[2]

干燥方法	维生素C	可溶性糖	可溶性蛋白	总黄酮
真空干燥	52.84	25.29	3.67	179.5
自然干燥	40.35	24.88	1.93	179.1
腌制（鲜桂花与食盐按3:1的比例置于玻璃瓶中，密封遮光保存）	12.60	23.14	1.69	179.3

真空干燥保存的桂花中维生素C和可溶性蛋白的含量明显高于传统的腌制和自然干燥保存的桂花。

【贮藏】 桂花贮存不当，香气极易散失，无香气者已基本无药效。建议在20℃以下，单包装密封，大垛用黑色塑料布遮盖、密闭库藏。桂花不宜久贮，采收后宜尽快使用或趁鲜提取。

【主要成分】 主要含挥发油，油中主要含β-水芹烯、橙花醇、二氢-β-鸢尾酮等；尚含蜡质、连翘脂素、黄酮等多种成分。

【性味归经】 辛，温。归肺、肝、胃经。

【功能主治】 温肺化饮，散寒止痛。用于痰饮咳喘，脘腹冷痛，肠风血痢，经闭痛经，寒疝腹痛，牙痛，口臭。

【用法用量】 内服：煎汤，3~9g；或泡茶、浸酒。外用：适量，煎汤含漱，蒸热外熨。

【其他】

1. 桂花提取物具有抗炎、抗菌、抗氧化、抑制黑色素合成、抗衰老等药理学活性。
2. 胃寒腹痛：桂花、高良姜各4.5g，小茴香3g。煎服。
3. 经闭腹痛：桂花、对月草、倒竹散、益母草各12g，艾叶9g，月季花6g。水煎服。
4. 桂花子为木犀的干燥果实。具有散寒暖胃、平肝理气的功效，用于肝胃气痛。

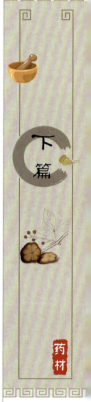

桃儿七

【来源】 桃儿七为小檗科植物桃儿七 *Sinopodophyllum hexandrum*（Royle）Ying 的干燥根及根茎。分布于陕西、甘肃、青海、四川、云南等地。

【性状】 桃儿七根茎呈不规则结节状，长0.5~3cm，直径0.5~1cm；表面淡黄色或暗灰棕色，上端具茎痕或残留茎基；质硬。须根数十条丛生于根茎上，呈圆柱形，长10~30cm，直径0.2~0.4cm；表面棕褐色或棕黄色，具纵皱纹及须根痕；质脆，易折断，断面平坦，类白色或黄白

[1] 王丽梅. 桂花有效成分合成转化规律与药学研究[D]. 武汉：华中科技大学，2009.

[2] 丁艳霞，李书敏，金卓越，等. 不同保存方法对桂花品质的影响[J]. 河南大学学报（医学版），2018，37（2）：107-112.

色，粉性，木部淡黄色或黄色（图648-1）。气微，味苦、微辛。

以色棕褐、断面色白、粉性足者为佳。

【采收加工】 春、秋二季采挖，除去杂质，晒干。药材水分不得过9.0%。

【贮藏】 桃儿七贮存不当，易虫蛀，受潮易霉变，有效成分易流失。建议在25℃以下，单包装密封，大垛密闭库藏。

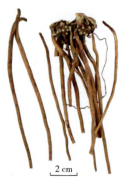

图648-1 桃儿七

【主要成分】 主要含木脂素、皂苷、黄酮、鞣质、多糖、香豆素、内酯、酸性树脂、挥发油、有机酸等多种化学成分。

【性味归经】 苦、微辛，微温；有小毒。

【功能主治】 祛风除湿，止痛，活血调经，止咳，解毒。用于风湿腰腿痛，筋骨痛，跌打损伤，月经不调，经闭腹痛，风寒咳嗽。

【用法用量】 煎服，3~9 g，多入丸散服。外用：适量，研末撒布或用水、醋调敷患处。

【其他】

1.鬼臼脂素有抗癌作用、抗单纯性疱疹病毒和免疫抑制、抗生育等作用，毒性较大。桃儿七主要用作提取鬼臼毒素的原料，不同部位中鬼臼毒素含量大小为：根＞果实＞茎叶。

2.桃儿七中黄酮部分毒性较小，有镇咳，平喘，祛痰，抑菌作用。

桃 枝

【来源】 桃枝为蔷薇科植物桃 *Prunus persica*（L.）Batsch 的干燥枝条。全国各地均产。

【性状】 桃枝呈圆柱形，长短不一，直径1~2 cm，表面红褐色，较光滑，有类白色点状皮孔。质脆，易折断，切面黄白色，木部占大部分，髓部白色（图649-1）。气微，味微苦、涩。

以茎粗壮，表面红褐，断面黄白者为佳。

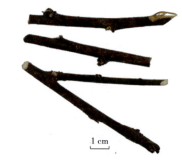

图649-1 桃 枝

【采收加工】 6~7月桃树摘果后，修枝时采收桃枝，趁鲜切段，晒干，水分不得过15.0%。

【贮藏】 桃枝贮存不当，黄酮类等成分易下降。建议在25℃以下，单包装密封，大垛用黑色塑料布遮盖、密闭库藏。

【主要成分】 主要含黄酮（如柚皮素、山柰素），还含有糖类、鞣质及有机酸等。

药典标准：醇溶性浸出物不得少于8.0%。

【性味归经】 苦，平。归心、肝经。

【功能主治】 活血通络，解毒杀虫。用于心腹刺痛，风湿痹痛，跌打损伤，疮癣。

【用法用量】 内服：煎汤，9~15 g。外用：适量，煎汤洗浴。

【其他】

1.孕妇忌服。

2.桃叶、桃花亦可药用。桃叶临床用于治疗疟疾、阴道滴虫、慢性荨麻疹、真菌性肠炎、阴道滴虫等病症。桃花功能主治为泻下通便，利水消肿；用于水肿，腹水，便秘及干燥。

桃 胶

【来源】 桃胶是蔷薇科植物桃 *Prunus persica*（L.）Batsch 或山桃 *Prunus davidiana*（Carr.）

Franch. 树皮中分泌出来的树脂。全国大部分地区均产。

【性状】 桃胶呈不规则的块状、泪滴状等，大小不一。表面淡黄色、黄棕色，角质样，半透明。质韧软，干透较硬，断面有光泽。气微，加水有黏性（图650-1）。

以色白或琥珀色，干净透明，无杂质者为佳。

【采收加工】 6—8月果实采摘后采收，用刀切割树皮，待树脂溢出后收集，除去杂质，晒干即为原桃胶。商品桃胶由原桃胶经过浸涨、水解、脱色、干燥、脱盐、浓缩等工序加工而成。

注：桃胶遇雨水后自然泡发，且会变黑，一定要在下雨前采收完毕。

【贮藏】 桃胶贮存不当，受潮受热易发黏、变黑，易变质。建议在20℃以下，用深色食品包装袋，单包装密封库藏。

【主要成分】 主要含树胶，主要组成为L-鼠李糖、L-阿拉伯糖、D-半乳糖、D-木糖、D-葡萄糖醛酸、D-甘露糖等。

【性味归经】 甘苦，平，无毒。归大肠、膀胱经。

【功能主治】 和血，通淋，止痢。主治血瘕，石淋乳糜尿，痢疾腹痛，糖尿病。

【用法用量】 内服：煎汤，9~15 g，或入丸、散。

【其他】

1. 孕妇忌用。

2. 桃胶具有降血糖、免疫调节、降血脂、促进胃肠蠕动等药理作用。

3. 木瓜炖桃胶：桃胶20~30 g，木瓜一个，冰糖10 g。具有美容皮肤，清热去火和滋阴润肺的作用，适合夏季饮用。

4. 桃胶皂角米羹：皂角米、桃胶、玫瑰酱各一勺，红枣6枚。具有养心通脉，清肝明目，健脾滋肾，祛痰开窍的功效。

5. 治糖尿病：桃胶24 g，玉米须48 g，枸杞根48 g。煎服。

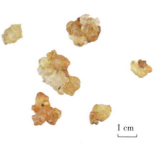

图650-1 桃 胶

核桃仁

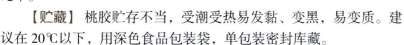

【来源】 核桃仁为胡桃科植物胡桃 *Juglans regia* L. 的干燥成熟种子。全国各地均有栽培。

【性状】 核桃仁多破碎，为不规则的块状，有皱曲的沟槽，大小不一；完整者类球形，直径2~3 cm。种皮淡黄色或黄褐色，膜状，维管束脉纹深棕色。子叶类白色。质脆，富油性（图651-1）。气微，味甘；种皮味涩、微苦。

以色黄、个大、饱满、油多者为佳。

【采收加工】 秋季果实成熟时采收，摘下果实，除去肉质果皮，晒干，再除去核壳和木质隔膜。药材水分不得过7.0%。

【贮藏】 核桃仁贮存不当，易受潮发霉、受热走油、变味，易虫蛀，色泽会发黑、褐变。建议在20℃以下，单包装密封，限压、大垛用黑色塑料布遮盖、密闭库藏。

【主要成分】 主要含蛋白质、多糖，还含有油脂、多酚、黄酮、鞣质、氨基酸等。

【性味归经】 甘，温。归肾、肺、大肠经。

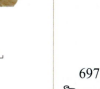

图651-1 核桃仁

697

【功能主治】 补肾，温肺，润肠。用于肾阳不足，腰膝酸软，阳痿遗精，虚寒喘嗽，肠燥便秘。

【用法用量】 内服：煎汤，6~9 g；或嚼食，10~30 g；或入丸、散。定喘止咳宜连皮用，润肠通便宜去皮用。

【其他】

1. 核桃仁具有健脑益智、抗衰老、抗氧化、抗肿瘤、细胞保护等药理作用。

2. 肠燥便秘：核桃仁适量，水煎服（或嚼食）；或与肉苁蓉、阿胶、当归、火麻仁等，水煎服。

3. 慢性气管炎之体虚久咳：核桃仁、蜂蜜各等份。将核桃仁炒熟，加入蜂蜜再炒，每次服9 g，每日 3 次；或隔水蒸服。

4. 肾虚耳鸣、遗精：桃核仁 3 个，五味子 7 粒，枸杞子 20 粒。每晚睡前嚼烂，蜂蜜水送服，连用 5~7 日。

桉 叶

【来源】 本品为桃金娘科植物蓝桉 *Eucalyptus globules* Labill. 及大叶桉 *Eucalyptus robusta* Smith 的新鲜或干燥叶。主产于福建、广西、广东、云南、四川等地。

【性状】 蓝桉叶：完整叶片呈刀状披针形，革质，长 8~30 cm；叶端尖，叶基不对称，全缘；叶柄较短，长 1~3 cm，扁平而扭转。表面黄绿色，光滑无毛，对光透视可见无数透明小点（油室）；羽状网脉末端于叶缘处连合成与叶缘平行的脉纹。揉之微有香气，味稍苦而凉。

大叶桉叶：完整叶片呈卵状披针形，叶基稍不对称，主脉略凸出，侧脉细密，几与中脉垂直。揉之有强烈香气，味微苦而辛。

以叶厚、完整、色黄绿者为佳（图 652-1）。

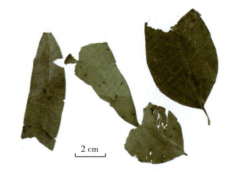

2 cm

图 652-1 桉 叶

【采收加工】 全年可采，多秋、冬二季采集成熟老叶，鲜用或晒干。

【贮藏】 桉叶贮存不当，易变色，有效成分易流失。建议药材在 25℃以下，单包装密封，大垛密闭库藏。

【主要成分】 主要含黄酮类、酚酸类、皂苷类、生物碱类、挥发油（如 1，8-桉叶素、蒎烯）等。

【性味归经】 辛、苦，寒。归肺、胃、脾、肝经。

【功能主治】 清热解毒，疏风解表，化痰理气，杀虫止痒。用于感冒头痛，痢疾，咳喘，腹泻，风湿痹痛，烧烫伤，外伤出血，痈疮肿痛，湿疹。

【用法用量】 内服：煎汤，9~15 g；或研末，每次 1 g，每日 4 次。外用：煎水洗，或漱口，喷鼻，灌肠；研末撒或调敷；或捣敷；或用桉叶油涂擦。

【其他】

1. 桉叶具有抗氧化、抗肿瘤、降血糖等药理活性，也具有抑菌、杀虫、化感作用等生物活性。

2. 桉叶主要用于提取桉叶油，桉叶油大量用于医药制品，可作止咳糖浆、胶姆糖、含漱剂、牙膏、空气清净剂等的赋香剂，也可用于食品香精。

中药材质量新说（第二版）ZHONGYAOCAI ZHILIANG XINSHUO (DIERBAN) 药材

夏天无

【来源】　夏天无为罂粟科植物伏生紫堇 *Corydalis decumbens*（Thunb.）Pers. 的干燥块茎。主产于江苏、江西、湖南、浙江、福建、安徽等地。

【性状】　夏天无呈类球形、长圆形或不规则块状，长 0.5~3 cm，直径 0.5~2.5 cm。表面灰黄色、暗绿色或黑褐色，有瘤状突起和不明显的细皱纹，顶端钝圆，可见茎痕，四周有淡黄色点状叶痕及须根痕。质硬，断面黄白色或黄色，颗粒状或角质样，有的略带粉性（图 653-1）。气微，味苦。

以个大、质坚、断面黄白色者为佳。

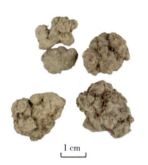

1 cm

图 653-1　夏天无

【采收加工】　春季或初夏出苗后采收。挖出块茎，除去茎、叶及须根，洗净，晒干。药材水分不得过 15.0%。

夏天无不同加工方法对原阿片碱和盐酸巴马汀的影响，见表653-1。

表 653-1　夏天无不同加工方法对原阿片碱和盐酸巴马汀的影响（%）[1]

加工方法	原阿片碱	盐酸巴马汀	总量
阴干	0.56	0.10	0.66
晒干	0.55	0.12	0.67
45℃烘干	0.32	0.12	0.44
60℃烘干	0.35	0.08	0.43
85℃烘干	0.42	0.08	0.50

采用阴干和晒干法的夏天无中原阿片碱和盐酸巴马汀含量几乎一样，但阴干法耗时长，所以建议采用晒干法干燥夏天无。

【贮藏】　夏天无贮存不当，易受潮，有效成分易流失。建议在 25℃以下单包装密封，大垛用黑色塑料布遮盖、密闭库藏。

【主要成分】　主要含原阿片碱、巴马汀、普鲁托品、别隐品碱、隐品巴马汀，延胡索甲素及乙素、丙素等。

药典标准：含原阿片碱不得少于 0.30%，盐酸巴马汀不得少于 0.080%；醇溶性浸出物不得少于 8.0%。

【性味归经】　苦、微辛，温。归肝经。

【功能主治】　活血止痛，舒筋活络，祛风除湿。用于中风偏瘫，头痛，跌扑损伤，风湿痹痛，腰腿疼痛。

【用法用量】　内服：煎汤，6~12 g；或研末分 3 次服；也可制成丸剂。

【其他】

1. 夏天无质硬，宜捣碎入药，利于有效成分的煎出。

2. 不宜超量、久服。孕妇忌用。

3. 夏天无具有降低血压、扩张血管、抗凝血、抗炎、中枢神经系统调节等药理作用。临

[1]张双, 李瑶, 钟晓红, 等. 夏天无鲜药材的产地初加工工艺研究 [J]. 中国现代中药, 2013, 15（12）: 1078-1082.

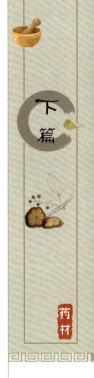

床多用于治疗高血压、心律失常、风湿性关节炎、坐骨神经痛、小儿麻痹后遗症、颈型颈椎病等。

4.治脑血栓所致偏瘫：鲜夏天无4~5粒，洗净，捣烂，开水送服，每日1~3次，连服3个月。

鸭跖草

【来源】 鸭跖草为鸭跖草科植物鸭跖草 *Commelina communis* L. 的干燥地上部分。主产于云南、四川，甘肃以东的南北各地区均有分布。

【性状】 鸭跖草长可达60 cm，黄绿色或黄白色，较光滑。茎有纵棱，直径约0.2 cm，多有分枝或须根，节稍膨大，节间长3~9 cm；质柔软，断面中心有髓。叶互生，多皱缩、破碎，完整叶片展平后呈卵状披针形或披针形，长3~9 cm，宽1~2.5 cm；先端尖，全缘，基部下延成叶鞘，抱茎，叶脉平行。花多脱落，总苞佛焰苞状，心形，两边不相连，花瓣皱缩，蓝色（图654-1）。气微，味淡。

以叶多、色绿、带花者为佳。

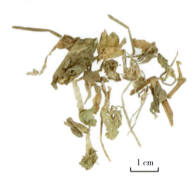

图654-1 鸭跖草

【采收加工】 夏、秋二季开花时采收，鲜用或晒干。药材水分不得过12.0%。

【贮藏】 鸭跖草贮存不当，易霉变败色。建议在25℃以下，单包装密封，大垛用黑色塑料布遮盖、密闭库藏。

【主要成分】 主要含酚酸类、糖类、黄酮类、甾体类等成分。

药典标准：水浸出物不得少于16.0%。

【性味归经】 甘、淡，寒。归肺、胃、小肠经。

【功能主治】 清热泻火，解毒，利水消肿。用于感冒发热，热病烦渴，咽喉肿痛，水肿尿少，热淋涩痛，痈肿疔毒。

【用法用量】 内服：煎汤，15~30 g（鲜品100~150 g），大剂量可用至350 g；或捣汁。外用：捣敷或捣汁点喉。

【其他】
1.鸭跖草具有抑菌、抗炎、镇痛、降血糖、止咳、抗氧化等药理活性，临床上用于感冒、降血糖、前列腺炎、盆腔炎、尿路感染等。

2.解表清热，用于外感风热，发热口渴，微恶风者：薄荷10 g、鲜鸭跖草60 g、芦根50 g。水煎服。

3.治流行性感冒：鸭跖草30 g，紫苏、马兰根、竹叶、麦冬各9 g，豆豉15 g。水煎服。

铁包金

【来源】 铁包金为鼠李科植物老鼠耳 *Berchemia lineata*（L.）DC. 的干燥茎和根。分布于广东、广西、福建、台湾、湖南等地。

【性状】 铁包金根呈不规则纺锤形或圆柱形，弯曲分枝，多切成小段或厚片，长20~75 mm，直径 5~35 mm。表面暗黄棕色、黑褐色至深褐色，栓皮结实，有网状裂隙、纵皱纹及支根痕。质坚硬，断面木部纹理细密，暗黄棕色至橙黄色（图 655-1）。气微，味淡微涩。

以片块大小均匀、外表黑褐色、内部金黄色、质硬实者为佳。

【采收加工】 全年均可采收，除去叶及嫩枝、须根等杂质，干燥。或趁鲜切片或段，晒干或低温烘干。

不同产地不同部位铁包金药材样品蒽醌类成分含量，见表表 655-1。

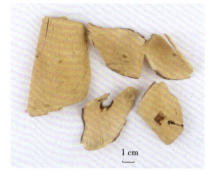

图 655-1 铁包金

表 655-1 不同产地不同部位铁包金药材样品蒽醌类成分含量（mg/g）[1]

采集地	采集部位	大黄素		大黄酚		大黄素甲醚		总蒽醌
		游离	结合	游离	结合	游离	结合	
广东广州	根	0.005 7	0.004 8	0.009 9	0.027 8	0.021 9	0.121 9	0.191 9
广东中山	根	0.006 4	0.003 5	0.051 1	0.044 5	0.089 6	0.237 0	0.432 2
广东封开	根	0.008 5	0.001 8	0.018 1	0.017 0	0.063 3	0.073 9	0.182 5
广东怀集	根	0.013 1	0.013 9	0.032 0	0.047 1	0.125 5	0.212 8	0.444 4
广东化州	根	0.011 8	0.003 7	0.027 0	0.029 2	0.103 6	0.128 6	0.304 0
广东清远	根	—	0.002 7	0.008 7	0.060 5	—	0.107 8	0.179 6
广东广州	藤茎	—	0.012 4	—	0.003 3	—	—	0.015 7
广东中山	藤茎	0.002 7	0.006 0	0.007 7	0.007 7	0.024 6	0.039 0	0.087 6
广东封开	藤茎	0.003 1	0.003 0	0.007 3	0.008 5	0.018 2	0.032 3	0.072 4
广东怀集	藤茎	—	0.004 4	0.004 6	0.005 4	—	0.018 8	0.033 1
广东化州	藤茎	0.005 3	0.009 4	0.008 3	0.007 3	—	0.021 8	0.052 2
广东清远	藤茎	0.002 1	0.015 9	0.005 6	0.004 6	—	0.021 5	0.049 7

6 批铁包金样品根部位总蒽醌含量明显高于藤茎部位，其中大黄素甲醚含量最高，其次为大黄酚、大黄素。

【贮藏】 铁包金贮存不当，易受潮霉变、易虫蛀。建议在 25℃以下，单包装遮光密封库藏；大垛用黑色塑料布遮盖、密闭库藏。

【主要成分】 主要含黄酮类（槲皮素、芦丁、柚皮素）、醌类（如大黄素）、二聚体、苯丙素类、萜类、有机酸类等成分。

【性味归经】 甘、淡、涩，平。归肺、胃、肝经。

【功能主治】 理肺止咳，祛瘀止痛，舒肝退黄，健胃消积。用于劳伤咳血，跌打瘀痛，风湿痹痛，偏正头痛，胸胁疼痛，小儿暗积。

【用法用量】 内服：煎汤，15~30 g，鲜品 30~60 g。外用：捣敷；或浸酒涂。

【其他】

1. 铁包金具有抗氧化、抗肝损伤、抗炎镇痛、抗肿瘤、抗白血病、止咳、抗呼吸道感染等药理活性。

2. 类风湿性关节炎：清风藤 20 g，白花蛇 15 g，石上柏 12 g，巴戟 12 g，北芪 15 g。每日 1 剂，分两次煎服。

3. 肺结核咯血：铁包金 60 g，穿破石 30 g，白及 12 g，阿胶 9 g。捣碎冲服，或水煎服[2]。

[1] 王吉文，房志坚，成金乐，等. HPLC 测定铁包金不同部位中蒽醌类成分的含量 [J]. 中药材，2014（6）：957-960.

[2] 沈玉霞. 铁包金化学成分的研究 [D]. 武汉：中南民族大学. 2011.

铁树叶

【来源】 铁树叶为苏铁科植物苏铁 *Cycas revoluta* Thunb. 的干燥叶。分布于华东、华南、西南等地。

【性状】 本品叶片大型，羽状深裂，平展或成折叠状，长 50~200 cm。基部两侧有疏刺，刺长 2~3 mm，羽状叶向上斜展成"V"字形，羽片可在 100 对以上，条状，长 9~20 cm，宽 4~6 mm，先端有刺状尖头，基部窄，两侧不对称，边缘显著向下反卷；上表面黄绿色至灰褐色，中央凹槽内有稍突起的主脉，下表面色稍浅，主脉明显突起，两侧有疏柔毛或脱落；厚革质，切断面呈"〰〰"字形（图 656-1）。气微。味淡。

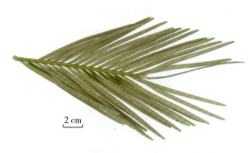

图 656-1 铁树叶

以叶大质嫩、色绿者为佳。

【采收加工】 全年可采，将叶剪下，晒干或阴干。建议趁鲜切段，摊薄快速晒干。

【贮藏】 铁树叶贮存不当，易枯黄。建议在 25℃以下，单包装密封，大垛密闭库藏。

【主要成分】 主要含黄酮类（如苏铁双黄酮、穗花双黄酮、柚皮素）、松香烷型二萜类，还含氮毒苷等成分。

【性味归经】 甘、酸，微温。入肝、胃经。

【功能主治】 理气，活血。用于肝胃气痛，经闭，难产，咳嗽，吐血，跌打损伤。

【用法用量】 内服：煎汤，9~15 g；或烧存性，研末。外用：适量，烧灰；或煅存性研末敷。

【其他】

1. 铁树叶具有抗癌、抗肿瘤、抗氧化、促凝血等药理活性。

2. 治赤痢：铁树叶 50 g，石榴皮 15 g，马齿苋 50 g，银花 25 g。水煎服。

3. 治大便出血：铁树叶 50 g，猪精肉 200 g。煮服之。

4. 治疗胃痛：铁树叶 15 g。水煎服。

积雪草

【来源】 积雪草为伞形科植物积雪草 *Centella asiatica*（L.）Urb. 的干燥全草。产于西南及陕西、江苏、安徽、广东等地。

【性状】 积雪草，多卷缩成团状。根圆柱形，长 2~4 cm，直径 1~1.5 mm；表面浅黄色或灰黄色。茎细长弯曲，黄棕色，有细纵皱纹，节上常着生须状根。叶片多皱缩、破碎，完整者展平后呈近圆形或肾形，灰绿色，边缘有粗钝齿；叶柄长 3~6 cm，扭曲。伞形花序腋生，短小。双悬果扁圆形，有明显隆起的纵棱及细网纹，果梗甚短（图 657-1）。气微，味淡。

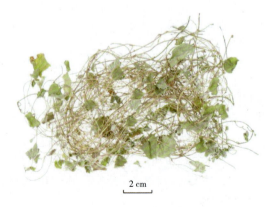

图 657-1 积雪草

以根茎细、色淡黄，叶多而肥、色绿者为佳。

【采收加工】 夏、秋二季采收，除去泥沙，摊薄快速晒干。药材水分不得过 12.0%。

广西南宁地区不同月份积雪草含量测定，见表 657-1。

表 657-1 广西南宁地区不同月份积雪草含量测定（%）[1]

月份	积雪草苷	羟基积雪草苷	月份	积雪草苷	羟基积雪草苷
1	0.23	0.34	7	0.73	0.92
2	0.25	0.35	8	0.75	0.96
3	0.28	0.38	9	0.82	1.12
4	0.45	0.63	10	0.74	1.12
5	0.56	0.76	11	0.54	0.86
6	0.65	0.84	12	0.50	0.81

广西南宁地区在 6—10 月采收的积雪草中积雪草苷、羟基积雪草苷的含量高，故积雪草宜在 6—10 月生长茂盛时采收。

【贮藏】 积雪草贮存不当，受潮会发霉、虫蛀、变色。建议在 25℃以下，单包装密封，大垛用黑色塑料布遮盖、密闭库藏。

【主要成分】 主要含积雪草苷、羟基积雪草苷、积雪草酸、羟基积雪草酸、桦皮酸等；还含黄酮、生物碱等。

药典标准：醇溶性浸出物不得少于 25.0%；含积雪草苷和羟基积雪草苷的总量不得少于 0.80%。

【性味归经】 苦、辛，寒。归肝、脾、肾经。

【功能主治】 清热利湿，解毒消肿。用于湿热黄疸，中暑腹泻，石淋血淋，痈肿疮毒，跌扑损伤。

【用法用量】 内服：煎汤，15~30 g；或捣汁。外用：适量，捣敷或绞汁涂。

【其他】

1. 积雪草具有抑制瘢痕增生及修复皮肤损伤、抗抑郁、保护神经、抗肿瘤、免疫调节、抗溃疡、抗菌、消炎、镇痛等药理活性，多用于感冒、慢性支气管炎、乙型脑炎、流行性腮腺炎、黄疸型肝炎、消化道霉菌病等病症，并已开发出多种外用药和化妆品。

2. 治感冒头痛：积雪草 30 g，生姜 9 g。捣烂，敷额上。

3. 治肺热咳嗽：积雪草 30 g，地麦冬 30 g，白茅根 30 g，枇杷叶 15 g，桑叶 15 g。水煎服。

❧ 倒扣草 ❧

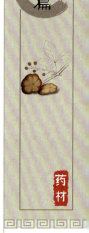

【来源】 倒扣草为苋科植物土牛膝 Achyranthes aspera Linnaeus 的干燥全草。分布于广东、广西、云南、贵州、福建、湖南、山东、江苏等地。

[1] 梁李广，马维 . HPLC 测定不同产地和不同时间的积雪草中的积雪草苷和羟基积雪草苷 [J]. 华西药学杂志，2009, 24（2）：186-187.

【性状】 倒扣草根呈圆柱形，弯曲，长 40~100 cm，直径 0.3~0.8 cm；表面灰黄色。茎呈类圆柱形，有分支，嫩枝略呈方柱形；表面紫棕色或褐绿色，有纵棱，节膨大，嫩枝被短柔毛，质脆，易折断，断面黄绿色或灰白色。叶对生，有柄；叶片皱缩卷曲，完整者展平后呈卵圆形或长椭圆形；先端急尖或钝，基部狭，全缘；上表面深绿色，下表面灰绿色，两面均被柔毛。穗状花序细长，花反折如倒钩。胞果卵形，黑色（图 658-1）。气微，味甘。

以根粗、枝叶色绿带花者为佳。

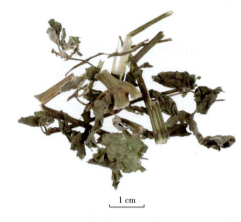

图 658-1 倒扣草

【采收加工】 夏、秋二季花果期采收，除去杂质，鲜用或晒干。药材水分不得过 14.0%。

【贮藏】 倒扣草贮存不当，见光色易枯黄。建议在 25℃以下，单包装密封，大垛用黑色塑料布遮盖、密闭库藏。

【主要成分】 种子、根、茎、叶中含蜕皮甾酮。种子中还有倒扣草皂苷 A 和倒扣草皂苷 B，在未成熟的果实中有倒扣草皂苷 C 和倒扣草皂苷 D，枝条含生物碱，果实期含量最高。

【性味归经】 甘、淡，凉。归肝、肺、膀胱经。

【功能主治】 解表清热，利湿。用于外感发热，咽喉肿痛，烦渴，风湿性关节痛。

【用法用量】 内服：煎汤，15~30 g。外用：适量，煎水洗或捣敷。

【其他】

1. 孕妇慎用。

2. 倒扣草有影响心血管系统、抗生育、抗菌、利尿、解热等药理作用，临床用于治疗腰肌劳损、肾炎、小儿黄疸等疾病。

3. 治血滞经闭：倒扣草 30~60 g，马鞭草鲜草 30 g。水煎，调酒服。

4. 治冻疮：鲜倒扣草 60 g，生姜 30 g。水煎外洗，治疮未溃、已溃均宜。

臭灵丹草

【来源】 臭灵丹草为菊科植物翼齿六棱菊 *Laggera pterodonta*（DC.）Benth. 的干燥地上部分。主产于云南、四川、西藏。

【性状】 臭灵丹草长 50~150 cm，全体密被淡黄色腺毛和柔毛。茎圆柱形，具 4~6 纵翅，翅缘锯齿状，易折断。叶互生，有短柄；叶片椭圆形，暗绿色，先端短尖或渐尖，基部楔形，下延成翅，边缘有锯齿。头状花序着生于枝端（图 659-1）。气特异，味苦。

以叶多、色绿、气味浓者为佳。

【采收加工】 秋季茎叶生长茂盛，现蕾开花前采收。选择晴天齐地面割取全草，鲜用或晒干；建议趁鲜切段，摊薄快速晒干。药材水分不得过 13.0%。

【贮藏】 臭灵丹草贮存不当，气味易散失、易变色，无绿色者基本无疗效。建议在 20℃以下，单包装密封，大垛用黑色塑料布遮盖、密闭库藏。

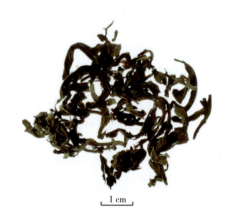

图 659-1 臭灵丹草

【主要成分】 主要含黄酮类（如洋艾素、金腰素乙、3，5-二羟基6，7，3′，4-四甲氧基黄酮）、倍半萜类、挥发油类等。

药典标准：水溶性浸出物不得少于12.0%；含洋艾素不得少于0.10%。

【性味归经】 辛、苦，寒；有毒。归肺经。

【功能主治】 清热解毒，止咳祛痰。用于风热感冒，咽喉肿痛，肺热咳嗽。

【用法用量】 内服：煎汤，9~15 g，鲜品15~30 g。外用：适量，鲜全草捣烂敷患处，或水煎浓汁洗患处。

【其他】

1. 臭灵丹草具有良好的抗病毒、抗菌、抗炎、止咳、祛痰、退热作用。对治疗咽喉肿痛、急慢性咽炎、扁桃体炎、上呼吸道感染，疗效独特、效果显著。

2. 舌下黏液囊肿：单用新鲜臭灵丹叶煎水。

3. 治腮腺炎：鲜臭灵丹草。捣烂敷患处。

臭梧桐叶

【来源】 臭梧桐叶为马鞭草科植物海州常山 *Clerodendron trichotomum* Thunb. 的干燥叶或带叶嫩枝。分布于华北、华东、中南、西南等地。

【性状】 臭梧桐叶多皱缩，易破碎。展平后叶片呈广卵形至椭圆形，长 7~17 cm，宽 5~14 cm；上表面暗绿色，下表面黄褐色；先端渐尖，基部阔楔形至截形，全缘或有波状齿；叶脉羽状，侧脉3~5对；两面被茸毛，以叶脉处为多；叶柄长2~8 cm。嫩枝四棱形至类圆柱形，直径3~4 mm，黄绿色，具纵皱与黄色细点状皮孔。叶质脆（图660-1）。气清香，味苦而涩。

以色绿者为佳。

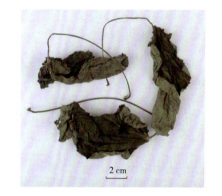

图 660-1　臭梧桐叶

【采收加工】 6~7月未开花前采收，除去杂质，晒干。

【贮藏】 臭梧桐叶贮存不当，易破碎，易受潮霉变。建议在 25℃ 以下，单包装遮光密封库藏；大垛用黑色塑料布遮盖、密闭库藏。

【主要成分】 主要含挥发油类、黄酮类、生物碱类、苯丙素类、糖苷类等成分。

【性味归经】 甘、苦，平。归肝、脾经。

【功能主治】 祛风湿，止痛，降血压。用于风湿痹痛，高血压；外用治疗手癣、水田皮炎、湿疹、痔疮等。

【用法用量】 内服：煎汤，10~15 g，鲜品30~60 g；或浸酒；或入丸、散。外用：适量，煎水洗；或捣敷；研末掺或调敷。

【其他】

1. 臭梧桐叶具有降压、抗炎、抗氧化、镇痛、镇静、抗细胞增殖、抗艾滋病病毒、灭蚊等药理活性。

2. 治高血压病：臭梧桐叶、荠菜各15 g，夏枯草9 g。水煎服。

3. 本植物的果实（臭梧桐子）、花、根亦供药用。臭梧桐子：祛风，止痛，平喘；主风湿痹痛，牙痛，气喘。臭梧桐花：祛风湿，平喘；用于气喘，风湿痛，疝气。臭梧桐根：祛风，止痛，降血压；用于风湿痛，高血压。

狼 毒

【来源】 狼毒为大戟科植物月腺大戟 *Euphorbia ebracteolata* Hayata 或狼毒大戟 *Euphorbia fischeriana* Steud. 的干燥根。分布于北方各地（东北、西北、河北等地）及西南地区。

【性状】 月腺大戟：为类圆形或长圆形块片，直径 1.5~8 cm，厚 0.3~4 cm。外皮薄，黄棕色或灰棕色，易剥落而露出黄色皮部。切面黄白色，有黄色不规则大理石样纹理或环纹。体轻，质脆，易折断，断面有粉性（图 661-1）。气微，味微辛。

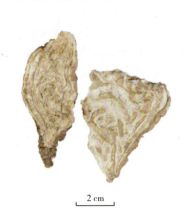

2 cm

图 661-1 狼 毒

狼毒大戟：外皮棕黄色，切面纹理或环纹显黑褐色。水浸后有黏性，撕开可见黏丝。

以身干、片大、肥厚、整齐、质轻、有粉性、色红紫而较深者为佳。

【采收加工】 狼毒药材目前均来自于野生。春、秋二季采挖，洗净，趁鲜切片，晒干。药材水分不得过 13.0%。

【贮藏】 狼毒贮存不当，易虫蛀、易发霉。建议在 25℃以下，单包装密封，大垛用黑色塑料布遮盖，密闭库藏。

注：生狼毒有大毒，需单独存放，专人保管。

【主要成分】 主要含倍半萜类、二萜类、三萜类、苯乙酮类、黄酮类、甾醇类、鞣质、挥发油等成分。

药典标准：醇溶性浸出物不得少于 18.0%。

【性味归经】 辛，平；有毒。归肝、脾经。

【功能主治】 散结，杀虫。外用于淋巴结结核、皮癣；灭蛆。

【用法用量】 熬膏外敷。

【其他】

1. 狼毒有毒，需炮制后使用。畏密陀僧，不宜与密陀僧同用。

2. 狼毒具有抗菌、抗病毒和抗肿瘤等药理作用，主要用于淋巴、骨、皮肤结核，牛皮癣，神经性皮炎及慢性支气管炎，阴道滴虫等。

3. 狼毒软膏：用于皮肤真菌感染，手足癣，股癣，花斑癣，蚊虫叮咬，男女外阴瘙痒人群的抑菌清洁、保健。

4. 误服狼毒中毒症状：初有口麻、咽痒感，继之咽喉灼热，然后出现恶心、呕吐，上腹部阵发性绞痛，同时伴头晕、头痛、嗜睡、周身乏力、四肢发软。严重者会出现狂躁和痉挛。

5. 生狼毒有大毒，弊大于利，应尽量不用或选其他药物替代。

凌霄花

【来源】 凌霄花为紫葳科植物凌霄 *Campsis grandiflora* （Thunb.）K. S chum. 或美洲凌霄 *Campsis radicans* （L.）Seem. 的干燥花。主产于江苏、浙江、山东、安徽、湖北等地，江苏省连云港市南城镇产量最大。

中药材质量新说（第二版）ZHONGYAOCAI ZHILIANG XINSHUO (DIERBAN) 药材

【性状】 凌霄：多皱缩卷曲，黄褐色或棕褐色，完整花朵长4~5 cm。萼筒钟状，长 2~2.5 cm，裂片 5，裂至中部，萼筒基部至萼齿尖有 5 条纵棱。花冠先端 5 裂，裂片半圆形，下部联合呈漏斗状，表面可见细脉纹，内表面较明显。雄蕊 4，着生在花冠上，2 长 2 短，花药个字形，花柱 1，柱头扁平（图 662-1）。气清香，味微苦、酸。

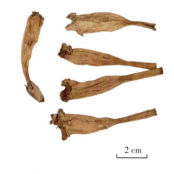

图 662-1 凌霄花

美洲凌霄：完整花朵长 6~7 cm。萼筒长 1.5~2 cm，硬革质，先端 5 齿裂，裂片短三角状，长约为萼筒的 1/3，萼筒外无明显的纵棱；花冠内表面具明显的深棕色脉纹。

以完整、朵大、色黄棕、无花梗者为佳。

【采收加工】 凌霄花的花期很长，每年农历五月至秋末都会开花，边开边谢。采摘刚盛开的花，晒干或低温烘干，水分不得过 16.0%。

【贮藏】 凌霄花贮存不当，易受潮发霉，色易变黯淡，香气易散失。建议在 20℃以下，单包装密封，大垛用黑色塑料布遮盖、密闭库存。

【主要成分】 主要含齐墩果酸、山楂酸、熊果酸、阿克替苷、芹菜素、花色素苷、辣椒黄素、挥发油等。

【性味归经】 甘、酸，寒。归肝、心包经。

【功能主治】 活血通经，凉血祛风。用于月经不调，经闭癥瘕，产后乳肿，风疹发红，皮肤瘙痒，痤疮。

【用法用量】 内服：煎汤，5~9 g；或入散剂。外用：研末调涂；或煎汤熏洗。

【其他】

1. 孕妇慎用。

2. 凌霄花有抑制未孕子宫收缩、增强怀孕子宫收缩，改善血液循环，抑制血栓形成、镇痛、抗炎、抗氧化、抗自由基活性，抗动脉粥样硬化、抗高胆固醇血症等药理作用。

3. 治月经不调，瘀血闭经：凌霄花、月季花各 9 g，益母草、丹参各 15 g，红花 6 g。水煎服。

4. 治浑身风痒：凌霄花 3~6 g。研细末，酒调服或水煎服。

高山辣根菜

【来源】 高山辣根菜为十字花科植物无茎荠 *Pegaeophyton scapiflorum*（Hook. f. et Thoms.）Marq. et Shaw 的干燥根和根茎。分布于青海、四川西南部、云南西北部及西藏等地。

【性状】 高山辣根菜根茎顶端有数个分枝，有密集横环纹，其上有叶柄残基。根圆柱形，长 5~16 cm，直径 0.6~1.5 cm。表面黄棕色至灰黄褐色，粗糙，有明显的皱纹和纵沟。质松泡，易折断，断面不整齐，皮部淡棕色至黄棕色，木部淡黄白色至浅黄棕色，周边与中心部呈灰白与黄色相间的花纹（图 663-1）。气微香，味微苦。

以完整、匀净、气味浓、分枝少者为佳。

【采收加工】 秋季采挖，除去须根和泥沙，晒干或烘干。药材水分不得过 12.0%。

【贮藏】 高山辣根菜贮存不当，有效成分流失快。建

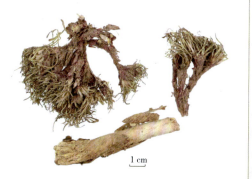

图 663-1 高山辣根菜

议在 25℃以下，单包装密封，大垛用黑色塑料布遮盖、密闭库藏。

【主要成分】 主要含黄酮类（如木犀草素、芹黄素、苜蓿素）、木脂素类等化合物。

【性味归经】 苦、辛，寒。归肺、肝经。

【功能主治】 清热解毒，清肺止咳，止血，消肿。用于温病发热，肺热咳嗽，咯血，创伤出血，四肢浮肿。

【用法用量】 内服：煎汤，3~6 g；或入丸、散。外用：适量，研末敷。

【其他】

1. 高山辣根菜乙醇提取物对小鼠止血有显著效果。

2. 肺热咳嗽、气喘、痰中带血等症：高山辣根菜 10 g，岩白菜 10 g，生甘草 5 g，紫草茸 6 g。

3. 高山辣根菜市场上流通少，是藏族习用药材，主要用于肺结核、肺脓疡等疾病的治疗。

凉粉草

【来源】 凉粉草为唇形科植物凉粉草 *Mesona chinensis* Benth. 的干燥地上部分。主产于广东、广西、浙江等地。

【性状】 凉粉草茎具四棱，直径 1.5~3 mm，茎节间长 1.5~2 cm，节处有须状不定根，直立茎节间长约 10 cm。表面褐色，具细纵纹，被棕色毛茸叶对生，长 1.5~4 cm，宽 1~1.5 cm，先端渐尖，基部下延至叶柄，边缘有锯齿，两面被毛。质轻脆，断面方形，浅灰黄色，中央有圆形髓部，有时中空（图 664-1）。略有清香气，味淡。

以叶多、黑褐色、水湿后有粘黏者为佳。一般认为新产品黏性大、质量好。

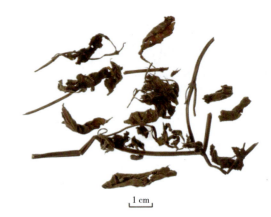

1 cm

图 664-1 凉粉草

【采收加工】 凉粉草现蕾前一次性采收或分 2 次采收（7 月中、下旬采收 70%~80% 地上部分，10 月中旬全部采收）。割取地上部分，晒干或晒至半干，堆叠焖之使发酵变黑，再晒至足干。注意防止雨淋避免霉变。药材水分不得过 16.0%。

【贮藏】 凉粉草贮存不当，易受潮发霉，有效成分易流失。建议在 25℃以下，单包装密封，大垛密闭库藏。

【主要成分】 主要含凉粉草多糖、色素、熊果酸、齐墩果酸、香树精、黄酮、果胶、酚类等。

【性味归经】 甘、淡，凉。归心、肝、胃经。

【功能主治】 清热解暑，生津止渴。用于中暑发热，高血压，糖尿病，消渴，水肿黄疸，泄泻，全身疼痛，风火牙痛，烧烫伤，丹毒，梅毒，漆过敏。

【用法用量】 内服：煎汤，15~30 g，大剂量可用至 60 g。外用：适量，研末调敷；煎水洗；或鲜品捣敷。

【其他】

1. 凉粉草具有抗氧化、降血糖、消炎、提高免疫力等药理作用。

2. 凉粉草降脂茶：凉粉草、刺玫果、北芪、茉莉花。预防和治疗高血脂冠心病。

3. 糖尿病：鲜凉粉草 90 g。水煎代茶饮。

4. 凉粉草又称仙草，可煎汁与米浆混合煮熟，冷却后即成黑色胶状物，质韧而软，以糖拌之，是消暑解渴的极佳食品。

中药材质量新说（第二版）ZHONGYAOCAI ZHILIANG XINSHUO (DIERBAN) 药材

娑罗子

【来源】 娑罗子为七叶树科植物七叶树 *Aesculus chinensis* Bge.、浙江七叶树 *Aesculus chinensis* Bge. var. *chekiangensis*（Hu et Fang）Fang 或天师栗 *Aesculus wilsonii* Rehd. 的干燥成熟种子。主产于陕西、云南、湖北、四川等地。

【性状】 本品呈扁球形或类球形，似板栗，直径 1.5~4 cm。表面棕色或棕褐色，多皱缩，凹凸不平，略具光泽；种脐色较浅，近圆形，占种子面积的 1/4 至 1/2；其一侧有 1 条突起的种脊，有的不甚明显。种皮硬而脆，子叶 2，肥厚，坚硬，形似栗仁，黄白色或淡棕色，粉性（图 665-1）。气微，味先苦后甜。

以均匀、饱满、断面黄白色者为佳。

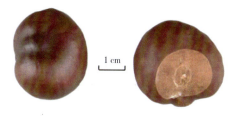

图 665-1　娑罗子

【采收加工】 秋季果实成熟时采收，除去果皮，取出种子，晒干或 30~40℃烘干。药材水分不得过 13.0%。

不同品种、产地娑罗子有效成分的含量，见表 665-1。

表 665-1　不同品种、产地娑罗子有效成分的含量（%）[1]

品种	产地	七叶皂苷 A
天师栗	湖北	3.11
七叶树	陕西	3.54
浙江七叶树	浙江	1.36

天师栗和七叶树中七叶皂苷 A 含量较高，浙江七叶树较低。

不同干燥方法的娑罗子中有效成分的含量，见表 665-2。

表 665-2　不同干燥方法的娑罗子中有效成分的含量（%）[2]

干燥方法	七叶皂苷 A	七叶皂苷 B
晾晒	2.09	1.51
30℃烘干	2.05	1.48
40℃烘干	2.13	1.51
60℃烘干	1.91	1.39
80℃烘干	1.64	1.32

七叶皂苷成分在高温条件下不稳定，高温烘干其含量显著降低，娑罗子最佳烘干温度为 30~40℃。

【贮藏】 娑罗子贮存不当，易发霉、虫蛀。建议在 25℃以下，单包装密封，大垛用黑色塑料布遮盖、密闭库藏。

【主要成分】 主要含七叶皂苷 A、七叶皂苷 B、三萜皂苷、黄酮等。

［1］石召华，关小羽，张一娟，等. 娑罗子药材的化学品质研究［J］. 中国实验方剂学杂志，2013，19（11）：144-147.

［2］张辰露. 不同炮制方法对娑罗子饮片质量的影响［J］. 中成药，2010，32（9）：1548-1551.

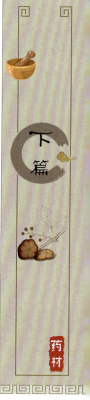

药典标准：七叶皂苷 A 含量不得少于 0.70%。

【性味归经】 甘，温。归肝、胃经。

【功能主治】 疏肝理气，和胃止痛。用于肝胃气滞，胸腹胀闷，胃脘疼痛。

【用法用量】 内服：煎汤，3~9 g；或烧灰冲酒。

【其他】

1. 娑罗子质硬，入药前打碎，提取前轧扁、粉碎，利于有效成分溶出。

2. 娑罗子具有抗炎、抗渗出、恢复毛细血管通透性、提高静脉张力、改善血液循环、促进脑功能恢复等作用。临床用于治疗冠心病、脑水肿等疾病。

3. 治胃痛：娑罗子 1 枚，去壳，捣碎煎服。

海风藤

【来源】 海风藤为胡椒科植物风藤 *Piper kadsura*（Choisy）Ohwi 的干燥藤茎。主产于福建、广东、台湾、浙江等地。

【性状】 海风藤呈扁圆柱形，微弯曲，长 15~60 cm，直径 0.3~2 cm。表面灰褐色或褐色，粗糙，有纵向棱状纹理及明显的节，节间长 3~12 cm，节部膨大，上生不定根。体轻，质脆，易折断，断面不整齐，皮部窄，木部宽广，灰黄色，导管孔多数，射线灰白色，放射状排列，皮部与木部交界处常有裂隙，中心有灰褐色髓（图 666-1~图 666-2）。气香，味微苦、辛。

以色灰褐、质硬、体轻、气香味辛者为佳。

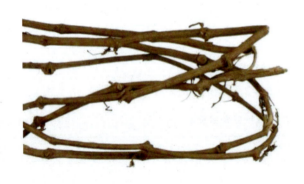

图 666-1　海风藤

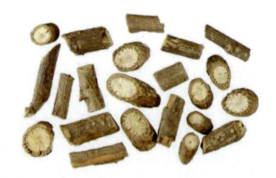

图 666-2　海风藤饮片

【采收加工】 夏、秋二季采割藤茎，除去根、叶，晒干。药材水分不得过 12.0%。

【贮藏】 海风藤贮存不当，受潮会发霉。建议在 25℃以下，单包装密封，大垛密闭库藏。

【主要成分】 主要含木脂素，还含有挥发油、生物碱、黄酮、环氧化合物、甾体等。

药典标准：醇溶性浸出物不得少于 10.0%。

【性味归经】 辛、苦，微温。归肝经。

【功能主治】 祛风湿，通经络，止痹痛。用于风寒湿痹，肢节疼痛，筋脉拘挛，屈伸不利。

【用法用量】 内服：前汤，6~12 g；或浸酒。

【其他】

1. 海风藤具有抑制血小板活化、抗炎、镇痛、抗局部缺血等药理活性，临床上用于风湿骨痛、冠心病心绞痛、脑血栓和栓塞性疾病。

2. 治疗风湿性关节炎：海风藤 30 g，水煎服。

海 龙

【来源】 海龙为海龙科动物刁海龙 *Solenognathus hardwickii*（Gray）、拟海龙 *Syngnathoides biaculeatus*（Bloch）或尖海龙 *Syngnathus acus* Linnaeus 的干燥体。刁海龙主产于广东沿海；拟海龙主产于福建、广东沿海；尖海龙主产于山东沿海。

【性状】 刁海龙：体狭长侧扁，全长 30~50 cm，表面黄白色或灰褐色。头部具管状长吻，口小，无牙，两眼圆而深陷，头部与体轴略呈钝角。躯干部宽 3 cm，五棱形，尾部前方六棱形，后方渐细，四棱形，尾端卷曲。背棱两侧各有 1 列灰黑色斑点状色带。全体被以具花纹的骨环和细横纹，各骨环内有突起粒状棘。胸鳍短宽，背鳍较长，有的不明显，无尾鳍。骨质，坚硬。气微腥，味微咸。

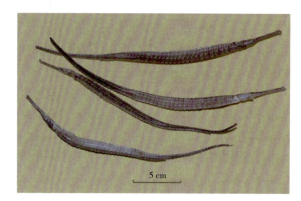

图 667-1 海 龙

拟海龙：体长平扁，躯干部略呈四棱形，全长 20~22 cm。表面灰黄色。头部常与体轴成一直线。

尖海龙：体细长，呈鞭状，全长 10~30 cm，未去皮膜。表面黄褐色。有的腹面可见育儿囊，有尾鳍。质较脆弱，易撕裂。

均以条大、色黄白、头尾齐整不碎者为佳（图 667-1）。

【采收加工】 多于夏秋二季捕捞，刁海龙、拟海龙除去皮膜，洗净，晒干；尖海龙直接洗净，晒干。

【贮藏】 海龙贮存不当，易虫蛀发霉。建议在 20℃以下，单包装密封，大垛用黑色塑料布遮盖、密闭库藏。

【主要成分】 主要含甾体，还含有蛋白质、氨基酸、多种微量元素等。

【性味归经】 甘、咸，温。归肝、肾经。

【功能主治】 温肾壮阳，散结消肿。用于肾阳不足，阳痿遗精，癥瘕积聚，瘰疬痰核，跌扑损伤；外治痈肿疔疮。

【用法用量】 内服：煎汤，3~9 g。外用：适量，研末敷患处。

【其他】

1. 海龙具有性激素样作用、延缓衰老、抗癌、提高免疫力、抗疲劳、抗骨质疏松、加强心肌细胞收缩力等药理活性。

2. 肾虚阳痿：海龙 9 g。水煎服。

3. 跌打损伤：海龙焙干研末，每次 3 g。温酒送服。

海金沙藤

【来源】 海金沙藤又名海金沙草，为海金沙科植物海金沙 *Lygodium japonicum*（Thunb.）Sweet 或狭叶海金沙 *L. microstachyum* Desv. 的干燥地上部分。分布于华东、中南、西南地区及陕西、甘肃等地。

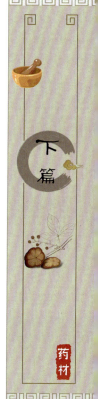

【性状】　海金沙藤为草质藤本，茎细长，栗褐色。叶二型，二至三回羽状；羽片多数，对生于叶轴的短枝上，枝端有 1 个被黄色柔毛的休眠芽，羽柄长约 1.5 cm。不育羽片三角形，长与宽各为 10~12 cm；小羽片 2~4 对，互生，卵圆形，长 4~8 cm，宽 3~6 cm；二回小羽片 2~3 对，互生，卵状三角形，掌状分裂；末回小羽片有短柄或无柄，不以关节着生，通常掌状 3 裂，中央裂片短而阔，长约 3 cm，宽 6~8 mm，顶端钝，基部近心形，边缘有不规则的浅锯齿；叶纸质，中脉及侧脉上略被短毛。能育羽片卵状三角形；末回小羽片或裂片边缘疏生流苏状的孢子囊穗（图 668-1）。气微，味淡。

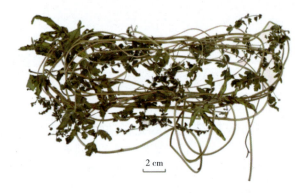

图 668-1　海金沙藤

狭叶海金沙藤：二至三回羽状；不育羽片长圆形，长 8~15 cm，小羽片 2~3 对，掌状深裂，中央裂片最大，长 5~8 cm，宽约 4 mm，基部心形，两侧有 1~2 片短裂片，边缘有细尖锯齿。

以叶多、黄绿色者为佳。

【采收加工】　夏、秋二季藤叶茂盛时采收，除去杂质，鲜用或干燥。药材水分不得过 14.0%。

【贮藏】　海金沙藤贮存不当，易变色，无绿色者药效差。建议在 25℃以下，单包装密封，大垛密闭库藏。

【主要成分】　主要含有机酸类（绿原酸、咖啡酸等）、黄酮类（芦丁、异槲皮苷、紫云英苷等）、糖类、酚类等。

贵州省中药、民族药药材标准（第一册）（2019 年版）：醇溶性浸出物不得少于 6.0%。

【性味归经】　甘，寒。归膀胱、小肠、肝经。

【功能主治】　清热解毒，利水通淋，活血通络。用于尿路感染，尿路结石，白浊带下，小便不利，肾炎水肿，湿热黄疸，感冒发热咳嗽，咽喉肿痛，肠炎，痢疾，烫伤，丹毒，跌打损伤，风湿痹痛。

【用法用量】　内服：煎汤，9~30 g，鲜品 30~90 g。外用：煎水洗或捣敷。

【其他】

1. 孕妇慎服。

2. 海金沙藤具有利胆、抗菌等药理作用。50% 海金沙全草煎剂对金黄色葡萄球菌、伤寒杆菌、绿脓杆菌、大肠杆菌均有抑制作用。

3. 治热淋：鲜海金沙茎叶 30 g。捣汁，冷开水兑服。

4. 治上呼吸道感染、扁桃体炎、肺炎、支气管炎：海金沙藤 30 g，大青叶 15。水煎服。

海桐皮

【来源】　海桐皮为豆科植物刺桐 *Erythrina variegata* Linnaeus 或乔木刺桐 *Erythrina arborescens* Roxb. 的干皮或根皮。分布于广西、云南、福建、湖北等地。

【性状】　海桐皮为近圆形或不规则的薄片，卷曲或皱缩，厚 1~3 mm。外皮棕黄色，有的有残存鳞叶，切面白色或黄白色，有颗粒状突起及波状皱纹。质脆，易折断，富粉性（图 669-1）。气微，味淡，嚼之麻舌而刺喉。

以皮薄、带钉刺者为佳。

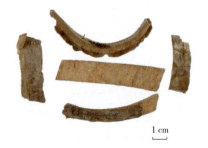

图 669-1　海桐皮

【采收加工】 栽后 8 年左右，即可剥取树皮，通常在 7—10 月进行。有剥取干皮、挖根剥皮 2 种方法。剥取后，刮去灰垢，晒干。

【贮藏】 海桐皮贮存不当，受潮易霉烂。建议在 25℃以下单包装密封，大垛用黑色塑料布遮盖、密闭库藏。

【主要成分】 主要含刺桐文碱、水苏碱、刺桐特碱、刺桐定碱等多种生物碱，还含有海鸡冠刺桐素、异补骨脂双氢黄酮、刺桐苯乙烯、有机酸等。

【性味归经】 辛，寒；有毒。归肝、脾经。

【功能主治】 清热解毒，消肿散结。用于热病高热，流行性感冒，肠伤寒；外治疔疮肿毒。

【用法用量】 内服：煎汤，6~12 g；或浸酒。外用：适量，煎水熏洗；或浸酒搽；或研末调敷。

【其他】

1. 血虚者不宜服。

2. 海桐皮有抗氧化、镇痛、镇静、抗菌等药理作用。临床用于风湿病、关节炎、颈椎病、皮肤病、龋齿牙痛等病症。

3. 治肝硬化腹水：鲜海桐皮 30 g。炖猪骨服。

海浮石

【来源】 海浮石为胞孔科动物脊突苔虫 *Costazia aculeata* Canu et Bassler 的干燥骨骼，习称"石花（或浮海石）"，或火山喷出的岩浆凝固形成的多孔状石块浮石 Pumex，含二氧化硅，称"浮石"。主产于福建、浙江，其他沿海各地亦产。

【性状】 石花：呈珊瑚样的不规则块状，大小不等。灰白色或灰黄色，表面多突起呈叉状分枝，中部交织如网状。体轻，入水不沉。质硬而脆，表面与断面均有多数细小孔道（图 670-1）。气微腥，味微咸。

浮石：本品星海绵样的不规则块状，大小不等。表面灰白色或灰黄色，具多数细孔。体轻，质硬而脆，断面疏松，常有玻璃或绢丝样光泽。气微，味微咸。

以味咸、体轻、色灰白、浮于水者为佳。

【采收加工】 浮石，全年可采，以夏季为多，从海中捞出，晒干。脊突苔虫的骨骼 6—10 月从海中捞出，用清水洗去盐及泥沙，晒干。

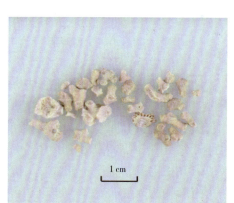

1 cm

图 670-1　海浮石

【贮藏】 建议 30℃以下，单包装密封，置干燥处库藏。

【主要成分】 浮石：一般是由铝、钾、钠的硅酸盐所组成。

浮海石含碳酸钙，并含少量的镁、铁及酸不溶物质。

【性味归经】 咸、寒。归肺、肾经。

【功能主治】 清肺化痰，软坚散结。用于肺热咳嗽痰稠，瘰疬结核，小便淋沥，疮肿，目翳。

【用法用量】 内服：9~15 g，水煎服，宜打碎先煎；或碾粉入丸、散剂。外用：适量，水飞用。

【其他】

1. 用时打碎，利于有效成分煎出。

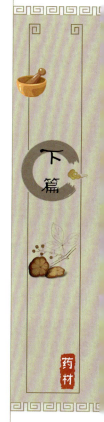

2. 虚寒咳嗽忌服；脾胃虚弱者慎用；孕妇、儿童慎用。

3. 海浮石具清肺热、化老痰、消积块、散瘰疬、止干渴、利小便等药理作用。

4. 治甲状腺肿大：海藻 9 g，昆布 9 g，海浮石 12 g，浙贝 9 g，连翘 12 g，银花 12 g，元参 12 g，白芍 9 g。水煎服。

海螵蛸

【来源】 海螵蛸为乌贼科动物无针乌贼 *Sepiella maindroni de* Rochebrune 或金乌贼 *Sepia esculenta* Hoyle 的干燥内壳。主产于浙江、福建、广东、山东、江苏、辽宁沿海地区。

【性状】 无针乌贼：呈扁长椭圆形，中间厚，边缘薄，长 9~14 cm，宽 2.5~3.5 cm，厚约 1.3 cm。背面有磁白色脊状隆起，两侧略显微红色，有不甚明显的细小疣点；腹面白色，自尾端到中部有细密波状横层纹；角质缘半透明，尾部较宽平，无骨针。体轻，质松，易折断，断面粉质，显疏松层纹。气微腥，味微咸。

金乌贼：长 13~23 cm，宽约 6.5 cm。背面疣点明显，略呈层状排列；腹面的细密波状横层纹占全体大部分，中间有纵向浅槽；尾部角质缘渐宽，向腹面翘起，末端有 1 骨针，多已断落。

以色白、洁净者为佳（图 671-1）。

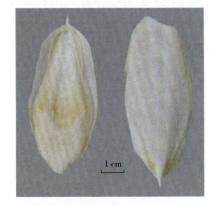

图 671-1　海螵蛸

【采收加工】 于 4—8 月，将漂浮在海边或积于海滩上的乌贼内壳捞起，剔除杂质，以淡水漂洗后晒干；或在捕捞乌贼后，除去软体部分，收集内壳，洗净，晒干。

【贮藏】 建议在 25℃以下，单包装密封，置干燥处库藏。

【主要成分】 主要含碳酸钙、壳角质、黏液质，并含少量氯化钠、磷酸钙、镁盐等。

药典标准：含碳酸钙不得少于 86.0%。

【性味归经】 咸、涩，温。归脾、肾经。

【功能主治】 收敛止血，涩精止带，制酸止痛，收湿敛疮。用于吐血衄血，崩漏便血，遗精滑精，赤白带下，胃痛吞酸；外治损伤出血，湿疹湿疮，溃疡不敛。

【用法用量】 内服：5~10 g，入汤剂。外用：适量，研末敷患处。

【其他】

1. 用时砸成小块。

2. 重金属及有害元素不得过限量。

3. 海螵蛸具有中和胃酸、保护消化道黏膜、促进软骨缺损愈合、降低血磷等药理活性，临床上主要用于消化道溃疡、慢性支气管哮喘、月经病、压疮、乳头状结膜炎、止血清创等。海螵蛸与白及配伍可增强止血功能。

4. 治妇女血崩：海螵蛸 12 g，茜草炭 9 g，牡蛎 12 g。水煎服。

海　藻

【来源】 海藻为马尾藻科植物海蒿子 *Sargassum pallidum*（Turn.）C. Ag. 或羊栖菜 *Sargassum fusiforme*（Harv.）Setch. 的干燥藻体。前者习称"大叶海藻"，后者习称"小叶海藻"。海蒿子主产于辽宁、山东；羊栖菜主产于浙江、福建、广东、广西、海南。

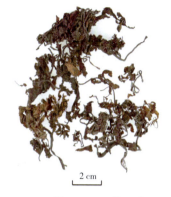

图 672-1 海藻

【性状】 大叶海藻：皱缩卷曲，黑褐色，有的被白霜，长 30~60 cm。主干呈圆柱状，具圆锥形突起，主枝自主干两侧生出，侧枝自主枝叶腋生出，具短小的刺状突起。初生叶披针形或倒卵形，长 5~7 cm，宽约 1 cm，全缘或具粗锯齿；次生叶条形或披针形，叶腋间有着生条状叶的小枝。气囊黑褐色，球形或卵圆形，有的有柄，顶端钝圆，有的具细短尖。质脆，潮润时柔软；水浸后膨胀，肉质，黏滑。气腥，味微咸。

小叶海藻：较小，长 15~40 cm。分枝互生，无刺状突起。叶条形或细匙形，先端稍膨大，中空。气囊腋生，纺锤形或球形，囊柄较长。质较硬。

均以色黑褐、盐霜少、枝嫩无沙石者为佳（图 672-1）。

【采收加工】 夏、秋季由海中捞取或割取，去净杂质，用淡水洗净，晒干。药材水分不得过 19.0%。

【贮藏】 海藻贮存不当，受潮易吸湿发热败坏。建议在 25℃以下，单包装遮光密封，大垛用黑色塑料布遮盖、密闭库藏。

【主要成分】 主要含多糖，还含有粗蛋白、甘露醇、氨基酸、多种维生素、微量元素等。

药典标准：醇溶性浸出物不得少于 6.5%。含海藻多糖以岩藻糖计，不得少于 1.70%。

【性味归经】 苦、咸，寒。归肝、胃、肾经。

【功能主治】 消痰软坚散结，利水消肿。用于瘿瘤，瘰疬，睾丸肿痛，痰饮水肿。

【用法用量】 内服：煎汤，6~12 g，或浸酒，或入丸、散。

【其他】

1. 不宜与甘草同用。

2. 重金属及有害元素不得过限量。

3. 海藻具有抗肿瘤、抗氧化、降血脂、抗菌、免疫调节等药理作用。

4. 疝气：海藻、昆布各 15 g，小茴香 30 g。水煎服。

5. 肾炎蛋白尿：海藻、蝉衣、昆布各适量。水煎服。

❧ 浮小麦 ❧

【来源】 浮小麦为禾本科植物小麦 *Triticum aestivum* L. 的干燥轻浮瘪瘦果实。全国产麦地区均有生产。

【性状】 浮小麦，呈长圆形，长约 2~7 mm，直径 1.5~2.5 mm。表面黄色或浅黄棕色，稍皱缩，腹面有一深陷的纵沟。顶端钝形，带有黄白色柔毛，另端斜尖形，有脐。质硬，少数极瘪者，质地较软，断面白色，或淡黄棕色，具粉性。少数带有颖及稃（图 673-1）。无臭，味淡。

以粒均匀、轻浮、无杂质为佳。充实饱满的小麦粒，不宜作本品入药。

【采收加工】 麦收后，选取瘪瘦而轻浮的麦粒，簸净杂质，晒干，药材水分不得过 14.0%。

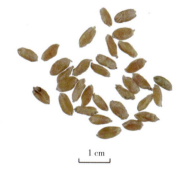

图 673-1 浮小麦

715

【贮藏】 浮小麦贮存不当，吸潮后易发霉、易生虫。建议在25℃以下单包装密封、大垛用黑色塑料布遮盖、密闭库藏。

【主要成分】 主要含淀粉、蛋白质、脂肪、硫胺素、核黄素、烟酸等。

【性味归经】 甘、咸、凉、归心经。

【功能主治】 益气、除热、止汗，退虚热。用于自汗、盗汗，骨蒸劳热。

【用法用量】 内服：煎汤，10~30 g；或研末。止汗，宜微炒用。

【其他】

1. 实热者不宜用。充实饱满的小麦粒，不宜作浮小麦入药。

2. 浮小麦具有抑制致病菌的生长，促进有益菌繁殖和维生素合成、降低血液中的胆固醇、提高机体免疫力的药理作用。

3. 浮小麦 50 g，甘草 24 g，大枣 20 g，酸枣仁 30 g。水煎服，有养心安神，补营益阴的功效，是治疗脏躁证，神经衰弱等的基本常用方剂。

4. 小儿盗汗症：浮小麦、黑豆各 20 g。水煎 30 分钟，取汁，每日 2 次温服，有退虚热、止盗汗之功效。

浮 萍

【来源】 浮萍是浮萍科植物紫萍 *Spirodela polyrrhiza*（L.）Schleid. 的干燥全草。主产湖北、江苏、浙江、四川，全国大部分地区均产。

【性状】 浮萍为扁平叶状体，呈卵形或卵圆形，长径 2~5 mm。上表面淡绿色至灰绿色，偏侧有 1 小凹陷，边缘整齐或微卷曲。下表面紫绿色至紫棕色，着生数条须根。体轻，手捻易碎（图 674-1）。气微，味淡。

以色绿、背紫者为佳。

【采收加工】 6—9 月采收。用网罩捞起鲜萍，洗净，除去杂质，晒干或烘干，水分不得过 8.0%。

【贮藏】 浮萍贮存不当，易受潮发霉、败色。无绿色者基本无药效。建议在 25℃ 以下，单包装密封，大垛用黑色塑料布遮盖、密闭库藏。

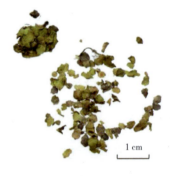

1 cm

图 674-1 浮 萍

【主要成分】 主要含黄酮、氨基酸，还含有有机酸、鞣质、多糖、微量元素等。

【性味归经】 辛，寒。归肺经。

【功能主治】 宣散风热，透疹，利尿。用于麻疹不透，风疹瘙痒，水肿尿少。

【用法用量】 内服：煎汤，3~9 g。外用：适量，煎汤浸洗。

【其他】

1. 浮萍具有保护内皮细胞免受氧化损伤、解热、收缩血管和升高血压、抗感染、利尿等药理作用。

2. 风热感冒：浮萍、防风各 9 g，牛蒡子、薄荷、紫苏叶各 6 g。水煎服。

3. 浮肿、小便不利：浮萍 9 g，泽泻、车前子各 12 g。水煎服。

宽筋藤

【来源】 宽筋藤为防己科植物心叶青牛胆 *Tinospora cordifolia*（Willd）Miers 或中华青牛胆

T. sinensis（Lour.）Merr. 的干燥茎。主产于广东、广西、云南、海南等地。

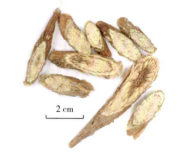

【性状】 心叶青牛胆：本品圆柱形，略扭曲，长短不一，直径 0.5~2 cm。表面灰黄色或黄色，较光滑或具皱纹，有明显的皮孔和叶痕。质硬，可折断，断面灰白色，木部呈放射状纹理，可见众多细小的圆孔；剖开扭曲的茎枝，可见木部从射线部分分裂呈摺纸扇的扇骨状张开样。气微，味微苦。

中华青牛胆：性状同上。异点在于后者栓皮外表呈黄绿色。

图 675-1　宽筋藤

以片大、厚薄均匀、色灰白者为佳（图 675-1）。

【采收加工】 全年可采，砍取地上部分，除去嫩枝及叶，切成段或厚片，鲜用或晒干。药材水分不得过 13.0%。

【贮藏】 宽筋藤贮存不当，受潮易霉变。建议在 25℃以下，单包装遮光密封库藏；大垛用黑色塑料布遮盖、密闭库藏。

【主要成分】 主要含黄酮类、苯丙素类、倍半萜类、二萜类、木脂素类、生物碱类等成分。

【性味归经】 苦、涩，凉。

【功能主治】 清热润肺，调合病理所致紊乱。用于肝热，五脏热，肺病，风湿关节炎，衰老病。

【用法用量】 内服：煎汤，10~30 g。外用：鲜品，捣敷。

【其他】

1. 宽筋藤具有抗炎、抗氧化、抗辐射、免疫抑制、抗利什曼原虫等药理活性。

2. 风湿性关节炎：宽筋藤、山苍子根、大血藤、骨碎补各 15 g。水煎服。

3. 外伤出血：宽筋藤 9~15 g。煎服；外用其藤研末撒于患处。

通关藤

【来源】 通关藤为萝摩科植物通关藤 *Marsdenia tenacissima*（Roxb.）Wight et Arn. 的干燥藤茎。产于广西、云南、贵州、四川等地。

【性状】 通关藤呈扁圆柱形，略扭曲，直径 2~5 cm；节膨大，节间两侧各有一条明显纵沟，于节处交互对称。表面灰褐色，粗糙；栓皮松软，稍厚。质硬而韧，粗者难折断。断面不平整，常呈类"8"字形，皮部浅灰色，木部黄白色，密布针眼状细孔。髓部常中空（图 676-1）。气微，味苦回甜。

药材以粗壮、质硬而韧、断面小孔明显、味苦者为佳。

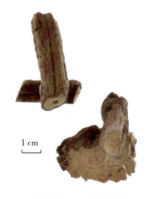

【采收加工】 一般生长 3~5 年，秋、冬二季采收。预留 15 cm 左右的茎基部老茎，分片区轮采，除去杂质，干燥。建议趁鲜切短段后，采用 80℃烘干，干燥时间短，有效成分通关藤苷 H 的含量高。水分不得过 10.0%。

图 676-1　通关藤

注：采收期因资源量萎缩，为收集种子，推荐果熟期后的冬季大雪前后进行。

不同干燥方式下通关藤苷 H 的含量，见表 676-1。

表 676-1　不同干燥方式下通关藤苷 H 的含量[1]

干燥方式	阴干	30℃烘干	阴干 10 天 +50℃烘干	50℃烘干	80℃烘干
通关藤苷 H/%	0.071	0.086	0.100	0.186	0.464

通关藤不同部位通关藤苷 H 含量测定，见表 676-2。

表 676-2　通关藤不同部位通关藤苷 H 含量测定（%）[2]

部位	一年生茎	二年生茎	三年生茎	根
通关藤苷 H	0.021	0.034	0.045	0.130

药材中不同部位的通关藤苷 H 的含量：根＞3 年茎＞2 年生茎＞1 年生茎。

【贮藏】　通关藤贮存不当，易受潮霉变，有效成分含量下降。建议在 25℃以下，单包装密封，大垛用黑色塑料布遮盖、密闭库藏。

【主要成分】　主要含甾体（如通关藤苷 H、通关藤苷 G）、多糖、有机酸等。

药典标准：含通关藤苷 H 不得少于 0.12%。

【性味归经】　苦，微寒。归肺经。

【功能主治】　止咳平喘，祛痰，通乳，清热解毒。用于喘咳痰多，产后乳汁不通，风湿肿痛，疮痈。

【用法用量】　内服：煎汤，20~30 g。外用：适量。

【其他】

1. 通关藤具有抑制恶性肿瘤细胞、平喘、免疫调节、降压等药理作用；对食管癌、肝癌、胃癌、肠癌等有一定的疗效，对晚期肿瘤的近期疗效好，能明显改善患者的生存质量，稳定病灶，延长生存时间。

2. 治慢性气管炎：通关藤、朴树各等量。共研细粉，每服 6 g，每日 2 次；或单用通关藤制成浸膏片。

预知子

【来源】　预知子为木通科多年生植物木通 *Akebia quinata*（Thunb.）Decne、三叶木通 *Akebia trifoliata*（Thunb.）Koidz. 或白木通 *Akebia trifoliata*（Thunb.）Koidz.var. *australis*（Diels）Rehd. 的干燥近成熟果实。主产于江苏、安徽、湖南、陕西、四川等地。

【性状】　预知子呈肾形或长椭圆形，稍弯曲，长 3~9 cm，直径 1.5~3.5 cm。表面黄棕色或黑褐色，有不规则的深皱纹，顶端钝圆，基部有果梗痕。质硬，破开后，果瓤淡黄色或黄棕色；种子多数，扁长卵形，黄棕色或紫褐色，具光泽，有条状纹理（图 677-1）。气微香，味苦。

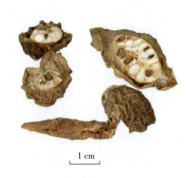

1 cm

图 677-1　预知子

[1] 信辉，赵光荣，李敬仁，等 . 不同干燥方式对通关藤药材品质的影响 [J]. 云南农业大学学报：自然科学版，2019,34（4）：6.

[2] 郑开颜 . 通关藤遗传多样性及转录组研究 [D]. 南京：南京农业大学，2014.

以完整、肥壮、质重、色土黄、皮皱、大小均匀、不开裂者为佳。

【采收加工】 夏、秋二季果实绿黄未成熟时采收，晒干，或趁鲜切成片状晒干，也可置沸水中略烫后晒干。药材水分不得过11.0%。

预知子不同部位常春藤皂苷元含量比较，见表677-1。

表677-1 预知子不同部位常春藤皂苷元含量比较（mg/g）[1]

产地	种子	果皮	果实
江苏	47.55	14.27	28.93
广西	58.38	18.64	35.18
湖北 1	53.33	19.44	32.15
湖北 2	40.26	18.43	24.28
陕西 1	43.37	7.81	26.59
陕西 2	37.82	11.63	25.67
山西 1	40.43	13.85	27.77
山西 2	37.21	9.23	25.14

预知子中常春藤皂苷元含量均以种子中最高，果实中次之，种皮中最低，不同地区、不同批次所产预知子中常春藤皂苷元含量差距较大。

【贮藏】 预知子贮存不当，易虫蛀、霉变，有效成分下降快。建议在25℃以下，单包装密封，大垛用黑色塑料布遮盖、密闭库藏。

【主要成分】 主要含皂苷，还含有脂肪油、油脂等。

药典标准：含 α-常春藤皂苷不少于0.20%。

【性味归经】 苦，寒。归肝、胆、胃、膀胱经。

【功能主治】 疏肝理气，活血止痛，散结，利尿。用于脘胁胀痛，痛经经闭，痰核痞块，小便不利。

【用法用量】 内服：煎汤，9~15 g；熬膏或入丸剂。外用：研末调敷。

【其他】

1. 预知子具有保肝、抗菌、抗肿瘤等药理作用，临床上主要用于肝炎、梅核气、乳腺增生、胃溃疡、胃癌、肺癌、肝癌、食管癌等。

2. 治淋巴结核：预知子、金樱子、海金沙根各120 g，天葵子240 g。煎汤分3日服。

3. 治肝癌：预知子、石燕、马鞭草各30 g。水煎服。

十一画

接骨木

【来源】 接骨木为忍冬科植物接骨木 *Sambucus williamsii* Hance 的干燥茎枝。产于黑龙江、吉林、辽宁、河北、山西等地。

【性状】 接骨木茎呈圆柱形，长15~35 cm，直径1~5 cm。表面黄棕色、灰褐色或绿褐色，有纵裂纹及多数圆点状皮孔。质坚硬，不易折断，断面不平坦，皮部薄，木部黄白色至黄色，髓部疏松，呈棕黄色海绵状（图678-1）。气微，味淡。

以表面绿褐色、髓部疏松呈海绵状者为佳。

【采收加工】 9—10月采收茎枝，鲜用或晒干。水分不得过13.0%。

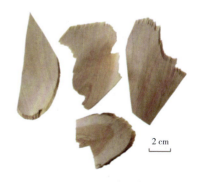

2 cm

图678-1 接骨木

【贮藏】 接骨木贮存不当，易受潮发霉。建议在25℃以下，单包装密封、大垛用黑色塑料布遮盖、密闭库藏。

【主要成分】 主要含黄酮（如槲皮素、木犀草素、花青素、葛根素等），还含有酚酸、三萜、氰苷、木质素、甾醇、多糖、微量元素等类成分。

湖南省中药材标准（2009年版）：醇溶性浸出物不得少于12.0%。

【性味归经】 甘、苦，平。归肝、肾经。

【功能主治】 祛风除湿，活血止血，接骨续筋。用于骨折，跌打损伤，风湿性关节炎，痛风，大骨节病，急、慢性肾炎。外用创伤出血。

【用法用量】 内服：煎汤，15~30g；或入丸、散。外用：捣敷或煎汤熏洗；或研末撒。

【其他】

1. 孕妇禁服，体质虚弱者慎服。

2. 接骨木有促进骨折愈合、抗骨质疏松、抗炎镇痛、抗病毒抗菌、提高免疫功能、利尿、抗癌等药理作用。临床用于治疗骨质疏松和促进骨折愈合，疗效明确。

3. 治风湿性关节炎、痛风：鲜接骨木120g，鲜豆腐120g。酌加水，黄酒炖服。

4. 接骨木其他部分也可药用。接骨木根：四季可挖，功效祛风除湿，活血舒筋，利尿消肿。接骨木叶：夏季采摘，功效活血，舒筋，止痛，利湿。接骨木花：发汗利尿。

菝葜

【来源】 菝葜是百合科植物菝葜 *Smilax china* L. 的干燥根茎。产于湖南、四川、贵州、江西、安徽、江苏等地。

【性状】 菝葜为不规则块状或弯曲扁柱形，有结节状隆起，长10~20cm，直径2~4cm。表面黄棕色或紫棕色，具圆锥状突起的茎基痕，并残留坚硬的刺状须根残基或细根。质坚硬，难折断，断面呈棕黄色或红棕色，纤维性，可见点状维管束和多数小亮点。切片呈不规则形，厚0.3~1cm，边缘不整齐，切面粗纤维性；质硬，折断时有粉尘飞扬（图679-1）。气微，味微苦、涩。

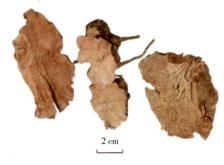

2 cm

图679-1 菝葜

以质硬、切面棕黄色者为佳。

【采收加工】 冬至节后，菝葜地上部位落叶枯萎，根茎进入越冬休眠期后采收，割去地上枯枝，挖出全根，除去须根，晒干或烘干。药材水分不得过15.0%。

菝葜不同采收期的总黄酮、落新妇苷和黄杞苷含量测定（湖南省平江县），见表679-1。

表679-1 菝葜不同采收期的总黄酮、落新妇苷和黄杞苷含量测定（湖南省平江县）（mg/g）[1]

采收时间	总黄酮	落新妇苷	黄杞苷	落新妇苷+黄杞苷
10月1日	20.66	1.11	6.92	8.03
10月11日	25.68	1.35	8.01	9.36
10月21日	24.42	0.74	3.64	4.38
11月1日	20.62	0.85	3.69	4.54
11月11日	26.77	0.61	4.19	4.80
11月21日	27.67	1.43	6.54	7.97

[1]张超，王京龙，林桂涛.祖师麻不同部位中香豆素类成分的含量比较[J].中国实验方剂学杂志，2014，020（016）：105-108.

采收时间	总黄酮	落新妇苷	黄杞苷	落新妇苷 + 黄杞苷
12 月 1 日	29.36	1.39	7.83	9.22
12 月 11 日	29.90	1.21	6.14	7.35
12 月 21 日	29.95	1.11	6.77	7.88
1 月 1 日	31.38	1.91	12.30	14.21
1 月 11 日	30.05	1.67	7.83	9.50

12 月末菝葜中总黄酮、落新妇苷、黄杞苷含量均达到最大值，为最佳采收期。

不同干燥方式对菝葜中薯蓣皂苷元含量的影响，见表 679-2。

表 679-2　不同干燥方式对菝葜中薯蓣皂苷元含量的影响（%）[1]

药材编号	1	2	3	4	5	6
趁鲜切片后晒干	0.037	0.038	0.031	0.029	0.030	0.031
晒干后切片	0.063	0.061	0.067	0.070	0.062	0.064

菝葜采用原药材晒干后切片，较之切片后晒干法，所测得菝葜药材中薯蓣皂苷元的含量提高约 1 倍。故菝葜不宜趁鲜切片。

【贮藏】　建议在 20℃以下单包装密封，大垛用黑色塑料布遮盖、密闭库藏。

【主要成分】　主要含甾体皂苷类、黄酮类、酚类、苷类、芪类、有机酸类等。

药典规定：醇溶性浸出物不得少于 15.0%。

【性味归经】　甘、微苦、涩，平。归肝、肾经。

【功能主治】　利湿去浊，祛风除痹，解毒散瘀。用于小便淋浊，带下量多，风湿痹痛，疔疮痈肿。

【用法用量】　入汤剂 10~15 g。亦可浸酒或入丸散。

【其他】

1. 菝葜具有抗炎、抗菌、抗氧化、抗肿瘤等药理活性。

2. 菝葜叶，祛风，利湿，解毒。主治肿毒，疮疖，臁疮，烧烫伤，蜈蚣咬伤。

3. 有报告称生长于红色黏土的菝葜薯蓣皂苷元含量相对较高，如江西湖口县、重庆涪陵区、广西武鸣山；生长于高海拔地区的薯蓣皂苷元含量较相近地区生长于低海拔地区的高。

菥 蓂

【来源】　菥蓂为十字花科植物菥蓂 Thlaspi arvense L. 的干燥地上部分。主产于江苏、浙江、湖北、安徽等地。

【性状】　菥蓂茎呈圆柱形，长 20~40 cm，直径 0.2~0.5 cm；表面黄绿色或灰黄色，有细纵棱线；质脆，易折断，断面髓部白色。叶互生，披针形，基部叶多为倒披针形，多脱落。总状果序生于茎枝顶端和叶腋，果实卵圆形而扁平，直径 0.5~1.3 cm；表面灰黄色或灰绿色，中心略隆起，边缘有翅，宽约 0.2 cm，两面中间各有 1 条纵棱线，先端凹陷，基部有细果梗，长约 1 cm；果实内分 2 室，中间有纵隔膜，每室种子 5~7 粒。种子扁卵圆形（图 680-1）。气微，味淡。

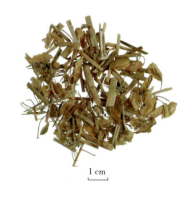

1 cm

图 680-1　菥 蓂

---

[1] 周艳林，钟小清，孔祥春，等 . 不同干燥方式对菝葜中薯蓣皂苷元含量的影响 [J]. 时珍国医国药，2008（12）：205-206.

以色黄绿、果实完整者为佳。

【采收加工】 夏季果实成熟时采割，除去杂质，鲜用，或摊薄快速晒干。水分不得过10.0%。

【贮藏】 菥蓂贮存不当，受潮易发霉生虫。建议在25℃以下，单包装密封，大垛用黑色塑料布遮盖、密闭库藏。

【主要成分】 主要含黑芥子苷、芥子酶、吲哚、牡荆苷、异牡荆苷等成分。

药典标准：水溶性浸出物不得少于15.0%。

【性味归经】 苦，寒。归心、肝经。

【功能主治】 清热解毒，泻火通便。用于热毒内盛，便秘，泻痢，咽喉肿痛，目赤红肿，痈肿疮毒。

【用法用量】 内服：煎汤，30~60 g。外用：适量。

【其他】

1. 菥蓂具有抗炎、抗菌、抗肿瘤、清热利湿等药理活性。

2. 治肾炎：菥蓂鲜全草 30~60 g。水煎服。

黄山药

【来源】 黄山药为薯蓣科植物黄山药 Dioscorea panthaica Prain et Burk. 的干燥根茎。主产于四川、云南、贵州、湖南、广西等地。

【性状】 黄山药呈长圆形或不规则厚片，边缘不整齐，厚 1~5 mm。外表皮黄棕色，有纵皱纹，可见稀疏的须根残基。质硬。切面白色或黄白色，黄白点状维管束散在，断面纤维状（图681-1）。气微，味微苦。

【采收加工】 黄山药于栽后第 3 年冬季，地上部分完全枯萎后采挖，其根茎产量和薯蓣皂苷元含量较高。采挖根茎，剪去残留茎藤，除去须根及泥沙，切厚片，晒干或烘干。药材水分不得过9.0%。

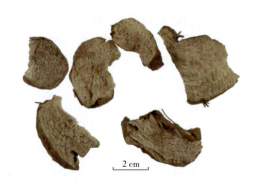

图 681-1 黄山药

不同物候期黄山药中薯蓣皂苷元的含量，见表 681-1。

表 681-1 不同物候期黄山药中薯蓣皂苷元的含量[1]

物候期	盛花期	果期	茎叶枯萎后至休眠期
薯蓣皂苷元含量 /%	2.54	0.91	1.13
薯蓣皂苷元产量 / (kg/hm²)	3.96	44.08	77.65

黄山药盛花期薯蓣皂苷元含量最高，茎叶枯萎期至休眠期根茎产量最高，且皂苷元积累量最高。

【贮藏】 黄山药贮存不当，易发霉、虫蛀。建议在25℃以下，单包装密封，大垛用黑色塑料布遮盖、密闭库藏。

【主要成分】 主要含伪原薯蓣皂苷、薯蓣皂苷、原薯蓣皂苷等甾体皂苷。

药典标准：水溶性浸出物不得少于10.5%；含伪原薯蓣皂苷不得少于0.050%。

[1]李伯刚,周瑾.黄山药物不同候期薯蓣皂苷元含量变化规律研究[J].天然产物研究与开发,1999,11(2)：23-26.

【性味归经】 苦、微辛，平。归胃、心经。

【功能主治】 理气止痛，解毒消肿。用于胃痛，吐泻腹痛，跌打损伤；外治疮痈肿毒，瘰疬痰核。

【用法用量】 内服：煎汤 15~30 g。外用：适量，鲜品绞汁涂；或捣烂敷。

【其他】

1. 黄山药具有治疗心肌缺血、降血脂、抗血小板聚集、降低血液黏稠度、抗氧自由基、抗肿瘤、抗病毒真菌、抑制破骨细胞分化和骨质吸收、祛痰等药理作用。

2. 云南玉溪的黄山药为同属植物三角叶薯蓣 *Dioscorea prazeri* Prain et Burk.，亦以根状茎入药，功能祛风除湿，止痛。

3. 治跌打损伤：黄山药 30 g。泡酒服。

黄药子

【来源】 黄药子为薯蓣科植物黄独 *Dioscorea bulbifera* L. 的干燥块茎。主要分布于长江以南。

【性状】 黄药子为圆形或椭圆形片，短径 1.5~4.5 cm，长径 3~7 cm，厚 3~12 mm。外皮棕黑色，有皱纹，密布黄白色微突起的须根痕，直径 1~2 mm，有的残留短小硬须根。切面平坦或凹凸不平，黄白色至黄棕色，多数密布颗粒状突起，并散有橙黄色麻点。质坚脆，易折断（图 682-1）。气微，味苦。

以身干、片大、外皮棕黑色、断面黄白色者为佳。

【采收加工】 秋、冬季采挖，除去茎叶及须根，趁鲜切开（小块或厚片），晒干或鲜用。药材水分不得过 15.0%。

【贮藏】 黄药子贮存不当，受潮易生虫、发霉。建议在 25℃以下，单包装遮光密封库藏；大垛用黑色塑料布遮盖、密闭库藏。

【主要成分】 主要含芪类、黄酮类、甾类、二萜内酯类、有机酸、小分子糖苷类等成分。

江苏省中药材标准（2016 年版）：水浸出物不得少于 11.0%。

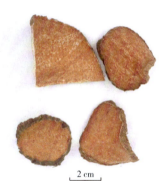

图 682-1　黄药子

广东省中药材标准（2011 年版）：醇浸出物不得少于 5.0%。

【性味归经】 苦，寒，小毒。归肺、肝经。

【功能主治】 清热、凉血、解毒。用于吐血，衄血，咽喉肿痛，痈肿疮毒，蛇虫咬伤。

【用法用量】 内服：煎汤，3~6 g。外用：适量，捣敷或研末调敷。

【其他】

1. 黄药子具有抗甲状腺疾病、抗肿瘤、抗氧化、抗病毒、抗菌消炎和调节机体免疫功能等药理作用，同时也具有一定的肝毒性。

2. 不宜多服、久服。有肝脏疾患者慎服。凡脾胃虚寒作泻或痈疽已溃者忌用。

3. 痈肿疮毒：黄药子 30 g，蒲公英 30 g，紫背天葵 30 g。研末加蜂蜜调敷。

4. 肺热咳嗽：黄药子 10 g，鱼鳅串 10 g。水煎服。

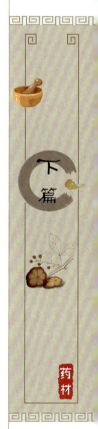

黄蜀葵花

【来源】 黄蜀葵花为锦葵科植物黄蜀葵 *Abelmoschus manihot* （L.） Medic. 的干燥花冠。全国大部分地区均有分布，主产于江苏、河北、湖南等地。

【性状】 黄蜀葵花多皱缩破碎，完整的花瓣呈三角状阔倒卵形，长 7~10 cm，宽 7~12 cm，表面有纵向脉纹，呈放射状，淡棕色，边缘浅波状；内面基部紫褐色。雄蕊多数，联合成管状，长 1.5~2.5 cm，花药近无柄。柱头紫黑色，匙状盘形，5 裂。气微香，味甘淡。

以朵大、色泽鲜艳、完整者为佳（图 683-1）；色棕黄色、破碎，质次（图 683-2）。

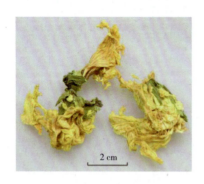

图 683-1　色泽鲜艳、完整，质优

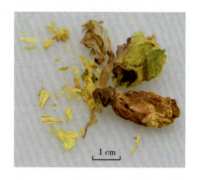

图 683-2　色棕黄色、破碎，质次

【采收加工】 夏、秋二季花开放时采收，其有效成分含量较高。上午采摘黄蜀葵花冠，干燥。采摘后黄蜀葵花中金丝桃苷流失极快，建议立即干燥，可用 60~80℃热风循环烘干，药材色泽好，含量高。药材水分不得少于 12.0%。

不同开放程度的黄蜀葵花有效成分的含量，见表 683-1。

表 683-1　不同开放程度的黄蜀葵花有效成分的含量（%）[1]

有效成分	未开放的花蕾	开放的花	凋谢的花
总黄酮	3.74	5.98	1.12
金丝桃苷	0.323	1.092	0.193

开放期黄蜀葵花的总黄酮和金丝桃苷含量较高，显著高于未开放和凋谢的花冠。

采收后放置时间对黄蜀葵花有效成分含量的影响，见表 683-2。

表 683-2　采收后放置时间对黄蜀葵花有效成分含量的影响[2]

放置时间/小时	0	1	2	4	5
金丝桃苷/%	1.092	0.707	0.520	0.252	0.187

黄蜀葵花采摘时金丝桃苷含量最高，随着放置时间延长而逐渐降低。建议采收后立即干燥。

不同干燥方法的黄蜀葵花有效成分的含量，见表 683-3。

表 683-3　不同干燥方法的黄蜀葵花有效成分的含量（%）[3]

	晒干	阴干	60℃烘干	80℃烘干	100℃烘干
性状	灰黄色至鲜黄色	灰绿色至鲜黄色	鲜黄色	鲜黄色	棕黄褐色
总黄酮	3.68	1.60	5.80	6.01	5.95

[1][2]王雅男, 王康才, 汤兴利, 等. 黄蜀葵花中 β- 半乳糖苷酶活性和金丝桃苷含量变化及其影响因素分析[J]. 植物资源与环境学报, 2012, 21（3）：69-73.

[3]刘志辉, 冯淑琴, 李国荣. 不同采收时间及干燥方法对黄蜀葵花总黄酮含量的影响[J]. 南京中医药大学学报, 1999,（15）：157.

中药材质量新说（第二版）

ZHONGYAOCAI ZHILIANG XINSHUO (DIERBAN)

药材

热风循环烘干的黄蜀葵花总黄酮含量较高，显著高于晒干和阴干的花。烘干温度过高，容易烘焦，总黄酮含量偏低。建议 60~80℃ 热风循环烘干。

【贮藏】 黄蜀葵花贮存不当，易变棕黄色，有效成分流失快。棕黄色者药效差。建议在 20℃ 以下，单包装密封，大垛用黑色塑料布遮盖、密闭库藏。

【主要成分】 主要含金丝桃苷、异槲皮苷、杨梅素等。

药典标准：醇溶性浸出物不得少于 18.0%；含金丝桃苷不得少于 0.50%。

【性味归经】 甘、寒。归肾、膀胱经。

【功能主治】 清利湿热，消肿解毒。用于湿热壅遏，淋浊水肿；外治痈疽肿毒，水火烫伤。

【用法用量】 内服：煎汤，10~30 g；研末内服，3~5 g。外用：适量，研末调敷。

【其他】

1. 孕妇禁服。

2. 黄蜀葵花具有镇痛、抗炎、解热、心肌保护等药理作用。临床用于治疗急慢性肾炎、糖尿病肾病疗效显著。

3. 治痈疽肿毒恶疮：黄蜀葵花，用盐掺，瓷器密封，经年不坏，敷患处。

4. 治红崩白带：黄蜀葵花鲜花、鸡冠花（红崩用红花，白带用白花）各 120 g。炖肉，数次分服。

黄 藤

【来源】 黄藤为防己科植物黄藤 *Fibraurea recisa* Pierre. 的干燥藤茎。中国广东东南部、香港、海南及广西西南部，云南西双版纳有栽培。

【性状】 黄藤呈长圆柱形，稍扭曲，直径 0.6~3 cm。表面灰褐色至黄棕色，粗糙，有纵沟和横裂纹，老茎外皮较易剥落。质硬，不易折断，折断时可见大量粉尘飞扬，断面不整齐，黄色，具纤维性，有棕黄色与黄棕色相间排列的放射状纹理，导管呈细孔状，木质部有时具裂隙，中心多为枯黄棕色或空腔（图 684-1）。气微，味苦。

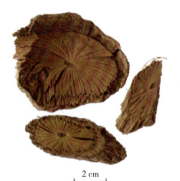

2 cm

图 684-1 黄 藤

以条粗，断面色黄者为佳。

【采收加工】 种植 4~5 年，主干基部直径在 3 cm 以上，即可采收。采收在秋、冬两季进行，在黄藤主干距地 40~50 cm 处砍下全株，去掉幼枝和叶，趁鲜切厚片或段，晒干或烘干，药材水分不得过 13.0%。

黄藤不同部位中有效成分含量测定，见表 684-1。

表 684-1 黄藤不同部位中有效成分含量测定[1]

部位	根	茎
盐酸巴马汀 /%	4.38	2.71

黄藤的根和茎的盐酸巴马汀含量相差近一倍，使用时应注意。

【贮藏】 黄藤贮存不当，易受潮发霉，有效成分流失快。建议在 25℃ 以下，单包装密封，大

[1] 张荣安，陈勇，许学健. 薄层扫描法测定黄藤根和茎中巴马汀与药根碱的含量[J]. 中成药，1999（4）：44-44.

垛用黑色塑料布遮盖、密闭库藏。

【主要成分】 主要含盐酸巴马汀（黄藤素）、药根碱、黄藤内酯、千金藤碱等。

药典标准：以盐酸甲醇溶液作溶剂，醇溶性浸出物不得少于 17.0%；含盐酸巴马汀不得少于 2.0%。

【性味归经】 苦，寒。归心、肝经。

【功能主治】 清热解毒，泻火通便。用于热毒内盛，便秘，泻痢，咽喉肿痛，目赤红肿，痈肿疮毒。

【用法用量】 内服：煎汤，30~60 g。外用：适量，煎水洗患处。

【其他】

1. 黄藤主要活性成分为生物碱类化合物，药理作用集中在抗炎、抗菌、增强免疫力等方向。单方药剂黄藤素片临床用于治疗多种感染性疾病，如妇科炎症、外科感染、菌痢、肠炎、呼吸道感染，眼结膜炎等。

2. 治细菌性痢疾：黄藤、华千金藤各 16 g，甘草 3 g。水煎服，每日 1 剂。

菊 芋

【来源】 菊芋为菊科植物菊芋 *Helianthus tuberosus* L. 的块茎或茎叶。全国大部分地区均有栽培。

【性状】 菊芋块茎：为不规则肥厚的块茎，多近椭圆形，长 3~10 cm，直径 1.5~7 cm，顶端有残留茎基和芽痕，表面类白色或浅紫色。质脆，易折断，断面白色，角质状（图 685-1）。气香，味甜。

菊芋茎叶：茎上部分枝，被短糙毛或刚毛。基部叶对生，上部叶互生，长卵形至卵状椭圆形，长 10~15 cm，宽 3~9 cm，上表面粗糙，下表面有柔毛，叶缘具锯齿，先端急尖或渐尖，基部宽楔形，叶柄上部具狭翅，头状花序数个生于枝端，瘦果楔形。

【采收加工】 秋季菊芋茎叶枯萎时采挖块茎，夏、秋季采收茎叶，鲜用或晒干。

【贮藏】 菊芋茎叶受潮易腐烂。建议在 25℃ 以下，单包装密封，大垛密闭库藏。

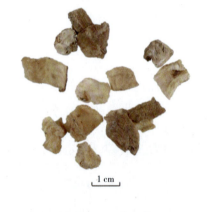

1 cm

图 685-1 菊 芋

菊芋块茎无周皮，易霉变腐烂，不耐贮藏。宜鲜采鲜食或加工制作菊粉。

【主要成分】 块根含菊糖、蔗糖等。地上部分含挥发油，其中芳香性成分主要是 β-甜没药烯。

【性味归经】 味甘，微苦；性凉。

【功能主治】 清热凉血，接骨。主治热病，肠热泻血，跌打骨伤。

【用法用量】 内服：煎汤，10~15 g；或块根 1 个，生嚼服。外用：鲜茎叶捣敷。

【其他】

1. 现代研究发现：菊芋提取菊糖对血糖具有双向调节作用，可治疗糖尿病。菊芋中含有一种与人类胰腺里内生胰岛素结构非常近似的物质，当尿中出现尿糖时，食用菊芋可以控制尿糖，有降低血糖作用。当人出现低血糖时，食用菊芋后同样能够得到缓解。

2. 菊芋经卫生部公告（2012 年第 16 号）批准为新资源食品。

中药材质量新说（第二版）ZHONGYAOCAI ZHILIANG XINSHUO (DIERBAN) 药材

3. 菊芋 60~90 g，切片，加水煎汤服。本方取菊芋有利尿的作用，可用于水湿停蓄、水肿、小便不利，此外也可用于糖尿病。

菊 苣

【来源】 菊苣为维吾尔族习用药材。为菊科植物毛菊苣 *Cichorium glandulosum* Boiss.et Huet 或菊苣 *Cichorium intybus* L. 的干燥地上部分或根。分布于北京、黑龙江、辽宁、山西等地。

【性状】 毛菊苣：茎呈圆柱形，稍弯曲；表面灰绿色或带紫色，具纵棱，被柔毛或刚毛，断面黄白色，中空。叶多破碎，灰绿色，两面被柔毛；茎中部的完整叶片呈长圆形，基部无柄，半抱茎；向上叶渐小，圆耳状抱茎，边缘有刺状齿。头状花序 5~13 个成短总状排列。总苞钟状，直径 5~6 mm；苞片 2 层，外层稍短或近等长，被毛；舌状花蓝色。瘦果倒卵形，表面有棱及波状纹理，顶端截形，被鳞片状冠毛，长 0.8~1 mm，棕色或棕褐色，密布黑棕色斑。气微，味咸、微苦。

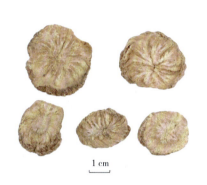

1 cm

图 686-1 菊 苣

毛菊苣根：主根呈圆锥形，有侧根和多数须根，长 10~20 cm，直径 0.5~1.5 cm。表面棕黄色，具细腻不规则纵皱纹。质硬，不易折断，断面外侧黄白色，中部类白色，有时空心。气微，味苦。

菊苣：茎表面近光滑。茎生叶少，长圆状披针形。头状花序少数，簇生；苞片外短内长，无毛或先端被稀毛。瘦果鳞片状，冠毛短，长 0.2~0.3 mm（图 686-1）。

菊苣根：根顶端有时有 2~3 叉。表面灰棕色至褐色，粗糙，具深纵纹，外皮常脱落，脱落后显棕色至棕褐色，有少数侧根和须根。嚼之有韧性。

【采收加工】 夏、秋茎叶茂盛时采割地上部分或秋末地上部分枯萎时挖根，除去泥沙和杂质，趁鲜切段或块，快速晒干。药材水分不得过 10.0%。

菊苣不同器官中总黄酮含量比较，见表 686-1。

表 686-1 菊苣不同器官中总黄酮含量比较（%）[1]

部位	根	茎	种子
总黄酮	1.09	2.12	3.15

菊苣不同器官总黄酮含量大小顺序为：种子＞茎＞根。
干燥方式对菊苣根中总黄酮及多酚含量的影响，见表 686-2。

表 686-2 干燥方式对菊苣根中总黄酮及多酚含量的影响[2]

干燥方式	温度 /℃	总黄酮含量 /（mg/g）	总酚含量 /（mg/g）
阴干	20	2.65	4.97
冻干	−43	3.55	7.28

[1]热阳古·阿布拉，热比古丽·依敏，木尼热·阿不都克里木. 维吾尔医药材菊苣不同器官总黄酮含量的对比研究[J].喀什师范学院学报（汉文版），2017（3）：48-50.
[2]尚红梅，郭玮，潘丹，等. 干燥方式对菊苣根多酚含量和抗氧化活性的影响[J].食品科学，2015，36（1）：84-88.

下篇

药材

干燥方式	温度/℃	总黄酮含量/（mg/g）	总酚含量/（mg/g）
热风干燥	40	3.11	5.91
	50	3.31	6.43
	60	4.05	6.97
	70	3.41	7.56
	80	3.27	7.09
	90	3.14	6.28
	100	2.91	5.60
	120	2.68	5.15

菊苣根 60℃烘干总黄酮含量最高，70℃烘干总酚含量最高。综合考虑总黄酮、总酚含量 2 项指标，菊苣根 60℃热风干燥最优。

【贮藏】 菊苣贮存不当，受潮易霉烂。建议在 25℃以下，单包装密封，大垛用黑色塑料布遮盖、密闭库藏。

【主要成分】 主要含萜类（如山莴苣素、野莴苣苷、山莴苣醇、菊苣内酯 A、菊苣萜苷 B 及 C），还有多糖类、有机酸类、生物碱类、香豆素等。

药典标准：醇溶性浸出物不得少于 10.0%。

【性味归经】 微苦、咸，凉。归肝、胆、胃经。

【功能主治】 清肝利胆，健胃消食，利尿消肿。用于湿热黄疸，胃痛食少，水肿尿少。

【用法用量】 内服：煎汤，9~18 g。外用：煎水洗。

【其他】

1. 菊苣具有保肝、抗菌、降尿酸、降血糖、降血脂、抗氧化、抗炎、杀虫镇痛、促进伤口愈合、提高免疫功能药理活性。

2. 以菊苣根为原料，加工制得菊粉。菊粉是一种重要的益生元（即双歧因子），双向调节肠道菌群，改善肠道功能，增强消化和排便功能，防止便秘和腹泻；增强新陈代谢功能，快速恢复烫伤和其他受伤伤口。

3. 菊苣茶：菊苣 15 g。栀子 10 g。葛根 5 g。桑叶 10 g，百合 8 g。帮助尿酸排泄，降低高尿酸血症人群的血清尿酸水平，缓解痛风性关节炎。

菠菜子

【来源】 菠菜子为藜科植物菠菜 *Spinacia oleracea* L. 的干燥成熟果实。全国各地均有栽培。

【性状】 菠菜子呈类卵圆形或扁圆形，长 1.8~5.6 mm，宽 1.5~3.6 mm。表面灰绿色至灰褐色，一端略尖或具 1~4 刺，刺长 0.7~5 mm，两刺之间夹角 30°~180°。质硬。种皮红褐色至棕褐色，不易剥离；种子卵圆或类圆形，种脐位于狭端，稍突出，两侧具凹陷纵沟，子叶 2（图 687-1）。气微，味微涩。

【采收加工】 果实成熟时采收地上部分，晒干或低温干燥，打下果实，除去杂质。药材水分不得过 10.0%。

【贮藏】 菠菜子贮存不当，受潮易霉变、易虫蛀。建议在

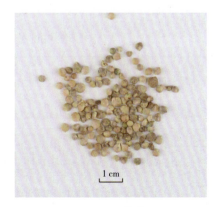

图 687-1　菠菜子

25℃以下，单包装遮光密封库藏；大垛用黑色塑料布遮盖、密闭库藏。

【主要成分】　主要含小龙骨素、β-蜕皮甾酮，α-菠菜甾醇、豆甾烯醇、豆甾烷醇等成分。甘肃省中藏药材标准：醇溶性浸出物不得少于8.0%。

【性味归经】　性微温，味微辛、甜。归脾、肺经。

【功能主治】　清肝明目，止咳平喘。用于风火目赤肿痛，咳喘。

【用法用量】　内服：煎汤，9~15g；或研末。

【其他】

1. 风火赤眼：菠菜子、野菊花各适量。水煎服。

2. 咳喘：菠菜子以文火炒黄，研粉，每次4.5g。温开水送服，每日2次。

梧桐根

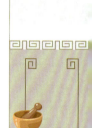

【来源】　梧桐根为梧桐科植物梧桐 *Firmiana simplex*（L.）W. F. Wight 的干燥根。全国大部分地区均有分布。

【性状】　梧桐根呈不规则圆柱形，弯曲，长6~50cm，直径1~10cm。表面灰棕色或棕褐色，有纵纹。体轻，韧性强，易纵裂，不易折断，断面纤维性，皮部棕褐色或黄棕色，易剥落，木部黄白色（图688-1）。气腥，味微苦。

【采收加工】　秋季采挖，除去泥沙、须根，洗净，晒干。建议趁鲜切片，快速晒干或烘干。药材水分不得过13.0%。

【贮藏】　梧桐根贮存不当，易虫蛀，受潮易发霉。建议在20℃以下，单包装遮光密封库藏；大垛用黑色塑料布遮盖、密闭库藏。

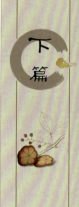

1 cm

图688-1　梧桐根

【主要成分】　主要含生物碱类、鞣质类、黄酮类、蒽醌类、内酯类、香豆素类、有机酸类、甾醇类、三萜等成分。

【性味归经】　甘，平。归肺、肝、肾、大肠经。

【功能主治】　祛风除湿，调经止血，解毒疗疮。用于风湿关节疼痛，肠风下血，月经不调，跌打损伤，哮喘。

【用法用量】　内服：15~30g；鲜品30~50g，煎汤或捣汁。外用适量，捣敷。

【其他】

1. 风湿疼痛：梧桐鲜根30~45g（干品24~36g）。酒水各半同煎1小时，内服，加1个猪脚同煎更好。

2. 哮喘：梧桐根15~30g。水煎服。

梅　花

【来源】　梅花为蔷薇科植物梅 *Prunus mume*（Sieb.）Sieb. et Zucc. 的干燥花蕾。白花绿萼，花瓣多，称白梅花，白梅花主产于安徽、江苏、浙江等地；花冠淡红色，重瓣，萼红褐色者称"红

梅花"，主产于四川、湖北等地。入药以白梅花为主，红梅花则
较少使用。

【性状】 梅花呈类球形，直径 3~6 mm，有短梗。苞片数
层，鳞片状，棕褐色。花萼 5，灰绿色或棕红色。花瓣 5 或多
数，黄白色或淡粉红色。雄蕊多数；雌蕊 1，子房密被细柔毛。
体轻（图 689-1）。气清香，味微苦、涩。

以完整、含苞未放、气清香者为佳。

【采收加工】 初春花未开放时采摘，及时低温干燥。药材水
分不得过 13.0%。

【贮藏】 梅花贮存不当，受潮易发霉，易虫蛀，香气极易散
失。建议在 20℃以下，单包装密封，大垛用黑色塑料布遮盖、密
闭库藏。

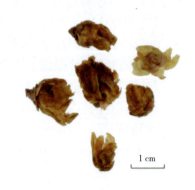

图 689-1 梅 花

【主要成分】 主要含黄酮（如金丝桃苷、异槲皮苷）、挥发油、有机酸（如绿原酸）等。

药典标准：醇溶性浸出物不得少于 30.0%，含绿原酸不得少于 3.0%，含金丝桃苷和异槲皮苷
的总量不得少于 0.35%。

【性味归经】 微酸，平。归肝、胃、肺经。

【功能主治】 疏肝和中，化痰散结。用于肝胃气痛，郁闷心烦，梅核气，瘰疬疮毒。

【用法用量】 内服：3~5 g，煎汤或泡水。或入丸、散。外用：鲜品敷贴。

【其他】

1. 梅花具有抗氧化、抗血小板凝集、防止黑色素沉积、抗抑郁等药理活性。

2. 梅花、玫瑰花、茉莉花各适量。每日泡水服用。行气解郁。适用于情志抑郁，肝气犯胃而
致梅核气，胸胁胀满，呕吐反胃，饮食减少等病症。

3. 治妊娠呕吐：梅花 6 g。开水冲泡，代茶饮。

4. 治咽喉异物感，上部食管痉挛：梅花、玫瑰花各 3 g。开水冲泡，代茶常饮。

救必应

【来源】 救必应为冬青科植物铁冬青 *Ilex rotunda* Thunb. 的干燥树皮。产于我国长江流域以南
至南部各地。

【性状】 救必应根皮呈卷筒状、半卷筒状或略卷曲的板片
状，长短不一，厚 1~15 mm。外表面灰白色至灰褐色，粗糙，常
有皱纹。树皮较薄，边缘略向内卷，外表面有较多椭圆状突起的
皮孔。内表面黄绿色、黄褐色或棕褐色，有细纵纹。质硬而脆，
断面略平坦，稍呈颗粒性（图 690-1）。气微，味苦、微涩。

以皮厚、苦味浓、无碎杂物者为佳。

【采收加工】 夏秋季生长旺盛时剥取树皮，晒干。药材水分
不得过 11.0%。

【贮藏】 救必应贮存不当，有效成分易流失。建议在 25℃以
下，单包装密封，大垛密闭库藏。

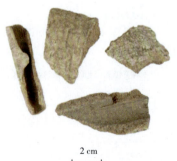

图 690-1 救必应

【主要成分】 主要含萜类及皂苷类（如紫丁香苷、和梗冬青
苷、铁冬青酸）、甾类、芳香族类化合物（芥子醛、二丁香苷醚）、醛类等成分。

药典标准：醇溶性浸出物不得少于 25.0%；含紫丁香苷不得少于 1.0%，含长梗冬青苷不得少于 4.5%。

中药材质量
新说
（第二版）
ZHONGYAOCAI
ZHILIANG
XINSHUO
(DIERBAN)
药材

【性味归经】 苦，寒。归肺、胃、大肠、肝经。

【功能主治】 清热解毒，利湿止痛。用于暑湿发热，咽喉肿痛，湿热泻痢，脘腹胀痛，风湿痹痛，湿疹，疮疖，跌打损伤。

【用法用量】 内服：煎汤，9~30 g。外用：适量，煎浓汤涂敷患处。

【其他】

1. 救必应具有抗心律失常、抗心肌缺血、降血压、抗菌、抗炎、镇痛、抗肿瘤等药理活性，在消化系统、口腔、皮肤外伤、感冒等疾病中都有广泛的临床应用。

2. 治风热头痛：救必应 30 g。水煎，日服 3 次。

雪上一枝蒿

【来源】 雪上一枝蒿为毛茛科植物短柄乌头 *Aconitum brachypodum* Diels、铁棒锤 *Aconitum pendulum* Busch 或宣威乌头 *Aconitum nagarum* var. *lasiandrum* W. T. Wang 的干燥块根。分布于云南、四川等地。

【性状】 短柄乌头：块根呈短圆柱形或圆锥形，长 2.5~7.5 cm，直径 0.5~1.5 cm；子根表面灰棕色，光滑或有浅皱纹及侧根痕；质脆，易折断，断面白色，粉性，有黑棕色环。母根表面棕色，有纵皱沟及侧根残基；折断面不平坦，中央裂隙较多。气微，味苦麻。

铁棒锤：母根呈纺锤状圆柱形，长 5~10 cm，直径 0.5 cm；表面具细纵皱纹，顶端留有茎的残基及子根痕。子根呈圆锥形，长 2~5 cm，直径 0.5~1.5 cm；表面暗棕色或黑棕色；多数平滑或稍有纵皱纹，有侧根痕；质硬，断面白色，粉性，少数呈角质样黄色。

宣威乌头：块根呈纺锤状圆柱形，有分支。长 5~7 cm，直径 1~1.5 cm，表面棕色至深棕色或因表皮脱落而呈浅色花纹，有细纵皱纹及少数侧根痕。质较脆，易折断，折断面平坦，可见圆形浅棕色形成层环。

以质硬脆、断面色白、粉性足者为佳（图 691-1）。

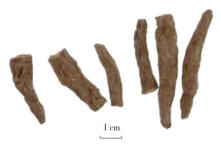

1 cm

图 691-1 雪上一枝蒿

【采收加工】 秋末冬初地上叶枯黄时采挖，除去须根及杂质，干燥。药材水分不得过 15.0%

【贮藏】 雪上一枝蒿贮存不当，极易虫蛀，有效成分易流失。建议在 25℃ 以下，单包装密封，大垛用黑色塑料布遮盖、密闭库藏。

雪上一枝蒿有大毒，需单独存放，专人保管。

【主要成分】 主要含乌头碱、次乌头碱、新乌头碱及一枝蒿甲素、乙素、丙素、丁素、庚素等。

湖南省中药材标准：含雪上一枝蒿总碱以雪上一枝蒿甲素计，不得少于 0.40%。

【性味归经】 苦、辛，温；有大毒。归肝、肾经。

【功能主治】 祛风除湿，活血止痛。用于风湿骨痛，跌打损伤，肢体疼痛，牙痛，疮痈肿毒，癌性疼痛。

【用法用量】 常用量：一次 25~50 mg；极量：每次 70 mg。

【其他】

1. 本品有大毒，应在医生指导下服用。未经炮制，不宜内服。孕妇、心脏病、溃疡病患者及小儿禁服。酒剂禁内服。

2. 雪上一枝蒿具有镇痛、抗肿瘤、抗炎等药理活性。

下篇

药材

3.中毒表现：全身乏力、休克、畏寒、大汗淋漓；呼吸困难、呼吸急促；口舌、唇或四肢麻痹、头晕、视物模糊、躁动不安、意识模糊、头痛、抽搐、精神障碍、昏迷；恶心呕吐、腹部不适、腹泻；心律失常、心悸、血压下降、胸闷、心动过速、心慌。

4.雪上一枝蒿中毒剂量一般为0.5~3 g，中毒在口服后10~30分钟出现，注射用药即刻发生，最迟者为给药后6小时。

5.雪上一枝蒿有大毒，弊大于利，应尽量不用或选其他药物替代。

雪 燕

【来源】 雪燕是苹婆属刺苹婆树 *Sterculia urens* Roxb 的植物木髓分泌物。主要生长在缅甸和中国云南地区，越南有少量分布。

【性状】 雪燕刚刚分泌出来时像水晶一样晶莹剔透，接触空气氧化后，颜色逐渐变黄，形成红色、黑色、棕色；雪燕容易黏着沙尘、树皮等杂质。雪燕分泌出来即有一股酸味，泡发后，酸味立即消失，食用也无任何酸味（图692-1）。

【采收加工】 雪燕树生长到一定程度（一般是五六年），要先给树打洞。打洞后须等待几天，雪燕树开始产雪燕。收集雪燕，阴干后，将雪燕收集起来，除去杂质。

【贮藏】 雪燕贮存不当，受潮受热易发黏、变黑，易变质。建议在20℃以下，用深色食品包装袋，单包装密封库藏。

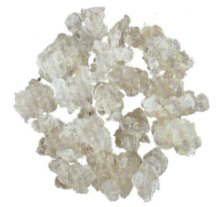

图692-1 雪 燕

【主要成分】 主要含微量元素、氨基酸、活性多糖。雪燕多糖中的单糖组成成分主要是鼠李糖、半乳糖、半乳糖醛酸、葡萄糖醛酸等。

【用法用量】 雪燕泡发倍数为30~50倍。每人每次3 g，置于水中泡发6小时，清水冲洗3遍，用镊子拣出树皮等杂质，炖服。

【其他】

1.雪燕能抑制蔗糖吸收，减少血糖升高，改善2型糖尿病，防治肥胖、高血压、高血脂等。

2.雪燕有珍贵的营养价值，可以补水保湿，减少脂肪和滋润肠道，改善身体的免疫调节。有研究报道雪燕还能抑制癌症的生长和转移，调节人体胶原蛋白的生长，使皮肤饱满、紧致和富有弹性。

3.牛奶炖雪燕：按每人3 g雪燕，开水浸泡6小时后盛入炖盅内，加纯牛奶至没过食材，小火慢炖20分钟后，加黄冰糖即可食用。

野马追

【来源】 野马追为菊科植物轮叶泽兰 *Eupatorium lindleyanum* DC. 的干燥地上部分。主产于江苏盱眙县，全部大部分地区均有分布。

【性状】 野马追茎呈圆柱形，长30~90 cm，直径0.2~0.5 cm；表面黄绿色或紫褐色，有纵棱，密被灰白色茸毛；质硬，易折断，断面纤维性，髓部白色。叶对生，无柄；叶片多皱缩，展平后叶片3全裂，似轮生，裂片条状披针形，中间裂片较长；先端钝圆，边缘具疏锯齿，上表面绿褐色，下表面黄绿色，两面被毛，有腺点（图693-1）。头状花序顶生。气微，叶味苦、涩。

以叶多、色绿、带初开的花者为佳。

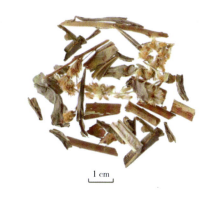

1 cm

图693-1 野马追

【采收加工】 夏末秋初，花初开时采收，除去杂质，晒干。建议摊薄快速晒干。药材水分不得过13.0%。

不同采收期野马追产量、总黄酮含量及单位面积生物产量比较，见表693-1。

表693-1 不同采收期野马追产量、总黄酮含量及单位面积生物产量比较[1]

采收时间	分株繁殖			种子繁殖		
	干重/kg	总黄酮含量/（mg/g）	生物产量/g	干重（kg）	总黄酮含量/（mg/g）	生物产量/g
7月10日	0.80	7.40	5.9	0.63	7.60	4.8
7月15日	1.25	10.53	13.2	0.85	10.40	8.8
7月20日	1.40	14.30	20.0	1.00	13.50	13.5
7月25日	1.30	11.17	14.5	1.05	11.08	11.6
7月30日	1.25	7.81	9.8	1.00	7.43	7.4
8月5日	1.25	6.20	7.8	1.00	6.51	6.5
8月10日	1.15	4.47	5.1	1.10	5.51	6.1
8月15日	1.10	3.34	3.7	1.00	4.36	4.4

种子繁殖和分株繁殖的野马追中总黄酮含量均呈"两头低、中间高"的变化趋势，即总黄酮含量在植物生长过程中逐渐升高，等到7月20日少数顶花开放时达到顶峰，之后急速下降。故野马追应在7月中下旬，顶花初开时快速收割。

【贮藏】 野马追贮存不当易变色，无绿色者基本无疗效。建议在20℃以下，单包装密封，大垛用黑色塑料布遮盖、密闭库藏。

【主要成分】 主要含倍半萜、三萜、挥发油、甾体和黄酮类化合物。

药典标准：醇溶性浸出物不得少于9.0%；含金丝桃苷不得少于0.020%。

【性味归经】 苦，平。归肺经。

【功能主治】 化痰止咳平喘。用于痰多咳嗽气喘。

【用法用量】 内服：煎汤，30~90 g。

【其他】

1. 野马追具有抗炎、抗病毒、抗菌等药理作用；以野马追为君药的复方野马追颗粒等产品，主要用于呼吸系统疾病和高血压等的治疗。

2. 治感冒发热、痰多咳喘、钩端螺旋体病：野马追30~60 g。水煎服。

3. 治慢性支气管炎：野马追30 g，或配苏子、旋覆草各9 g。水煎服。

[1]胡林水.野马追最佳采收期的研究[J].中国药业，2006，15（2）：63-64.

733

野木瓜

【来源】 野木瓜为木通科植物野木瓜 *Stauntonia chinensis* DC. 的干燥带叶茎枝。产于贵州、广东、广西等地。

【性状】 野木瓜茎呈圆柱形，长 3~5 cm，直径 0.2~3 cm。粗茎表面灰黄色或灰棕色，有粗纵纹，外皮常块状脱落；细茎表面深棕色，具光泽，纵纹明显，可见小枝痕或叶痕。切面皮部狭窄，深棕色，木部宽广，浅棕黄色，有密集的放射状纹理和成行小孔，髓部明显。质硬或稍韧。掌状复叶互生，小叶片长椭圆形，革质，长 5~10 cm，宽 2~4 cm，先端尖，基部近圆形，全缘，上表面深棕绿色，有光泽，下表面浅棕绿色，网脉明显；小叶柄长约 1.5 cm（图 694-1）。气微，味微苦涩。

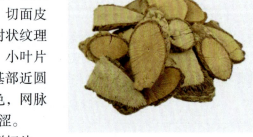

图 694-1 野木瓜

【采收加工】 全年均可采割，除去杂质，藤茎趁鲜切片，晒干或鲜用。药材水分不得过 15.0%。

【贮藏】 野木瓜贮存不当，易受潮发霉。建议在 20℃以下单包装密封，大垛用黑色塑料布遮盖、密闭库藏。

【主要成分】 主要含三萜皂苷，还含有酚、糖、黄酮、荷苞花苷 B、木脂素苷、苯乙醇苷等。药典标准：木通苯乙醇苷 B 不得少于 0.040%；醇溶性浸出物不得少于 10.0%。

【性味归经】 微苦，平。归肝、胃经。

【功能主治】 祛风止痛，舒筋活络。用于风湿痹痛，腰腿疼痛，头痛，牙痛，痛经，跌打伤痛。

【用法用量】 内服：煎汤，9~15 g；或浸酒。外用：适量，捣烂敷。

【其他】

1. 野木瓜具有抗炎镇痛、放射增敏、抗肿瘤、抗补体活性、促进神经细胞生长等药理作用。野木瓜单味制剂野木瓜注射液临床用于治疗坐骨神经痛、带状疱疹后遗神经痛、头痛、风湿性关节炎等病症。

2. 治疗烫伤：野木瓜鲜叶适量，和食盐少许，捣烂敷患处。

野牡丹

【来源】 野牡丹为野牡丹科植物野牡丹 *Melastoma candidum* D. Don 的干燥全草。分布于西南、华南、华东等地区。

【性状】 野牡丹茎枝上密被黄棕色或棕褐色粗毛；老茎表面粗糙，可见粗鳞片状毛，伏贴于茎上。根稍弯曲，淡黄色或黄褐色。叶对生，具短柄，多皱缩、脱落；展平后呈宽卵形、卵形或长卵形，长 3~8 cm，宽 2~5 cm；叶全缘，叶上表面黄绿色，叶下表面黄色至棕黄色；两面密被紧贴的粗毛；叶脉明显突出，通常 5~7 条，侧脉横向平行排列整齐。有的可见枝端残花 1~5 朵；可见幼果，近杯状，密被黄褐色鳞片状粗毛。茎质坚硬，不易折断；叶革质，稍硬脆，易破碎（图 695-1）。气微，味淡，微酸、涩。

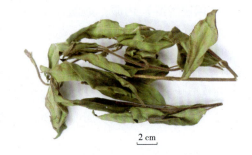

2 cm

图 695-1 野牡丹

以老茎少，叶多者为佳。

【采收加工】 全年可采收，以夏、秋季植株生长旺盛时采集为佳。挖取全草；晒干，或切成短段；晒干。药材水分不得过9.0%。

【贮藏】 野牡丹贮存不当，受潮易霉变，易变色。建议在25℃以下，单包装遮光密封库藏；大垛用黑色塑料布遮盖、密闭库藏。

【主要成分】 主要含黄酮类化合物（如栗木鞣花素、蜡菊苷、槲皮苷、槲皮素、芦丁）等成分。

广东省中药材标准（2011年版）：醇溶性浸出物不得少于7.0%。

【性味归经】 酸、涩，微寒。归肺、脾、胃、肝经。

【功能主治】 利湿消滞，活血止血，清热解毒。用于食积不化，湿热泄泻，热毒泻痢，湿热黄疸，带下，跌打损伤，外伤出血，产后瘀阻腹痛，乳汁不下，衄血，咳血，吐血，便血，崩漏经多，肠痈，炭疽，痈肿疔疮，水火烫伤，蛇虫咬伤。

【用法用量】 内服：煎汤，9~15 g；或研末；或泡酒；或绞汁。外用：适量，捣敷；研末调敷；煎汤洗或口嚼（叶）敷。

【其他】

1. 孕妇慎服。

2. 野牡丹具有抑菌、抑制腹泻、止咳、平喘、祛痰、抗衰老、清除自由基、抗氧化、抗高血压等药理活性。

3. 治跌打损伤：野牡丹30 g，金樱子根15 g。和猪瘦肉酌加红酒炖服。

4. 治痈肿：鲜野牡丹叶30~60 g。水煎服，渣捣烂外敷。

5. 野牡丹科植物展毛野牡丹、野牡丹的干燥根及茎在广西等地也作野牡丹药材使用。收敛，止血，解毒；用于泻痢，崩漏带下，内外伤出血。

☙ 蛇 莓 ❧

【来源】 蛇莓为蔷薇科植物蛇莓 Duchesnea indica（Andrews）Focke 的干燥全草。分布于辽宁以南各地。

【性状】 蛇莓根茎粗短，有多数长而纤细的匍匐茎，全体有白色柔毛。叶互生，掌状复叶，小叶3片，顶生小叶较大，侧生二小叶较小，完整者展平后呈菱状卵形，边缘具钝齿；托叶窄卵形至宽披针形。花黄色，单生于叶腋，具长柄，柔软，被疏长毛。果序扁球形或长椭圆形，棕色至棕褐色（图696-1）。气微，味微酸。

以干燥，色灰绿、叶多、无杂质者为佳。

【采收加工】 花期前后采收，洗净，晒干或鲜用。水分不宜过13.0%。

不同采收期蛇莓药材中5种黄酮类成分含量测定，见表696-1。

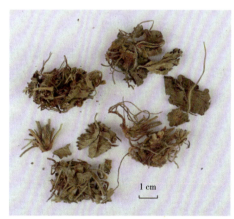

1 cm

图696-1 蛇莓

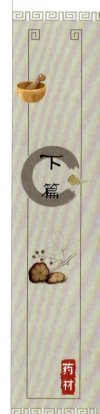

表 696-1　不同采收期蛇莓药材中 5 种黄酮类成分含量测定（μg/g）[1]

采收期	芦丁	金丝桃苷	异槲皮素	洋芹素	山柰酚
4 月	373.4	265.8	24.7	14.2	4.7
5 月	486.4	327.4	26.7	6.2	4.6
6 月	1627.3	767.3	132.9	7.6	10.3
7 月	1428.1	584.7	176.3	12.2	9.3
8 月	976.2	345.1	84.7	15.7	12.2

6 月蛇莓中芦丁、金丝桃苷含量最高，7 月芦丁中异槲皮素含量最高，6、7 月蛇莓生长旺盛，有效成分含量高。

【贮藏】　蛇莓贮存不当，易受潮，见光色易枯黄，色淡者药效低。建议单包装遮光密封库藏；大垛用黑色塑料布遮盖、密闭库藏。

【主要成分】　主要含五环三萜类（如乌苏酸、齐墩果酸）、黄酮类、酚酸及酚酸酯类、鞣花酸类、甾醇类等成分。

宁夏中药材标准（2018 年版）：稀乙醇热浸出物不得少于 18.0%。

【性味归经】　甘、苦，寒。小毒。归肝、肺、大肠经。

【功能主治】　清热解毒，凉血止血，散结消肿。用于热病，惊痫，咳嗽，吐血，咽喉肿痛，痢疾，痈肿，疔疮。

【用法用量】　内服：煎汤 10~15 g，鲜品 30~60 g。外用：适量，敷患处。

【其他】

1. 孕妇及儿童慎服。

2. 蛇莓有抗癌、抗菌、抗病毒、杀虫、增强免疫、兴奋子宫等药理作用，临床用于治疗白喉、慢性咽炎、穿孔性阑尾炎、细菌性痢疾等病症。

3. 治感冒发热咳嗽：蛇莓鲜品 30~60 g。水煎服。

4. 治蛇窜丹：蛇莓草适量，雄黄 1.5 g，大蒜 1 个。共捣烂，敷患处。

5. 小儿高热惊风：蛇莓根 3 g。水煎服。

蛇　蜕

【来源】　蛇蜕为游蛇科动物黑眉锦蛇 *Elaphe taeniura* Cope、锦蛇 *Elaphe carinata*（Guenther）或乌梢蛇 *Zaocys dhumnades*（Cantor）等蜕下的干燥表皮膜。主产于中南、华东等地区。

【性状】　蛇蜕呈圆筒形，多压扁而皱缩，完整者形似蛇，长可达 1 m。背部银灰色或淡灰棕色，有光泽，鳞迹菱形或椭圆形，衔接处呈白色，略抽皱或凹下；腹部乳白色或略显黄色，鳞迹长方形，呈覆瓦状排列。体轻，质微韧，手捏有润滑感和弹性，轻轻搓揉，沙沙作响（图 697-1）。气微腥，味淡或微咸。

以色白、皮细、条长、粗大、整齐不碎、无

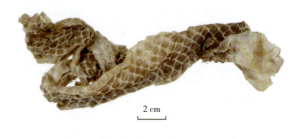

2 cm

图 697-1　蛇　蜕

[1] 王治阳, 张峰, 代震, 等. HPLC 法同时测定 5 个采收期蛇莓中 5 种黄酮成分 [J]. 中成药, 2017, 39（4）: 786-789.

泥沙杂质者为佳。

【采收加工】 春末夏初或冬初采集，以4—10月最多，除去泥沙，干燥。

【贮藏】 蛇蜕粗放式贮藏，受潮易霉烂、易虫蛀。建议在25℃以下单包装密封，大垛用黑色塑料布遮盖、密闭库藏。

【主要成分】 主要含骨胶原、氨基酸、脂肪酸、甾醇、无机元素等。

【性味归经】 咸、甘，平。归肝经。

【功能主治】 祛风，定惊，解毒，退翳。用于小儿惊风，抽搐痉挛，翳障，喉痹，疔肿，皮肤瘙痒。

【用法用量】 内服：煎汤，2~3 g；研末吞服0.3~0.6 g。外用：适量，煎汤洗；研末撒或调敷。

【其他】

1. 孕妇禁服。

2. 蛇蜕具有抗炎、抗菌、抗病毒、抗肿瘤等药理活性，临床上多用于带状疱疹、脑囊虫病、子宫肌瘤、疖腮等。

❧ 银 耳 ❧

【来源】 银耳为银耳科真菌银耳 *Tremella fuciformis* Berk. 的干燥子实体。夏、秋二季采收，除去杂质，干燥。主产四川、贵州、湖北、福建等地。

【性状】 银耳呈不规则的花朵状或皱缩的块片，由众多细小屈曲的瓣片组成。类白色至黄色，略呈半透明状，微有光泽；基蒂黄褐色。质硬而脆。水浸后膨胀，柔软而有弹性，有胶质（图698-1）。气特异，味淡。

药材以身干、朵大、色白者为佳。

【采收加工】 子实体发育成熟时采收，除去杂质和耳基发黄的部分，清水洗净，干燥。水分不得过18.0%。

【贮藏】 银耳贮存不当，易受潮霉变、虫蛀，易变色。建议在20℃以下，单包装密封，防压，大垛用黑色塑料布遮盖、密闭库藏。

【主要成分】 主要含银耳多糖（如酸性杂多糖、酸性低聚糖、中性杂多糖）等。

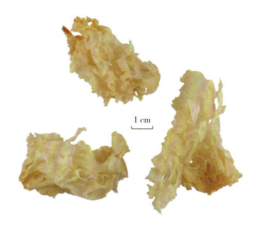

1 cm

图698-1 银 耳

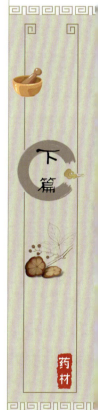

四川省中药材标准（2010年版）：水溶性浸出物不得少于20.0%，含银耳多糖以无水葡萄糖计，不得少于37.0%。

【性味归经】 甘、淡，平。归肺经。

【功能主治】 滋阴润肺，养胃生津。用于虚劳咳嗽，痰中带血，肺燥干咳。虚热口渴，产后或病后体虚。

【用法用量】 内服：3~10 g，或冰糖蒸（炖）服。

【其他】

1. 银耳具有升白细胞抗肿瘤、降血糖降血脂、抗炎抗溃疡、抗放射抗突变、抗血栓延缓衰老等作用。

2. 润肺，止咳，滋补：白木耳6 g，竹参6 g，淫羊藿3 g，冰糖、猪油适量。蒸，服时去渣，参、耳连汤内服。

3.热病伤津，口渴引饮：银耳 10 g，芦根 15 g，小环草 10 g。水煎，去渣喝汤，并吃银耳。

甜瓜子

【来源】 甜瓜子为葫芦科植物甜瓜 *Cucumis melo* L. 的干燥成熟种子。全国各地广泛栽培。

【性状】 甜瓜子呈扁平长卵形，长 5~9 mm，宽 2~4 mm。表面黄白色、浅棕红色或棕黄色，平滑，微有光泽。一端稍尖，另端钝圆。种皮较硬而脆，内有膜质胚乳和子叶 2 片（图 699-1）。气微，味淡。

以黄白色、颗粒饱满者为佳。

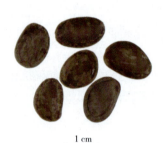

1 cm

图 699-1 甜瓜子

【采收加工】 夏、秋二季果实成熟后，收集种子，洗净，晒干。

【贮藏】 甜瓜子贮存不当，易霉变、易虫蛀，有效成分流失快。建议在 25℃以下，单包装密封，大垛用黑色塑料布遮盖、密闭库藏。

【主要成分】 主要含黄酮类、结晶性球蛋白与谷蛋白、脂肪油等成分。甜瓜子种仁含脂肪油量可高达 44.5%。

【性味归经】 甘，寒。归肺、胃、大肠经。

【功能主治】 清肺，润肠，化瘀，排脓，疗伤止痛。用于肺热咳嗽，便秘，肺痈，肠痈，跌打损伤，筋骨折伤。

【用法用量】 内服：煎汤，9~30 g，或研末吞服，3~6 g。

【其他】

1.用时捣碎，便于有效成分溶出。

2.甜瓜子具有驱虫、利尿、抑菌等药理活性。

3.治心烦口渴：甜瓜子 9 g，麦门冬 12 g，天花粉 12 g。水煎服。

猪牙皂

【来源】 猪牙皂是豆科植物皂荚 *Gleditsia sinensis* Lam. 的干燥不育果实。主产于四川、山东、陕西、湖北、河南等地。

【性状】 猪牙皂呈圆柱形，略扁而弯曲，长 5~11 cm，宽 0.7~1.5 cm。表面紫褐色或紫棕色，被灰白色蜡质粉霜，擦去后有光泽，并有细小的疣状突起和线状或网状的裂纹。顶端有鸟喙状花柱残基，基部有果梗残痕。质硬而脆，易折断，断面棕黄色，中间疏松，有淡绿色或淡棕黄色的丝状物，偶有发育不全的种子（图 700-1）。气微，有刺激性，味先甜而后辣。

以个小饱满、色紫黑、有光泽、无果柄、质坚硬、肉多而粘、断面淡绿色者为佳。

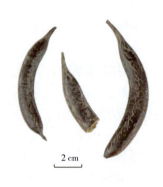

2 cm

图 700-1 猪牙皂

中药材质量新说（第二版）ZHONGYAOCAI ZHILIANG XINSHUO (DIERBAN) 药材

【采收加工】 秋季果实成熟后采收。打下果实，拣净杂质，晒干，水分不得过 14.0%。

【贮藏】 猪牙皂贮存不当，易虫蛀霉变。建议在 25℃以下，单包装密封，大垛用黑色塑料布遮盖、密闭库藏。

【主要成分】 主要含三萜皂苷，还含有鞣质、烷烃、甾醇、微量元素等。

【性味归经】 辛、咸，温；有小毒。归肺、大肠经。

【功能主治】 祛痰开窍，散结消肿。用于中风口噤，昏迷不醒，癫痫痰盛，关窍不通，喉痹痰阻，顽痰喘咳，咯痰不爽，大便燥结；外治痈肿。

【用法用量】 内服：1~1.5 g，多入丸散用。外用：适量，研末吹鼻取嚏或研末调敷患处。

【其他】

1. 猪牙皂具有抗炎、抗过敏、抗肿瘤、抗病毒、改善心肌缺血等药理活性。

2. 孕妇及咯血、吐血患者禁用。

3. 治急慢惊风，昏迷不醒：猪牙皂 3 g，生半夏 3 g，北细辛 0.9 g。共碾细末，用姜汤调少许服之。

猪胆粉

【来源】 猪胆粉为猪科动物猪 *Sus scrofa domestica* Brisson. 胆汁的干燥品。全国大部分地区有养殖。

【性状】 猪胆粉为黄色、灰黄色粉末（图 701-1）。气微腥，味苦，易吸潮。

【制法】 取猪胆汁，滤过，干燥、粉碎，即得。药材水分不得过 10.0%。

【贮藏】 猪胆粉贮存不当，易吸潮结块、见光变色。建议在 20℃以下，单包装密封，避光，大垛用黑色塑料布遮盖、密闭库藏。

【主要成分】 主要含胆汁酸类：胆酸、猪去氧胆酸等；胆色素、脂类、氨基酸等。

药典标准：含牛磺猪去氧胆酸不得少于 2.0%。

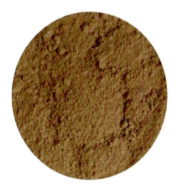

图 701-1　猪胆粉

【性味归经】 苦，寒。归肝、胆、肺、大肠经。

【功能主治】 清热润燥，止咳平喘，解毒。用于顿咳，哮喘，热病燥渴，目赤，喉痹，黄疸，百日咳，泄泻，痢疾，便秘，痈疮肿毒。

【用法用量】 内服：0.3~0.6 g，冲服或入丸散。外用：适量，研末或水调敷患处。

【其他】

1. 猪胆粉具有镇咳、平喘、抗炎、抗过敏、抗病原微生物、促进消化、抗肿瘤等药理活性，临床上多用于呼吸道疾病、消化道疾病、阴道炎、眼科疾病等。

2. 治中耳炎：猪胆粉 15 g，黄芩 9 g，龙胆 9 g，枯矾 9 g，冰片 3 g。共研细粉。

739

猫爪草

【来源】 猫爪草为毛茛科植物小毛茛 *Ranunculus ternatus* Thunb. 的干燥块根。主产河南、湖北、湖南、江苏、浙江等地。

【性状】 猫爪草由数个至数十个纺锤形的块根簇生，形似猫爪，长 3~10 mm，直径 2~3 mm，顶端有黄褐色残茎或茎痕。表面黄褐色或灰黄色，久存色泽变深，微有纵皱纹，并有点状须根痕和残留须根。质坚实，断面类白色或黄白色，空心或实心，粉性（图 702-1）。气微，味微甘。

以色黄褐、质坚实饱满者为佳。

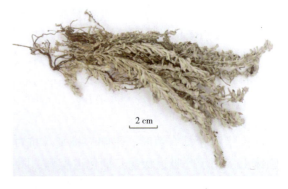

图 702-1 猫爪草

【采收加工】 猫爪草一般在春季采挖。除去须根和泥沙，晒干或 60℃烘干。药材水分不得过 13.0%。

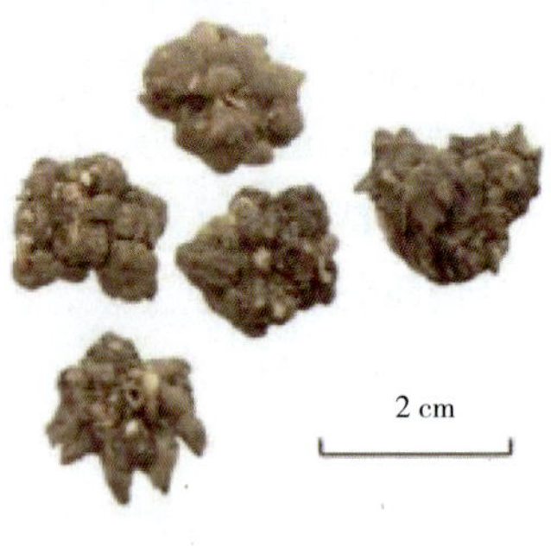

【贮藏】 猫爪草贮存不当，易虫蛀，有效成分易流失。建议在 20℃以下单包装密封，大垛用黑色塑料布遮盖、密闭库藏。

【主要成分】 主要含内酯类、甾醇类、脂肪酸类等成分。

药典标准：醇溶性浸出物不得少于 30.0%。

【性味归经】 甘、辛，温。归肝、肺经。

【功能主治】 化痰散结，解毒消肿。用于瘰疬痰核，疔疮肿毒，蛇虫咬伤。

【用法用量】 内服：煎汤，15~30 g，单味药可用至 120 g。外用：研末敷，或鲜品捣敷。

【其他】

1. 现代药理研究表明猫爪草具有抗肿瘤、降血压、抗氧化等作用。临床用于治疗颈淋巴结核、急慢性咽炎等。

2. 治肺结核：猫爪草 60 g。水煎，分 2 次服。

3. 治恶性淋巴瘤、甲状腺肿瘤和乳腺肿瘤：猫爪草、蛇莓、牡蛎各 30 g，夏枯草 9 g。水煎服，每日 1 剂。

鹿茸草

【来源】 鹿茸草为玄参科植物鹿茸草 *Monochasma savaticri* Franch 的干燥全草。分布于山东、江苏、安徽、浙江、江西、湖北等地。

【性状】 鹿茸草全体密被白色绵毛。茎多数，丛生。叶交互对生或近对生；叶片狭披针形，无柄，长 0.6~3 cm，宽 1~3 mm，全缘，上表面被绒毛较下表面稀疏。花单生，呈顶生总状花序。蒴果长圆形，包藏于有毛的宿萼内，先端尖锐，具 4 条纵沟，成熟时沿一侧开裂。种子多数，细小，黄色，椭圆形，扁平（图 703-1）。气微，味微苦涩。

图 703-1 鹿茸草

【采收加工】 夏季采收，除去杂质，鲜用或晒干。建议摊薄快速晒干，药材水分不得过 15.0%。

【贮藏】 鹿茸草贮存不当，易变色。建议在 25℃以下，单包装遮光密封库藏；大垛用黑色塑料布遮盖、密闭库藏。

【主要成分】 主要含黄酮类、苯乙醇苷类、木质素类、环烯醚萜类、有机酸等。

【性味归经】 微苦、涩，凉。归心、肝、胃经。

【功能主治】 清热解毒，祛风止痛，凉血止血。用于感冒，烦热，咳嗽，吐血，赤痢，便

中药材质量新说（第二版）ZHONGYAOCAI ZHILIANG XINSHUO (DIERBAN) 药材

血，月经不调，风湿骨痛，牙痛，乳痈。

【用法用量】 内服：煎汤，10~15 g。外用：适量，煎水洗或捣敷。

【其他】

1. 鹿茸草具有抗菌、抗炎、抗氧化等药理作用。

2. 咳嗽：鹿茸草 12 g。水煎服。

3. 吐血：鹿茸草 60 g，麦冬 15 g，川贝 6 g。水煎服，白糖为引，每日 1 剂。

鹿衔草

【来源】 鹿衔草为鹿蹄草科植物鹿蹄草 *Pyrola calliantha* H. Andres 或普通鹿蹄草 *Pyrola decorata* H. Andres 的干燥全草。全国各地均有分布。

【性状】 本品根茎细长。茎圆柱形或具纵棱，长 10~30 cm。叶基生，长卵圆形或近圆形，长 2~8 cm，暗绿色或紫褐色，先端圆或稍尖，全缘或有稀疏的小锯齿，边缘略反卷，上表面有时沿脉具白色的斑纹，下表面有时具白粉。总状花序有花 4~10 余朵；花半下垂，萼片 5，舌形或卵状长圆形；花瓣 5，早落，雄蕊 10，花药基部有小角，顶孔开裂；花柱外露，有环状突起的柱头盘。蒴果扁球形，直径 7~10 mm，5 纵裂，裂瓣边缘有蛛丝状毛（图 704-1）。气微，味淡、微苦。

以紫红色或紫褐色、无杂质者为佳。

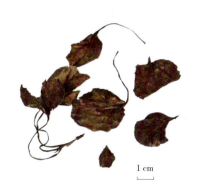

图 704-1 鹿衔草

【采收加工】 栽培后 2~3 年采收，全年都可采挖。一般 9—10 月结合分株采收，采大留小。除去杂质，晒至叶片较软时，堆积发汗至叶片变紫褐色，晒干。药材水分不得过 13%。

【贮藏】 鹿衔草贮存不当，易受潮、易发霉。建议在 25℃ 以下，单包装密封，大垛用黑色塑料布遮盖、密闭库藏。

【主要成分】 主要含黄酮类：金丝桃苷、没食子酰基高熊果酚苷等，及酚苷类、醌类、萜类等。药典标准：醇溶性浸出物不得少于 11.0%，含水晶兰苷不得少于 0.10%。

【性味归经】 甘、苦，温。归肝、肾经。

【功能主治】 祛风湿，强筋骨，止血，止咳。用于风湿痹痛，肾虚腰痛，腰膝无力，月经过多，久咳劳嗽。

【用法用量】 内服：煎汤，9~15 g；研末，6~9 g。外用：适量，捣敷或研撒；或煎水洗。

【其他】

1. 鹿衔草具有抗菌、抗炎、保护心血管系统、抗氧化、抗肿瘤等药理作用，临床上主要用于高血压、冠心病、慢性痢疾、颈椎病、风湿性关节炎等。

2. 云南多以鹿衔草全草熬膏，名鹿衔草膏，功能补气补血。

羚羊角

【来源】 羚羊角为牛科动物赛加羚羊 *Saiga tatarica* Linnaeus 的角。分布于哈萨克斯坦及其周

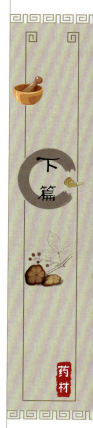

741

围地区，我国在野外已多年没有发现过赛加羚羊的踪迹。

【性状】 羚羊角呈长圆锥形，略呈弓形弯曲，长 15~33 cm；类白色或黄白色，基部稍呈青灰色。嫩枝对光透视有"血丝"或紫黑色斑纹，光润如玉，无裂纹，老枝则有细纵裂纹。除尖端部分外，有 10~16 个隆起环脊，间距约 2 cm，用手握之，四指正好嵌入凹处。角的基部横截面圆形，直径 3~4 cm，内有坚硬质重的角柱，习称"骨塞"，骨塞长占全角的 1/2 或 1/3，表面有突起的纵棱与其外面角鞘内的凹沟紧密嵌合，从横断面观，其结合部呈锯齿状。除去"骨塞"后，角的下半段成空洞，全角呈半透明，对光透视，上半段中央有一条隐约可辨的细孔道直通角尖，习称"通天眼"。质坚硬（图 705-1~ 图 705-2）。气微，味淡。

以质嫩、色白、光润、有血丝、无裂纹者为佳。

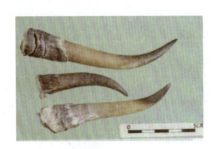
图 705-1　羚羊角（大头鬼）

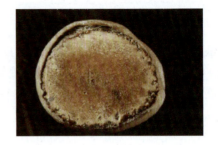
图 705-2　羚羊角基部横断面

【采收加工】 猎取后锯取其角，晒干。镑片或磨粉。

【贮藏】 置阴凉干燥处保存，有条件可冷藏。

【主要成分】 主要含角质蛋白，其水解后可得 18 种氨基酸及多肽物质。其他为多种磷脂、磷酸钙、胆固醇、维生素 A 及多种微量元素。

【性味归经】 咸，寒。归肝、心经。

【功能主治】 平肝息风，清肝明目，散血解毒。用于肝风内动，惊痫抽搐，妊娠子痫，高热痉厥，癫痫发狂，头痛眩晕，目赤翳障，温毒发斑，痈肿疮毒。

【用法用量】 1~3 g，宜另煎 2 小时以上；磨汁或研粉服，每次 0.3~0.6 g。

【其他】

1. 羚羊角具有镇静、镇痛作用，对中枢神经系统有抑制作用，并能增强动物耐缺氧能力。同时还具有有抗惊厥、解热、降压作用。

2. 野生赛加羚羊为国家一级保护动物，也被列入濒危野生动植物物种国际贸易公约（CITES）附录Ⅱ、迁徙物种公约（CMS）附录Ⅱ以及 IUCN 红色名录中极危物种行列，严禁捕猎。我国人工驯养现还处于少量试验阶段。

3. 羚羊角价格昂贵，常见伪品有：黄羊、长尾黄羊（别名：鹅喉羚羊）、藏羚羊、山羊、绵羊、西藏小羚羊、斑羚、扭角羚、盘羊、黄牛等动物角。

断血流

【来源】 断血流是唇形科植物灯笼草 Clinopodium polycephalum（Vaniot）C.Y.Wu et Hsuan 或风轮菜 Clinopodium chinense（Benth.）O. Kuntze 的干燥地上部分。分布于华东及湖北、广西等地区。

【性状】 断血流茎呈方柱形，四面凹下呈槽，分枝对生，长 30~90 cm，直径 1.5~4 mm；上部密被灰白色茸毛，下部较稀疏或近于无毛，节间长 2~8 cm，表面灰绿色或绿褐色；质脆，易折断，断面不平整，中央有髓或中空。叶对生，有柄，叶片多皱缩、破碎，完整者展平后呈卵形，长2~5 cm，宽1.5~3.2 cm；边缘具疏锯齿，上表面绿褐色，下表面灰绿色，两面均密被白色茸毛（图706-1）。气微香，味涩、微苦。

以茎枝幼嫩、叶多、色绿气微香者为佳。

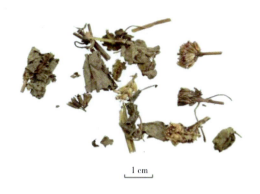

图706-1 断血流

【采收加工】 夏季花开前采收。收割地上部分，除去泥沙，摊薄快速晒干。药材水分不得过10.0%。

【贮藏】 断血流贮存不当，易受潮发霉、败色，香气散失。建议在25℃以下，单包装密封，大垛用黑色塑料布遮盖、密闭库藏。

【主要成分】 主要含断血流总苷、黄酮，还含有其他皂苷、鞣质、挥发油、酚性物质、氨基酸、香豆素、糖等。

药典规定：醇溶性浸出物不得少于10.0%。

【性味归经】 微苦、涩，凉。归肝经。

【功能主治】 收敛止血。用于崩漏，尿血，鼻衄，牙龈出血，创伤出血。

【用法用量】 内服：煎汤，9~15 g。外用适量，研末敷患处。

【其他】

1. 断血流具有止血、血管调节、收缩子宫、抗炎、调节免疫、抗菌等作用。断血流制剂广泛用于治疗各种出血、单纯性紫斑、原发性血小板减少性紫癜等病症。

2. 治略血、衄血、吐血、尿血、便血、子宫出血：断血流、白茅根各30 g，生地黄、丹皮、白芍、黄芩各9 g，地榆炭12 g。煎服。

3. 崩漏、尿血、鼻衄：风轮菜鲜草20~30 g。水煎服。

淡豆豉

【来源】 淡豆豉为豆科植物大豆 *Glycine max*（L.）Merr. 的成熟种子（黑豆）的发酵加工品。全国各地均产，主产于东北。

【性状】 淡豆豉呈椭圆形，略扁，长0.6~1 cm，直径0.5~0.7 cm。表面黑色，皱缩不平，一侧有长椭圆形种脐。质稍柔软或脆，断面棕黑色（图707-1）。气香，味微甘。

以质柔、气香、饱满、色黑、发酵后衣膜均匀、无糟粒者为佳。

【制法】 取桑叶、青蒿各70~100 g，加水煎煮，滤过，煎液拌入净大豆1 000 g中，俟吸尽后，蒸透，取出，稍晾，再置容器内，用煎过的桑叶、青蒿渣覆盖，闷使发酵至黄衣上遍时，取出，除去药渣，洗净，置容器内再闷15~20天，至充分发酵、香气溢出时，取出，略蒸，干燥，即得。

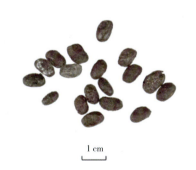

图707-1 淡豆豉

注：淡豆豉夏季加工为宜，可利用自然温度使其发酵，但在发酵过程中应勤检查，以防大豆腐烂。

【贮藏】 淡豆豉贮存不当，受潮易发霉、易虫蛀，有效成分流失快。建议在25℃以下，单包装密封、大垛用黑色塑料布遮盖、密闭库藏。

743

【主要成分】 主要含异黄酮类成分（如大豆苷、黄豆苷、大豆素、黄豆素）、维生素、淡豆豉多糖及微量元素等。

药典标准：含大豆苷元和染料木素的总量不得少于 0.040%。

【性味归经】 苦、辛，凉。归肺、胃经。

【功能主治】 解表，除烦，宣发郁热。用于感冒，寒热头痛，烦躁胸闷，虚烦不眠。

【用法用量】 内服：煎汤，6~12 g；或入丸剂。外用：适量，捣服，或炒焦研末调敷。

【其他】

1. 宜捣碎入药。

2. 淡豆豉具有抗凝、溶酸，抑菌，抗癌，抗凝血酶，防治骨质疏松，降低血清胆固醇等药理作用。

3. 豆豉以黑豆或黄豆为原料，利用毛霉、曲霉或者细菌蛋白酶的作用发酵过程而制成。豆豉主要做调料食用，淡豆豉药用为主。二者名称相近，常易混淆，使用时应注意分辨。

4. 虚烦不眠：栀子 9 g，淡豆豉 4 g。水煎服。

密蒙花

【来源】 密蒙花为马钱科植物密蒙花 *Buddleja officinalis* Maxim. 的干燥花蕾和花序。主产于四川、湖北、陕西、河南等地。

【性状】 密蒙花多为花蕾密聚的花序小分枝，呈不规则圆锥状，长 1.5~3 cm。表面灰黄色或棕黄色，密被茸毛。花蕾呈短棒状，上端略大，长 0.3~1 cm，直径 0.1~0.2 cm；花萼钟状，先端 4 齿裂；花冠筒状，与萼等长或稍长，先端 4 裂，裂片卵形；雄蕊 4，着生在花冠管中部。质柔软。气微香，味微苦、辛。

以色灰黄，花蕊密集，绒毛多，无枝梗，无杂质者为佳（图 708-1），有枝梗、杂质，质较次（图 708-2）。

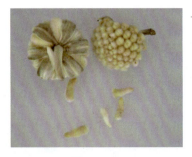

图 708-1 花蕊密集，质优

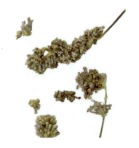

图 708-2 有枝梗、杂质，质较次

【采收加工】 春季花未开放时采收，除去杂质，晒干或低温烘干。药材水分不得过 13.0%。密蒙花不同部位 3 种黄酮类化合物的含量测定，见表 708-1。

表 708-1 密蒙花不同部位 3 种黄酮类化合物的含量测定（mg/g）[1]

部位	蒙花苷	芹菜素
花蕾	0.809	0.151
茎	0.243	0.044
叶	0.239	0.043

[1]陈兰英,权秋海,秦芳,等.不同生境中密蒙花黄酮类化合物质量分数的差异[J].东北林业大学学报,2014（4）：50-54.

蒙花苷和芹菜素含量在花蕾中最高，为茎叶中的 3 倍以上。

【贮藏】 密蒙花贮存不当，受潮易发霉、败色、香气易散失，有效成分易流失。建议在 25℃以下，单包装密封，大垛用黑色塑料布遮盖、密闭库藏。

【主要成分】 主要含黄酮类（如蒙花苷、芹菜苷）、三萜皂苷类、环烯醚萜苷类等。

药典标准：含蒙花苷不得少于 0.50%。

【性味归经】 甘，微寒。归肝经。

【功能主治】 清热泻火，养肝明目，退翳。用于目赤肿痛，多泪羞明，目生翳膜，肝虚目暗，视物昏花。

【用法用量】 内服：水煎服，3~9 g；或入丸、散。

【其他】

1. 有报道称密蒙花的蒙花苷、木犀草素、芹菜素含量，盛花期高于花蕾期[1]。

2. 密蒙花是传统中药中重要的眼科用药，具有抗炎、抗菌、免疫调节、抗氧化等生理活性。

3. 治角膜炎、白内障、青光眼：密蒙花 6 g，木贼 6 g，石决明、菊花各 15 g。水煎服。

4. 治眼底出血：密蒙花、菊花各 10 g，红花 3 g。开水冲泡，加冰糖适量，代茶饮。

绿 豆

【来源】 绿豆为豆科植物绿豆 *Vigna radiata*（Linnaeus）Wilczek 的干燥种子。全国各地广泛栽培。

【性状】 绿豆呈矩圆形，长 4~6 mm，表面黄绿色或暗绿色，有光泽，种脐位于一侧上端，长约为种子的 1/3，呈白色纵向线形。种皮薄而韧，种仁黄绿色或黄白色，子叶 2枚，肥厚（图 709-1）。气微，嚼之有豆腥味。

以颗粒均匀、饱满、色绿者为佳。

【采收加工】 秋季种子成熟时采收，将全株拔出，晒干，打落种子。药材水分不得过 12.0%。

【贮藏】 绿豆贮存不当，易虫蛀、易生霉。建议在 25℃以下，单包装密封，大垛用黑色塑料布遮盖、密闭库藏。

【主要成分】 主要含磷脂、蛋白质、脂肪、胡萝卜素、核黄素等。

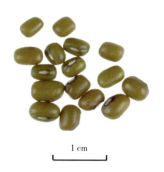

图 709-1 绿 豆

广东省中药材标准（2011 年版）：醇溶性浸出物不得少于 11.0%。

【性味归经】 甘，凉。归心、肝、胃经。

【功能主治】 清热，消暑，利水，解毒。用于暑热烦渴，感冒发热，霍乱吐泻，痰热哮喘，头痛目赤，口舌生疮，水肿尿少，疮疡痈肿，风疹丹毒，药物及食物中毒。

【用法用量】 15~30 g。外用研末调敷。

【其他】

1. 绿豆用前捣碎，有效成分易于溶出。

2. 脾胃虚寒滑泄者慎服。

3. 绿豆的叶（绿豆叶）、花（绿豆花）、种皮（绿豆衣）亦供药用，性味功能与绿豆基本相同。

4. 绿豆具有降血脂作用。绿豆磨粉，每日 2 次，每次 30 g，于早晚饭前温开水冲服，可控制

[1]陈兰英，权秋梅，秦芳，等.不同生境中密蒙花黄酮类化合物质量分数的差异[J].东北林业大学学报，2014，42（4）：50-54.

高脂血症。

绿 矾

【来源】 绿矾为硫酸盐类矿物水绿矾族水绿矾的矿石。含含水硫酸亚铁（$FeSO_4 \cdot 7H_2O$）。广泛分布于干旱地区，含铁硫化物矿物（黄铁矿、磁黄铁矿等）的风化带。产于甘肃、山西、湖北、安徽、四川等地。

【性状】 绿矾为不规则碎块。浅绿色或黄绿色，半透明，具光泽，表面不平坦。质硬脆，断面具玻璃样光泽（图710-1）。有铁锈气，味先涩后微甜。

以色绿、质脆、无杂者为佳。

【采收加工】 采得后，除去杂质，加水溶解，待自然结晶。宜密闭贮藏，防止变色或受潮。绿矾经煅制后即成绛矾（又名：矾红）。

【贮藏】 绿矾贮存不当，易风化、易潮解。建议在20℃以下，单包装密封，大垛密闭库藏。

【主要成分】 主要含硫酸亚铁（$FeSO_4 \cdot 7H_2O$）。因产地不同，常含有量比不同的杂质成分如铜、钙、镁、铝、锌、锰等。

药典标准：含水硫酸亚铁不得少于85.0%。

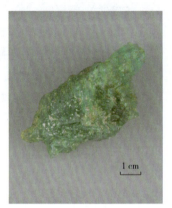

图710-1 绿 矾

【性味归经】 酸，凉。归肝、脾经。

【功能主治】 解毒燥湿，杀虫补血。用于黄肿胀满，疳积久痢，肠风便血，血虚萎黄，湿疮疥癣，喉痹口疮。

【用法用量】 内服：0.8~1.6 g，多入丸、散用，不宜入煎剂。外用：适量，研末撒或调敷；或以2%水溶液涂洗。

【其他】

1. 孕妇慎用。服药期间忌饮茶。

2. 用时打碎，或煅制后使用。

3. 绿矾内服，部分可溶性铁被血液吸收，并刺激造血功能使红细胞新生旺盛。绿矾制剂治疗缺铁性贫血，疗效与硫酸亚铁组基本相似，不良反应以胃肠道症状为主。

巢 脾

【来源】 巢脾为人工饲养的蜜蜂科昆虫中华蜜蜂 *Apis cernan* Fabricius 或意大利蜂 *Apis mellifera* Linnaeus 生长两年以上的蜂巢。全国大部分地区均产。

【性状】 巢脾为平整的板状或破碎成块状，两面由排列整齐、紧密的正六边形中空柱状储藏室连结而成，每10 cm² 约有40个储藏室，储藏室口开放状，呈正六边形，每边边长 3.3~5.3 mm，储藏室深12~16 mm，底部由3个菱形面组成。体较轻，质韧，略有弹性，棕色或深褐色（图711-1）。气微，味淡，微辛。

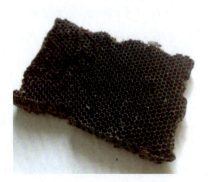

图711-1 巢 脾

中药材质量新说（第二版）ZHONGYAOCAI ZHILIANG XINSHUO (DIERBAN) 药材

【采收加工】 一般在巢脾更新时期，收集两年的旧巢脾，除去死蜂、死蛹等杂质，晾干。

【贮藏】 巢脾贮存不当，易受潮霉变、易虫蛀。建议在25℃以下，单包装密封，大垛用黑色塑料布遮盖、密闭库藏。

【主要成分】 主要含有蜂蜡、树脂、油脂、色素、鞣质、糖类、黄酮、有机酸、脂肪酸等成分，铁、钙、铜、钾等元素。

福建省中药材标准（2006年版）：含总黄酮以无水芦丁计，不得少于0.30%。

【性味归经】 甘，微辛。

【功能主治】 祛风、攻毒、止痛、活血化瘀。用于各种鼻炎引起的鼻塞、鼻痛、流鼻涕、头痛、头晕等。

【用法用量】 3~9 g。多入制剂。

【其他】

1. 巢脾及其组成成分有抑菌、抗氧化、抗炎、抗肿瘤、提高免疫力、抗龋齿、降血脂、预防心血管疾病等功效。

2. 过量服用巢脾，可能出现双下肢水肿、腹泻、乏力伴心悸等临床症状，严重时可能出现出现多脏器功能衰竭而死亡。严禁擅自服用，宜在医生指导下服用。

3. 前列腺增生：老巢脾50 g，将老巢脾水煎后，分成3份，饭前服。

4. 以巢脾为原料的成方制剂有鼻炎宁胶囊和鼻炎宁颗粒，功效为清湿热，通鼻窍，疏肝气，健脾胃。用于慢性鼻炎，慢性鼻窦炎，过敏性鼻炎，亦可用于传染性肝炎，慢性肝炎，迁延性肝炎。

十二画

葫芦茶

【来源】 葫芦茶为豆科植物葫芦茶 *Tadehagi triquetrum* （L.）Ohashi 的干燥全株。分布于福建、江西、广东、海南、广西、贵州、云南等地。

【性状】 本品棕褐色或棕黄色，老茎类圆形，棕褐色或棕红色，表皮有细纵皱纹，节明显，有环状托叶痕突起，质坚韧，不易折断，切断面黄白色，中央具髓。嫩茎类三角形，黄绿色，棱上被粗毛，叶片红棕色，革质，叶柄具翅，与叶片相连，翅柄基部有托叶，常脱落（图712-1）。气微香、味微苦。

以叶多、干燥、色青带红、无粗梗者为佳。

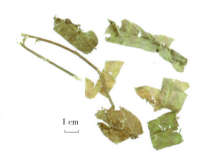

1 cm

图712-1 葫芦茶

【采收加工】 夏、秋二季植株茎叶生长旺盛时采收，割取地上部分，除去粗枝，杂质，趁鲜切段，摊薄快速晒干。药材水分不得过12.0%。

【贮藏】 葫芦茶贮存不当，受潮易霉变、易虫蛀，色易变淡。建议在25℃以下，单包装密封，大垛用黑色塑料布遮盖、密闭库藏。

【主要成分】 主要含山奈素-3-*O*-β-D-吡喃葡萄糖苷、山奈素-3-*O*-β-D-吡喃半乳糖苷、葫芦茶苷、熊果酸、冬青素A、山奈酚、儿茶素等。

福建省中药材标准（2006年版）：含总黄酮以芦丁计，不得少于5.0%。

【性味归经】 微苦，平；有小毒。归心、肝经。

【功能主治】 消痰散瘀，清热解毒，驱虫。用于伤风感冒，流感，中暑，肺痈，肺结核，肝炎，胃痛，肾炎，小儿疳积，乳腺炎，齿龈炎，角膜烫伤，骨结核，淋巴结核，扁桃体炎，腮腺炎，多发性脓肿。

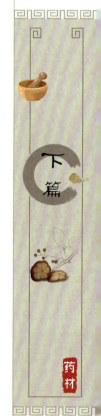

下篇

药材

【用法用量】 内服：煎汤，30~45 g。外用：适量，捣汁涂或煎水洗。

【其他】

1. 葫芦茶具有驱除钩虫、蛔虫，杀灭椎实螺、寄生虫等作用。临床用于治疗前列腺炎、寄生虫病、烧伤、感冒中暑、病毒性肝炎等。

2. 治流感：葫芦茶、马兰各15 g，羌活9 g，薄荷6 g。水煎服。

3. 治肺痈：葫芦茶、射干、瓜蒌各9 g。水煎服。

葛 花

【来源】 葛花为豆科植物野葛 *Pueraria lobata*（Willd.）Ohwi 和甘葛藤 *Pueraria thomsonii* Benth. 的干燥花。主产湖南、河南、广东、广西、浙江、四川、安徽等地。

【性状】 葛花呈不规则扁长形或扁肾形，长5~15 mm，宽2~6 mm。花萼钟状，灰绿色，萼齿5，其中2齿合生，被白色或黄色茸毛。花瓣5片，淡棕色，紫红色或蓝紫色，旗瓣近圆形或椭圆形，翼瓣和龙骨瓣近镰刀状。雄蕊10枚，其中9枚连合，雌蕊细长，微弯曲（图713-1）。气微，味淡。

以朵大、色淡紫、未完全开放、无梗叶杂质者为佳。

【采收加工】 秋季花初开时采收，除去梗叶及杂质，晒干或低温烘干。药材水分不得过13.0%。

怀化学院生物园产野葛花不同花期有效成分含量测定，见表713-1。

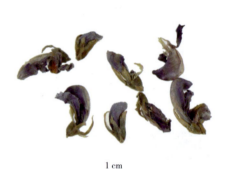

1 cm

图 713-1 葛 花

表 713-1　怀化学院生物园产野葛花不同花期有效成分含量测定（mg/g）[1]

花期	总黄酮	花青素	总多酚
花蕾期	0.80	1.38	2.59
盛花期	1.61	2.12	4.11
终花期	1.05	1.49	1.70

野葛花中总黄酮、花青素和总多酚含量在不同花期差异较大，从花蕾期到终花期，总黄酮、花青素和总多酚的含量均呈现出先升高后降低的趋势。在盛花期野葛花中总黄酮、花青素和总多酚含量均达到最高。

不同部位野葛花中异黄酮成分含量测定，见表713-2。

表 713-2　不同部位野葛花中异黄酮成分含量测定（mg/g）[2]

部位	鸢尾黄素 -7-O- 木糖葡萄糖苷	葛花苷	鹰嘴豆芽素 A	尼泊尔鸢尾素
花	1.58	28.3	0.161	0.86
花梗	—	0.65	—	0.27

葛花花梗中只含有极微量的异黄酮类成分，因此野葛花采收加工时，花梗应尽可能除去。

[1]谭娟.不同花期野葛花总黄酮、花青素和总多酚含量的研究[J].怀化学院学报，2015，v.34（11）：18-20.

[2]张国峰.HPLC法同时测定野葛花中4种异黄酮成分的含量[J].沈阳药科大学学报，2009（1）：40-44.

【贮藏】 葛花贮存不当，易虫蛀，受潮易霉变，有效成分极易流失。建议在20℃以下单包装密封，大垛用黑色塑料布遮盖、密闭库藏。

【主要成分】 主要含黄酮（如鸢尾苷、葛花苷、尼泊尔鸢尾素、鸢尾黄素、鹰嘴豆芽素A、黄豆黄素），还含有皂苷、生物碱、挥发油等。

江苏省中药材标准（2016年版）：醇溶性浸出物不得少于29.0%；含射干苷（鸢尾苷）不得少于1.7%。

【性味归经】 甘，平。归脾、胃经。

【功能主治】 解酒毒，清湿热。用于酒毒烦渴，湿热便血。

【用法用量】 内服：煎汤，3~5 g；或入丸、散。

【其他】

1. 葛花具有解酒保肝、抗氧化、心肌细胞缺氧保护、抗菌抗病毒、抑制肿瘤、促进血管生成等药理作用。

2. 解酒醒酒：枳椇子12 g，葛花15 g，山楂16 g，陈皮6 g。枳椇子捣碎，陈皮切成丝，沸水冲泡，闷3分钟后饮用。

葎 草

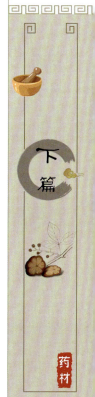

【来源】 葎草为桑科植物葎草 *Humulus scandens*（Lour.）Merr. 的干燥地上部分。除新疆、青海外，全国各地均有分布。

【性状】 葎草为缠绕草本，茎、枝和叶柄均密生倒钩刺。茎淡绿色，有纵棱，呈六角柱形，不易折断。叶对生，有长柄，叶片呈肾状五角形，直径7~10 cm，掌状5深裂，稀为3或7裂，裂片卵形或卵状三角形，边缘呈锯齿状，先端急尖或渐尖，基部心形，两面生粗糙硬毛，下表面有黄色腺点。有时可见圆锥花序，长15~25 cm，雄花小，花被5片，黄绿色；雌花序球果状，直径约0.5 cm，包片纸质，卵状披针形，具白色绒毛。体轻（图714-1）。气微，味淡、微苦。

以身干、叶多、色绿者为佳。

【采收加工】 夏、秋两季割取地上部分。除去杂质，摊薄快速晒干。药材水分不得过13.0%。

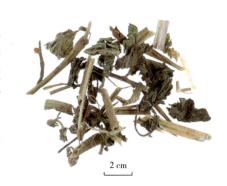

2 cm

图714-1 葎 草

不同季节的沈阳市产葎草中木犀草素–7–*O*–β–D–葡萄糖苷和大波斯菊苷的含量测定，见表714-1。

表714-1 不同季节的沈阳市产葎草中木犀草素–7–*O*–β–D–葡萄糖苷和大波斯菊苷的含量测定[1]

月份	木犀草苷–7-O-β-D-葡萄糖苷 /（mg/g）	大波斯菊苷 /（mg/g）	月份	木犀草苷–7-O-β-D-葡萄糖苷 /（mg/g）	大波斯菊苷 /（mg/g）
5月	0.886	1.061	9月	0.690	0.500
6月	1.060	2.131	10月	0.277	0.157
7月	2.158	1.258	11月	—	—
8月	1.523	0.945			

[1]佚名. 不同季节的葎草中木犀草素–7–*O*–β–D–葡萄糖苷和大波斯菊苷的含量测定[J]. 天津中医药，2010，74–76.

沈阳产葎草中木犀草素 –7–*O*–β–D– 葡萄糖苷的含量在 7—8 月份含量最高，大波斯菊苷在 6 月份含量最高。不同产地葎草有效成分积累有差异，葎草的采收期确定应考虑产地因素[1]。

葎草不同部位中木犀草素 –7–*O*–β–D– 葡萄糖苷和大波斯菊苷的含量测定，见表 714-2。

表 714-2　葎草不同部位中木犀草素 –7–*O*–β–D– 葡萄糖苷和大波斯菊苷的含量测定[2]

部位	木犀草苷 –7–*O*–β–D– 葡萄糖苷 /（mg/g）	大波斯菊苷 /（mg/g）
根	0.068	0.077
茎	0.982	0.451
叶	1.305	0.912
叶柄	0.184	0.287

木犀草素 –7–*O*–β–D– 葡萄糖苷和大波斯菊苷在叶中的含量最多，其含量由高到低的次序为：叶＞茎＞叶柄＞根。葎草作为药用植物因其所含成分有较大的差异，其主要的药用部位为叶。

【贮藏】　葎草贮存不当，易变色，受潮易腐烂，无绿色者基本无疗效。建议在 25℃ 以下，单包装密封，大垛密闭库藏。

【主要成分】　主要含黄酮类（如木犀草素、木犀草苷、大波斯菊苷、蒙花苷）、生物碱类、挥发油类、鞣质、香豆素类、甾体类、萜类等。

吉林省中药材标准（第一册）（2019 年版）：醇溶性浸出物不得少于 20.0%。含木犀草苷不得少于 0.10%。

【性味归经】　清热解毒，利尿通淋，退热除蒸。用于肺热咳嗽，发热烦渴，热淋涩痛，湿热泻痢，骨蒸潮热；外治痈疖肿毒、湿疹、虫蛇咬伤。

【功能主治】　甘、苦，寒。归肺、肾、大肠、膀胱经。

【用法用量】　内服：煎汤，10~15 g，鲜品 30~60 g；或捣汁服。外用：适量，捣敷；或煎水熏洗。

【其他】

1. 葎草具有抗菌、抗炎、抗氧化、抗结核、止泻等药理作用。临床用于治疗风湿性关节炎、细菌性痢疾、泌尿系统结石、腹泻等。

2. 治痔疮脱肛：鲜葎草 9 g。煎水熏洗。

3. 治皮肤瘙痒：葎草、苍耳草、黄柏各适量。煎水洗患处。

❧ 葱 子 ❧

【来源】　葱子又名葱实，为百合科植物葱 *Allium fistulosum* L. 的干燥成熟种子。全国各地均有栽培。

【性状】　葱子类三角状卵形，长 3~4 mm，宽 2~3 mm。表面黑色，一面微凹，一面隆起，隆起面有棱线 1~2 条，光滑或有疏皱缩纹。基部有两个小突起，较短的突起为种脐，顶端灰棕色或白色；较长的突起顶端为珠孔。质坚硬，种皮较薄，破开后可见灰白色胚乳，富油性（图 715-

[1] 张福卓. 不同产地葎草的品质对比研究 [D]. 成都：成都中医药大学，2013.

[2] 陈再兴，孟舒，朱旭，等. 葎草不同部位中木犀草素 –7–*O*–β–D– 葡萄糖苷和大波斯菊苷的含量测定 [J]. 中国药事，2011（06）：29-31.

1）。气特异，味如葱。

以粒饱满，色黑，无杂质者为佳。

【采收加工】 夏秋种子成熟时采收果序，晒干，搓取种子，除去杂质。

【贮藏】 葱子贮存不当，受潮易霉变、易虫蛀。建议在 25℃ 以下，单包装遮光密封库藏；大垛用黑色塑料布遮盖、密闭库藏。

【主要成分】 主要含挥发油、有机酸（如壬二酸、阿魏酸、十八碳烯酸）、油脂类、甾体皂苷类等成分。

【性味归经】 辛温。归肺、肝、胃经。

【功能主治】 补中益精，明目散风。用于肾虚，目眩，风寒感冒。

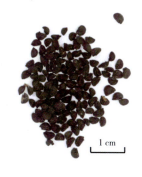

图 715-1 葱 子

【用法用量】 内服：煎汤，6~12 g；或入丸、散，煮粥。外用：适量，熬膏敷贴，煎水洗。

【其他】

1. 葱属植物具有抗菌、抗肿瘤、抗氧化、影响酶活性、抗血小板聚集、延缓动脉粥样硬化等多种药理活性。

2. 眼暗，补不足：捣葱实和蜜，丸如梧桐子大。食后，饮汁服 10~20 丸，每日 2~3 服。

3. 治疗：蜂蜜 30 g，葱心 7 个。同熬，滴水成珠，摊绢帛上贴。

萹 蓄

【来源】 萹蓄为蓼科植物萹蓄 *Polygonum aviculare* L. 的干燥地上部分。主产于安徽、河南、山西等地。

【性状】 萹蓄茎呈圆柱形而略扁，有分枝，长 15~40 cm，直径 0.2~0.3 cm。表面灰绿色或棕红色，有细密微突起的纵纹；节部稍膨大，有浅棕色膜质的托叶鞘，节间长约 3 cm；质硬，易折断，断面髓部白色。叶互生，近无柄或具短柄，叶片多脱落或皱缩、破碎，完整者展平后呈披针形，全缘，两面均呈棕绿色或灰绿色（图 716-1）。气微，味微苦。

以质嫩、色灰绿、叶多、无杂质者为佳。

【采收加工】 夏季开花前叶茂盛时采收，除去根和杂质，晒干。药材水分不得过 12.0%。

【贮藏】 萹蓄贮存不当，易生虫发霉，绿色易变枯黄。建议在 25℃ 以下，单包装密封，大垛用黑色塑料布遮盖、密闭库藏。

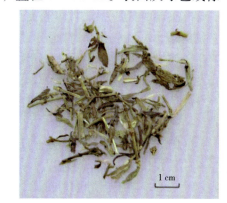

图 716-1 萹 蓄

【主要成分】 主要含黄酮类成分，如杨梅苷、槲皮苷、萹蓄苷、木犀草素、金丝桃苷等，尚含香豆素类、多糖类及酸性成分。

药典标准：含杨梅苷不得少于 0.030%。醇溶性浸出物不得少于 8.0%。

【性味归经】 苦，微寒。归膀胱经。

【功能主治】 利尿通淋，杀虫，止痒。用于热淋涩痛，小便短赤，虫积腹痛，皮肤湿疹，阴痒带下。

【用法用量】 9~15 g。外用适量，煎洗患处。

【其他】

1. 萹蓄具有降血压、抗炎、抗菌及抗病毒等药理作用。临床用于治疗牙痛，效果明显。

2. 治各种牙痛：萹蓄、夏枯草各 30 g，玄参 15 g，细辛 5 g。水煎分两次服。

3. 治皮肤湿疮，疥癣瘙痒：萹蓄适量。水煎洗，或捣烂取汁涂搽患处。

4. 萹蓄入药部位传统上是地上部分，萹蓄各部位总黄酮测定，根中最高达 7.1%，全草为 4.35%，根茎为 5.45%，叶为 3.54%[1]，可以开发利用。

韩信草

【来源】 韩信草别名耳挖草、疔疮草，为唇形科植物韩信草 *Scutellaria indica* L. 的干燥全草。主产于福建、广东、广西、贵州等地。

【性状】 韩信草长 10~40 cm。根丛生，须状，茎直立，少分枝，细长，呈四棱形，常带暗紫色，微被柔毛。叶对生、具柄、多已皱缩、完整者展开后呈心状卵形或卵状椭圆形，长 1.5~2.5 cm，边缘具整齐的圆齿，两面微被柔毛或糙伏毛。总状花序偏向一侧，最下一对苞片叶状，其余均细小，花萼二唇形，萼筒背上生有束状盾鳞，开花时高约 1.5 mm，结果时增大 1 倍。花冠蓝紫色，多已皱缩。小坚果卵形，黑褐色，有小凹点（图 717-1）。气微香，味淡。

以茎枝细与、叶多、绿褐色、带"耳挖"状枝果者为佳。

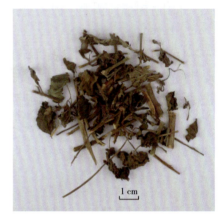

图 717-1 韩信草

【采收加工】 夏、秋二季采收，除去杂质，晒干。药材水分不得过 13.0%。

【贮藏】 韩信草贮存不当，易变色，受潮易霉变、腐烂。建议在 25℃ 以下，单包装遮光密封库藏；大垛用黑色塑料布遮盖、密闭库藏。

【主要成分】 主要含黄酮类（如野黄芩苷、汉黄芩苷、芹菜素、汉黄芩素、白杨素、甲氧基黄酮等）、酚性成分、氨基酸、有机酸等成分。

广东省中药材标准（2011 年版）：醇溶性浸出物不得少于 13.0%。

【性味归经】 辛、苦，平。归心、肝、肺经。

【功能主治】 清热解毒，散瘀止痛。用于跌打损伤，吐血，咳血，便血，痈疽，咽喉炎，牙痛，疔疮，毒蛇咬伤。

【用法用量】 内服：煎汤，6~9 g；或捣汁；或浸酒。外用：捣敷；或煎汤洗。

【其他】

1. 韩信草具有抗肿瘤、抗炎、抗病毒、精氨酸酶Ⅱ抑制等药理活性。

2. 治痈疽，无名肿毒：韩信草和白糖捣烂外敷；另用六棱菊根 30 g，水煎服。

3. 治瘰疬：韩信草全草连根 15 g。加水煮汁，以药汁同鸡蛋 2 个煮服。

葵花盘

【来源】 葵花盘为菊科植物向日葵 *Helianthus Annuus* L. 的干燥花托。分布于东北、西北和华

[1]代容春，何文锦，陈培泉，等．萹蓄总黄酮含量的测定[J]．中国野生植物资源，2003，22（06）：66-68．

北地区。

【性状】 葵花盘完整者呈四周隆起的圆盘状，直径8~20 cm，盘内具干膜质的托片和未成熟的瘦果。总苞片多层，卵圆形，先端尾状长尖，有长毛。边缘为舌状花脱落的痕迹，中央为蜂窝状，棕紫色。质较松脆，易折断（图718-1）。气微，味淡。

以盘大、完整、洁净者为佳。

【采收加工】 秋季果实成熟后，割取其花托，除去果实，晒干或鲜用。

【贮藏】 葵花盘贮藏不当，见光色易变淡，受潮易发霉。色淡者药效低。建议在25℃以下，单包装遮光密封库藏；大垛用黑色塑料布遮盖、密闭库藏。

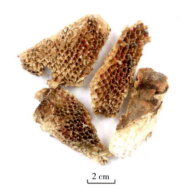

2 cm

图718-1 葵花盘

【主要成分】 主要含生物碱类（如吲哚-3-乙醛）、黄酮类（如槲皮黄苷）、小分子肽类、多糖类、萜类、脂肪酸类、多萜烯醇类等成分。

【性味归经】 甘、淡，平。归肺、肝经。

【功能主治】 利窍，消肿，活血，止痛。用于头痛头晕，耳鸣，面目浮肿，胃痛，牙痛，痛经。

【用法用量】 内服：水煎服，15~30 g。外用：适量，煎水洗；或取鲜品捣烂敷患处。

【其他】

1. 葵花盘具有抗炎、消肿、止痛、降低血尿酸、溶解尿酸钠的药理作用。

2. 肾虚耳鸣：葵花盘、制首乌、鸡屎藤各30 g。水煎服。

3. 头痛头晕：葵花盘30~60 g。煎水冲鸡蛋2个，加糖适量顿服。

楮实子

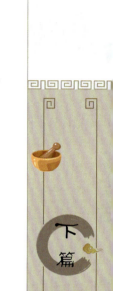

【来源】 楮实子为桑科植物构树 *Broussonetia papyrifera*（L.）Vent. 的干燥成熟果实。主产于安徽、湖北、河南、山东、江西、湖南等地。

【性状】 楮实子略呈球形或卵圆形，稍扁，直径约1.5 mm。表面红棕色，有网状皱纹或颗粒状突起，一侧有棱，一侧有凹沟，有的具果梗。质硬而脆，易压碎。胚乳类白色，富油性（图719-1）。气微，味淡。

以色红、子老、无杂质者为佳。

【采收加工】 8~10月果实成熟呈红色时采收。打下果实，洗净，晒干，除去灰白色膜状宿萼和杂质。药材水分不得过9.0%。

【贮藏】 楮实子受热易泛油，受潮易发霉、虫蛀。建议在25℃以下单包装密封，大垛用黑色塑料布遮盖、密闭库藏。

【主要成分】 主要含楮实子碱A、两面针碱、鹅掌楸宁、异两面针碱、薯蓣皂苷、β-谷甾醇、岩藻甾醇等化合物。

药典标准：醇溶性浸出物不得少于14.0%。

1 cm

图719-1 楮实子

【性味归经】 甘，寒。归肝、肾经。

【功能主治】 补肾清肝，明目，利尿。用于肝肾不足，腰膝酸软，虚劳骨蒸，头晕目昏，目生翳膜，水肿胀满。

753

【用法用量】 内服：煎汤，6~12 g，或入丸、散。外用：捣敷。

【其他】

1. 碾碎或压裂入药，利于有效成分溶出。

2. 楮实子具有抗氧化、降血脂、增强免疫、抗肿瘤、保护肝功能、升高外周血细胞等药理作用，临床用于阿尔茨海默病、不育症、肝损伤、眼部疾病、腹腔积液等病症的治疗。

3. 肝硬化腹水：楮实子6 g，大腹皮9 g。水煎服。

棉花根

【来源】 棉花根为锦葵科植物草棉 *Gossypium herbaceum* Linn.、陆地棉 *Gossypium hirsutum* Linn.、海岛棉 *Gossypium barbadense* Linn. 和树棉 *Gossypium arboreum* Linn. 的根或根皮。全国各产棉区均产。

【性状】 棉花根呈圆柱形，稍弯曲，长10~20 cm，直径0.2~2 cm。表面黄棕色，有不规则的皱纹及横列皮孔，皮部薄，红棕色，易剥离。质硬，折断面纤维性，黄白色（图720-1）。无臭，味淡。

【采收加工】 秋季采挖，洗净，切片，晒干；或剥取根皮，切段，晒干。

棉花根心材与根皮中的黄酮提取率比较，见表720-1。

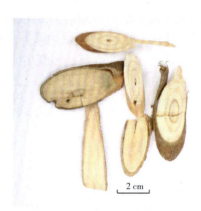

图720-1 棉花根

表720-1 棉花根心材与根皮中的黄酮提取率比较[1]

部位	棉花根心材	棉花根根皮
黄酮提取率 /%	0.334 1	0.703 3

经测定：棉花根根皮的黄酮含量比心材的黄酮含量高。

【贮藏】 棉花根贮存不当，受潮易霉变、易虫蛀。建议在25℃以下，单包装遮光密封库藏；大垛用黑色塑料布遮盖、密闭库藏。

【主要成分】 草棉根皮含棉酚、黄酮、香草乙酮、甜菜碱、甾醇、水杨酸等；根含皂苷、苯酚成分。

陆地棉根皮含棉酚、棉紫色素、精氨酸、天冬酰胺、甜菜碱、草酸、水杨酸、油酸、棕榈酸。

【性味归经】 甘，温。归肺经。

【功能主治】 补气，止咳，平喘。用于慢性支气管炎，体虚浮肿，子宫脱垂。

【用法用量】 内服：煎汤，15~30 g。

【其他】

1. 棉花根具有止咳、平喘、祛痰、抗菌、抗病毒、抗癌、缩宫等药理活性。

2. 体虚咳嗽气喘：棉花根、葵花头、藫菜各30 g。煎服。

3. 神经衰弱，月经不调：棉花根15~30 g。水煎服或浸酒服。

[1]包淑云，张艳华，李永康.棉花根心材与根皮的黄酮含量比较[J].时珍国医国药，2011（2）：301-303.

❀ 棕 榈 ❁

【来源】 棕榈是棕榈科植物棕榈 *Trachycarpus fortunei*（Hook. f.）H. Wendl. 的干燥叶柄。主产于海南、云南等地。

【性状】 棕榈呈长条板状，一端较窄而厚，另端较宽而稍薄，大小不等。表面红棕色，粗糙，有纵直皱纹；一面有明显的凸出纤维，纤维的两侧着生大量棕色茸毛。质硬而韧，不易折断，断面纤维性（图721-1）。气微，味淡。

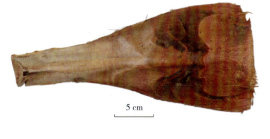

5 cm

图 721-1 棕 榈

以片大、棕色、质厚、陈久者为佳。

【采收加工】 秋季采收，割取旧叶柄的下延部分，除去纤维状棕毛；或割取纤维状的鞘片，晒干。建议趁鲜切片，快速晒干或烘干。

【贮藏】 建议在25℃以下置干燥处库藏。

【主要成分】 主要含原儿茶醛、原儿茶酸，还含有黄酮及其苷等。

【性味归经】 苦、涩、平。归肺、肝、大肠经。

【功能主治】 收敛止血。用于吐血，衄血，尿血，便血，崩漏。

【用法用量】 内服：煎汤，3~9 g，一般炮制后用。外用：研末，外敷。

【其他】

1. 治高血压：鲜棕榈皮 18 g，鲜向日葵花盘 60 g。水煎服，每日 1 剂。

2. 本植物的成熟果实（棕榈子）亦供药用：收敛止血；用于吐血，衄血，便血，尿血，痢疾。

❀ 酢浆草 ❁

【来源】 酢浆草为酢浆草科植物酢浆草 *Oxalis corniculata* Linnaeus 的干燥全草。全国各地均有分布，主产于云南、四川等地。

【性状】 酢浆草常缠结成团。根呈细圆柱形，弯曲，多分枝，表面黄棕色至红棕色，质脆易断，断面黄白色。茎纤细，稍扭曲，具纵棱纹，表面黄绿色至棕褐色。叶基生或茎上互生，展平后为三出复叶，每小叶呈倒心形，全缘，绿色或暗绿色。蒴果近圆柱形，长 0.5~2 cm，有 5 棱，被柔毛，黄绿色，内含种子数枚（图722-1）。气微香，味微酸涩。

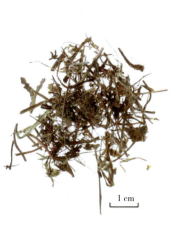

1 cm

以身干、色绿、茎叶多者为佳。

【采收加工】 四季可采，以夏秋有花果时采药效较好，除去泥沙，鲜用，或摊薄快速晒干。药材水分不得过 13.0%。

【贮藏】 酢浆草贮存不当，易变色，无绿色者疗效差。建议在 25℃ 以下，单包装密封，大垛密闭库藏。

图 722-1 酢浆草

755

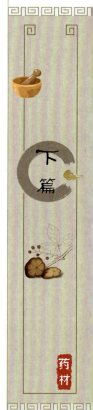

下篇

【主要成分】 主要含有黄酮类（如槲皮素、异牡荆素、蒙花苷）、酚酸类（如没食子酸、柳葡萄苷）、生物碱类、挥发油、三萜类、甾体类等。

云南省中药材标准（第四册·彝族药）（2005年版）：醇浸出物不得少于17.0%。

【性味归经】 酸、微涩，凉。归肝、膀胱、大肠、胃经。

【功能主治】 利水止泻，消食和胃，活血止痛。用于肝胆湿热，水泻，饮食积滞；膀胱湿热，砂石热淋；风湿痹痛，跌打损伤，瘀血肿痛。

【用法用量】 内服：煎汤，9~15 g，鲜品30~60 g；或研末；或鲜品绞汁饮。外用：适量，煎水洗、捣烂敷、捣汁涂或煎水漱口。

【其他】

1. 通过茎叶的活性物质含量比较，黄花酢浆草茎、叶的含量显著高于红花酢浆草茎叶[1]。

2. 酢浆草具有抑菌、抗肿瘤、抗焦虑、抗癫痫、抗氧化、抗炎镇痛、肝肾保护、促进骨形成等药理作用。

3. 治咳喘：鲜酢浆草30 g，紫菀9 g。煎服。

4. 治疗传染性肝炎：酢浆草30 g，瘦猪肉30 g炖服。每日1剂，连服1周。

硫 黄

【来源】 硫黄为自然元素类硫黄族矿物自然硫（S）。主产于内蒙古赤峰、陕西南部、四川甘孜、河南洛阳等地。

【性状】 硫黄呈不规则块状。黄色或略呈绿黄色。表面不平坦，呈脂肪光泽，常有多数小孔。用手握紧置于耳旁，可闻轻微的爆裂声。体轻，质松，易碎，断面常呈针状结晶形（图723-1）。有特异的臭气，味淡。

以色黄、光亮、质松脆者为佳。

【制法】 采挖得自然硫，凿成小块，加热熔化，除去杂质；或用含硫矿物经加工制得。

【贮藏】 建议在25℃以下，单包装密封库藏。

注：硫黄易燃，贮藏过程中注意防火。

【主要成分】 主要含硫，尚杂有少量的砷、硒、碲等。

药典标准：本品含硫（S）不得少于98.5%。

图723-1 硫 黄

【性味归经】 酸，温；有毒。归肾、大肠经。

【功能主治】 外用解毒杀虫疗疮；内服补火助阳通便。外治用于疥癣，秃疮，阴疽恶疮；内服用于阳痿足冷，虚喘冷哮，虚寒便秘。

【用法用量】 内服：1.5~3 g，炮制后入丸散服。外用：适量，研末油调涂敷患处。

【其他】

1. 孕妇慎用。不宜与芒硝、玄明粉同用。

2. 硫黄燃烧时易熔融，火焰为蓝色，并有二氧化硫的刺激性臭气。

3. 硫黄具有杀灭真菌和疥虫的作用，可用于治疗痹疥、阳虚型肾炎、慢性结肠炎、高血压、神经性皮炎、面部痤疮、内痔出血等。

[1]祁伟亮,刘超迪,陈存,等.两酢浆草品种的生物活性成分及提取工艺探究[J].成都师范学院学报,2018,034（007）：94-100.

紫石英

【来源】 紫石英为氟化物类矿物萤石族萤石，含氟化钙（CaF_2）。主产于浙江、湖北、山东、辽宁、河北、甘肃等地。

【性状】 紫石英为块状或粒状集合体。呈不规则块状，具棱角。紫色或绿色，深浅不匀，条痕白色。半透明至透明，有玻璃样光泽。表面常有裂纹。质坚脆，易击碎（图724-1）。气微，味淡。

以色紫、质坚、具玻璃光泽、无杂石者为佳。

【采收加工】 紫石英全年均可采挖，采得后，拣选紫色的矿石，去净外附的沙砾及黏土。

【贮藏】 建议30℃以下单包装密封，置干燥处库藏。

【主要成分】 主要含氟化钙，常夹杂有微量的氧化铁，并夹有镉、铬、铜、锰、镍、铅、锌、钇、铈等微量元素。

药典标准：含氟化钙不得少于85.0%。

【性味归经】 甘，温。归肾、心、肺经。

【功能主治】 温肾暖宫，镇心安神，温肺平喘。用于肾阳亏虚，宫冷不孕，惊悸不安，失眠多梦，虚寒咳喘。

【用法用量】 内服：9~15 g，打碎，先煎；或入丸、散。宜火煅醋淬，研末水飞，晒干用。

【其他】

1. 阴虚火旺者忌服。

2. 宜捣碎或煅后捣碎入药。

3. 紫石英含氟化钙，服用过多，对牙齿、骨骼、神经系统、肾、心及甲状腺有损害。

4. 紫石英临床用于治疗不孕症、子宫发育不良、原发性痛经、闭经溢乳、多囊卵巢综合征、女性性功能低下、闭经、神经病、癫痫、乙型脑炎后遗症、室性期前收缩、支气管哮喘等。

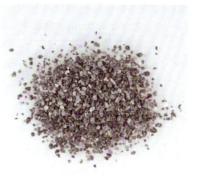

图 724-1 紫石英

紫花杜鹃

【来源】 紫花杜鹃又名紫杜鹃，为杜鹃花科植物紫花杜鹃 *Rhododendron mariae* Hance 的干燥叶或带叶嫩茎。分布于福建、江西、湖南、广东、广西、贵州等地。

【性状】 紫花杜鹃长 20~60 cm。茎呈圆柱形，直径 0.3~1 cm；表面灰棕色至黄褐色，嫩枝密被黄棕色糙伏毛；质脆，易折断，断面纤维性，淡黄色。叶片多卷曲，破碎，完整者展平后呈椭圆状披针形、椭圆形或倒卵形，长 1~9 cm，宽 1~3.5 cm，先端急尖，基部楔形，全缘。叶片上面灰绿色，有稀疏茸毛，下面淡绿色，散有多数红棕色茸毛，均以主脉处较多。主脉于下面突起，侧脉 4~6 对，于近叶缘处相连接。叶柄长 0.3~1 cm，密被黄棕色刚毛。近革质（图725-1）。气微，味微涩。

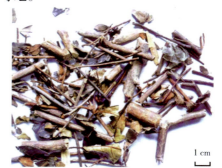

图 725-1 紫花杜鹃

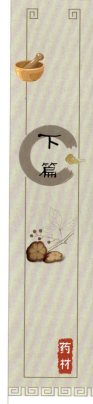

【采收加工】 4~5月间采收叶、嫩枝，鲜用，阴干或晒干。建议趁鲜切段，摊薄快速晒干或低温烘干。药材水分不得过13.0%。

不同产地不同采收期紫花杜鹃中黄酮类化合物的含量测定，见表725-1。

表725-1 不同产地不同采收期紫花杜鹃中黄酮类化合物的含量测定（mg/g）[1]

产地	采收期	芸香苷	金丝桃苷	槲皮苷	槲皮素
广东岭南	2017年4月	1.324	2.325	7.658	0.175
	2017年5月	1.444	2.559	7.958	0.190
	2017年6月	1.385	2.426	7.725	0.185
广东高要	2017年4月	1.122	2.650	7.965	0.148
	2017年5月	1.250	2.795	8.215	0.172
	2017年6月	1.204	2.770	8.025	0.168
四川宝兴	2017年4月	0.852	1.568	4.295	0.106
	2017年5月	0.896	1.698	4.895	0.126
	2017年6月	0.905	1.890	5.205	0.142
广东罗定	2017年4月	1.465	2.869	8.940	0.199
	2017年5月	1.582	2.996	9.204	0.213
	2017年6月	1.501	2.990	9.052	0.210
云南丽江	2017年4月	0.658	1.325	3.985	0.125
	2017年5月	0.702	1.499	4.052	0.138
	2017年6月	0.715	1.498	4.152	0.140

1. 不同产地的芸香苷、金丝桃苷、槲皮苷、槲皮素含量明显不同，同一采收期药材广东罗定的含量最高，云南丽江的含量最低。

2. 广东3个地区的5月份采收的紫花杜鹃中4个成分的含量最高，云南丽江及四川宝兴6月份采收的紫花杜鹃中4个成分的含量最高，推测可能由于地区间的差异，使开花期延后所致，说明紫花杜鹃在花开始开放还未完全开放时有效成分的含量最高。

【贮藏】 紫花杜鹃贮存不当，易变色，受潮易霉变、腐烂。建议在25℃以下，单包装遮光密封库藏；大垛用黑色塑料布遮盖、密闭库藏。

【主要成分】 主要含二萜类（如去氧穿心莲内酯、脱水穿心莲内酯）、三萜类、黄酮类、脂肪酸类等成分。

广东省中药材标准（第三册）（2019年版）：醇溶性浸出物不得少于9.0%。

【性味归经】 苦、辛，微温。归肺、大肠经。

【功能主治】 镇咳，祛痰，平喘。主治咳嗽，哮喘，慢性支气管炎，跌打肿痛，对口疮。

【用法用量】 内服：煎汤，6~30 g；鲜品60 g。外用：适量，鲜品捣敷。

【其他】

1. 紫花杜鹃具有止咳、祛痰、抗菌、平滑肌解痉、影响呼吸和血压、抑制中枢神经等药理活性。

2. 慢性气管炎：紫花杜鹃鲜花或枝叶60 g。水煎，每日分2次，饭后服。

3. 跌打肿痛：紫花杜鹃根3~6 g。水煎，冲酒服。

4. 对口疮：紫花杜鹃鲜叶适量。捣烂敷。

[1]李川晶,南敏伦,赫玉芳,等.不同产地不同采收期紫花杜鹃药材中黄酮类成分的含量测定[J].药物分析杂志,2019,v.39(09):165-169.

紫花前胡

【来源】　紫花前胡为伞形科植物紫花前胡 *Peucedanum decursivum*.（Miq.）Maxim. 的干燥根。主产于江西、安徽、湖南等地。

【性状】　紫花前胡多呈不规则圆柱形、圆锥形或纺锤形，主根较细，有少数支根，长 3~15 cm，直径 0.8~1.7 cm。表面棕色至黑棕色，根头部偶有残留茎基和膜状叶鞘残基，有浅直细纵皱纹，可见灰白色横向皮孔样突起和点状须根痕。质硬，断面类白色，皮部较窄，散有少数黄色油点（图 726-1）。气芳香，味微苦、辛。

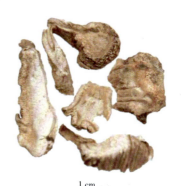

1 cm

图 726-1　紫花前胡

以根条粗壮、色棕、香气浓者为佳。

【采收加工】　秋、冬二季地上部分枯萎时，至春季未抽花茎前采挖，除去须根等杂质，晒干。建议低温烘干。药材水分不得过 12.0%。

【贮藏】　紫花前胡贮存不当，受潮易霉变、易虫蛀、气味易散失，有效成分易流失。建议在 20℃ 以下，单包装密封，大垛用黑色塑料布遮盖、密闭库藏。

【主要成分】　紫花前胡主要含香豆素类及其苷类、挥发油等。紫花前胡的香豆素及其苷类是其主要药理活性成分。

药典标准：含紫花前胡苷不得少于 0.90%，醇溶性浸出物不得少于 30.0%。

【性味归经】　苦、辛，微寒。归肺经。

【功能主治】　降气化痰，散风清热。用于痰热喘满，咯痰黄稠，风热咳嗽痰多。

【用法用量】　内服：前汤，3~9 g，或研末，做丸、散。

【其他】

1. 紫花前胡醇提物具有祛痰解痉、抗血小板聚集、抗炎、抑制癌细胞的生长和代谢等药理作用。

2. 各地紫花前胡的具体采收期，时间上有差异，需要更深入地进行考查研究。

紫花前胡中紫花前胡苷的含量，见表 726-1。

表 726-1　紫花前胡中紫花前胡苷的含量[1]

产地	采集月份	含量 /（mg/g）
江西武宁	5 月	28.9
河南罗山	3 月	24.0
河南信阳	5 月	30.9
江西修水	5 月	11.1

紫草茸

【来源】　紫草茸又名紫胶，为胶蚧科动物紫胶虫 *Laccifer lacca*（Kerr）在寄主树枝上所分泌的

[1] 徐勤，刘布鸣．高效液相色谱法测定前胡属植物中紫花前胡苷的含量[J]．中国中药杂志，2000，25（12）：731-732.

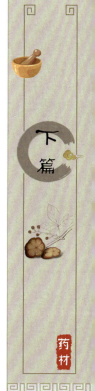

胶质。分布于台湾、广东、四川、云南等地。

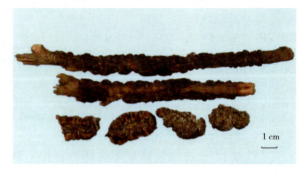

图 727-1 紫草茸

【性状】 紫草茸呈槽状或块状，长 1~7 cm，厚 0.5~2 cm。表面红棕色或紫褐色，凹凸不平，有皱纹、小虫眼及孔隙，一面凹入成沟。质硬而脆，断面有放射状排列的长圆形虫窝，其内常见白色粉末或紫黑色的虫体（图 727-1）。气微，味微涩。

以块大、色紫、有光泽、质坚者为佳。

【采收加工】 7—8 月采收，连同枝条一起剪下，除去树枝，置干燥阴凉通风处，摊成厚度不得过 15~20 cm 的一层，并在最初几天内每日翻动一次，以后可 2~3 天翻一次，直至干燥而不结块为止。

【贮藏】 紫草茸贮存不当，受热易融化变质。建议在 20℃ 以下，单包装遮光密封库藏；大垛用黑色塑料布遮盖、密闭库藏。

【主要成分】 主要含虫胶质 74.5%、蜡 4%~6%、色素 6.5%；还含有虫体、木片等夹杂物 9.5%，水分 3.5%。

【性味归经】 甘、咸，平。归肝、脾经。

【功能主治】 清热，凉血，和血，解毒，敛疮。用于月经过多，崩漏，麻疹，斑疹不透，外伤出血，湿疹，疮疡不敛，瘀血不化，产后血晕，带下。

【用法用量】 内服：煎汤，1.5~6 g。外用：适量，研末撒或熬膏涂敷。

【其他】

1. 孕妇禁服。

2. 乌兰三味汤散：紫草茸 100 g，茜草 100 g，枇杷叶 100 g。清血热。用于肺、肾损伤性热，肺热咳嗽，痰中带血，膀胱刺痛，尿频尿痛。

3. 紫草的根碾成茸状、紫草嫩苗药名也为"紫草茸"，极易与本品混淆，药房配药时应注意辨别。

紫珠叶

【来源】 紫珠叶为马鞭草科植物杜虹花 *Callicarpa formosana* Rolfe 的干燥叶。主产于广东、广西。

【性状】 紫珠叶多皱缩、卷曲，有的破碎。完整叶片展平后呈卵状椭圆形或椭圆形，长 4~19 cm，宽 2.5~9 cm。先端渐尖或钝圆，基部宽楔形或钝圆，边缘有细锯齿，近基部全缘。上表面灰绿色或棕绿色，被星状毛和短粗毛；下表面淡绿色或淡棕绿色，密被黄褐色星状毛和金黄色腺点，主脉和侧脉突出，小脉伸入齿端。叶柄长 0.5~1.5 cm（图 728-1）。气微，味微苦涩。

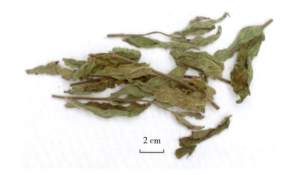

图 728-1 紫珠叶

【采收加工】 夏、秋二季枝叶茂盛时采收。摘下叶片，除去杂质，鲜用或晒干后入药。药材水分不得过 15.0%。

【贮藏】 紫珠叶贮存不当，见光色易变黄。建议在 25℃ 以下，单包装密封，大垛用黑色塑料布遮盖、密闭库藏。

【主要成分】 主要含黄酮类、三萜类、甾醇类、苯丙素类、挥发油、鞣质等。

药典标准：醇溶性浸出物不得少于20.0%。含毛蕊花糖苷不得少于0.50%。

【性味归经】 苦、涩，凉。归肝、肺、胃经。

【功能主治】 凉血收敛止血，散瘀解毒消肿。用于衄血，咯血，吐血，便血，崩漏，外伤出血，热毒疮疡，水火烫伤。

【用法用量】 内服：煎汤，3~15 g，鲜品30~60 g；研末吞服1.5~3 g。外用：适量，敷于患处；或研末撒。

【其他】

1. 紫珠叶具有止血、抗氧化等药理作用，临床用于治疗颅脑外伤后上消化道出血、扁桃体术后疼痛出血、烧伤、痔疮等。

2. 治疗肠胃出血：干紫珠叶末 15~25 g。调冷开水，每4小时服1次。

3. 治扭伤肿痛：紫珠叶 30 g，鹅不食草 30 g，威灵仙 15 g。水煎服。

紫萁贯众

【来源】 紫萁贯众为紫萁科植物紫萁 *Osmunda japonica* Thunb. 的干燥根茎和叶柄残基。全国大部分地区均有分布，主产于河南、山东、湖北等地。

【性状】 紫萁贯众略呈圆锥形或圆柱形，稍弯曲，长10~20 cm，直径3~6 cm。根茎横生或斜生，下侧着生黑色而硬的细根；上侧密生叶柄残基，叶柄基部呈扁圆形，斜向上，长4~6 cm，直径0.2~0.5 cm，表面棕色或棕黑色，切断面有"U"形筋脉纹（维管束），常与皮部分开。质硬，不易折断（图729-1）。气微，味甘、微涩。

均以个大、整齐、须根少、无杂质者佳。

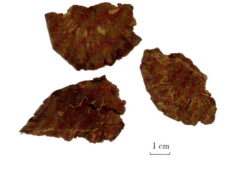

1 cm

图729-1 紫萁贯众

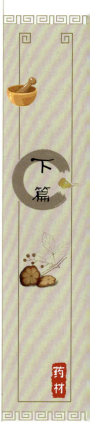

【采收加工】 春、秋二季采挖。采挖紫萁根茎，削去叶柄及须根，晒干。建议产地趁鲜切片，晒干。药材水分不得过10.0%。

不同采收期紫萁贯众中紫萁酮的含量，见表729-1。

表729-1 不同采收期紫萁贯众中紫萁酮的含量[1]

采收时间	5月	6月	7月	8月	9月	10月
紫萁酮 /（mg/g）	0.526 1	0.442 9	0.368 5	0.528 6	0.582 6	0.489 5

湖北产紫萁贯众中紫萁酮以9月份含量较高。

紫萁不同部位中紫萁酮的含量，见表729-2。

表729-2 紫萁不同部位中紫萁酮的含量[2]

部位	根茎	地上部分
紫萁酮（mg/g）	0.489 7	0.039 2

761

[1] [2]刘为广.紫萁地上部分与根状茎化学成分的比较研究 [D].北京:中国中医科学院,2011.

紫萁地上部分紫萁酮的含量远低于紫萁根茎。

【贮藏】 紫萁贯众贮存不当，有效成分流失快。建议在 25℃ 以下，单包装密封，大垛用黑色塑料布遮盖、密闭库藏。

【主要成分】 主要含紫萁酮、黄酮类、鞣质、甾体类等。

药典标准：醇溶性浸出物不得少于 10.0%。

【性味归经】 苦、微寒；有小毒。归肺、胃、肝经。

【功能主治】 清热解毒，止血，杀虫。用于疫毒感冒，热毒泻痢，痈疮肿毒，吐血，衄血，便血，崩漏，虫积腹痛。

【用法用量】 内服：煎汤，5~9 g；或捣汁；或入丸、散。外用：鲜品捣敷；或研末调敷。

【其他】

1. 紫萁贯众具有抗菌、抗病毒、驱虫、抗氧化、凝血、改善记忆、提高免疫力等药理活性。

2. 防治脑炎：紫萁根 30 g，大青叶 15 g。水煎服。

紫梢花

【来源】 紫梢花别名紫霄花、花子、淡水海绵，为淡水海绵科动物脆针海绵 *Eunapius fragilis*（Leidy）的干燥群体。分布于山东、江苏、河南等地。

【性状】 紫梢花呈不规则的团块或棒状，大小不一，中央常有水草或树枝。表面灰黄色或灰白色。体轻，质脆，多孔，呈海绵状，小孔中藏有类圆形小颗粒（芽球），易脱落；断面呈放射网状（图 730-1）。气无，味淡。

以个大、体轻、身干、无杂质者为佳。

【采收加工】 秋、冬季采收，多在水落后的河边、湖沼边拾取，也可在水中捞取，去掉两端植物枯杆及杂质，晒干。

【贮藏】 紫梢花贮存不当，受潮易霉变、腐烂。建议在 25℃ 以下，单包装遮光密封库藏；大垛用黑色塑料布遮盖、密闭库藏。

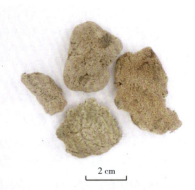

2 cm

图 730-1 紫梢花

【主要成分】 主要含海绵硬蛋白、海绵异硬蛋白、磷酸盐、碳酸盐等。

【性味归经】 甘，温。归肾经。

【功能主治】 补肾，益精，助阳。用于阳痿遗精，带下，小便不禁。

【用法用量】 内服：1.5~4.5 g。外用：煎汤温洗局部。

【其他】

1. 凡阴虚内热者忌用。

2. 紫梢花具有抗菌、抗肿瘤、抗真菌、抗病毒、抗炎、心血管等药理活性。

3. 阴痒生疮：紫梢花 30 g，胡椒 15 g。研为粗末，水煎，浴洗 3~5 次。

蛤 壳

【来源】 蛤壳为帘蛤科动物文蛤 *Meretrix meretrix* L. 或青蛤 *Cyclina sinensis* Gmelin 的贝壳。

文蛤主产于广东阳江、垫江及海南岛、山东、福建、江苏等地；青蛤主产于江苏南通、启东、海门，浙江宁波、象山、奉化及山东烟台、崂山，福建莆田、平潭、长乐等地。

【性状】 文蛤：扇形或类圆形，背缘略呈三角形，腹缘呈圆弧形，长 3~10 cm，高 2~8 cm。壳顶突出，位于背面，稍靠前方。壳外面光滑，黄褐色，同心生长纹清晰，通常在背部有锯齿状或波纹状褐色花纹。壳内面白色，边缘无齿纹，前后壳缘有时略带紫色，铰合部较宽，右壳有主齿 3 个和前侧齿 2 个；左壳有主齿 3 个和前侧齿 1 个。质坚硬，断面有层纹（图 731-1）。气微，味淡。

青蛤：类圆形，壳顶突出，位于背侧近中部。壳外面淡黄色或棕红色，同心生长纹凸出壳面略呈环肋状。壳内面白色或淡红色，边缘常带紫色并有整齐的小齿纹，铰合部左右两壳均具主齿 3 个，无侧齿（图 731-2）。

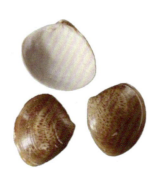

图 731-1 文 蛤

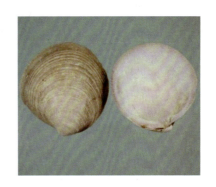

图 731-2 青 蛤

【采收加工】 夏、秋季捕捞，去肉，洗净，晒干。

【贮藏】 建议 30℃以下，单包装密闭、置干燥处库藏。煅蛤壳，炮制后趁温热贮干燥容器内，密封。

【主要成分】 主要含碳酸钙，及钠、铝、锶、镁、钡、钴、磷等元素。

药典标准：蛤壳饮片含碳酸钙不得少于 95.0%。

【性味归经】 咸，寒。入肺、肾经。

【功能主治】 清热化痰，软坚散结，制酸止痛；外用收湿敛疮。用于痰火咳嗽，胸胁疼痛，痰中带血，瘰疬瘿瘤，胃痛吞酸；外治湿疹，烫伤。

【用法用量】 内服：煎汤，6~15 g，先煎，蛤粉包煎；或入丸、散。外用：适量，研极细粉撒布或油调后敷患处。

【其他】

1. 蛤壳应打碎入药，或煅至酥脆后使用。

2. 重金属及有害元素不得过限量。

3. 蛤壳具有抗炎、抗衰老、抗肿瘤等药理活性，可用于治疗胃酸、胃溃疡、咳嗽、哮喘、肝癌、胃癌等。

4. 治慢性胃炎，吐酸水，胃溃疡：煅蛤壳、香附各 90 g。共研末，每次 9 g，每日 1~3 次，开水冲服。

黑木耳

【来源】 黑木耳为木耳科植物木耳 *Auricularia auricula*（L. ex Hook）Underw. 的干燥子实体。分布于江苏、四川、福建、吉林、黑龙江等地。

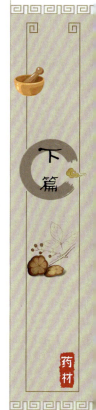

【性状】 黑木耳呈不规则块片，多卷缩。表面平滑，呈黑褐色或紫褐色。近革质，质脆，易折断。以水浸泡则膨胀，色泽转淡，呈棕褐色，柔润而微透明，表面有滑润的黏液（图732-1）。气微香，味淡。

以肥厚、完整、紫褐者为佳。

【采收加工】 夏、秋季采收，鲜用或晒干。

【贮藏】 黑木耳贮存不当，易吸潮、虫蛀。建议在25℃以下，单包装密封，大垛用黑色塑料布遮盖、密闭库藏。

【主要成分】 主要含木耳多糖，还含有麦角甾醇、原维生素、黑刺菌素等。

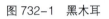

图732-1 黑木耳

【性味归经】 甘，平。归胃、大肠经。

【功能主治】 益气强身，活血，止血，舒筋活络。用于崩中漏下，产后虚弱，抽筋麻木，腰腿疼痛。

【用法用量】 内服：煎汤，3~9 g；或炖汤；或研末；或烧炭存性研末。

【其他】

1. 大便不实者忌服。虚寒溏泄者慎服。

2. 黑木耳具有抗衰老、降血脂、降血糖、抗氧化等药理作用。

3. 手麻：黑木耳50 g，蜂蜜50 g，红糖25 g。将木耳洗净放碗内，蜂蜜、红糖拌于其中，放锅内蒸熟食用。分3日服完。

4. 贫血：黑木耳15 g，红枣15枚，用温水泡发放入小碗中，加水和冰糖适量，再将碗放置蒸锅中，蒸1小时。每日2次，吃木耳、红枣，喝汤。功效清热补血

黑芝麻

【来源】 黑芝麻是脂麻科植物脂麻 *Sesamum indicum* L. 的干燥成熟种子。主产于山东、河南、湖北、四川、安徽、江西、河北等地。

【性状】 黑芝麻呈扁卵圆形，长约3 mm，宽约2 mm。表面黑色，平滑或有网状纹。尖端有棕色点状种脐。种皮薄，2片子叶，白色，富油性（图733-1）。气微，味甘，有油香气。

以籽粒大、饱满、色黑者为佳。

【采收加工】 黑芝麻秋季植株由浓绿色变成黄色或黄绿色，蒴果呈黄褐色时采收。采割植株，晒干，打下种子，除去杂质，再晒干。药材水分不得过6.0%。

【贮藏】 黑芝麻贮存不当，易受潮发霉、虫蛀、走油，香气易散失，口感变差。建议在25℃以下，单包装密封，大垛用黑色塑料布遮盖、密闭库藏。

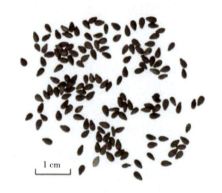

图733-1 黑芝麻

【主要成分】 主要含油酸、亚油酸、棕榈酸、花生酸、廿四酸、廿二酸、芝麻素、芝麻酚、芝麻林素等。

【性味归经】 甘，平。归肝、肾、大肠经。

【功能主治】 补肝肾，益精血，润肠燥。用于精血亏虚，头晕眼花，耳鸣耳聋，须发早白，病后脱发，肠燥便秘。

中药材质量新说（第二版）ZHONGYAOCAI ZHILIANG XINSHUO (DIERBAN) 药材

黑芝麻多炒制后入药，炒后香气浓，增强补益作用。

【用法用量】内服：煎汤，9~15 g；或入丸、散。外用：煎水洗浴或捣敷。

【其他】

1. 黑芝麻碾碎入药，易吸收。

2. 黑芝麻具有降血糖、防衰老、降胆固醇、润燥滑肠等药理作用。黑芝麻黑色素呈天然黑褐色，具有清除体内自由基、抗氧化、降血脂、抗肿瘤、美容等功能。

3. 产后催乳：黑芝麻适量炒香，加食盐少许，研成细末，用猪蹄汤冲服。

4. 乌发：黑芝麻炒熟，每日 1 次，每次 3~5 g，长期服用可以使头发变黑。

黑血藤

【来源】黑血藤又名鸭仔风，为豆科植物大果油麻藤 *Mucuna macrocarpa* Wall. 的干燥藤茎。分布于云南、贵州、广东、海南、广西、台湾等地。

【性状】黑血藤为类椭圆形片状。表面灰褐色至黄褐色，横切面黑褐色与灰褐色相间，呈同心环排列，有小孔呈放射状排列，髓部细小（图734-1）。气微，味淡而微涩。

【采收加工】全年可采收，除去枝叶和根，洗净，趁鲜切片，干燥。药材水分不得过 12.0%。

【贮藏】黑血藤贮存不当，受潮易霉变、易虫蛀。建议在 25℃ 以下，单包装遮光密封库藏；大垛用黑色塑料布遮盖、密闭库藏。

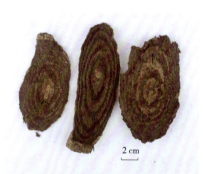

图 734-1 黑血藤

【主要成分】主要含三萜类（如羽扇烯酮、无羁萜、β-谷甾醇）、黄酮类（如芒柄花素）等成分。

广东省中药材标准（第三册）（2019 年版）：水溶性浸出物不得少于 15.0%。

【性味归经】苦、涩，凉。归肝、肾经。

【功能主治】补血凉血，清肺润燥，通经活络。适用于贫血，月经不调，肺热燥咳，咯血，腰膝酸痛，风湿痹痛，手足麻木，瘫痪。

【用法用量】内服：煎汤，15~30 g；或泡酒。外用：适量，煎水熏洗；或炒热包敷。

【其他】

1. 黑血藤具有松弛心血管，提高心肌收缩力，抗菌等药理作用。

2. 三藤抗白汤：鸡血藤 15 g，黑血藤 15 g，白粉藤 15 g，徐长卿 10 g，千斤拔 15 g，乳香 6 g，芦根 10 g，茯苓 10 g，葛根 10 g，生地 10 g，黄精 10 g，女贞子 15 g，白花蛇舌草 15 g，每日 1 剂，2 月为 1 个疗程。补血、益气、活血、解毒；用于白血病，诱导肿瘤细胞的凋亡，抑制肿瘤细胞生长，刺激正常造血功能恢复。

3. 月经不调：黑血藤 15 g，泡酒 500 ml。每次 10 ml，每日服 2 次。

黑 豆

【来源】黑豆为豆科植物大豆 *Glycine max*（L.）merr. 的黑色干燥成熟种子。主产于黑龙江、辽宁、吉林、安徽等地。

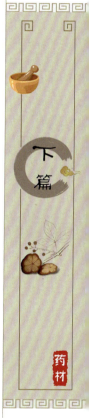

【性状】 黑豆呈椭圆形或类球形，稍扁，长6~12 mm，直径5~9 mm。表面黑色或灰黑色，光滑或有皱纹，具光泽，一侧有淡黄白色长椭圆形种脐。质坚硬。种皮薄而脆，子叶2，肥厚，黄绿色或淡黄色（图735-1）。气微，味淡，嚼之有豆腥气味。

【采收加工】 秋季果实成熟采收，晒干，打下种子，除去杂质，再晒干。药材水分不得过9.0%。

【贮藏】 黑豆贮存不当，易虫蛀、易霉变。建议在25℃以下，单包装密封，大垛用黑色塑料布遮盖、密闭库藏。

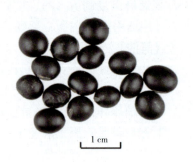

图735-1 黑 豆

【主要成分】 主要含蛋白质、脂肪、维生素、异黄酮、皂苷、黑豆色素等。

药典标准：醇溶性浸出物不得少于12.0%。

【性味归经】 甘，平。归脾、肾经。

【功能主治】 养血祛风，益精明目，利水，解毒。用于阴虚烦渴，头晕目昏，体虚多汗，肾虚腰痛，水肿尿少，痹痛拘挛，手足麻木，药食中毒。

【用法用量】 内服：煎汤，9~30 g；或入丸、散。外用：适量，煎汤洗患处；研末掺；或煮汁涂。

【其他】

1. 黑豆入煎剂前捣碎，提取前轧扁或粗碎，利于有效成分煎出。
2. 黑豆具有降低胆固醇、清除自由基、降血脂、调节雌性激素功能、防癌等药理活性。
3. 盗汗、自汗：黑豆15 g，黄芪10 g，或加浮小麦6 g。
4. 肝虚眼花：黑豆100 g，猪肝100 g，食盐5 g。文火煮至豆烂，每日1次，早上空腹吃，连吃5~7天。
5. 风湿性关节痛：黑豆100 g，生姜100 g，木瓜60 g。水煮至豆烂，食豆喝汤。

黑果枸杞

【来源】 黑果枸杞为茄科植物黑果枸杞 *Lycium ruthenicum* Murr. 的干燥成熟果实。主产于我国青海省东部、新疆北部、甘肃、西藏等地。

【性状】 黑果枸杞果实干皱，浸湿后浆果卵圆形，略扁，长5~8 mm，直径3~5 mm。表面紫黑色，具不规则皱纹，略有光泽。果实残留花柱和果柄痕以及宿存的花萼。质地柔软滋润。种子一粒，长卵形，长3.5~5 mm，直径2~3 mm，红棕色或棕褐色，顶端略尖，圆三棱状，具6条浅纵向凹沟，延伸至中部，基部钝圆，具十数个类圆形陷窝（图736-1）。气微，味甜微酸。

以个大、味甜、泡水后下色浓者质优。

【采收加工】 芒种至秋分之间，当果实由绿色变紫黑色时及时采摘，不宜在早晨有露水时或雨后果面未干时采摘。阴干或晒干，不宜曝晒，以免过分干燥，注意不要用手揉，以免影响质量。夏季伏天多雨时可用暖火烤干。

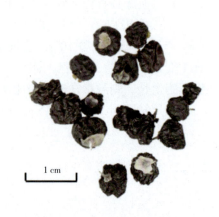

图736-1 黑果枸杞

中药材质量新说（第二版）ZHONGYAOCAI ZHILIANG XINSHUO (DIERBAN) 药材

青海产黑果枸杞不同采摘期花青素含量测定，见表736-1。

表736-1　青海产黑果枸杞不同采摘期花青素含量测定[1]

采摘期	花青素 /（mg/g）	采摘期	花青素 /（mg/g）
7月21日	3.68	8月28日	9.23
7月26日	6.97	9月12日	10.04
7月31日	5.21	9月17日	8.86
8月18日	6.90	10月11日	6.83
8月23日	7.05		

　　黑果枸杞在整个盛花期中，共有三茬，对应有三茬果实，果实从坐果到成熟，时间一般为30~35天。第一茬果7月下旬采收，第二茬果8月中下旬采收，第三茬果9月中旬到10月中旬采收。经测定，8月底采收的二茬果和9月中旬采收的三茬果花青素含量高。

　　干燥方式对黑果枸杞中花青素含量的影响，见表736-2。

表736-2　干燥方式对黑果枸杞中花青素含量的影响[2]

干燥方式	干燥时间	花青素 /（mg/g）
鲜果	—	9.05
40℃烘干	12小时	2.10
60℃烘干	8小时	1.43
80℃烘干	6小时	1.15
100℃烘干	4小时	0.25
晒干	5~6天	2.81
阴干	12~15天	8.06

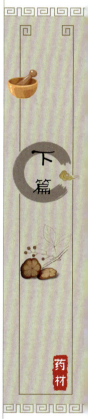

　　黑果枸杞干燥过程中，花青素含量均有不同程度的降低，阴干处理，耗时最长，但花青素含量损失最少。

　　【贮藏】　黑果枸杞贮存不当，易受潮发霉、腐烂，受热走油、酸败，香气易消散、易虫蛀。建议在20℃以下单包装密封，大垛用黑色塑料布遮盖、密闭库藏、防压；开袋后未使用完之前密封保存。

　　【主要成分】　主要含花色苷类、多酚类、黄酮类、多糖、生物碱、脂肪酸类、酚酸类、微量元素等。

　　【性味归经】　甘，平。入肝、肾经。

　　【功能主治】　滋补肝肾，益精明目。用于腰膝酸软、头晕目眩、两眼昏花等症状；民间作滋补强壮以及降压药。

　　【用法用量】　内服：3~6g，冲泡代茶；或每天干吃5~10粒。

　　【其他】

　　1.黑果枸杞具有提高免疫力、防衰老、抗氧化、抑菌等作用。

　　2.黑果枸杞中原花青素含量高达5.04%或以上，是原花青素含量较高的天然果实。

　　3.人参枸杞酒：人参20g，黑果枸杞200g，冰糖400g，白酒5000ml。强壮抗老、补阴血、乌须发、壮腰膝、强视力、通经。适用于病后体虚及贫血、营养不良、神经衰弱等。

　　[1][2]杨阳.不同种源黑果枸杞果实原花青素含量分析[D].呼和浩特：内蒙古农业大学，2017.

◈ 黑面神 ◈

【来源】 黑面神为大戟科植物黑面神 *Breynia fruticosa*（L.）Hook. f. 的干燥茎或嫩枝。主要分布于华东、华南、西南等地。

【性状】 黑面神茎呈圆柱形，常切成不规则的段或片块状，大小不一，表面红棕色或黄棕色。切面淡黄色，皮部易与木部分离，木部黄棕色，具细密放射状纹理，质坚实。嫩枝呈段状，可见互生的叶柄痕（图737-1）。气微，味苦、微涩。

【采收加工】 夏、秋二季采收，除去杂质，茎切片或嫩枝切段，晒干或烘干。药材水分不得过 14.0%。

【贮藏】 黑面神贮存不当，受潮易霉变，有效成分易流失。建议在 25℃ 以下，单包装遮光密封库藏；大垛用黑色塑料布遮盖、密闭库藏。

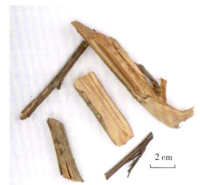

图 737-1 黑面神

【主要成分】 主要含黄酮类（如木犀草素、槲皮素、山奈酚）、木质素类（如 5,5′-二甲氧基-7-氧代落叶松脂醇）、三萜类、倍半萜类等成分。

广东省中药材标准（第三册）（2019年版）：醇溶性浸出物不得少于 5.0%。

【性味归经】 微苦，凉；有毒。归心、肝、肺经。

【功能主治】 清热祛湿，活血解毒。主治腹痛吐泻，湿疹，缠腰火丹，皮炎，漆疮，风湿痹痛，产后乳汁不通，阴痒。

【用法用量】 内服：煎汤，15~30 g。外用：适量，捣敷或煎水洗；或研末入散。

【其他】

1. 黑面神具有抗炎、抑菌、抗病毒、抗肿瘤、调血脂、免疫抑制、抗皮肤 I 型超敏反应、抑制酪氨酸酶、抗慢性皮炎湿疹等药理活性。

2. 经测定：黑面神茎、嫩枝叶中总黄酮含量分别为 38.58 mg/g 和 79.16 mg/g。黑面神治疗皮炎、湿疹皮肤病的有效药用部位为其嫩枝叶[1]。

◈ 黑种草子 ◈

【来源】 本品系维吾尔族习用药材。为毛茛科植物腺毛黑种草 *Nigella glandulifera* Freyn et Sint. 的干燥成熟种子。新疆、云南、西藏等地有栽培。

【性状】 黑种草子，呈三棱状卵形，长 2.5~3 mm，宽约 1.5 mm。表面黑色，粗糙，顶端较狭而尖，下端稍钝，有不规则的突起。质坚硬，断面灰白色，有油性（图738-1）。气微香，味辛。

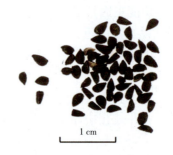

图 738-1 黑种草子

[1]王英晶.黑面神主成分及抗慢性皮炎——湿疹药效学研究［D］.广州：广州中医药大学，2014.

以籽粒大而饱满，色黑，气浓香，无杂质者为佳。

【采收加工】 夏、秋二季果实成熟（当大部分蒴果由绿变黄）时采割植株，晒干，打下种子，除去杂质，晒干。药材水分不得过 10.0%。

【贮藏】 黑种草子贮存不当，受湿热影响会发生霉变、香气减弱。建议在 20℃以下，单包装密封，大垛用黑色塑料布遮盖、密闭库藏。

【主要成分】 主要含有油脂、挥发油、皂苷、黄酮、生物碱等，黑种草子油主要含有百里醌、百里酚等。

药典标准：醇浸出物不得少于 25.0%。含常春藤皂苷元不得少于 0.50%。

【性味归经】 甘、辛，温。归肝、肾经。

【功能主治】 补肾健脑，通经，通乳，利尿。用于耳鸣健忘，经闭乳少，热淋，石淋。

【用法用量】 内服：2~6 g；嚼食、研粉或泡酒服。

【其他】

1. 用时捣碎。

2. 孕妇及热性病患者禁用。

3. 黑种草子具有抗氧化、抗炎、抗肿瘤、降血脂等多方面药理作用。

4. 复方斯亚旦生发油：黑种草子 2 000 g，桃仁 1 000 g，石榴子 200 g。温肤生发，止痒去屑。用于秃发，斑秃，头皮瘙痒等。

鹅不食草

【来源】 鹅不食草为菊科植物鹅不食草 *Centipeda minima* （L.） A.Br. et Aschers. 的干燥全草。主产于江苏、浙江、安徽、广东等地，全国大部分地方均有分布。

【性状】 鹅不食草呈缠结成团。须根纤细，淡黄绿色。茎细、多分枝，质脆，易折断，断面黄白色。叶小，近无柄；叶片多皱缩、破碎，完整者展平后呈匙形，表面灰绿色或棕褐色，边缘有 3~5 个锯齿。头状花序黄色或黄褐色（图 739-1）。气微香，久嗅有刺激感，味苦、微辛。

以色绿、有花序、嗅之打喷嚏者为佳。

【采收加工】 夏、秋二季开花时采收，除去杂质，鲜用或晒干用。药材水分不得过 12.0%。

湖北省通城县四庄乡不同采收时间鹅不食草中 2 种倍半萜内酯的含量测定，见表 739-1。

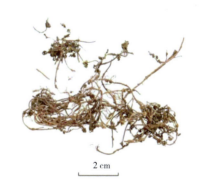

2 cm

图 739-1 鹅不食草

表 739-1 湖北省通城县四庄乡不同采收时间鹅不食草中 2 种倍半萜内酯的含量测定（mg/g）[1]

采收时间	7月23日	8月7日	8月22日	9月6日	9月21日	10月6日	10月21日
山金车内酯 C	0.35	0.55	0.61	0.31	0.28	0.27	0.19
短叶老鹳草素	2.86	4.49	5.29	3.04	2.96	2.92	2.00

两种倍半萜内酯成分的含量均在 8 月中旬（开花期）达到最高。

【贮藏】 鹅不食草贮存不当，易吸潮、易霉变败色，引起质量下降。建议在 25℃以下，单包

[1]杨艳芳,朱艳平,张炳武,等.不同采收时间鹅不食草中 2 种倍半萜内酯的含量测定[J].时珍国医国药，2014,25（5）：1209-1211.

装密封，大垛用黑色塑料布遮盖、密闭库藏。

【主要成分】 主要含挥发油、三萜，还含有豆甾醇、谷甾醇、黄酮、有机酸、树脂、鞣质、香豆素等。

药典标准：水溶性浸出物不得少于15.0%；含短叶老鹳草素A不得少于0.10%。

【性味归经】 辛，温。归肺经。

【功能主治】 发散风寒，通鼻窍，止咳。用于风寒头痛，咳嗽痰多，鼻塞不通，鼻渊流涕。

【用法用量】 内服：煎汤，6~9 g；外用：捣烂塞鼻或捣敷。

【其他】

1. 鹅不食草具有抗过敏、抗炎、护肝、抑菌、抗突变及抗肿瘤等药理活性，临床上多用于鼻炎、百日咳、头痛、面瘫、软组织损伤等。

2. 治小儿疳积：鹅不食草全草3 g，或研末每日用1.5 g，蒸瘦肉或猪肝服。

3. 伤风头痛、鼻塞：鹅不食草（鲜品、干品均可）搓揉，嗅其气，即打喷嚏，每日两次。

筋骨草

【来源】 筋骨草为唇形科植物筋骨草 *Ajuga decumbens* Thunb. 的干燥全草。分布于河北、山西、陕西、甘肃、山东等地。

【性状】 筋骨草长 10~35 cm。根细小，暗黄色。地上部分灰黄色或黄绿色，密被白色柔毛。细茎丛生，质软柔韧，不易折断。叶对生，多皱缩、破碎，完整叶片展平后呈匙形或倒卵状披针形，长 3~6 cm，宽 1.5~2.5 cm，绿褐色，边缘有波状粗齿，叶柄具狭翅。轮伞花序腋生，小花二唇形，黄棕色（图740-1）。气微，味苦。

以叶多色绿，花多者为佳。

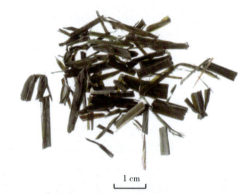

1 cm

图 740-1　筋骨草

【采收加工】 春季花开时采收，除去杂质，鲜用，或摊薄快速晒干。药材水分不得过 10.0%。

福建产筋骨草不同采收时间乙酰哈巴苷和哈巴苷的含量测定，见表740-1。

表 740-1　福建产筋骨草不同采收时间乙酰哈巴苷和哈巴苷的含量测定[1]

采收时间	春季	夏季	秋季
乙酰哈巴苷 /%	3.7	0.9	1.1
哈巴苷 /%	1.6	1.1	1.5

经测定：春季筋骨草中有效成分乙酰哈巴苷和哈巴苷的含量均较高，为药材的最佳采收时间。

【贮藏】 筋骨草贮存不当，易受潮，见光色易枯黄。建议在20℃以下，单包装密封，大垛用黑色塑料布遮盖、密闭库藏。

【主要成分】 主要含二萜类（新克罗烷型二萜、松香烷型二萜）、黄酮类（木犀草素、槲皮

[1]温彬宇, 李建荣. HPLC-ELSD同时测定筋骨草药材中乙酰哈巴苷和哈巴苷含量[J]. 中国中医药信息杂志, 2014, 21(7)：89–92.

素、芹菜素、金合欢素）、糖苷类、甾酮类等成分。

药典标准：含乙酰哈巴苷不得少于 0.40%。

【性味归经】 苦，寒。归肺经。

【功能主治】 清热解毒，凉血消肿。用于咽喉肿痛，肺热咯血，跌打肿痛。

【用法用量】 内服：煎汤，5~30 g。外用：适量，捣烂敷。

【其他】

1. 孕妇忌服。

2. 筋骨草有镇咳、祛痰、平喘、抗炎、免疫、抗菌、抗病毒等药理作用。

3. 治扁桃体炎、咽炎、喉炎：筋骨草 15~30 g，水煎服；或用筋骨草 4~5 株，加豆腐共煮，吃豆腐并饮汤。

4. 治肺热咯血：筋骨草 15 g，白茅根 30 g，冰糖 30 g。水煎服。

5. 治跌打伤，扭伤：鲜筋骨草加少量生姜、大葱，捣烂外敷。

❧ 猴头菇 ❧

【来源】 猴头菇为猴头菌科植物猴头菇 *Hericium erinaceus*（Bull. ex Fr.）Pers. 的干燥子实体。主产于黑龙江、吉林、内蒙古、河北、山西、河南等地。

【性状】 猴头菇呈半球形或头状，直径 3.5~8 cm 或更大，下部有一粗短的菌柄。外表棕黄色或淡褐色，其上密被多数针状肉质软刺，展开后肉刺长 0.3~2 cm，直径 0.3~0.5 mm，质轻而软，断面乳白色。刺表面着生有子实层，子实层上密生有孢子，孢子球形，外壁平滑（图 741-1）。气香，味淡。

以颜色洁白、肉厚粗壮、无病害且口味纯正者为优。

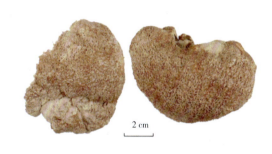

2 cm

图 741-1 猴头菇

【采收加工】 当子实体充分生长，孢子尚未散发前采摘，及时晒干或低温烘干。药材水分不得过 14.0%。

【贮藏】 猴头菇贮存不当，易褐变，受潮易腐烂、霉变，有效成分流失快。建议在 20℃ 以下，单包装密封，大垛用黑色塑料布遮盖，密闭库藏。

【主要成分】 主要含多糖（由葡萄糖、甘露糖、木糖以及半乳糖等组成）、猴头素、猴头菇酮、类固醇、二萜、酚类及挥发性芳香化合物等。

【性味归经】 甘，平。归脾、胃经。

【功能主治】 健脾和胃，益气安神。用于消化不良，神经衰弱，身体虚弱，胃溃疡。

【用法用量】 内服：煮食或煎汤，10~30 g。

【其他】

1. 猴头菇具有抗溃疡、抗炎、保肝、增强免疫力、延缓衰老、降血糖、降血脂、提高机体耐缺氧能力、增加心脏血液输出量、加速机体血液循环等药理作用。

2. 猴菇菌片主要成分为猴头菇菌丝体，能提高机体的免疫功能，对癌细胞具有高度的抑制及杀灭作用，总有效率达 91.11%，抑制肿瘤生长率为 46%~88%。

3. 猴头蛇舌草汤：干猴头菇 50 g，藤梨根 50 g，白花蛇舌草 50 g。熬汤。防癌抗癌。

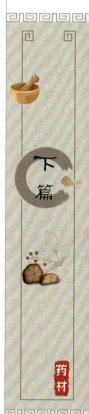

猴耳环

【来源】 猴耳环为豆科植物猴耳环 *Archidendron clypearia* （Jack）I. C. Nielsen 的干燥略带小枝的叶。产于广东、海南、广西、云南等地。

【性状】 猴耳环为略带小枝的羽状复叶，小枝有明显的纵棱，表面黄褐色至棕褐色，被短细绒毛。叶为 2 回双数羽状复叶，小叶片呈近不等的平行四边形或斜菱形，长 1~9 cm，宽 0.7~3 cm，先端渐尖或急尖，基部近截形，偏斜；上表面棕褐色或黄绿色，下表面灰褐色。薄革质，极易脱落（图 742-1）。气微，味微苦涩。

以茎枝嫩、叶多者为佳。

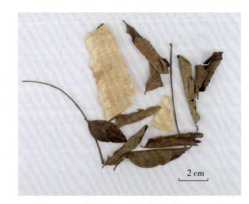

图 742-1　猴耳环

【采收加工】 全年可采收，除去粗枝，晒干。药材水分不得过 15.0%。

猴耳环没食子酸的测定结果（按干燥品计），见表 742-1。

表 742-1　猴耳环没食子酸的测定结果（按干燥品计）

采收时间	没食子酸含量 /%	
	枝	叶
1 月 18 日	0.90	1.42
2 月 11 日	0.80	1.48
3 月 19 日	0.79	1.30
4 月 19 日	0.91	1.50
5 月 18 日	0.90	1.15
6 月 19 日	1.20	2.01
7 月 20 日	1.22	1.97
8 月 24 日	1.31	2.05
9 月 28 日	1.40	2.11
10 月 20 日	1.22	1.92
11 月 20 日	1.05	1.80
12 月 20 日	0.91	1.55
第二年 1 月 20 日	0.80	1.50

猴耳环枝、叶全年均含没食子酸成分，叶中没食子酸的含量约为枝中的 2 倍，6—11 月没食子酸含量与其他月份比较明显较高。

【贮藏】 猴耳环贮存不当，受潮易霉变。建议在 25℃以下，单包装遮光密封库藏；大垛用黑色塑料布遮盖、密闭库藏。

【主要成分】 主要含黄酮类（如木犀草苷、杨梅苷、槲皮苷）、三萜及甾醇类（如金合欢酸）、有机酸类等。

【性味归经】 微苦、涩，微寒。归脾、胃、肝经。

【功能主治】 清热解毒，凉血消肿，止泻。用于上呼吸道感染，急性咽喉炎，急性扁桃体炎，急性胃肠炎。

中药材质量新说（第二版）ZHONGYAOCAI ZHILIANG XINSHUO (DIERBAN)　药材

【用法用量】 内服：煎汤，6~9 g。

【其他】

1.猴耳环为广东地区常用中草药。其小枝起棱且扭转，又名蛟龙木；民间用其枝叶煮水洗头，有洁发、乌发，去头屑，消炎等功效，故又称洗头木。

2.猴耳环具有抗炎、抗真菌、抗病毒、抗肿瘤、免疫调节、抗胃溃疡、清除自由基、抗结核、降糖降血脂等药理活性。

3.猴耳环现已被开发成不同剂型的抗菌消炎制剂，广泛地用于小儿手足口病、急性上呼吸道感染、小儿肺炎、急性咽炎、急性肠炎和小儿扁桃体炎等疾病的治疗[1]。

❧ 湖北贝母 ❧

【来源】 湖北贝母为百合科植物湖北贝母 *Fritillaria hupehensis* Hsiao et K.C.Hsia 的干燥鳞茎。主要分布在湖北西部和西南部，现广为栽培，在四川东部、湖南西北部、安徽、河南也有少量分布。

【性状】 湖北贝母，呈扁圆球形，高 0.8~2.2 cm，直径 0.8~3.5 cm。表面类白色至淡棕色。外层鳞叶 2 瓣，肥厚，略呈肾形，或大小悬殊，大瓣紧抱小瓣，顶端闭合或开裂。内有鳞叶 2~6 枚及干缩的残茎。内表面淡黄色至类白色，基部凹陷呈窝状，残留有淡棕色表皮及少数须根。单瓣鳞叶呈元宝状，长 2.5~3.2 cm，直径 1.8~2 cm。质脆，断面类白色，富粉性（图 743-1）。气微，味苦。

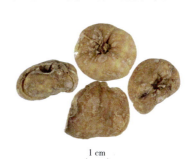

1 cm

图 743-1　湖北贝母

以鳞叶肥厚、质坚实、粉性足、断面色白、味微苦为佳。

【采收加工】 于栽种后的第 2 年夏季，茎叶枯萎后采挖，用石灰水或清水浸泡，晒干或低温干燥，水分不得过 14.0%。

【贮藏】 湖北贝母贮存不当，受潮易霉变生虫。建议在 25℃以下，单包装密封，大垛用黑色塑料布遮盖、密闭库藏。

【主要成分】 主要含浙贝甲素、浙贝乙素、湖贝甲素、湖贝甲素苷、湖贝乙素、湖贝嗪、湖贝辛、湖贝啶、鄂贝辛碱、湖贝苷、β‑谷甾醇等。

药典标准：醇溶性浸出物不得少于 7.0%，含贝母素乙不得少于 0.16%。

【性味归经】 微苦，凉。归肺、心经。

【功能主治】 清热化痰，止咳，散结。用于热痰咳嗽，瘰疬痰核，痈肿疮毒。

【用法用量】 内服：煎汤，3~9 g，或研粉冲服。

【其他】

1.用前捣碎，利于有效成分煎出。

2.不宜与川乌、制川乌、草乌、制草乌、附子同用。

3.湖北贝母主要含有生物碱类、萜类和其他类化合物，药理作用主要包括镇咳祛痰、平喘、对平滑肌的作用、降压、耐缺氧、扩瞳等作用。

❧ 湖北海棠 ❧

【来源】 湖北海棠为蔷薇科植物湖北海棠 *Malus hupehensis*（Pamp.）Rehd. 的干燥叶。主产于

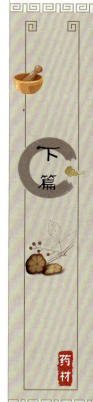

[1]邱道寿,邓乔华,范会云,等.绿色抗生素——猴耳环[J].世界生命,2020,9:46-47.

湖北省，广泛分布于河南、四川、江西等地。

【性状】 湖北海棠多皱缩。完整叶片展平后呈卵形至卵状长圆形，表面金黄色至黄褐色，背面淡黄色至金黄色；长 5~10 cm，宽 2.5~4 cm；先端渐尖，基部宽楔形，少量呈圆形，边缘有细锐锯齿；背面叶脉及叶柄可见短柔毛，叶柄长 1~3 cm（图 744-1）。气微，味微甘。

【采收加工】 春季采嫩叶，除去杂质，堆积发酵至叶表面呈金黄色，晒干或低温烘干。药材水分不得过 12.0%。

不同海拔、不同生长时期湖北海棠中根皮苷含量测定，见表 744-1。

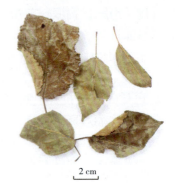

2 cm

图 744-1　湖北海棠

表 744-1　不同海拔、不同生长时期湖北海棠中根皮苷含量测定[1]

海拔	生长月份	根皮苷 /%	海拔	生长月份	根皮苷 /%
高山	5 月	14.54	低山	4 月	10.78
	6 月	12.71		5 月	13.60
	7 月	13.10		6 月	9.22
	8 月	14.00		7 月	8.81
	9 月	13.84		8 月	9.07
				9 月	12.10

5 月采摘的湖北海棠中根皮苷含量较高，同一生长时期高海拔的湖北海棠含量明显高于低海拔。

【贮藏】 湖北海棠贮存不当，易虫蛀，受潮易霉烂。建议在 25℃以下，单包装密封，大垛用黑色塑料布遮盖、密闭库藏。

【主要成分】 主要含茶多酚、根皮素 -2- 葡萄糖苷、儿茶精、表儿茶精、香叶基香叶醇、植醇、植酮、香叶基丙酮、右旋樟脑等。

湖北省中药材质量标准（2018 年版）：醇溶性浸出物不得少于 25.0%；含根皮苷不得少于 0.8%。

【性味归经】 微甘，平。归肝、胃经。

【功能主治】 养肝和胃，生津止渴，消积化滞。用于肝病胁痛，消渴，眩晕等。

【用法用量】 内服：2~5 g，煎服或泡茶饮用。

【其他】

1. 湖北海棠具有清除自由基、减轻肝损伤及纤维化、促进骨细胞增殖和分化、抗氧化、抑菌、治疗糖尿病、抗癌等药理作用。

2. 湖北海棠（茶海棠）叶经国家卫生计生委公告（2014 年第 20 号）批准为新食品原料。

3. 湖北海棠果实味酸、性平，可代山楂入药，消积化滞，治疗痢疾，疳积。是一味很好的健胃消食药材，并可以酿酒。

4. 湖北海棠根具有活血通络之功，民间用于治疗筋骨扭伤。

十三画

蓍　草

【来源】 蓍草为菊科植物蓍 *Achillea alpina* L. 的干燥地上部分。分布于东北、华北及陕西、甘肃、宁夏、内蒙古、江西等地。

［1］郭东艳，王幸，覃鸿恩，等 . 不同海拔不同生长时期湖北海棠的质量分析［J］. 中药材，2013，36（8）：1238-1240.

中药材质量新说（第二版）ZHONGYAOCAI ZHILIANG XINSHUO（DIERBAN）药材

【性状】 蓍草茎呈圆柱形，直径 1~5 mm。表面黄绿色或黄棕色，具纵棱，被白色柔毛；质脆，易折断，断面白色，中部有髓或中空。叶常卷缩，破碎，完整者展平后为长线状披针形，裂片线形，表面灰绿色至黄棕色，两面被柔毛。头状花序密集成复伞房状，黄棕色；总苞片卵形或长圆形，覆瓦状排列（图 745-1）。气微香，味微苦。

以叶色绿、花蕾多者为佳。

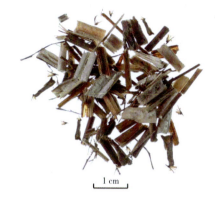

图 745-1 蓍 草

【采收加工】 夏，秋季花蕾形成尚未开放时采收。鲜用或晒干。药材水分不得过 10.0%。

蓍草不同部位绿原酸含量测定，见表 745-1。

表 745-1 蓍草不同部位绿原酸含量测定[1]

部位	花	叶	茎	根
绿原酸 /%	1.18	3.22	0.50	0.05

蓍草不同部位绿原酸含量：叶＞花＞茎＞根。

【贮藏】 蓍草贮存不当，吸潮易发霉、败色。色淡者药效低。建议在 25℃以下，单包装密封，大垛用黑色塑料布遮盖、密闭库藏。

【主要成分】 主要含有机酸（如绿原酸、延胡索酸），还含有三萜、甾体、挥发油等。

药典标准：醇溶性浸出物不得少于 8.0%。含绿原酸不得少于 0.40%。

【性味归经】 苦、酸，平。归肺、脾、膀胱经。

【功能主治】 解毒利湿，活血止痛。用于乳蛾咽痛，泄泻痢疾，肠痈腹痛，热淋涩痛，湿热带下，蛇虫咬伤。

【用法用量】 内服：煎汤，15~45 g，必要时日服 2 剂。外用：鲜品适量，捣烂敷患处。

【其他】

1. 孕妇忌用。

2. 蓍草具有抗感染、退热、镇静镇痛、抗菌等药理作用。

3. 治感冒发热，头痛：蓍草 15 g，水煎服；或蓍草 12 g，菊花 6 g。水煎服。

蓝布正

【来源】 蓝布正为蔷薇科植物路边青 *Geum aleppicum* Jacq. 或柔毛路边青 *Geum japonicum* Thunb. var. *chinense* Bolle 的干燥全草。主产于贵州、云南、广西等地。

【性状】 蓝布正长 20~100 cm。主根短，有多数细根，褐棕色。茎圆柱形，被毛或近无毛。基生叶有长柄，羽状全裂或近羽状复叶，顶裂片较大，卵形或宽卵形，边缘有大锯齿，两面被毛或几无毛；侧生裂片小，边缘有不规则的粗齿；茎生叶互生，卵形，3 浅裂或羽状分裂。花顶生，常脱落。聚合瘦果近球形（图 746-1）。气微，味辛、微苦。

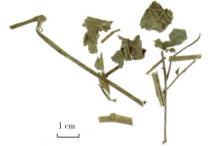

图 746-1 蓝布正

[1]赵金龙，李普泉．HPLC 法测定蒙药材蓍草不同部位绿原酸含量[J]．中国民族医药杂志，2016，22（2）：45-46.

下篇

药材

【采收加工】 夏、秋二季茎叶生长旺盛时采收。收割全草，除去杂质，摊薄快速晒干或烘干。药材水分不得过 11.0%。

【贮藏】 蓝布正粗放式贮存，受潮易霉烂，见光色易变淡，有效成分易流失。建议在 25℃以下，单包装密封，大垛用黑色塑料布遮盖，密闭库藏。

【主要成分】 主要含没食子酸、β–谷甾醇、乌苏酸、胡萝卜苷、α–生育醌、罗布麻宁、黑麦草内酯、没食子酸乙酯、熊果酸等。

药典标准：醇溶性浸出物不得少于 7.0%；含没食子酸不得少于 0.30%。

【性味归经】 甘、微苦，凉。归肝、脾、肺经。

【功能主治】 益气健脾，补血养阴，润肺化痰。用于气血不足，虚痨咳嗽，脾虚带下。

【用法用量】 内服：9~30 g，煎药。外用：适量，鲜品捣烂敷患处。

【其他】

1. 蓝布正具降压、促进血管新生、治疗心肌梗死、保护脑缺血、治疗眩晕、抗炎、补血、抗应激、镇静、祛痰平喘、抑制胃肠运动、降糖、增强免疫、抗肿瘤、治疗肥胖等药理作用。

2. 高血压导致的头痛头晕：蓝布正 10 g，白术 10 g，丹参 10 g。水煎服。每日 1 剂，连服 1~2 周，症状控制后，每月可以服用 1~2 剂。

3. 尿道炎：蓝布正 10 g，锐蓄 10 g，瞿麦 10 g。水煎服。每日 1 剂，连服 3~7 天。

墓头回

【来源】 墓头回为败酱科植物糙叶败酱 *Patrinia scabra* Bunge 或异叶败酱 *Patrinia heterophylla* Bunge 的干燥根。除西藏、青海、新疆外，全国大部分地区均有分布。

【性状】 糙叶败酱：呈不规则的圆柱形，常弯曲，少有分枝，长 6~15 cm，直径 0.4~5 cm。表面粗糙，皱缩，灰褐色或黑褐色，有的具瘤状突起；根头部粗大；栓皮易剥落，脱落后呈棕黄色。折断面纤维性，具放射状裂隙。体轻，质松。具特异臭气，味微苦。

异叶败酱：呈细圆柱形，有分枝。表面黄褐色，有细纵及点状支根痕，有的具瘤状突起。质较硬，易折断，断面不平坦，木部黄白色，呈破裂状。

以条长、肥实、色棕褐者为佳（图 747-1）。

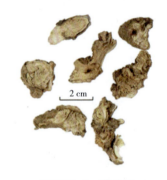

图 747-1 墓头回

【采收加工】 9—11 月采收。挖出全根，除去地上部分，洗净，鲜用或晒干。建议趁鲜切厚片或段，摊薄快速晒干或烘干。水分不得过 10.0%。

【贮藏】 墓头回贮存不当，气味易挥发，有效成分易散失，无特异臭气者药效低。建议在 20℃以下，单包装密封，大垛密闭库藏。

【主要成分】 主要含挥发油成分。

山东省中药材标准（2012 年版）：醇溶性浸出物不得少于 20.0%。

山西省中药材标准（2014 年公示）：糙叶败酱根挥发油含量不得少于 0.20%。

【性味归经】 辛、苦，微寒。归心、肝、小肠经。

【功能主治】 清热解毒，燥湿止带，祛瘀止痛，收敛止血。主治赤白带下，崩漏，泄泻痢疾，黄疸，疟疾，肠痈，疮疡肿毒，跌打损伤，子宫颈癌，胃癌。

【用法用量】 内服：煎服，6~15 g。外用：适量，捣敷；或煎汤洗患处。

【其他】

1. 孕妇慎用。

中药材质量新说（第二版）ZHONGYAOCAI ZHILIANG XINSHUO (DIERBAN) 药材

2. 墓头回有抗肿瘤、镇静、促进免疫、止血、抑菌等药理作用，临床用于治疗白带增多，阴道炎、宫颈炎、崩漏、闭经、痛经、产后恶露不尽、胎露、小儿肠炎、肺炎、紫癜等病症。

3. 治痛经：墓头回 15 g，香附 15 g，元胡 15 g，黄酒 30 g。水煎服。

蓖麻子

【来源】 蓖麻子为大戟科植物蓖麻 *Ricinus communis* L. 的干燥成熟种子。全国部分地区均产。

【性状】 蓖麻子呈椭圆形或卵形，稍扁，长 0.9~1.8 cm，宽 0.5~1 cm。表面光滑，有灰白色与黑褐色或黄棕色与红棕色相间的花斑纹。一面较平，一面较隆起，较平的一面有 1 条隆起的种脊；一端有灰白色或浅棕色突起的种阜。种皮薄而脆。胚乳肥厚，白色，富油性，子叶 2，菲薄（图 748-1）。气微，味微苦辛。

以粒大饱满，油性足者为佳。

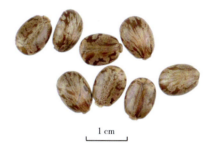

图 748-1 蓖麻子

【采收加工】 8—11 月蒴果呈棕色，未开裂时，分批剪下果序，摊晒，脱粒，扬净，收集种子。药材水分不得过 7.0%。

【贮藏】 蓖麻子贮存不当，受温、湿度影响，会出现泛油、生虫现象。建议在 20℃以下，单包装密封，大垛用黑色塑料布遮盖、密闭库藏。

【主要成分】 主要含脂肪油、蛋白质、酚类、甾醇、磷脂及少量脂肪酸、蓖麻毒蛋白、蓖麻碱等。药典标准：含蓖麻碱不得过 0.32%。

【性味归经】 甘、辛，平；有毒。归大肠、肺经。

【功能主治】 泻下通滞，消肿拔毒。用于大便燥结，痈疽肿毒，喉痹，瘰疬。

【用法用量】 内服：2~5 g；或入丸、散。外用：适量，捣敷或研末调敷。

【其他】

1. 入药前需捣碎，利于有效成分的煎出。

2. 本品多外用，内服则须炒熟后捣碎用。炒熟后使蓖麻毒蛋白破坏，可减低毒性。

3. 面神经麻痹：蓖麻子（去壳）捣成糊状，敷于患侧下颌关节及口角部（亦可病左敷右，病右敷左），厚约 3 mm，用纱布固定，注意勿入口中。每日换药 1 次。

蒲葵子

【来源】 蒲葵子为棕榈科植物蒲葵 *Livistona chinensis*（Jacq.）R. Br. 的种子。主产于广东、广西、福建、台湾等地。

【性状】 蒲葵子呈橄榄形，长 1.5~2.5 cm，宽 1~1.5 cm。表面黑褐色，具不规则细纵皱纹，可见 1~3 条纵向细棱，一端具果柄痕。质坚硬。敲开外壳，内面为黄色硬质种皮，可与外皮剥离。种子一枚，极坚硬，难粉碎；切面乳白色，角质（图 749-1）。气微，味涩。

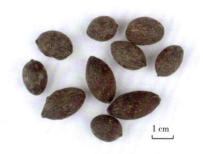

图 749-1 蒲葵子

【采收加工】 春季果实成熟后采收，除去杂质，晒干。

【贮藏】 蒲葵子贮存不当，受潮易霉变、易虫蛀。建议在25℃以下，单包装遮光密封库藏；大垛用黑色塑料布遮盖、密闭库藏。

【主要成分】 主要含黄酮类（如荭草素、牡荆素、苜蓿素）、多肽、鞣质、酚类、香豆素、蒽醌类、甾体、挥发油、油脂等成分。

【性味归经】 甘、苦，平，有小毒。

【功能主治】 活血化瘀，软坚散结，抗癌。主治慢性肝炎，癥瘕积聚，血崩，外伤出血，食管癌，绒毛膜上皮癌，恶性葡萄胎，白血病等。

【用法用量】 内服：煎汤，15~30 g。

【其他】

1. 蒲葵子具有抗癌、保肝、溶血、保护细胞活性、抗氧化、抗菌、抗HIV-1病毒、抗蛋白激酶、抗血管生成等药理活性。

2. 绒毛膜上皮癌、恶性葡萄胎肺转移：蒲葵子、八月札、半枝莲、穿破石各60 g。水6碗，煎至1碗内服，药渣再煎服1次。10天为1个疗程；或同时并用化疗。

3. 恶性葡萄胎、白血病：葵树子30 g，红枣6枚。水煎，每日2次服，连续20剂为1个疗程。

4. 肺癌：葵树子、半枝莲各60 g。水煎服。每日1剂。

椿 皮

【来源】 椿皮是苦木科植物臭椿 Ailanthus altissima（Mill.）Swingle 的干燥根皮或干皮。产于浙江、河北、湖北、江苏等地。

【性状】 根皮：呈不整齐的片状或卷片状，大小不一，厚0.3~1 cm。外表面灰黄色或黄褐色，粗糙，有多数纵向皮孔样突起和不规则纵、横裂纹，除去粗皮者显黄白色；内表面淡黄色，较平坦，密布梭形小孔或小点。质硬而脆，断面外层颗粒性，内层纤维性（图750-1）。气微，味苦。

干皮：呈不规则板片状，大小不一，厚0.5~2 cm。外表面灰黑色，极粗糙，有深裂。

以肉厚、无粗皮、色黄白者为佳。

【采收加工】 全年可采，4—5月采收最好。干皮从树上剥下晒干。根皮须挖出树根，刮去外面黑皮，用木棒轻砸，使根皮松离，再剥下晒干。药材水分不得过13.0%。

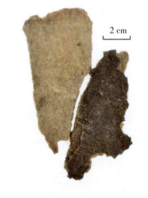

2 cm

图750-1 椿 皮

【贮藏】 椿皮贮存不当，易虫蛀。建议在25℃以下单包装密封，大垛用黑色塑料布遮盖、密闭库藏，椿皮饮片密封避光保存。

【主要成分】 主要含苦木苦味素类（臭椿苦酮、臭椿苦内酯等）、生物碱、甾醇类等成分。

药典标准：醇溶性浸出物不得少于5.0%。

【性味归经】 苦、涩，寒。归大肠、胃、肝经。

【功能主治】 清热燥湿，收涩止带，止泻，止血。用于赤白带下，湿热泻痢，久泻久痢，便血，崩漏。

【用法用量】 内服：煎汤，6~9 g；或入丸、散。外用：煎汤洗；或熬膏涂。

【其他】

1. 椿皮具有抗菌抗病毒、抗肿瘤、杀虫、抗炎等药理活性。

2.治膀胱炎、尿道炎：椿皮 12 g（鲜品 45 g），鲜车前草 60 g。煎服。

3.治赤白带有湿热者：椿皮 12 g，黄柏、黄芩各 9 g，鸡冠花、翻白草各 15 g。水煎服。

4.四川、贵州等地以楝科植物香椿 Toona Sinensis（A. Juss）Roem. 的干皮和根皮入药用，或椿白皮、椿皮兼用。现代一般称臭椿皮为椿皮（樗白皮），将香椿皮称之为椿白皮。

香椿与臭椿的形态差异及药用价值比较，见表 750-1。

表 750-1　香椿与臭椿的形态差异及药用价值比较[1]

项　目	香椿皮	臭椿皮
性味	性凉，气微香，味淡，微苦、涩	性寒，气微，微苦、涩
归经	大肠经、胃经	大肠经、胃经、肝经
功效	除热、燥湿、涩肠、止血、杀虫	清热燥湿，收涩止带，止泻，止血
主治	痢疾、肠炎、泌尿系统感染、便血、疳虫等	赤带白下、湿热泻痢、久泻久利、便血、崩漏等
表面特征	外表面红棕色至棕褐色，内表面棕色，有细纵纹。断面红棕色，纤维性，呈层状	根皮外表面灰棕色，干皮外表面灰黑色，内表面淡黄色，密布梭形小孔。断面黄白色，外层颗粒性，内层纤维性

香椿皮与椿皮性味归经、功能主治都略有不同，替代使用时需注意。

槐　耳

【来源】　槐耳又名槐菌、槐鸡，为多孔菌科真菌槐栓菌 Trametes robiniophia Murr 的子实体。分布于河北、山东、陕西、四川、重庆等地。野生资源稀缺，江苏等地采用固体发酵法培养槐栓菌以供药用。

【性状】　槐耳子实体无柄，菌盖半圆形，常呈覆瓦状，木栓质，棕褐色，近光滑，有少数环纹，（2.5~7）cm×（3~4）cm，菌肉黄白色，干后有香味，厚 4~30 mm，菌管长约 5 mm，壁厚而光整，孔口黄白色，多角形，每 1 mm 间 5~6 个，孢子无色，光滑，孢子银白色，常有囊状体（图 751-1）。

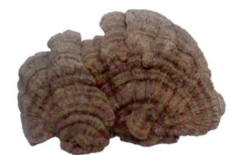

图 751-1　槐　耳

【采收加工】　夏、秋季采。摘下洗净，晒干。

【贮藏】　槐耳贮藏不当，易虫蛀，受潮易腐烂、易变质。建议在 20℃以下，单包装密封置阴凉干燥处贮藏；或冷藏。

【主要成分】　主要含槐耳蛋白多糖。其水解产物含岩藻糖、L-阿拉伯糖、D-木糖等 6 种单糖，及天冬氨酸、谷氨酸，甘氨酸等 18 种氨基酸组成。

【性味归经】　苦，辛；性平。归肝，脾，大肠经。

【功能主治】　止血，止痢，抗癌。主痔疮出血，便血，崩漏，痢疾，肝癌，肝炎。

【用法用量】　内服：煎汤，6~9 g；或烧炭存性研末。

[1] 陈克敏 . 香椿与臭椿的形态学差异及药用价值比较 [J]. 中国乡村医药, 2017, 24（11）：28-29.

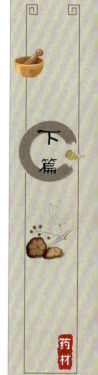

【其他】

1. 槐耳具有抗肿瘤、增强免疫、抗病毒等药理活性。

2. 槐耳被广泛应用于乳腺癌、肝癌、肺癌、胃癌等多种恶性肿瘤的辅助治疗，其作用机制包括抑制肿瘤细胞生长与增殖、侵袭与转移、血管新生、诱导肿瘤细胞发生凋亡、提高机体免疫力等[1]。

3. 槐耳可在器官、细胞和分子等多层面发挥免疫调节作用，显著改善机体的免疫抑制；在临床上可协同某些药物和放化疗等促进免疫细胞的增殖及免疫分子的分泌，提高免疫力，其药理作用已得到普遍认可[2]。

雷公藤

【来源】 雷公藤为卫矛科植物雷公藤 *Tripterygium wilfordii* Hook. f. 的根的木质部，或根皮、或根与根茎。主产于福建、浙江、安徽、河南等地。

【性状】 雷公藤呈圆柱形，扭曲，常具茎残基。直径0.5~3 cm，常切成段块。表面土黄色至黄棕色，粗糙，具细密纵向沟纹及环状或半环状裂隙；栓皮层常去除，脱落处显橙黄色。木质部黄白色。质坚硬，折断时有粉尘飞扬，断面纤维性（图752-1）。气微、特异，味苦微辛。

【采收加工】 扦插栽培3~4年采收，秋季挖取根部，抖净泥土，晒干或去皮晒干。忌用水洗。药材水分不得过12.0%。

浙江产雷公藤不同采收年限全根鲜产量及雷公藤甲素含量，见表752-1。

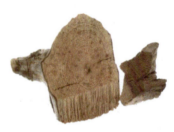

2 cm

图 752-1　雷公藤

表 752-1　浙江产雷公藤不同采收年限全根鲜产量及雷公藤甲素含量[3]

采收年限	单株鲜重 /（kg/ 株）	雷公藤甲素含量 /（μg/g）
1 年生	0.31	75.14
2 年生	0.92	12.49
3 年生	1.26	132.77
4 年生	1.57	87.44

栽培雷公藤根在第3年时雷公藤甲素含量达到峰值，且第3年后产量增长缓慢。故雷公藤适宜在第3年采收。

浙江产雷公藤不同部位雷公藤甲素含量，见表752-2。

[1] 王雨曦, 袁海生. 槐生拜尔孔菌（槐耳）的化学成分及其抗肿瘤活性研究进展[J]. 菌物学报, 2021, 40（3）: 411-412.

[2] 张洪梅, 史晓飒, 马维维, 等. 槐耳增强免疫作用机制研究及其临床应用[J]. 辽宁中医药大学学报, 2017, 19（7）: 216-220.

[3] 孙乙铭, 徐建中, 王志安, 等. HPLC 测定不同采收年限雷公藤根及不同部位雷公藤甲素含量[J]. 中国现代应用药学, 2009, 26（11）: 904-906.

表 752-2　浙江产雷公藤不同部位雷公藤甲素含量[1]

采收部位	全根	根皮部	根木质部	地上茎	叶
雷公藤甲素含量 /（μg/g）	91.40	144.73	13.42	17.48	142.58

雷公藤全株均含有雷公藤甲素，以根皮和叶中含量最高。

【贮藏】　雷公藤不当贮存，易受潮，有效成分易流失。建议在 25℃以下，单包装密封，大垛密闭库藏。

注：雷公藤有大毒，需单独存放，专人保管。

【主要成分】　主要含生物碱类（如雷公藤碱、雷公藤次碱、雷公藤新碱、雷公藤碱乙、雷公藤碱丁、雷公藤碱戊）、萜类、挥发油、蒽醌及多糖等。

湖北省中药材标准（2009 年版）：含雷公藤甲素不得少于 0.0009%。

【性味归经】　味苦、辛，性凉；有大毒。归肝、肾经。

【功能主治】　祛风除湿，活血通络，消肿止痛，杀虫解毒。主治类风湿性关节炎，风湿性关节炎，肾小球肾炎，肾病综合征，红斑狼疮，口眼干燥综合征，白塞病，湿疹，银屑病，麻风病，疥疮，顽癣。

【用法用量】　本品有大毒，不宜煎汤直接内服。

【其他】

1. 雷公藤及其提取物有大毒，需在医师指导下使用，凡心肝肾器质性病变、白细胞减少者慎服；孕妇禁服。

2. 雷公藤甲素既是有效成分又是毒性成分，毒性较大，故雷公藤入药时需去皮。带皮根及茎、叶多用于雷公藤甲素的提取。

3. 雷公藤有抗炎、抗肿瘤、抑制免疫应答、抑制生育等药理活性，临床上多用于哮喘、肾病综合征、紫癜性肾炎、红斑狼疮、湿疹等。

4. 雷公藤及其提取物有大毒，弊大于利，应尽量不用或选其他药物替代。

零陵香

【来源】　零陵香为报春花科植物灵香草 *Lysimachia foenum-graecum* Hance 的干燥全草。主产于云南、广东、广西等地。

【性状】　零陵香茎呈方柱形，长达 60 cm，直径 1~3 mm。表面灰绿色至浅棕色，具 3~4 条棱翅及纵沟纹，茎下半部节上生须根。体轻，质脆，易折断，断面常为三角形或不规则形。叶皱缩，灰绿色至黄绿色，展平后叶片呈椭圆形，长 1.5~10 cm，宽 1~5 cm，先端微尖，基部楔形，全缘或微波状（图 753-1）。气香、味淡。

以茎叶嫩细、灰绿色、干燥、香气浓、无泥沙者为佳。

【采收加工】　夏、秋二季茎叶茂盛时采收，其产量多，质量好。收取后去净泥沙，烘干或阴干。药材水分不得过 11.0%。

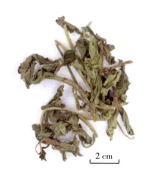

图 753-1　零陵香

[1] 孙乙铭, 徐建中, 王志安, 等. HPLC 测定不同采收年限雷公藤根及不同部位雷公藤甲素含量 [J]. 中国现代应用药学, 2009, 26 (11): 904-906.

【贮藏】 零陵香贮存不当，易受潮发霉、易变色，香气易散失。建议在20℃以下，单包装遮光密封库藏；大垛用黑色塑料布遮盖、密闭库藏。

【主要成分】 主要含三萜类（如零陵香皂苷A、B）、黄酮类（山柰酚、杨梅素）、挥发油等。山东省中药材标准（2012年版）：水溶性浸出物不得少于20.0%。

【性味归经】 辛、甘、平。归肺、胃经。

【功能主治】 解表，止痛，行气，驱蛔。用于感冒头痛，咽喉肿痛，牙痛，胸腹胀满，蛔虫病。

【用法用量】 内服：煎汤，9~15 g。外用：适量，煎水含漱。

【其他】

1. 零陵香具有清除自由基、抗氧化、抗肿瘤、抗病毒、抑制排卵、驱虫等药理活性。

2. 感冒头疼，胸腹胀满：灵香草茎、叶9~15 g。水煎服。

3. 头风眩晕，痰逆恶心，懒食：灵香草茎叶，配藿香、香附等分研末。每次茶送服6 g，每日3次。

路边青

【来源】 路边青为马鞭草科植物大青 *Clerodendrum cyrtophyllum* Turczaninow 的干燥全株。分布于华东、华中、华南、西南等地。

【性状】 路边青根呈圆锥形或不规则圆柱形，表面土黄色，有不规则纵纹。剥离的根皮可见内表面有条纹状或点状突起。茎圆柱形或方形，常有分枝，直径5~15 mm，老茎灰绿色至灰褐色，嫩枝黄绿色，有突起的点状皮孔。茎质硬而脆，断面纤维性，中央为白色的髓。单叶对生，叶片多破碎或皱缩，完整者展平后呈椭圆形或长卵圆形，长6~20 cm，宽3~9 cm，上表面黄绿色至棕黄色，下表面色稍浅，顶端渐尖或急尖，基部圆形或宽楔形，全缘，下表面有小腺点，叶脉上面平坦，下面明显隆起。有的可见伞房状聚伞花序生于枝顶或叶腋，长10~16 cm。花小。萼杯状，顶端5裂。花冠管细，长约1 cm，顶端5裂，已开放的花可见4枚雄蕊和花柱伸出花冠外。果实类球形，由宿萼包被（图754-1）。气微，味微苦。

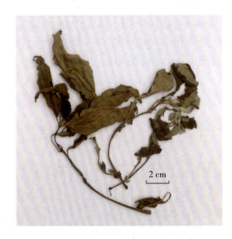

图 754-1 路边青

【采收加工】 夏、秋季茎叶生长旺盛时采收，除去杂质，晒干。建议摊薄快速晒干或烘干。药材水分不得过12.0%。

【贮藏】 路边青贮存不当，易变色，受潮易霉变、腐烂。建议在25℃以下，单包装遮光密封库藏；大垛用黑色塑料布遮盖、密闭库藏。

【主要成分】 叶含大青苷、蜂花醇、正二十五烷、豆甾醇、鞣质等成分。茎含大青酮A、柳杉酚、无羁萜等成分。

广东省中药材标准（第三册）（2019年版）：醇溶性浸出物不得少于14.0%。

【性味归经】 苦，寒。归胃、心经。

【功能主治】 清热解毒，凉血止血。用于外感热盛烦渴，咽喉肿痛，口疮，黄疸，热毒痢，急性肠炎，痈疽肿毒，衄血，血淋，外伤出血。

【用法用量】 内服：煎汤，15~30 g，鲜品加倍。外用：适量，捣敷；或煎水洗。

【其他】

1. 脾胃虚寒者慎服。

2. 路边青具有抗病原微生物、利尿、抗炎等药理活性。

3. 治咽喉肿痛：大青 30 g，海金砂、龙葵各 15 g。水煎服，每日 1 剂。

4. 血淋，小便尿血：大青鲜叶 30~60 g，生地 15 g。水煎，调冰糖服，日 2 次。

5. 蓝布正为蔷薇科植物路边青 *Geum aleppicum* Jacq. 或柔毛路边青 *Geum japonicum* Thunb. var. *chinense* Bolle 的干燥全草。蓝布正基源植物与本药材药名一样，二者极易混淆，用药时应注意区分。

路路通

【来源】 路路通为金缕梅科植物枫香树 *Liquidambar formosana* Hance 的干燥成熟果序。主产于江苏、浙江、安徽、江西、福建、湖北等地。

【性状】 路路通为聚花果，由多数小蒴果集合而成，呈球形，直径 2~3 cm。基部有总果梗。表面灰棕色或棕褐色，有多数尖刺和喙状小钝刺，长 0.5~1 mm，常折断，小蒴果顶部开裂，呈蜂窝状小孔。体轻，质硬，不易破开（图 755-1）。气微，味淡。

以色黄、个大者为佳。

【采收加工】 冬季果实成熟后采收，除去杂质，晒干或烘干。药材水分不得过 9.0%。

【贮藏】 路路通贮存不当，有效成分易流失。建议在 25℃以下，单包装密封，大垛密闭库藏。

【主要成分】 主要含萜类成分，如路路通酸、路路通内酯、熊果酸等。

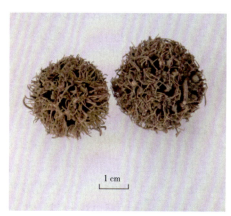

图 755-1 路路通

药典标准：含路路通酸不得少于 0.15%。

【性味归经】 苦，平。归肝、肾经。

【功能主治】 祛风活络，利水，通经。用于关节痹痛，麻木拘挛，水肿胀满，乳少，经闭。

【用法用量】 内服：煎汤；5~10 g；或煅存性研末服。外用：适量，研末敷；或烧烟闻嗅。

【其他】

1. 路路通酸具有抗炎、镇痛的药理作用，临床上用于治疗老年性腰腿痛。

2. 民间用路路通炖汤治疗乳汁缺乏。

3. 治风湿痹痛：路路通、海风藤各 9 g，秦艽、薏苡仁各 9 g。水煎服。

4. 治水肿，小便不利：路路通、车前子各 9 g，泽泻、茯苓各 12 g。水煎服。

蜂王浆

【来源】 蜂王浆又名蜂乳，为蜜蜂科昆虫中华蜜蜂 *Apis cerana* Fabricius 或意大利蜜蜂 *Apis mellifera* Linnaeus 的工蜂咽腺分泌的乳白色胶液。全国各地均有分布，主产于太行山区、秦岭和青藏高原等。

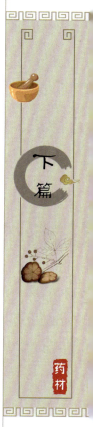

蜂王浆冻干粉为蜂王浆的冷冻干燥品。

【性状】 蜂王浆为乳白色或淡黄色，半透明、微黏的浆状半流体（图756-1）。微带特殊的香气，味酸涩带辛辣，略甜。遇光、热、空气或置室温中均易变质，并产生强烈的臭气。

蜂王浆冻干粉为乳白色至淡黄色疏松粉末，有引湿性；气微，味酸涩。

蜂王浆以乳白色至淡黄色者为佳，色泽发红者较次。

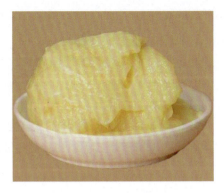

图756-1 蜂王浆

【采收加工】 在移虫后48~72小时，检查产浆蜂群，如蜡杯已由工蜂改成王台，其中幼虫也已长大，即可取浆。

注：现多采用机器采收蜂王浆，采收效率更高，大大降低了蜂王浆采收过程中所造成的人为污染。

【贮藏】 鲜蜂王浆容易酸败，质量不稳定。空气中的氧气对蜂王浆能起氧化作用，光对蜂王浆有如催化剂样的作用，蜂王浆对热敏感，在常温下放置一天，其新鲜度明显下降。建议鲜蜂王浆采用避光密封、冻藏。-18℃条件下可保存数年[1]。

注：蜂王浆最好的保鲜方法是低温冷冻干燥保鲜法，即把蜂王浆低温冷冻干燥制成干粉，其活性稳定，便于贮存和运输，保存3年以上不变质。加水后仍能在形态和作用上恢复原有新鲜蜂王浆的水平[2]。

【主要成分】 主要含10-羟基癸烯酸、维生素B_1、维生素B_2、泛酸、叶酸等成分。

浙江省中药材标准（2017年版）：蜂王浆含10-羟基癸烯酸不得少于1.5%。

山东省中药材标准（2012年版）：蜂王浆冻干粉含10-羟基癸烯酸不得少于3.5%。

【性味归经】 甘、酸，平。归心、肝、脾、胃经。

【功能主治】 滋补，强壮，益肝，健脾。用于病后虚弱，小儿营养不良，老年体弱，白细胞减少症，迁延性及慢性肝炎，消化性溃疡，风湿性关节炎，亦可作癌症的辅助治疗。

【用法用量】 蜂王浆，温开水冲服，50~200 mg。蜂王浆冻干粉，0.1~0.3 g。

【其他】

1. 湿热泻痢者禁服，孕妇慎服。

2. 蜂王浆中含有异性蛋白和蜂毒肽，过敏体质者忌食；蜂王浆中有胰岛素样物质，能增强人体内胰岛素的降血糖作用，加剧低血糖反应，低血糖者忌食；小孩服用蜂王浆后会促进性器官发育，性早熟，发育正常的儿童不宜喝蜂王浆；营养不良、发育滞缓的儿童每天1 g，1~3个月病情可以明显改善。

3. 蜂王浆具有加强机体免疫力、抗菌消炎、抗癌、抗辐射、抗疲劳、抗衰老、强化性功能等药理作用。

4. 慢性肝炎：蜂王浆10 g，老巢脾1张。蜂王浆早晚各服1次，老巢脾（意蜂脾）清洗干净，切割成6 cm的小块，早晚咀嚼吞咽，连续嚼服2个月为1个疗程。

蜂 房

【来源】 蜂房为胡蜂科昆虫果马蜂 *Polistes olivaceous*（DeGeer）、日本长脚胡蜂 *Polistes*

[1] 孙晓军，杨晓慧，李桂明，等．蜂王浆贮藏过程中品质变化的研究[J]．山东农业科学，2015（05）：108-110.

[2] 山东省食品药品监督管理局．山东省中药材标准[M]．济南：山东科学技术出版社，2013.

japonicas Saussure 或异腹胡蜂 *Parapolybia varia* Fabricius 的巢。全国大部分地区均产。

【性状】 蜂房呈圆盘状或不规则的扁块状，有的似莲房状，大小不一。表面灰白色或灰褐色。腹面有多数整齐的六角形房孔，孔径 3~4 mm 或 6~8 mm；背面有 1 个或数个黑色短柄。体轻，质韧，略有弹性（图 757-1）。气微，味辛淡。

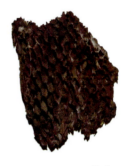

图 757-1 蜂房

注：质酥脆或坚硬者不可供药用。

以色灰白、体轻、稍有弹性者为佳。

【采收加工】 多在秋、冬二季采收。采收时先燃起草木，用烟火将蜂群驱散，采下，运回，晒干，或略蒸，除去死蜂、死蛹，晒干。药材水分不得过 12.0%。

【贮藏】 蜂房贮存不当，易受潮霉变、易虫蛀。建议在 25℃ 以下，单包装密封，大垛用黑色塑料布遮盖、密闭库藏。

注：蜂房易碎，贮存、运输时不宜高垛。

【主要成分】 主要含酚酸、二苯基庚烷、萜、黄酮及酯等。

【性味归经】 甘，平。归胃经。

【功能主治】 攻毒杀虫，祛风止痛。用于疮疡肿毒，乳痈，瘰疬，皮肤顽癣，鹅掌风，牙痛，风湿痹痛。

【用法用量】 内服：煎汤，3~5 g。外用：适量，研末油调敷患处，或煎水漱，或洗患处。

【其他】

1. 黄曲霉毒素不得超标。

2. 蜂房与露蜂房的不同点，见表 757-1。

表 757-1 蜂房与露蜂房的不同点[1]

项目	蜂房	露蜂房
来源	为胡蜂科昆虫果马蜂、日本长脚胡蜂或异腹胡蜂的巢	为胡蜂科昆虫大黄蜂（*Polistes mandarinus* Saussure）或同属近缘昆虫的巢
性状	气微，味辛淡。质酥脆或坚硬者不可供药用	气特殊，味淡。以单个、整齐、灰白色、筒长、孔小、体轻、略有弹性、内无幼虫及杂质者为佳
化学成分	含对苯二酸、原儿茶酸、对羟基苯甲酸、咖啡酸、蜂房素 A 等	含蜂蜡及树脂；曾提出一种有毒的"露蜂房油"
性味归经	甘，平。归胃经	甘，平，有毒。入肝、肺二经
功能主治	攻毒杀虫，祛风止痛。用于疮疡肿毒，乳痈，瘰疬，皮肤顽癣，鹅掌风，牙痛，风湿痹痛	祛风，攻毒，杀虫。治惊痫，风痹，瘾疹瘙痒，乳痈，疔毒，瘰疬，痔漏，风火牙痛，头癣，蜂螫肿疼
炮制	除去杂质，剪块	洗净，蒸透，剪成小块，晒干；或略炒至微黄色。煅蜂房：取蜂房碎块入罐内，盐泥封固，煅存性，去火毒

　　蜂房与露蜂房，实际用药过程中易将两药混淆使用。但两者来源、化学成分、性味归经、炮制方式不同，性状、功能主治有差异，且露蜂房生品有毒，临床用药时应注意分辨。

3. 顽癣、风疹、瘙痒：蜂房（炙过）、蝉蜕等份。为末，酒调 1.5~1.8 g，口服，每日 3 次。

[1] 刘振启，刘杰. 蜂房的鉴别与临床药用[J]. 首都食品与医药，2015（5）：57.

蜂 胶

【来源】 蜂胶为蜜蜂科昆虫意大利蜂 *Apis mellifera* L. 工蜂采集的植物树脂与其上颚腺、蜡腺等分泌物混合形成的具有黏性的固体胶状物。全国大部分地区均产。

【性状】 蜂胶为团块状或不规则碎块，呈青绿色、棕黄色、棕红色、棕褐色或深褐色，表面或断面有光泽。在 20℃ 以下逐渐变硬、脆，20~40℃逐渐变软，有黏性和可塑性（图758-1）。气芳香，味微苦、略涩、有微麻感和辛辣感。

以色纯、气芳香、无杂质者为佳。

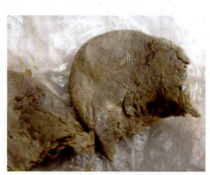

图 758-1 蜂 胶

【采收加工】 夏、秋季自蜂箱中收集蜂胶，结合蜂群检查一起进行。将采收的蜂胶除去杂物，捏紧成团，及时用无毒塑料薄膜包封好。

【贮藏】 蜂胶贮存不当，见光易变色，香气易散失，挥发性成分易挥发。建议温度 -4℃，单包装遮光密封，保冷密闭库藏。

【主要成分】 主要含黄酮（如白杨素、高良姜素、乔松素）、香豆素、甾体，还含有维生素、氨基酸、多糖等化合物。

药典标准：醇溶性浸出物不得少于 50.0%；含白杨素不得少于 2.0%，高良姜素不得少于 1.0%，咖啡酸苯乙酯不得少于 0.50%，含乔松素不得少于 1.0%。

【性味归经】 苦、辛，寒。归脾、胃经。

【功能主治】 补虚弱，化浊脂，止消渴；外用解毒消肿，收敛生肌。用于体虚早衰，高脂血症，消渴；外治皮肤皲裂，烧烫伤。

【用法用量】 内服：0.2~0.6 g。多入丸散用，或烊化冲服，加蜂蜜适量冲服。外用：适量，或熔化外敷，制成酊剂或软膏涂敷。

【其他】

1. 过敏体质者慎用。

2. 含铅不得过 8 mg/kg。

3. 蜂胶具有抗氧化、抗菌、抗病毒、抗炎、抗肿瘤、保肝、增强免疫等药理活性。

4. 蜂胶浸膏用于治疗急性和慢性鼻炎、萎缩性鼻炎、鼻窦炎、咽炎、扁桃体炎、上呼吸道炎、外耳炎、中耳炎、听力障碍等有较好的效果。

蜂 蜡

【来源】 蜂蜡为蜜蜂科昆虫中华蜜蜂 *Apis cerana* Fabricius 或意大利蜂 *Apis mellifera* Linnaeus 分泌的蜡。全国大部分地区均产。

【性状】 蜂蜡为不规则团块，大小不一。呈黄色、淡黄棕色或黄白色，不透明或微透明，表面光滑。体较轻，蜡质，断面砂粒状，用手搓捏能软化（图759-1）。有蜂蜜样香气，味微甘。

以色黄、纯净、质较软而有油腻感、显蜂蜜样香气者为佳。

【采收加工】 多在春、秋二季采收。将蜂巢置水中加热，滤

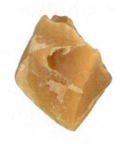

1 cm

图 759-1 蜂 蜡

中药材质量新说（第二版）ZHONGYAOCAI ZHILIANG XINSHUO (DIERBAN) 药材

过，冷凝取蜡或再精制而成。

【贮藏】 蜂蜡贮存不当，受热易发黏，香气易散失。建议在20℃以下，单包装密封，大垛用黑色塑料布遮盖、密闭库藏；药房配方使用前密封保管。

【主要成分】 主要含游离酸（如蜂花酸、蜡酸）、烷烃，还含有类胡萝卜素、维生素A、微量挥发油等。

【性味归经】 甘，微温。归脾经。

【功能主治】 解毒，敛疮，生肌，止痛。外用于溃疡不敛，臁疮糜烂，外伤破溃，烧烫伤。

【用法用量】 外用：适量，熔化敷患处；常做成药赋型剂及油膏基质。

【其他】

1. 白蜂蜡是由蜂蜡经氧化漂白精制而得。因蜜蜂的种类不同，由中华蜜蜂分泌的蜂蜡俗称中蜂蜡（酸值为5.0~8.0），由西方蜂种（主要指意蜂）分泌的蜂蜡俗称西蜂蜡（酸值为16.0~23.0）。常用于药用辅料，软膏基质和释放阻滞剂等。

2. 蜂蜡有抗溃疡、抗皮肤炎症、降血脂、清除活性氧等药理作用。

3. 慢性荨麻疹：取黄色蜂蜡1 g，温开水溶化送服，每日2次，连服1周。

4. 鼻渊，鼻窍不通，不能闻味：每用蜂蜡丸3~6 g，辛夷10 g，煎水送服。

蛹虫草

【来源】 蛹虫草又名北虫草，为麦角菌科真菌蛹虫草 *Cordyceps militaris*（L. ex Fr.）Link. 的菌核及子座。主产于云南、吉林、辽宁、内蒙古等地。

【性状】 蛹虫草由虫体及其头部长出的子座组成。虫体长椭圆形，黄棕色，有5~7条环纹。子座单生，有时数个，从寄主头部发出，有时生于节间缝上，极少分枝，紫红色或橘红色。头部棒形，长1~1.5 cm，直径1~5 mm；柄长2.5~3 cm，直径1~3 mm。质脆，易折断，子座断面淡黄色，蛹体断面灰白色（图760-1）。气腥，味淡。

以结实干净、色金黄均匀、表面无白色菌状物、无沾染金黄色以外的其他颜色者质优。

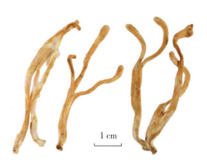

图760-1 蛹虫草

【采收加工】 野生蛹虫草于5—9月子座刚出土时采收。采收下的子实体晾干或低温烘干。

【贮藏】 蛹虫草随着贮藏时间的增加，颜色由橙黄色变为暗黄色，最终变为黑色；气味由菌香味变为腐烂臭味；且易受潮发霉、易虫蛀。建议在20℃以下单包装密封，大垛用黑色塑料布遮盖，密闭库藏。蛹虫草不宜久贮，开袋后尽快食用。

不同储存时间新鲜蛹虫草中多糖、虫草酸及总黄酮含量，见表760-1。

表760-1 不同储存时间新鲜蛹虫草中多糖、虫草酸及总黄酮含量[1]

贮藏时间/天	多糖/（mg/g）	虫草酸/（mg/g）	总黄酮/（mg/g）
0	16.89	77.93	1.99

[1]李建平,张铁,曾文波. 不同储存时间对蛹虫草中化学成分含量的影响[J]. 北方园艺, 2019（22）：134-142.

贮藏时间/天	多糖/（mg/g）	虫草酸/（mg/g）	总黄酮/（mg/g）
1	14.84	75.59	2.06
2	15.36	68.09	2.28
4	14.85	69.49	2.29
8	13.48	72.66	2.50
12	14.29	69.92	2.38
16	18.26.	68.66	2.51
20	19.96	43.55	2.54
24	20.57	25.51	2.38
28	24.86	24.27	1.69

储存时间对新鲜蛹虫草中化学成分含量影响明显，多糖含量先下降后升高，总黄酮含量则是先升高后降低，虫草酸含量变化为逐步下降。

【主要成分】 主要含虫草菌素、甘露醇、麦角甾醇、腺嘌呤、腺苷、尿嘧啶、半乳甘露聚糖等。

【性味归经】 甘，平。归肾、肺经。

【功能主治】 补肺益肾。主治肺痨，咳血，盗汗，贫血，腰痛。

【用法用量】 内服：煎汤，5~10 g。

【其他】

1. 蛹虫草有提高机体免疫和造血功能，改善呼吸系统，调节心脑血管系统，降血脂，提高记忆力，改善神经衰弱、镇静催眠等生理功能。

2. 蛹虫草经国家卫生计生委公告（2014 年第 10 号）批准为新食品原料。

3. 慢性肾功能衰竭、慢性肾炎、肾结石、病后体虚、感冒、习惯性感冒：蛹虫草 8~12 g，煎汤，连渣服。日服 2 次，45 天为 1 个疗程。

4. 肺癌、2 型糖尿病：蛹虫草 10 g，石斛 15 g，生地 15 g，麦冬 15 g。水煎代茶饮。每日一剂，分 2 次服，15 天 1 个疗程。

5. 蛹虫草成分、药理与冬虫夏草相似。

蜀羊泉

【来源】 蜀羊泉为茄科植物青杞 *Solanum septemlobum* Bunge 的全草或果实。主产于内蒙古、山西、陕西、甘肃、新疆、山东等地。

【性状】 蜀羊泉长 30~60 cm，全草绿褐色或黄绿色；茎呈圆柱形，中空，有棱，直径 0.2~1.2 cm，披白色弯曲的短柔毛至近无毛，质硬而脆，易折断，断面不整齐。叶互生，皱缩或破碎，两面均有疏短肉毛，尤以叶脉及边缘较密，叶柄有短柔毛。二歧聚伞花序，顶生或腋外生，花梗纤细，花萼小，环状，花冠蓝紫色。浆果近球形，直径约 8 mm，熟时红色。种子扁圆形（图 761-1）。气微，味苦。

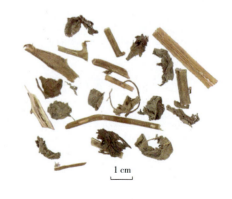

图 761-1 蜀羊泉

【采收加工】 7—9月采收，收割地上部分，鲜用或晒干。建议趁鲜切段，摊薄快速晒干。

【贮藏】 蜀羊泉贮存不当，易变色，受潮易霉变。建议在25℃以下，单包装密封，大垛用黑色塑料布遮盖、密闭库藏。

【主要成分】 主要含蜀羊泉碱、澳洲茄胺、苦茄碱等成分。

【性味归经】 苦，寒。归肝、肺经。

【功能主治】 清热解毒。治疗咽喉肿痛，目昏目赤，乳腺炎，腮腺炎，疥癣瘙痒。

【用法用量】 内服：煎汤，15~30 g。外用：适量，捣敷；或煎水熏洗。

【其他】

1. 蜀羊泉有抗真菌、抗炎、抑制肿瘤的药理作用。临床用于治疗各种癌症、咽喉炎，感冒咽痛和皮肤痈疽溃疡等。

2. 治咽喉肿痛：蜀羊泉60 g。水煎服，日服3次。

3. 治食管癌：蜀羊泉、白花蛇舌草、威灵仙、白茅根各30 g。水煎服。

锦灯笼

【来源】 锦灯笼为茄科植物酸浆 *Physalis alkekengi* L. var. *franchetii*（Mast.）Makino 的干燥宿萼或带果实的宿萼。主产于东北三省、山西及内蒙古地区，全国各地均有分布。

【性状】 锦灯笼略呈灯笼状，多压扁，长3~4.5 cm，宽2.5~4 cm。表面橙红色或橙黄色，有5条明显的纵棱，棱间有网状的细脉纹。顶端渐尖，微5裂，基部略平截，中心凹陷有果梗。体轻，质柔韧，中空，或内有棕红色或橙红色果实。果实球形，多压扁，直径1~1.5 cm，果皮皱缩，内含种子多数（图762-1）。气微，宿萼味苦，果实味甘、微酸。

个大、色橙红、味苦、无杂质者为佳。

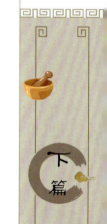

2 cm

图762-1 锦灯笼

【采收加工】 秋季果实成熟、宿萼呈红色或橙红色时，及时连同浆果摘下，晒干或低温烘干。药材水分不得过10.0%。

【贮藏】 潮湿、光照、高温、冷藏条件下，锦灯笼含量下降迅速[1]。建议在20℃以下，单包装避光密封，大垛用黑色塑料布遮盖，密闭库藏。

【主要成分】 果实含酸浆醇A、酸浆醇B及生物碱、枸橼酸、草酸、维生素C、酸浆素等成分。宿萼含α-胡萝卜素、叶黄素、酸浆黄质等。

药典标准：含木犀草苷不得少于0.10%。

【性味归经】 苦，寒。归肺经。

【功能主治】 清热解毒，利咽化痰，利尿通淋。用于咽痛音哑，痰热咳嗽，小便不利，热淋涩痛；外治天疱疮，湿疹。

【用法用量】 内服：5~9 g，煎汤。外用适量，捣敷患处。

【其他】

1. 锦灯笼具有抗炎、抗菌、抗病毒、强心、降血糖、降血脂、利尿、兴奋子宫、避孕、抗癌等药理活性，临床上常用于咽喉炎、扁桃体炎、腮腺炎等。

2. 治肺热咳嗽，咽干舌燥：锦灯笼9 g，杏仁6 g，玄参9 g。水煎服。

3. 治支气管炎：锦灯笼9 g，桔梗9 g，杏仁9 g，前胡9 g，甘草6 g。水煎服。

[1]张玉珠,许枥,袁野.贮藏条件对锦灯笼药材的质量影响[J].中华中医药学刊,2011(6)：1282-1284.

矮地茶

【来源】 矮地茶为紫金牛科多年生植物紫金牛 *Ardisia japonzca*（Thunb.） Blume 的干燥全草。分布于陕西及长江流域以南各地（海南未发现）。

【性状】 本品根茎呈圆柱形，疏生须根。茎略呈扁圆柱形，稍扭曲，长 10~30 cm，直径 0.2~0.5 cm；表面红棕色，有细纵纹、叶痕及节；质硬，易折断。叶互生，集生于茎梢；叶片略卷曲或破碎，完整者展平后呈椭圆形，长 3~7 cm，宽 1.5~3 cm；灰绿色、棕褐色或浅红棕色；先端尖，基部楔形，边缘具细锯齿；近革质。茎顶偶有红色球形核果（图 763-1）。气微，味微涩。

以茎色红棕、叶色绿者为佳。

【采收加工】 夏、秋二季（花期）茎叶茂盛时采收，鲜用或晒干用。药材水分不得过 11.0%。

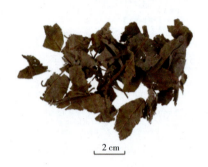

2 cm

图 763-1　矮地茶

不同产地矮地茶中岩白菜素含量的差异，见表 763-1。

表 763-1　不同产地矮地茶中岩白菜素含量的差异[1]

产地	湖南	广东	福建	江西	广西	湖北	安徽	贵州	四川	浙江
岩白菜素 /%	0.98	0.65	0.58	0.54	0.54	0.53	0.47	0.44	0.33	0.30

湖南产矮地茶岩白菜素含量最高，四川与浙江产最低，前者是后者的 3 倍。

【贮藏】 矮地茶贮存不当，易变色，气味易散失。建议在 20℃以下，单包装密封，大垛用黑色塑料布遮盖、密闭库藏。

【主要成分】 主要含异香豆素类、黄酮类、酚酸类和挥发油类等。

药典标准：含岩白菜素不得少于 0.50%。

【性味归经】 辛、微苦，平。归肺、肝经。

【功能主治】 化痰止咳，清利湿热，活血化瘀。用于新久咳嗽，咳喘痰多，湿热黄疸，经闭瘀阻，风湿痹痛，跌扑损伤。

【用法用量】 内服：煎汤，15~30 g；或鲜品捣汁。外用：捣敷。

【其他】

1.矮地茶具有镇咳、抑菌、抗病毒、抗炎、镇痛、驱虫等药理活性，临床上多用于慢性气管炎，肺结核，咳嗽、咯血、吐血，脱力劳伤，筋骨酸痛，肝炎，急慢性肾炎，高血压，疝气，肿毒等。复方矮地茶胶囊用于治疗慢性气管炎。

2.治肺结核、结核性胸膜炎：矮地茶、夏枯草各 12 g，百部、白及、天冬、功劳叶、桑皮各 9 g。水煎服。

3.峨眉山产的虎舌红和矮地茶是近缘种，峨眉山民间将它用于止咳。

鼠曲草

【来源】 鼠曲草为菊科植物鼠曲草 *Gnaphalium affine* D. Don 的全草。分布于华东、中南、西

[1]艾一祥，冯毅凡，郭晓玲.不同产地矮地茶中岩白菜素含量的差异[J].广东药学院学报，2006，22（5）：510，512.

南及河北、陕西、台湾等地。

【性状】 全草密被灰白色绵毛。根较细，灰棕色。茎常自基部分枝成丛，长 15~30 cm，直径约 0.2 mm。基生叶已脱落，茎生叶互生，无柄，叶片皱缩，质柔软，展平后呈条状匙形或倒披针形，长 2~6 cm，宽 0.3~1 cm，全缘，两面均密被灰白色绵毛。头状花序多数，顶生，金黄色或棕黄色，花冠常脱落（图 764-1）。气微，味淡。

以色灰白、叶及花多者为佳。

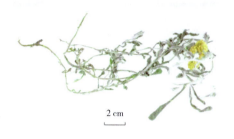

2 cm

图 764-1 鼠曲草

【采收加工】 春、夏二季开花时采收，除去杂质，摊薄快速晒干。鲜用则随采随用。

鼠曲草不同部位中 3 种黄酮类成分含量测定，见表 764-1。

表 764-1 鼠曲草不同部位中 3 种黄酮类成分含量测定（μg/g）[1]

样品	槲皮素	木犀草素	芹菜素
全草	126.0	201.7	65.2
花	1 333.2	1 343.7	504.5
茎	—	—	—
叶	—	—	—

黄酮类成分为鼠曲草的主要活性成分。经测定，槲皮素等 3 种黄酮类成分主要存在于鼠曲草花中，茎、叶部未检出。

【贮藏】 鼠曲草粗放式贮存，易霉变，易虫蛀，色易变淡。建议在 25℃以下，单包装密封，大垛用黑色塑料布遮盖，密闭库藏。

【主要成分】 全草含黄酮苷、挥发油、微量生物碱、甾醇、非皂化物等。花含木犀草素 4′-β-D-葡萄糖苷、槲皮素、木犀草素、芹菜素等。

广东省中药材标准（第三册）（2019 年版）：醇溶性浸出物不得少于 13.0%。

【性味归经】 微甘、平。归肺经。

【功能主治】 祛痰、止咳，平喘，祛风湿，降血压。用于咳嗽，痰喘，风湿痹痛，高血压。

【用法用量】 内服：煎汤，6~15 g。外用：适量，煎水洗或捣敷。

【其他】

1. 鼠曲草具消炎止咳祛痰、抑菌、抗辐射、抗氧化、抗癌、抑制醛糖还原酶等药理作用。临床用于急、慢性支气管炎，支气管哮喘，风湿性关节炎，带下病，痈疔肿痛等病症。

2. 治哮喘咳嗽：鼠曲草、绿豆草各 30 g。水煎服。

3. 治感冒咳嗽：鼠曲草 30 g，青蒿 15 g，薄荷 10 g。水煎服。

4. 鼠曲净带汤：鼠曲草、荠菜、车前草各 15 g。加水煎汤服。清热除湿止带，用于湿热所致的妇女带下量多色黄，小便不利。

满山红

【来源】 满山红是杜鹃花科植物兴安杜鹃 *Rhododendron dauricum* L. 的干燥叶。主产于黑龙江、吉林、内蒙古等地。

[1]卢晓艺, 华丽萍, 李煌, 等 . HPLC 法同时测定鼠曲草不同部位中 3 种黄酮类成分含量[J]. 中国民族民间医药杂志, 2018, 27（3）：36-39.

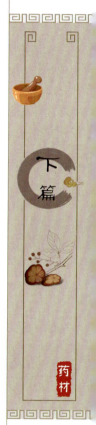

【性状】 满山红多反卷成筒状，有的皱缩破碎，完整叶片展平后呈椭圆形或长倒卵形，长 2~7.5 cm，宽 1~3 cm。先端钝，基部近圆形或宽楔形，全缘；上表面暗绿色至褐绿色，散生浅黄色腺鳞；下表面灰绿色，腺鳞甚多；叶柄长 3~10 mm。近革质（图 765-1）。气芳香特异，味较苦、微辛。

以叶片完整、色暗绿者为佳。

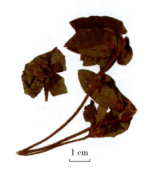

图 765-1 满山红

【采收加工】 夏、秋二季采收。摘下叶子，运回阴干。药材水分不得过 9.0%。

满山红不同采摘时间杜鹃素含量测定，见表 765-1。

表 765-1 满山红不同采摘时间杜鹃素含量测定（%）[1]

采摘时间	5 月	6 月	7 月	8 月	9 月
杜鹃素	0.082	0.084	0.091	0.087	0.098

9 月份满山红杜鹃素含量高，但与其他月份相比差距不大，可根据市场需求灵活决定采摘时间。

【贮藏】 满山红贮存不当，易受热、吸潮腐烂，色易变淡，香气易散失。无绿色、无香气者基本无药效。建议在 20℃以下单包装密封，大垛用黑色塑料布遮盖、密闭库藏。

注： 满山红贮存时不要堆积过高，防潮、防热。

【主要成分】 主要含杜鹃素、杜鹃乙素、挥发油等。

药典标准：醇溶性浸出物不得少于 20.0%；含杜鹃素不得少于 0.080%。

【性味归经】 辛、苦，寒。归肺、脾经。

【功能主治】 止咳祛痰。用于咳嗽气喘痰多。

【用法用量】 25~50 g，水煎服；6~12 g，用 40% 乙醇浸服。

【其他】

1. 满山红具有平喘、抗菌、强心、降血压、镇咳、祛痰、抗炎、抗氧化、抗癌等药理活性。

2. 满山红的单味制剂满山红油胶丸具有止咳祛痰功效，用于寒痰犯肺所致的咳嗽、咳痰色白；急、慢性支气管炎见上述证候者。

3. 治慢性支气管炎：满山红叶粗末 60 g，白酒 500 ml。浸 7 天过滤，每服 15~20 ml，每日服 3 次。

滇鸡血藤

【来源】 滇鸡血藤为木兰科植物内南五味子 Kadsura interior A.C. Smith 的干燥藤茎。主产于云南凤庆、保山、临沧等地，缅甸东北部也有分布。

【性状】 滇鸡血藤呈圆形、椭圆形或不规则的斜切片，直径 1.8~6.5 cm。表面灰棕色，栓皮剥落处呈暗紫红色，栓皮较厚，粗者具多数裂隙，呈龟裂状；细者具纵沟，常附有苔类和地衣。质坚硬，不易折断。横切面皮部窄，红棕色，纤维性强。木部宽，浅棕色，有多数细孔状导管。髓部小，黑褐色，呈空洞状（图 766-1）。具特异香气，味苦而涩。

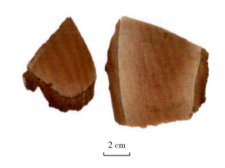

图 766-1 滇鸡血藤

[1]李连闯,赵玺,车文实,等.满山红的鉴别及不同采摘时间的杜鹃素含量测定[J].江苏农业科学,2008,40（11）：314-314.

中药材质量新说（第二版）ZHONGYAOCAI ZHILIANG XINSHUO (DIERBAN) 药材

以质坚硬，具特异香气，味苦而涩者为佳。

【采收加工】 秋季或冬季采收，除去枝叶，趁鲜切片，晒干。药材水分不得过 14.0%。

滇鸡血藤不同部位异型南五味子丁素含量比较，见表 766-1。

表 766-1　滇鸡血藤不同部位异型南五味子丁素含量比较（％）[1]

部位	髓部	木质部	韧皮部
异型南五味子丁素	0.083	0.116	0.162

滇鸡血藤药材不同部位中异型南五味子丁素含量差别较大，含量依次为：韧皮部＞木质部＞髓部。

【贮藏】 滇鸡血藤贮存不当，受潮易霉变。建议在 25℃ 以下，单包装密封，大垛用黑色塑料布遮盖、密闭库藏。

【主要成分】 主要含木脂素，还含有三萜酸、酚酸、甾醇等。

药典标准：含异型南五味子丁素不得少于 0.050%。

【性味归经】 苦、甘，温。归肝、肾经。

【功能主治】 活血补血，调经止痛，舒筋活络。用于月经不调，痛经，麻木瘫痪，风湿痹痛，气血虚弱。

【用法用量】 内服：煎汤，15~30 g。或水煎冲黄酒服，或浸酒服，或 1.5~3 g（晒干）研粉吞服。

【其他】

1. 滇鸡血藤具有增加造血功能、抗炎、镇痛、抗氧化、增加子宫收缩作用等药理活性。

2. 滇鸡血藤被誉为"妇科圣药"，常以单方熬成滇鸡血藤膏，或与续断、川牛膝、红花、黑豆、糯米、饴糖制成复方滇鸡血藤膏。功能补血、活血、调经，用于血虚、手足麻木、关节酸痛和月经不调等症。

溪黄草

【来源】 溪黄草为唇形科植物线纹香茶菜 Rabdosia lophanthoides（Buch.–Ham. ex D. Don）H. Hara 及其变种纤花香茶菜 Rabdosia lophonthoide（Buch.–Ham. ex D. Don）Hara var. graciliflora（Benth.）H. Hara 或溪黄草 Rabdosia serra（Maxim.）H. Hara 的干燥地上部分。夏、秋季采收，除去杂质，晒干。分布于东北，西南及江西、浙江、广西等地。

【性状】 线纹香茶菜：长 30~80 cm，直径 0.4~0.8 cm。茎呈方柱形，有对生分枝，表面棕褐色，具柔毛及腺点；质脆，断面黄白色，髓部有时中空。叶对生，多皱缩，纸质，易破碎，完整者展开后呈卵圆形或阔卵形，长 3~8 cm，宽 2~5 cm；顶端尖，基部楔形，边缘具圆锯齿。上下表面灰绿色，被短毛及红褐色腺点；有柄；有时可见圆锥花序顶生或侧生。水浸后以手揉之，有明显棕黄色液汁。气微，味微甘、微苦。

纤花香茶菜：线纹香茶菜的变种之一，全株长 40~100 cm，完整叶片展开后呈卵状披针形至披针形，长 5~8.5 cm，宽 1.5~3.5 cm。上面微粗糙至近无毛，下面脉上微粗糙，其余部分

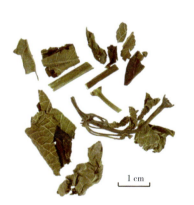

图 767-1　溪黄草

[1] 李波, 郭菊玲. 对滇鸡血藤不同部位中异型南五味子丁素含量的分析 [J]. 当代医药论丛, 2016 (20)：90-91.

满布褐色腺点，干后常带红褐色，宿萼二唇形。

溪黄草：长 1~1.5 m，茎呈钝四棱形，具四浅槽，基部近无毛，向上密被倒向微柔毛，腺点少见。完整叶片展开后呈卵圆形或卵圆状披针形或披针形，长 3.5~10 cm，宽 1.5~4.5 cm，顶端近渐尖，基部楔形，边缘具粗大内弯的锯齿；叶脉上被微柔毛。宿萼非二唇形。叶水浸后以手揉之，无明显黄色液汁。味苦。

均以叶片多、色青绿、无花者为佳（图 767-1）。

【采收加工】 每年可采收 2~3 次，第一次在栽后 3 个月左右收割；溪黄草第二次收割在第一次收割后 120 天左右进行，线纹香茶菜第二次在第一次收割后 60 天左右进行；第三次立冬前收割完毕，收割后除去杂质，晒干[1]。

不同加工方法的 3 个品种溪黄草药材主要化学成分含量，见表 767-1。

表 767-1　不同加工方法的 3 个品种溪黄草药材主要化学成分含量（%）[2]

序号	加工方法	溪黄草总含量	线纹香茶菜总含量	纤花香茶菜总含量
1	鲜切段后远红外干燥	7.048	7.184	9.044
2	鲜切段后烘干	7.031	7.257	6.568
3	鲜切段后阴干	9.425	14.970	11.240
4	鲜切段后晒干	7.623	11.490	8.390
5	60%~70% 干度切段后远红外干燥	7.962	11.760	9.970
6	60%~70% 干度切段后烘干	7.432	12.02	11.220
7	60%~70% 干度切段后阴干	8.889	13.820	9.573
8	60%~70% 干度切段后晒干	9.273	13.380	10.510
9	全草远红外干燥后切段	5.424	10.230	7.165
10	全草烘干后切段	6.478	9.874	7.242
11	全草阴干后切段	9.189	16.230	11.30
12	全草晒干后切段	8.508	10.650	10.700

注：总含量（%）= 迷迭香酸含量（%）+ 总二萜含量（%）+ 总黄酮含量（%）。

阴干含量远高于晒干与烘干。其中溪黄草为趁鲜切段再阴干的总含量高，而线纹香茶菜和纤花香茶菜则是全草阴干后切段的总含量高。但纤花香茶菜趁鲜切段后阴干与全草阴干后切段的总含量差异不大。

【贮藏】 溪黄草粗放式贮藏，受潮易霉变败色。建议在 25℃ 以下，单包装密封，大垛用黑色塑料布遮盖、密闭库藏。

【主要成分】 主要含溪黄草素 A、B、D，尾叶香茶菜素 A，2α-羟基熊果酸，熊果酸，β-谷甾醇苷，β-谷甾醇，线纹香茶菜酸等。

【性味归经】 苦、寒。归肝、胆、大肠经。

【功能主治】 清热解毒，利湿退黄，散瘀消肿。用于湿热黄疸，胆囊炎，泄泻，痢疾，疮肿，跌打伤痛。

【用法用量】 内服：煎汤，15~30 g，鲜品加倍。外用：捣敷；或研末搽。

[1]潘雪峰，张慧晔，王德勤，等.第二茬溪黄草药材中活性成分的含量动态[J].中国实验方剂学杂志，2014,20（018）：61-65.

[2]潘雪峰，张慧晔，林建云，等.不同加工方法对中药溪黄草主要化学成分的影响[J].湖北农业科学，2014,53（21）：5217-5220.

1. 脾胃虚寒者慎服。

2. 溪黄草具有抗菌、抗病毒、抗炎、抗肿瘤、保肝、抗氧化、增强免疫的作用。有效成分溪黄草素 A、尾叶香茶菜素 A 具有抗癌活性，对宫颈癌细胞有显著的抑制作用。

3. 治黄疸型肝炎：溪黄草、马蹄金、鸡骨草、车前草各 30 g。水煎服。

❧ 裸花紫珠 ❧

【来源】 裸花紫珠为马鞭草科植物裸花紫珠 *Callicarpa nudiflora* Hook. et Arn. 的干燥叶。主要分布于广东、广西、海南等地，其中以海南五指山的为上品。

【性状】 本品多皱缩、卷曲。完整叶片展平后呈卵状披针形或矩圆形，长 10~25 cm，宽 4~8 cm。上表面黑色，下表面密被黄褐色星状毛。侧脉羽状，小脉近平行与侧脉几成直角。叶全缘或边缘有疏锯齿。叶柄长 1~3 cm，被星状毛。质脆，易破碎（图 768-1）。气微香，味涩微苦。

【采收加工】 全年均可采收，盛花期至坐果前期采收有效成分含量高，除去杂质，晒干。建议蒸气杀青处理 5 分钟后 55 ℃烘干。药材水分不得过 13.0%。

裸花紫珠不同生育期指标成分含量比较，见表768-1。

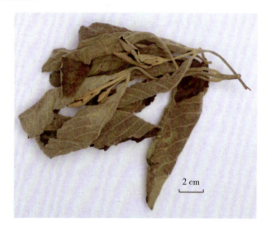

2 cm

图 768-1 裸花紫珠

表 768-1 裸花紫珠不同生育期指标成分含量比较[1]

生育期	主要特征	木犀草苷 / (mg/g)	毛蕊花糖苷 / (mg/g)
现蕾前期	未见花蕾出现	2.56	39.05
现蕾期	20% 以上花蕾出现	2.91	31.22
初花期	20% 以上小花开放	2.63	35.97
盛花期	80% 以上小花开放	3.01	56.24
坐果前期	20% 以上小青果出现	3.41	55.62
坐果后期	80% 以上小青果出现	3.47	38.44
熟果前期	20% 以上白色略紫成熟果实出现	3.32	38.82
熟果后期	80% 以上白色略紫成熟果实出现	3.21	25.42
落果前期	20% 以上果实变黄枯萎落掉	2.32	13.08
落果后期	80% 以上果实变黄枯萎落掉	2.08	17.92

裸花紫珠在盛花期指标成分木犀草苷、毛蕊花糖苷总量最高，其次为坐果前期。

不同初加工方式对裸花紫珠指标化学成分含量影响，见表768-2。

[1] 黄梅, 陈振夏, 于福来, 等. 裸花紫珠主要化学成分的分布及其动态积累研究[J]. 中草药, 2020（3）: 1308-1315.

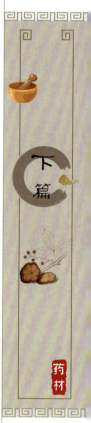

表 768-2　不同初加工方式对裸花紫珠指标化学成分含量影响[1]

加工方式	木犀草苷 / (mg/g)	毛蕊花糖苷 / (mg/g)
阴干	1.455	46.409
37℃烘干	3.828	59.419
55℃烘干	1.588	25.029
65℃烘干	1.094	8.453
75℃烘干	1.562	10.396
85℃烘干	0.669	3.791
蒸汽杀青处理 5 分钟后阴干	1.624	70.498
蒸汽杀青处理 5 分钟后 55℃烘干	1.687	84.653
蒸汽杀青处理 5 分钟后 65℃烘干	1.557	72.322
蒸汽杀青处理 5 分钟后 75℃烘干	1.698	76.376
蒸汽杀青处理 5 分钟后 85℃烘干	1.773	75.812

蒸汽杀青处理 5 分钟后不同温度下干燥对裸花紫珠化学成分保留效果优于直接干燥处理，并以杀青后 55℃烘干处理的指标成分含量最高。

【贮藏】　裸花紫珠贮存不当，受潮易发霉、败色，受压易碎。建议在 25℃以下，单包装密封，大垛用黑色塑料布遮盖、密闭库藏。

【主要成分】　主要含挥发油类、黄酮类、萜类、环烯醚萜类、苯丙酸类、香豆素类、木脂素类，苯乙醇苷类等。

药典标准：水溶性浸出物不得少于 15.0%；含木犀草苷不得少于 0.050%，含毛蕊花糖苷不得少于 0.80%。

【性味归经】　苦、微辛，平。

【功能主治】　消炎，解肿毒，化湿浊，止血。用于细菌性感染引起炎症肿毒，急性传染性肝炎，内外伤出血。

【用法用量】　内服：煎汤，9~30 g。外用：适量。

【其他】

1. 裸花紫珠具有止血、抗炎、抑菌、细胞毒活性、增强免疫等药理作用，目前市售有裸花紫珠片、裸花紫珠胶囊、裸花紫珠栓剂及裸花紫珠分散片等，临床上主要用于治疗皮肤科疾病、妇科疾病、产后出血及其他术后出血等。

2. 化脓性皮肤溃疡：裸花紫珠干叶 1 000 g，加水分别煮 3 次，药液合并浓缩至 1 000 ml。用纱布大面积浸药液后覆盖创面，固定，每天换一次。

十四画

碧桃干

【来源】　碧桃干为蔷薇科植物桃 *Amygdalus persica*（L.）或山桃 *A. davidiana*（Carr.）C.de Vos ex Henry 的未成熟干燥果实。核已硬化者习称"瘪桃干"，核未硬化者习称"桃奴"。主产于江

---

[1] 谭湘杰，于福来，黄梅，等. 不同初加工方式对裸花紫珠主要化学成分含量影响[J]. 热带农业科学，2018，v.38；No.251（07）：36-42.

苏、浙江、安徽、山东、山西、河北等地。

【性状】 碧桃干呈矩圆形或卵圆形。先端渐尖，鸟喙状；基部不对称，有的留存棕红色果柄。表面黄绿色，具网状皱缩的纹理，密被短柔毛；内果皮腹缝线凸出，背缝线不明显。质坚实，不易折断（图769-1）。气微弱，味微酸涩。

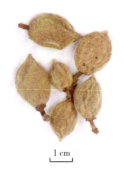

1 cm

图769-1 碧桃干

以干燥、实大、坚硬、色黄绿者为佳。

【采收加工】 4—6月采收，摘取未成熟的果实或拾取经风吹落的果实，翻晒4~6天，由青色变为青黄色即可。

【贮藏】 碧桃干贮存不当，易受潮发霉、易虫蛀。建议在20℃以下，单包装遮光密封库藏；大垛用黑色塑料布遮盖、密闭库藏。

【主要成分】 主要含蛋白质、脂肪、糖、钙、磷、铁、维生素B及维生素C等。

【性味归经】 酸、苦，平。归肺、肝经。

【功能主治】 敛汗涩精，活血止血，止痛。用于盗汗，遗精，心腹痛，吐血，妊娠下血。

【用法用量】 内服：6~9 g，煎汤，或入丸、散。外用：适量，研末调敷；或烧烟熏。

【其他】

1. 体内有热者不适宜过多服用，肠胃功能不好的人不宜服用。

2. 治盗汗，虚汗：碧桃干30 g，浮小麦45 g，糯稻根15 g，红枣10枚。水煎服。

3. 治卒然半身不遂：碧桃干60~90 g，桔梗15~18 g，丹参30 g。水煎，冲黄酒，早晚饭各服1次。

蓼大青叶

【来源】 蓼大青叶为蓼科植物蓼蓝 *Polygonum tinctorium* Ait. 的干燥叶。分布于辽宁、河北、陕西、山东等地，现东北及广东均有少量种植。

【性状】 蓼大青叶多皱缩、破碎，完整者展平后呈椭圆形，长3~8 cm，宽2~5 cm。蓝绿色或黑蓝色，先端钝，基部渐狭，全缘。叶脉浅黄棕色，于下表面略突起。叶柄扁平，偶带膜质托叶鞘。质脆（图770-1）。气微，味微涩而稍苦。

以身干、叶厚、色蓝绿，无枝梗者为佳。

【采收加工】 夏、秋二季枝叶茂盛时采收两次，除去茎枝和杂质，干燥。药材水分不得过13.0%。

【贮藏】 蓼大青叶贮存不当，易发霉、易败色，无颜色时基本无疗效。建议在25℃以下，单包装密封，大垛用黑色塑料布遮盖，密闭库藏。此贮藏条件下，不易变色，有效成分不易流失。

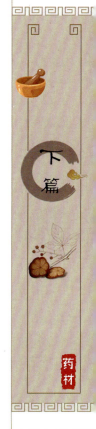

1 cm

图770-1 蓼大青叶

【主要成分】 主要含靛蓝、靛玉红、色胺酮、苯甲酸、邻氨基苯甲酸等。

药典标准：含靛蓝不得少于0.55%。

【性味归经】 苦，寒。归心、胃经。

【功能主治】 清热解毒，凉血消斑。用于温病发热，发斑发疹，肺热咳喘，喉痹，痄腮，丹毒，痈肿。

【用法用量】 内服：9~15 g，煎汤。外用：鲜品适量，捣烂敷患处。

【其他】

1.蓼大青叶具有抗菌、抗病毒、解热、抗炎、抗肿瘤、抗过敏等药理活性。

2.治流行性感冒：蓼大青叶30 g，石膏（先煎）30 g，柴胡、桂枝各10 g，黄芩、杏仁各12 g。水煎服。

3.治斑疹伤寒：蓼大青叶20 g，玄参、石膏（先煎）30 g，知母、栀子各10 g。水煎服，每日1剂。

榧 子

【来源】 榧子别名香榧、玉山果，为红豆杉科植物榧 *Torreya grandis* Fort. 的干燥成熟种子。主产于江苏、浙江、安徽、福建、湖南等地。

【性状】 榧子呈卵圆形或长卵圆形，长2~3.5 cm，直径1.3~2 cm。表面灰黄色或淡黄棕色，有纵皱纹，一端钝圆，可见椭圆形的种脐，另端稍尖。种皮质硬，厚约1 mm。种仁表面皱缩，外胚乳灰褐色，膜质；内胚乳黄白色，肥大，富油性（图771-1）。气微，味微甜而涩。

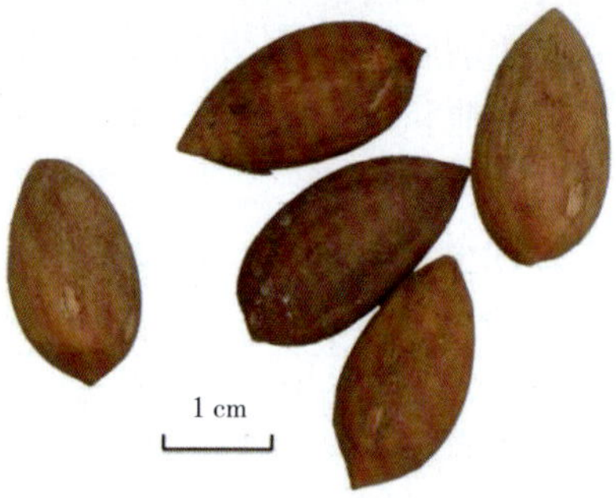

以个大、壳薄、种仁黄白色、不泛油、不破碎者为佳。

1 cm

图771-1 榧 子

【采收加工】 秋季种子成熟时采收，除去肉质假种皮，晒干。药材水分不得过10.0%。

【贮藏】 榧子贮存不当，易虫蛀、易走油。建议在20℃以下，单包装密封，大垛用黑色塑料布遮盖、密闭库藏。

【主要成分】 主要含亚油酸、油酸、硬脂酸、麸朊、鞣质等。

【性味归经】 甘，平。归肺、胃、大肠经。

【功能主治】 杀虫消积，润肺止咳，润燥通便。用于钩虫病、蛔虫病、绦虫病，虫积腹痛，小儿疳积，肺燥咳嗽，大便秘结。

【用法用量】 内服：煎汤，9~15 g，连壳生用，打碎入煎；或10~40枚，炒熟去壳，取种仁嚼服。或入丸、散。驱虫宜用大剂量，顿服；治便秘、痔疮宜小量常服。

【其他】

1.用时捣碎，利于有效成分煎出。

2.孕妇忌用，入汤剂宜生用。大便溏泄者不宜多食。与绿豆同食易腹泻。

3.榧子有抗癌、杀虫、抗衰老、止肺燥咳嗽，强筋骨，行气血和明目等药理作用。

4.肺燥及秋燥咳嗽：榧子10 g，天冬15 g。水煎服。润燥清肺，降利肺气。

5.市场上榧子的易混品有日本香榧和粗榧。日本香榧多做食用，无杀虫作用；粗榧有毒。二者不能代替榧子使用。

榼藤子

【来源】 榼藤子为豆科植物榼藤子 *Entada phaseoloides* (Linn.) Merr. 的干燥成熟种子。主产于云南、广东、广西、海南、福建、四川、西藏等地。

【性状】 榼藤子为扁圆形或扁椭圆形，直径4~6 cm，厚1 cm。表面棕红色至紫褐色，具光泽，有细密的网纹，有的被棕黄色细粉。一端有略凸出的种脐。质坚硬。种皮厚约 1.5 mm，种仁乳白色，子叶 2（图 772-1）。气微，味苦，嚼之有豆腥味。

以粒大、饱满者为佳。

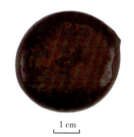

1 cm

图 772-1　榼藤子

【采收加工】　果实 8 月下旬至 11 月成熟，摘下成熟果实，除去外壳，晒干或烘干。药材水分不得过 9.5%。

【贮藏】　榼藤子贮存不当，易受潮霉变。建议在 25℃以下，单包装密封，大垛用黑色塑料布遮盖、密闭库藏。

【主要成分】　主要含榼藤子苷、榼藤酰胺 A–β–D–吡喃葡萄糖苷、肉豆蔻酸、棕榈酸、硬脂酸、花生酸、油酸、亚油酸、亚麻酸等。

药典标准：醇溶性浸出物不得少于 29.0%；种仁含榼藤子苷不得少于 4.0%，含榼藤酰胺 A–β–D–吡喃葡萄糖苷不得少于 0.60%。

【性味归经】　微苦，凉；有小毒。入肝、脾、胃、肾经。

【功能主治】　补气补血，健胃消食，除风止痛，强筋硬骨。用于水血不足，面色苍白，四肢无力，脘腹疼痛，纳呆食少；风湿肢体关节痿软疼痛，性冷淡。

【用法用量】　内服：10~15 g，煎药。外用：适量，捣敷或研末调敷。

【其他】

1. 不宜生用。

2. 榼藤子捣碎入药或压裂提取，利于有效成分煎出。

3. 榼藤子具有镇痛、抗炎、促进胃肠活性、抗肿瘤、抗糖尿病等药理活性，用于治疗便血、血痢、痔疮、黄疸、脚气、水肿、胃痛、疝气痛、喉痹肿痛等病症。

榕　须

【来源】　榕须又名榕树须，为桑科植物榕树 *Ficus microcurpa* L. f. 的干燥气生根。分布于我国华东、华中、华南、西南等地。

【性状】　榕须呈长条圆柱形，长 1~1.2 m，基部较粗，直径 3~6 mm，末端渐细，常有分枝，有时簇生数条支根。表面红褐色，具纵皱纹，全体有灰白色或黄白色皮孔，呈圆点状或椭圆状。质柔韧，皮部不易折断，断面木部棕色（图 773-1）。气微，味苦、涩。

以条细，红褐色者为佳。

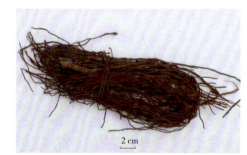

2 cm

图 773-1　榕　须

【采收加工】　全年均可采收，以 4~11 月采收为宜，除去杂质，鲜用或晒干。建议摊薄快速晒干。药材水分不得过 13.0%。

【贮藏】　榕须贮存不当，受潮易霉变。建议在 25℃以下，单包装遮光密封库藏；大垛用黑色塑料布遮盖、密闭库藏。

【主要成分】　主要含神经酰胺类、三萜类（如表木栓醇）、甾醇类（如 β–谷甾醇）、苯丙素类、有机酸类等。

广东省中药材标准（2011 年版）：醇溶性浸出物不得少于 3.0%。

【性味归经】　苦、涩，凉。归肺、胃、肝经。

【功能主治】 清热解毒，祛风除湿，活血止痛。用于时疫感冒，顿咳，麻疹不透，乳蛾，目赤肿痛，风湿骨痛，痧气腹痛，胃痛，久痢，湿疹，带下，阴痒，鼻衄，血淋，跌打损伤。

【用法用量】 内服：煎汤，9~15 g；或浸酒。外用：适量，捣碎酒炒敷或煎水洗。

【其他】

1. 榕须具有抗炎、抗氧化、抗血栓形成、凝血等药理活性。

2. 关节风湿痛：榕须 60~120 g。酒水煎服。或用气生根煎汤洗患处。

3. 跌打损伤：榕须 60 g，或加樟树二重皮 9~15 g。水煎冲酒服。

4. 小便不通：榕须 1 把，砂糖、米酒各适量。水煎服。

蜘蛛香

【来源】 蜘蛛香为败酱科植物蜘蛛香 *Valeriana jatamansi* Jones 的干燥根茎和根。主产于陕西、河南、湖北、湖南、四川等地。

【性状】 蜘蛛香根茎呈圆柱形，略扁，稍弯曲，少分枝，长 1.5~8 cm，直径 0.5~2 cm；表面暗棕色或灰褐色，有紧密隆起的环节和突起的点状根痕，有的顶端略膨大，具茎、叶残基；质坚实，不易折断，折断面略平坦，黄棕色或灰棕色，可见筋脉点（维管束）断续排列成环。根细长，稍弯曲，长 3~15 cm，直径约 0.2 cm，有浅纵皱纹，质脆（图774-1）。气特异，味微苦、辛。

以粗壮、坚实、香气浓者为佳。

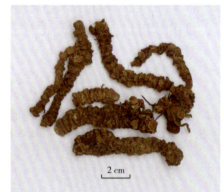

图 774-1 蜘蛛香

【采收加工】 秋季地上部分枯萎后采挖，除去杂质，晒干。药材水分不得过 13.0%。

【贮藏】 蜘蛛香贮存不当，易受潮虫蛀发霉，挥发油也易散失。建议在 25℃ 以下，单包装密封，大垛用黑色塑料布遮盖、密闭库藏。

【主要成分】 主要含环烯醚萜类、挥发油类、黄酮类、绿原酸、咖啡酸等成分。

药典标准：醇溶性浸出物不得少于 8.0%。

【性味归经】 微苦、辛，温。归心、脾、胃经。

【功能主治】 理气止痛，消食止泻，祛风除湿，镇惊安神。用于脘腹胀痛，食积不化，腹泻痢疾，风湿痹痛，腰膝酸软，失眠。

【用法用量】 内服：3~6 g，煎汤服。外用：适量，磨汁涂。

【其他】

1. 蜘蛛香具有抗肿瘤、镇静、催眠、抗焦虑、解痉等药理活性。

2. 感冒：蜘蛛香 15 g，生姜 3 g。煨水服。

3. 风湿痹痛：蜘蛛香、豨莶草、五加皮、香樟根各 12 g。煎服。

辣木叶

【来源】 辣木叶是辣木科植物辣木树 *Moringa oleifera* Lam. 的叶。原产于印度，我国广东、广西、四川、云南、海南、台湾也有引种。

【性状】 叶通常为 3 回羽状复叶，在羽片的基部具线形或棍棒状稍弯的腺体；腺体多数脱落，叶柄柔弱，基部鞘状；羽片 4~6 对；小叶 3~9 片，薄纸质，卵形，椭圆形或长圆形，通常顶端的 1 片较大，叶背苍白色，无毛；叶脉不明显；小叶柄纤弱，基部的腺体线状，有毛（图775-1）。

【采收加工】 嫩叶，鲜食或制作茶叶；成熟叶，晒干或60℃以下烘干。

干燥方式对辣木叶营养功能成分及维生素的影响，见表775-1。

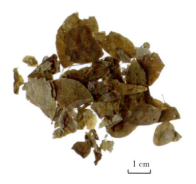

图 775-1 辣木叶

表 775-1 干燥方式对辣木叶营养功能成分及维生素的影响[1]

样品	干燥时间/小时	常规营养与功能成分含量 /%					维生素含量 /（mg/100 g）					
		蛋白质	脂肪	黄酮	总酚	多糖	维生素E	β-胡萝卜素	维生素B2	维生素C	维生素B6	泛酸
阴干样	72	28.5	5.2	3.1	10.6	2.1	40	21.0	1.44	48.7	3.2	47.1
晒干样	7	28.9	5.6	3.2	11.6	2.2	556	29.9	1.57	45.8	3.5	69.7
40℃热风烘干样	24	30.45	5.8	3.3	12.5	2.3	60	40.2	1.58	29	4.5	67.0
60℃热风烘干样	6	30.86	5.86	3.2	13.8	2.1	113	60.4	1.9	36.8	8.2	89.1
远红外干燥样	5	29.3	5.8	3.3	13.0	2.7	77	50.1	1.73	66.4	3.8	88.3

总体来说，对辣木叶营养、功能成分与维生素影响最小的干燥方式是 60℃热风干燥。

【贮藏】 辣木叶粗放式贮存，易霉变。建议在 25℃以下，单包装密封，大垛用黑色塑料布遮盖、密闭库藏。

【主要成分】 主要含隐绿原酸、异槲皮素、山奈酚葡萄糖苷、槲皮素葡萄糖苷、咖啡酰基奎宁酸、辣木素、胡萝卜素、新叶黄素、多糖类等成分。

【用法用量】 内服：一般 3 g 左右，辣木叶粉（成熟叶）直接口服。

【其他】

1.辣木叶具有调节血压、降胆固醇、降血糖、抗氧化活性、抗菌消炎等作用。

2.辣木叶经卫生部公告（2012 年第 19 号）批准为新资源食品。

3.辣木叶和嫩芽揉搓太阳穴可治疗头痛；辣木叶含有丰富的维生素 A 可治疗维生素 A 缺乏症。

3.解酒：辣木叶茶泡水喝，每次 2~3 g，用沸水冲泡 2~3 分钟即可饮用。

4.消除口臭：辣木叶泡水，可除吃蒜（或臭豆腐）人的口腔异味、臭味。

❀ 辣 椒 ❀

【来源】 辣椒为茄科植物辣椒 *Capsicum annuum* L. 或其栽培变种的干燥成熟果实。全国各地

[1] 郭刚军，胡小静，徐荣，等. 干燥方式对辣木叶营养，功能成分及氨基酸组成的影响[J]. 食品科学，2018, 39（11）：39-45.

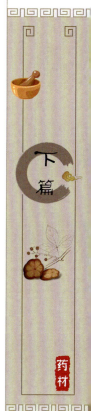

均有栽培。

【性状】 辣椒呈圆锥形、类圆锥形，略弯曲。表面橙红色、红色或深红色，光滑或较皱缩，显油性，基部微圆，常有绿棕色、具 5 裂齿的宿萼及果柄。果肉薄。质较脆，横切面可见中轴胎座，有菲薄的隔膜将果实分为 2~3 室，内含多数种子（图 776-1）。气特异，味辛、辣。

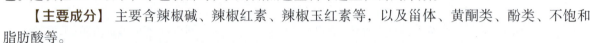

图 776-1 辣椒

以干燥、色红、味辣者为佳。

【采收加工】 夏、秋二季果皮变红色时采收，除去枝梗，晒干。

【贮藏】 辣椒贮存不当，气味易散失、易生霉，见光褪色。建议在 25℃ 以下，单包装密封，大垛用黑色塑料布遮盖，密闭库藏。

【主要成分】 主要含辣椒碱、辣椒红素、辣椒玉红素等，以及甾体、黄酮类、酚类、不饱和脂肪酸等。

药典标准：含辣椒素和二氢辣椒素的总量不得少于 0.16%。

【性味归经】 辛，热。归心、脾经。

【功能主治】 温中散寒，开胃消食。用于寒滞腹痛，呕吐，泻痢，冻疮。

【用法用量】 0.9~2.4 g。外用适量。

【其他】

1. 辣椒素具有镇痛、抑菌、抗癌、保护心血管系统、刺激胃肠道等药理活性，同时也有致炎、导致组织坏死、溃疡、致癌等不良反应，临床上可用于治疗糖尿病性神经痛、带状疱疹后遗神经痛、面部疼痛、瘙痒、银屑病、风湿性关节炎和骨关节炎等。

2. 关节寒痛：用干的尖头红辣椒 3 个，生姜 30 g，切成细末；面粉 50 g 加白酒 25 g。然后一同放在碗内调匀后敷于关节痛处。每 2 天一次，连用 5 次。

3. 冻疮方：辣椒 30 g，连籽切碎，加入熔化的凡士林 250 g 中，继续熬至翻滚后 10~15 分钟，滤去辣椒，加入樟脑 15 g 混匀。于冻疮初起时涂擦患部（已破者不能用），至局部有热感为止。

辣 蓼

【来源】 辣蓼为蓼科植物水蓼 *Polygonum hydropiper* L. 的干燥地上部分或全草。分布于全国大部分地区，广东、广西、贵州、吉林、辽宁、河北、陕西等地产量较大。

【性状】 辣蓼根呈须状，表面紫褐色。茎圆柱形，有分枝，长 30~70 cm；表面灰绿色或棕红色，有细棱线，节膨大；质脆，易折断，断面浅黄色。叶互生，有柄；叶片皱缩或破碎，完整者展平后呈披针形或卵状披针形，长 5~10 cm，宽 0.7~1.5 cm；先端渐尖，基部楔形，全缘；上表面棕褐色，下表面褐绿色，有棕黑色斑点及细小半透明的腺点；托叶鞘筒状，长 0.8~1.1 cm，紫褐色，缘毛长 1~3 mm。总状花序顶生或腋生，长 5~10 cm，稍弯曲，下部间断着花，淡绿色，花被 5 裂，裂片密被腺点（图 777-1）。气微，味辛辣。

以叶多、色绿、味辛辣浓烈者为优。

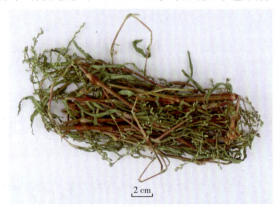

图 777-1 辣蓼

【采收加工】 夏、秋二季开花时采收，除去杂质，鲜用或摊薄快速晒干。药材水分不得过9.0%。

辣蓼不同部位槲皮素含量测定，见表777-1。

表777-1　辣蓼不同部位槲皮素含量测定[1]

部位	辣蓼根	辣蓼茎	辣蓼叶	辣蓼花	辣蓼种子
槲皮素含量/%	0.011	0.128	0.218	0.126	0.080

辣蓼不同部位槲皮素含量含量较高的是叶，其次是茎、花和种子，根中含量较低。

不同采集月份辣蓼水提物中辣蓼脂肪酸类成分含量测定，见表777-2。

表777-2　不同采集月份辣蓼水提物中辣蓼脂肪酸类成分含量测定[2]

采集时间	硬脂酸/%	棕榈酸/%	顺式十八碳烯酸/%	亚麻酸/%
5月	0.63	4.74	0	2.79
8月	1.19	5.16	0	4.01
11月	1.10	5.57	1.41	0

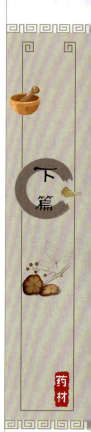

在酿酒工业中，辣蓼是酿制董酒酒曲的重要原料，在一定范围内添加辣蓼草对酵母质量具有良好的促进作用。脂肪酸类可以促进酿酒酵母的增殖活性，尤其以硬脂酸的作用最为明显。不同月份采集的辣蓼水提物中硬脂酸含量：8月＞11月＞5月。

【贮藏】 辣蓼贮存不当，易受潮发霉，味易变淡。建议在25℃以下，单包装遮光密封库藏；大垛用黑色塑料布遮盖、密闭库藏。

【主要成分】 主要含黄酮类（如金丝桃苷、芦丁、山奈酚）、挥发油（如姜烯、1-菲兰烯）、鞣质类、三萜类、蒽醌类等成分。

陕西省药材标准（2015年版）：醇溶性浸出物不得少于15.0%；含总黄酮以芦丁计，不得少于2.0%。

【性味归经】 辛、苦、平。归脾，胃，大肠经。

【功能主治】 行滞化湿，散瘀止血，祛风止痒，解毒。主治湿滞内阻，脘闷腹痛，泄泻，痢疾，小儿疳积，崩漏，血滞经闭痛经，跌打损伤，风湿痹痛，便血，外伤出血，皮肤瘙痒，湿疹，风疹，足癣，痈肿，毒蛇咬伤。

【用法用量】 内服：煎汤，15~30 g，鲜品30~60 g；或捣汁。外用：煎水浸洗；或捣敷。

【其他】

1. 孕妇忌服。

2. 辣蓼具有抗氧化、抗肿瘤、抗炎镇痛、抗菌杀虫、止血、降血压、抗生育等药理活性。

3. 辣蓼不同部位清除DPPH自由基的能力大小：辣蓼花＞辣蓼叶＞辣蓼茎＞辣蓼根；清除羟自由基的能力大小：辣蓼叶＞辣蓼茎＞辣蓼根＞辣蓼花。表明辣蓼不同部位的提取物均有抗氧化活性，且抗氧化效果因体系的不同而呈现出一定的差异[3]。

4. 蛇头疗：鲜水蓼、芋叶柄各20 g。捣烂加热敷患处。

5. 咽喉肿痛：鲜辣蓼花序1把。捣烂取汁，兑白糖服，每次服60 g。

[1]冯华，刘英波，刘亮，等.辣蓼不同部位槲皮素的含量测定及HPLC指纹图谱[J].中国医药工业杂志，2016，47（04）：411-414.

[2]于晓亮，罗俊，杨友辉，等.不同月份黔产辣蓼水提物的成分分析[J].贵州医科大学学报，2018，v.43；No.209（02）：17-25.

[3]杨新周，郝志云，朱以常，等.辣蓼不同部位的抗氧化活性[J].江苏农业科学，2014，42（02）：284-285.

漏 芦

【来源】 漏芦为菊科植物祁州漏芦 *Rhaponticum uniflorum*（L.）DC. 的干燥根。主产于河北、山东、陕西等地。

【性状】 漏芦呈圆锥形或扁片块状，多扭曲，长短不一，直径 1~2.5 cm。表面暗棕色、灰褐色或黑褐色，粗糙，具纵沟及菱形的网状裂隙。外层易剥落，根头部膨大，有残茎和鳞片状叶基，顶端有灰白色绒毛。体轻，质脆，易折断，断面不整齐，木部黄白色，有裂隙，中心有的呈星状裂隙，灰黑色或棕黑色（图778-1）。气特异，味微苦。

以外皮灰黑色、条粗、质坚、不裂者为佳。

【采收加工】 春、秋二季采挖，除去须根和泥沙，晒干。建议趁鲜切片，晒干或60℃以下烘干。药材水分不得过15.0%。

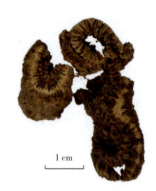

1 cm

图 778-1 漏 芦

不同月份安国漏芦中蜕皮素的含量测定，见表778-1。

表 778-1　不同月份安国漏芦中蜕皮素的含量测定（%）[1]

月份	4 月	5 月	6 月	7 月	8 月	9 月	10 月	11 月	12 月
蜕皮素含量	0.185	0.144	0.111	0.108	0.107	0.201	0.147	0.112	0.069

在 4 月和 9 月时，安国漏芦所含蜕皮素较高。

【贮藏】 漏芦贮存不当，气味易散失，有效成分易流失。建议在25℃以下，单包装密封，大垛密闭库藏。

【主要成分】 主要含蜕皮甾酮类成分、挥发油、多糖等。

药典标准：含 β - 蜕皮甾酮不得少于0.040%，醇溶性浸出物不得少于8.0%。

【性味归经】 苦，寒。归胃经。

【功能主治】 清热解毒，消痈，下乳，舒筋通脉。用于乳痈肿痛，痈疽发背，瘰疬疮毒，乳汁不通，湿痹拘挛。

【用法用量】 内服：煎汤，5~9 g；或入丸散。

【其他】

1. 孕妇慎用。

2. 漏芦具有护肝、镇痛、抗炎、抗缺氧、抗氧化、改善记忆的药理作用。

3. 治痈肿疮毒：漏芦 15 g，连翘 9 g，黄柏 12 g，大黄、甘草各 3 g。水煎服。

蜜环菌

【来源】 蜜环菌又名榛蘑，为白蘑科真菌小蜜环菌 *Armillariella mellea*（Vahl ex Fr.）Karst. 的

[1]张玲,徐新刚,新光乾,等.不同采收期祁州漏芦中蜕皮激素含量的变化[J].中药材,1997,(5):244-245.

干燥子实体。主产于黑龙江、吉林等地。

【性状】 蜜环菌菌盖肉质，扁半球形，或平展，中部稍下凹，直径 5~10 cm，蜜黄色、浅黄褐色或棕褐色，中央色较暗，有直立或平伏小鳞片，或光滑，边缘有条纹。菌肉白色或类白色。菌褶白色、污秽色，或具斑点。菌柄圆柱形，长 5~13 cm，直径 0.4~1 cm，光滑或下部有毛状鳞片，与菌盖同色，内部松软，或中空。菌环白色，生于菌柄上部，有的为双环（图 779-1）。气微，味淡。

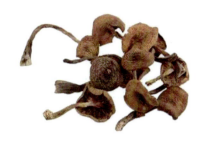

图 779-1 蜜环菌

【采收加工】 7—8 月采收子实体，去净泥土，晒干或低温烘干。

【贮藏】 蜜环菌贮藏不当，易吸潮、发霉、褐变、变质变味。建议在 20 ℃以下，单包装密封，置阴凉干燥处贮藏；或冷藏。

【主要成分】 主要含多元醇类、原伊鲁烷型倍半萜类芳香酸酯（蜜环菌甲素、蜜环菌乙素、蜜环菌丙素、蜜环菌丁素、蜜环菌戊素等）、多糖类、黄酮类等。

【性味归经】 甘，平。归肝经。

【功能主治】 平肝熄风，祛风通络，强筋壮骨。用于头晕，头痛，失眠，四肢麻木，腰腿疼痛，冠心病，高血压，癫痫。

【用法用量】 内服：煎汤，30~60 g；或研末。

【其他】

1. 蜜环菌具有抗惊厥、保护缺血性脑组织、催眠、镇静、抗眩晕、抗缺氧、改善心脑血液循环等药理活性。

2. 治神经衰弱：蜜环菌子实体 120 g。水煎服，每日 1 剂，分 2 次服。

3. 治腰腿疼痛，半身不遂后遗症等：榛蘑 90 g，炙马前子 3 g。共研细末，每次服 3 g，日服 2 次。

十五画

蕤 仁

【来源】 蕤仁为蔷薇科植物蕤核 *Prinsepia uniflora* Batal. 或齿叶扁核木 *Prinsepia uniflora* Batal. var. *serrata* Rehd. 的干燥成熟果核。主产于山西、陕西、甘肃、内蒙古等地。

【性状】 蕤仁呈类卵圆形，稍扁，长 7~10 mm，宽 6~8 mm，厚 3~5 mm。表面淡黄棕色或深棕色，有明显的网状沟纹，间有棕褐色果肉残留，顶端尖，两侧略不对称。质坚硬。种子扁平卵圆形，种皮薄，浅棕色或红棕色，易剥落；子叶 2，乳白色，有油脂（图 780-1）。气微，味微苦。

以淡黄棕色、颗粒饱满肥厚、表面纹理清楚者为佳。

【采收加工】 8—9 月果实由绿色变成红色，表面微被蜡质白粉，此时果实已成熟。摘下成熟果实，除去果肉；洗净，晒干。药材水分不得少于 11.0%。

【贮藏】 蕤仁贮存不当，易受潮虫蛀、发霉，受热走油，有效成分下降。建议在 20 ℃以下，单包装密封，大垛用黑色塑料布遮盖、密闭库藏。

【主要成分】 主要含甾醇、皂苷、黄酮类、有机酸类等，还含有蒽醌类、酚类和鞣质等。

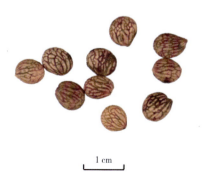

1 cm

图 780-1 蕤 仁

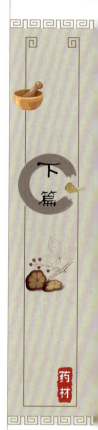

【性味归经】甘，微寒。归肝经。

【功能主治】疏风散热，养肝明目。用于目赤肿痛，睑弦赤烂，目暗羞明。

【用法用量】内服：煎汤，5~9 g。外用：适量，煎水洗。

【其他】

1. 蕤仁捣碎入药，利于有效成分煎出；压裂提取，利于有效成分溶出。

2. 蕤仁有降压、镇定等药理作用。

3. 治目赤疼痛：蕤仁 20 枚，苦竹叶 1 把，细辛 10 g。蕤仁去皮研末，和诸药水煎去渣，趁温洗眼。

横经席

【来源】横经席为藤黄科植物薄叶胡桐 *Calophyllum membranaceum* Gardn. et Champ. 的干燥全株。分布于我国广东南部、海南、广西南部及沿海部分地区。

【性状】横经席主根呈长圆锥形或圆柱形，粗细不等；表面棕色至淡棕红色，有细纵皱纹，栓皮脱落处呈棕红色。茎圆柱形，表面灰绿色至灰褐色。幼枝四棱形，有翅，黄绿色。单叶对生，长圆形或披针形，长 6~12 cm，宽 15~4 cm，黄绿色至灰绿色，两面有光泽，无毛，顶端渐尖，急尖或尾状渐尖，基部楔形，边缘全缘，微反卷，中脉两面凸起，侧脉多而细密，排列整齐，与中脉近垂直。有时可见核果生于叶腋，长圆形，直径约 8 mm（图 781-1）。气微，味苦、涩。

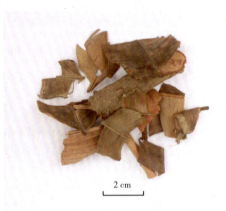

图 781-1　横经席

【采收加工】全年或秋、冬季采，在离地面高度为 5~8 cm 的位置砍下，切成薄片状，及时晒干。留存的伐桩切口要求平整，尽量不要扭伤伐桩皮层，以免影响萌芽[1]。

【贮藏】横经席贮存不当，受潮易霉变。建议在 25℃以下，单包装遮光密封库藏；大垛用黑色塑料布遮盖、密闭库藏。

【主要成分】主要含呫吨酮类、香豆素类、黄酮类、萜类等。

【性味归经】苦，平。归肝、肾经。

【功能主治】祛风湿，壮筋骨，补肾强腰，活血止痛。用于风湿骨痛，跌打损伤，肾虚腰痛，月经不调，痛经，黄疸，胁痛。

【用法用量】内服：煎汤，15~30 g。外用：适量，鲜药捣敷；或研末撒。

【其他】

1. 横经席所含呫吨酮类化合物具有抗白血病、抗肿瘤、抗炎抗菌、抗细胞毒素、增强乙酰化酶、抑制类脂过氧代酶的作用，香豆素类衍生物具有抗艾滋病病毒、抑制 HIV-1 逆转录酶活性，黄酮类化合物具有祛风湿、治疗皮肤炎症、抗 HIV-1KT 复制的活性。

2. 横经席对实验动物模型具有显著的抗炎镇痛作用，且其急性毒性小[2]。

3. 风湿关节痛，腰腿痛：横经席根 30~60 g。煲猪尾服。

[1] 刘丁广，黄演福，黎荣欣，等. 横经席规范化栽培技术 [J]. 现代农业科技，2016（012）：102-103.

[2] 韦健全，罗莹，黄健，等. 横经席抗炎镇痛作用及急性毒性的实验研究 [J]. 时珍国医国药，2012（3）：639-641.

槲寄生

【来源】 槲寄生是桑寄生科植物槲寄生 *Viscum coloratum*（Komar.）Nakai 的干燥带叶茎枝。主产于吉林、黑龙江。

【性状】 槲寄生茎枝呈圆柱形，有 2~5 叉状分枝，长约 30 cm，直径 0.3~1 cm；表面黄棕色、金黄色或黄绿色，有纵皱纹；节膨大，上有分枝或枝痕；体轻，质脆，易折断，断面不平坦，皮部黄色，木部色较浅，射线放射状，髓部常偏向一边。叶对生于枝梢，无柄，易脱落；叶片长椭圆状披针形，长 2~7 cm，宽 0.5~1.5 cm；先端钝圆，基部楔形，全缘；表面黄绿色，有细皱纹，主脉 5 出，中间 3 条明显；革质（图 782-1）。气微，味微苦，嚼之有黏性。

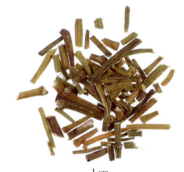

1 cm

图 782-1 槲寄生

以枝细嫩、色黄绿、叶未脱落、嚼之发黏者为佳。

【采收加工】 冬季至第 2 年春季采收。从槲寄生根部以上 4 cm 处锯下全株（保留的根部继续发新株，培养多年生槲寄生），除去下部粗大的枝梗，切段，干燥，或蒸后干燥。桑寄生叶和茎枝干燥时间不同，建议分开干燥。水分不得过 12.0%。

不同寄生树种槲寄生茎枝、叶紫丁香苷含量测定，见表 782-1。

表 782-1 不同寄生树种槲寄生茎枝、叶紫丁香苷含量测定（％）[1]

寄生树种	榆树	大青杨	紫椴	白桦	槭树	山梨树
茎枝	0.28	0.27	0.40	0.50	0.18	0.22
叶	0.87	0.54	0.99	0.79	0.76	0.43

槲寄生叶部紫丁香苷含量高于茎枝。

【贮藏】 槲寄生贮存不当，易虫蛀、发霉。建议在 25℃ 以下单包密封，大垛用黑色塑料布遮盖、密闭库藏。

【主要成分】 主要含三萜类（如齐墩果酸、羽扇豆醇）、黄酮类（鼠李秦素）、苷类（如槲寄生新苷 Ⅰ~Ⅵ、紫丁香苷、丁香苷）、有机酸及微量元素等。

药典标准：醇溶性浸出物不得少于 20.0%；含紫丁香苷不得少于 0.040%。

【性味归经】 苦，平。归肝、肾经。

【功能主治】 祛风湿，补肝肾，强筋骨，安胎元。用于风湿痹痛，腰膝酸软，筋骨无力，崩漏经多，妊娠漏血，胎动不安，头晕目眩。

【用法用量】 内服：煎汤，9~15 g；或入丸、散；浸酒或捣汁。外用：捣敷。

【其他】

1. 槲寄生传统作为祛风湿药物，用于风湿痹痛，腰膝酸软，与槲寄生的挥发油成分有关。槲寄生挥发油主要存在于茎枝中，叶部含量少[1]。

2. 槲寄生的黄酮类化合物对心血管疾病具有较好作用，其中二氢黄酮类为主要药性成分。紫丁香苷具有抗疲劳作用，并对半乳糖胺致肝毒性有防护作用。

3. 治风湿腰痛：槲寄生 15 g，炒杜仲 10 g，狗脊 15 g，骨碎补 15 g。水煎服。

807

[1]赵云丽.槲寄生质量控制和相关成分药代动力学研究[D].沈阳:沈阳药科大学,2007.

樟 木

【来源】 樟木为樟科植物樟 *Cinnamomum camphora*（L.）Presl 的干燥心材。主产于广东、广西、云南、贵州、江苏等地。

【性状】 樟木为形状、大小不一的木块，表面淡棕色至暗棕色，横断面可见年轮，纵断面有顺直的条纹。质重而硬（图783-1）。有特异的樟脑香气，味辛，尝之有清凉感。

以块大、完整、香气浓郁者为佳。

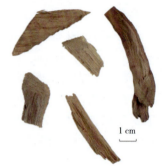

1 cm

图 783-1 樟 木

【采收加工】 定植5~6年，成材后即可采收。冬季砍取樟树树干，剥去树皮，锯段，劈成小块，晒干。或收集洁净樟木制品加工边料，整理加工成小块，晒干。

【贮藏】 樟木贮存不当，易霉变，香气易散失。建议在20℃以下，单包装密封，大垛密闭库藏。

【主要成分】 主要含樟脑、柠檬烯、黄樟醚、香荆芥酚、丁香油酚、荜澄茄烯、甜没药烯等挥发油成分。心材还含有环戊烯酮化合物。

【性味归经】 辛，温。归肝、脾、肺经。

【功能主治】 祛风湿，行气血，利关节。用于心腹胀痛，脚气，痛风，疥癣，跌打损伤。

【用法用量】 内服：9~15 g。煎汤或浸酒。外用：适量，煎水熏洗。

【其他】

1. 孕妇禁用。

2. 樟树的树干、树皮、枝叶、根、成熟果实、病态果实（樟梨子）均可供药用，多用于蒸馏精制成樟脑。樟脑功效通窍辟秽，杀虫止痒，消肿止痛。治热病神昏，中恶猝倒，痧胀吐泻腹痛，寒湿脚气，疥疮顽癣，秃疮，冻疮，臁疮，水火烫伤，跌打伤痛，牙痛，风火赤眼。亦可用于防蚊驱虫。

3. 治胃寒胀痛：樟木 15 g。煎水两碗服。

暴马子皮

【来源】 暴马子皮为木犀科植物暴马丁香 *Syringa reticulata*（Bl.）Hara var. *mandshurica*（Maxim.）Hara 的干燥干皮或枝皮。分布于东北地区及内蒙古、河北、陕西、宁夏、甘肃等省区。

【性状】 暴马子皮，呈槽状或卷筒状，长短不一，厚2~4 mm。外表面暗灰褐色，嫩皮平滑，有光泽，老皮粗糙，有横纹；横向皮孔椭圆形，暗黄色；外皮薄而韧，可横向撕剥，剥落处显暗黄绿色。内表面淡黄褐色。质脆，易折断，断面不整齐（图784-1）。气微香，味苦。

以皮厚、味苦者为佳。

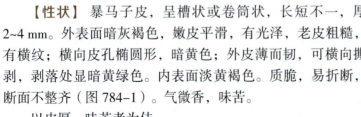

2 cm

图 784-1 暴马子皮

【采收加工】 春、秋二季剥取，干燥，药材水分不得过12.0%。

中药材质量新说（第二版）ZHONGYAOCAI ZHILIANG XINSHUO（DIERBAN）药材

【贮藏】 暴马子皮贮存不当，受潮易霉变、易生虫。建议在25℃以下，单包装密封，大垛用黑色塑料布遮盖、密闭库藏。

【主要成分】 主要含紫丁香苷、丁香醛、松柏醛、白桦脂酸、橄榄苦苷等。

药典标准：醇溶性浸出物不得少于20.0%。含紫丁香苷不得少于1.0%。

【性味归经】 苦，微寒。归肺经。

【功能主治】 清肺祛痰，止咳平喘。用于咳喘痰多。

【用法用量】 内服：煎汤。30~45 g；或入丸、散。

【其他】

1. 暴马子皮具有镇咳、平喘、祛痰、抗菌、保肝等作用。用于支气管炎，支气管哮喘，咳嗽，痰鸣喘嗽，心源性水肿。

2. 芩暴红止咳胶囊：满山红、暴马子皮、黄芩。清热化痰、止咳平喘。用于急性支气管炎，及慢性支气管炎急性发作。

❧ 稻 芽 ❧

【来源】 稻芽为禾本科植物稻 *Oryza sativa* L. 的成熟果实经发芽干燥的炮制加工品。全国大部分地区均产。

【性状】 稻芽呈扁长椭圆形，两端略尖，长7~9 mm，直径约3 mm，外稃黄色，有白色细茸毛，具5脉。一端有2枚对称的白色条形浆片，长2~3 cm，于一个浆片内侧伸出弯曲的须根1~3条，长0.5~1.2 cm。质硬，断面白色，粉性（图785-1）。气微，味淡。

以芽完整、色黄、粒大、饱满者为佳。

【采收加工】 将稻用水浸泡至六七成透后，置于能排水的适宜容器内，保持适宜温、湿度，待幼芽长至约1 cm时，晒干或低温干燥。出芽率不得少于85%。药材水分不得过13.0%。

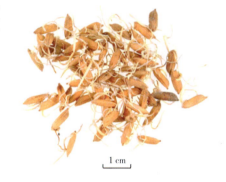

1 cm

图785-1 稻 芽

【贮藏】 稻芽贮存不当，受潮易发霉、虫蛀。建议在25℃以下，单包装密封，大垛用黑色塑料布遮盖、密闭库藏。

【主要成分】 主要含淀粉酶，还含有蛋白质、脂肪、淀粉、麦芽糖、维生素B、腺嘌呤、胆碱等。

【性味归经】 甘，温。归脾、胃经。

【功能主治】 消食和中，健脾开胃。用于食积不消，腹胀口臭，脾胃虚弱，不饥食少。炒稻芽偏于消食，用于不饥食少。焦稻芽善化积滞，用于积滞不消。

【用法用量】 内服：煎汤，9~15 g。

【其他】

1. 稻芽所含淀粉酶能帮助消化，但稻芽所含的 α - 和 β - 淀粉酶量较少，其消化淀粉的功能不及麦芽。实验表明，稻芽可通过抑制肥大细胞组胺释放而具有抗过敏活性。

2. 治饮食停滞，胸闷胀痛：稻芽12 g，山楂6 g，陈皮9 g，红曲6 g。水煎服。

3. 食少纳差：稻芽煎水代茶饮。

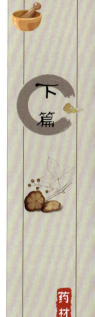

鹤 虱

【来源】 鹤虱是菊科植物天名精 *Carpesium abrotanoides* L. 的干燥成熟果实。主产于河南、山西、陕西、甘肃、贵州。

【性状】 鹤虱呈圆柱状，细小。长 3~4 mm，直径不及 1 mm。表面黄褐色或暗褐色，具多数纵棱。顶端收缩呈细喙状，先端扩展成灰白色圆环；基部稍尖，有着生痕迹。果皮薄，纤维性，种皮菲薄透明，子叶 2，类白色，稍有油性（图 786-1）。气特异，味微苦。

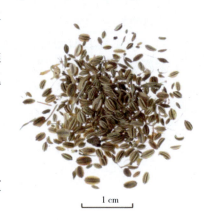

1 cm

图 786-1 鹤 虱

以粒饱满、种子色白、油性足者为佳。

【采收加工】 秋季果实成熟时采收。割取地上部分，晒干，打下果实，除去皮屑、杂质即可，水分不得过 12.0%。

【贮藏】 鹤虱贮存不当，常发生泛油、虫蛀发霉现象，不宜久贮。

建议在 20℃以下，单包装遮光密封，大垛用黑色塑料布遮盖、密闭库藏。

【主要成分】 主要含挥发油中所含的内酯（如天名精内酯酮、鹤虱内酯、大叶土木香内酯、依瓦菊素、天名精内酯醇等）。

【性味归经】 苦、辛，平；有小毒。归脾、胃经。

【功能主治】 杀虫消积。用于蛔虫病，蛲虫病，绦虫病，虫积腹痛，小儿疳积。

【用法用量】 内服：煎汤，3~9 g，或研末，3~6 g；或捣汁；或入丸、散。

【其他】

1. 孕期及哺乳期妇女、婴幼儿慎用。

2. 鹤虱具有驱虫、抗腹泻、抗炎、镇痛、抗菌等药理作用。

3. 治虫积腹痛：鹤虱 9 g，南瓜子、槟榔各 15 g。水煎服。

缬 草

【来源】 缬草别名小救驾，为败酱科植物缬草 *Valeriana officinalis* L. 的干燥根及根茎。主产于我国东北至西南的广大地区。

【性状】 缬草根茎呈头状或柱状，顶端残留黄棕色茎基，中心絮状而疏松，多空隙；长 0.5~5 cm，直径 0.3~3 cm。表面暗棕色或黄棕色，质坚实，不易折断，断面黄色或棕色，四周密生多数细长的根。根多数，须根簇生，长 4~25 cm，直径 2~5 mm；表面灰棕色或灰黄色，具众多深纵皱纹；质脆，易折断，断面黄白色（图 787-1）。有特异臭气，味微苦、辛。

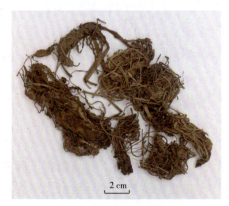

2 cm

图 787-1 缬 草

中药材质量新说（第二版）ZHONGYAOCAI ZHILIANG XINSHUO (DIERBAN) 药材

以须根粗长、黄棕色、气味浓者为佳。

【采收加工】 秋季开挖，9—10月为宜，除去茎叶、泥土，阴干或低温烘干。药材水分不得过12.0%。

不同采收期缬草（重庆南川）含量测定结果，见表787-1。

表787-1 不同采收期缬草（重庆南川）含量测定结果[1]

采收期	缬草素 /%	二氢缬草素 /%	乙酰缬草素 /%	总含量 /%
5 月	0.052	0.037	0.028	0.117
6 月	0.073	0.052	0.041	0.166
7 月	0.141	0.078	0.054	0.273
8 月	0.204	0.048	0.065	0.317
9 月	0.483	0.032	0.078	0.593
10 月	0.404	0.022	0.080	0.506
11 月	0.193	0.010	0.052	0.255

不同采收期缬草药材中缬草素类成分的含量测定结果表明，缬草以9月采收的药材中缬草素类成分含量较高。

不同产地不同部位缬草中三种缬草素含量测定，见表787-2。

表787-2 不同产地不同部位缬草中三种缬草素含量测定[2]

产地	部位	缬草素 /%	二氢缬草素 /%	乙酰缬草素 /%
甘肃武都	地上部分	0.18	—	—
	根茎	1.52	0.09	—
陕西宁陕	地上部分	0.13	—	—
	根茎	1.63	0.11	—
陕西留坝	地上部分	0.21	—	—
	根茎	2.01	0.08	0.01
重庆南川	地上部分	0.06	—	—
	根茎	0.94	—	—

缬草根茎部分三种缬草素含量远高于地上部分。

【贮藏】 缬草贮存不当，易受潮发霉，味易变淡。建议在25℃以下，单包装遮光密封库藏；大垛用黑色塑料布遮盖、密闭库藏。

缬草存放期与精油的变化比较，见表787-3。

表787-3 缬草存放期与精油的变化比较[3]

采收存放期 / 月	0	1	2	3	4	5	6	12
精油含量 /%	3.76	3.00	2.70	2.11	1.47	1.20	1.11	0.73
精油损失率 /%	无	17.60	28.00	44.20	60.9	68.10	70.50	80.60

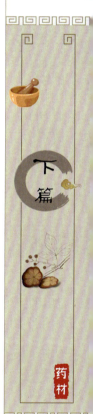

[1][2]倪兰,陈磊.不同产地、部位和采收期的缬草属植物中缬草素成分含量比较[J].海峡药学,2010（08）：48-50.

[3]谷力,谷臣华,张永康.人工栽培缬草生长发育期精油及化学成分的变化规律研究[J].林产化学与工业,2000（01）：75-79.

随存放期延长，缬草中精油含量大大降低，其他成分也发生较大地变化。这是由于鲜根采收后在空气中挥发成分损失（其存放的室内充满清爽的松针气息香气），所以缬草根必须随采随加工，以保证缬草的新鲜度，提高产品的产量和质量。

【主要成分】 主要含挥发油（如异戊酸冰片酯、缬草氯、柠檬烯）、有机酸类（缬草萜烯酸、氯原酸）、生物碱类等化合物。

吉林省中药材标准（第一册）（2019 年版）：醇溶性浸出物不得少于 18.0%；挥发油不得少于 1.5%，含缬草三酯不得少于 0.015%。

【性味归经】 辛、苦，温。归心、肝经。

【功能主治】 安神，行气止痛，活血通经。用于心神不宁之失眠多梦，心腹胀痛，腰腿疼痛，跌打损伤，月经不调，痛经，闭经。

【用法用量】 内服：煎汤，5~15 g；研末，1~2 g；亦可浸酒服用。

【其他】

1. 阴虚体弱者慎用。

2. 缬草能作用于神经系统发挥其镇静解痉、抗抑郁、抗焦虑和抗癫痫活性；能作用于循环系统、呼吸系统起到降压及防治肺部疾病的效用；能作用于心血管系统治疗心律失常、恢复心功能等；还有保护肝、肾等机体器官及抗菌、抗肿瘤等生物活性。

3. 神经衰弱，心悸：缬草 6 g，水煎服；或缬草 30 g，浸于白酒 150 ml，48 小时后分服（本方为一周用量）。

4. 胃神经症：缬草、木香、吴茱萸各 6 g。煎服。

5. 癔症：缬草、甘草各 9 g，大枣 5 枚。煎服。

十六画及以上

燕 窝

【来源】 燕窝为雨燕科动物金丝燕 *Collocalia esculenta* Linnaeus 及同属多种燕类用唾液与少量羽绒混合黏结所筑成的巢窝。主要分布于东南亚及太平洋各岛屿上。福建、广东、海南等沿海地区也有分布。

【性状】 燕窝完整者呈不整齐的半月形或船形，常凹陷成兜状，长 6~10 cm，宽 3~5 cm；表面黄白色或灰白色，附着于岩石一面较平，另一面微隆起，窝的内部粗糙，似丝爪络样，放大镜下可见细小羽毛。质硬而脆，断面细腻，呈角质样光泽。浸水后柔软膨胀，对亮透明，轻压有弹性（图 788-1）。气微腥，味微咸，嚼之有黏滑感。

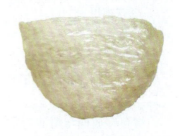

图 788-1 燕 窝

以色洁白、富有弹性、绒羽少者为佳。

【采收加工】 2、4、8 月采收，除去杂质，洗净后放入 70℃以上蒸汽中消毒，人工挑毛，冷风吹干或热灯烘干。

【贮藏】 燕窝贮存不当，见光易氧化，受潮易发霉变黑。建议单包装密封库藏，大货冷藏。燕窝使用前后应密封放阴凉干燥处，避免阳光直射，注意防潮。

【主要成分】 主要含蛋白质，又含氨基己糖及类似黏蛋白的物质。

【性味归经】 甘，平。归肺、胃、肾经。

【功能主治】 养阴润燥，益气补中，化痰止咳。主治久病虚损，肺痨咳嗽，痰喘，咯血，吐血，久痢，久疟，噎膈反胃，体虚遗精，小便频数。

【用法用量】 内服：绢包煎汤或蒸服，5~10 g；或入膏剂。

【其他】

1. 湿痰停滞及有表邪者慎服，不满 5 个月的婴儿不宜服用。

2. 商品有白燕、毛燕、血燕之分。白燕（官燕）色洁白，偶带少数羽毛；毛燕色灰，内有较多灰黑色羽毛；血燕含赤褐色血丝，以白燕品质最佳。

3. 治体虚自汗：黄芪 20 g，燕窝 5 g，煎服，日服 2 次。

4. 治虚劳咳嗽：沙参 6 g，燕窝 9 g，百合 15 g，共炖烂食。

5. 燕窝价贵，极易掺杂、掺假，购买时可用以下方式鉴别。

一看：燕窝应为丝状结构，两头燕角部位呈片状结构；纯正的燕窝无论在浸透后或在灯光下观看，都不完全透明，而是半透明状，色泽通透带微黄，有光泽。

二闻：燕窝有特有馨香，无浓烈气味。气味特殊，有鱼腥味或油腻味道的为假货。

三摸：取一小块燕窝以水浸泡，松软后取丝条拉扯，弹性差，一拉就断的为假货；用手指揉搓，没有弹力能搓成糨糊状者为假。真品燕窝浸水泡发 3~4 小时，平均可发大 5~6 倍，品质优良的燕窝，可以发大 7~8 倍。

四烧：用火点燃干燕窝片，有剧烈声响的飞溅火星，灰烬黑色，不是网上误导的白色。

颠茄草

【来源】 颠茄草为茄科植物颠茄 *Atropa belladonna* L. 的干燥全草。原产自欧洲，目前我国山东、湖南等地有引种栽培。

【性状】 本品根呈圆柱形，直径 5~15 mm，表面浅灰棕色，具纵皱纹；老根木质，细根易折断，断面平坦，皮部狭，灰白色，木部宽广，棕黄色，形成层环纹明显；髓部白色。茎扁圆柱形，直径 3~6 mm，表面黄绿色，有细纵皱纹和稀疏的细点皮状孔，中空，幼茎有毛。叶多皱缩破碎，完整叶片卵状椭圆形，黄绿色至深棕色。花萼 5 裂，花冠钟状。果实球形，直径 5~8 mm，具长梗，种子多数（图 789-1）。气微，味微苦、辛。

颜色不正常（黄色、棕色或近黑色）的颠茄叶不得过 4%，直径超过 1 cm 的颠茄茎不得过 3%。

以枝嫩、叶多、色深绿为佳。

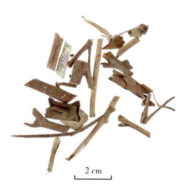

图 789-1 颠茄草

【采收加工】 初花期至结果期采收，除去粗茎及泥沙，切段，晒干或 60℃ 以下烘干。药材水分不得过 13.0%。

湖南颠茄草不同部位各成分的含量测定，见表 789-1。

表 789-1 湖南颠茄草不同部位各成分的含量测定（mg/g）[1]

部位	东莨菪碱	绿原酸	东莨菪内酯	芦丁
根	0.69	0.03	0.19	—
茎	0.25	0.02	0.09	0.07
叶	0.08	0.45	0.26	0.47
果	0.11	0.02	0.25	0.46

[1] 张文婷，张春阳，黄伟，等 . 湖南产颠茄草不同生长期 8 个成分的动态变化及不同部位分布特征 [J]. 中草药，2016, 47（22）：4072-4075.

药材

根部东莨菪苷含量高；绿原酸以叶中的量较高；东莨菪内酯在各部位都有分布；芦丁在叶、果中含量较高，根部几乎不含。

【贮藏】 在潮湿环境下，颠茄草易吸潮发霉，色泽变差。即使在最合理的贮藏条件下，颠茄草有效成分也会很快地减少，故只宜短期贮藏。建议颠茄草采收后及时进行提取加工，制成颠茄浸膏（粉），密封，置阴凉处贮藏。

【主要成分】 主要含莨菪类生物碱（如 β – 托品醇、山莨菪碱、东莨菪苷、东莨菪碱、阿托品、樟柳碱等），还含有黄酮等。

药典标准：含生物碱以莨菪碱计，不得少于 0.30%。

【性味归经】 苦、温，微辛。归肺、脾、胃、肾经。

【功能主治】 抗胆碱药。解痉止痛；抑制分泌。主治胃及十二指肠溃疡；胃肠道、肾、胆绞痛，呕恶，盗汗，流涎。

【用法用量】 外用：适量，捣敷；煎水洗或研末调敷。现多制成酊剂或片剂使用。

【其他】

1. 颠茄草果实有剧毒，不可食用。

2. 颠茄草的药理作用主要为其所含莨菪碱类生物碱的药理作用，即表现为阻断 M 受体所产生一系列效应，包括抑制腺体分泌、解痉、调节麻痹、影响心血管系统、兴奋中枢等。

3. 颠茄草可治疗小儿口腔炎、冻疮、胃痛等。现在眼科中用颠茄作为散瞳药。

4. 颠茄根，一般于秋季采收生长 3 年的根，干燥后供用。根部所含生物碱成分与地上部基本相同，但含量较高，作用亦相同。由于根部不含有叶绿素，故其浸出制剂颜色较浅，多供镇痛（外用）药剂（如搽剂、软膏、硬膏、栓剂）的制备。

橘 叶

【来源】 橘叶为芸香科植物柑橘 *Citrus reticulata* Blanco 及其栽培变种的叶。主产于四川、浙江、福建、广东、广西等地。

【性状】 橘叶多卷缩，完整者展平后呈披针形、卵圆形或卵状长椭圆形，长 4~15 cm，宽 2~6 cm。灰绿色或黄绿色，略具光泽，对光照可见众多小腺点。先端渐尖或尖长，基部楔形，全缘或微波状；叶柄长 1~2 cm，翼叶狭窄或无；叶柄与叶片间可见有隔痕，常于此断离。质脆，易碎。气香，味微苦。

以身干、色绿者为佳（图 790-1），色枯黄，质次（图 790-2）。

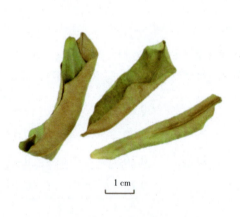

图 790-1 色绿，质优

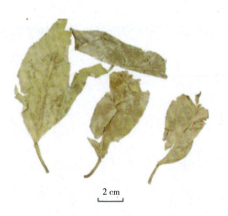

图 790-2 色枯黄，质次

【采收加工】 全年可采，以 12 月至翌年 2 月间从树上采者为佳。洗净，鲜用或干燥后使用。

【贮藏】 橘叶贮存不当，见光色易枯黄，易受潮霉变，香气易散失。建议在 20℃ 以下，单包装密封，大垛用黑色塑料布遮盖、密闭库藏。

【主要成分】 主要含挥发油、黄酮类（如橙皮苷）、糖类等成分。

陕西省药材标准（2015 年版）：水溶性浸出物不得少于 27.0%；含橙皮苷不得少于 1.50%。

【性味归经】 苦、辛，平。归肝、胃经。

【功能主治】 疏肝行气，化痰散结，杀虫。用于胁痛，乳痈，肺痈，咳嗽，胸膈痞满，疝气；驱蛔虫，蛲虫。

【用法用量】 内服：6~15 g；鲜品 60~120 g，捣汁服。外用：捣烂外敷。

【其他】

1. 橘叶具有抗炎、抗癌、抗菌、抗病毒、保护心血管、延缓衰老、治疗乳腺管堵塞等药理作用。

2. 治疝气：橘子叶 10 个，荔枝核 5 个（焙）。水煎服。

3. 治乳腺炎：橘叶、麦芽、葱头各适量。捣烂敷患处。

橘 核

【来源】 橘核为芸香科植物橘 *Citrus reticulata* Blanco 及其栽培变种的干燥成熟种子。主产于四川、湖南、浙江等地。

【性状】 橘核略呈卵形，长 0.8~1.2 cm，直径 0.4~0.6 cm。表面蛋黄白色或淡灰白色，光滑，一侧有种脊棱线，一端钝圆，另端渐尖成小柄状。外种皮薄而韧，内种皮菲薄，淡棕色、有油性（图 791-1）。气微，味苦。

以色白、饱满、籽粒均匀者为佳。

【采收加工】 果实完全成熟时收集。采收成熟果实，取出种子，晒干或烘干。

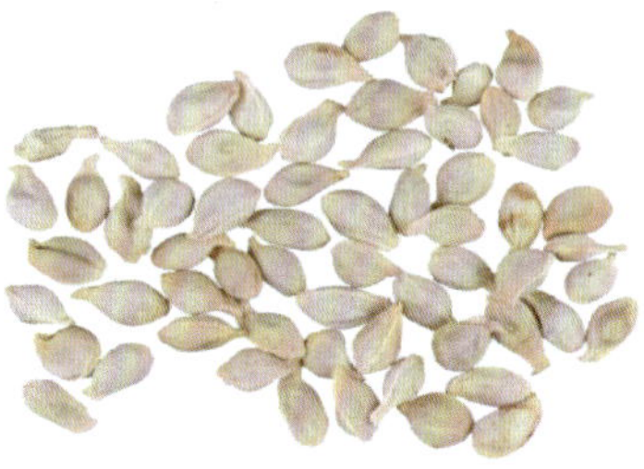

橘核、橘络及陈皮中有效成分的含量，见表 791-1。

1 cm

图 791-1 橘 核

表 791-1 橘核、橘络及陈皮中有效成分的含量（%）[1]

样品	橘核	橘络	陈皮
橙皮苷	0.014	5.253	7.187
柠檬苦素	0.663	0.187	0.054
诺米林	0.591	0.634	—
柠檬苦素类物质总量	1.253	0.824	0.054

橘络及陈皮的主要有效成分是橙皮苷，橘核中柠檬苦素类物质含量最高。

【贮藏】 橘核贮存不当，易霉变、虫蛀，有效成分易流失。建议在 25℃ 以下，单包装密封，大垛用黑色塑料布遮盖，密闭库藏。

【主要成分】 主要含柠檬苦素、诺米林、橙皮苷等。

【性味归经】 苦，平。归肝、肾经。

815

---

[1] 李云，邢丽娜，周明眉，等. 柑橘不同药用部位中橙皮苷、柠檬苦素及诺米林含量与其体外抗氧化和抗乳腺癌活性相关性研究 [J]. 上海中医药杂志，2015，49（6）：87-90.

【功能主治】 理气，散结，止痛。用于疝气疼痛，睾丸肿痛，乳痈乳癖。

【用法用量】 内服：煎汤，3~9 g；或入丸、散。

【其他】

1. 使用前捣碎，利于有效成分煎出。

2. 橘核具有理气、散结、止痛功效，用于生产茴香橘核丸、济生橘核丸等。

3. 主治湿热寒郁作疝：橘核 30 g，桃仁 15 g，栀子 9 g，吴茱萸 30 g，茴香 30 g。水煎服。

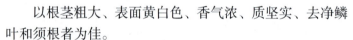

藏菖蒲

【来源】 本品系藏族习用药材。为天南星科植物藏菖蒲（即水菖蒲）*Acorus calamus* L. 的干燥根茎。主产于西藏、湖北、湖南、辽宁、四川等地。

【性状】 藏菖蒲，呈扁圆柱形，略弯曲，长 4~20 cm，直径 0.8~2 cm。表面灰棕色至棕褐色，节明显，节间长 0.5~1.5 cm，具纵皱纹，一面具密集圆点状根痕；叶痕呈斜三角形，左右交互排列，侧面茎基痕周围常残留有鳞片状叶基和毛发状须根。质硬，断面淡棕色，内皮层环明显，可见众多棕色油细胞小点（图 792-1）。气浓烈而特异，味辛。

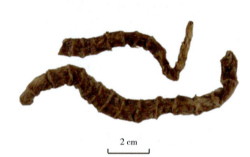

2 cm

图 792-1 藏菖蒲

以根茎粗大、表面黄白色、香气浓、质坚实、去净鳞叶和须根者为佳。

【采收加工】 秋、冬二季采挖，除去须根和泥沙，晒干。药材水分不得过 8.0%。

【贮藏】 藏菖蒲贮存不当，受潮易霉变生虫，香味易散失，有效成分易降低。建议在 20℃以下，单包装密封，大垛用黑色塑料布遮盖、密闭库藏。

【主要成分】 主要含挥发油（如 α - 细辛脑和 β - 细辛脑、菖蒲烯二醇、菖蒲螺烯酮、菖蒲螺酮、菖蒲酮）、有机酸类等成分。

药典标准：含挥发油不得少于 2.0%（ml/g）。

【性味归经】 辛、苦，温。归心、胃经。

【功能主治】 化痰开窍，除湿健胃，杀虫止痒。用于痰厥昏迷，中风，癫痫，惊悸健忘，耳鸣耳聋，食积腹痛，痢疾，泄泻，风湿疼痛，湿疹，疥疮。

【用法用量】 内服：煎汤。3~6 g；或入丸、散。外用：适量，煎水洗；或研末调敷。

【其他】

1. 现代研究表明藏菖蒲对中枢神经系统、心血管系统均有作用，还有止咳平喘祛痰等作用。

2. 治疗风寒湿痹：藏菖蒲 160 g。煎水洗患处。

薰衣草

【来源】 薰衣草为唇形科植物薰衣草 *Lavandula angustifolia* Mill. 的干燥地上部分。原产于地中海地区，我国主产于新疆伊犁河谷。

【性状】 薰衣草茎方形，密被白色茸毛，折断面淡黄白色或灰白色，有时可见中央有细小的空腔。叶多脱落，线状或线状披针形，灰绿色，边缘多反卷。轮伞花序生于枝的上部，花萼二唇形，筒状，长约 5 mm，具 5 齿，其中 1 齿特肥大；花二唇形，蓝色，长 6~10 mm（图 793-1）。气芳香，味辛凉。

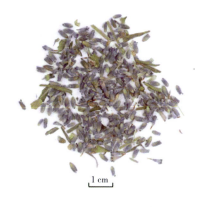
图 793-1 薰衣草

【采收加工】 6 月下旬至 7 月中旬或 9 月下旬至 10 月上旬盛花期采收。收割地上部分，除去杂质，摊薄快速晒干或低温烘干。

【贮藏】 薰衣草贮存不当，受潮易腐烂，易虫蛀，香气易散失。建议在 20℃ 以下，单包装密封，大垛用黑色塑料布遮盖，密闭库藏。薰衣草主要用作提取薰衣草油，不宜久贮，趁鲜提取得率高。

【主要成分】 主要含柠檬烯、乙酸芳樟酯、丁酸芳樟酯、香豆素、芳樟醇、乙酸薰衣草酯、丙酸薰衣草酯、迷迭香酸、咖啡酸等。

【性味归经】 辛，凉。

【功能主治】 消散寒气，补胃理脑，燥湿止痛。用于胸腹胀满，感冒咳嗽，头晕头痛，心悸气短，关节骨痛。

【用法用量】 内服：煎汤，3~9 g。外用：适量，捣敷。

【其他】

1. 薰衣草具镇静催眠、解痉、抗菌、神经保护、降脂等药理作用，临床用于治疗心血管功能不全、神经症等疾病。

2. 薰衣草精油为薰衣草花经水蒸气蒸馏而得，淡黄色油状液体。有清热解毒，祛风止痒的功效，用于治疗头痛，头晕，口舌生疮，咽喉红肿，水火烫伤，风疹，疥癣。

螺旋藻

【来源】 螺旋藻为颤藻科植物钝顶螺旋藻 *Spirulina platensis* （Notdst.）Geitletr 的干燥藻体。广泛分布于温暖的盐、淡水域。现在已人工培养并大面积机械化生产。

【性状】 本品为浅绿色的团块物或绿色的极细粉末、团块易捻碎成极细的粉末（图 794-1）。气腥微香，味甜、微咸。

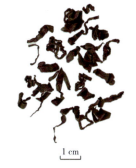
图 794-1 螺旋藻

【采收加工】 人工养殖的螺旋藻，藻液经过滤，收集藻丝体，用水漂洗除去杂质，干燥，即得。

【贮藏】 螺旋藻受潮细菌易生长繁殖，变味，见光营养成分易流失。无海腥味或者气味很淡，质量很差。如果有臭鸡蛋味、霉味，则已变质不能使用。建议在 20℃ 以下，用双层无毒塑料袋单包装密封，后放入相应规格的硬纸桶内，密闭库藏；少量的可以用玻璃瓶或塑料瓶密封保存。

【主要成分】 主要含蛋白质，还含脂肪、碳水化合物、叶绿素、类胡萝卜素、藻青素、维生素及钙、铁、锌、镁等。

云南省中药材标准（第一册）（2005 年版）：水溶性浸出物不得少于 25.0%。

山东省中药材标准（2012 年版）：含氮量不低于 7.0%。

【性味归经】 甘、咸，平。归肝、脾、肾经。

【功能主治】 益气养血，健脾补肾。用于病后体虚，营养不良，贫血，白细胞减少，血小板低下，高脂血症，以及肿瘤化疗、放疗引致免疫功能低下的辅助治疗药。

【用法用量】 内服：2~5 g，多制成丸剂、片剂、口服液等。

【其他】

1. 螺旋藻蛋白质含量高，脂肪、纤维素含量低，还含有种类繁多的维生素，是维生素 B_{12} 和 β−胡萝卜素含量最高的食品。

2. 螺旋藻有降低胆固醇，调节血糖，增强免疫系统，保护肠胃，抗肿瘤、防癌抑癌，抗氧化、抗衰老、抗疲劳，抗辐射，治疗贫血症等保健功效。

翼首草

【来源】 翼首草系藏族习用药材，为川续断科植物匙叶翼首草 *Pterocephalus hookeri* （C.B.Clarke）Höeck 的干燥全草。分布于西藏、青海、四川西部和北部、云南西北部。

【性状】 翼首草根呈类圆柱形，长 5~20 cm，直径 0.8~2.5 cm；表面棕褐色或黑褐色，具扭曲的纵皱纹和黄白色点状须根痕，外皮易脱落；顶端常有数个麻花状扭曲的根茎丛生，有的上部密被褐色叶柄残基。体轻，质脆，易折断，断面不平坦，木部白色。叶基生，灰绿色，多破碎，完整叶片长披针形至长椭圆形，全缘，基部常羽状浅裂至中裂，两面均被粗毛。花茎被毛，头状花序近球形，直径 0.8~2.5 cm；花白色至淡黄色，萼片为羽毛状，多数（图 795-1）。气微，味苦。

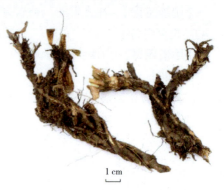

1 cm

图 795-1　翼首草

【采收加工】 一般播后 3 年采收，以采收 4 年生以上的植株较好，挖取带花蕾的全草，除去泥沙及杂质，阴干或晾干。药材水分不得过 12.0%。

注：翼首草所含环烯醚萜类等成分，趁鲜加工时易被酶破坏，迅速变色，不宜鲜切。

【贮藏】 翼首草贮存不当，见光易变色枯黄，受潮发霉。建议在 25℃以下，单包装密封，大垛用黑色塑料布遮盖、密闭库藏。

【主要成分】 主要含皂苷类（如匙叶翼首草花苷 A、B、C、D，齐墩果酸，熊果酸），还含有环烯醚萜、生物碱等成分。

药典标准：含齐墩果酸和熊果酸的总量不得少于 0.20%。

【性味归经】 苦，寒；有小毒。

【功能主治】 解毒除瘟，清热止痢，祛风通痹。

【用法用量】 内服：煎汤，1~3 g。或入丸散服用，0.6~1.2 g。

【其他】

1. 翼首草具有抗炎镇痛、抗类风湿关节炎、调节免疫、抗肿瘤等药理作用。

2. 西藏所采的翼首草根总皂苷的含量明显高于其他产地的带根全草[1]。

藕　节

【来源】 藕节为睡莲科植物莲 *Nelumbo nucifera* Gaertn. 的干燥根茎节部。主产于山东、江

　　[1]杨荣平，向春艳，张小梅，等 . 不同产地翼首草中总皂苷的含量比较[J] . 时珍国医国药，2010，21（7）：1797−1798.

苏、湖北、浙江等地。

【性状】 藕节呈短圆柱形，中部稍膨大，长 2~4 cm，直径约 2 cm。表面灰黄色至灰棕色，有残存的须根和须根痕，偶见暗红棕色的鳞叶残基。两端有残留的藕，表面皱缩有纵纹。质硬，断面有多数类圆形的孔（图 796-1）。气微，味微甘、涩。

以节部黑褐色、两头白色、干燥、无须根泥土者为佳。

【采收加工】 秋、冬二季采收，挖取根茎（藕），切取节部，洗净泥土，晒干或低温烘干后，除去须根。药材水分不得过 15.0%。

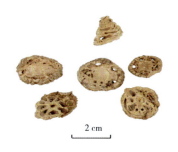

图 796-1 藕 节

【贮藏】 藕节贮存不当、易受潮发霉，易虫蛀。建议在 25℃以下单包装密封，大垛用黑色塑料布遮盖、密闭库藏。

【主要成分】 主要含三萜类、甾体类、香豆素类、酚酸类、鞣质类及有机酸等成分。

药典标准：水溶性浸出物不得少于 15.0%。

【性味归经】 甘、涩，平。归肝、肺、胃经。

【功能主治】 收敛止血，化瘀。用于吐血，咯血，衄血，尿血，崩漏。

【用法用量】 内服：煎汤，9~15 g；鲜用捣汁，可用 60 g 左右取汁冲服。

【其他】

1. 藕节鲜用清热凉血，煅炭消瘀止血，临床用于血友病（鼻衄、牙出血、咯血），防暑，产后出血，白带异常，痔疮、肛裂，急性肠胃炎等病症的治疗。

2. 治肺热咯血：鲜藕节 30~60 g，水煎服；或加鲜白茅根 30 g，水煎服。

翻白草

【来源】 翻白草为蔷薇科植物翻白草 *Potentilla discolor* Bge. 的干燥全草。主产于湖北、山东、河南等地。

【性状】 翻白草块根呈纺锤形或圆柱形，长 4~8 cm，直径 0.4~1 cm；表面黄棕色或暗褐色，有不规则扭曲沟纹；质硬而脆，折断面平坦，呈灰白色或黄白色。基生叶丛生，单数羽状复叶，多皱缩弯曲，展平后长 4~13 cm；小叶 5~9 片，柄短或无，长圆形或长椭圆形，顶端小叶片较大，上表面暗绿色或灰绿色，下表面密被白色绒毛，边缘有粗锯齿（图 797-1）。气微，味甘、微涩。

以无花茎、色灰白、无杂质者为佳。

【采收加工】 夏、秋季开花前采收，此时药材生长旺盛，质量好、产量高。挖取全草，除去泥土和杂质，鲜用，或摊薄快速晒干。药材水分不得过 10.0%。

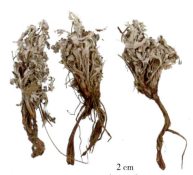

图 797-1 翻白草

【贮藏】 翻白草贮存不当，易受潮发霉、腐烂，易虫蛀。建议在 20℃以下单包装密封，大垛黑色塑料布遮盖、密闭库藏。

【主要成分】 主要含熊果酸、延胡索酸、没食子酸、原儿茶酸、槲皮素、柚皮素、山柰酚、委陵菜酸、乌苏酸、蔷薇酸等。

药典标准：醇溶性浸出物不得少于 4.0%。

【性味归经】 甘、微苦，平。归肝、胃、大肠经。

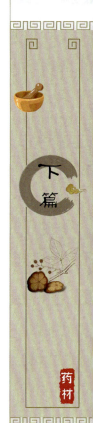

【功能主治】 清热解毒，止痢，止血。用于湿热泻痢，痈肿疮毒，血热吐衄，便血，崩漏。

【用法用量】 内服：煎汤，9~15 g；或浸酒服。外用：适量，煎水熏洗或鲜品捣敷。

【其他】

1. 翻白草有消炎镇痛、抗氧化、降血糖、抗病毒、抗菌等药理作用；临床上以翻白草水煎剂作为内服药，治疗出血性疾病、阿米巴痢疾、糖尿病等；翻白草复方制剂对治疗乳腺炎有很好的疗效。

2. 治疗阿米巴疾痢疾：翻白草 30 g，黄连 3 g，乌梅 9 g。水煎服。

鹰不泊

【来源】 鹰不泊为芸香科植物簕欓 *Zanthoxylum avicennae*（Lam.）DC. 的干燥根。主产于广东、福建、台湾等地。

【性状】 鹰不泊为圆柱形，直径 0.5~6 cm。表面黄棕色，有不显著的纵皱纹及沟纹，密布突起略钝尖的刺基。质坚硬。横断面皮部较厚，易剥离。木部黄白色，具有较密的同心性环纹。中央有小型髓（图 798-1）。气微，味微苦、辛。

【采收加工】 全年可采挖，除去杂质，晒干。建议趁鲜切片，晒干或烘干。药材水分不得过 12.0%。

【贮藏】 鹰不泊贮存不当，受潮易霉变，色易变淡。建议在 25℃以下，单包装遮光密封库藏；大垛用黑色塑料布遮盖、密闭库藏。

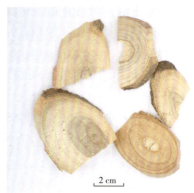

图 798-1　鹰不泊

【主要成分】 根皮含簕欓碱、香叶木苷、簕欓素；根和茎皮含白屈菜红碱、光叶花椒碱、二氢簕欓碱、木兰碱、特贝塔碱、N-甲基大麦芽碱、橙皮苷等成分。

【性味归经】 苦、辛，温。归肺、胃经。

【功能主治】 祛风化湿，消肿通络。用于黄疸，咽喉肿痛，疟疾，风湿骨痛，跌打挫伤。

【用法用量】 内服：煎汤，30~60 g，水煎或浸酒。外用：浸酒擦患处。

【其他】

1. 孕妇慎用。

2. 跌打挫伤，腰肌劳损，风湿关节痛，肥大性关节炎：鹰不泊、小果蔷薇根各 45 g，山花椒根 24 g。上药用烧酒 500 g 浸半月。第一次顿服 100 ml，以后每次 50 ml（酒量小者酌减），每日 2 次，并适量外擦。

3. 黄疸型肝炎：鹰不泊 60 g，鸡内金 12 g。水煎服。

藿　香

【来源】 藿香别名土藿香，为唇形科植物藿香 *Agastache rugosa*（Fisch. et Mey.）Q. Ktze. 的干燥地上部分。主产于四川、江苏、浙江、湖南等地。

【性状】 藿香茎呈方柱形，长 30~90 cm，直径 0.2~1 cm；表面绿色或黄绿色，常有对生的分枝，四角有棱脊，四面平坦或凹入成宽沟；质脆，易折断，断面白色，髓部中空。叶对生，叶片较薄，多皱缩，破碎，完整者展开后呈卵形或长卵形，长 2~8 cm，宽 1~6 cm，上表面深绿色，下表面浅绿色，先端尖或短渐尖，基部圆形或心形，边缘有钝锯齿，叶柄长 1~4 cm。穗状轮伞花序顶生（图 799-1）。气香而特异，味淡、微凉。

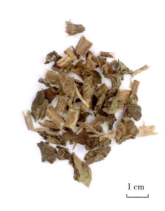

1 cm

图 799-1 藿 香

以茎枝色绿、叶多、香气浓者为佳。

【采收加工】 藿香一年收割 2 次，第 1 次在 6—7 月花序抽出而未开花时采收，第 2 次在 10 月采收。齐地割取全草，除去杂质，阴干或切段快速晒干。药材水分不得过 13.0%。

不同采收期藿香挥发油含量测定，见表 799-1。

表 799-1 不同采收期藿香挥发油含量测定[1]

采收时期	5 月 5 日（花前期）	8 月 22 日（开花期）	11 月 8 日（花落期）	12 月 7 日（落叶期）
挥发油 /%	1.25	1.02	0.83	0.59

藿香花前期挥发油含量高，落叶期挥发油含量低。

藿香不同部位挥发油含量测定，见表 799-2。

表 799-2 藿香不同部位挥发油含量测定[2]

药用部位	茎	叶	花
挥发油 /%	0.10	1.90	2.35

藿香花中挥发油含量最高。

【贮藏】 藿香贮存不当，易受潮、易走味，挥发油易散失。建议在 20℃ 以下，单包装密封，大垛用黑色塑料布遮盖、密闭库藏。

【主要成分】 主要含挥发油、黄酮类（如刺槐素）等成分。

【功能主治】 祛暑解表，化湿和胃。用于暑湿感冒，头昏胸闷，腹痛，腹胀，呕吐泄泻，湿疹。

【用法用量】 内服：煎汤（后下，不宜久煎），6~12 g；或入丸、散。外用：适量，煎水洗，或研末搽。

【其他】

1. 阴虚火旺者禁服。

2. 藿香具有抑菌、杀螨、抗病毒等药理作用。

3. 藿香产于我国大部分地区，因产地不同而有不同名称。产于江苏苏州者称苏藿香；产于浙江者称杜藿香；产于四川者称川藿香。因其大多数野生于山坡、路旁，故亦统称为"野藿香"，藿香较广藿香味淡。

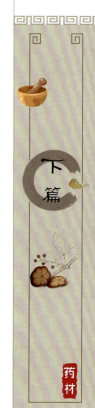

821

[1][2]莫建霞，不同采收期及不同部位藿香挥发油的 GC-MS 法研究[J]. 中国医药工业杂志，2011（04）：34-36.

魔 芋

【来源】　魔芋为天南星科植物魔芋 *Amorphophallus rivieri* Durieu 的干燥球状块茎。全国大部分地区均有栽培。

【性状】　魔芋扁球形，直径 7.5~25 cm，顶部中央下凹，暗红褐色；颈部周围生多数肉质根及纤维状须根。质脆，易折断，断面白色，粉性，气微，味微苦涩。切片呈类圆形、椭圆形或不规则厚片，外皮黄白色或淡棕色，弯曲不平，边缘皱缩；切面浅黄棕色或黄白色，凹凸不平（图 800-1~图 800-2）。气微，味微苦涩。

以个大或片大，粉性足，断面灰白色为佳。

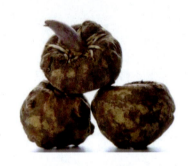

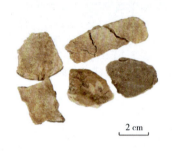

图 800-1　魔芋个　　　　　　　　　　　　图 800-2　魔芋片

【采收加工】　10—11 月采收，挖起块茎，除去杂质，鲜用或晒干。建议趁鲜切片，摊薄快速晒干。药材水分不得过 15.0%。

【贮藏】　魔芋贮存不当，易受潮发霉、易虫蛀，营养成分易流失。建议在 25℃ 以下，单包装密封，大垛用黑色塑料布遮盖、密闭库藏。

新鲜魔芋 8~12℃ 贮藏为宜。

【主要成分】　主要含魔芋甘露聚糖、淀粉、蛋白质、葡萄糖、甘露糖、果糖，蔗糖、腺膘呤、胡芦巴碱、三甲胺胆碱等。

广东省中药材标准（2011 年版）：水溶性浸出物不得少于 19.0%。

【性味归经】　辛、苦，寒；有毒。归肺、胃经。

【功能主治】　化痰消积，解毒散结，散瘀止痛。用于痰嗽，积滞，疟疾，瘰疬，痄腮，丹毒，疔疮，癥瘕，跌打损伤，水火烫伤，蛇虫咬伤。

【用法用量】　内服：9~15 g。需久煎 2 小时以上。外用：适量，醋磨涂或煮熟捣敷。

【其他】

1. 魔芋全株有毒。误食或皮肤接触生魔芋均可引起中毒。内服不可过量。中毒后舌喉灼热、痒痛、肿大；继而流涎、恶心、呕吐、腹痛，甚至呼吸麻痹。民间用醋加姜汁少许，内服或含漱，可以解救。

2. 魔芋具有调节肠道、抗血栓和抗凝血、降脂降糖、减肥等药理作用。

3. 魔芋中的魔芋多糖（葡甘露聚糖）除医学、食品保健外，在纺织、印染、化妆、陶瓷、消防、环保、军工、石油开采等方面都有广泛的用途。

中药材质量新说（第二版）ZHONGYAOCAI ZHILIANG XINSHUO（DIERBAN）药材

拼音索引

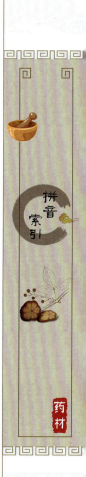

中药材质量新说

ZHONGYAOCAI ZHILIANG XINSHUO

药材

拼音索引

药材

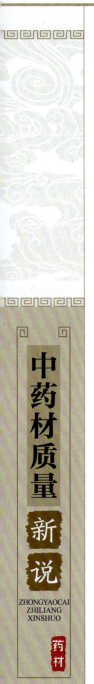
中药材质量新说
ZHONGYAOCAI ZHILIANG XINSHUO
药材

827

中药材质量新说

ZHONGYAOCAI ZHILIANG XINSHUO

药材